国家出版基金项目
NATIONAL PUBLICATION FOUNDATION

“十四五”时期国家重点出版物出版专项规划项目
国家古籍工作规划重点出版项目

苏派中医珍稀未刊医籍集粹

孟河医派卷

MENGHE YIPAIJUAN

名誉主编　申春悌
主　　编　陈仁寿

江苏凤凰科学技术出版社·南京

图书在版编目(CIP)数据

苏派中医珍稀未刊医籍集粹. 孟河医派卷 / 陈仁寿主编. -- 南京 : 江苏凤凰科学技术出版社, 2025.4(2025.12 重印)
ISBN 978-7-5713-5201-1

Ⅰ. R2-52

中国国家版本馆 CIP 数据核字第 2025JN5740 号

苏派中医珍稀未刊医籍集粹. 孟河医派卷

主　　编	陈仁寿
责任编辑	钱新艳　傅永红
责任设计	赵　清
责任校对	仲　敏
责任监制	刘文洋
出版发行	江苏凤凰科学技术出版社
出版社地址	南京市湖南路1号A楼,邮编:210009
出版社网址	http://www.pspress.cn
照　　排	南京新洲印刷有限公司
印　　刷	南京爱德印刷有限公司
开　　本	889 mm×1 194 mm　1/16
印　　张	58.75
插　　页	4
字　　数	1 260 000
版　　次	2025年4月第1版
印　　次	2025年12月第2次印刷
标准书号	ISBN 978-7-5713-5201-1
定　　价	450.00元(精)

本卷编委会

名誉主编

申春悌

主　编

陈仁寿

副主编

薛　昊　顾珂溢

编　委（按姓氏笔画排序）

王　畅　王以洲　王心愉　王家豪　王露凝　吉　冬

刘师言　刘昊辉　李　煜　李可心　杨蕙菡　吴纪东

陈仁寿　范茜茜　范崇峰　林囿廷　金　锴　赵君谊

娄峰杭　顾珂溢　徐远阳　高加欣　常　城　薛　昊

薛文轩

鸣谢

感谢单德成、李夏亭、沈澍农等专家在本卷编纂过程中给予的指导、支持和帮助！

夏桂成序

在浩瀚的中医药发展长河中，古籍作为传承知识的载体，始终闪烁着独特而耀眼的光芒，其不仅记录着古代医者们的临床经验与智慧结晶，更是中华医学宝库中的瑰宝。然而，我们不得不正视一个事实：在这片广袤的古籍海洋中，仍有一部分不为世人所知的未刊古籍，它们如同沉睡的珍珠，等待着我们去发掘和整理。

江苏，素为人文荟萃之地，历来名医辈出，其人物之众、学说之丰均属难得。江苏中医流派纷呈，吴门医派、孟河医派、龙砂医派、金陵医派、山阳医派等各具特色。江苏医籍数以万卷，蔚然大观，在全国各省市名列前茅。我的故友朱良春先生概括上述事实，曾有"苏派中医"的提法，我深以为然。在卷帙浩繁的医籍之中，不少名家名著具有真知灼见，在实践中积累了许多独特的临床经验，形成了各有师承的地方流派。抢救、整理苏派中医珍稀未刊医籍，是保护中医药传承的"源头活水"，为挖掘中医药学术精华、开展中医药守正创新提供丰富的文献资源。

但发掘、整理这些未刊医著并不容易，甚至可以说难度很大，然而其意义深远。江苏中医药古籍浩如烟海，除公私刊行者外，有相当的部分是以手稿抄本的形式或由家族秘传，或由弟子私传，流行范围有限，故凝聚医家一生所长的学术精髓难以发扬。加之古医籍有的保存不善，有的散落民间，有的流失海外，幸存的孤本一旦毁损则永不可再生，这不仅是祖国医学的损失，也是中华文化的损失。因此，对存世的珍稀未刊医籍进行调查并甄选整理，就是对文化遗产的保护；对于赓续中华文脉、弘扬民族精神、提升国家文化软实力具有重要意义。

如今，江苏省中医流派研究院执行院长、南京中医药大学中医药文献研究院陈仁寿研究员率团队诸位同仁编纂的《苏派中医珍稀未刊医籍集粹》即将付梓，我心中感慨万千又满怀喜悦。据了解，该丛书已被列入"'十四五'时期国家重点出版物出版专项规划项目"和"2021—2035 年国家古籍工作规划重点出版项目（第一批）"，并获得国家出版基金的资助，足见其具有很高的学术价值。他们耗费巨大的精力，吃尽千辛万苦，走遍乡野村落，收集江苏地区具有高价值的珍本未刊古医籍；又殚精竭虑，详加整理，把晦涩难懂的繁体草书手抄稿本录为简体横排本，令其重现于世，大放光彩！要知道，高质量的中医古籍校勘本十分有利于当代学人读古籍、学经典、做临床，把古代医家的学术经验应用到当今临床疾病的防治中，开展有效的中医临床应用具有现实意义。此诚杏林之幸！

翻看样稿，我非常乐意为广大读者推荐这套书，其出版极大补充了现有中医药文献，是全面了解江苏中医流派独到的学术思想和临床经验不可或缺的宝贵资料。他们的事业抢救性保护了江苏的未刊古医籍，使其充分发挥了文献价值、学术研究价值、临床参考价值以及收藏价值，可谓功在当代，利在千秋！

是为序。

国医大师 夏桂成

2024 年 5 月

前言

中医药是中华民族原创的医学科学，是中华文明的杰出代表，数千年来为中华民族的繁衍昌盛做出了重要贡献。中医古籍是中医药传承精华的源头活水，也是中医药守正创新的核心资源。当前，国家对中医药古籍整理工作高度重视。2022 年 4 月，中共中央办公厅、国务院办公厅印发《关于推进新时代古籍工作的意见》，其中明确指出要“梳理挖掘古典医籍精华，推动中医药传承创新发展，增进人民健康福祉”。对中医药古籍进行系统整理、修复、挖掘和利用，重视活态传承，建立与知识产权制度相互衔接、相互补充的中医药传统知识保护制度，已成为目前中医药工作的重要组成部分。

尽管近年来全国各地陆续整理出版了大量中医药古籍，在中医药临床、教学和科研中发挥着重要作用，但由于我国中医药发展历史悠久，历代医家众多，区域分布广泛，古籍被分散收藏于各地的图书馆、民间医生和收藏家手中，或流失海外，使得我国古医籍“家底”始终不能完全明晰；且有的由于保存不善，这些稀世珍品或有损毁，这不仅是祖国医学的损失，也是中华文化的损失。因此，收集整理中医未刊古籍，把这些宝贵的文化遗产保护好、传承好、利用好，对于进一步赓续中华文脉、发扬中医药文化具有十分重要的意义。

“一源多流、流派纷呈”是中医临床与学术传承创新的基本特征，是贯穿于中医发展史的一个突出现象。江苏地区历来名医辈出，人物之众、学说之丰均居全国之冠；其流派纷呈、源远流长、学术底蕴深厚、临床疗效显著、特色优势鲜明，如吴门医派、孟河医派、山阳医派以及温病学派、外科学派等，无不兴盛于杏林，扬名于华夏，凝聚成颇具特色的“苏派中医”，数千年来为广大人民群众的健康保驾护航。

有资料统计显示，从后汉到民国的两千余年间，江苏医家见于著录的有 4150 人，而各种医学专著达 3715 部，数以万卷，在全国各省市名列前茅，其中不少名家名著具有真知灼见。尤其是明清时期，江苏医家对温病的发展规律和治疗方法取得了新的认识，相继出现了吴有性、叶天士、薛生白、吴鞠通等温病学家，并逐渐形成温病学派，苏吴地区几乎成为温病学派的发祥地，为指导后世直至当代防治疫病（即各种急性传染病）提供了丰富的文献资源。

降及近世，江苏医家继温病学派等余绪，在实践中积累了许多独特的临床经验，出现了各有师承的地方流派。这些都反映了江苏医家的贡献及其在中医学发展史中的影响。研究江苏中医流派及其医家名著，对于挖掘中医药学术精华、开展中医守正创新研究具有重要的价值和意义。

江苏省丰富的中医药文献资源大多数已为国内各图书馆收藏，其中大部分已被当代学者重新整理出版，但也有的至今未刊，仅见古籍版本；更有一部分江苏中医古籍散落民间，为个人收藏。有鉴于此，我们一直在开展未刊医籍的调研工作，并编纂了这套《苏派中医珍稀未刊医籍集粹》丛书。

本套丛书在对江苏中医历代名家医籍进行全面考察的基础上，选取学术价值高、版本珍贵、文献价值大却未曾刊行的珍稀文献，对其进行校注勘误。丛书按地方医派分类，分卷纂集出版吴门医派、孟河医派、金陵医派、山阳医派古籍校勘简体横排本。本册孟河医派卷医书先按费、马、巢、丁及其他人物分类，每类下再按作者的出生年代排序；并根据人物撰写校记，阐明作者生平、医书内容提要以及版本等最新研究成果，便于读者了解和学习，为广大的中医药工作者和爱好者提供丰富的文献资料。

在整理的过程中，我们也遇到了前所未有的困难，医籍形式多样，体例各异，又以稿抄本为主，故常见原始医案散乱、书写字迹难以辨识、写法随意等现象。幸得各地前辈学者指点襄助，团队成员精诚合作，终得完稿。在此一并向该丛书编纂过程中对我们提供帮助的前辈们致以诚挚的感谢！

由于整理者能力有限，本丛书所收录医书种类仅是江苏中医未刊古籍的一部分；且限于学术水平，在校勘方面，不足之处也在所难免，敬请读者予以指正！

陈仁寿

2024 年 5 月

整理说明

1. 本丛书按江苏地区中医地域流派进行分卷，本卷医书先按费、马、巢、丁及其他人物分类，每类下再按作者出生年代时间排序。

2. 原书底本皆为竖排稿抄本或铅印本，今整理后均改为横排本加现代标点。按自然段落划分，原则上尊重原貌，个别风格不一者，酌情调整。

3. 全书标点采用国家颁布的《标点符号用法》（GB/T15834—2011）等有关规定执行，总以医理正确、文理通达、医文兼顾为原则。原书引用其他著作文献时，原原本本引用及摘录部分原文引用者，用引号，仅举称大意者，不加引号。

4. 原书中的繁体字、异体字、俗字、古字等，原则上依国家颁布的标准简化汉字律齐，如：四肢与四支（用四肢），痞满与否满（用痞满），杏人即杏仁等。原书中存在个别不合现今规范的音义相近字混用现象，依据文义进行了改正，不出注，如："症"表示疾病过程中的病理概括时，径改为"证"。错字属明显的笔画之误则径改，如"茯芩"改作"茯苓"，"胸膈不决"改作"胸膈不快"，"密丸"改作"蜜丸"等。若引起文义两可或疑惑者，则出注说明。

5. 凡属难字、僻字、异读字，需注明字音者，注音采用汉语拼音加同音字法，如：鼽（qiú，音求）。凡属通假字、冷僻费解或具有特定含义的字、词、古证名、古药名及部分专有名词或术语等，均予以训释，主要包括释通假、正字形、解词义、明句意及发义理等。

6. 原书引录他书文献多有省减，属一般性词语而无损文义者，则保留原书文字不改。若有疑误者，据所引文献改正或不改，均出注说明。

7. 原书引用书名常为省称，如《局方》（即《太平惠民和剂局方》）、《外台》（即《外台秘要》）等，或前后书名不一致者，保留原貌不改。

8. 每种古籍的药名考虑到医家不同及地方特色，原则上保持原貌，不做统一规范。原书药名所用异名者，保留原样不改；显属错字者，则改正。部分医家行文中使用多味药物时，单字连用简称，如"参术"（即人参、白术）、"青陈"（即青皮、陈皮）、"苓术"（即茯苓、白术），此类不添加顿号分开，保留原貌。

9. 原书中部分药名因方言、当时书写习惯等因素被写同音字或近音字，如白夕利（白蒺藜）、全福花（即旋复花）、鸡距子（即枳椇子）等，原则上在不影响辨识的基础上不做修改，冷僻、罕见者予以注释。

10. 原书药物剂量保留原貌，不作古今换算。

11. 原书处方单独成段时，药名之间留空，不加标点。药名后剂量、炮制等附注的字号小于药名。

12. 原书有批注者，依其原书中的具体作用进行调整。

13. 原书中版蚀、文字模糊难认者，或据他书补之，或用"□"表示；若字数难以统计者则以"▨"表示。

14. 原书目录编排有错漏之处，今据校订后正文补入。原书无目录者，据正文实际内容提取。

书目

目录

费门医书一种

马门医书六种

谈逸庵医案……一九一

巢门医书二种

丁门医书一种

沙氏医书三种

钱氏医书二种

其他医书三种

费门医书一种

徐氏霍乱论

校记

《徐氏霍乱论》又名《脱疫证治》，一册，不分卷，徐相任编纂。徐相任，原字相宸，清末江苏吴县人，名尚志，晚号无私老人。初习举子业，二十岁时无意科举，遂弃文从医，跟随岳父费绳甫学医，悬壶于上海，曾短暂临诊于位于上海的中国红十字会创立的时疫医院。当时时疫医院内，西医以注射盐水专治霍乱吐泻，而中医治疗除霍乱吐泻之外的其他时病和变病。徐相任擅长研究时疫，对霍乱有独特见解，从医近四十年著成此书，成书于民国二十七年（1938 年）。徐相任除《徐氏霍乱论》外，另有医话著作《在医言医》存世。

《徐氏霍乱论》乃徐相任数十年治疗霍乱之经验总结，从定名、范围、病因、预防、见证、病情、诊断、治法、处方和善后，共十条目，五十六条例，方四道，对霍乱完整系统解释。“定名”中作者阐明此书书名之意义；“范围”规定了本书所论霍乱之范围；“预防”强调了预防之重要性，并列出了数种预防方法；“病因”一节分析了霍乱的致病因素，突出了湿邪在霍乱致病病因中的独特地位；“见证”描述了霍乱之常见症状；“病情”讲述了霍乱的病情变化及重症之表现；“诊断”论述了脱疫之诊断方法；“治法”中概括了脱疫的治疗要点；“处方”载有理中定乱汤、回春来复丹、三矢定乱汤及部分外治方法；“善后”一节载有脱疫善后方一首，以及病后禁忌。

1939 年，受战争影响出现霍乱，徐相任将此书先别成小册，将其对霍乱的治疗经验和学术思想总结公开。徐相任将霍乱出现上吐下泻、肢冷脉伏、冷汗自出，定名为“脱疫”，并对脱疫进行了全面系统的论述。他认为，夏秋之交，热极而凉为主因，兼有寒湿、暑湿、食滞等从因，胃肠阳气被生冷压迫太过而上吐下泻，因此，治疗以逐寒回阳、扶正固脱为主。治疗处方以理中定乱汤、回阳来复丹和三矢定乱汤为主，兼有外治法，病后用调理脾胃的脱疫善后方，并论述病中和病后禁忌，其“无湿不成霍乱，无寒霍乱不危险，命门阳气不失守，霍乱不至于死”的学术思想，具有重要的学术价值。

本书现存 1938 年上海徐氏父子诊所发行的铅印本，藏于中国中医科学院图书馆、上海中医药大学图书馆等。今据 1938 年上海徐氏父子诊所铅印本为底本点校整理。

徐氏霍乱论

又名脱疫证治

原著　民国·徐相任
点校　范茜茜

无湿不成霍乱

无寒霍乱不危险

命门阳气不失守，霍乱不至于死

导言

当逊清光绪之季，上海号为中国第一通商大埠。中医尚无团体组织，日本返国之东洋派尚未出头，同济大学医科亦在初办，与中医立于对等之地位者只有欧美西医。华人之为西医者亦寥寥可屈指数，一切惟欧美医之马首是瞻，而隐然自居于附庸。当时中医人才甚盛，老辈咸在，人人有诊治霍乱之机会。至时疫医院出世，用生理盐水注射成绩斐然。然后中医始渐渐与霍乱绝缘。首创时疫医院者，中国红十字会副会长、鄞县沈仲礼先生也。在中国首先以生理盐水注射治霍乱者，英国柯师医生也。当时欧美西医最著名者，德国人为克利医生，英国人为柯师医生。柯师个人之营业不若克利之发达。欧美旧有盐水治霍乱法，用量不多，未见大效。柯师因之增其量至二三倍以上，始有效。以其术告沈氏，沈勇于任事所办红十字会，颇得国人之信仰，乃以红十字会名义创办时疫医院（约在戊申年）于英界之天津路，即今新新公司，北面慈安里之旧址也。沈氏寓沪久，与中西医界多相熟。当时时疫医院以柯师为医务主任专治吐泻之霍乱，其不吐泻之他种时病，与霍乱之变为他病者，尽量参用中医。故当时除柯师等少数西医之外，上海中医之有名者，几皆在被邀之列。时余年尚少，初生之犊自信力颇强遽，以书抵沈论医事，沈亟赏之招之与谈，于是得追随诸前辈之后，与西医同在天津路时疫医院。治门诊而兼及住院，始得亲眼目击，所谓生理盐水注射之实施与经过，以注射之病人战汗为得救，治十可得七八。中医治他病之成绩尚不弱后，诸前辈以诊务太忙，不克兼顾，渐相引去，独余与黄君莜堂为学术有所借镜，计不忍放弃。

岁己酉，上海讹言发生鼠疫，租界卫生当局以检查鼠疫，操之太切，市民群起反对，几酿巨祸，亦赖沈氏转圜，而一切风波始告平息，市民因此对沈氏尤有好感。庚戌年，沈与上海慈善界诸公发起天通庵公立医院，成立未久，而我侪中医因事见忌于柯师，始与黄君知难而退。沈氏虽为之不平，而已无如之何然。沈氏与余私人益莫逆，旋订忘年交友好之情，终其身不衰。今谱嫂沈夫人年七十六矣，犹健在，通家往来亲密如故。余年二十无意于科举，乃弃儒而受医学于孟河费绳甫外舅。外舅以其天资尚不恶，授之以大范围之医学。愚不肖不克，绍其衣钵，而天性独好研究时疫。自与时疫医院脱离关系后，外舅旋归道山，余亦渐有声于社会，所诊治者内伤居多，外感次之，时疫又次之。余曾以王氏暑湿挟秽浊法制成丸药，欲以治热霍乱，备之二十余年竟无可投之证。用温燥与芳香，用回阳与固脱，治霍乱则大见奇效。三十年来研究未尝中辍，日积月累居然成帙，按之经验事实合而按之，王氏之旧说则大相枘凿[①]矣。

今年大兵之后，万目睽睽集全神于霍乱，中西医全体动员，又入于无分畛域[②]为病人努力之境界。余虽老病侵寻，未能追随诸公之后，自顾历年旧作与最近新得，对于霍乱之易名脱

① 大相枘（ruì，音锐）凿：出自《楚辞·九辩》："圜凿而方枘兮，吾固知其钼铻而难入。"枘凿为方形的榫头和圆形的卯眼，无法匹配，比喻两者差异很大，格格不入，两不相容。

② 畛（zhěn，音诊）域：指界限、范围，喻隔阂、区域。

疫，治法之注重回阳固脱，个人研究似不无相当结果，有亟行公开之必要，因从所作时疫论中画出关于脱疫证治者，先别成一小册，以就正于海内外。有道专门学说求人作序，良不易，自为序，又恐为识者齿冷，因摭拾时疫医院出世之历史与中西医合作之一重，小小公案著诸卷首以明吾书之由来。余虽不文不足为医林作掌，故而亲身经历之事实、据事直书，亦开心中西医学之社会人士与中医界之后起青年所不可不知焉。

廿七年六月廿五日(戊寅年五月廿八日)

徐相任自识，时年五十有八

◉ 一、定名

一曰徐氏者，所以别于王氏也。曰脱疫者，霍乱之结果，必死于脱也。名从事实，名“霍乱”固不如名“脱疫”之为当也。顾名思义，定名“脱疫”。所以促人注意其结果，而莫之敢忽，非轻议更张也。以后本书概称脱疫，是谓定例。遇行文有不得已处，亦称霍乱，是谓例外。

◉ 二、范围

二吾所谓脱疫者，夏秋之交，一起即上吐下泻，肢冷脉伏，冷汗自出者是。凡类似脱疫，欲吐不得吐，欲泻不得泻之痧胀。吐而不泻，泻而不吐之伤食病。痢疾之但痢不吐，水泻之但泻不吐，上吐下泻而不肢冷脉伏，冷汗自出。肢冷脉伏，冷汗自出而不上吐下泻者不与焉，以其非脱疫，非真霍乱也。

三欲吐不得吐，欲泻不得泻之痧胀，有合无开，病属闭证，与脱疫之吐泻不止，有开无合者，病情适得其反。古人泥于干霍乱（古人以痧胀为干霍乱）、湿霍乱（古人以吐泻为湿霍乱）之名（干霍乱之名，当然不及湿霍乱之正确），往往相提并论，治法亦漫无分别，易使读者误会。本书将痧胀归入闭疫类中，此篇则专事讨论吐泻之脱疫，以清界限。

◉ 三、预防

四防脱疫之第一要义，曰藏精。

五夏秋脱疫之主动水也，水不变则夏秋之脱疫不生。水之污浊而能致疫，非天为之，实人为之。有然有不然者也，故防疫要义，第一在清洁水源，以水之一物，犹有多少人力可以挽回补救也。

六（一）早起早睡；（二）独宿藏精；（三）勿贪凉；（四）勿饮冷；（五）勿多吃油腻；（六）勿多饮汤水（宜以淡烧食盐汤代茶）；（七）臭秽之气勿闻；（八）腐败之物勿食；（九）食水中酌加明矾粉，扬之万遍，滤去沉淀用之；（十）医者诊脱疫，用艾绒塞两鼻孔。

七蔬食我赞成。蔬食而用麻油、花生油，则我不赞成。

◉ 四、病因

八夏秋之交，热极而凉，天地之气，由发泄转收藏。收藏不得，则有上吐下泻之脱疫。

九夏秋脱疫，盛于东南，地气卑湿，发泄胜也。

十脱疫欲发，水先变味。水为地之气，以天时由暑转凉之际为之最，其起病也。由人口中而入消化器，故不病则已，病则上吐下泻，其里必急，最易以脱。

十一时疫走胃肠浊道者，霍乱吐泻是也。消化器中有生冷油腻污浊腐败之物，主因也，故其见证为上吐下泻，寒湿暑湿食滞，从因也。

十二（一）暑湿交蒸，秽气逼人；（二）水泉污浊；（三）饮食变蒸腐败；（四）蝇蚊坌集，散布恶毒；（五）睡眠不足；（六）酒醴油腻，妨碍消化；（七）因避暑贪凉，汗酸宣泄不畅；（八）因烦渴而饮水过多，脾胃不及消化，膀胱不及宣泄；（九）因饮冷而阳气抑遏。以上诸因，皆有酿成霍乱之可能，尤以霉令多雨，三伏酷暑，亢旱不雨，昼夜无风，民众之贪凉饮凉，亦随之而达于极点。霍乱之发，乃猖獗而不可复制。

十三胃肠中水谷油腻突然因郁蒸之极，而腐败作酸发霉，胃肠无可容忍，则上吐下泻，是谓脱疫。胃肠阳气为生冷压迫太过，突然宣告罢工，亦必上吐下泻，二者皆为脱疫重要主因，必须深切认识。

◉ 五、见证

十四脱疫以腑病为主。上吐下泻，肢冷脉伏，为必见之证。冷汗其最剧者也。

十五脱疫发于夏秋之交为多，见证懔寒不发热，上吐下泻，肢冷脉伏，冷汗自出者是也。此证能得汗收泻止，肢温脉出，命可保矣。

十六上吐下泻，陡然而来(发于子午二时者，尤比他时为险恶)。初起吐泻，尚有渣滓气息，不久即所吐纯是清水，所泻纯似米泔水。有一起即肢冷脉伏，出冷汗者，亦有吐泻旋甚，而肢冷脉伏，出冷汗者，甚则四肢冷过肘膝，冷汗如雨，顿时形气俱脱，神色大坏者。有一起即神气昏沉者，有直至临危而始昏沉者，以吐泻冷汗为脱疫致命之主证。

十七由肢麻而肢冷，由肢冷而脉伏，由肢麻而转筋，由转筋而入腹，脚缩不能伸，螺瘪目陷，舌卷囊缩，妇人乳缩，呃逆音嘶，气喘神昏，以种种恶候，为脱疫之从证。

十八口渴喜饮，是吐泻太过而水涸。身冷恶热，是阳气外浮而欲脱，是假象，是疑阵。勿以见此二证，而疑为果有热霍乱也。

◉ 六、病情

十九夏秋之交，上暑下湿，脾胃不能调和，阳极生阴，厥性为浊，厥象为纵，故上下之病急，甚则为脱。

二十夏秋霍乱，上吐下泻，肢冷脉伏，冷汗如雨，阳气失守，未有不死于脱者，循名核实，故名之曰“脱疫”。

二一天地之气，至大暑而发泄净尽。吾人出热汗而不流，不吐不泻，是谓泄而能守之平人。至病上吐下泻，冷汗如雨，是谓泄而不能守，不能守则脱矣。脱起于泄，泄极则脱。

二二脱疫者外热之极，阳气发泄太过，阴寒袭于中下脾肾丹田命门也，病者多为湿痰体质。

二三湿痰体质，易病脱疫，酿成之者，油腻瓜果，冰饮露卧也。

二四脱疫之患，在有开而无合，有出而无入。

二五脱疫之病，上吐下泻，有开无合，有出无入，血肉之躯，终至于脱而后已，定名脱疫，不亦宜乎。此病恶候种种，扼要在一泻字，不怕吐多，怕泻多，不怕泻多，怕泻不止。吃紧在一汗字，不怕无汗，怕汗多，不怕热汗，怕冷汗如雨，不怕肢冷脉伏，怕阳气不回。吐泻不止，肢冷脉伏，冷汗如雨，脱证具矣。脱疫致命，未有不至此绝境者也。

二六脱疫见证，除上吐下泻外，恶候不一而足。吾人当深切注意者，为四逆。肢冷如冰，为冷汗，汗多如雨，为肉脱，大肉尽落。此三项见证，由吐泻而来，比吐泻尤恶。一言以蔽之，真阳失守，元气欲脱而已。

二七避暑则就凉，渴极则求救于水，凉束于外，水聚于里。膀胱不及去，命门不能化，此脱疫所以独多于暑令，而不可竟作暑治。世未有吐多泻多汗多，而犹患热无出路者，又未有肢冷脉伏，冷汗如雨，而阳气能保全者，况形气暴脱，神色两败，霍乱病笃者，势所必至。霍乱果为热证多，则自古解热之治法，不外乎汗吐下，谓大吐大泻大汗，而热犹不解者，天下安得有此病情，有此医理乎！

二八脱疫先肢冷脉伏，后上吐下泻，其肢冷脉伏，不因吐泻而加剧者，病轻易治。先上吐下泻，随即肢冷脉伏，吐泻旋紧，肢冷脉伏亦随之而加剧者，病重难治。

二九四肢为诸阳之本，阳气被困，则肢冷而脉伏，吐不止则气上脱，泻不止则气下脱，冷汗不止则气外脱。转筋入腹，则邪气内攻，强寇深入之象也。

三十螺瘪目陷，舌卷囊缩，乳缩，呃逆音嘶，气喘神昏，则汗吐泻之后，阳气散失，崩溃不能自守之象也。

三一吐完泻完，冷汗出完，大肉落完，周身冷完，人身内一切有形无形之生理，走完泄完，生命亦随之而俱完，霍乱之结果如斯。谓非死于脱乎。

三二脱疫所吐皆似清水，所泻皆似米泔水，是人生平日吸收水谷之精华，因吐泻而脱尽，后天脾胃之资生，于以尽失，故中西公认为急性时疫中之最危险者，良有以也。

三三西医以霍乱告危为水脱，智者见之谓之智也。中医以霍乱告危为气脱，仁者见之谓之仁也。气与水是一是二，读者必能下一转语。

三四脱疫脾肾命门阳气不失守，自然可以不脱。

三五脱疫无抵抗力者传染，有抵抗力者不传染，即传染亦轻而易治。

◉ 七、诊断

三六脱疫之险候，在三日以内，最急者子发午死，午发子死，不过十二小时，能过一星期不变病，可脱离危险矣。体强肯保养者，复元易。体弱不保养者，复元难。时间不能预定，以禁忌将息合法与否为断。

三七脱疫以见证决死生，不以苔脉决死生。

三八辨证不明，惶言用药，证有主从，切忌倒置。病人之安危，视其进退而决者，主证也，真相也，可据以为标准者也。随主证之进退以为进退者，从证也，变态也，不能据以为标准，但可以备参考而已。故因有主从，证亦有主从，能别主从，无所谓轻重难易，惟我所欲为而已。

三九主因从因者，原理也。主证从证者，原则也。必能知原理，谙原则，而后可以有治法，而后可以言用药。

◉ 八、治法

四十以脱疫论，吐泻冷汗不止，四肢不转温，未有不脱者也，反之而吐泻冷汗全止，四肢转温。脱于何有，即吐泻二端，亦泻为主，而吐为从，泻止者可治，吐止而泻不止者，不治。若脉伏筋转，螺瘪目陷，舌卷囊缩，妇人乳缩，肉削形坏，音嘶气坏，种种恶候，一言以蔽之，皆所谓从证也。

四一脱疫外状变态较少，而内容则有阳虚，阳虚故湿胜，阳虚故寒袭。寒，生冷与寒同例。

秽浊，腐败与秽浊同例。热之四种。阳虚者委顿。寒者静默，秽浊者胀闷，热者躁动。阳虚及寒者，舌苔俱白而润。秽浊者苔必垢腻而厚。热者舌必红，苔必黄，或干燥。阳虚及寒者，最易致脱。秽浊及热者，不至于脱，或转湿温疟痢，只宜分治。不可合治。

四二治痧胀不难，芳香开泄足矣，而难于治上吐下泻之脱疫。

四三脱疫前半段，邪势方盛，不汗不喘，声不嘶，形不脱，可用实证治法，温中理气，化浊杀虫。脱疫后半段，正气已伤，阳气欲脱，汗喘声嘶形脱，则当改用虚证治法，主以回阳补涩矣。

四四脱疫之告危，有不吐泻与冷汗俱不止者乎，吐泻冷汗不止，脾肾阳气有不失守者乎，保得脾肾阳气，便可保病人生命。有所去者为虚，舍大温大补大涩，岂有他法哉！

四五故肢温则脉自出，汗吐泻止，则种种恶候，不治而自退。欲止汗吐泻，惟有逐寒回阳，扶正固脱，主证退，从证亦必随之而俱退。然药须重，效须速，大剂急追(最好医生药笼中先事预备)。轻则无济，缓则不及，十九可以得生者，勿以其危笃而轻弃之，是所望于仁者之用心矣。

四六形色神气脉，可以一时俱坏，于此见脱疫病之危险。形色神气脉，可以一时俱固，于此见治脱疫之神奇，谁谓国医，不能治霍乱哉。

四七脱疫汗吐分利香窜，初起尚有可用，独泻下滑肠药，始终不可犯。脱疫吐汗不止，亦有不死者，惟泻不止，必无生理。

四八治脱疫辛淡咸苦酸涩皆可用，以皆能杀虫也。后半段补气补脾补肾命，非但不忌，并系必要，独有甘腻之品，在所必避耳，辛甘甘淡，甘而不腻者，仍可酌用。

四九脱疫病因不一致，而治法一致。

五十外治最忌用冰(余曾见冷至遍身，但存额上心口热，而竟用冰掩其心额者，可笑亦可怜也)。

五一内治最忌用泻(西医中知此理者，惟余云岫耳)。

◉ 九、处方

(方一)理中定乱汤

治霍乱吐泻前半段，形气未变，冷汗未甚，四肢微冷者。

炮熟附三钱　炒茅术三钱　连皮苓五钱　上川朴五分　枣槟榔杵，钱半

广藿梗钱半　佩兰梗钱半　广木香三分　新会红一钱　老生姜一钱

煎浓汤，送下。

当门子一厘　上肉桂二分　公丁香三分　上腰黄[1]一分　明白矾一分

(方二)回阳来复丹

治霍乱吐泻后半段，形气不支，冷汗愈多，四肢如冰者。

倭硫黄制，一分　净火硝一分　龙涎香三厘　上肉桂一分　吴茱萸一分　补骨脂一分

煨肉果一分　玄精石一分　五灵脂二分　细青皮去肉，一分　新会红一分

---

① 腰黄：雄黄之别名。

共研成粉，再用。

顶上别直参三钱　炮黑附三钱　炒於术五钱　晚蚕矢包，一两

两头尖包，三钱　伏龙肝包，一两

煎浓汁送服。

以上二方，孕妇忌服，如病危势不能两全者，服之单救大人，亦有病去而胎不堕者，有病则病当之也。病重者，两三剂作一剂。

五二病本作吐，药不易受，即能受矣，亦宜频服而不宜顿服，服亦不限剂数，以吐泻全止，肢温脉出，完全脱离危险为度。

（方三）三矢定乱汤

治秽浊霍乱及危笃霍乱后，病势未净，未便即与善后者。此方不偏寒，不偏热，即霍乱无大寒热者，亦宜之，并可作预防用，并无禁忌。

晚蚕矢一两　貔鼠矢五钱　干鸡矢白炒，五钱　净黄沙炒红，四两

烧食盐三钱　明白矾三钱　上降香一钱

阴阳水煎，滤去滓服，得微汗微吐良。

外治法

五三（一）去席；（二）上下身易布衣，着袜；（三）脐腹按之冷者，以急救雷公散填脐中，或加鸦片烟膏，以回阳暖脐膏盖好，再用大块生姜或大蒜，切大片贴脐下一寸许丹田穴，炷艾灸之，以腹中热为度。去姜艾，重棉加毛巾紧裹之；（四）肢冷转筋者，以艾叶、樟脑、花椒、老姜、火酒，布醮力擦之，以筋舒转温为度；（五）以生黑附子、吴茱萸各一两，好醋捣烂，贴两足心涌泉穴。

病中禁忌

五四一周时内，坚壁清野，屏绝一切食物，如欲索饮，以百沸汤调烧食盐少许代茶，即无流弊。

五五脱疫在危险期中，以山芋、芋头、山药代粮，宜磨粉作稀粥，可和以水，不可和油，可和以盐，不可和糖。

◉ 十、善后

（方四）脱疫善后方

沙炒潞党　土炒冬术　白茯苓　生粉草　姜半夏

新会皮　台乌药　白蔻衣　煨姜片　奎红枣

阳气虚甚者，党参易别直参，冬术易天生术①。足弱无力，加杜仲、续断。

病后禁忌

五六房事，劳心，劳力，忧郁，生冷油荤，糖酒，寒暑风露，轻者三星期，重者月余乃至百日。

全文共五十六条，方四道合之。闭疫证治为全，书名《时疫论》，俟整理就绪，续出呈教。

① 天生术：即白术的野生品种。

马门医书六种

马氏家用灵方
柳溪别墅医案
孟河马济清医案
谈逸庵医案
谈逸庵门诊存根簿
中医内科学讲义

校记

马培之（1820—1903年），常州府武进县孟河镇人，出身医学世家，自十三岁起学医，受名医费伯雄真传，后随祖父深造十六年，医术精湛，名扬江南。他强调内外兼治，注重整体观念，为多位社会名人治愈顽疾，更因治愈慈禧太后病痛而获封三品御医。其主要著作有《外科传薪集》《医略存真》《马培之医案》《伤寒观舌心法》《药性歌诀》《马评外科全生集》《青囊秘传》《外科集腋》等。马培之的弟子包括贺季衡、邓星伯、丁甘仁、吴庚生和巢渭芳等，均继承其医术，各有建树。其中，他与邓星伯交往甚密，在晚年更与其在无锡朝夕相处，共同研讨医术，留下了丰富的医学著作与医案。

《马氏家用灵方》

《马氏家用灵方》一书抄成于清宣统二年（1910年），其目录将医方划分为丸、散、膏、丹、秘方、单方及杂方七大类别，其中包含丸剂四十三首、散剂九十一首、膏剂三十五首、丹剂五十八首、秘方四首、单方五十一首（正文中缺失了十八方），以及杂方八十一首（正文全部缺失），合计共三百六十一首医方。这些医方的治疗范围极为广泛，覆盖了内外妇儿各科，对于研究和治疗常见病、疑难病均有参考价值。此外，抄录者在常用方名下方特别加上了“双圈”符号作为标记。

《马氏家用灵方》抄本序言指出：本书由无锡蒋氏从同邑的远亲邹晋甫处抄得，而邹晋甫则是从其师邓星伯处抄得，邓星伯又是从马培之处直接抄得。因此，这部抄本是经过多人传承和抄录而来的。马培之曾著方书《青囊秘传》，该书早期一直未刊印，由邓星伯从马培之处抄得保存。1985年，邓星伯的再传弟子张元凯对孟河四家著作进行了系统整理，并由江苏科学技术出版社出版了《孟河四家医集》，其中就包括了《青囊秘传》。经过仔细考证，我们发现《马氏家用灵方》的内容与《青囊秘传》具有高度的一致性，且都传承自邓星伯，因此可以确定，《马氏家用灵方》实际上是《青囊秘传》抄本系统的一部分，只是在传抄的过程中，书名发生了变更。值得注意的是，在《孟河四家医集》中出版的《青囊秘传》，并非完全保留了邓星伯所抄的原貌。它在邓藏《青囊秘传》的基础上，融入了《马氏经验方》和马氏收集的江湖铃串、民间单方，并参考了《外科传薪集》和《中医秘方验方集编》中的马培之医方，进行了汇编。据张元凯所述，1892年周小农刊行的马氏《外科传薪集》中收录了二百一十九方，仅是《青囊秘传》的十中一二。由此可见，邓抄本《青囊秘传》中记载的医方数量应超过千首。相较之下，本书《马氏家用灵方》目录中仅载有三百六十一首医方，这很可能是由于在多次辗转抄写的过程中，为了简便而进行了缩减。尽管如此，本书中的部分处方在《孟河四家医集·青囊秘传》中仍然未被收录。因此，本书的出版对于深入研究马氏著作具有实际意义。

本书为蒋夏时抄本，亦孤本，非常珍贵。在本次整理过程中，我们主要以《孟河四家医集》中的《青囊秘传》作为主校本，同时以《外科传薪集》《马培之医案》《外科正宗》《外科全生集》

《济阳纲目》《外科备要》《串雅内外编》《惠直堂经验方》《回生集》等多部医籍为参校本。

《柳溪别墅医案》

《柳溪别墅医案》为马伯藩的医案集。马伯藩(1864—1930年)，别名蒋驰誉，号百凡老人。其父马日初为马培之堂弟，精刀针手法。伯藩既承父学，又得马培之真传而偏于温补，著有《柳溪别墅医案》，自成书以来，一直未得刊行。马伯藩有三子，际卿(长子)、惠卿(次子)、笃卿(三子)，均以医为业；子笃卿及侄书绅、嘉生三人复就学于丁甘仁所创上海中医专门学校，有“马氏三骏”之美誉。

《柳溪别墅医案》三卷，全书共十门，依次为时邪门、肝胃气、痢疾门、疟疾门、肝风门、咳嗽门、遗精门、妇科门、外科门、杂症门。较能全面地反映马伯藩临证思路与用药习惯。该书版本存世情况不详，今见民国抄本三卷，为南京中医药大学中医药文献研究院教职工藏。扉页书“叔明兄惠存”“马树基赠”，并钤有两处篆书“树基”印。马树基为马伯藩之孙，该本为马树基抄赠友人，后辗转流出者。卷端题“柳溪别墅医案”，无序跋及目录。今以该本为底本整理点校，并据正文病种拟出目录标题。

《孟河马济清医案》

《孟河马济清医案》为马济清的医案集。马济清，生卒不详，生平不详。据书名知其为常州府武进县孟河镇人。马伯藩长子名际卿。旧时抄录方案医籍，医家姓名字号同音不同字的现象极为常见，“马济清”“马际卿”，姓名音同，又同署籍贯孟河，故有较大的可能是同一人，但目前仍然缺乏足够的证据，有待进一步考察。

《孟河马济清医案》不分卷，全书共计一百三十一则医案，涉及时症、咳嗽、腹胀、呕吐、泄痢、霍乱、臌胀、肝风、肝气、疝气、奔豚、瘿瘤、郁病、内痈、痹症、外科、妇人、五官等多个病门。其中尤以时症及外科居多，具备一定的马门诊疗特色。

该书今存抄本一册，为孤本，无序跋及目录，藏于南京图书馆。今以该本为底本整理点校。为便于阅读研究，将病案以中医病种粗略归类，但因其未注患者姓名，仅就医案内容无法判断是否存在复诊病案，故皆分列，谨候高政。

《谈逸庵医案》

谈逸庵(1890—1946年)，字允怀，乳名润岭，武进鸣凰镇东街人。二岁失恃，其幼时家境贫寒，仅靠父亲在鸣凰镇开设茶叶店艰难度日。十八岁时，拜入孟河马道生门下，学习医术，攻中医内科。谈氏勤奋好学，经常阅读医药书籍至深夜，有时，马先生几次催他就寝，甚至不得不起来把灯吹熄，他才被迫休息。夏日为了避免蚊虫叮咬，他常把两脚伸进瓮头里，坚持习读。他曾游学苏州，学成归来后，在家乡行医。他医术高明，常州、武进、宜兴等百里之境均有声誉，就诊者门庭若市。但他依旧谦虚好学，临床空闲时，手不释卷，从不荒废尺寸光阴。偶遇疑难杂症，就与焦溪五世儒医承槐卿先生切磋琢磨，取长补短。逸庵先生医德高尚，对待病人，贫富一视同仁，诊断疾病，认真细致。对贫寒者，或不收诊金，或免费撮药，由他前去药店结算。抗日战争时期，尝冒生命危险，潜出鸣瓯据点，多次为新四军及地方武装伤病员行医送药。1935—1937 年，逸庵先生迁居常州化龙巷行医，并任常州中医学会监事。

1946 年秋，逸庵先生因患消化道出血症不幸去世，终年五十六岁。四乡病家均为之惋惜。谈逸庵去世后，尚有远方病家长途跋涉，慕名而来，盼其诊治，事见《鸣凰镇志》。其子谈华，亦通医，设诊于常州东大街。

《谈逸庵医案》不分卷，为谈逸庵的临证医案，由三册医案抄本合并而成，重新定名为《谈逸庵医案》。医案所涉疾病包括内外妇儿各科病种五十余种，另有膏方、浸酒方数则。为便于阅读，今将医案按病种进行分类调整。诸册医案均无目录及标题，现根据内容新增标题及编目。限于水平见闻，书中难免有不当之处，敬请同道指正。

谈逸庵另有《谈逸庵门诊存根簿》一册、《中医内科学讲义》一册存世，今据其类，一并刊出，以赓续孟河马道生一支学脉。

《谈逸庵门诊存根簿》

《谈逸庵门诊存根簿》不分卷，此为谈逸庵门诊存根。门诊存根为稿抄本医案中较为特殊的一类，多为医家或门人于门诊时记录整理，作留档备查或研究复盘之用，常为经典案例。

本册为民国壬戌（1922 年）仲夏所录方案，据书衣“元册”字样，原本应不止一册。为便于阅读，医案按病种进行分类调整。

《中医内科学讲义》

《中医内科学讲义》不分卷。谈逸庵先生共有男女学生九人，曾自编《中医内科学讲义》，本书即是谈逸庵自编授课讲义，现仅存第一编“类证学”，包含真中风门、类中风门、伤风门三章，多引《黄帝内经》《伤寒杂病论》及前贤所言，所作按语则标注“逸按”。据目前残存部分来看，其体例应以病证门类分章，每章有经义、近代学说论治、方歌、古今医案几个部分，具体按照不同疾病特点有所增减损益。今即以所存残本点校刊出。其中正文多处提及《组织学》《组织学汤头歌诀》等，其他今已不见之书名，或为谈氏所编其他教材，惜不存。至于“组织学”，或应为“药物组织之学”，即今方剂学。

马氏家用灵方

又名马氏炼丹书

原著　清·马培之

点校　薛文轩

序

孔子云：工欲善其事，必先利其器。余谓医欲奏其效，必先究其方。实则方者，固医家之器欤！然器有利钝，方有灵否。不究其方，最多而何为？此马佩之[①]先生所以集此书也。先生常郡孟河人，世业医技。擅内外，誉播江浙，曾疗孝钦显皇后疾得效，以故名益噪，投门墙者益众。吾邑邓星伯，亦其高弟也，煞费经营，抄得此书，归受其弟邹晋甫。晋甫与余有葭莩亲[②]，慨然假余曰：此马徵君家用方也，细阅之博采穷搜，药廉攻倍，而外科之方尤灵，今邓氏之药，亦皆出于是书。乃命草录成而于常用之方名下，又加双圈作志[③]，复赘数言以述原委云。

宣统二年清和月[④]

无锡蒋夏时霆音氏书于静得草轩

---

① 马佩之：即马培之。

② 葭莩(jiā fú，音加浮)亲：比喻关系疏远的亲戚。葭莩：芦苇杆内壁的薄膜。

③ 双圈作志：双圈标志本在目录方名下，今移于正文。书中另有个别方名后标有三圈、五圈，当为蒋氏后期补抄内容。现书中改为文字标注。

④ 清和月：即农历四月。

孟河马培之征君手集　无锡周藩垅[1]抄录

丸类[2]

◉ **戒烟丸**[3]于秘方类中另有戒烟丸方，急为灵验，特此注之

党参二钱　玉竹二钱　粟壳二钱　枸杞二钱　橘红一钱二分[4]　炙黄芪[5]二钱

白茯苓二钱　炮姜二钱　杜仲二钱[6]　肉桂五分　制半夏一钱半[7]

益智仁一钱二分[8]　全伏花一钱二分[9]　沉香五分[10]　枣仁一钱二分[11]

上味，用红枣二两同煎好，复用布沥汁。再入烟三钱、赤砂糖二两同煎。姜汁和在一处。照熬膏，法为丸[12]。

此方平稳，临用时视人体质加减何药，无不效也。如人瘾重，多加烟灰[13]。

◉ **痧丸**

治一切痧胀，山岚霍乱[14]。

茅苍术米泔水浸[15]，五钱　天麻六钱　朱砂五[16]钱　麻黄六钱　麝香后入[17]，六分

丁香一钱　大黄一两　蟾酥烧酒化[18]，一钱半　甘草四钱　雄黄六钱

上味各研极细末，入麝和匀，烧酒泛丸，端午日用[19]。

◉ **截疟丸**

截疟外用药，切勿入口[20]。

---

① 周藩垅：人物生平不详，或与序言中“邹晋甫”有一定渊源。此处应为蒋氏照抄前本文字。

② 丸类：原缺，据目录补。

③ 戒烟丸：本书“膏类”方中“林则徐戒烟膏”、《外科传薪集》“戒烟丸”“林文忠公戒烟灵丹”、《青囊秘传》“林文忠公戒烟丸”四方均与本方相近。“林文忠公戒烟灵丹”中多“炙甘草一钱半”。

④ 一钱二分：《外科传薪集》“戒烟灵丹”作“一钱半”。

⑤ 炙黄芪：《外科传薪集》“戒烟灵丹”作“黄芪”。

⑥ 二钱：《外科传薪集》“戒烟丸”作“一钱二分”，“戒烟灵丹”作“一钱半”。

⑦ 一钱半：《外科传薪集》“戒烟灵丹”作“二钱”。

⑧ 一钱二分：《外科传薪集》“戒烟灵丹”作“一钱半”。

⑨ 全伏花一钱二分：《外科传薪集》“戒烟灵丹”作“覆花二钱”。“全伏花”，《青囊秘传》作“旋覆花”。

⑩ 五分：《外科传薪集》“戒烟灵丹”作“一钱”。

⑪ 一钱二分：《外科传薪集》“戒烟灵丹”作“一钱半”。《青囊秘传》后有“红枣二两(另煎汁)”。

⑫ 上味……法为丸：《青囊秘传》作“研末，加洋烟灰三钱，赤砂糖二两，化水，和入红枣煎汁内，令匀泛丸”。《外科传薪集》“戒烟灵丹”作“姜枣砂糖汤为丸”。“烟”，《外科传薪集》“戒烟丸”作“烟灰”；“照熬膏，法为丸”，作“熬五日为丸”。

⑬ 此方平稳……多加烟灰：《外科传薪集》“戒烟方”作“此平淡之方，看体质用，烟瘾重者，加烟”，“戒烟灵丹”无此句。“何”，《青囊秘传》作“投”。

⑭ 治一切痧……山岚霍乱：原无，据《青囊秘传》补。

⑮ 米泔水浸：原无，据《青囊秘传》补。

⑯ 五：《青囊秘传》作“六”。

⑰ 后入：原无，据《青囊秘传》补。

⑱ 烧酒化：原无，据《青囊秘传》补。

⑲ 上味各研……端午日用：本句《外科传薪集》作“醋泛丸”。在“烧酒泛丸”一句后，《青囊秘传》有“如莱菔子大，辰砂为衣，每服七丸”，无“端午日用”。

⑳ 截疟外用药，切勿入口：原无，据《青囊秘传》补。

巴霜六分　轻粉六分　斑蝥去头足[①]，十四个　麝香一分

朱砂六分　冰片一分　雄黄六分　白土三分[②]

共为细末，糯米为丸，约一百十粒[③]。每取一粒，用小膏药贴大椎穴，或经渠穴（男左女右），一日一夜后取下。虚人勿用[④]。

◉ 卫生丸[⑤]广东陈利济出

熟地　川芎　黄芪炙　香附制　砂仁　野於术　延胡　橘红　归身

条芩　茯苓　肉桂　益母草　白芍　甘草炙　鹿茸　人参

等分为丸[⑥]。

◉ 致和丸

脾虚作肿，及气肿者[⑦]。

熟地五两　厚朴二两　胡桃肉十二两　茅术二两　川椒一两

当归二两　甘草二两　香附[⑧]四两　砂仁一两　广皮一两

上为末，黑枣煮烂为丸。每服二钱[⑨]。

◉ 伤丸

淮牛膝一两　参山七三钱　当归一两　落得打一两　杜仲一两　骨碎补一两　山羊血二钱

血竭五钱[⑩]　自然铜二钱　儿茶三钱[⑪]　甜瓜子二两　厚朴三钱　乳香三钱　木瓜五钱

肉桂二[⑫]钱　红花五钱　川续断一[⑬]两　朱砂三钱　原寸[⑭]六分

共研细末。稀粥为丸，朱砂为衣，如弹子大。每服一丸，陈酒下。

◉ 哮喘神效丸此方出《医方考》上

青皮一枚，去穰，入巴豆一粒，去壳。煅红[⑮]，研末服，泛丸亦可。

◉ 刻欢丸

治风火牙痛，又名过街笑。

蟾酥一钱，陈酒化透，入五灵脂一钱、麝香一钱，研和为丸二百粒[⑯]。每服用一丸，咬于

---

① 去头足：原无，据《青囊秘传》补。
② 白土三分：《外科传薪集》作“白土二分”。白土，即“白垩”，为沉积岩类岩石白垩的块状物或粉末。
③ 一百十粒：《外科传薪集》作“一百粒”。
④ 每取一粒……虚人勿用：原无，据《青囊秘传》补。
⑤ 卫生丸：本方《青囊秘传》多益母草、木香；《外科传薪集》无鹿茸，多木香、麻黄、益母草。
⑥ 等分为丸：原无，据《青囊秘传》补。
⑦ 脾虚作肿，及气肿者：原无，据《青囊秘传》补。
⑧ 香附：《外科传薪集》作“乌附”。
⑨ 每服二钱：原无，据《青囊秘传》补。
⑩ 血竭五钱：《外科传薪集》无血竭，多“白及五钱”。
⑪ 三钱：《外科传薪集》作“一钱”。
⑫ 二：《青囊秘传》作“三”。
⑬ 一：《外科传薪集》作“二”。
⑭ 原寸：麝香之别名。
⑮ 红：原无，据《青囊秘传》补。
⑯ 二百粒：《外科全生集》在“二百粒”后有“新绫绸包，丝线扎，固藏瓷瓶”一句。

痛牙上，化痊愈。

◉ 五香丸

治腹痛[①]。

广木香一两　沉香二两　降香二两　肉桂六[②]钱　檀香一两

◉ 王九峰治吐血丸

治肺出血[③]。

大生地八两　犀角一两　淮药四两　丹皮三两　当归二两

白芍三两　茯苓三[④]两　女贞子三[⑤]两

用猪肺一只，童便灌洗，煨化。再用藕汁一碗、梨汁一碗[⑥]熬胶，加粳米粉[⑦]八合、糯米粉四合，和前药捣丸。每服五钱，空心开水下。

◉ 哮吼丸

杏仁三钱　马兜铃三钱　蝉衣一[⑧]钱　桑皮二钱五分　白果肉二钱五分　白矾五钱[⑨]　白信三分

上为末。红枣肉为丸，如绿豆大。食后冷茶送下，男七丸，女六丸为止。即刻吐痰，神效无比。

◉ 琥珀多寐丸

治神虚恍惚不寐[⑩]。

琥珀　羚羊角[⑪]　茯神　人参　白术　远志　甘草各一两

服法：蜜丸桐子大，每服三钱，灯心汤[⑫]下。

◉ 胡连追毒丸

炙猬皮二[⑬]两，去刺　胡连一两，姜汁炒　元寸二分

上为末，饭糊为丸。每服一钱，陈酒下。

◉ 胡连闭管丸

煅石决明五钱　槐米五钱，微炒　麻油炙甲片五钱　胡连净末一两

为末，蜜丸。每服一钱，空心米汤下，早晚两服。如漏之四边有硬肉突出者，加蚕茧二十个炒末，和药中。此及通身诸漏皆效。

---

① 治腹痛：原无，据《青囊秘传》补。
② 六：原无，据《青囊秘传》补。
③ 治肺出血：原无，据《青囊秘传》补。
④ 三：《青囊秘传》《外科传薪集》皆作“二”。
⑤ 三：《外科传薪集》作“二”。
⑥ 梨汁一碗：《青囊秘传》《外科传薪集》皆无。
⑦ 粉：据《外科传薪集》补，《青囊秘传》作“粥”。
⑧ 一：《青囊秘传》《外科传薪集》皆作“二”。
⑨ 五钱：《外科传薪集》作“五分”。
⑩ 治神虚恍惚不寐：《青囊秘传》作“治健忘恍惚，神虚不寐”。
⑪ 角：原无，据《青囊秘传》补。
⑫ 各一两……灯心汤下：原无，据《青囊秘传》补。
⑬ 二：《外科传薪集》作“一”。

◉ 保童肥儿丸[①]

参叶五钱　金樱子去核，一两　山楂肉炒，二两　麦芽炒，一两　建莲炒，四两　五谷虫炙，二两
茯苓一两　芡实炒，一两　白术土炒，二两　使君子五钱　知母一两　鸡内金炙，一两
砂仁五钱　青皮一两　地骨皮炙，一两　橘红盐水炒，一两　青皮一两

为末，莲子粉打糊为丸，如弹子大。米汤服[②]。

◉ 祛风换肌丸

凡风湿入络而发疮痒者，服之甚验[③]。

马齿苋一斤[④]　熟军八两[⑤]　蔓荆子四两　连翘六两　浮萍草一斤[⑥]　防风八两
黄芩四两　荆芥八两　苦参一斤[⑦]　白蒺藜一斤[⑧]　胡麻一斤[⑨]　黄柏八两
川牛膝[⑩]四两　白鲜皮八两　丹皮三两　白芷三两

红枣或黑枣泥为丸，每次服二钱[⑪]。

◉ 白金丸双圈

开郁化痰[⑫]。

白矾三两　郁金二两

薄荷汤煮烂为丸[⑬]。

◉ 定痛丸双圈

炙乳没各等分，洋烟灰少许。红枣肉为丸，如桐子大，朱砂为衣。每服二丸。

◉ 青龙丸双圈

治疗疮肿毒、跌仆内伤、筋挛痛、贴骨痈疽、瘰疬、乳穿[⑭]、结核、痰气凝滞、硬块成毒。

番木鳖四两，水浸透，去皮破开，麻油炙枯[⑮]　炙甲片一两五钱　僵蚕炒去丝[⑯]，一两五钱

上为末，饭[⑰]丸如桐子大。每服五分，临卧时[⑱]按部用经药煎汤送下，勿冒风。周身觉麻

---

① 保童肥儿丸：本方各药无炮制方法，据《青囊秘传》补。
② 米汤服：《青囊秘传》后有“为印膏亦可，每药末一斤，加砂糖一斤半”一句；《外科传薪集》后有“肠风下血，石榴皮烧灰调服”一句。
③ 凡风湿入络而发疮痒者，服之甚验：原无，据《青囊秘传》补。
④ 一斤：《外科传薪集》作“二两炒”。
⑤ 八两：《外科传薪集》作“一两”。
⑥ 一斤：《外科传薪集》作“一钱半”。
⑦ 一斤：《外科传薪集》作“一钱半”。
⑧ 一斤：《外科传薪集》作“一钱半”。
⑨ 一斤：《外科传薪集》作“一钱半”。
⑩ 川牛膝：《青囊秘传》作“牛膝”。
⑪ 红枣或黑枣泥为丸，每次服二钱：原无，据《青囊秘传》补。
⑫ 开郁化痰：原无，据《青囊秘传》补。
⑬ 薄荷汤煮烂为丸：《青囊秘传》作“研末，薄荷煎汤为丸”。
⑭ 乳穿：《青囊秘传》作“乳岩”，《外科传薪集》作“乳串”。
⑮ 四两，水浸透，去皮破开，麻油炙枯：《青囊秘传》作“以米泔浸三日，刮去皮毛，切片晒干，麻油熬浮，换土炒去油、水洗，干待用”。
⑯ 炒去丝：原无，据《青囊秘传》补。
⑰ 饭：《青囊秘传》作“黄米饭”。
⑱ 临卧时：《青囊秘传》作“量人虚实酌减”。

木抽掣，甚则发抖，不必惊慌，过片刻即安。毒初起者，一二服即消，已成脓者，服此即能出脓，不必咬头开刀，诚外科家第一妙方也。后引经药，酒煎[①]。

头面：羌活、川芎各五分。

肩背：角针五分。

两臂：桂枝五分。

胸腹：枳壳五分。

两肋：柴胡五分。

腰：杜仲五分。

足[②]：牛膝、木瓜各五[③]分。

咽颈：甘草、桔梗各五[④]分。

跌仆挛筋：当归、红花各五分[⑤]。

妇人新产后服五分。一日服五分，瘰疬、痰毒，夏枯草汤服。小儿一岁九丸，三岁十丸，四五岁十四丸，五六岁廿一丸，八九岁廿三丸，十岁三分，十五岁四分，廿岁五分[⑥]。

◉ 雀斑丸

玉兰花瓣　肥皂[⑦]　皮硝

上药打烂作丸，日日洗面时搽。

◉ 龟背丸

儿茶一钱　阿魏一钱　乳香五分　炙没药五分　肉桂三[⑧]分　冰片一分

上各研细末。用猪尿调和，贴背脊突处[⑨]。

◉ 神效种子丸

熟地二两四[⑩]钱　肉苁蓉二两四[⑪]钱　萆薢四钱　灯草五分[⑫]　木香二两四[⑬]钱

---

① 周身觉麻……酒煎：原无，据《青囊秘传》补。

② 足：《青囊秘传》作“足膝”。

③ 五：《外科传薪集》作“四”。

④ 五：《外科传薪集》作“四”。

⑤ 五分：其后有“酒煎”二字，据文义删。

⑥ 妇人新产……廿岁五分：此段《青囊秘传》作“老年气血衰者，止服四分；新产半月，止服四分，满月者，止服五分。男妇瘰疬、痰毒，夏枯草汤或酒过服，桑枝(炒)酒煎过服亦可。小儿周岁以内服九粒，周岁以外者服十一粒，三岁服十五粒，四岁服十九粒，五六岁服二十一粒，八九岁服二十三粒，十岁服三分，十五岁以上服四分，二十岁照大人服法。小儿不能吞送，以开水或甜酒调化送下。大人每服五分”。其中“十岁三分，十五岁四分，廿岁五分”，《外科传薪集》作“十四岁一分，十四岁以上四分”。

⑦ 肥皂：《青囊秘传》作“肥皂荚”。

⑧ 三：《外科传薪集》作“二”。

⑨ 突处：《青囊秘传》后有“破处亦可”四字。

⑩ 四：《青囊秘传》作“五”。

⑪ 四：《青囊秘传》作“五”。

⑫ 五分：《外科传薪集》作“五尺”。

⑬ 四：《青囊秘传》作“五”。

山萸肉二两四[①]钱　澄茄二两　大茴二两　马兰花[②]八分，阴干，研　干漆二两，炒去烟[③]

巴戟肉二两　蛇状香一两四钱[④]　全当归二[⑤]两　牡蛎二两　母丁香二两　龙骨二两

全蝎五钱，去毛[⑥]　桑螵蛸二两一[⑦]钱　茯苓一两五钱　蜘蛛十四个　威灵仙二两

菟丝子二两　沉香二两[⑧]　车前子三[⑨]两　木通二两四[⑩]钱　远志肉二两

一方无山萸，有山羊血[⑪]。

上各研细末，炼蜜为丸。如绿豆大。每日清晨服一二钱[⑫]。开水下。

又煎药。每月经转，服一剂。

桂枝三钱[⑬]　白芍二钱　姜皮三钱　甘草二钱

再加白玉盆[⑭]二钱、枣子三枚。

此方系四川成都府崔照麋妻年已七十，服了此药面如童子，身体强壮即日得了一孕，连生两子，奇怪已极。有崔邻张寡妇陈氏年二十二岁，不信，吃药试之。果然有孕，奈独阴无阳，儿产无骨。又有洪学士妻赵氏年四十五岁，服了此药连生四子。神仙莫测，真灵方也。此药填精补髓，更治五劳七伤，功难尽述。今系赣门府金太守面看此方，有武官总兵，年老无子，亦服此方连生两子。

◉ 通音丸

治音哑不扬[⑮]。

川贝一两　款冬二两　合桃肉十二两，去皮　白蜜一斤

上味研末捣烂为丸，如龙眼大。饭上蒸熟，开水冲服。

◉ 胎元七味丸

专治痔漏，不拘远年近日。脓血通肠者，服之化管除根。此方异人传授，救人灾难，止人疼痛，活人多矣。只宜传方施药，不可传授匪人，心存取利[⑯]。

男子脐带三个，瓦[⑰]上焙干存性　陈棕七钱，数十年者佳，烧灰存性[⑱]　犀黄三分

---

① 四：《青囊秘传》作“五”。
② 马兰花：《外科传薪集》作“马兰实”。
③ 炒去烟：原无，据《青囊秘传》补。
④ 蛇状香一两四钱：《青囊秘传》作“蛇床子一两五钱”。
⑤ 二：《外科传薪集》作“一”。
⑥ 去毛：《青囊秘传》作“去尾”。
⑦ 一：《青囊秘传》作“五”；《外科传薪集》作“二”。
⑧ 两：《青囊秘传》《外科传薪集》均作“钱”。
⑨ 三：《青囊秘传》《外科传薪集》均作“二”。
⑩ 四：《青囊秘传》作“五”。
⑪ 一方无山萸，有山羊血：原无，据《青囊秘传》补。
⑫ 每日清晨服一二钱：《青囊秘传》作“每服二钱，日服二次”。
⑬ 钱：《外科传薪集》作“分”。
⑭ 白玉盆：《青囊秘传》作“白糖”。
⑮ 治音哑不扬：原无，据《青囊秘传》补。
⑯ 专治痔漏……心存取利：原无，据《回生集》补。
⑰ 瓦：《回生集》作“新瓦”。
⑱ 数十年者佳，烧灰存性：原无，据《回生集》补。

槐角子五钱肥大者瓦上焙干存性① 刺猬皮三钱，酥炙 象皮四钱，酥炙 地榆三钱晒干②

上研细末，酥油为丸，如麻子③大。若不成丸，加糯米粥④少许即成。每服七分⑤，空心开水下。三日化管止痛，七日平满，血清脓止，十日除根。

◉ 消管丸

苦参四两⑥ 川连酒炒二两 当归一两 槐花一两 荜澄茄一两 五倍子五钱

各研细末。用小鳖二个约八九两⑦、真柿饼四两⑧，二味共煮，熔去鳖骨。捣烂入前药末，捣为丸。每日空心服四钱，开水送下，其管自出。

◉ 瓜蒌饮

治乳痈、乳岩，已成化水，未成即消。

拣大瓜蒌二个 生甘草五钱 当归五钱 乳没各一钱半

青皮二钱 石膏二钱 角刺一钱 蒲公英五钱

用陈酒煎，以渣敷患处。

◉ 乳岩未破丸⑨

管仲、黑料豆共炒热熨之，如冷再换。用马兰打汁，磨好墨和酒服之，十日其核即动，久服可消。

◉ 通灵散即神功散

治乳岩。

白芷一钱 川贝五分，去心 犀黄三分 僵蚕五分 炙甲片五分 炙乳没各五分

麝香二分 冰片三分 金丝荷叶即青背虎耳草，三钱

各研细末，先以金荷、贝母、僵蚕、山甲和匀，次下乳没，再下白芷、牛黄，后下冰麝，收贮听用。掺于膏药上，贴之。内服莲子丸。

◉ 莲子丸

治乳岩、肠痈各乳症。

莲子仁壳一两 炙甲片土炒，五钱 黄柏盐水炒，三钱 僵蚕五钱

共为末，早服二钱，白汤下。

◉ 香花丸

治乳岩。

---

① 肥大者瓦上焙干存性：原无，据《回生集》补。
② 晒干：原无，据《回生集》补。
③ 麻子：《回生集》作"蚕子"。
④ 粥：《回生集》作"糊"。
⑤ 七分：《回生集》作"七丸"。
⑥ 两：《外科传薪集》作"钱"。
⑦ 两：《外科传薪集》作"斤"。
⑧ 两：《外科传薪集》作"钱"。
⑨ 丸：原作"方"，据目录改。

夏枯草十二两　蒲公英十二两　金银花八两　漏芦一两　川贝去心，三两　橘叶三两
甘菊花三两　雄鼠粉三两　连翘三两　白芷三两　紫花地丁三两　乳没各三两
山慈菇三两　生甘草三两　瓜蒌三两　茜草根三两　陈皮三两
上为末，夏枯草浓汁为丸。每服五钱，酒下，月余而消。

◉ 青囊丸

香附略炒①，一斤　乌药略炮②，五两三钱
上醋煮，面糊为丸。头痛，茶下；痰气，姜汤下；血病，酒下。甚妙。
按：飞灵子韩葛③游方外治百病，男用黄鹤丹，女用青囊丸，此二药乃游方之祖也。

◉ 鲤鳞丸

治无名肿毒，瘰疬尤妙。
归尾五钱　大黄二钱　荆芥④二钱　桔梗二钱⑤　蝉衣廿个　连翘三钱　防风二⑥钱半
羌活二⑦钱半　全蝎一钱　炙⑧乳没各二钱　黄芩三钱　僵蚕二十五⑨条　牛皮胶一两，土炒
雄黄七分　金头蜈蚣四条，去头足。一条用姜汁涂，土焙干；一用香，一用猪，一用酥炙⑩
甲片四两。分四段，一两用红花五钱煎汤煮⑪，焙干。一用牙皂⑫五钱煎汤煮，焙干。一用紫草节五钱煎汤煮，焙干⑬。一用苏木五钱煎汤煮，焙干。
上为细末，醋糊为丸，朱砂一钱半为衣。贮瓶，麝香五分养之。每服一丸，滚酒下。未成内消，已成出脓，神效异常。

◉ 蜜犀丸

治半身不遂，口眼㖞斜，言语不利。小儿惊风发搐。
槐花四两　当归二两　玄参二两　川乌炒⑭，二两　麻黄⑮一两　茯苓⑯一两
防风一两　薄荷一两　甘草一两　牙皂五钱，去皮、弦子，炒　冰片五分
上药蜜丸如樱桃大。每服一丸，小儿半丸，茶下。

---

① 略炒：原无，据《青囊秘传》补。
② 略炮：原无，据《青囊秘传》补。
③ 飞灵子韩葛：《青囊秘传》作“飞霞子韩悉”。
④ 荆芥：《外科传薪集》后有“去梗”。
⑤ 桔梗二钱：《外科传薪集》无。
⑥ 二：《外科传薪集》作“三”。
⑦ 二：《外科传薪集》作“三”。
⑧ 炙：原无，据《青囊秘传》补。
⑨ 五：《外科传薪集》作“四”。
⑩ 一条用姜……一用酥炙：《青囊秘传》作“分四法制，一条用姜汁涂上焙干；一条用香油涂上焙：一条用醋涂上焙，一条用酥炙”。
⑪ 煮：《外科传薪集》后有“土炒”二字。
⑫ 牙皂：《外科传薪集》作“皂角”。
⑬ 一用紫草节五钱煎汤煮，焙干：《外科传薪集》作“一两用当归八分，煎汤煮，焙干为末”。
⑭ 炒：原无，据《青囊秘传》补。
⑮ 麻黄：《外科传薪集》作“炒麻黄”。
⑯ 茯苓：《青囊秘传》《外科传薪集》后有“乳拌”二字。

◉ 仙桃丸

治手足麻痹，瘫痪疼痛，腰膝痹痛，跌打损伤，内挫痛不可忍，常服甚效。

川乌四两　五灵脂四两　威灵仙五钱①

上药洗洒②为末，酒糊为丸，如梧子大。或七丸，或十丸，盐汤下。忌饮茶③。

◉ 余粮丸

治肿胀重者，服至六两痊愈，孕妇忌服之。药后忌河豚、荞麦。又治反胃、噎隔、腹痛、小儿吃泥土等物，及积年黄疸等症。极妙。

皂矾八两，用红醋二茶杯煅至通红色，放地上出火毒　余粮石四两，醋煅七次　砂仁四两④，姜汁炒

白蔻四钱，炒　厚朴四钱，炒　广皮三钱　干漆一两，炒至烟尽　白芷二钱　铁梗茵陈五钱，不见火⑤

海金沙一钱　川贝二钱　益母花一钱半⑥　木香二钱　地骨皮二钱　枳壳四钱，炒⑦

各为细末，以黑枣为丸。缓症朝⑧服七分，夜服八分；重症每服三⑨钱，酒下。

◉ 老人不寐丸

六味地黄丸一料　加麦冬四两　枣仁五两，炒　黄连三钱　肉桂五钱⑩

当归三两　白芍五两⑪　甘菊三两，要家园者　白芥子二⑫两

上为末，蜜丸。每日白滚水送下五钱，服后用饭。此方老人可服至百岁。

◉ 五香丸

五灵脂一斤　香附一斤，去毛水浸　黑丑二两　白丑二两

上药一半炒熟，一半生用，和匀，醋糊为丸，如萝卜子大⑬。每服七八分或五分⑭，姜汤下。

此方治实证，一切痞积滞气、蛊胀隔疾、痰迷心窍等症，临睡先一服，次早一服，其效如神。

◉ 耳聋丸

巴豆二粒　全虫二个　寸香一厘⑮　石菖蒲二寸

---

① 钱：《青囊秘传》作“两”。
② 洒：《青囊秘传》《外科传薪集》均作“晒”。
③ 忌饮茶：原无，据《青囊秘传》补，此处《外科传薪集》作“忌药”。
④ 两：《青囊秘传》《串雅内编》均作“钱”。
⑤ 不见火：原无，据《青囊秘传》补。
⑥ 益母花一钱半：《青囊秘传》作“益母草五钱”；《串雅内编》作“益母草一钱”。
⑦ 枳壳四钱，炒：原无，据《青囊秘传》补。
⑧ 朝：《串雅内编》作“日”。
⑨ 三：《串雅内编》作“二三”。
⑩ 钱：《外科传薪集》作“两”。
⑪ 白芍五两：《外科传薪集》无此药。
⑫ 二：《外科传薪集》作“三”。
⑬ 如萝卜子大：原无，据《青囊秘传》补。
⑭ 五分：《青囊秘传》作“一钱”。
⑮ 一厘：《青囊秘传》作“二厘”。

以蒜涎为丸，莲子大[①]，左聋塞右，以丝绵包，纳而内甚效。

◉ 绣球丸[②]

枫子肉四粒，另研　雄黄三钱　升底二钱　轻粉二钱　樟冰二钱

枯矾二钱　水银二钱　花椒二钱　蛇状子四两

◉ 胜骏丸

三阴交亏，鹤膝日久，腿足枯细者宜之[③]。

熟附片一两　乳香五钱　苁蓉一两　木瓜四两　防风二两　羌活五钱　当归三两

没药五钱　熟地三两　巴戟一两　川牛膝三两　甘草五钱　破故纸一两

苍术一两　萆薢一两　天麻三两　杏仁三两　全蝎一两　木香五钱　槟榔一两[④]

◉ 疯丸[⑤]

治麻风及一切风气。

浮萍草　马齿苋等分

内服三钱，一日三次。

◉ 截疟丸

巴霜六分　雄黄六分　轻粉六分　斑蝥十个，去头足　朱砂六分　麝香六分　冰片一分

上以糯米浆为丸，一百〇八粒[⑥]。

◉ 三黄丸

大黄四两　黄芩四两　川连二两

上研末，水泛或少加蜜。

散类

◉ 七宝槟榔散

专治下疳，阴头阴茎蚀透久不愈者[⑦]。

槟榔　黄柏　黄连　密陀僧　轻粉　雄黄　朴硝各等分

---

① 莲子大：原无，据《青囊秘传》补。

② 绣球丸：《外科正宗》“绣球丸”与本方组成大同小异，无“升底、蛇状子”二药，主治为“治一切干湿疥疮及脓窠烂疮，瘙痒无度者效”。

③ 三阴交亏……细者宜之：原作“治三阴”，据《青囊秘传》增补。《马培之外科医案》“三因胜骏丸”与此方组成大同小异，《马培之外科医案》主治为“治鹤膝风，膝肿腿细，手足寒挛，走注疼痛，三阴不足，寒湿为侵者”。

④ 熟附片一两……槟榔一两：《马培之外科医案》本方无甘草、杏仁，多射干、枣仁，“川牛膝”作“怀牛膝”。方后有“上药为末，炼蜜泛丸”一句。

⑤ 疯丸：本方底本仅“浮萍草、马齿”，据《青囊秘传》增补。

⑥ 截疟丸……一百〇八粒：《外科传薪集》中载“截疟丸”与本方组成基本相同，多“白土二分”。其中“斑蝥十四个”“麝香一分”，剂量小异；“一百〇八粒”作“约一百粒”。

⑦ 阴头阴茎蚀透久不愈者：原无，据《青囊秘传》补。

研末和匀，先以葱白浆水洗净，软绵挹干。疮湿则干掺，疮干则麻油调涂①。

◉ 松云散

治肥疮、水疮神验。

松皮灰二两　云香②二两　轻粉六钱　黄丹六钱　铜绿六钱　枯矾六钱　黄柏六钱　密陀僧六钱

上药为末③，香油调搽。

◉ 胭脂散

治翻花疮④。

胭脂一分　胡粉一分　贝母一分　月石⑤五厘　没药去油⑥，五厘

上为细末，先以温水拭干后掺。

◉ 拔毒生肌散

入膏药中贴之⑦。

熟石膏一两　红升三钱　轻粉三钱　蓖麻子去油，三钱　黄丹二钱　乳香一钱　琥珀一钱

研极细，以掺药笔蘸药少许，掺疮口上⑧。

◉ 七厘散

治跌打损伤。内服⑨。

麝香五分　冰片五分　朱砂五钱　红花六钱　血竭四两　炙乳没各六钱　儿茶一两

◉ 收痔散

鲜荔子草⑩阴干，五倍子剪一小孔，将荔枝草塞满于内，用湿草纸包好，火中煨干，研细末。每两加冰片四分、轻粉二钱，麻油调敷⑪。

◉ 金霜散

杏仁去皮尖，三钱　雄黄一钱半　轻粉一钱

上各研细末，和匀，以猪胆调搽。治恶疮或阴痒。

◉ 银杏散

治湿热下注、阴痒，或内外痒⑫。

---

① 各等分研……麻油调涂：原无，据《青囊秘传》补。
② 云香：《青囊秘传》作"檀香"。
③ 上药为末：原无，据《青囊秘传》补。
④ 疮：原无，据《青囊秘传》补。
⑤ 月石：即硼砂。
⑥ 去油：原无，据《青囊秘传》补。
⑦ 入膏药中贴之：原无，据《青囊秘传》补。
⑧ 研极细……掺疮口上：原无，据《青囊秘传》补。
⑨ 治跌打损伤。内服：原无，据《青囊秘传》补。
⑩ 荔子草：即荔枝草。
⑪ 麻油调敷：原无，据《青囊秘传》补。
⑫ 治湿热下注、阴痒，或内外痒：主治原在方后，据全书体例改。"或内外痒"，《青囊秘传》作"或妇人阴内外生疮"。

杏仁泥去皮尖[1]，一钱　轻粉一钱　雄黄一钱　水银一钱，铅煅[2]

上研细末，每用五分，将枣肉一枚和丸，丝绵包好，用线穿之，捺入阴户，留线于外[3]，一日一换，四五日即愈。溃烂者不宜，慎用之[4]。

◉ 汗斑散

扫盆五分　蛇床子二钱　密陀僧一钱　雄黄二钱　硫黄二钱[5]

研末外搽[6]。

◉ 厉风散[7]

土槿皮五钱[8]　马齿苋五钱　白附子四钱　白芷四钱　皂角末[9]三钱

雄黄四钱　苦参六钱　川草乌各[10]三钱　木鳖子三钱

◉ 牙消散双圈

治发背如神[11]。

猪大牙，炒黑为末。葱汤洗疮，掺上。

◉ 不二散双圈

拔毒去腐，治手足患毒，横纹区处，并蛇头、眼、腹疔等症[12]。

蜈蚣八钱　雄黄四钱

二味为细末，治疔毒，用猪胆汁调搽。入鸡子内或猪胆内，套在指上亦可。

◉ 铁扇散[13]

象皮四钱　白龙骨四钱　陈石灰四两　酉胶香四两　松香四两

◉ 八将散双圈

治一切疽毒，提毒化毒甚妙。外用[14]。

五倍子四钱　雄黄二钱　乳香三钱　角针二钱　全蝎二钱　蜈蚣二条　冰麝各一分

---

① 去皮尖：原无，据《青囊秘传》补。
② 铅煅：原无，据《青囊秘传》补。
③ 留线于外：原无，据《青囊秘传》补。
④ 溃烂者不宜，慎用之：原无，据《青囊秘传》补。
⑤ 硫黄二钱：《青囊秘传》无此药。
⑥ 研末外搽：原无，据《青囊秘传》补。
⑦ 厉风散：本方用法原缺。《青囊秘传》编者方尾按曰："为末，服四分。木鳖子制法当参考青龙丸。"可参。
⑧ 钱：《青囊秘传》作"分"。
⑨ 皂角末：原作"皂末"，据《青囊秘传》改。
⑩ 各：据文义补。
⑪ 治发背如神：原在"炒黑为末"后，据全书体例改。
⑫ 拔毒去腐……腹疔等症：原无，据《青囊秘传》补。
⑬ 编者按：本方组成与《串雅外编》中"金疮铁扇散"相近，《串雅外编》"酉胶香"作"寸柏香"。原文如下："象皮五钱，切薄片，用小锅焙黄色，以干为度，勿令焦　龙骨五钱，用上白者，生研细末　老材香一两，山陕诸省无漆，民间棺殓俱用松香、黄蜡涂棺内，数十年后有迁葬者，棺朽另移新棺具，朽棺内之黄蜡即谓老材香。东南各省无材香，即以数百年之陈石灰一两代之，俱效验，亦与老材香同。　寸柏香即松香之黑色形者　松香一两，与寸柏香一两一同熔化，搅匀，倾入冷水中，取出晒干　飞矾一两，片白矾入内熬化即是　共为细末，贮瓷罐中，遇有刀、石破伤者，用敷疮口，以扇向疮口扇之，立愈，忌卧热处。如伤处发肿，煎黄连水，用翎毛蘸涂之即消。伤处不必用布包裹，以致过暖，难于结痂。并忌饮酒，以致气血妄行。至敷药之时，若血流，乃用扇扇之；倘不流，即不必扇。盖伤处喜凉恶热，夏日宜卧凉地，冬日忌卧热处。"
⑭ 治一切疽毒，提毒化毒甚妙，外用：原无，据《青囊秘传》补。

研末。掺疮顶上，小膏药盖之，或摊贴之[①]。

◉ **平安散**双圈

攻坚消块，有形肿痛，治臀疽初起，红肿顶破者，贴之即消，治一验一。又治毒蛇咬、疯狗咬，取点目内眦，数次即愈[②]。

牛黄二分　火硝三钱　月石[③]三钱　雄黄三钱　朱砂三钱[④]　射香三[⑤]分　冰片二分

研细末，摊膏用。加硇砂，名硇砂散[⑥]。

◉ **蟾酥散**

大膏药内调贴，阴阳两证，不红不肿者[⑦]。

蟾酥一钱　没药四钱[⑧]　乳香二钱[⑨]　甲片二[⑩]钱　蜈蚣二钱

雄黄二钱　麝香五分　川乌二钱　草乌二钱　藤黄二钱

◉ **麝香散**双圈

丁香二钱　肉桂二钱　乳没各二钱[⑪]　附子二钱　细辛二钱

良姜二钱[⑫]　川草乌各二钱　麝香五分[⑬]

◉ **玉肌散**

治鹅掌风[⑭]。

绿豆半斤　滑石二钱　白芷二钱　附子二钱

研细，每晚用鸡蛋清搽[⑮]。

◉ **消疔散**双圈

斑蝥三钱　蟾酥五分　赤芍六分　血竭五分　元参二分半　麝香二分半

冰片二分半　全蝎二分半　乳没各一钱半　蜈蚣一条

研末，小膏药内贴之[⑯]。

◉ **赤霜散**双圈

治走马牙疳，延烂穿腮不堪，危险者[⑰]。

---

① 研末。掺疮顶上，小膏药盖之，或摊贴之：原无，据《青囊秘传》补。
② 攻坚消块……数次即愈：原无，据《青囊秘传》补。
③ 月石：《外科传薪集》作“煅月石”。
④ 朱砂三钱：《外科传薪集》无此药。
⑤ 三：《青囊秘传》作“二”。
⑥ 研细末，摊膏用。加硇砂，名硇砂散：原无，据《青囊秘传》补。
⑦ 大膏药内……不红不肿者：原无，据《青囊秘传》补。
⑧ 四钱：《青囊秘传》“四钱”，前有“炙”字。《外科传薪集》“四钱”前有“炒”字。
⑨ 二钱：《青囊秘传》无此药，《外科传薪集》“二钱”前有“炙”字。
⑩ 二：《外科传薪集》作“一”，《青囊秘传》“二”前有“炙”字。
⑪ 二钱：《外科传薪集》作“五分”。
⑫ 二钱：《外科传薪集》无此药。
⑬ 五分：底本无，据《青囊秘传》《外科传薪集》补。
⑭ 治鹅掌风：《青囊秘传》作“搽皮肤用，祛面鼾、雀斑、粉刺、白屑风”。
⑮ 研细，每晚用鸡蛋清搽：原无，据《青囊秘传》补。
⑯ 研末，小膏药内贴之：原无，据《青囊秘传》补。
⑰ 治走马牙疳，延烂穿腮不堪，危险者：原无，据《外科全生集》补。

红枣去核，纳红砒豆[①]大一块，入炭火中煅枯，研极细末，每个加冰片二厘[②]。

◉ 珍珠散

治溃疡新肉已生而无皮，下疳腐痛，汤火灼伤[③]。

珍珠一分　轻粉一钱　青红花[④]五分

小膏药内贴之[⑤]。

◉ 冰酥散

明雄黄四钱　轻粉一钱　蟾蜍四分　冰片少许

◉ 银青散双圈

治下疳不可轻视，神效[⑥]。

白螺蛳壳煅粉[⑦]，一两　青果灰二钱　寒水石三钱

共研匀，每药二钱，加梅片一钱。掺患处，也可用麻油搽之[⑧]。

◉ 生肌散

滑石一两　冰片二分　朱砂一钱

为末[⑨]。

◉ 下胎蟹爪散

下胎极效，妊妇有病，欲去胎者，宜此[⑩]。

蟹爪二个[⑪]　上桂心一两　瞿麦一两　牛膝二两

上为末，空心酒服一钱。

◉ 牡蛎散

治阴囊两边出水痒甚，抓至痛方止[⑫]。

牡蛎二两　黄丹二两　白矾四两

研末，干掺擦之[⑬]。

◉ 桃花散

陈石灰　大黄

---

① 豆：《外科全生集》作“黄豆”。

② 入炭火中……冰片二厘：《外科全生集》作“扎好，瓦上炭炙，至枣炭上起白色烟尽为度，盖熄俟冷加入冰片一分，研，专治走马牙疳，延肿穿腮危险不堪之症，吹之速效如神，久烂之孔，生肌亦速”。

③ 治溃疡……汤火灼伤：原无，据《青囊秘传》补。

④ 青红花：《青囊秘传》《外科正宗》均作“青缸花”，即“青黛”。

⑤ 小膏药内贴之：原无，据《青囊秘传》补。

⑥ 治下疳不可轻视，神效：原无，据《青囊秘传》补。

⑦ 煅粉：原无，据《青囊秘传》补。

⑧ 共研匀……麻油搽之：原无，据《青囊秘传》补。

⑨ 为末：原无，据《外科传薪集》补。

⑩ 下胎极效，妊妇有病，欲去胎者，宜此：原无，据《青囊秘传》补。

⑪ 二个：《青囊秘传》作“二合”。

⑫ 治阴囊两边出水痒甚，抓至痛方止：原无，据《青囊秘传》补。

⑬ 研末，干掺擦之：原无，据《青囊秘传》补。

放锅内炒红大黄，研细用。用敷金疮，能止血生肌。亦治汤火伤，以麻油或茶汁调搽[①]。

◉ 清凉散

丹毒抓痒，外敷。

飞月石五钱　梅片一钱　青黛飞，三钱　轻粉一钱　明雄黄三钱　石膏二两　川黄柏五钱[②]

◉ 凉血散双圈

生肌长肉[③]。

熟石膏尿浸更佳[④]，一两　黄丹二钱

研极细，干掺或麻油调[⑤]。

◉ 清阳散双圈

吹口，治喉症红肿者。为马氏日用方[⑥]。

月石二钱　飞朱砂二厘[⑦]　冰片一分[⑧]

上药研为末[⑨]。

◉ 清涎散

吹口药[⑩]。

月石一两　元明粉三钱　冰片三分

研细[⑪]。

◉ 牛黄冰连散

吹口舌，亦治咽喉各症[⑫]。

牛黄一分　黄连一[⑬]钱　冰片一分

为末[⑭]。

◉ 柳华散

治一切咽喉红肿[⑮]。

---

① 用敷金疮……以麻油或茶汁调搽：原无，据《惠直堂经验方》补。
② 清凉散……川黄柏五钱：原作“清凉散熟石膏一两、黄柏二钱”，据《青囊秘传》补。
③ 生肌长肉：原无，据《青囊秘传》补。
④ 尿浸更佳：原无，据《青囊秘传》补。
⑤ 研极细，干掺或麻油调：原无，据《青囊秘传》补。
⑥ 吹口，治喉症红肿者。为马氏日用方：原无，据《青囊秘传》补。
⑦ 飞朱砂二厘：《外科传薪集》作“飞青砂各二钱”。
⑧ 一分：《外科传薪集》作“一分半”。
⑨ 上药研为末：原无，据《外科传薪集》补。
⑩ 吹口药：原无，据《青囊秘传》补。《外科传薪集》中载本方主治“专治牙痛”。
⑪ 研细：原无，据《青囊秘传》补。
⑫ 吹口舌，亦治咽喉各症：原无，据《青囊秘传》补。
⑬ 一：《外科传薪集》作“二”。
⑭ 为末：原无，据《外科传薪集》补。
⑮ 治一切咽喉红肿：原无，据《青囊秘传》补。

黄柏一两　青黛一两　月石一两[1]　人中白一两，煅　蒲黄一两　冰片八分[2]

为末，吹口[3]。

◉ 中白散双圈

治口舌糜烂者。马氏日用方[4]。

人中白煅[5]，一两　儿茶炙[6]，五钱　黄柏三钱

薄荷一钱半　青黛三分　冰片二分半

研为末[7]。

◉ 白莲散

治浸淫疮，外用[8]。

黄连　枯矾　龙骨　海螵蛸各等分

◉ 碧云散[9]

治头痛脑疫、目翳、眵泪、鼻塞、杨梅结毒上头等症[10]。

鹅不食草一两[11]　川芎一两[12]　青黛一钱

一方多北细辛一钱　牙皂末一钱。

研细。先噙凉水满口，每用药末少许，嗅入鼻内，以嚏泪为效，吹后吐去凉水[13]。

◉ 内消散

生首乌[14]

◉ 追毒散

木鳖子肉切片，麻油拌炒，研末[15]。

◉ 碧玉散

治燕窝疮色红疙瘩，津水黄色[16]。

黄柏研细末　红枣肉烧灰存性，各等分

---

① 月石一两：《青囊秘传》作“硼砂五钱”。
② 冰片八分：《青囊秘传》作“梅片五分”。
③ 为末，吹口：原无，据《青囊秘传》补。
④ 治口舌糜烂者。马氏日用方：原无，据《青囊秘传》补。
⑤ 煅：原无，据《青囊秘传》补。
⑥ 炙：原无，据《青囊秘传》补。
⑦ 研为末：原无，据《外科传薪集》补。
⑧ 治浸淫疮，外用：原无，据《青囊秘传》补。《济阳纲目》载同方，主治为：聤耳出脓汁；用法为：为末，以绵裹如枣核大，塞耳中，日三易之。
⑨ 碧云散：本方主治、用法缺。《串雅外编》载同方，主治为：治目赤肿胀，羞明昏暗，隐涩疼痛，眵泪风痒，鼻塞头痛，外翳扳睛诸症。用法为：上为细末，含水一口，每以米汁搐入鼻中，泪出为度。
⑩ 治头痛……上头等症：原无，据《青囊秘传》补。
⑪ 一两：《串雅外编》作“晒干二钱”。
⑫ 两：《串雅外编》作“钱”。
⑬ 一方多北细辛……吐去凉水：原无，据《青囊秘传》补。“嗅入鼻内”，《串雅外编》作“以米汁搐入鼻中”。
⑭ 生首乌：底本与《青囊秘传》皆如此，用法不详。
⑮ 木鳖子肉切片，麻油拌炒，研末：《青囊秘传》作“单用制木鳖子末，醋调敷”。
⑯ 治燕窝疮色红疙瘩，津水黄色：原无，据《青囊秘传》补。

研末，香油调搽[1]。

◉ 鸡肝散

专治小儿疳积、骨瘦如柴、精神短少、饮食不思，并治疳眼百药不效者[2]。

石决明一两，醋煅淬五次　夜明砂五分，用米醋汁水漂去油末并灰，研焙用　代赭石五分，煅醋淬

川雅连二分，醋炒　麝香三分　龙胆草五分　泽泻五分　朱砂五分

上为末。每服四分，用生鸡肝入药，再入米汤一酒盅，调饭上蒸熟，并汤与小儿服之，三四次效，多者五六服收功。

◉ 独步散

治胃气痛。

良姜一两　香附一两

米汤调服四五分。气多倍香附，寒多倍良姜[3]。

◉ 琥珀散

滑石一两　甘草一两　朱砂二分

◉ 万应吹喉散

治喉痹、喉风、乳蛾、痈疮[4]、阴虚咽痛等症如神。

牛黄一钱　珍珠一钱　灯草炭三钱　冰片一钱　黄柏二[5]钱　甘草三钱　血竭三钱[6]

乳香五钱[7]　朱砂一钱　儿茶五钱　白芷二钱　薄荷七钱　青黛三钱

各研极细末，和匀。

◉ 如意铁箍散

治一切痈疽，红白相兼之症[8]。

大黄四两　陈皮二两　南星二两　白及二两　姜黄四两　白芷三两　毛菇[9]二两　厚朴四两

花粉四两　甘草一两　血竭二两　芙蓉叶四两　五倍子半斤，炒　陈小粉一斤，炒黑炭

共研细末，鸡子清调敷，醋调亦可。

◉ 参硫散

治梅花风[10]。

苦参一片[11]　西硫黄二斤

---

① 研末，香油调搽：原无，据《青囊秘传》补。

② 专治小儿……药不效者：原在方末，据全书体例改。

③ 四五分。气……倍良姜：原无，据《青囊秘传》补。

④ 痈疮：《青囊秘传》作“喉痈”。

⑤ 二：《青囊秘传》作“三”。

⑥ 三钱：原缺，据《青囊秘传》补。

⑦ 钱：《青囊秘传》作“分”。

⑧ 治一切痈疽，红白相兼之症：原无，据《青囊秘传》补。

⑨ 毛菇：即山慈菇。

⑩ 治梅花风：本在方末，据全书体例改。

⑪ 一片：《青囊秘传》作“一钱”。

猪胆汁调搽①。

◉ 真君妙贴散

治恶疮顽硬，天疱火丹等②。

荞麦一两　白面一两　硫黄二两

上以清水调成两个，阴干再研，或麻油水调。

◉ 博金散

治白浊。

络石一两　人参二两　云苓二两　龙骨一两

为细末，每服二钱，空心米汤饮下，日服二次。

◉ 失笑散

五灵脂　蒲黄各等分，俱炒

为末。每服二钱，空心酒醋调下。

◉ 海浮散双圈

长肉，止血定痛，伤科亦用却效③。

乳香去油④　没药去油⑤各等分

研细⑥。

◉ 丁桂散双圈

无形寒湿附骨流注⑦。

丁香三钱　肉桂一两

为末⑧。

◉ 二消散

雄黄二钱　明矾二两

研末，面糊调膏摊贴，数月必愈。茶调，鹅翎蘸扫患上，治风湿诸肿、痛痒疮疥⑨。

◉ 草霜散

治走马牙疳。

灯草、壁钱同纳青竹筒内，黄泥包固，麦穗火煨一周时，去泥、竹筒，将药研细。每一钱，加冰片二分。

---

① 搽：原无，据《青囊秘传》补。

② 天疱火丹等：原无，据《青囊秘传》补。

③ 长肉，止血定痛，伤科亦用却效：原无，俱《外科传薪集》补。《青囊秘传》作："活血通络，散瘀生新，无形之流注，并治臁疮痛甚，不脱腐者。可作末药，亦可摊大膏药。宜陈久用。"

④ 去油：原无，据《青囊秘传》补。

⑤ 去油：原无，据《青囊秘传》补。

⑥ 研细：原无，据《青囊秘传》补。

⑦ 无形寒湿附骨流注：原无，据《青囊秘传》补。《外科传薪集》作"治头痛，在伤膏内用之神效也"。

⑧ 为末：原无，据《外科传薪集》补。

⑨ 研末，面糊……痛痒疮疥：原无，据《青囊秘传》补。

◉ 开关散双圈

治喉痹，吹鼻用[①]。

牙皂一钱　青黛一钱　细辛一钱　僵蚕一钱　山头根[②]五分　元参五分

共研细末。

◉ 下疳神效散

陈蛤粉一两　青黛三分　冰片一分　人中白三分，煅

◉ 灵应必消[③]散[④]

治一切痰核、无名肿毒，未成者掺，于膏上贴之即消。若加干姜四钱，治小儿头上寒痰核最妙。

川乌五钱　草乌五钱　花椒一钱　蟾酥一钱　山柰三钱

白芷五钱[⑤]　川贝三钱　大黄三钱　麝香四分

研末，未成脓者，掺此于膏上，贴之即消[⑥]。

◉ 冰蛳散

治瘰疬、痰核、乳岩，日久坚核不消及瘿瘤[⑦]。

大田螺五个，线穿晒干，用肉　白砒一钱，面包，煨熟用，去面[⑧]　真番硇砂二分　冰片二分

先将艾叶炷灸核上七壮，次后灸疮起泡，以小针挑破，将此药一二厘，津唾调成饼，贴灸疮上[⑨]。

◉ 代针散

治恶毒肿痛，日久不溃[⑩]。

木鳖子　川乌

用水磨，以鹅翎扫刷疮上，留豆大一处，一时即消。

◉ 结毒生肌散

吹喉[⑪]。

赤石脂一两，浸淡　龙骨一两　乳香五分，炙　没药五分　枯矾五分，炙

炙文蛤五分　白芷一钱　轻粉一钱　血竭[⑫]一钱　朱砂一钱　象皮一钱，炙

---

① 治喉痹，吹鼻用：原无，据《青囊秘传》补。
② 山头根：《青囊秘传》作“山豆根”。
③ 消：《青囊秘传》作“效”。
④ 原书目录无此药名。
⑤ 白芷五钱：原无，据《青囊秘传》补。
⑥ 研末……贴之即消：原无，据《青囊秘传》补。
⑦ 治瘰疬……及瘿瘤：原无，据《青囊秘传》补。
⑧ 去面：原无，据《青囊秘传》补。
⑨ 先将艾叶……贴灸疮上：原无，据《青囊秘传》补。
⑩ 治恶毒肿痛，日久不溃：原无，据《青囊秘传》补。
⑪ 吹喉：《青囊秘传》作“治下疳等”。
⑫ 血竭：原作“血及”，据《青囊秘传》改。

上药共为细末，加麝香、冰片少许[①]，和匀。

◉ 神效消疔散

麻油六两，煎滚，下松香桑叶灰煎水，煮白净[②]，二十两，化去，下白占二两，次下黄占十两，五下乳香水煮去油[③]，三两，六下没药水煮去油[④]，三两，七下铜绿研极细无声[⑤]，五两，八下百草霜研极细[⑥]，五两，候冷，搓成条子，丸如桂圆核大。

用时以一丸，呵软捻扁贴之。顷刻止痛，次日肿消即愈。已走黄者贴之，亦无不霍然，百发百中。但此药愈陈愈佳，三年后者功效更伟[⑦]。

◉ 四黄散

治紫白癜风作痒者宜之。

雄雌[⑧]黄　石硫黄　白附子　川槿皮各等分

共为细末，生姜蘸擦。

◉ 消疔散

川黄连五分　川黄柏五分　大黄五分　西煤炭一钱　灯心[⑨]四分

荸荠粉二钱　梅片一分　麝香一分

共为细末。

◉ 波斯散

下疳梅毒[⑩]。

珍珠三钱　冰片二钱　麝香一钱　炙乳没各一钱　儿茶一钱　轻粉一钱　朱砂一钱

若痛加血竭一钱，痒加[⑪]枯矾少许，热加牛黄、青黛各一钱[⑫]，毒甚加象牙屑、制甘石，瘀痛加大土鳖三个，沿[⑬]开加龙骨少许，犯房劳加轻粉一钱，煅[⑭]，蚀去龟头者，加龟头一个，煅。

上为极细末，用人乳调搽，或猪脊髓亦可。

◉ 烂喉痧散

熟石膏二分　煅人中白[⑮]二分　煅月石二分　煅儿茶二分　琥珀五厘　薄荷二分　朱砂一[⑯]分

---

① 少许：原无，据《青囊秘传》补。
② 桑叶灰煎水，煮白净：原无，据《青囊秘传》补。
③ 水煮去油：原无，据《青囊秘传》补。
④ 水煮去油：原无，据《青囊秘传》补。
⑤ 研极细无声：原无，据《青囊秘传》补。
⑥ 研极细：原无，据《青囊秘传》补。
⑦ 但此药……功效更伟：原无，据《青囊秘传》补。
⑧ 雌：原无，据《青囊秘传》补。
⑨ 灯心：《青囊秘传》作“灯心炭”。
⑩ 下疳梅毒：原无，据《青囊秘传》补。
⑪ 痒加：原无，据《青囊秘传》补。
⑫ 牛黄、青黛各一钱：《青囊秘传》作“牛黄三钱、青黛一钱”。
⑬ 沿：原作“没”，据《青囊秘传》改。
⑭ 轻粉一钱，煅：《青囊秘传》作“经布(煅)一钱”。
⑮ 煅人中白：《青囊秘传》作“煅人中黄”。
⑯ 一：《青囊秘传》作“二”。

冰片一[1]分　麝香五厘　牛黄五厘　上濂珠五厘

共为极细末，吹口[2]。

◉ 疯癣药

专治顽风阴癣。

土槿皮一[3]两　白鲜皮一两　海桐皮一两　生南星一两　番木鳖一两，麻油炒，去皮[4]　槟榔一两　硫黄六钱　雄黄四钱　吴茱萸四钱　樟冰四钱　榆皮[5]二两　白及一两二钱　苦参一两

上研细末，用醋调稠[6]饭上蒸熟，用药水洗后，将此药敷患处，隔一日一换，神效莫比。

◉ 癣药方

土槿皮一钱　樟冰一钱　花椒一钱　毛菇一钱　海桐皮一钱　海打马一钱　人言[7]一分　硫黄一钱　麝香一分　枫子肉一钱　蛇床子一钱　明矾一钱半　尖槟一钱　冰片一分[8]　斑蝥一分

共为细末，烧酒调搽，不可入口。

◉ 香附饼

治色白胸腹之症[9]。

香附一斤　白及四两

上为末，葱姜汁调敷，或再将麸皮炒熟[10]熨，随症用。

◉ 水眼药双圈

甘石[11]一两　月石五分[12]　海螵蛸[13]一钱　冰片四分　朱砂一钱

研极细。炼蜜调入小锡匣中，点眼[14]。

◉ 白眼药

治一切老眼糊涂，迎风布泪，内外翳障者，甚效。

月石一两　荸荠粉三钱　冰片五分　麝香五厘

上先以净月石研至极细[15]。以荠粉飞净，再研，后以冰麝和入。

---

① 一：《青囊秘传》作“二”。
② 吹口：原无，据《青囊秘传》补。
③ 一：《青囊秘传》作“六”。
④ 去皮：原无，据《青囊秘传》补。
⑤ 榆皮：《青囊秘传》作“榆面”。
⑥ 稠：原无，据《青囊秘传》补。
⑦ 人言：即“砒石”。
⑧ 尖槟一钱　冰片一分：原作“尖片一分”，据《青囊秘传》改。
⑨ 香附饼治色白胸腹之症：《青囊秘传》作“香附散治皮色白木硬之症”。
⑩ 熟：《青囊秘传》作“热”。
⑪ 甘石：《青囊秘传》作“制甘石”。
⑫ 分：《外科传薪集》作“钱”。
⑬ 海螵蛸：原作“螵蛸”，据《青囊秘传》补。
⑭ 研极细。炼蜜调入小锡匣中，点眼：原无，据《青囊秘传》补。
⑮ 研至极细：《外科传薪集》后有“不细则痛”四字。

◉ 眼药

珊瑚三分　朱砂三分　荠粉二分　珍珠四分　琥珀四分　元寸二[①]分　甘石二分　冰片一分[②]

◉ 鹅管眼药

甘石三两　琥珀二钱　朱砂一钱半　牛黄五分　冰片三钱　雄黄一钱半

珍珠二[③]钱　麝香五分　青鱼胆五个　熊胆一钱　蕤仁一钱

上研极细末，用黄连、大黄、甘草煎膏成条，阴干，入鹅管内封固。

◉ 姜芷散

生姜虫[④]　白芷各等分

外疡之由风痰湿者，可摊入膏药中用，亦可用姜、醋调敷。治眼癣风用姜汁调涂[⑤]。

◉ 吹耳散

治耳脓[⑥]。

功劳叶烧灰　枳壳灰

共为末，加冰片少许，神效。

◉ 疥疮散

白椒　樟冰　硫黄　槟榔　生白矾

上各等分，研末，猪腹油调搽。

◉ 发背单方

桑螵蛸二两　益母草二两

上焙干为末，加麝香二钱，掺上立时止痛。

◉ 鹤膝散

无名异　地骨皮　麝香

◉ 藕节散[⑦]双圈

治耳鼻毒及血证，功效不能尽述[⑧]。

藕节炙灰，研末听用，或掺或服[⑨]。

◉ 加味生肌散

鳖甲炙灰，研末听用。

---

① 二：《外科传薪集》作“三”。
② 冰片一分：《外科传薪集》无此药。
③ 二：《青囊秘传》作“一”。
④ 生姜虫：《青囊秘传》作“生僵蚕”。
⑤ 外疡之由……姜汁调涂：原无，据《青囊秘传》补。
⑥ 治耳脓：原无，据《青囊秘传》补。
⑦ 散：原书目录作“参”。
⑧ 治耳鼻毒……不能尽述：原无，据《青囊秘传》补。
⑨ 或掺或服：原无，据《青囊秘传》补。

◉ 湿毒散

治下疳[①]。

蚯蚓粪一两，要韭菜田内者　铜绿三分　麝香五分　冰片五分　血竭五钱[②]　扫盆一钱或二钱[③]　松香三钱　洋片三钱　儿茶三钱　炙乳没各三钱　白占一两或二两[④]　铅粉一两　黄丹二两

研末[⑤]。

◉ 子水散

治牙痛无论风火虚实之证皆效。

老鼠一只，于炭上用瓦煅灰，研末。

◉ 止嗽散本氏

法半夏八两　冰糖六两　盐一两

上为末，以开水冲服[⑥]。

◉ 退管散

雄鸡足胫一对，去爪，用雌黄塞入胫孔内，以满为度，再将黄泥包好，煨存性去泥。虾蟆一只，用芦荟二钱纳入腹中，以黄泥包好，煨存性去泥，与前药同研细末，每用一钱，加月石一[⑦]分二厘、麝香一分、冰片一分。小膏药贴之[⑧]。

◉ 枯痔散

治诸痔[⑨]。

红砒放旧瓦上煅，白烟将尽，取起，净末，一钱　枯矾二钱　真乌梅肉二钱，烧存性　飞朱砂三分

上研细末，用时以口津湿手指，蘸药于痔头痔身上搓搽，一日两次，初敷不肿，五六日出臭水，出尽其痔干枯。

◉ 水泻痢疾散

苍术六两，米泔浸炒，研末　杏仁去油皮尖，研七十一粒

羌活四两，炒研　大黄一两，炒研　草乌一两，面裹，煨

上为细末，装入瓷瓶内，勿令泄气，小儿一分，十五六岁者服二分，三十岁者服三分，四五十岁者服二分半，老年人服一分半，孕妇忌服。

水泻浓姜汤下，赤痢灯心、淡姜汤下，白痢浓姜汤下，赤白痢淡姜汤下。

◉ 消毒散

雄黄一两　血竭二钱　寸香一分

---

① 治下疳：原无，据《青囊秘传》补。
② 钱：《青囊秘传》作“分”。
③ 一钱或二钱：《青囊秘传》作“一钱”。
④ 一两或二两：《青囊秘传》作“一两”。
⑤ 研末：原无，据《青囊秘传》补。
⑥ 上为末，以开水冲服：《外科传薪集》作“井水煎服”。
⑦ 一：《青囊秘传》作“二”。
⑧ 小膏药贴之：原无，据《青囊秘传》补。
⑨ 治诸痔：原无，据《青囊秘传》补。

研末，外用①。

◉ **拔脓散**

生姜虫一两　冰片一分

◉ **青露散**

外敷药，治外科阳证，红肿热痛者②。

芙蓉叶

研末，调敷③。

◉ **神异散**

治燕窝羊胡疮。

轻粉一钱　儿茶三钱　黄丹二钱　黄柏三钱　枯矾五分④　冰片三分

上研细末，和匀，湿者干掺，干者猪油调搽。

◉ **菊粉散**

治肥疮。

黄菊花五钱，烧灰⑤　烟胶二钱　轻粉一钱　枯矾一钱　黄丹二钱

上研细末，湿则干掺，干则用猪油调搽。

◉ **神灯照方**

朱砂　雄黄　血竭　没药各二钱　当门子四分

上为末，每用三分，丝绵纸裹药，搓捻长寸余，麻油浸透，燃照⑥患处。提毒用至三条，加至五七条，疮势渐消，后用敷药⑦。

◉ **五宝丹**双圈

拔疔脚诸疮腐烂⑧。

磁石一两二钱　朱砂五⑨钱　雄精二钱半⑩　梅片三分　麝香七⑪分

上药共为细末，掺膏药上贴之⑫。

◉ **石黄散**双圈

治湿疮发痒者。马氏常用方⑬。

---

① 研末外用：原无，据《青囊秘传》补。
② 外敷药，治外科阳证，红肿热痛者：原无，据《青囊秘传》补。
③ 研末调敷：原无，据《青囊秘传》补。
④ 分：《青囊秘传》作“钱”。
⑤ 黄菊花五钱，烧灰：“烧灰”，底本接后药作“烧灰烟胶”，据《青囊秘传》改。“黄菊花”，《青囊秘传》作“菊花”。
⑥ 照：原无，据《青囊秘传》补。
⑦ 提毒用至……后用敷药：原无，据《青囊秘传》补。
⑧ 拔疔脚诸疮腐烂：原无，据《青囊秘传》补。《外科传薪集》作“治诸疮腐烂，定痛。又治疔毒腐烂，掺”。
⑨ 五：《青囊秘传》作“八”，《外科传薪集》作“六”。
⑩ 二钱半：《青囊秘传》作“五钱”，《外科传薪集》作“三钱”。
⑪ 七：《外科传薪集》作“三”，《青囊秘传》无“麝香”。
⑫ 上药共为细末，掺膏药上贴之：原无，据《青囊秘传》补。
⑬ 治湿疮发痒者。马氏常用方：原无，据《青囊秘传》补。

石膏四两　黄柏六两①

研为极细末，和匀，可掺，可油调②。

膏类

◉ 万应膏

治阴证③。

制南星四钱　大黄三钱　川乌四钱　桃仁三钱　红花三钱　羌活一钱半　全当归五钱

独活三钱　半夏四钱　草乌三钱　生姜二两　松香末④三斤　密陀僧研末⑤，三两

硫土研末⑥，八两　葱白不拘，一斤⑦

麻油一斤⑧，浸上药五天，熬枯去渣，麻布二层沥净，熬至滴水成珠，入松香、陀僧、硫黄，搅匀，换微火，摊膏用⑨。

◉ 乌龙膏

治外征皮白及阴证⑩。

川草乌各半斤⑪　南星半斤　半夏半斤　白及四两

大黄一斤　牙皂四两　文蛤⑫一斤　陈小粉四斤

共研末，醋调或姜汁陈酒⑬，随症而用。

◉ 玉龙膏

治阴症。

草乌三两　军姜三两　赤芍一两　白芷一两　南星一两　肉桂五钱

葱姜汁调敷。

◉ 冲和膏⑭

行气疏风，定痛散瘀，祛冷软坚。治偏正头痛，疗痈疽流注，经络中阴阳不和，一切外征之凝滞皮肤间者⑮。

---

① 石膏四两　黄柏六两：《青囊秘传》作“熟石膏、黄柏各等分”。
② 和匀，可掺，可油调：原无，据《青囊秘传》补。
③ 治阴证：原无，据《青囊秘传》补。
④ 末：原无，据《青囊秘传》补。
⑤ 研末：原无，据《青囊秘传》补。
⑥ 硫土研末：硫土，《青囊秘传》作“硫黄”。研末，原无，据《青囊秘传》补。
⑦ 一斤：《青囊秘传》无此二字。
⑧ 麻油一斤：原在“葱白”之前，据《青囊秘传》改。
⑨ 浸上药……摊膏用：原无，据《青囊秘传》补。
⑩ 治外征皮白及阴证：原作“治皮白阴证”，据《青囊秘传》补。
⑪ 半斤：《青囊秘传》作“一斤”。
⑫ 文蛤：《青囊秘传》作“五倍子”。
⑬ 陈酒：《青囊秘传》作“调敷”。
⑭ 冲和膏：原作“冲和散”，据目录及《青囊秘传》改。
⑮ 行气疏风……皮肤间者：原作“治阴阳不和之证”，据《青囊秘传》补。

紫荆皮炒[①]，五两　独活去节，炒[②]，三两　赤芍炒[③]，二两

白芷晒干，忌炒[④]，一两　石菖蒲晒干，忌炒[⑤]，一两五钱

研为细末，葱头煎汤，或热酒调涂，不必留头，一日一换，肿消为度。如热势极盛，可倍加紫荆皮、石菖蒲。如疮口有赤肉突出，稍加南星、姜汁、酒敷。如系寒证，则微加赤芍、独活。如疮口晕黑带血褐色者，宜加肉桂、当归。如用此方而痛不止者，以酒化乳、没药调涂[⑥]。

◉ 玉红膏

生肌长肉收口，治一切痈疽，腐去孔深，洞见膜膈者[⑦]。

当归五钱　紫草二钱　白芷一钱半　甘草三钱[⑧]

上药麻油四两浸五日，煎至药枯，沥去清，将油熬至滴水成珠，下血竭一钱细末，搅匀，再下白占五钱，熔化，离火微冷，再下轻粉末一钱，待成膏盖好，拔去火气，愈陈愈佳，新棉花蘸涂之[⑨]。

◉ 厉疯膏双圈

治风湿。

大枫子肉五钱　木鳖子肉五钱　当归一两　小生地一两　防风五钱

紫草五钱　黄柏五钱　元参五钱　麻黄五钱　黄占二两　麻油八两

麻油入锅，先将生地熬枯，去渣，再将当归、防、柏、紫、麻黄、玄参，熬枯去渣，再入大枫子肉、木鳖子肉，沥渣净，熬至滴水成珠，入占和匀[⑩]。

◉ 紫金膏

治结毒肿疮，日久色紫。

土硃[⑪]　松香各等分

研末，香油调敷。

◉ 白夹纸膏双圈

麻油四两　松香五钱　黄白占各二钱五分

将油熬好，入松、占化开倾出，再入鸡子清二斤、铅粉一两，打好随症用。

---

① 炒：原无，据《青囊秘传》补。
② 去节，炒：原无，据《青囊秘传》补。
③ 炒：原无，据《青囊秘传》补。
④ 晒干，忌炒：原无，据《青囊秘传》补。
⑤ 晒干，忌炒：原无，据《青囊秘传》补。
⑥ 研为细末……没药调涂：原无，据《青囊秘传》补。
⑦ 生肌长肉……见膜膈者：原无，据《青囊秘传》补。
⑧ 当归五钱……甘草三钱：组成中原另有“瓜蚓六个，一钱”“白占五钱”“麻油四两”“轻粉一钱”，据《青囊秘传》移于下文。“瓜蚓”，《外科正宗》作“瓜儿血竭”，《青囊秘传》作“血竭”。
⑨ 上药麻油……涂之：原作“随症用”，据《青囊秘传》补。方末《青囊秘传》编者按曰：“血竭后下为妙。”可参。
⑩ 麻油入锅……入占和匀：原无，据《青囊秘传》补。
⑪ 土硃：亦作“土朱”，即代赭石。

◉ 夹纸膏

治臁疮等[①]。

麻油四两　水龙骨一两　黄白占各五钱　铅粉一两　铜青一两

将油熬好，入占化开，再入药末[②]，加铜青打好。

◉ 化腐紫霞膏

蚀恶肉[③]。

金顶砒五分　巴豆仁五钱　血竭二钱　轻粉五钱　洋冰[④]一钱　螺蛳肉二两

各为末，和匀。用时麻油调搽腐肉上，膏盖。

◉ 青膏

治老年结毒，穿溃不敛[⑤]。

糠青研[⑥]，三两　麻油四两　嫩松香一斤

先将油熬至滴水成珠，入松香熔化，候冷，入糠青摊贴。加乳香（去油研）、没药（去油研）各五钱尤妙。

按：糠青，纸伞店有售[⑦]。

◉ 虾蟆膏

治一切无名肿毒，大小疮疖及腿肿湿气，俱贴患处。并治大人小儿食积、痞块、疳积、身瘦肚大，俱贴肚脐上；痞块贴患处，百发百中。疮毒已成未成均效[⑧]。

大虾蟆阴干[⑨]，一个　铅粉四两　麻油十两　槐枝阴干[⑩]，三尺三寸

先将麻油熬滚，下虾蟆熬枯，去渣下槐枝，煎枯去渣，下铅粉搅匀，摊贴[⑪]。

◉ 消痞膏

消痰疬痰块等，总以软坚为治[⑫]。

香油半斤　陀僧三两　阿魏二钱五分　羌活五钱　水红花子一钱半　麝香一钱半

先将羌活、水红花子熬枯去渣，熬至滴水成珠，入僧、魏、麝，令匀，或作末药摊膏用[⑬]。

◉ 白膏[⑭]

治疮疖及久溃不敛者。

---

① 治臁疮等：原无，据《青囊秘传》补。
② 末：原无，据《青囊秘传》补。
③ 蚀恶肉：原无，据《青囊秘传》补。
④ 洋冰：《青囊秘传》作“樟脑”。
⑤ 治老年结毒，穿溃不敛：原无，据《青囊秘传》补。
⑥ 研：原无，据《青囊秘传》补。
⑦ 加乳香……纸伞店有售：原无，据《青囊秘传》补。
⑧ 治一切……未成均效：原无，据《青囊秘传》补。
⑨ 阴干：原无，据《青囊秘传》补。
⑩ 阴干：原无，据《青囊秘传》补。
⑪ 先将麻油……摊贴：原无，据《青囊秘传》补。
⑫ 消痰疬痰块等，总以软坚为治：原无，据《青囊秘传》补。
⑬ 先将羌活……药摊膏用：原无，据《青囊秘传》补。
⑭ 白膏：底本仅有药物组成“松香、铅粉、麻油”，主治、药物用量、用法均缺，据《青囊秘传》补。

松香八两　铅粉二两　麻油二两

将麻油熬好，入松香烊开，熬至滴水成珠，入铅粉和匀。

◉ 绿云膏

治瘰疬已溃，疮口不干①。

大黄一钱　黄连一钱　黄芩一钱　黄柏一钱②　元参一钱　松香五两

木鳖子去皮，一钱③　香油一两④　猪胆三⑤枚　醋一两

上药切片，香油煎至焦色，去渣，入松香，再煎成膏，倾入水中扯拔之，令为金黄色。入锅内再熬数滚，放温，加猪胆汁、铜绿三钱，将醋浸一宿，绢滤去渣，和入膏内，柳枝搅匀，至冷为度。炖烊摊纸膏用。加乳香、没药、轻粉尤佳⑥。

◉ 洞天膏

头发一斤、菜油三两，煎枯去渣听用，另以活牛蒡、甘菊花、金银藤、马鞭草、苍耳草、仙人对坐草各一斤。

上再以菜油十斤，将药煎枯沥出，加白芷、甘草、灵脂、当归各八分，入油煎枯去渣，将煎发油并入共见斤两，每油一斤，入桃丹七两，发膏摊贴。治一应热毒疮疖，熬膏用丹四两。

◉ 阳和膏

香油十斤　鲜牛蒡根叶⑦三斤　白凤仙根⑧四两

上煎枯去渣，次日以川附、桂枝、大黄、当归、肉桂、川草乌⑨、地龙、姜虫、赤芍、白芷、白蔹、白及各二两，川芎四两，川续断、防风、荆芥、灵仙⑩、木香、香橼、陈皮各一两，煎枯去渣⑪，每油一斤，用丹七两⑫，文火熬至滴水成珠⑬，加乳香、没药⑭各二两，苏合油四两，麝香一两，研细和匀。摊贴一应烂溃阴疽、冻疮、疟疾⑮。

◉ 五苔头草⑯膏

五苔头草五⑰斤，二三月中收采，阴半干　麻油二斤

---

① 治瘰疬已溃，疮口不干：原无，据《青囊秘传》补。
② 黄柏一钱：《青囊秘传》无此药。
③ 去皮，一钱：原无，据《青囊秘传》补。
④ 一两：原无，据《青囊秘传》补。
⑤ 三：《青囊秘传》作“二”。
⑥ 上药切片……轻粉尤佳：原无，据《青囊秘传》补。
⑦ 鲜牛蒡根叶：《外科全生集》作“新鲜大力子根、叶、梗”。
⑧ 白凤仙根：《外科全生集》作“活白凤仙梗”。
⑨ 川草乌：《外科全生集》作“官桂、草乌”。
⑩ 灵仙：《外科全生集》作“五灵脂”。
⑪ 煎枯去渣：《外科全生集》作“再煎，药枯沥渣，隔宿油冷，见过斤两”。
⑫ 用丹七两：《外科全生集》作“加炒透黄丹七两搅和”。
⑬ 滴水成珠：《外科全生集》后有“不粘指为度。即以湿粗纸罨火，以油锅移放冷灶上”。
⑭ 没药：《外科全生集》作“没药末”。
⑮ 研细和匀……疟疾：《外科全生集》作“研细入膏搅和。半月后，摊贴一应烂溃阴疽，冻疮贴一夜全消，溃者三张全愈。疟疾贴背心”，可参。
⑯ 五苔头草：五灯头草的俗称，即泽漆。
⑰ 五：《青囊秘传》作“三”。

将草入油煎枯，去渣，熬至滴水成珠，加飞丹[①]收膏。约油一斤，加黄丹七两[②]。临用时，再入后合末药。

雄黄二钱　血竭二钱　麝香二钱　冰片一钱　白信二分　干姜一钱　川草乌各一钱

研末，收贮备用。

◉ 观音救苦膏

药用三十六味[③]，应天罡数，应之于外，以菩提水应之，于内菩提水即甘草水也。久病七日愈，新病三日可痊。急症不待缓者，取膏作丸，如绿豆大。每服七丸[④]，滚汤下即愈。

膏内有甘遂与甘草性反，若以膏作丸，切不可饮甘草汤[⑤]。

大黄二两　甘遂研[⑥]，二两　蓖麻子研[⑦]，八钱[⑧]　大戟[⑨]八钱　巴豆肉去油[⑩]，八钱

肉桂八钱　当归一两五钱　三棱一两　生地一两　木鳖去壳研，一两[⑪]　牙皂八钱

白芷八钱　川乌八钱[⑫]　黄柏八钱　羌活八钱　枳实八钱　香附七钱　麻黄八钱

芫花七钱　桃仁七钱　花粉七钱　厚朴七钱　槟榔七钱　杏仁七钱　细辛七钱

全虫七钱　五[⑬]倍子七钱　独活七钱　山甲七钱　防风八[⑭]钱　黄连七[⑮]钱

蛇蜕六[⑯]钱　蜈蚣六钱[⑰]　草乌八钱[⑱]　蓬术八钱[⑲]　玄参七钱[⑳]

一方无肉桂、防风，有蝉蜕、红花[㉑]。

菜油六斤[㉒]，浸五日，入锅火熬，用柳枝搅匀，熬至滴水成珠[㉓]，用陀僧[㉔]四两、黄丹三十六两，收膏。不老不嫩，收入瓷瓶，放水中拔尽火气。

一方加桂心一两五钱，木香、没药、乳香各五钱，苏合油二两[㉕]。

---

① 飞丹：《青囊秘传》作“黄丹”。
② 约油一斤，加黄丹七两：原无，据《青囊秘传》补。
③ 味：原作“位”，据文义改。
④ 如绿豆大。每服七丸：《青囊秘传》作“黄豆大，每服七粒，每粒一分，每粒一分”。
⑤ 膏内有甘……饮甘草汤：原无，据《青囊秘传》补。
⑥ 研：原无，据《青囊秘传》补。
⑦ 研：原无，据《青囊秘传》补。
⑧ 八钱：《青囊秘传》作“二两”。
⑨ 大戟：《青囊秘传》作“红芽大戟”。
⑩ 去油：原无，据《青囊秘传》补。
⑪ 去壳研，一两：“去壳研”底本无，据《青囊秘传》补；“一两”《青囊秘传》作“二两”。
⑫ 八钱：《青囊秘传》作“一两”。
⑬ 五：原无，据《青囊秘传》补。
⑭ 八：《青囊秘传》作“七”。
⑮ 七：《青囊秘传》作“五”。
⑯ 六：《青囊秘传》作“五”。
⑰ 六钱：《青囊秘传》作“十条”。
⑱ 八钱：《青囊秘传》作“一两”。
⑲ 八钱：《青囊秘传》作“一两”。
⑳ 玄参七钱：原无，据《青囊秘传》补。
㉑ 一方无肉桂、防风，有蝉蜕、红花：原无，据《青囊秘传》补。
㉒ 菜油六斤：《青囊秘传》作“麻油五六斤”。
㉓ 入锅火熬，用柳枝搅匀，熬至滴水成珠：原无，据《青囊秘传》补。
㉔ 陀僧：《青囊秘传》作“密陀僧”。
㉕ 不老不嫩……苏合油二两：原作“收膏”，据《青囊秘传》改。

偏正头痛，贴患处或卷条塞鼻。噎膈贴胃口。眼目赤肿，将耳上角刺血，贴。障目倒睫，各贴患处。喉闭喉蛾，贴患处，将膏含之。风火牙痛、九种心痛、腹痛，贴服俱可。疟疾贴脐上，作丸酒下。痢疾贴胃口，红痢龙眼肉七个送下，白痢荔枝一个送下。劳瘵有虫贴夹脊、尾闾及肚脐，甘草汤送，七日劳虫尽死。咳嗽贴前后心，禁服。臌胀贴脐下丹田，煎服。赤白带贴丹田。痰火贴前后心，煎服。二便闭贴肚脐，服丸。伤寒，葱汤服。吐血、鼻血，贴涌泉穴，甘草汤送。难产、胞衣不下，丸酒下。血块积，贴痞上，壮者作丸，一日便泻。小儿惊风，作条塞，作丸服。疳症贴脐上。肿毒恶疮贴患处，服丸。臁疮十年不愈，每日洗换，十日愈。痔疮瘤，卷条纳入，外贴即愈。便血、肠风、梦遗、白浊，贴脐①。

外治用布摊贴，内服蜜炼为丸，绿豆大，开水下，不可用甘草汤。

此方或贴或服，应验如神，内服只可服七丸，切不可多，孕妇忌用②。

◉ 熊胆膏

治一切目翳老翳③。

甘石煅过水飞，为丸如弹子大，每净一两，分作为十丸，用川黄连三钱浓煎去渣，烧淬之，汁尽为度，二钱④

琥珀五分　玛瑙水飞净⑤，二⑥分　珊瑚水飞净⑦，三⑧分

珍珠煅，飞净⑨，三分　朱砂水飞净⑩，五分　冰片五⑪分　麝香二分

共为细末，和匀，瓷罐收贮⑫，用荸荠汁调点，或人乳汁。每用少许，点大眦上，一日二三次⑬。

◉ 消疬膏

治痰疬⑭。

黄丹十两　乳香去油　没药去油⑮　儿茶　陀僧　血竭各一两　麝香一钱

以上收膏时下。先将⑯当归五两、甲片五两、陈酒三两、肉桂一两、木鳖子一两、蜈蚣十条、象皮一两、淡芩五两、黄柏五两、黄连一两、花粉一两、艾一两、银花四两、香油三斤上

---

① 偏正头痛……白浊，贴脐：本节《青囊秘传》无。
② 外治用布……孕妇忌用：原无，据《青囊秘传》补。
③ 治一切目翳老翳：原无，据《青囊秘传》补。
④ 二钱：《青囊秘传》作“五分”。
⑤ 水飞净：原无，据《青囊秘传》补。
⑥ 二：《青囊秘传》作“三”。
⑦ 水飞净：原无，据《青囊秘传》补。
⑧ 三：《青囊秘传》作“二”。
⑨ 煅，飞净：原无，据《青囊秘传》补。
⑩ 水飞净：原无，据《青囊秘传》补。
⑪ 五：《青囊秘传》作“二”。
⑫ 和匀，瓷罐收贮：原无，据《青囊秘传》补。
⑬ 每用少许……日二三次：原无，据《青囊秘传》补。
⑭ 治痰疬：原无，据《青囊秘传》补。
⑮ 乳香去油　没药去油：原作“收膏，再用乳没”，据《青囊秘传》及文义改。
⑯ 以上收膏时下。先将：原无，据《青囊秘传》补。

浸半月，夏五、秋十日熬枯去渣[1]，入前黄丹、乳没、陀僧及麝香[2]等药，和匀成膏。用时摊贴[3]。

◉ 千搥膏

贴痈疽疔毒，初起即散，治瘰疬连根拔出，小儿蟮攻头[4]，臁疮[5]久不收口。

嫩松香四两　巴豆仁五粒　蓖麻仁七钱，去皮　杏仁一钱　乳没各一钱　铜绿一钱

◉ 育红膏

治肿毒疮疖[6]。

老松香四钱[7]　潮脑二钱，按：即樟脑，出潮州者[8]　轻粉八分[9]　银珠七分[10]　铜绿一分五厘[11]　冰片一分五厘[12]　麝香一分[13]　蓖麻仁二钱[14]，夏日只用一钱六分

研细，重汤炖化，忌见火，任摊贴。

◉ 臁疮夹纸膏

黄占五两　飞丹四两　铅粉四两　乳没去油[15]，各二两　冰片三分　麻油春夏二两，秋冬三两

熔化听用。

◉ 竹叶膏

遇牙疼擦之四次，神效[16]。

生竹叶去梗净[17]，一斤　生姜四两　净白盐六两

先将竹叶熬浓汁，再将姜捣汁，同熬沥渣，入盐熬干。

◉ 玉带膏

去风邪，止火牙痛，固牙齿，治疳气、齿摇动不能食物[18]。

龙骨二两　宫粉一两五钱　冰片一[19]钱半　麝香一[20]钱半　硼砂一[21]钱半　黄占一[22]两

---

① 日熬枯去渣：原作“煎”，据《青囊秘传》改。
② 麝香：原作“香油”，据《青囊秘传》及文义改。
③ 和匀成膏。用时摊贴：原无，据《青囊秘传》补。
④ 蟮攻头：《青囊秘传》作“鳝拱头”。
⑤ 臁疮：原无，据《青囊秘传》补。
⑥ 治肿毒疮疖：原无，据《青囊秘传》补。
⑦ 四钱：原无，据《青囊秘传》补。
⑧ 二钱，按：即樟脑，出潮州者：原无，据《青囊秘传》补。
⑨ 八分：原无，据《青囊秘传》补。
⑩ 七分：原无，据《青囊秘传》补。
⑪ 一分五厘：原无，据《青囊秘传》补。
⑫ 一分五厘：原无，据《青囊秘传》补。
⑬ 一分：原无，据《青囊秘传》补。
⑭ 二钱：原无，据《青囊秘传》补。
⑮ 去油：原无，据《青囊秘传》补。
⑯ 遇牙疼擦之四次，神效：本在方尾，据全书体例改。“四”，《青囊秘传》作“三”。
⑰ 去梗净：原无，据《青囊秘传》补。
⑱ 去风邪……不能食物：原无，据《青囊秘传》补。
⑲ 一：《青囊秘传》作“二”。
⑳ 一：《青囊秘传》作“二”。
㉑ 一：《青囊秘传》作“二”。
㉒ 一：《青囊秘传》作“二”。

除黄占，将上五味研极细末，将黄占溶化，离火即入前药末，搅匀听用。用棉纸将药倾上，竹刀刮匀。如膏凝难刮匀，用热汤熏软，刮匀纸上，剪作一小指宽一寸长，收贮磁瓶，勿泄气。

临卧时，花椒水漱净口齿，每用一片，贴牙根上，次日取出。重者色黑，轻者色黄①。

◉ 元珠膏

治痈疽腐肉②不脱。

木鳖子③十四个　驴甲片三钱　草乌一钱　斑蝥去足翅，八十一④个　柳枝四十九寸

麻油一两，浸七日，文火煎枯，去渣，入巴头仁三两，煎黑，倾于钵内，研如泥，入罐内听用。

◉ 百部膏

治风湿有虫及牛皮癣疥等⑤。

百部　白鲜皮　鹤虱　蓖麻仁　生地黄　黄柏　当归各一两　麻油半斤

上放麻油内，煎枯去渣，复熬至滴水成珠，再入黄占二两，试水不散为度，拿起锅，入雄黄末五钱⑥，和匀，稍冷，倾入磁钵内，退火气听用。

◉ 五汁膏

治一切风寒湿痛⑦。

韭菜　生姜　葱⑧　白萝卜各五斤　鲜芥菜子一斤

共捣汁，熬膏，滴水成珠为度，再入麻油四斤，再熬至滴水成珠，加飞丹十二两、石灰四五两，收膏⑨，炼去烟为度。

◉ 林则徐戒烟膏⑩

潞党参二钱　云苓二钱　黄芪二钱　玉竹二钱　姜炭二钱　厚杜仲二钱

橘红二钱　杞子二钱　罂粟花二钱　全福花一钱六分　甘草一钱二分

半夏一钱二分　益智仁一钱二分　枣仁一钱

如腹痛下坠，加沉香一钱，红枣去皮核，二钱。

共煎好淋汁，加鸦片灰五钱、红糖二两，照熬烟法收膏，量瘾之大小，服之，开水冲服，初服时须二茶匙，以后即可减少服药，不禁吃烟，久之闻烟便臭，吃烟即呕，自然断瘾。至二剂则用烟灰三钱，三剂烟灰一钱半，四剂烟灰五分，五剂即不用烟灰，以后药均勿服。

---

① 用棉纸将……轻者色黄：原无，据《青囊秘传》补。
② 肉：原无，据《青囊秘传》补。
③ 木鳖子：《青囊秘传》作“番木鳖肉”。
④ 一：《青囊秘传》作“二”。
⑤ 治风湿有虫及牛皮癣疥等：原无，据《青囊秘传》补。
⑥ 五钱：原无，据《青囊秘传》补。
⑦ 治一切风寒湿痛：原无，据《青囊秘传》补。
⑧ 葱：《青囊秘传》作“胡葱”。
⑨ 膏：原无，据《青囊秘传》补。
⑩ 林则徐戒烟膏：原书目录作“戒烟膏”，参看本书第一方“戒烟丸”。

◉ 咳嗽劳症膏

独角老鼠叶，煎汁加冰糖收膏。每服一匙，开水冲下，百日乃痊。

按：方中药量是鲜老鼠叶五份，冰糖一份①。

◉ 膏药

软坚止痛发散，治痰毒肿块②。

嫩松香二斤　姜汁　葱汁各一碗　醋一碗

先将姜葱煎去渣，渣再煎一大碗，将松香入内浸透之，后再入前汁煮之，白泡沫不起则水气尽矣。再入阿魏二两，标硃③三两，炙乳没各一两，冰麝各二钱，和透再入炼麻油春夏四两、秋冬八两，看干湿用之④。

◉ 瘰疬痰核膏

生甲片二两　海藻四两　当归二两　白芷二两　黄连二两　官桂四两

黄芩二两　全虫二两　番木鳖一两　生地一两　赤芍一两⑤

上用麻油二斤半，熬枯去渣，煎至滴水成珠，加飞丹十两、黄占七钱⑥、白占三钱、粉心⑦二两，收膏。再入后药。

炙乳没　阿魏　轻粉各六钱　麝香二钱　血竭四两

燕窝泥一两　雄黄二钱　朱砂二钱　雄鼠尿一两

各研细末，和入前药。

◉ 发背夹纸膏⑧

此方甚奇，以千金得之，用无不效⑨。

乳香箬包烧红⑩，砖压去油　没药制法同上⑪　杭州定粉⑫　银珠

黄丹　鲜油⑬血竭　白毛儿茶各四两　铜绿三钱

上各研细末，用香油调和，用夹纸摊贴。

◉ 马氏家用膏药双圈

麻油五斤　东丹夏日每斤麻油用丹八两，谓之老膏；冬日每斤麻油用丹六两，谓之嫩膏

先将麻油入锅内，用武火煎十数沸，然后改用文火，以桑枝不住手搅，熬至滴水成珠。遂

---

① 按：方中药……冰糖一份：原无，据《青囊秘传》编者按语补。
② 软坚止痛发散，治痰毒肿块：原无，据《青囊秘传》补。
③ 标硃：朱砂水飞时轻而上浮者。
④ 看干湿用之：《青囊秘传》作“熬好，摊大膏药用”。
⑤ 生甲片二两……赤芍一两：《青囊秘传》中另有“黄柏二两”。
⑥ 钱：《青囊秘传》作“两”。
⑦ 粉心：《青囊秘传》作“粉锡”。
⑧ 发背夹纸膏：《青囊秘传》作“发背膏”。
⑨ 此方甚奇，以千金得之，用无不效：原无，据《青囊秘传》补。
⑩ 红：原无，据《青囊秘传》补。
⑪ 制法同上：原无，据《青囊秘传》补。
⑫ 杭州定粉：原无，据《青囊秘传》补。
⑬ 鲜油：原无，据《青囊秘传》补。

将东丹徐徐筛下，少添柴火，待其发高，片时取下，倾入冷水，缸内凝定取用。

丹类[①]

◉ 人参胎产金丹

人参一两　当归一两　丹皮一两　川芎一两　元胡索一两　白芷一两

野白术[②]一两　生甘草一两　藁本一两　上桂心一两　白薇一两　石脂[③]煅，一两

怀药一两　没药去油[④]，一两　女贞子蒸，三[⑤]两　白蒺藜去刺，三两

春砂仁二钱　茯苓[⑥]一两　白芍一两　杜仲盐水炒，三[⑦]两

上共为末，炼蜜[⑧]为丸，如龙眼核大，朱砂为衣，以蜡固封。

临产，米汤[⑨]化服。

产后，童便、陈酒化服。

行经后，当归汤化服。

怀孕后，每月[⑩]白术、条芩汤服三五丸。

胎动不安，白莲花汤化服。

屡经小产不受孕，当归、熟地汤化服，永无坠胎之患。

劳役虚损，小黄米汤化服[⑪]。

胎漏下血，藕节[⑫]、棕炭汤化服。

妊孕脾胃虚弱，中气不足，人参汤化服。

妊孕腹痛胀满，木香磨汁化服[⑬]。

妊孕赤带，红鸡冠花煎汤化服；白带，白鸡冠花煎汤化服[⑭]。

妊孕腰酸腿痛，桑寄生汤化服。

产后儿枕痛，山楂、陈酒煎，黑糖化服[⑮]。

---

① 丹类：原无，据目录补。
② 野白术：《青囊秘传》作“白术”。
③ 石脂：《青囊秘传》《外科传薪集》均作“赤石脂”。
④ 去油：原无，据《青囊秘传》补。
⑤ 三：《青囊秘传》《外科传薪集》均作“二”。
⑥ 茯苓：《青囊秘传》《外科传薪集》均作“白茯苓”。
⑦ 三：《青囊秘传》《外科传薪集》均作“二”。
⑧ 炼蜜：《外科传薪集》作“白蜜”。
⑨ 米汤：《外科传薪集》作“参汤”。
⑩ 月：《外科传薪集》作“日”。
⑪ 劳役虚损，小黄米汤化服：《外科传薪集》本句前有“劳役虚弱，中气不足，人参汤化服”。“小黄米汤”，《青囊秘传》作“炒黄米煎汤”。
⑫ 藕节：《青囊秘传》作“藕炭”。
⑬ 木香磨汁化服：《外科传薪集》作“木香磨水化服”。
⑭ 妊孕赤带……煎汤化服：原无，据《青囊秘传》补。《外科传薪集》作“妊孕赤带，红鸡冠花汤化服；如白带，白鸡冠花汤化服”。
⑮ 产后儿……黑糖化服：原无，据《青囊秘传》补。《外科传薪集》作“产后儿枕痛，山楂煎陈酒，黑糖化服”。

横生逆产并子死腹中，当归、川芎汤化服。

妊孕四肢浮肿，桑皮汤化服。

头胎交骨不开，龟板汤化服。

胞衣不下，红花益母草汤化服。

妊孕转胞，小便不通，琥珀磨汁化服。

产后乳闭汁不下，好酒当归山甲煎汤化服。

妊孕子胀，腹皮香附汤化服。

妊孕子痫抽搐，钩钩汤化服。

经脉不调，月事参差，有余不足，诸虚百损，癥瘕积聚，干血劳伤，子宫虚冷，血海枯涸，一切妇人女子百病，俱用炖温陈酒化服。

◉ 黄灵丹双圈

治下部湿热黄水，手抓皆疮[①]。

陀僧三两　麝香三分　冰片三分　轻粉一钱

共研细末。

◉ 接骨定痛丹

商陆三钱　乌药三钱　川芎三钱　大腹皮三钱　炒细辛一钱

共研细末，酒冲服六七厘为度。

◉ 棉[②]花止血丹

棉花二钱　黄连二钱　牛黄三分　犀角一钱

墨汁为丸，每服五分[③]。

◉ 紫灵丹

风湿疮，慎用之[④]。

水银一两　硫黄三钱　雄黄三钱　朱砂三钱

研细外搽[⑤]。

◉ 八宝丹

拔毒生肌。加冰片一分、红升二分，即桃花散。

甘石六钱　石膏八钱　东丹二钱　龙骨三钱　轻粉一钱

铅粉三[⑥]钱　白占六钱，以刀刮极细[⑦]　寒水石六钱

---

① 治下部湿热黄水，手抓皆疮：原在方尾，据体例改。“治”，原无，据文义加。

② 棉：原书目录作“绵”。

③ 为丸，每服五分：原无，据《青囊秘传》补。

④ 风湿疮，慎用之：原无，据《青囊秘传》补。

⑤ 研细外搽：原无，据《青囊秘传》补。

⑥ 三：《青囊秘传》作“二”。

⑦ 以刀刮极细：原无，据《青囊秘传》补。

先轻粉，次各药，研极细，后入白蜡令匀[1]。

◉ 又方八宝丹[2]双圈

收口用[3]。

熟石膏一两　赤石脂二钱　白占刀刮细[4]，二钱　黄丹二钱　冰片二分

先研石脂、石膏，次入黄丹、冰片，后入白蜡，令匀即可[5]。

◉ 五宝丹

杨梅下疳[6]。

琥珀　朱砂　冰片　珠粉　乳石各一分半　飞面炒黄，二[7]分

各研细末[8]。

◉ 太乙丹

大戟一两五钱　五倍子一两　毛菇二两　朱砂三钱　麝香五钱　千金子一两　雄黄三钱

◉ 大痄丹双圈

塞鼻或膏药贴大椎穴[9]。

胡椒　荜茇　生半夏　丁香　细辛各等分

研末[10]。

◉ 消痞丹

阿魏　水红花子　三棱　莪术　肉桂各等分

为末，掺膏贴之。

◉ 白灵丹

外用收口[11]。

熟石膏一两　白占二钱　冰片二[12]分

研掺[13]。

◉ 消毒丹

外用，膏药贴之[14]。

---

① 先轻粉……白蜡令匀：原无，据《青囊秘传》补。
② 八宝丹：原书正文为“八宝丹”，目录作“又方八宝丹”，据目录改，与前方区别。
③ 收口用：原无，据《青囊秘传》补。
④ 刀刮细：原无，据《青囊秘传》补。
⑤ 先研石脂……令匀即可：原无，据《青囊秘传》补。
⑥ 杨梅下疳：原无，据《青囊秘传》补。
⑦ 二：《青囊秘传》作“三”。
⑧ 各研细末：原无，据《青囊秘传》补。
⑨ 塞鼻或膏药贴大椎穴：原无，据《青囊秘传》补。
⑩ 研末：原无，据《青囊秘传》补。
⑪ 外用收口：原无，据《青囊秘传》补。
⑫ 二：《青囊秘传》作“三”。
⑬ 研掺：原无，据《青囊秘传》补。
⑭ 外用，膏药贴之：原无，据《青囊秘传》补。

雄黄一两　血竭二钱　麝香三分

研细①。

◉ 清毒丹②

外用，提脓收口③。

轻粉一钱　熟石膏四钱

研细④。

◉ 解毒丹双圈

治丹毒或湿疹。日用方⑤。

熟石膏一两　青黛二钱

研极细末，和入凉血散内，或菜油调搽⑥。

◉ 止血丹

蒲黄炭

◉ 消瘤丹

消痰块，治热疖⑦。

南星⑧

研末，醋磨搽之⑨。

◉ 三仙丹

大戟　芫花　甘遂

◉ 透骨丹

发背溃脓者⑩。

胡椒炒黄

研末，小膏药贴之。一方加胆矾煅红，分量为胡椒的二分之一。研贴中脘，并治胃寒腹痛⑪。

◉ 截疟丹

威灵仙

研末贴脐。或鲜者捣烂塞耳，男左女右⑫。

---

① 研细：原无，据《青囊秘传》补。
② 清毒丹：原目录作“消毒丹”。《青囊秘传》在消毒丹下作“又方”条。
③ 外用，提脓收口：原无，据《青囊秘传》补。
④ 研细：原无，据《青囊秘传》补。
⑤ 治丹毒或湿疹。日用方：原无，据《青囊秘传》补。
⑥ 研极细末……菜油调搽：原无，据《青囊秘传》补。
⑦ 消痰块，治热疖：原无，据《青囊秘传》补。
⑧ 南星：《青囊秘传》作“生南星”。
⑨ 醋磨搽之：原无，据《青囊秘传》补。
⑩ 发背溃脓者：原无，据《青囊秘传》补。
⑪ 研末……胃寒腹痛：原无，据《青囊秘传》补。
⑫ 或鲜者捣烂塞耳，男左女右：原无，据《青囊秘传》补。

◉ **青宝丹**双圈

治一切热毒红肿者，随症加用[①]。

大黄一斤　姜黄半斤　黄柏八两　白芷六两　白及四两

青黛四两　花粉二两　陈皮四两　甘草三[②]两

上共研细末。如毒甚红肿者，菊叶[③]捣汁，调敷，或淡茶叶泡汤候冷，或加蜜水，或甜菜汁，或丝瓜叶汁，或甘露根汁，皆可调敷，见症选用。或用鲜芙蓉叶捣汁，或夏枯草泡汤调敷。此方箍毒托脓，日用之灵丹也[④]。

◉ **加味解毒丹**双圈

下疳可用[⑤]。

解毒丹一两　加儿茶四钱　人生白[⑥]五钱

和研，小膏药内贴之[⑦]。

◉ **九转丹**双圈

凡多骨、少皮肉之处，升药宜慎用，否则反致好肉痛烂不愈[⑧]。

熟石膏四钱　红升一两

研极细末。

按：升药均须先研。

用法：和水研于药条上，拔管用[⑨]。

◉ **去腐丹**双圈

蚀发背等腐肉[⑩]。

熟石膏一两　黄升一两

研细，掺上[⑪]。

◉ **去解丹**双圈

呼脓去腐[⑫]。

熟石膏一两　黄升二钱五分　青黛二钱

研掺，小膏药贴之，日一次[⑬]。

---

① 治一切热毒红肿者，随症加用：原无，据《青囊秘传》补。
② 三：《青囊秘传》作“二”。
③ 菊叶：《青囊秘传》作“野菊叶”。
④ 或用鲜芙蓉叶……之灵丹也：原无，据《青囊秘传》补。
⑤ 下疳可用：原无，据《青囊秘传》补。
⑥ 人生白：《青囊秘传》作“人中白”。
⑦ 和研，小膏药内贴之：原无，据《青囊秘传》补。
⑧ 凡多骨……痛烂不愈：原无，据《青囊秘传》补。
⑨ 研极细末……拔管用：原无，据《青囊秘传》补。
⑩ 蚀发背等腐肉：原无，据《青囊秘传》补。
⑪ 研细，掺上：原无，据《青囊秘传》补。
⑫ 呼脓去腐：原无，据《青囊秘传》补。
⑬ 研掺，小膏药贴之，日一次：原无，据《青囊秘传》补。

◉ 燥湿丹（附：定痛丹）

治浸淫疮湿烂诸症①。

蛇床子

研末，干掺②。

定痛丹

三七末

研末，内服③。

◉ 塞鼻丹

治乳症④。

麝香三分⑤　辛夷二⑥分　江子⑦四分，去油　牛黄二分　细辛四分　牙皂四分

蟾酥七分　冰片二分半　朱砂三分　生半夏三分　雄黄四分

每用二厘，红枣包。塞鼻孔，左乳塞左，右乳塞右，一周时得涕即愈⑧。

◉ 红灵丹

牛黄一钱　当门子二钱　梅片二钱　朱砂一两　雄黄六钱

真金箔五张　硼砂六钱　礞石四钱　马牙屑一两

共为细末。

◉ 救生丹

治中恶发痧⑨。

麝香五分　牛黄四厘　冰片六分　月石二钱　珠粉三厘

金箔二钱⑩　雄黄三钱　朱砂三钱　水息香四分

上共研细末，治中秽呕恶发痧发厥不醒，此丹少许，浮于冷茶，温水徐徐灌入，提痰外出，醒矣。

◉ 胃灵丹

温通气血⑪。

木香　延胡各等分

研。可内服，或外入大膏药内贴之⑫。

---

① 治浸淫疮湿烂诸症：原无，据《青囊秘传》补。
② 研末，干掺：原无，据《青囊秘传》补。
③ 研末，内服：原无，据《青囊秘传》补。
④ 治乳症：原无，据《青囊秘传》补。
⑤ 三分：《青囊秘传》作“二分五厘”。
⑥ 二：《青囊秘传》作“三”。
⑦ 江子：即“巴豆”。
⑧ 塞鼻孔……得涕即愈：原无，据《青囊秘传》补。
⑨ 治中恶发痧：原无，据《青囊秘传》补。
⑩ 钱：《青囊秘传》作“张”。
⑪ 温通气血：原无，据《青囊秘传》补。
⑫ 各等分……药内贴之：原无，据《青囊秘传》补。

又方

甘松　山柰等分[①]

◉ 万灵丹双圈

治外征初起，左瘫右痪，口眼歪斜，疠风麻木不仁[②]。

茅术八两　金石斛　天麻　防风　荆芥　当归　炙草　川芎

羌活　麻黄　细辛　川草乌　何首乌各一两　雄黄六钱

研末，炼蜜为丸，每一两大者分作四丸，中者六丸，小者八丸，朱砂为衣，瓷罐收贮，酌用[③]。

◉ 小金丹

治一应流注、痰核、瘰疬、乳岩、横痃、贴骨疽、鳝拱头等症[④]。

白胶香　草乌　五灵脂　地龙　木鳖子各取净末，一两五钱

乳没各去油[⑤]　归身各取净末，七钱五分　麝香三钱　墨炭一钱二分

以糯米粉一两二钱，作厚糊为丸[⑥]，如芡实大，每料[⑦]约二百五十丸，晒干[⑧]。

◉ 梅花点舌丹

治红肿痈疖初起，一丸即消[⑨]。

冰片[⑩]一钱　沉香一钱　炙乳没各一钱　葶苈一钱　血竭一钱　腰黄一钱　月石一钱

蟾酥人乳化[⑪]，二钱　麝香三[⑫]钱　牛黄一[⑬]钱　朱砂一[⑭]钱　濂珠[⑮]三钱

约为五百丸[⑯]。

◉ 金水济生丹

治肺肾虚寒，水泛为痰，或年迈阴虚，多痰喘息[⑰]。

北沙参六两　大生地八两　当归四两　白芍二两　云苓二两　杏仁四两　半夏二两　新会皮二两

---

① 等分：原作“二方各等分”，据文义改。
② 治外征初起……麻木不仁：原无，据《青囊秘传》补。
③ 研末……酌用：原无，据《青囊秘传》补。
④ 治一应……鳝拱头等症：原无，据《外科全生集》补。
⑤ 各去油：原无，据《外科全生集》补。
⑥ 以糯米粉……为丸：《外科全生集》作“亦各研细末，用糯米粉一两二钱，同上药末，糊厚，千槌打融为丸”。
⑦ 如芡实大，每料：原无，据《外科全生集》补。
⑧ 晒干：《外科全生集》其后补附用法与马氏评注：“临用陈酒送下一丸，醉盖取汗。如流注将溃及溃久者，以十丸均作五日服完，以杜流走不定，可绝增入者。如小儿不能服煎剂，以一丸研碎，酒调服之，但丸内有五灵脂，与人参相反，断不可与参剂同服也。马曰：实证可用，夹虚者不宜。又曰：此丹祛痰化湿，去瘀通络极效。”
⑨ 治红肿痈疖初起，一丸即消：原无，据《外科全生集》补。
⑩ 冰片：《外科全生集》冰片前有“龙胆”二字。
⑪ 人乳化：原无，据《外科全生集》补。
⑫ 三：《外科全生集》作“二”。
⑬ 一：《外科全生集》作“二”。
⑭ 一：《外科全生集》作“二”。
⑮ 濂珠：《外科全生集》作“破大珠子”。
⑯ 约为五百丸：《外科全生集》作“各研细末为丸，如胖绿豆大，金箔为衣，每服一丸，以葱白打碎，陈酒送下，醉盖取汗”。
⑰ 治肺肾虚寒……多痰喘息：原无，据《青囊秘传》补。

蜜丸。每服三钱①。

◉ 遇仙丹

即走方医宰第一方。治邪热上攻，痰涎壅闭，反胃吐食，十膈五噎，齁喘，酒积，虫蛊②，血积，气块疼热肿痛③，大小便不利，妇人面色萎黄，儿腹痳瘕④，误吞铜钱银铁等物，悉能治之。五更时服八九丸⑤，大便行过后，以温粥啖之。

白丑一两，炒至半生半熟　槟榔炒，五钱　茵陈五钱　三棱五钱，醋炒

莪术五钱，醋炒　牙皂五钱，炒，去皮弦

共研细末⑥，醋丸如绿豆大，冷茶送下二钱，小儿减半，孕妇忌之⑦。

◉ 九龙丹

治悬痈、鱼口、便毒⑧。

炙甲片一钱　炙乳没各一钱　血竭一钱　青木香一钱　儿茶一钱　归尾三两　红花二两

酒丸，每服二钱⑨。

◉ 鼻痔丹

治鼻痔⑩。

瓜蒂四钱　甘遂一钱　螺壳灰五分　草乌炭五分

一方有枯矾五分⑪。

共为细末，麻油调作丸，如鼻孔大，每日以药塞，鼻痔化为水。

◉ 二仙丹

外用吹耳，内服治痰气结胸⑫。

明矾　银珠各等分，瓦罐中熔化⑬

共研细末，搓丸。每服一钱，细茶入姜汁少许服之⑭。

◉ 九一丹

熟石膏九钱　白丹一钱

---

① 每服三钱：原无，据《青囊秘传》补。
② 虫蛊：《青囊秘传》作“虫积”。
③ 气块疼热肿痛：《青囊秘传》作“气积诸般痞积鬼胎，疮热肿痛”。
④ 儿腹痳瘕：《青囊秘传》作“小儿腹内癥瘕”，“痳”，当为“癥”字之误。《串雅内编》作“鬼胎癥瘕”，义长。
⑤ 五更时服八九丸：《青囊秘传》作“五更时用冷茶送下三钱，小儿减半，孕妇忌服，如服后即泻”。
⑥ 共研细末：原无，据《青囊秘传》补。
⑦ 冷茶送下……孕妇忌之：《青囊秘传》作“晒干，瓷瓶收贮待用”。
⑧ 治悬痈、鱼口、便毒：原无，据《青囊秘传》补。
⑨ 酒丸，每服二钱：《青囊秘传》作“研末，酒丸，丸如绿豆大，每服九丸，约二钱，故名”。
⑩ 治鼻痔：原无，据《青囊秘传》补。
⑪ 一方有枯矾五分：原无，据《青囊秘传》补。
⑫ 外用吹耳……痰气结胸：原无，据《青囊秘传》补。
⑬ 瓦罐中熔化：原无，据《青囊秘传》补。
⑭ 搓丸。每服……少许服之：原无，据《青囊秘传》补。按：银朱含汞，有毒，本方用量过大，内服宜慎重。

◉ 痘后吹耳丹[①]

黄丹　扫盆各等分

研末。

◉ 救苦灵丹

治臁疮血风湿毒诸疮，不拘远近，贴之甚效。

三黄汤煅甘石[②]四两　黄占十两　白占十两　密陀僧一两　花椒去茎，一两二[③]钱　麻油三斤

将油煎滚入花椒，煎黑去椒，再煎至滴水成珠，将黄白占溶化，次下甘石、陀僧[④]，调匀成膏，以皮纸裁成八寸长，三寸阔，在膏面上拖之，阴干收用，愈陈愈妙。

◉ 塞耳丹

专治耳聋，塞之即通。

巴豆一粒　麝香五分[⑤]　石菖蒲一寸　全蝎一个

为末，葱涎为丸，如枣核大，绵裹塞之。

◉ 辟[⑥]瘟丹

治时邪[⑦]。

生苍术六两　大黄四两　白芷四两　青蒿四两　红枣焙干，六两

研末[⑧]。

◉ 眉毛脱落丹

毛发脱落[⑨]皆效。

大皂角　鹿角　松毛

上各等分，烧存性，为末，姜汁调搽，立出。

◉ 离骨丹

取齿，点牙白落，骨自出[⑩]。

紫玉簪根一钱　白砒三分　白硇七分　月石二分　威灵丹三分，丹者暗寓仙字也　草乌一分半

为末[⑪]。

◉ 龙虎如意丹

治痈疽发背如神，对口脑疽、无名肿毒、湿痰流注、附骨疽等症，拔毒除腐[⑫]。

---

① 痘后吹耳丹：原文作“痘后吹耳散”，据原目录改。
② 甘石：《青囊秘传》作“石膏”。
③ 二：《青囊秘传》作“五”。
④ 甘石、陀僧：原作“甘、共、僧”，据《青囊秘传》改。
⑤ 五分：《青囊秘传》作“半字”。
⑥ 辟：《青囊秘传》作“逼”。
⑦ 治时邪：原无，据《青囊秘传》补。
⑧ 研末：原无，据《青囊秘传》补。
⑨ 脱落：原无，据《青囊秘传》补。
⑩ 取齿，点牙白落，骨自出：原无，据《青囊秘传》补。
⑪ 为末：原无，据《青囊秘传》补。
⑫ 治痈疽发……拔毒除腐：本在方末，据全书体例改。

硇砂三钱　朱砂四钱　麝香一钱　雄精一钱　冰片二钱　蟾酥四钱　白降丹二钱

五倍子四钱　玄参三钱　乳香去油[1]，四钱　没药去油[2]，四钱　雄黄四钱　前胡三钱

胆矾三钱　轻粉五钱　寒水石三钱　明矾三钱　紫草五钱

研末外用[3]。

◉ 黑龙丹

治胬肉突出、三里穴血奔、尾闾疽血奔，及血出不止者神效。总以酸涩为功，而视病势为药之增减[4]。

熟地炙枯　乌梅肉等分[5]

治胬肉突出，经年累月不愈者，或脱肛不收诸药不效，以防风、升麻各一钱，煎汤调搽立收。若肾气不足，诸药不效者，以防风、升麻各一钱调搽立止[6]。

◉ 卧龙丹

嗅鼻回醒[7]。

鹅不食草六分　寸香五分　冰片八分　朱砂四分　牙皂六分

真金箔十五张　月石一钱　火硝一钱　蟾酥一钱　细辛五分　牛黄五分

灯草灰塞竹筒中，煅透存性，或以月石水浸，晒干烧之亦可[8]，四分

各取净头末，瓷器盛贮。

◉ 飞龙夺命丹

牛黄三[9]钱　辰砂飞[10]，三[11]两　麻黄去节[12]，四钱　人中白八钱　麝香三钱　腰黄一两

月石三钱　青黛飞[13]，五分　珍珠三钱　蟾蜍一钱半　明矾五分　银硝一钱半

冰片四钱　牙皂三钱　灯草灰一两　金箔三百张

共研极细末，择天医良辰，供药于净宝中，合匀装入瓷瓶内固封，毋令泄气，每瓶一分[14]。

此丹治痧胀腹痛，霍乱转筋，厥冷脉伏，神昏危急之症，及受暑湿瘴疫，秽恶阴暗诸邪，而头晕痞胀，瞀乱昏狂，或猝倒舌强，遗溺不语，身热瘛疭，宛如中风。或时症逆倦，神迷狂

---

① 去油：原无，据《青囊秘传》补。
② 去油：原无，据《青囊秘传》补。
③ 研末外用：原无，据《青囊秘传》补。
④ 治胬肉突出……药之增减：原无，据《青囊秘传》补。血奔：皮下络伤出血如注。
⑤ 熟地炙枯　乌梅肉等分：《青囊秘传》作“炙枯熟地一两　乌梅肉三钱”。
⑥ 若肾气不足……调搽立止：《青囊秘传》作“或以熟地七两，乌梅二十一钱去核，加藕节散五钱，共捣烂如泥，贴于患处，干则换，即愈，此为三里穴血奔，尾闾疽血奔，及一切血管破损、血出不止等之效方也”。
⑦ 嗅鼻回醒：原无，据《青囊秘传》补。
⑧ 塞竹筒中……烧之亦可：原无，据《青囊秘传》补。
⑨ 三：《青囊秘传》作“二”。
⑩ 飞：原无，据《青囊秘传》补。
⑪ 三：《青囊秘传》作“二”。
⑫ 去节：原无，据《青囊秘传》补。
⑬ 飞：原无，据《青囊秘传》补。
⑭ 每瓶一分：原无，据《青囊秘传》补。

癫，谵语，小儿惊痫，角弓反张，牙关紧闭等症。少许吹鼻即嚏，重者可用开水①调服一分，小儿减半，孕妇忌服。

◉ 绿枣丹

下疳，龟头烂去一半者②。

大红枣去核，将整块铜绿包在枣内煅红，加冰片少许，研细末掺之。

◉ 黄鹤丹铢衣翁在黄鹤楼所取故名

治百病③。

香附一斤　黄连半斤

上为末，水丸。外感，葱姜汤送；内伤，米饮下；气病，木香沉香汤下；血病④，酒下；痰病，姜汤下；火病，白水下。余可数推。

◉ 紫阳真君塞鼻丹

沉木乳没四味香，牙皂荜茇大良姜，官桂细辛各等分，巴豆川乌好麝香。

又加雄黄朱砂等，血竭硇砂共理襄。丸作一粒指头大，呼吸鼻气病离床。

心疼头⑤痛塞鼻孔，膨胀疝气不须忙，水泄痢疾时间止⑥，牙痛见了笑一场。

赤白痢下俱痊可，浑身疼痛即安康，紫阳真君无虚话，妙方传世普八方。

若将一粒随身带，途中百病亦无妨。

◉ 安寐丹

治怔忡不寐等症。

人参三钱　丹参二钱　麦冬三钱　甘草一钱　茯神三钱

菖蒲一钱　生熟枣仁各五钱　当归三钱　五味子一钱

水煎服。

◉ 补漏丹

旧琉璃三钱　朱砂拌，研⑦　象牙屑一钱　血珀一钱　炙乳没各八分　朱砂一钱

枯矾一钱　黄占三钱　黄蜜三钱　蝉衣一钱半　指甲一钱　朱砂拌，炙⑧

上为末，将蜜煎至金黄色，入黄占和透，再入各药。为丸，如绿豆大，始服十丸，后每日服加一丸，服十六丸为止，陈酒下。

◉ 光明丹

眼药大忌寒凉克伐，鲜有不至伤明者，此方甚佳⑨。

---

① 开水：《青囊秘传》作“凉开水”。
② 下疳，龟头烂去一半者：原无，据《青囊秘传》补。
③ 治百病：原无，据《青囊秘传》补。
④ 血病：原作“浊血病”，据《青囊秘传》改。
⑤ 头：《青囊秘传》作“肚”。
⑥ 时间止：《青囊秘传》作“服即住”。
⑦ 研：原无，据《青囊秘传》补。
⑧ 炙：原无，据《青囊秘传》补。
⑨ 眼药大忌……此方甚佳：原无，据《青囊秘传》补。

川芎灰四分　制甘石六分　冰片二分　当门子少许

研末，点之[①]。

◉ 九一丹

石膏九钱　黄升一钱

研极细末。

秘方类

◉ 喉症吹药此方出于喉科紫珍集上

黄连　草乌　桔梗　木通　连翘　花粉　黄芪　防风　牛蒡　大黄　赤芍　山柰　薄荷

细辛　川芎　黄芩　僵蚕　射干　半夏　白芷　槟榔　苦参　荆芥　地骨皮　车前　升麻

厚朴　茄皮　苍术　羌活　黄柏　山豆根　干葛　生地　麦冬　牛膝　甘草　元参

归尾　桑皮　南星　皂刺　川乌　麻黄　独活　栀子　杏仁　银花　参三七　川槿皮

上各一两，外加鲜车前草、紫背天葵草、骨牌草、金星草、五爪龙草、土牛膝草、地丁草各二两，惟土牛膝用四两[②]，新缸一只，清水浸之，日晒夜露，四十九日，取起，滤去渣，铜锅煎之，槐柳枝搅之，煎稠如糊，再加后药。

雄黄五钱　青礞石五分，童便煅至七次　炙乳没　煅龙骨　玄明粉　血竭

石燕醋煅，七次　海螵蛸纸包，煨　熊胆　炉甘石童便煅，七次　青黛各一钱

枯矾一钱　轻粉三分　儿茶一钱　黄丹三分　水飞月石七分　桑枝灰三钱

上为细末，入煎膏内和匀作饼如指大，晒露七昼夜，放地上，以瓦盆盖之。一日翻一次，七日起置透风处阴干，收藏瓷瓶内，三日后方可用之，用时为细末，每二分，加后药七味。

冰片四分　珍珠四分　珊瑚四分　牛黄二分　麝香二分　轻粉一厘　硼砂二分

为末和匀，收贮吹之。

◉ 英夷戒烟丸极效

高丽参　东洋参　西洋参　北沙参　潞党参　韭菜子　淮牛膝　粉草各五钱

为丸[③]，上用陈酒四斤浸服。瘾到时服三四杯，即不知所苦。初服七日，忌猪肉。后忌醋、鸭子、虾、蟹、生冷面食。断瘾后方可食。

◉ 法制半夏即戈半夏，乃苏州戈氏所制也

大半夏十斤，用陈石灰十斤滚水泡化，待温，投半夏，日晒夜露，频搅之，七日取出。换清水浸三日，取出晒干。再用明矾五斤、皮硝十[④]斤滚水泡化，待温投半夏如前法，晒干。

---

① 研末，点之：原无，据《青囊秘传》补。

② 外加……惟土牛膝用四两：为王维德《外科证治全生集》，以及《喉科紫珍集》的版本。另在马培之《青囊秘传》中，该方版本为“鲜车前草以下七味皆用四两”。

③ 为丸：原无，据《青囊秘传》补。

④ 十：《青囊秘传》《外科传薪集》均作“二”。

甘草　薄荷　茯苓各四十[1]两　陈皮三十[2]两　川芎　大砂仁　枳实　木香
青皮　白蔻仁　五味子　上桂心各五两　丁香　沉香各三两　生姜十斤

上药滚水泡，待温，投入半夏，浸十四日，日晒夜露，频搅之，期满后，拣去半夏。将余药煎浓汁，去渣澄清。即将药汁煮半夏，收干为度。或为丸，或为块，收贮听用。

凡有痰饮者，开水送服，痰从大便出如鱼鳔，即愈。

凡老年积痰，日久不愈，陈皮茯苓汤送服。

凡中风痰厥，羌活前胡汤送服。

凡寒痰呕吐，生姜陈皮汤送服。

凡冷哮痰饮，苏子陈皮汤送服。

凡肝厥胃气，青蒿陈皮汤送服。

凡三阴久疟，生姜红枣汤送服[3]。

凡小儿寒闭，前胡陈皮汤送服。

凡酒湿茶湿[4]，砂仁汤送服。

凡痰迷痴癫，石菖蒲汁[5]冲汤送服。

凡寒湿疝气，荔枝核炙灰冲汤送服。

◉ 戒烟丸方[6]此方极为灵验　三圈

花椒一钱半　乌梅一钱半　大砂仁二钱　细木通一钱半　粉甘草一钱半
川朴一钱半　雷丸一钱半　红花二钱　黄芪一钱半

加红枣四两、赤砂糖卅文或四十文，每料加灰三钱或土三钱，先将药煎成膏滋，红枣同入，红枣去皮去核。药中煎熬待至成膏，再将灰或土煎膏和入药中，然后将赤砂糖继入，再后将炒米粉搅入，可以成丸为止，合成丸子，秤见分量若干，服法终以灰土三钱为标准。

单方类

◉ 偷粪鼠

蝉衣一钱　角针二钱　生军二钱　僵蚕二钱　炙甲片二钱　银花二钱　牙皂二钱
全虫二钱　血竭二钱　炙乳没各三钱　象牙屑二钱　蜈蚣二条

上研细末，晚饭后每服八分，陈酒调下。

---

① 四十：《青囊秘传》《外科传薪集》均作“一”。
② 三十：《青囊秘传》《外科传薪集》均作“三”。
③ 生姜红枣汤送服：《外科传薪集》作“生姜汤服”。
④ 茶湿：《青囊秘传》《外科传薪集》均无。
⑤ 汁：《外科传薪集》作“叶”。
⑥ 戒烟丸方：原书目录作“又戒烟丸方”。

◉ 降药条[1]

白降一两二钱　升药一两八钱　石膏六钱

共为细末，糯米饭同药捣烂，作条子。拔管用。

原按：外疡有气血已伤，气络外突，疮口有若蛤肉、生猪肉之状，当与黑龙丹收之，切勿误谓恶肉，率投侵蚀之剂也[2]。

◉ 疟疾单方

生熟地　蜀漆　冰糖各一钱半　姜三片

水煎服。

◉ 鹤膝秘方

天杀杨树生天花菌，炙干研末为丸，朱砂为衣，每服五十粒，陈酒送下。

◉ 麻药方双圈

以草乌尖各五钱　生半夏五钱　生南星五钱　胡椒一两　蟾酥一钱

共研细末，烧酒调敷。

◉ 大疟秘方

制首乌二钱　乌梅三钱　槟榔一钱半　甜茶二钱　常山一钱　甘草五分　青皮一钱　红枣五枚

煎服[3]。

◉ 子药方

治目疾[4]。

石决明盐水煅　谷精草　夜明砂　白术　石燕　青皮　鸡金　胡黄连　党参

上各等分，胡连减半，炒，研极细末，每服一分，入生鸡子内炖服。

◉ 又子药方[5]

治目疾及小儿疳积眼[6]。

黑白丑　莱菔子各等分

研末，入鸡子内炖服，甚效。

◉ 一扫光

治一切疮疥，破皮者不可用。

烟胶三斤[7]　苦参二斤　明矾[8]半斤　川椒半斤，炒　升药底半斤　硫黄半斤　樟冰四两，另

---

① 降药条：原文作“降药方”，据原目录改。

② 拔管用。原按……蚀之剂也：原无，据《青囊秘传》补。

③ 煎服：原无，据《青囊秘传》补。

④ 治目疾：原无，据《青囊秘传》补。

⑤ 又子药方：原文作“又方”，据原目录改。

⑥ 治目疾及小儿疳积眼：原无，据《青囊秘传》补。

⑦ 烟胶三斤：《青囊秘传》作“烟膏二斤”，《外科传薪集》作“烟胶二斤”。

⑧ 明矾：《外科传薪集》作“明生矾”。

枯矾半斤　红砒一两　蛇床子半斤，炒[①]　炒黑小麦八合　大枫子二百粒[②]

一方有黄柏、木鳖肉、水银、轻粉，无升药底、小麦。

研为细末。熟猪油二斤四两捣丸龙眼大，浸水后，用擦疮上[③]。

◉ 红铜片

专治油脓窠疮。

硫黄四两　明矾二钱　红砒五分　土朱一钱

研细末。将药入锅溶化，倾出做成锭子。每用以毛缽底，香油磨一分，蘸涂疮上[④]。

◉ 龙尾神针

治寒湿气痛。

原寸　肉桂　乳香炙[⑤]　没药炙[⑥]　朱砂　白蒺藜　川草乌　川芎　良姜

苍术　羌活　独活　白芷　威灵仙　天麻　细辛　藁本　白花蛇　雄黄

上各等分，为末，将纸一张，艾绒铺遍，将药敷艾上，卷紧如管大，外用乌金纸贴好，以火燃着，隔布熨于患处。

◉ 大港熏鸡方

大茴香三两　良姜二两　山茶[⑦]二两　白胡椒一两五钱　花椒五钱　丁香五钱

官桂一两　白芷二两　丹皮一两　细辛三钱　甘松一两

上研极细末，将新嫩鸡燖[⑧]毛，用煎药少许，和盐擦内外。用料糖和水润皮，串绳扎定，入滚豆油内熬黄，取起再入水，煎烂便是。

◉ 偷粪鼠有管

旧羊毛笔头切去松毛，炙存性，一两　苦参八两　生明矾四两　灵仙四两　五倍子炒[⑨]，五钱

陈侧柏叶炒[⑩]，一两　象牙屑焙[⑪]，一两，晒干[⑫]　炙乳没各六钱

上为末，用猪大肠一段，洗净，将苦参、灵仙、明矾三味入肠内，煮烂捣泥，所余大肠汁同后药和匀，加陈老米粉，糊各药为丸，如绿豆[⑬]大。每早服二钱，陈酒送下。

---

① 炒：《青囊秘传》无。
② 大枫子二百粒：《外科传薪集》作“大枫子肉八百粒八合”。
③ 一方有黄柏……用擦疮上：原无，据《青囊秘传》补。
④ 每用以毛……蘸涂疮上：《青囊秘传》作“每用，将药粘香油，于毛钵底磨下，蘸涂疮上”；《外科传薪集》作“每用以毛缽，用香油磨下，涂疮上”。
⑤ 香，炙：原无，据《青囊秘传》补。
⑥ 炙：原无，据《青囊秘传》补。
⑦ 山茶：当为“山柰”之误。
⑧ 燖(xún，音寻)：把已宰杀的猪或鸡等用热水烫后去毛。
⑨ 炒：原无，据《青囊秘传》补。
⑩ 炒：原无，据《青囊秘传》补。
⑪ 焙：原无，据《青囊秘传》补。
⑫ 晒干：《青囊秘传》无。
⑬ 绿豆：《青囊秘传》作“桐子”。

◉ 托药

治口疳疮，汤水不下[①]。

木鳖子一个　香附一钱　生半夏一钱　黄连三分　冰片一分　南星一钱

共为细末，鸡子清调敷脚底，男左女右。

一方有大黄、黄柏各一钱，麝香五厘[②]。

◉ 新吹

川连三钱　黄芩三钱　黑栀三钱　月石三钱　熊胆二钱五分　鸡金一钱　枯矾二钱

青黛五钱　冰片六分　儿茶四钱　雄黄一钱　中白五钱　青梅子五钱　牛黄一钱

珍珠二钱五分　铜青二钱五分　牛胆硝三钱　麝香三分

◉ 红灵药

外用湿疹[③]。

滑石一两　银粉一两　熟石膏四两　轻粉一两

研末[④]。

◉ 立止牙痛药双圈

月石　火硝　盐[⑤]　洋冰各等分

研末，搽之[⑥]。

◉ 坎宫锭

治热毒诸疮，肿痛焮赤，痔疮[⑦]。

京墨一两　牛黄三分　儿茶二钱　熊胆三钱　胡连二钱　冰片一钱　麝香五分

上为末，用猪胆汁为君，加生姜汁（自然汁）、大黄水（浸取汁）、酽醋各少许，和药杵成锭，用凉水磨浓，以笔蘸涂之[⑧]。

◉ 离宫锭

治疔疮肿毒，一切皮肉不变，漫肿无头者[⑨]。

京墨一两　蟾酥三钱　胆矾三钱　血竭三钱　寸香一钱半　朱砂二钱

上为末，用水调成锭，凉水磨浓涂之[⑩]。

◉ 抓手疮

密陀僧一两　素油烛一支

---

① 治口疳疮，汤水不下：原无，据《青囊秘传》补。
② 一方有……麝香五厘：原无，据《青囊秘传》补。
③ 外用湿疹：原无，据《青囊秘传》补。
④ 研末：原无，据《青囊秘传》补。
⑤ 盐：《青囊秘传》作"青盐"。
⑥ 研末，搽之：原无，据《青囊秘传》补。
⑦ 治热毒诸……焮赤，痔疮：原无，据《青囊秘传》补。
⑧ 猪胆汁为……笔蘸涂之：原作"猪胆、大黄、姜汁、醋调"，据《青囊秘传》补。
⑨ 治疔疮肿毒，一切皮肉不变，漫肿无头者：原无，据《青囊秘传》补。
⑩ 成锭，凉水磨浓涂之：原无，据《青囊秘传》补。

上熔化用细草纸收入，贴之一宿即愈。

◉ 釜底抽薪法

治牙疳腐烂，疼痛出血。

生附子一钱　麝香三厘

上捣烂作饼，贴足底心，外用膏盖，男左女右。

◉ 牛皮癣药酒[①]

木鳖子一个　土槿皮二两　槟榔七个　防风二钱　麝香三分

冰片三分　土螺蛳七个，即蜗牛　烧酒三斤

浸搽。

◉ 痔方

雄猪大肠三尺　刺猬皮炙，三张　白矾四两　槐米四两

◉ 治疠方

外用，亦可内服[②]。

鲫鱼一大个，青果核一百个，入鱼肚内煅枯。

◉ 治汗斑方

黄瓜蘸硼砂末[③]擦之。

◉ 下疳龟头烂半者

以绿枣丹掺之。

◉ 伤药袋

细辛二两　牙皂一两五钱　没药二两　川草乌各一两五钱　当归二两　红花一两五钱

怀膝一两　甘松一两　乳香一两　山柰一两　独活一两　生半夏二两　急性子一两

共为末，绿豆粉三升，炒拌匀，和布袋贮之。

◉ 一笔消

治痈疽发背，诸疔恶疮，一切无名肿毒[④]。

大黄二两　藤黄制[⑤]，一两　明矾五钱　蟾酥五钱　麝香三钱　炙[⑥]乳没各三钱

上为末，以蜗牛五十个，打烂和匀，药作锭，米醋磨敷[⑦]。

◉ 霍乱转筋方

熟石膏五钱　花粉二钱　吴萸炒川连五分　知母二钱　贯众一钱半　大腹皮二钱　木瓜一钱半

---

① 药酒：二字原无，据《青囊秘传》补。
② 外用，亦可内服：原无，据《青囊秘传》补。
③ 末：《青囊秘传》作“炒末”。
④ 治痈疽发背……无名肿毒：原无，据《青囊秘传》补。
⑤ 制：原无，据《青囊秘传》补。
⑥ 炙：原无，据《青囊秘传》补。
⑦ 米醋磨敷：原无，据《青囊秘传》补。

藿香八分　延胡二钱　伸筋草二钱　青蒿鲜者打汁冲①，五钱　降香三分，磨汁②冲

上味煎服③。

◉ 去面上刺字方

即面黥也，刑之一种④。

野芹草⑤根，捣烂汁涂之即出。

◉ 又去面上刺字方

炙甲片末，温水调敷。

◉ 瘰疬单⑥方

风尾草根一两，洗，以糯米浓酒一碗⑦煎，去渣服。每日一次，十日其核全消。

◉ 水火伤救急良方五圈

西法：以凡士林及硼砂调敷患处，二三次即愈。

中法：（一）以灭渡僧⑧及冰片研和，将猪油熬熟调敷即愈。

（二）以曲鳝捣烂，涂患处即愈。

跌伤、打伤至不省人事，甚至几无人气。急用曲鳝十余条捣烂，以陈酒冲服，旋可恢收原状。

又瘰疬单方　流注单方　下疳　瘰疬方　鹤膝单方　对口单方　痧症方

酒渣鼻方　又酒渣鼻方　结毒鼻疳　小溲不通方　水肿单方　洗痈疽方

治瘰子方　治翻花疮　牙岩方　喉疳痈方　太乙神针方

杂方类

发背胶方　腹内龟病　误吞铁石　鸡眼　竹木刺　截水肿　截黄　断痢　加味绿矾丸　消瘤

腋下瘿瘤　保胎丸　多骨疽　乳岩方　又乳岩串　双牛串　五香串　车辇串　又辇串

八宝串　移毒方　大提药方（双圈）　黄提药方（双圈）　蚕䘒方　截癫　回癫汤

收呆玉神汤　逐呆仙丹　启迷奇效丹方　启迷丹　绿矾丸　八仙丹　花蕊石散　三黄丸

神仙太乙膏　利本有人龙丸　通真子救苦丹　半分散　治伤后结胸　拿疟　宣木散

解瘟丹　截头风　头痛兼治脑痛　鹤顶丹　痰火神方　时行痰嗽　保灵丸　交感丹

治尸厥　隔气暂开关方　起废神丹　坎宫丸　玄德膏　解恶仙丹　泻火圣神汤

---

① 鲜者打汁冲：本在方尾作“注：青蒿如鲜者打汁冲”，据《青囊秘传》改。
② 汁：原无，据《青囊秘传》补。
③ 上味煎服：原无，据《青囊秘传》补。
④ 即面黥也，刑之一种：原无，据《青囊秘传》补。
⑤ 草：《青囊秘传》作“菜”。
⑥ 单：原作“丹”，据文义改。
⑦ 一碗：原无，据《青囊秘传》补。
⑧ 灭渡僧：即密陀僧，吴语音近。

儿毒风气　截酒积　灵宝化积膏　烧针丸　虫臌　血臌　分水神丹　疝气神方
千斤不传韦氏方　去铃丸　返魂丸　铁刷丸　截泻丸　宁和堂暖脐膏　经药丸方
贴目取翳　治目多泪　仿西洋眼药　二百味花草膏　截障　升聋　耳聋开窍奇方
神医七液单方　痢疾和中丸(双圈)　锡类散

柳溪别墅医案

原著　清·马伯藩
点校　王以洲　李可心　薛昊

卷一

◉ 时邪门

◎ **吴右**吴城

向有胃病，近感风寒。咳嗽气急，痰多身热，食少。先与清肺达邪，再治本病。

嫩前胡　贝母　橘红　生苡米　苏子梗各炒，研　蒌皮

杏仁泥　云苓　枳壳　炒牛子　半夏　姜竹茹

◎ **姚左**赵瓢港

进清化，发热较退，舌苔灰黑渐化，内热未清，咳嗽痰多，口渴引饮。前法进治。

前胡　杏仁　淡黄芩　桑叶　全瓜蒌　象贝

枳壳　炒牛子研　茯苓　半夏　竹二青　枇杷叶

◎ **马左**太平洲

劳力损脾，咳嗽气促，痰多食少，小有寒热。清肺化痰。

前胡　象贝　半夏　苏子梗　炙桑皮　杏仁　橘红

茯苓　炒苡米　瓜蒌皮　南沙参　姜竹茹　枇杷叶

◎ **祝右**八定桥

风痰伏肺，咳嗽气急，痰多白沫，食少头眩。肃肺化痰。

前胡　象贝　枳壳　半夏　橘红　桑叶　杏仁　瓜蒌　炒苏子　茯苓　郁金　竹二青

◎ **卫右**新沙

春温伏邪发热，有汗不解，舌苔白滑。当与疏解化湿。

藿梗　川朴　枳壳炒　陈皮　炒谷芽　云苓　半夏　苏梗　神曲　炒苡米　杏仁　姜竹茹

◎ **文左**陈家街

春温发热，有汗不解，咳嗽咯痰不爽。当与清透。

前胡　苏子梗　橘红　半夏　淡豆豉　冬桑叶

杏仁　象贝　枳壳　茯苓　炒牛子研　竹二青

◎ **蒋左**巴斗山

春温犯肺，发热无汗，咳嗽，痰多气逆，舌苔白腻。清肺达邪。

前胡　杏仁　象贝　枳壳　苏子梗　冬桑叶　半夏　橘红　蒌皮　郁金　淡豆豉　竹二青

复诊

热退未清，身热，舌腻口渴，咳嗽痰多。仍宜疏透。

淡豆豉　枳壳　黄芩　半夏　郁金　象贝母　苏子

橘红　蒌皮　前胡　茯苓　竹二青　桑叶

复诊

发热较退，肺胃郁热未清，前方加易。

前胡　杏仁　贝母　橘红　郁金　半夏　瓜蒌

谷芽炒　省头草　茯苓　竹二青　枳壳　枇杷叶

◎ **汪左**太仓

久恙失调，身热食少，咳嗽痰多，舌苔薄白，小便赤。清肺和中。

前胡　苏子梗　炒谷芽　橘红　蒌皮　姜竹茹　茯苓　象贝　姜半夏　枳壳　石斛

◎ **赵右**天地庙

春温犯肺，发热咳嗽。

淡豆豉　苏叶　杏仁　贝母　枳壳　云苓　半夏

橘红　蒌皮　神曲　炒牛子　茅根　姜竹茹

◎ **陆右**阴沙

春温，无汗发热，舌苔白腻，左半身痛，大便泄泻。疏解化湿。

淡豆豉　橘红　腹皮　茯苓　贝母　姜竹茹　川朴　冬桑叶　半夏　枳壳　神曲　荷叶

◎ **施左**巴斗山

春温寒热，有汗不达，浑身疼痛，咳嗽痰多，舌腻口干。当与清透。

淡豆豉　杏仁　橘红　苏子　郁金　姜竹茹

炒牛子　象贝　枳壳　茯苓　生苡米　枇杷叶

◎ **刘右**八字桥

风邪伏肺，发热咳嗽，痰多气促。清透化痰。

前胡　杏仁　蒌皮　苏子　郁金　姜竹茹　半夏　橘红　枳壳　茯苓　生苡米　枇杷叶

◎ **马童**吕城

久恙失调，痰伏肺络，咳嗽痰多气促，不能平卧，食少身热，舌苔薄白。温肺散邪。

炙麻黄四分　川朴　贝母　苏子　茯苓　生苡米

半夏　莱菔子炒，研　枳实麸炒　杏仁　前胡　姜竹茹

◎ **陆女**新桥

脾肺不调，发热，咳嗽，肢面浮肿。健脾分消。

前胡　杏仁　橘红　腹皮　川朴　半夏　贝母

连皮苓　枳壳炒　蒌皮　生桑皮　苏子　姜竹茹

◎ **巢右**

春温四朝，发热无汗，苔腻微黄，咳嗽咯痰不爽。治宜透解。

炙麻黄四分　豆豉　橘红　牛子　苏子梗　冬桑叶

贝母　枳壳炒　杏仁　蒌皮　茯苓　生苡米　茅根

◎ **戎右**后家塘

伏邪夹滞，寒热寒重，汗出不透，胸腹板痛，舌苔白腻。疏解导滞。

苏叶　枳壳　橘红　茯苓　神曲　藿梗　半夏　楂肉　香附　杏仁　木香　生姜

◎ **陈左**小河

春温日久，未得透汗，邪伏肺络，咳嗽气急，咯痰不爽，脉来浮数。清透化痰。

嫩前胡　淡豆豉　云苓　姜半夏　枳壳　淡黄芩　杏仁泥

象贝母　橘红　苏子　蒌皮　冬桑叶　茅根　竹二青

◎ **景右**折柳桥

进清化痰火，颇合病机，咽喉痛定，阴虚体质，慎防复发。原意进步。

西洋参六分　石斛　粉丹皮　茯苓　全瓜蒌　白归身

贝母　生甘草　京元参　橘红　郁金　麦冬　淡竹二青

◎ **即左**中兴沙

高年正虚，发热无汗，咳嗽胁痛，夜不安寐，舌少苔白滑。清肺达邪。

前胡　半夏　茯苓　苏子　牛子　枳壳　蒌皮　黄芩　贝母　竹二青　杏仁　橘红　茅根

◎ **庄右**西米村

肺有伏风，咳嗽经年，痰多气急，食少形瘦。清肺化痰。

嫩前胡　半夏　枳壳　贝母　杏仁　橘红　紫菀

桑皮　茯苓　苏子梗　蒌皮　枇杷叶　竹二青

◎ **蔡左**太平洲

发热渐退，湿滞困中，食少，胸腹板胀。疏解化湿。

藿香　茯苓　谷芽　枳壳　生苡米　佩兰叶　川朴　陈皮　半夏　苏梗　神曲　生姜

◎ **王右**阴沙

肺燥阴伤，咳而无痰，声音不亮，身热食少。清肺达邪。

前胡　橘红　苏子梗　半夏　蒌皮　牛子　杏仁　桑叶　茯苓　贝母　枳壳　枇杷叶

◎ **郭左**周庄里

伏邪夹湿，寒热经久，有汗不解，舌苔白薄。疏解化湿。

清水豆卷　橘红　生苡米　茯苓　藿香　姜竹茹　川朴　杏仁　半夏　枳壳　苏梗

◎ **汪左**石桥

感冒风寒，寒热不清，舌腻口渴。当与疏散。

苏叶　杏仁　贝母　枳壳　谷芽　茯苓　半夏　豆豉　橘红　神曲　防风　茅根

◎ **王左**阴沙

风温伏肺，寒热咳嗽，痰多臭秽，夹杂黑瘀，左胁隐痛。清透达邪。

前胡　杏仁　贝母　全瓜蒌　橘红　生桑皮　牛子

半夏　川郁金　粉丹皮　枳壳　竹二青　茅根

◎ **于右**中兴沙

温邪犯肺，咳嗽胁痛，咯血，吐腥痰，发热，食少。当与清透。

前胡　贝母　蒌皮　淡黄芩　生苡米　枳壳炒　杏仁　橘红

牛子炒　淡豆豉　川郁金　葶苈子炒，研，一钱半　冬桑叶　茅根

◎ **姚左**姚家桥

胆热移脑，鼻塞，时流臭涕，头偏左痛。当与清化。

薄荷　生甘草　冬桑叶　炒牛子　粉丹皮　黄芩　茯苓

大贝母　天花粉　橘红　杭菊花　枇杷叶　夏枯草

◎ **钱右**埠城

时痧之后，邪尚未清，发热，汗出不透，舌黄口干。当与清化。

豆豉　杏仁　丹皮　连翘　贝母　茯苓　细雅连四分

橘红　银花　炒牛子　桑叶　竹二青　茅根

◎ **萧右**萧家巷

烂喉痈破烂，发热不清。当与清化。

鲜生地　丹皮　桔梗　生甘草　连翘　淡竹叶　淡豆豉　花粉　薄荷　桑叶　炒牛子研

◎ **陈左**吕城

喉症之后，阴虚未复，肝胆移热，上冲头脑，脑偏左痛，咯痰夹红，脉象细数，两耳鸣响。当与育阴清化。

大生地　麦冬　桔梗　丹皮　茯苓　杭白芍　京元参

生草　石决明　川石斛　甘蔗劈，二两　冬桑叶　清阿胶蛤粉炒

复方

进养阴清化，头脑痛减，肝火胆热尚未肃清，脉象细数。原意进取。

大生地　石决明　川石斛　杭白芍　黛蛤散包　粉丹皮

清阿胶蛤粉炒　杭菊花　麦冬　京元参　南沙参　甘蔗　冬桑叶

膏方

大生地四两　元参二两　杭白芍二两　花粉三两　桑叶三两　川石斛三两

西洋参六钱，另煎，和入收膏　麦冬二两　白夕利去刺，二两　丹皮一两半　石决明煅，四两

肥玉竹三两　生甘草五钱　清阿胶一两，蛤粉另炖，和入收膏　归身三两　加红枣四两　甘蔗八两

煎汁三次，入冰糖十两收膏。

◎ **蔡左**如皋

正虚冒邪，小有寒热，食少，舌苔薄白，咳嗽痰多。清透化痰。

前胡　茯苓　橘红　半夏　佩兰叶　生苡米　杏仁　贝母　枳壳炒　姜竹茹　苏子梗各

◎ **丁右**黄山

温邪伏肺，发热，咳嗽痰多，腥秽夹血，清肺达邪。

前胡　牛子炒　全瓜蒌　黄芩　枳壳　杏仁　茯苓

橘红　桑叶　豆豉　苏梗子各　茅根　竹二青

复方

温邪伏肺，咳嗽痰黄厚，前曾夹血。清肺达邪。

前胡　杏仁　全蒌　枳壳　淡黄芩　牛子　贝母

橘红　桑叶　川郁金　丹皮　枇杷叶　茅根

◎ **陈右**陈家巷

春温发热，已经两候，热未退清，舌腻微黄，口渴胸闷。当与清透。

淡豆豉　茯苓　枳壳　苏梗　神曲　生苡米　杏仁　细雅连　冬桑叶　竹二青　橘红

◎ **赵右**访仙桥

大头瘟，肿势稍退，发热未清，舌腻口渴，胸烦谵语。清化痰热。

薄荷八分　杏仁　丹皮　生草　桑叶　牛子　细雅连

贝母　花粉　橘红　竹二青　连翘三钱

◎ **王左**新桥

温邪伏肺，发热，汗出不透，咳嗽痰多，胁痛，舌腻口干。治宜清透化痰。

豆豉　贝母　蒌皮　前胡　川郁金　牛子　橘红

枳壳　苏梗　茯苓　杏仁　冬桑叶　竹二青

◎ **孙右**六合

痰热内蒙，发热无汗，神识不清，口渴舌腻。清透化痰。

细雅连四分　茯苓　枳实　杏仁　山栀　半夏　橘红

川贝母　连翘　丹皮　郁金　竹二青　茅根

◎ **官右**高桥

温邪犯肺，发热咳嗽，有汗不解，舌苔白滑，已经两候。当与清透。

豆豉　鲜石斛四钱　橘红　贝母　桑叶　杏仁　茯苓

枳壳　蒌皮　前胡　黄芩　枇杷叶　竹二青

◎ **聂右**段家桥

春温晚发，发热无汗，舌苔白厚，渴不多饮，胸次烦闷。当与清透。

豆豉　杏仁　贝母　橘红　枳壳　半夏　牛子　苏梗　谷芽　川朴　茯苓　茅根　竹二青

◎ **李左**丹阳

喉痈肿痛，发热，势将溃脓。

薄荷　花粉　生草　酒黄芩　赤芍　清防风　贝母　丹皮　桔梗　连翘　细生地　淡竹叶

◎ **马左**丹阳

肺里伏风，咳嗽经久，咯痰不爽，或轻或剧，甚则发热。清肺达邪。

前胡　贝母　苏梗　枳壳　南沙参　省头草　枇杷叶

杏仁　桑叶　蒌皮　茯苓　橘红　竹二青

◎ **李孩**黄山

痧后，牙疳腐烂，臭秽渗血。

鲜生地五钱　生石膏四钱　生甘草四分　银花　川石斛　黑芥一钱半

粉丹皮一钱半　玉桔梗　连翘　活水芦根八钱

复方

牙疳已退，肺胃郁热未清，食少，咳嗽。仍宜清化。

南沙参　杏仁　川石斛　丹皮　冬桑叶　枇杷叶　前胡　贝母　全蒌　生草　炒苏子

外用柳花散吹之。

◎ **王左**湖洲

劳碌冒邪，恶寒头昏，四肢酸倦，舌苔薄白，呛咳痰多。清透达邪。

前胡　杏仁　蒌皮　枳壳　炒牛子研　茯苓　贝母　橘红　苏子梗　姜竹茹　半夏

◎ **僧人**窦庄庙

伏邪经久，发热虽退未清，舌苔薄白，有汗不透，浑身酸痛，脉象濡滑。疏解化湿。

广藿梗　茯苓　枳壳　炒谷芽　生苡米　半夏　橘红

神曲　川朴　杏仁　大豆卷　姜竹茹　荷梗

◎ **巢童**廖家村

温邪犯肺，发热咳嗽，痰中夹血。当与疏散。

嫩前胡　贝母　瓜蒌　橘红　郁金　茯苓　杏仁　桑叶　枳壳　丹皮　苏子梗　茅根

◎ **鄂孩**轮船沙

痧邪犯肺，发热经久，咳嗽咯痰不爽，右手撮空。慎防热盛转惊。

前胡　川贝母　苏子　黄芩　牛子　鲜石斛　杏仁　橘红

枳壳　茯苓　桑叶　瓜蒌　钩藤钩后入　姜竹茹

◎ **毛右**金坛

伏邪夹湿，发热有汗不透，腹胀胸闷。疏解畅中。

苏梗　茯苓　枳壳　藿梗　谷芽　姜竹茹　半夏　橘红　神曲　炒苡米　川朴

◎ **宗右**太平洲

痧后正虚，余邪犯肺，发热有汗不解，舌苔薄白，咳嗽痰多，不饥不食。清透和中。

前胡　茯苓　半夏　杏仁　枳壳　南沙参　桑叶　橘红　石斛　贝母　蒌皮　竹二青

复方

正虚伏邪，身热食少，咳嗽痰多气逆，不饥不食。延防入损，清金保肺。

南沙参　杏仁　橘红　白术　半夏　象贝　青蒿

茯苓　蒌皮　姜竹茹　炒苏子　川石斛　枇杷叶

◎ **薛左**太平洲

风温，发热无汗，舌苔白滑，浑身酸痛。当与清透。

豆豉　杏仁　枳壳　神曲　通草　贝母　苏梗　茯苓　橘红　谷芽　茅根　半夏

复方

汗出不透，热退未清，浑身酸痛，咳嗽不爽。仍宜透解。

前胡　杏仁　牛子　枳壳　橘红　桑叶　贝母

苏子梗　谷芽　茯苓　茅根　竹二青　淡豆豉

◎ **李左**赵家村

喉痈破烂。和营清化。

大生地　黄芩　花粉　轻马勃　银花　连翘　粉丹皮　生草　元参　桔梗　淡竹茹

吹冰硼。

复方

投和营清化，咽喉破烂已敛，阴虚未复。前方加易。

大生地　粉丹皮　京元参　杭白芍　云茯苓　南沙参

川石斛　生甘草　大麦冬　桔梗　甘蔗劈

◎ **王左**六沙

发热已退，肺胃未复，食少，口不甘味，大便旬日不解。前法进治。

沙参　贝母　橘红　半夏　省头草　石斛　杏仁

谷芽　苡米　神曲　杭白芍　茯苓　枇杷叶

◎ **周左**湖北

风邪伏肺，咳轻半载，痰多食少，身热肢倦。清肺达邪。

前胡　苏子　杏仁　桑叶　枳壳　半夏　牛子　贝母　橘红　生苡米　姜竹茹

复方

肺络有邪，发热，咳嗽痰多，咽喉作痒。当与清透化痰。

前胡　杏仁　橘红　冬桑叶　半夏　豆豉　牛子　贝母

姜皮　枳壳　茯苓　苏子梗　枇杷叶　姜竹茹

复方

发热未清，咳嗽痰多，气促胸闷，不饥不食。温肺化痰。

炙麻黄　贝母　苏子　莱菔子　橘红　瓜蒌　茯苓　半夏　牛子　枳壳　前胡　姜竹茹

◎ **施童**太平洲

温邪发痧，浑身红蕴发热，有汗不解，咽喉作痛，脉象浮数，舌苔厚腻，渴不多饮。仍宜清透。

豆豉　茯苓　贝母　牛子　瓜蒌　净蝉衣　杏仁　薄荷　桑叶　前胡　茅根

复方

昨进清透之剂，发热轻减，浑身红蕴渐消，痧邪将退，惟胸闷不饥。积湿郁热尚未肃清，前方加易。

薄荷　贝母　净蝉衣　茯苓　炒牛子　杏仁　川石斛　蒌皮　谷芽炒　茅根　竹茹　桑叶

◎ **宋左**访仙桥

温邪伏于肺络，发热咳嗽，痰多而腥。清肺达邪。

淡豆豉　葶苈子炒，研，一钱半　贝母　黄芩一钱半　桑叶

牛子　杏仁　全瓜蒌　生甘草　川郁金　茅根

◎ **潘左**万税

头颅肿退，胃气未复，食少肢倦。清化和中。

荆芥　茯苓　川石斛　橘红　丹皮　冬桑叶　牛子　生草　杏仁　半夏　当归　夏枯草

◎ **陆孩**夏墅

痧后脾胃积热上攻，牙根肿胀，势将腐烂。

鲜生地　生草　连翘　细雅连　天花粉　淡竹叶

生石膏　丹皮　赤芍　川石斛　银花　芦根

吹柳华散。

复方

痧毒未清，致发牙疳，腐烂渗血，势将穿溃。

鲜生地　粉丹皮　连翘　人中黄　桔梗　淡竹叶　银花　生草　花粉　活水芦根　生石膏

◎ **姚左**八字桥

温邪日久，发热，汗出不透，舌苔白腻，浑身酸楚，脉象濡数，咳嗽痰多。仍宜清透达邪。

前胡　茯苓　贝母　川石斛　生桑皮　青蒿　半夏　麦冬　橘红　黄芩　蒌皮　枇杷叶

◎ **刘左**太平洲

时邪夹湿，发热有汗不解，舌腻口干。当与疏解。

淡豆豉　腹皮　枳壳　半夏　六一散　通草　茯苓　神曲　细雅连四分　竹二青　橘红

复方

发热已解，脾胃未复，食少，胸脘痞胀。前方加易。

白术　谷芽　茯苓　半夏　香附　炒苡米　陈皮　神曲　煨姜　藿梗　川朴　佛手

◎ **赵左**中兴沙

时邪内陷，不语神糊，不便溏泻，脉象洪数，恙势极险。姑宜清化。

鲜石斛五钱　雅连　枳壳　连翘　半夏　麦冬　杏仁泥　茯苓

鲜生地八钱　丹皮　川贝母　荷叶　淡竹卷心十个　至宝丹一粒，开水送下

复方

一帖之后，病势如故。姑再勉方。

羚羊片先煎，六分　麦冬　鲜石斛　生石膏　鲜生地八钱　肥知母

连翘　茯苓　川贝母　丹皮　川黄柏　活水芦根一两

◎ **严右**段家桥

喉痈肿痛，妨碍谷食，寒轻热重。当与清化。

薄荷　生草　桔梗　杏仁　荆芥　淡竹叶　丹皮　黄芩　花粉　防风　牛子

吹冰硼散。

◎ **王右**太平洲

时邪夹湿，发热无汗，舌苔白腻，胸腹板痛。疏解和中。

白术　半夏　茯苓　陈皮　枳壳　藿梗　谷芽　佩兰　生苡　香附　川朴　神曲　荷梗

又

时邪夹湿，发热汗出不多，舌腻微黄，口渴腹痛。疏解导滞。

藿梗　姜半夏　云苓　广皮　大腹皮　枳实　杏仁泥　神曲　谷芽　薏米　煨木香　荷梗

◎ **许孩**晓丽桥

痘后余毒未清，右耳根肿痛发热。当与消散。

当归　贝母　橘红　防风　炒牛子　霜桑叶　赤芍　生草　茯苓　半夏　炙姜虫　夏枯草

外贴阳和膏，上平安散。

◎ **李左**姚家桥

暑邪夹湿，发热有汗不解，舌腻微黄，口渴胸闷，泛泛欲吐。清暑化湿。

广藿梗　雅连　枳壳　六一散　姜厚朴[1]　半夏

茯苓　神曲　白通草　杏仁　豆卷　姜竹茹　荷梗

复方

发热复作，胸脘板闷，舌腻微黄。前方加易。

广藿梗　半夏　枳壳　姜川连　谷芽　橘红　小川朴

茯苓　神曲　苏梗　生苡　青荷梗　六一散　姜竹茹

又，复方

发热渐退，湿滞未清，胸脘板闷。前方进治。

藿梗　茯苓　神曲　佩兰　郁金　豆卷　半夏　枳壳　川朴　青荷梗　香附

◎ **陆左**吕城

暑邪夹湿，身热，腹胀食少。疏化湿热。

苏梗　半夏　赤苓　谷芽　枳壳　通草　藿香　六一散　川朴　大腹皮　荷梗

---

① 姜厚朴：原作“姜竹朴”，据上下文及医理改。

◎ **耿左**阴沙

发热无汗，舌黄口渴，肚腹胀痛拒按，脉象洪数。实热夹滞，当与通利化浊。

生川军五钱　枳实　藿苏梗　赤苓　茅根　花槟榔　雅连　橘红　六一散　杏仁

复方

腑气已通，湿浊未清，腹中隐痛，发热较退，内热未清，舌腻微黄，口渴胸烦。仍宜清化。

藿梗　赤苓　半夏　腹皮　苏梗　连翘　鲜石斛　雅连　枳壳　六一散　竹二青　荷梗

◎ **林右**太平洲

正虚伏邪，发热有汗不透，舌腻口干。清透和中。

藿梗　杏仁　橘红　佩兰　豆卷　茯苓　半夏

苏子　神曲　郁金　川石斛　姜竹茹　青荷梗

◎ **张左**太平洲

春温发热，无汗，已经十朝，口干，舌苔厚腻，胸闷不饥，头痛溲赤。清透化痰。

淡豆豉　杏仁　雅连　半夏　橘红　枳壳　谷芽　象贝　苏梗　川朴　竹二青　神曲

◎ **陈左**中兴沙

肺有伏邪，发热无汗，咳嗽气急，舌腻口干，大便不通。清肺达邪。

淡豆豉　橘红　生苡米　姜半夏　枳壳　瓜蒌皮　杏仁　云苓

炒谷芽　冬桑叶　淡黄芩　苏子梗各，炒研　竹二青

◎ **马童**太平洲

温邪发热，有汗不透，舌腻，口干，咳嗽，痰中夹红。正虚邪实，当与清透。

嫩前胡　茯苓　枳壳　淡豆豉　淡黄芩　川郁金　象贝母

橘红　姜半夏　枇杷叶　杏仁泥　冬桑叶　茅根

◎ **徐左**八字桥

痧后湿邪未清，发热无汗，胸脘板闷，舌腻微黄。清疏化湿。

苏梗　姜半夏　姜川连　杏仁泥　白蔻仁研末，后入

赤苓　橘红　谷芽　广藿梗　姜竹茹　姜川朴

◎ **赵左**杨中

天行时气，头颅焮肿，发热不清，牙根腐烂。普济消毒饮加减。

薄荷　炙姜虫　天花粉　马勃　连翘　炒牛子　酒黄芩

橘红　粉丹皮　银花　生草　板蓝根　大贝母　冬桑叶

用青敷叶、板蓝根捣汁，调敷。

◎ **商左**西交墅

天行时气，颧鼻焮肿，寒热往来。普济消毒饮加减。

青防风　赤芍　生甘草　炙姜皮　轻马勃　桔梗

牛蒡子　淡黄芩　蝉衣　橘红　板蓝根　桑叶

◎ **毛左**珥陵

肺有伏风郁热，咳嗽屡发，痰多臭秽，胸闷作痛，形寒发热，脉象滑数。久延防成肺痈。

淡豆豉　炒牛子　葶苈子炒，研，一钱半　全瓜蒌　炙紫菀　橘红

淡黄芩　象贝母　云苓　川郁金　竹二青　茅根　生桑皮

◎ **枝左**夷沙

温邪夹湿，发热有汗不透，头痛腹痛，便溏夹血。清透和中。

煨葛根　姜半夏　云苓　腹皮　神曲　川朴　谷芽　细雅连　通草　六一散　荷叶　扁豆

◎ **陈右**十四圩

暑湿夹滞，蕴结中州，胸闷作恶，大便泄泻，发热，舌黄口干。清暑化湿。

大豆卷　藿香　姜半夏　赤苓　广皮　大腹皮　神曲

姜川朴　通草　六一散　竹二青　荷叶　姜川连四分

◎ **溥左**界牌

发热有汗不透，舌黄口干，咳嗽气促，浑身热，现白痦。清透化痰。

淡豆豉　杏仁泥　赤苓　细雅连　枳壳　瓜蒌皮

黑山栀　牛子　苏子　竹二青　茅根　冬桑叶

复方

秋温发热，咳嗽作恶，舌腻口干，入夜谵语。急与清化。

淡豆豉　杏仁　云苓　生石膏六钱　橘红　细雅连八分

瓜蒌皮　象贝　连翘　竹二青　茅根　枳壳

◎ **陈孩**刘基桥

弥月婴孩，伤风咳嗽。

嫩前胡　牛子炒　苏子炒　杏仁泥　瓜蒌皮　橘红　桑叶　竹二青　象贝母　半夏

◎ **杜左**太平洲

肺有伏风郁热，咳嗽经久，痰多腥秽，胸次隐痛，小有寒热。防成肺痈。

嫩前胡　葶苈子研　杏仁　炒牛子　天花粉　粉丹皮

生草　云苓　川石斛　淡黄芩　生桑皮　枇杷叶　鲜梨肉

◎ **冯左**埠头

湿邪夹滞，寒热间日，有汗不透，舌腻头痛，胸闷腹胀。疏解化湿。

藿梗　川朴　茯苓　姜半夏　淡豆豉　姜竹茹　橘红

大腹皮　白蔻仁　谷芽　生苡米　紫苏梗　茅根

◎ **刘左**石桥

发热退后，积滞内停，少腹板胀，大便欲解不解。当与通利化湿。

生川军后入，五钱　赤苓　杏仁泥　枳壳　神曲　荷梗

谷芽　楂肉　姜半夏　藿梗　紫苏梗

此方可二剂，如一剂腑气即通，则二剂不必食。

◎ **张左**太平洲

秋邪夹湿，发热兼旬不解，有汗不透，舌苔白腻。疏解化湿。

大豆卷　藿梗　姜半夏　川朴　云苓　姜竹茹

杏仁泥　谷芽炒　橘红　白通草　六一散　荷梗

◎ **张童**太平洲

秋温一候，发热无汗，舌苔灰黑，口渴谵语，邪热陷里，恙势非轻。急与清化。

粉葛根　杏仁　赤苓　橘红　细雅连五分　生石膏五钱　淡豆豉　谷芽

枳壳　芦根一两　竹二青　鲜石膏五钱　黑山栀一钱半

◎ **李左**八字桥

风温犯肺，寒热热重，有汗不透，浑身发现红疹。当与清透。

淡豆豉　云苓　橘红　枳壳　炒谷芽　炒牛子

杏仁泥　冬桑叶　姜半夏　蝉衣　茅根　淡黄芩

复方

发热较退，浑身发现红疹，胸闷不饥。仍宜清透。

紫苏梗　金银花　净蝉衣　云苓　枳壳　冬桑叶

橘红　杏仁泥　牛子研　茅根　竹二青　连翘

◎ **陈右**口岸

伏邪发热，无汗，周月不解，舌腻微黄，口渴胸烦作恶。当与清透。

淡豆豉　姜半夏　杏仁泥　细雅连四分　云苓　橘红

苏梗　枳壳　通草　藿梗　姜竹茹　茅根

复方

进清透，发热较退，胸闷气逆，舌黄口干，恶吐黏痰。前方加易。

淡豆豉　杏仁泥　鲜石斛　姜半夏　橘红　川郁金

川朴　藿梗　炒谷芽　姜川连　姜竹茹　云苓

又方

进清化之剂，已得透汗，胸脘亦畅，恙势大有转机。原意进步。

淡豆豉　杏仁泥　云苓　鲜石斛　藿梗　细雅连三分

神曲　橘红　枳壳　冬桑叶　瓜蒌皮　炒谷芽　姜竹茹

又方

发热渐退，痰湿未清，胸闷作恶，恶吐痰水。前法益以和中化痰。

紫苏梗　姜半夏　茯苓　姜竹茹　川郁金　杏仁泥　生薏米

藿梗　陈皮　川石斛　白蔻仁研末后入，四分　全瓜蒌

◎ **金童**木桥

冬温发热，汗出不多，舌苔薄白，渴不多饮。当与清透。

嫩前胡　杏仁泥　香青蒿　川石斛　茯苓　神曲　省头草

紫苏梗　姜竹茹　姜半夏　橘红　白通草　枳壳炒

◎ **王左**赵瓢巷

冬温喉余，发热无汗，舌苔灰黄，口渴，谵语神糊，大便泄溏。慎防内陷。

粉葛根　细雅连　鲜石斛　赤苓　大腹皮　神曲

枳壳炒　苏梗　黑山栀　芦梗　竹二青　谷芽

◎ **科左**

冬温兼旬，发热无汗，头昏耳聋，舌腻口渴。当与解散。

淡豆豉　杏仁　云苓　橘红　冬桑叶　炒谷芽　神曲

紫苏梗　生苡米　姜竹茹　姜半夏　象贝母　瓜蒌皮

◎ **孙右**

冬温一候，发热无汗，舌苔黄腻，咳痰不爽，谵语痰鸣。恙势非轻。

淡豆豉　杏仁泥　姜半夏　川贝母　黑山栀　茯苓　瓜蒌皮

鲜石斛　冬桑叶　茅根　竹二青　细雅连三分　橘红

复方

冬温热退不清，舌苔腻黄，咳痰不爽，口渴谵语。仍宜清透。

淡豆豉　雅连　杏仁泥　枳壳　黑山栀　冬桑叶　连翘　橘红　姜半夏　竹二青　天花粉

◎ **陈女**大桥

春温发热，无汗，舌腻口干。当与疏散。

紫苏梗　杏仁　橘红　神曲　半夏　炒枳壳　大豆卷　炒谷芽　象贝　竹二青　云苓

◎ **郭左**太平洲

正虚冒邪，下午恶寒，身热。当与疏散。

紫苏梗　姜半夏　云苓　藿梗　杏仁泥　橘红　枳壳　神曲　炒谷芽　当归　生姜　川朴

◎ **柴左**

寒轻热重，汗出不透，头身俱痛。仍宜疏散。

淡豆豉　枳壳　杏仁　云苓　紫苏叶　橘红

青防风　神曲　谷芽炒　生苡米　姜半夏　竹二青

◉ 肝胃气附呕吐、膈、痰饮、便结、黄疸

◎ **赵右**大港

木性条达，不扬则抑。土德敦厚，不达则壅。恙由郁损肝脾，木乘土位，食入胸脘，板胀作痛，恶吐痰水谷食，大便坚结，脉象细弦。治以平肝解郁，和悦中州。

焦白术　白夕利　炙草　醋香附　云苓　姜半夏　川郁金

砂仁　省头草　杭白芍　全当归　金橘饼　煨姜

复方

经治恙已轻减，呕吐较稀，胸胁板胀。原意进取。

白术　白夕利　陈皮　佩兰　郁金　煨姜　全当归

半夏　藿梗　香附　杭白芍沉香三分炒　佛手

◎ **殷右**埤城

屡产不育，郁损肝脾，木乘土位，胸脘撑胀，时或恶吐，肢面微肿，舌苔薄白。和中化湿。

焦白术　炒谷芽　杭白芍　姜皮　炒扁豆　全当归　姜半夏

党参　陈皮　云苓　省头草　香砂仁研　川郁金　佛手

◎ **陆左**湖州

血不营养，更兼忧郁，心脾受损，夜不安寐，食少，胸脘板闷。当与养血宁心以舒肝郁。

生地　丹皮　夕利　白芍　焦白术　郁金　茯神辰砂拌

炙草　丹参　醋香附　归身　桂圆肉　金橘饼

◎ **徐左**镇江

肝木乘脾，脾湿生痰，气郁痰阻，咽喉窒塞，妨碍谷食饮咽，咯吐痰沫，脉象虚弦。抑木和中，化痰降气。

白术　沙参　贝母　金橘　茯苓　甜杏仁　白芍沉香三分炒

夕利　橘红　炙草　全瓜蒌　竹二青　枇杷叶

◎ **马右**泰兴

血不养肝，木乘土位，胸脘板痛，胃不耐受，食少呕吐。养血平肝，以和胃气。

当归　茯苓　乌梅炭　陈皮　白芍　郁金　砂仁

木香　川楝子打　佩兰　橘红　煨姜　金橘饼

复方

肝病则痛，脾病则胀，胃病则呕吐。血不润肝，木旺克土，胀痛交作，以至食少，时当呕吐。恙延已久，颇难奏效。

白术　半夏　云苓　乌梅炭　代赭石三钱　佩兰　白芍吴萸三分炒

金铃子打　橘红　东洋参三钱　旋覆花一钱，包　炙草　牡蛎　橘红

复方

经治小有效机，痛稀未止，呕吐亦平。肝脾交病，不能骤复，养营平肝以和胃气。

白术　炙草　半夏　藿梗　夕利　茯苓　郁金　白芍沉香三分炒

缩香砂　香附　梅炭　乌药　九香虫炒　白檀香劈，一钱半

◎ **施左**蓬莱县

肝脉循于胁里，脉布于胸中，血不养木，木旺克土，食入，两胁胀闷，脉象虚弦。治宜养

营平肝，兼以流气。

当归　苏梗　炙草　白芍　郁金　金橘饼　白术　云苓　醋青皮　夕利　乌药　煨姜

◎ **吴右**靖江

肝病则痛，脾病则胀，肝木乘脾，食少，胸脘板胀作痛。疏肝流气。

白术　郁金　藿梗　茯苓　夕利　半夏　梅炭①

白芍吴萸三分炒　当归　陈皮　佩兰　九香虫　煨姜

复方

进疏肝流气，胀痛较平，木性条达，不扬则抑，偏旺则脾胃受其克制。仍宜抑木和中。

白术　茯苓　郁金　当归　青皮　半夏　白芍　夕利

梅炭　炙草　醋香附　九香虫　金橘饼　煨姜

◎ **刘右**金坛

年高正虚，更兼忧郁，食少，胸闷不舒，四肢酸倦。和荣流气。

白术　郁金　炙草　炙黄芪　陈皮　当归　白芍　云苓　香附　丹参　佩兰　生姜　红枣

◎ **吴左**黄鹤村

胃气不和，肝木偏旺，胸腹痞痛，食少，四肢酸倦。和胃畅中。

白术　夕利　砂仁　当归　郁金　半夏　香附　炙草

陈皮　白芍沉香三分炒　木香　金橘饼　煨姜

◎ **朱右**镇江

年逾花甲，胃气就衰，肝木偏旺，左胁隐痛，食少，胸脘作梗，大便艰难，慎防成膈。

白术　佩兰　苏梗　陈皮　茯苓　半夏　炙草

郁金　砂仁　香附　白芍沉香三分炒　煨姜

◎ **钱左**吕城

肝木偏旺，脾胃受其克制，食少，胸脘板闷，延防成膈。平肝和胃。

当归　夕利　炙草　九香虫炒　佩兰　木香　白芍沉香三分炒

郁金　醋香附　焦白术　藿梗　砂仁　金橘饼　煨姜

◎ **金右**青浦

血不荣养，四肢酸痛，远年屡发，近来肝木乘脾，食少，胸胁板胀作痛。养营平肝，兼以流气。

白术　白芍　炙草　木香　佩兰　党参　香附　云苓

夕利　当归　郁金　九香虫炒　金橘饼　煨姜

◎ **王右**折柳桥

肝胃气郁，胸脘板闷，谷食难下，内热胸痛，咳嗽咯痰不爽，脉象弦数。和中流气。

① 梅炭：即乌梅炭。

白术　云苓　香附　白芍沉香三分炒　当归　半夏

橘红　炙草　佩兰　郁金　苏梗　橘饼　煨姜

◎ **潘左**青浦

肝气左升，肺气右降，肝木乘脾，两胁结痞，食少板胀，神疲肢倦。疏肝流气。

白术　杭白芍　炙草　香附　半夏　当归　茯苓　陈皮　砂仁　郁金　夕利　煨姜　橘饼

◎ **吴右**黑木桥

肝胃不和，心悸嘈杂，得食稍安，血虚肝火燔灼。养血平肝和胃。

全当归　茯苓　夕利　石斛　炙草　杭白芍　陈皮

丹参　白术　郁金　丹皮　红枣　生姜

◎ **陈右**太平洲

年逾古稀，胃气就衰，湿痰阻滞中州，食少，胸脘板闷。久延慎防成膈。

白术　茯苓　砂仁　木香　当归　煨姜　半夏

陈皮　制香附　省头草　白芍沉香三分炒　佛手

◎ **秋左**仪征

肝胃气郁，湿痰阻滞中州，食少，难以下咽，胸脘板闷，便坚如栗，三阳结病将成。

当归　茯苓　瓜蒌仁研，三钱　陈皮　郁金　白芍　鲜薤白三钱

炙草　佩兰　白术　藿梗　甘蔗汁二两

◎ **张右**石桥

肝胃不和，食少，胸脘板胀，恶吐酸水痰涎，内热口干。和中疏气。

白术　半夏　橘红　砂仁　杭白芍桂枝三分炒　煨姜

藿梗　茯苓　炙草　佩兰　郁金　佛手

◎ **萧左**萧家巷

湿痰成饮，阻于胃脘，胸痛屡发，恶吐清水痰涎。温中和胃。

白术　半夏　炙草　砂仁　香附　茯苓　陈皮　藿梗　郁金　煨姜　木香　川桂枝　佛手

复方

经治恶吐痰涎清水较稀，胸痛未定，胃有伏寒。前方进治。

白术　制附子　砂仁　藿梗　当归　炙草　陈皮

白芍吴萸三分炒　桂枝　木香　半夏　煨姜　橘饼

◎ **秦左**魏村

肝木乘脾，食少，胸脘板痛，恶吐痰水，大便溏薄。温中健脾。

白术　陈皮　附子八分　茯苓　木香　干姜八分

半夏　砂仁　白芍吴萸三分炒　炙草　佩兰

◎ **周左**长沙

肝木乘脾，胃气不降，食入呕吐，胸闷嗳气，身热，四肢酸倦。平肝和胃。

白术　陈皮　香附　夕利　炙草　佩兰　半夏　砂仁

郁金　白芍吴萸三分炒　藿梗　茯苓　佛手　煨姜

◎ **姚左**姚家桥

肺胃痰气郁结，咽喉气机不灵，似乎妨碍，吐之不出，咽之不下，防成梅核气。治宜化痰清降。

沙参　茯苓　石斛　橘红　郁金　桔梗　川贝

瓜蒌　白芍　生桑皮　夕利　生草　竹二青

◎ **秦右**魏村

寒湿生痰，阻于中州，食少，胸脘板痛，恶吐痰水。经治颇有效机①，原意进取。

白术　茯苓　制附子　砂仁　藿梗　半夏　橘红

白芍吴萸三分炒　川朴　当归　木香　干姜　佛手

◎ **邱右**杨山港

湿痰困中，食少，胸脘板闷，恶吐痰涎颇多。平肝和胃。

白术　茯苓　郁金　陈皮　白芍沉香三分炒　橘饼

半夏　香附　川朴　白蔻仁研末，后入　当归　煨姜

◎ **金右**金家村

呕吐较稀，未能全止，食少胸闷。前方加易②。

白术　茯苓　白芍　郁金　佩兰　香附　半夏

当归　楂肉　茜草根一钱半　丹皮　降香末二钱

◎ **俞左**宜兴

年逾大衍③，平昔操劳，阴汁就衰，胃脘枯槁，胸膈隐痛，纳谷减少，便燥如栗，舌苔白腻，脉象弦数。防成三阳结病。

白术　瓜蒌仁炒研　当归　鲜薤白三钱　九香虫炒　云苓

橘红　白芍　郁金　梅炭　煨姜　佩兰　橘饼

复方

木性条达，不扬则抑，肝木乘脾，胃气为其戕贼，胸脘隐痛，食少，大便燥结，坚硬如栗，舌苔白滑，形神瘦弱，年高，阴汁暗耗。治宜养阴润燥，兼以疏气。

归身　夕利　梅炭　炙草　蒌仁炒研　郁金　白芍　麦冬　木瓜

云苓　法半夏　橘饼　醋炒青皮　人乳二两　姜汁二滴同冲

◎ **杨右**大港

血虚肝气偏旺，胃气受伤，食少，胸脘板胀，硬物难下，咳嗽痰多，两足浮肿，延防

① 原书本案未见初诊。
② 原书本案未载前方。
③ 大衍：为五十的代称。语出《周易·系辞·上传》："大衍之数五十，其用四十有九。"

成膈。

白术　郁金　半夏　乌炭二钱　木香　醋香附　夕利

云苓　杭白芍沉香三分炒　佩兰　当归　煨姜　橘饼

◎ **沈右**道士桥

胃气不和，湿痰阻滞中州。每发，胸闷气促，汗多肢冷，恶吐痰水。治宜温运补中。

白术　半夏　陈皮　炙草　香附　制附子　云苓　白芍　党参　佩兰　郁金　煨姜　橘饼

◎ **徐右**大桥

肝脾气滞，食少，胸脘板闷，便溏夹血，肌黄肢倦。和中健脾。

白术　云苓　楂肉　扁豆　佩兰　荷叶炭　半夏　陈皮　白芍　藿梗　薏米炒　煨姜

复方

肝木偏旺，湿痰困中，胸脘板闷，食少腹痛，便血，舌苔白腻。抑木和中。

白术　云苓　白芍　藿梗　扁豆　煨木香　香附

陈皮　佩兰　郁金　焦楂肉　佛手　台乌药　煨姜

复方

血不养肝，肝少敷荣，克制脾胃，食少，胸腹痛，便溏夹血，内热。当与养营平肝，以和胃气。

归身　茯苓　陈皮　乌梅炭　夕利　白术　炙草

半夏　炒扁豆　九香虫　白芍　橘饼　煨姜

丸方

大生地　白芍　砂仁　乌梅炭　夕利　党参　白归身　炙草

云苓　焦白术　郁金　半夏　金橘饼　生姜二两　山药

煎水泛丸。

◎ **朱左**油坊桥

进清和肺胃，内热较重，胃气不和，胸脘依然板闷，四肢倦息。前方加易①。

白术　省头草　川朴　橘红　谷芽　石斛　云苓

香附　郁金　白芍　山药　枇杷叶　姜竹茹

◎ **马右**太平洲

肝病善痛，脾病善胀，木乘土位，胸脘痞闷，腹痛，经期不一，带下颇多。养营平肝，以和胃气。

归身　云苓　乌梅　川郁金　省头草　白芍　炙草　夕利

醋香附　九香虫炒　丹参　煨姜　白檀香劈，二钱

◎ **束左**门楼下

寒湿夹痰，阻于气隧，右胁呼吸之机不利，隐隐作痛，腹中作痛。当与疏肝疏气。

---

① 原书本案未载前方。

白术　台乌药　郁金　当归　砂仁　醋香附　延胡索

炙草　白芍沉香三分炒　佩兰　茯苓　煨姜　橘饼

◎ **包左**太平洲

高年胃气不和，胸脘结痞，食少，板胀作痛。和营消痞。

白术　茯苓　木香　鸡内金炙　香附　煨姜　小川朴

陈皮　半夏　白芍桂枝三分炒　炙草　佛手

◎ **吴右**埠城

进抑木和中，恶吐痰水较稀，痞胀未松，食少，硬物难下，大便坚结。前方加易①。

白术　茯苓　炙草　夕利　半夏　郁金　香附

藿梗　陈皮　九香虫　白芍　砂仁　当归　橘饼

◎ **陈左**松江

食噎，胃气受损，胸脘梗痛，硬物难下，大便燥结，势将成膈。

白术　当归　炙草　茯苓　鲜薤白三钱　橘红　半夏　郁金

白芍沉香三分炒　蒌仁炒研　人乳一杯　姜汁二滴同冲

◎ **徐左**徐家巷

血虚木郁，肝气偏旺，克制脾胃，脾失健运之机，胃失中和之性，食少，胸脘作梗，时常呕吐，脉象虚弦。治宜抑木和中。

白术　夕利　木瓜　郁金　茯苓　党参姜汁炒　白芍吴萸三分炒

梅炭　炙草　半夏　橘饼　煨姜　当归

◎ **刘左**东台

脾升则健，胃降则和，湿痰阻于气分，升降失司，胸脘板胀，经治小有效机，胃气未复。仍宜和中流气，缓缓图治。

白术　茯苓　陈皮　半夏　佩兰　当归　香附　木香

砂仁　白芍桂枝三分炒　川朴　郁金　煨姜　佛手

◎ **朱右**后朱巷

乳头属肝，乳房属胃，肝胃气郁，两乳胀痛，不时举发。养血疏肝，兼以疏气。

醋香附　大贝母　焦白术　杭白芍　乌梅炭　当归　大生地蛤粉炒

白夕利去刺　粉丹皮　佩兰叶　川郁金　生甘草　金橘饼

◎ **郑左**合肥

胃气不降，每遇食后，恶吐黏痰，胸次乃畅，此系痰湿困中，脾胃不能运化。当与补中温运，丸剂缓图。

焦白术　云苓　炙草　姜半夏　制香附　潞党参姜汁炒

---

① 原书本案未载前方，下同。

扁豆炒　砂仁研　生熟薏米　干姜六分　陈皮　红枣　杭白芍

丸方

白归身　麦冬　炙草　潞党参　清阿胶蛤粉炒　杭白芍　云苓　佩兰叶

炙黄芪　野於术土炒　姜半夏　橘红盐水炙　扁豆　生熟薏米　淮山药

上药共为细末，加红枣四两、生姜二两，水泛丸，早晚送下三钱。

◎ **李左**陵口

寒湿生痰成饮，聚于中州，胸闷不食，板痛，恶吐痰涎白沫。当与温中流气。

焦白术　广陈皮　制附子　姜半夏　杭白芍

藿梗　川桂枝　云苓　砂仁　干姜八分　炙草

◎ **张左**儒里

木性条达，不扬则抑，思虑太过，损伤肝脾，肝气横逆，时常嗳气，心神恍惚，忧郁莫可名状，五志过极俱从火化，甚至夜不成寐，此情志病，非药饵断能奏功。急宜旷观自得，乃能奏效。

大生地　煅石决　川郁金　醋香附　抱茯神　乌梅炭　粉丹皮

金铃子打　酸枣仁　生白芍　橘红　上血珀研末调服，三分

金器一具入煎。

◎ **方左**江阴

积湿生痰，久则成饮，聚于肺胃。咳嗽经年屡发，痰多白沫。扶土生金，以化痰湿。

焦白术　橘红　象贝母　川朴　生苡米　姜半夏

旋覆花包　淮山药　云苓　杏仁泥　姜竹茹　炒苏子

◎ **陈女**江阴

误食生冷，脾胃受伤，湿痰阻滞中州，寒热已经半载，谷食减少，形神瘦弱，舌红无苔。延防入损。

焦白术　茯苓　川朴　广藿梗　青蒿　姜半夏　川石斛　橘红

省头草　扁豆炒　炙鳖甲三钱　生姜　潞党参姜汁炒　红枣

◎ **王女**陵口

忧思抑郁最损肝脾，本质阴虚，更兼惊恐，身热食少，腹痛经停，时常鼻衄。养营平肝。

全当归　抱茯神辰砂拌　酸枣仁　大生地蛤粉炒　台乌药　省头草

延胡索　橘红　白术炒　艾绒一钱半　杭白芍　川郁金　金橘饼

◎ **郦左**陵口

久恙经年，脾虚湿困，食少，肌肉萎黄。防成黄疸。

西茵陈　陈皮　省头草　杭白芍　广藿梗　猪赤苓

薏米　扁豆炒　川朴　泽泻　姜皮　砂仁研

◎ **郦左**丹阳

年近花甲，咯血后肺阴未复，胃气又损，食少，胸脘不畅，时常呕吐，大便燥结，津汁暗耗，延防成膈。姑与滋阴润燥，以和胃气。

焦白术　大生地　杭白芍炒　炙草　川郁金　潞党参

茯苓　乌梅肉　白夕利去刺　陈皮　金橘饼　白归身

复方

咯血后，肝脾不调，胸脘板闷，食少恶吐痰涎谷食，大便燥结，间或寒热，形瘦脉弱，三阳结病将成。

焦白术　归身　茯苓　炙草　乌梅炭　党参　杭白芍吴萸三分炒

麦冬　省头草　川石斛　宣木瓜　白檀香　金橘饼

又方

经治呕吐较平，惟胸胁依然板闷。木旺克土，年甫花甲，久延慎防成膈。

焦白术　杭白芍吴萸炒　白蔻仁　橘红　白归身　潞党参　白夕利

乌梅炭　麦冬　醋香附　云苓　金橘饼　炙草　左牡蛎

◎ **王左**皖

阴虚，胃火上升，每遇劳倦，卧则口角流延，夹杂血水，有年屡发。养营和胃。

大生地蛤粉炒　赤苓　生白芍　粉丹皮　生甘草　甘蔗劈，二两

川石斛　白术　佩兰叶　白归身　清阿胶蛤粉炒

◎ **王左，四十九岁**宜兴

真火不足，不能熟腐五谷，食入呕吐痰涎冷沫。当与补火生土，开展中阳。

制附子　茯苓　白蔻仁研末，后入　杭白芍吴萸三分炒　省头草　姜半夏

炙草　陈皮　潞党参　焦白术　炒扁豆　干姜八分　炒谷芽

◎ **刘右**湖北

郁损肝脾，胃气亦伤，胸脘痞闷，只进稀粥，形神瘦弱，呛咳气逆，身热盗汗，脉象虚弦。抑木和中，化痰降气。

焦白术　川郁金　炙草　杭白芍沉香三分炒　佩兰叶　姜半夏

茯苓　白夕利三钱　醋香附　当归　佛手　白扁豆　煨姜

◎ **郦右**

恶吐正后复发，寒湿生痰，阻于胃脘，中流失砥柱之权，年近花甲，胃阳式微。当于温中抑木，兼化痰湿之源。

野於术土炒　党参姜汁炒　姜半夏　云苓　杭白芍炒　省头草

蔻仁研末，后入　代赭石煅　橘红　干姜　炙草

◎ **田右**太平洲

血不养肝，肝气偏旺，屡经举发，发时左胁板胀作痛，恶吐食少，心悸，夜不安寐，脉象

虚弦。养血平肝，兼以宁心。

白归身　抱茯神　川郁金　白夕利去刺　焦白术　醋香附

乌梅炭　杭白芍　粉丹皮　炙草　大生地　红枣　金橘饼

◎ **张左**

肝木偏旺，克制脾胃，脾不能升，胃不能降，食入，胸脘板闷，恶吐谷食酸水，曲直作酸肝之味也，大便旬日不解，脉象虚弦，舌苔白腻。当与抑木和中，兼化痰湿。

焦白术　姜半夏　云苓　细雅连姜汁炒　杭白芍　煨姜　橘红

白夕利　白蔻仁　川郁金　藿梗　金橘饼　乌梅炭一钱　炙草

复方

进抑木和中，腑气已通，更衣三次，先坚后溏，湿滞有下达之机，肝木偏旺，胃气上逆，依然呕吐，小有寒热。仍宜疏肝流气。

广藿梗　制香附　姜川朴　白蔻仁　茯苓　橘红

川郁金　乌梅肉　姜半夏　省头草　生姜　紫苏梗

◎ **符左**东安

年近花甲，胃气就衰，食噎起见，食少，胸脘作梗，恶吐痰水。和中化痰。

白术　砂仁　炙草　茯苓　郁金　藿梗　杭白芍沉香三分炒

当归　橘红　姜竹茹　煨姜　姜半夏　省头草

◎ **陈右**宜兴

血不养肝，肝木偏旺，胃气戕贼，食少胸脘板闷，食入呕吐，经期不一，脉象弦数。养营平肝，以和胃气。

焦白术　潞党参姜汁炒　川郁金　白夕利　白归身

青皮醋炒　杭白芍　制香附　炙草　乌梅炭　金橘饼

◉ **痢疾门**附泄泻、痞块、肿胀、便血、暑疟、心腹痛、溲血

◎ **施童**太平洲

痧邪退后，滞积不清，腹中板硬作痛，大便泄泻，身热，舌苔薄白。温化导滞。

紫苏梗　姜半夏　枳壳炒　陈皮　神曲　川朴　木香　云苓　藿梗　荷叶　花槟榔

◎ **陈左**油坊桥

湿困中州，脾阳不运，食少饱胀，运化失职，四肢倦怠。温中健脾。

白术　苏梗　谷芽　陈皮　木香　香附　佛手　川朴　佩兰　扁豆炒　炙草　芍药　煨姜

◎ **陈左**镇海巷

忧郁，起见痰凝气滞，脐上板闷，隐隐作痛，便溏夹血。和营健脾。

白术　茯苓　砂仁　佩兰　扁豆　煨木香　半夏　陈皮

当归　炙草　焦楂肉　制香附　佛手　煨姜

◎ **汤左**郭卯桥

脾胃不运，食少饱胀，腹中结痞，便溏夹血，肌黄神疲。防成单腹。

白术　川朴　橘红　扁豆　藿梗　煨姜　半夏　云苓　腹皮　楂肉　砂仁　荷叶炭

◎ **汪右**泰兴

湿滞困中，脾阳不运，大腹膨胀，两胁板痛，舌苔白厚，已经半载，单腹可虑。

白术　茯苓　砂仁　鸡内金炙　神曲　生苡米　山朴　陈皮　楂肉　半夏　藿梗　干姜

复方

中土不旺，不能渗湿，脾胃失健运之机，肚腹膨胀，腹中结痞，食少形瘦。温中消导。

白术　陈皮　楂肉　砂仁　藿梗　生苡米　老山朴　腹皮

枳壳　半夏　香附　干姜　五谷虫　陈香橼皮二钱

◎ **陆左**阴沙

脾虚湿滞困中，食少肚腹膨胀，肌黄形瘦。防成单腹。

白术　川朴　神曲　楂肉　扁豆　谷芽　砂仁研

藿梗　半夏　枳实麸炒　鸡内金炙　干姜

复方

经治足肿渐消，腹胀如故，食少肌黄。和中化湿。

苍白术各　槟榔　五谷虫　半夏　枳实　川朴

连皮苓　藿梗　砂仁　楂肉　鸡内金炙　煨姜

复方

浮肿渐退，腹胀亦松。仍宜化湿。

白术　枳壳　藿梗　川朴　缩砂仁　茯苓　半夏

木香　腹皮　陈皮　焦楂肉　佛手　煨姜

复方

恙已轻减，脾虚未复，食少肌黄，便溏夹血。和中健脾。

白术　川朴　砂仁　藿梗　生熟苡米各　半夏

云苓　陈皮　扁豆　谷芽　枳壳　煨姜

◎ **蔡左**太平洲

邪滞内停，身热食少肚腹肿胀，大便不爽。疏解导滞。

苍白术　川朴　神曲　楂肉　槟榔　谷芽　陈皮　半夏　枳实　砂仁　干姜　猪赤苓

◎ **殷右**埤城

脾阳不运，食少胸脘板胀，呕痰水，肌黄肢倦。温中和胃。

白术　川桂枝　白芍吴萸三分炒　炙草　砂仁　白檀香劈，一钱半

陈皮　佩兰　藿梗　枳壳炒　醋香附　煨姜

◎ **胡童**中兴沙

湿滞困中，发热无汗，腹痛便泄，舌黄口渴引饮。疏解导滞。

苏梗　腹皮　粉葛根　橘红　神曲　茅根　雅连　赤苓　枳壳　谷芽　半夏　荷叶

◎ **许右**魏村

脾虚湿滞困中，食少，肚腹膨胀，肌黄形瘦，大便溏泄。健脾温中，以化湿滞。

白术　茯苓　砂仁　腹皮　老山朴　楂肉　半夏　炙草　陈皮　枳实　木香　煨姜

◎ **唐左**六圩巷

寒湿困脾，中阳不运，食少肌黄，肚腹膨胀，大便溏泄，两足浮肿。温运化湿。

苍白术各　半夏　陈皮　鸡内金炙　川朴　五茄皮

制附子　连皮苓　砂仁　五谷虫　木香　干姜

◎ **张左**金坛

寒湿困脾，脾阳不运，食少形瘦，胸腹膨胀，舌苔白腻，脉象虚弦，防成单腹。温运中阳，以化寒湿。

焦白术　姜半夏　砂仁　谷芽　老山朴　香附

鸡内金炙　陈皮　神曲　藿梗　生苡米　干姜

复方

进温运中阳以化寒湿，胸脘较舒，腹胀未松，舌苔白腻。前法进治。

白术　老山朴　制附子　橘红　楂肉　半夏　茯苓

砂仁　枳壳　木香　腹皮　陈香橼皮　干姜

复方

经治腹胀较松，寒湿有运化之机，久恙阳虚，脾不健运，脉来迟濡。仍宜温运为主。

白术　老山朴　陈皮　木香　上安桂去粗皮，切　鸡内金炙

半夏　附子　砂仁　扁豆　茯苓　焦楂肉　干姜

复方

叠进温化三剂，日来谷食较畅，腹胀亦松，两足酸麻，湿邪下注。仍宜温中化湿。

制附子　半夏　茯苓　上安桂去粗皮，切　老山朴　五谷虫　木香

佩兰　砂仁　鸡内金炙　焦白术　泽泻　干姜　陈香橼皮

复方

脾阳不运，湿滞困中，食少，肚腹膨胀，温中化湿，小有效机，胀势未能全消。病深药浅，原意进取。

白术　老山朴　陈皮　鸡内金　木香　乌药　附子六分　茯苓

扁豆　五谷虫　白芍桂枝三分炒　砂仁　干姜　陈香橼皮

◎ **朱右**小河

寒湿夹滞，腹痛下痢，食少，舌苔薄白。和中消导，以化湿滞。

藿梗　小川朴　茯苓　陈皮　枳壳　荷叶　扁豆　煨木香　半夏　腹皮　神曲

◎ **陈右**段家桥

高年春温夹滞，发热咳嗽，腹痛下痢赤多，舌苔白腻，渴不多饮。清透滞导。

煨葛根　神曲　谷芽　煨木香　腹皮　橘红　赤苓　贝母　半夏　枳壳　淡豆豉　荷叶

◎ **毛左**江阴

脾虚湿困，肌黄肢倦乏力，肛门下坠，便溏夹血。和营健脾。

白术　白芍　炙草　丹皮炭　楂肉　当归　茯苓

陈皮　扁豆炒　炒苡米　党参　荷蒂　煨姜

◎ **潘左**青浦

便血之后，损伤肝脾，两胁结痞，食少形瘦神弱，脉象虚细。健脾和中，兼以消痞。

白术　白芍　陈皮　香附　丹参　当归　炙草　云苓　半夏　佩兰　藿梗　佛手　生姜

复方

肝气左升，肺气右降，肝木乘脾，两胁结痞，食少板胀，神疲肢倦。疏肝流气。

白术　白芍　炙草　香附　半夏　当归　茯苓　陈皮　砂仁　郁金　夕利　橘饼　煨姜

◎ **郭荻**大桥

久痢脾虚，健运失职，食少，肚腹膨胀，肌肉消瘦。健脾消导。

老山朴　茯苓　香附　半夏　蒺藜　煨姜　半夏　陈皮　砂仁　郁金　橘饼

◎ **王童**十二圩

肝脾不调，藏统失职，时常便血腹痛，食少，身热肢倦。和营健脾。

当归炒　茯苓　砂仁　扁豆　藿梗　白芍炒　炙草

白术　川朴　煨木香　陈皮　煨姜　荷叶炭

丸方

白术　扁豆　茯苓　生熟苡米　半夏　鸡内金炙　楂肉

陈皮　煨木香　神曲　佩兰　谷芽　老山朴　砂仁

共研末，加生姜二两、红枣四两，煎水泛丸。

◎ **程左**交墅　服二剂

连投桂附，温化阴霾，脉较和，腹胀亦松，舌苔薄白。原法加减。

白术　党参　上安桂去粗皮，切　云苓　半夏　制附子　砂仁

楂肉　白芍沉香三分炒　川朴　乌药　干姜　陈香橼皮

复方　服十剂

温中夹补，颇有效机，胀势虽退，尚未全消。脾胃阳虚未能完复。

白术　杭白芍桂枝三分炒　扁豆　陈皮　苡米　茯苓

党参姜汁炒　制附子　砂仁　半夏　楂肉　干姜

◎ **张左**朱家圩

肝脾气滞，湿痰凝于腹左，癥痞大如覆盆，已经数载。慎防散大成膨。

焦白术　半夏　楂肉　砂仁　藿梗　荆三棱一钱半　老山朴

茯苓　陈皮　神曲　木香　蓬莪术一钱半　煨姜　陈香橼皮

◎ **秦左**魏村

寒湿夹滞，腹中板胀作痛，恶吐痰涎冷沫，食少肌黄。温中疏气。

川桂枝　半夏　陈皮　炙草　藿梗　金铃子打

白术　茯苓　砂仁　佩兰　白芍吴萸三分炒　煨姜

◎ **石童**访仙桥

便血经久，阴亏脾弱，食少形瘦，两项结核。和营健脾。

白术　茯苓　大贝母　当归　白芍　半夏　橘红

生草　枳壳　佩兰　姜竹茹　苡米　荷叶炭

◎ **陈左**折柳桥

湿痰困中，肺胃受伤，食少，胸脘板胀，咳嗽咯痰颇多，舌苔白腻。治以和中，兼化湿痰，缓缓图治。

白术　橘红　贝母　云苓　佩兰　半夏　郁金　香附

杭白芍沉香三分炒　砂仁　煨姜　九香虫　佛手

◎ **高左**溧阳

寒湿结痞左右胁下，腹胀食少，时或呕吐，前曾夹血。和营健脾，兼以理气。

白术　茯苓　胡索　乌药　香附　陈皮　木香

当归　白芍　半夏　佩兰　砂仁　佛手　煨姜

◎ **范左**太平洲

伏邪发热，有汗不多，咳嗽气逆，胸闷不饥，大便溏薄。疏解化湿。

苏子梗　贝母　淡豆豉　半夏　枳壳　茯苓　杏仁

蒌皮　橘红　生苡米　炒牛子　竹二青　茅根

◎ **孙左**陵口

久痢经年，赤白相间，腹痛食少，四肢懒倦。健脾消导。

焦术屑　川朴　陈皮　楂肉　煨肉果三钱　茯苓

扁豆　白芍　神曲　煨姜　藿梗　荷叶　半夏

◎ **费孩**德州

久恙湿热停滞，食少寒热，肌肉瘦削，腹胀便血，已成疳积。

藿梗　赤苓　炒谷虫　扁豆　枳壳　荷叶　川朴　陈皮　神曲　大腹皮　苏梗

◎ **殷左**六沙

湿热停滞，腹痛下痢赤白，发热食少。和中消导。

煨葛根　川朴　枳壳　煨木香　陈皮　腹皮　荷叶
茯苓　扁豆　神曲　藿梗　生苡米　车前子

◎　**匡右**太平洲

寒湿停滞，已经半载，腹痛下利，赤白相间，食少形瘦。温中化湿。

白术　白芍　陈皮　扁豆　谷芽　茯苓　煨姜
煨肉果　半夏　神曲　川朴　干荷叶　煨姜

◎　**许左**八字桥

肝脾气滞，右胁板痛，食少，形神瘦弱，大便溏泄。延防入损。

白术　橘红　当归　砂仁　楂肉　煨姜　郁金　藿梗　白芍沉香三分炒　苏梗　香附　佛手

◎　**李左**六沙

寒湿停滞，腹痛，大便溏泄，舌苔白腻，胸闷作恶。温中健脾。

制附子　白芍沉香三分炒　陈皮　煨肉果　姜半夏　炙草
白术　茯苓　煨木香　党参姜汁炒　扁豆　干姜

◎　**吴左**江阴

沿途感冒寒湿，日来泄泻转多，腹痛，夹杂白滞，食少肌黄，慎防转痢。前法进治。

白术　腹皮　陈皮　谷芽　神曲　煨木香　山朴　茯苓　扁豆　半夏　楂肉　荷叶

◎　**施左**太平洲

湿痰本质，脾阳不运，胃气不降，呕吐痰涎，舌苔白腻，胸脘板闷，食少，大便溏泄，脉象虚滑。治宜温运中阳，以化痰湿，观其进退。

白术　茯苓　姜川朴　白夕利　半夏　郁金　杭白芍吴萸三分炒　炙草
白蔻仁研末后入　橘红　佩兰　姜竹茹　灶心土一块，煎汤代水

◎　**吴左**靖江

复方①

泄泻已正，腹中隐痛，肌黄食少，寒湿未清。当与温运中阳，以化湿浊。

白术　半夏　藿梗　砂仁　神曲　山朴　茯苓　扁豆
芍药沉香三分炒　香附　枳壳　煨姜　佛手

◎　**匡右**太平洲

久痢脾虚，食少头昏，四肢酸倦，腹中隐痛，脉象虚细。补中温运，以丸代煎。

白术　扁豆　陈皮　煨肉果　炙草　党参　炒白芍
佩兰　茯苓　木香　半夏　淮山药　炒苡米
共研末，加生姜二两、红枣四两，煎水泛丸。

◎　**吴右**黄山

肝不藏血，脾不统血，便血经久，腹痛食少，肢倦乏力。和营健脾。

---

① 原书本案未见初诊。

焦白术　茯苓　扁豆　清阿胶蒲黄炒　佩兰　姜半夏

陈皮　党参　炒白芍　丹参　煨木香　炒苡米　煨姜

◎ **卜右**仁厚里

湿浊夹滞，痢下白多，腹痛食少，发热口干。疏解导滞。

白术　茯苓　神曲　川朴　藿梗　佩兰　楂肉　枳壳　炒苡米　扁豆　腹皮　生姜

◎ **鞠左**大桥

长途冒暑夹湿，大便泄泻，食少神疲。先与清暑化湿，再治本病。

藿梗　茯苓　腹皮　谷芽　扁豆　六一散　半夏　陈皮　神曲　枳壳　苡米　鲜荷叶

◎ **朱右**潼家桥

湿热停滞，腹痛，下痢赤白相间，食少，舌苔白腻。疏解化湿。

煨葛根　赤苓　扁豆炒　神曲　半夏　花槟榔

小川朴　陈皮　煨木香　麦芽　枳实　荷叶

◎ **张左**潼家桥

脾虚湿郁，两足浮肿，步履乏力，肌黄食少，腹胀，大便坚溏不一。和中化湿。

苍白术　赤苓　川怀膝　川朴　泽泻　生苡米　半夏　陈皮　当归　秦艽　扁豆　姜皮

◎ **丁右**木桥

寒湿困脾，食少肌黄，腹痛，下痢纯白，寒热不清。疏解导滞。

煨葛根　半夏　陈皮　生苡米　花槟榔　藿梗

小川朴　赤白苓各　扁豆　煨木香　枳实　荷叶

◎ **陈左**陈家巷

湿邪夹滞，发热无汗，舌苔白腻，腹痛便泄。疏解和中。

藿梗　茯苓　扁豆　枳壳　陈皮　苏梗　小川朴　腹皮　谷芽　神曲　半夏　荷叶

◎ **陆左**斜村

湿邪夹滞，食少身热，大便泄泻，小溲少。疏解导滞。

藿梗　小川朴　陈皮　枳壳　扁豆　六一散　半夏　茯苓　神曲　谷芽　通草　荷叶

◎ **朱左**埠城

寒湿困脾，脾虚中阳不能开展，运化失其常度，形神瘦削，肚腹膨胀，谷食减少，舌苔白厚，势成单腹。

白术　半夏　陈皮　木香　鸡内金　老山朴　制附子　茯苓　砂仁　焦楂肉　干姜

◎ **萧左**萧家巷

山岚瘴气，蕴蓄已久，每发，浑身块垒奇痒无度，内则吐泻交作。当与表里两解，以观进退。

藿梗　防风　生甘草　生苍术　猪赤苓　陈皮

半夏　腹皮　荆芥　川朴　六一散包　桑叶

◎ **陆左**芜湖

吐泻之后，湿浊未清，混淆中州，胸脘痞闷，不饥不食，身热有汗，舌苔微黄，渴不多饮，脉象濡细。温运化湿。

藿梗　枳壳炒　白蔻仁　赤苓　姜川朴　六一散

半夏　神曲　谷芽　姜川连　生苡米　姜商陆

复方

经治已得速汗，脉静身凉，表邪已解，胃气未复。前方加易。

藿梗　半夏　橘红　枳壳　白术　扁豆　茯苓　佩兰　谷芽　神曲　炒苡米　青荷梗

◎ **李左**武阳

寒湿困脾，脾阳不运，食少形瘦，肚腹膨胀，大如抱瓮，便溏，舌苔白，势成单腹。

苍白术各，炒　半夏　砂仁　鸡内金　腹皮　老山朴

陈皮　佩梗　五谷虫　枳壳　楂肉　木香　干姜

◎ **李左**太平洲

脾不健运，食少，肚腹膨胀，形神瘦弱，年近花甲，单腹可虑。温中消导。

白术　半夏　五茄皮　陈皮　五谷虫炒，八分　川朴

炒苍术　连皮苓　大腹皮　鸡内金　神曲　干姜

◎ **谭左**夏墅

脾虚停滞，食少饱胀，腹痛便溏夹血，发热肢倦。和中健脾。

白术　白芍　炙草　煨木香　丹皮炭　扁豆　茯苓　楂肉　陈皮　川朴　煨姜

◎ **孙左**土桥头

脾虚湿郁，两足浮肿，食少肚腹饱胀。健脾分消。

苍白术各，炒　连皮苓　陈皮　腹皮　泽泻　姜皮　半夏　川朴　砂仁　藿梗　五茄皮

◎ **姬左**泰兴

寒湿困中，痢下经久，腹痛里急不爽，食少，形神瘦弱，脉象虚数。宜温中化湿，兼以理气。

焦术屑　陈皮　焦楂肉　省头草　法半夏　茯苓　神曲

杭白芍　煨肉果　煨木香　扁豆炒　煨姜　干荷叶

◎ **周左**口岸

肝不藏血，脾不统血，肝脾气滞，食少肌黄，便溏夹血。养营调中。

当归炒　陈皮　炒扁豆　潞党参　砂仁　杭白芍炒

丹参　姜半夏　云苓　佩兰叶　白术　煨姜　红枣

◎ **徐右**大桥

胎前下痢，延及产后，腹痛痞胀，痢下赤多，食少，胸闷作恶呕吐。正虚，肠胃湿热不化，当与扶土和中。

焦术屑　炒扁豆　杭白芍　炙草　姜半夏　焦楂肉　谷芽

炒当归　陈皮　云苓　煨木香　煨姜　丹皮炭　荷叶

◎ **吴左**如皋

脾有湿热，不能宣化，初起足浮肿，渐渐肢面亦肿。健脾分消。

苍白术　猪赤苓各　青防风　炙砂仁研　炒扁豆　姜半夏

大腹皮　生苡米　五茄皮　川牛膝　广陈皮　宣木瓜　冬瓜子皮

复方

经治浮肿渐消，湿邪有运化之机。仍宜分消，以化积湿。

苍白术各，炒　姜半夏　广木香　加皮　扁豆　连皮苓

陈皮　腹皮　砂仁　姜皮　川朴　藿梗　生熟苡米

◎ **李左**口岸

痞积，起于疟后，在左胁下，食少板胀，四肢倦怠。宜丸剂缓图。

潞党参　姜川朴　云苓　青陈皮　炙草　软柴胡　藿梗　制香附

木香　姜半夏　九香虫　杭白芍　当归　砂仁研

上药共为细末，加生姜二两、红枣四两，煎水泛丸，每早晚，开水送下三钱。

◎ **杜左**太平洲

脾虚湿郁，食少肌黄，便溏夹血，且有疥癞。健脾和中，清化湿热。

全当归　苍白术各　广陈皮　生苡米　青防风

姜半夏　赤苓　川黄柏　羌活　冬桑叶　杭白芍

◎ **黄左**太平洲

肝病则痛，脾病则胀，此宿疾有年，近来寒热热重，有汗不解，舌干无津，肚痛转剧，脉来弦数。当与和解，兼化痰降气。

藿梗　金铃子打　香附醋炒　当归　川石斛　柴胡

乌药　杏仁　橘红　郁金　姜竹茹　金橘饼　杭白芍

复方

去柴胡。

复方

夜得更衣两次，腹痛已平，寒热亦止，舌干较润。恙势大有转旋之机，肝脾宿疾仍宜缓缓图治。

当归　杭白芍沉香三分炒　茯苓　醋炒香附　佩兰叶　焦白术

乌梅炭　炙草　金铃子　橘饼　九香虫　煨姜　橘红

复方

经扶正化痰，病机颇合，脉象虚弱，形神萎疲，寒热盗汗，腹中隐痛。前法益以温运流气。

当归　白术　炙草　台乌药　青陈皮　川桂枝五分

杭白芍沉香三分炒　茯苓　潞党参姜汁炒　佩兰叶　干姜

◎ **刘左**夏墅

肝藏血，脾统血，肝脾不调，藏统失职，便溏夹血，四肢倦怠。和营健脾。

焦白术　炒白芍　云苓　陈皮　砂仁研　省头草　炒苡米

丹皮炒　姜半夏　红枣　煨姜　清阿胶蒲黄炒

◎ **朱左**嘶马

劳碌伤脾，木旺侮土，湿痰困中，食少胸脘板闷，两足浮肿，肌黄，舌苔白厚，脉来弦数。当与抑木和中。

焦白术　姜半夏　川郁金　白夕利　云苓　佩兰　扁豆炒

川朴　炒苡米　制香附　香砂仁　陈皮　生姜　佛手

◎ **黄右，卅岁**太平洲

湿热郁结，小溲夹血，食少肢倦。和营化湿。

当归　杭白芍炒　云苓　草梢　广皮　飞滑石　姜半夏

焦白术　黑山栀　粉丹皮　上血珀四分，研末调服

◎ **王右**六合

肝木偏旺，克制脾胃，食入呕吐，时常嗳气。抑木和中。

焦白术　白夕利　云苓　代赭石煅，三钱　川郁金　炙草

白蔻仁五分，研末后入　陈皮　藿梗　姜半夏　干姜　旋覆花包，八分

复方

进代赭旋覆合二陈加减，呕吐已止，肝木未平，胸闷嗳气。仍宜疏肝流畅。

焦白术　白夕利　醋炒香附　川郁金　橘红　代赭石煅　砂仁

杭白芍沉香三分炒　佩兰　旋覆花包　姜半夏　煨姜　白檀香劈

此二方定在肝胃气门。

◎ **李右**

湿热夹滞，腹痛下痢，赤多白少，里急后重，胸闷作恶，谷食不贪。治以和中消导。

煨葛根三钱　姜川连四分　焦楂肉　赤白苓　陈皮

荷叶　槟榔一钱　姜川朴　枳实麸炒　谷芽　神曲

◎ **吴右**苏州

脾不化湿，水溢肌肤，两足浮肿，渐渐入腹，腹胀如鼓，大便泄泻。和中化湿。

焦白术　小川朴　连皮苓　大腹皮　砂仁研　扁豆　神曲

谷芽炒　生熟苡米　姜半夏　焦楂肉　姜皮　陈皮　冬瓜子皮

◎ **贾左**

痢久经年，近来泄泻，由深近浅，佳兆也。脾胃虚弱，食少神疲，脉虚，不无可虑，能于

受补则吉矣。

焦白术　姜半夏　云苓　扁豆　神曲　煨肉果　川朴

潞党参姜汁炒　杭白芍炒　煨姜　广皮　干荷叶

◎ **邵左**埠城

胀痛有年，脾胃虚弱，母病传子，肺气受伤，咳嗽痰多。脾肺并调。

焦白术　小川朴　云苓　砂仁　杏仁泥　象贝母　谷芽　姜半夏　苡米　姜竹茹　广皮

◎ **丁右**斜桥

脾阳寒湿停滞，腹痛便泄，食少形瘦，已经一载。温中化湿。

焦白术　制附子　茯苓　广皮　杭白芍炒　炙草　煨肉果

扁豆　破故纸三钱　姜半夏　干姜　潞党参姜汁炒，三钱

◎ **刘左，廿八岁**

劳力伤阴，脾虚不能统血，便血经年，向有胃气，胸痛屡发。和中健脾。

焦白术　炒当归　杭白芍　陈皮　丹皮　粉丹皮　省头草　炒谷芽

清阿胶　扁豆　薏米　潞党参姜汁炒　煨姜　荷叶炭

◎ **陈左**宜兴

寒气伏于至阴部分，腹痛攻动，上及引背，屡经举发，脉象虚细，温中流气。

焦白术　制附子五分　白芍吴萸三分炒　当归　延胡索　干姜六分

广皮　砂仁　上安桂去粗皮切，五分　炙草　台乌药

复方

寒气凝滞，腹中攻动作痛，头昏鼻流臭涕。温运流气。

令服榔梅丸，姜汤送下。

焦白术　杭白芍　炙草　广皮　全当归　乌梅炭　紫丹参　白蒺藜

川郁金　广木香　干姜　制附子六分　台乌药　金橘饼

复方

进温运流气，病势较平。胸背腰腹痛无定所，头系寒气走注。仍宜温运。

制附子八分　杭白芍吴萸三分炒　乌梅肉一钱　炙草　广皮

当归　川郁金　白夕利　上桂心三分　云茯苓　炮姜炭五分

复方

进温运疏气法，胸背痛减，寒郁气滞，脉象虚细。仍从原意进步。

制附子八分　杭白芍　白当归身　焦白术　乌梅肉　炙草

陈皮　潞党参姜汁炒　炒扁豆　紫丹参　上桂心三分　炮姜炭五分

复方

经治恙已轻减，伏寒未尽。仍宗原意，缓缓图功。

制附子　潞党参姜汁炒　杭白芍　炙草　上桂心　广皮　炒当归

白夕利　乌梅肉　省头草　扁豆衣炒　焦楂炭　炮姜炭

◎ **郭左**埠头

休息痢，或作或止，食少肢倦。前法进治。

焦术屑　云苓　杭白芍炒　全当归　广皮　炒扁豆　佩兰叶

炒谷芽　薏米炒　生姜　红枣　炙草　潞党参姜汁炒

◉ 疟疾门

◎ **刘左**访仙桥

正虚伏邪，寒热经久，食少，形神瘦弱，脉象虚弦。慎防入损。

软柴胡鳖血炒，八分　茯苓　省头草　橘红　当归　谷芽

姜半夏　香青蒿　杏仁　郁金　白芍　生姜

◎ **秦右**九江

昔年三阴疟后，结成疟母，在左胁下板硬作胀，历久不消。治宜和中消痞。

焦白术　砂仁　蓬莪术一钱半　杭白芍　陈皮　云苓　姜半夏

全当归　广木香　制香附　京三棱一钱半　焦山楂　煨姜　佛手

◎ **张孩**石桥

寒热间日，食少肌黄，大便溏泄。疏解和中。

大豆卷　半夏　枳壳　茯苓　谷芽　姜竹茹　苏梗　橘红　川贝母　神曲　藿梗

◎ **谢左**杨中

秋邪夹湿，寒轻热重，间日一作，有汗不解，舌腻口干，头痛。当与疏解化湿。

苏梗　茯苓　枳壳　杏仁　川朴　通草　半夏　橘红　细雅连姜汁炒　藿梗　姜竹茹

◎ **石左**川门桥

伏邪夹湿，下午小有寒热，舌腻胸闷不饥。清透和中。

苏梗　茯苓　藿梗　香附　神曲　通草　姜半夏　贝母　郁金　枳壳　川朴　姜竹茹

◎ **常左**小河

疟间两日，已延年载，食少肢倦，脾虚痰湿困中。和解化湿。

白术　川朴　枳壳　神曲　煨草果三钱　藿梗

生姜　杭白芍桂枝三分炒　橘红　谷芽　苡米炒

复方

间日疟经久不止，热甚口干，谷食不贪，舌苔薄白，有汗不解。和中化湿。

苍术　茯苓　橘红　川朴　柴胡　姜竹茹　姜半夏　杏仁　枳壳　藿梗　神曲

◎ **木童**小河

寒热间日，食少腹痞板痛。和中消导。

藿梗　苏梗　半夏　茯苓　枳壳　川朴　生苡米　腹皮　谷芽炒　陈皮

◎ **钱右**阊门

寒热间日，缠绵半载，食少胸闷。和解化湿。

藿梗　柴胡　半夏　茯苓　川朴　生姜　青蒿　橘红　枳壳　神曲　炙鳖甲

◎ □□①太平洲

疟后，脾虚运化失常，食少，胸脘板闷，恶吐酸水。健脾化湿。

焦白术　云苓　砂仁　焦神曲　炒苡米　姜川朴

陈皮　谷芽　广木香　姜半夏　藿梗　煨姜

◎ **周左**汤庄桥

寒热间日，经久不止，食少饱胀，肢倦肌黄。和解化湿。

软柴胡　煨草果　云苓　橘红　生苡米　小川朴　杭白芍桂枝三分炒

神曲　谷芽炒　杏仁泥　姜半夏　姜竹茹

◎ **陈右**

寒热日作，胸闷食少，恶吐痰涎，汗出不透。疏解化痰。

软柴胡　川朴　橘红　谷芽　姜半夏　姜竹茹

枳壳　焦神曲　杏仁泥　白蔻仁研末后入　茯苓

◎ **魏右**潼家桥

疟邪经久，往来无定，入夜盗汗，食少，运化失职。和荣畅中。

软柴胡鳖血炒　半夏　川朴　云苓　橘红　神曲

煨草果　炒谷芽　杭白芍桂枝三分炒　藿梗　竹茹

复方

疟间日，经治轻减，未能全止。前法加进。

炒白芍　姜半夏　川朴　茯苓　煨草果　生姜

杭白芍桂枝三分炒　苏梗　生苡米　谷芽炒　橘红

◎ **常左**

疟久经年，止后正虚脾弱，肌黄肢倦，时或鼻衄。养营健脾。

焦白术　杭白芍桂枝三分炒　黄芩炙　丹皮　红枣

神曲　当归　云苓　陈皮　党参　佩兰　生姜

◎ **冷右**圩塘

疟邪经久，脾胃受伤，谷食不贪。和解化湿。

藿梗　柴胡　橘红　云苓　川朴　煨草果　佩兰　半夏　生苡米　生姜　红枣　炒白芍

◎ **诸葛左**

疟久伤脾，脾虚湿痰困中，寒热间日，或作或止，肌黄，大便溏泄，食少饱胀。温运

① □□：原书缺失患者姓氏。

化湿。

焦白术　姜半夏　云苓　炙草　川朴　杭白芍桂枝三分炒

煨草果　橘红　当归　谷芽炒　苡米炒　竹二青　生姜

卷二

◉ 肝风门附心悸、吐血、麻风、惊痫、痰厥、不寐、风湿

◎ 王右埤城

血少荣养，左肩臂肿胀作痛，食少身热。和荣疏风通络。

当归　茯苓　丝瓜络　生草　苏梗　白夕利　秦艽　羌活　防风　续断　丹参　酒桑枝

复方

血虚风乘，右肩臂肿胀作痛。疏风通络。

青防风　左秦艽　羌活　威灵仙一钱　茯苓　半夏　川续断

当归　苏叶　生草　丝瓜络　橘红　陈松节　酒桑枝

◎ 陆左郭村

肺主皮毛，脾主肌肉，风热夹湿外袭。初起红晕奇痒，肌肤燥皮延蔓遍体。凉血消风。

大生地　陈皮　半夏　丹皮　净蝉衣　生草　青防风

猪赤苓各　黄芪　白芍　全当归　丹参　浮萍草

洗药方

生苍术　川黄柏　苦参　浮萍草一把　生草　细雅连　丹皮

煎水洗。

◎ 蒋左后朱巷

本质不足，血虚风乘，头痛屡发。养营补中。

归身　生黄芪　杭菊花　生草　焦白术　橘红

白芍　白夕利　丹皮　石决明　半夏　桑叶

◎ 李右六沙

进养营调中，心悸少寐，均有效机。原意进取。

归身　白术　半夏　茯苓　佩兰　炙黄芪　杭白芍

炙草　丹参　远志肉　酸枣仁　红枣　橘红

◎ 萧左萧家巷

血虚木郁，不能荣养，心神恍惚，遇事健忘。养血平肝，兼以宁心。

归身　白术　杭白芍　抱茯神辰砂拌　淮山药　酸枣仁

半夏　郁金　白夕利　炙黄芪　红枣

◎ **王**李家舍

劳力阳络受损，痰中夹血，胸闷，咽喉作痒。和营调中。

归身　丹参　生三七　乌贼骨　丹皮　大生地

白芍　郁金　怀牛膝　生甘草　川石斛　藕节

◎ **夏右**访仙桥

劳伤营弱，肢节酸痛。养血疏风。

大生地　归身　白夕利　青防风　秦艽　生草　佩兰

丹皮　酒炒丝瓜络　杭白芍　羌活　桑枝酒炒

◎ **张左**腾村

寒湿入络，腰臀酸痛。仍宜养营通络。

当归　厚杜仲　丹参　丝瓜络　白术　秦艽　宣木瓜

杭白芍　陈皮　大生地　菟丝饼　酒桑枝

◎ **王右**朱王庙

痰郁气常，血不养心，心神恍惚，夜不安寐，食少神疲。养血宁心，兼清痰热。

焦白术　归身　茯神　炙草　丹皮　陈秫米　姜半夏

橘红　花粉　黛蛤散　大生地蛤粉炒　姜竹茹

◎ **姚右**黑木桥

血少营养肝阳，心火烦扰不安，惊悸耳鸣，寐不结实，胸闷食少。养营和中。

归身　半夏　炙草　橘红　大生地　生芪　白芍

白夕利　茯神辰砂拌　佩兰　丹皮　红枣

◎ **杨幼**埤城

本质不足，风痰入络，四肢抽搐，不时举发，痰声漉漉。久延慎防惊痫。

全当归　白芍　贝母　花粉　佩兰　杏仁　生地

秦艽　茯苓　白术　橘红　桑枝　钩藤钩

◎ **朱左**后朱巷

湿郁生痰，痰窜包络，屡发痰厥，发时昏仆，不省人事，口流涎沫，脉象虚弦。养营平肝，化痰解郁。

白术　川郁金　党参　煅石决　茯苓辰砂拌　半夏　夕利

生草　川贝　橘红　大生地蛤粉炒　淡竹沥姜汁同炒

◎ **陈左**新桥

劳力伤营，络伤咯血，屡经举发。和营调中。

大生地　茯苓　乌贼骨　丹皮　橘红　生草　全当归

郁金　白芍　焦楂肉　丹参　藕节　枇杷叶

◎ **俞右**无锡

上年咯血之后，阴分大伤，血不养肝，肝木乘脾，食少，胸脘极闷，时或呕吐，心悸头昏。养血归脾，缓缓图治。

归身　茯神辰砂拌　炙草　香附　台乌药　大生地　夕利

白芍　丹皮　郁金　陈皮　金橘饼　炒白术　红枣

复方

进养血归脾颇合病机，诸恙向减。营血不足，心悸不宁，脉象虚细。前法进治。

归身　茯苓　橘红　大生地　夕利　丹参　白术

炙草　郁金　炙黄芪　白芍　清阿胶蛤粉炒　红枣

◎ **蒋左**常州

劳烦过度，血少荣养，心悸肉瞤，夜寐不安，时或遗泄，脉象虚数。养血归脾，以安心肾。

大生地　茯神辰砂拌　丹皮　白芍　枣仁　菟丝饼盐水炒

白归身　炙草　炙黄芪　白术　橘红　剪芡实　红枣　莲子

◎ **杜右**王家村

寒湿入络，腰臀疼痛，不利转侧。养荣温经通络。

川独活　白术　丹参　秦艽　续断　宣木瓜　当归

毛脊　大生地　白芍　陈皮　青防风　酒桑枝

◎ **姜左**奔牛

进养营调中，恙势平平，荣血向亏，不能荣养，心悸肢倦，食少胸闷。养荣健脾。

白术　茯神辰砂拌　陈皮　丹参　郁金　枣仁　归身

炙草　佩兰　丹皮　夕利　半夏　煨姜　金橘饼

复方

血虚不能营养，心悸肢倦，胸闷食少。养营和中。

当归　白芍　炙草　半夏　志肉甘草水炒　川郁金

白术　茯神辰砂拌　佩兰　丹参　枣仁　红枣　橘红

膏方

生熟地　白芍　茯神辰砂拌　枣仁　橘红　肥玉竹三两　白归身

夕利去刺　志肉甘草汁炒　炙黄芪　白术　厚杜仲　炙草　怀牛膝

加红枣四两共煎为汁，入冰糖十两，收膏。

◎ **郑左**陵口

高年血虚，不能荣养，半身以下骨节酸痛，足底酸麻，步履乏力。养荣通络。

大生地　白芍　生草　茯苓　丹皮　当归　川续断

白术　丝瓜络　毛脊　生黄芩　首乌藤　酒炒桑枝

◎ **孙右**金坛

体质阴虚，血不养心，心悸不寐，骨蒸食少，脉象虚涩。归脾汤加减。

大生地　白芍　远志肉　橘红　清阿胶蒲黄炒　茯神辰砂拌

炙黄芪　山药　枣仁　白术　炙龟板　归身　红枣

◎ **杨左**长兴

据述近状，自经调治，小有效机。惊悸多梦，夜寐不实，平平如故，更兼两耳鸣响，浑身骨节酸痛。情不安适，营血亏虚，水不涵木，恙延已久，难于速效。兹以养方，缓图完复。

生熟地　白芍　归身　丹皮　白术　麦冬甘草水炒

菟丝饼　党参　山药　炙草　茯神辰砂拌

加桂圆肉、红枣、净萸肉、炙黄芪，共煎汤汁三次，去渣，入冰糖十两，收膏。

◎ **吴右**苏州

血少荣养，心悸骨蒸，夜不安寐。养血宁心，以潜虚阳。

大生地　白芍　炙龟板　炙黄芪　丹皮　丹参　白归身　远志

潼夕利　炙草　煅龙齿五钱　桂圆肉　茯神辰砂拌　红枣

◎ **王右**太平洲

血不养肝，肝风夹痰，乘机窃动，浑身走注作痛，时或昏扑，恶吐痰涎。病名“肝厥”，养血平肝，以祛风痰。

当归　姜半夏　白芍　佩兰　决明　象贝　川郁金磨汁冲服

茯苓　生草　橘红　丹皮　首乌藤　花粉

◎ **张右**三姚

肝脾气滞，胸痞板胀，头眩心悸，夜不安寐。养营平肝。

白术　半夏　杭白芍沉香三分炒　藿梗　丹皮　香附

茯神辰砂拌　橘红　炙甘草　当归　佩兰　红枣

◎ **汪右**厦门

思虑伤脾，抑郁伤肝，久则虚阳上扰，心悸嘈杂，骨蒸食少，夜不安寐。前进养血潜阳之品，少有效机，原意进取。

大生地　志肉　柏子仁二钱　炙草　白芍　党参　归身　枣仁

茯神辰砂拌　花龙齿煅　白术　黄芪　桂圆肉　红枣

◎ **袁右**折柳桥

久恙失调，荣虚脾弱，心悸肉瞤，肢麻头痛。养荣健脾。

白术　黄芪　佩兰　枣仁　大生地　归身　炙草　橘红　茯神辰砂拌　生姜

复方①

血不养心，心悸肉瞤，四肢酸麻，内热口干，津液不能上承。养血宁心。

---

① 方：原书无“方”字，今补。

炙芪　茯神辰砂拌　枣仁　清阿胶蛤粉炒　归身　首乌藤

杭白芍　志肉　大生地蛤粉炒　丹皮　枣仁　炙草

◎ **徐右**徐家巷

血虚体质，肝火夹痰上升头顶，头眩目花，食少胸闷。养血平肝。

当归　茯苓　半夏　白术　菊花　大生地　白夕利　炙草　藿梗　郁金　丹皮　夏枯草

◎ **周右**云南

血不养心，心悸不宁，阴不敛阳，夜不成寐。养血归脾，以安心神。

大生地　丹皮　茯神辰砂拌　橘红　志肉　红枣

白芍　归身　生草　佩兰　枣仁　桂圆肉

◎ **袁右**小岐

经治头面肿肤已退，红晕未消，风热伏于荣分。仍宗原意进步。

大生地　夕利　生草　黄芪酒炒　鲜皮三钱　当归

丹皮　橘红　白芍　大胡麻　菊花　桑叶　夏枯草

◎ **施右**中心沙

阴不敛阳，肝火扰动血络，时常咯血，经期落后，腹痛肢倦。和营平肝。

大生地　白芍　丹皮　丹参　清阿胶蒲黄炒　茯苓

藕节　当归　生草　延胡索　陈皮　乌药　煅石决

◎ **汪右**青龙镇

血虚风袭，浑身骨节酸痛。养血祛风。

当归　青防风　丝瓜络　生草　大生地　茯苓　秦艽

羌活　杭白芍桂枝炒　丹皮　夕利　酒桑枝

◎ **顾右**中心沙

进和营化瘀，咯血已止，谷食亦畅。仍宜养营和中。

大生地蛤粉炒　丹参　生芪　茯苓　乌贼骨　白芍

白术　生草　橘红　茜草炭　归身　甘蔗

◎ **陆右**高桥

营血不足，肝火扰动心阳，心悸不宁，时常作恶。抑木和中。

归身　茯神辰砂拌　郁金　丹皮　丹参　焦白术　白芍

橘红　夕利　半夏　石决明　甘蔗　左金丸四分入煎

◎ **张左**窦庄庙

操劳太过，营阴受损，水不济火，心肾不交，夜不成寐，脉象弦数。当与养血宁心，兼平肝火。

生地蛤粉炒　茯神辰砂拌　生熟枣仁各　丹皮　石决　橘红

生白芍　丹参　炙甘草　志肉　白术　生芪　红枣　桂圆肉

◎ **王左**扬州

疠风袭于脾肺，浑身骨节酸痛，肌肤红蕴，麻痹不仁，势成麻风。

大生地　大胡麻　陈皮　丹皮　当归　夕利　猪赤苓　苦参　酒参　生草　鲜皮　浮萍草

◎ **吴右**冷家桥

血虚风邪入络，浑身骨节酸痛，经行先期，身热口干，食少胸闷。和营疏风。

当归　白芍　炙甘草　乌药　羌活　制香附　生地

茯苓　延胡索　秦艽　白术　广木香　煨姜　艾绒

◎ **邱左**窦庄庙

误用辛烈之列品，塞于左耳，扰动肝阳，口眼歪斜，热甚生风。当与养血平肝。

生地　石决　丹皮　生草　夕利　桑叶　钩藤钩后入　白芍　甘菊　橘络　当归　秦艽

◎ **王右**武家桥

阴虚体质，水不济火，肝火燔灼，扰动阳络，血因火升，屡经咯红，心悸身热，脉象弦数。当与滋水柔肝。

大生地　丹皮　茯苓　黛蛤散　白芍　党参　淮药　净萸肉

清阿胶蒲黄炒　丹参　石决　白术　藕节　甘蔗劈

复方

一水解济五火者，肾是也。阴虚水不涵木，木火升腾，血因火动，现今离心，诚恐复发。急宜息心静养，辅以药饵，水火能济，乃可完复。

大生地蛤粉炒　生芪　炙草　归身　茯苓　佩兰　炒白芍

党参　淮药　丹皮　白术　生石英　京元参　甘蔗　藕节

复方

前进滋水柔肝，颇有效机，惟肝火偏旺，时或痰中夹血，脉象虚弦。宗前法，兼以潜阳之品。

生地蛤粉炒　麦冬　生石决　白芍　黛蛤散　省头草

山药　元武板炙　清阿胶蒲黄炒　归身　丹皮　鲜藕

◎ **徐左**南通

五志过极，俱从火化，平昔操劳，久郁生痰生火，有时神不守舍，语无伦次。化痰清降，尤宜旷观自得。

归身　茯神　丹皮　黛蛤散　石决　法半夏　郁金　生草

川贝　生枣仁　细雅连　龙齿煅　朱灯心　莲子

复方

心藏神，脾藏志，肾藏意，七情六欲小有不遂，久郁生痰生火，盘踞太阴营分为癫，动作云为，有时反常，以情志中病。当与养阴，清化痰火，尤宜驱除思虑为要。

生地蛤粉炒　青礞石　川贝　丹皮　花龙齿　元武板　茯神辰砂拌

花粉　枣仁　细雅连　淡竹沥姜汁几点，同冲一羹匙

丸方

大生地四两　茯神辰砂拌，三两　生枣仁一两五钱　丹皮一两五钱

黄芩一两五钱　全瓜蒌一两　乌犀尖三钱　花龙齿四两　生草八钱

青礞石八钱　橘红一两　归身一两五钱　元武板四两　半夏一两五钱

上药共为细末，加铁落四两，煎汤；和淡竹沥二两，泛丸。早晚服三钱。

◎ **徐左**马家桥

血虚风湿入络，手足肌肤麻痹不仁，肢节酸倦，不耐作劳。久延防成麻风。

大生地　防风　生草　陈皮　黄芩　夕利　荆芥　蝉衣

丹皮　当归　苦参　白鲜皮　赤苓　浮萍草

◎ **王左**泰兴

肝藏血，脾统血，心生血，正在壮年，几经咯血，止后营阴大亏，不耐烦劳思虑，动辄怔忡，头汗懊侬，莫可名状。当与养血归脾。

白术　白芍　炙草　党参　志肉　归身　茯神朱砂拌

丹参　丹皮　枣仁　橘红　佩叶　红枣

◎ **王**姚家桥

肥人湿重，血不养肝，肝风窃动，兼有湿痰窜入经络，左半身不遂。脉象虚弦。势成类中。平肝息风以化湿痰。

大生地蛤粉炒　白芍　夕利　橘红　茯苓　石决明　川贝母　花粉

秦艽　丹皮　当归　桑枝　钩藤钩后入　淡竹沥姜汁同冲，一羹匙

◎ **孙左**

肝胃之火，迫血妄动，巨口咯血，胸痛发热。和营调中。

大生地　生草　石斛　白芍　乌贼骨　茯苓　丹皮

郁金　当归　白术　茜草炭　枇杷叶　藕节

◎ **李左**南京

思为肝志，心主藏神，全赖血液以濡润之。阴虚郁损肝脾，心火妄动，肾水不能上乘，夜寐不安，每至夜半则醒。脉来细数。当与滋阴清降水火既济，乃可有功。

生地蛤粉炒　归身　丹皮　枣仁　法半夏　生草

白芍　玄武板炙　茯神　橘红　元参盐水炒　甘蔗

复方

思虑伤脾，抑郁伤肝，五志过极，俱从火化。水不济火，阴不上乘。每至夜半，寤多寐少。脉象细数。治宜养阴清降，兼旷观自得为要。

大生地蛤粉炒　生枣仁　丹皮　石决明　花龙齿煅　橘红　生白芍

茯神辰砂拌　净萸肉　元参盐水炒　炙龟板　白术　归身　甘蔗

人乳二两，另炖服。

复方

前进滋阴清降，小有效机，惟年近大衍，营血向亏，更兼操劳，最损心脾，仍宗原意，尤宜节劳为是。

大生地　生芪　茯神辰砂拌　丹皮　乌元参盐水炒　龟板炙　生熟枣仁

志肉甘草水炒　炙草　归身　煅石决　川贝　天花粉　淡竹沥姜汁冲

◎ **赵左**谏壁

年近花甲，营血向亏，水不涵木，肝阳上乘。左半面偏痛，拇指震动。舌苔白腻。

养营平肝，兼化风痰。

生地蛤粉炒　杭白芍　菊花　石决明　白术　茯苓　白夕利

丹皮　薄橘红　归身　桑叶　首乌藤　秦艽

复方

进养血平肝，恙势平平。左半面痛，经络抽掣时作。时心肝主一身之筋，都缘血少营养，易于生风。仍宗原意加减。

生地蛤粉炒　秦艽　桑叶　石决明　生草　防风　生芪

丝瓜络　白芍　橘络　夕利　归身　首乌藤　钩藤钩后入

复方

肝性调达，不扬则抑，又为风木之脏，全赖血汁以濡润之。血少营养肝阳，夹风上乘，头面偏痛。在左震动经络。脉象虚弦。当与柔润之剂，以平肝息风。

生地　白芍　丹皮　秦艽　白术　龙齿煅　归身　夕利

橘络　瓜络　石决明　菊花　桑叶　钩藤钩

复方

前投柔润息风等剂，颇合病机。肝为刚脏，易于生风生火。年逾半百，阴汁已亏，经营场中，操心太过。急宜珍摄，辅以药饵，乃可安全。以膏代煎。

生熟地　淮山药　炙芪　净萸肉　云苓　晚蚕沙　归身　粉丹皮　橘红

潼夕利　炙草　冬桑叶　杭菊花　龙齿　清阿胶蛤粉炒　石决明

上药加红枣四两、冰糖，收膏。

◎ **陆左**六沙

温邪犯肺，损伤血络，巨口咯红，咳嗽，痰多夹积血块。当与和营清肺。

南沙参　瓜蒌皮　川郁金　茯苓　牛子　川石斛　川贝母

甜杏仁　茜草根钱半　前胡　桑叶　藕节　丹皮　枇杷叶

复方

进和营清肺，咯血已止，咳嗽痰多，下午发热不清。清肺化痰。

前胡　贝母　橘红　桑叶　郁金　南沙参　杏仁

茯苓　石斛　丹皮　苏子梗　竹二青　枇杷叶

◎ **许右**武进

肝主筋，肾主骨。女子以肝为先天，又为血海，年交大衍，阴汁已亏，寒湿乘虚下袭，两足酸痛，经络抽掣，不能任力。脉象濡软。治宜养营通络。

生地　虎胫骨炙，三钱　橘红　生芪　丝瓜络　当归

云苓　怀牛膝　半夏　秦艽　桑枝　宣木瓜　钩藤钩

复方

昨进养营通络，两足抽掣较稀，半身以下不能转侧自由，胸腹极胀，大便旬日不解，阴液亏耗。养血舒筋。

生地　鹿角霜三钱　瓜蒌仁炒，研　丹皮　淮牛膝　归身　绵黄芪

白芍　虎胫骨炙，三钱　陈皮　宣木瓜　丝瓜络　钩藤钩

复方

血少营养，寒湿入络，两足经络不和，时常抽掣。怯冷乏力，不能起立，舌苔白腻。治宜温通络脉，兼化寒湿。

生地　独活　宣木瓜　丝瓜络酒炒　陈皮　白芍桂枝二钱炒　怀牛膝　当归

生草　鹿角胶酒炖化下　虎胫骨　钩藤钩四钱，后入　生黄芪　酒炒桑枝

服二服，两足有作抽搐初六日。减去胫骨、鹿胶、独活，加秦艽、防风。

复方

叠进温补之剂，效而不效，下痿固属肾虚，血少敷荣。向经旨治痿独取阳明，湿热不攘，则大筋软短，小筋弛长。致有抽搐腹胀，足不任地，诸种见证，不可徒事温补也。兹宗也古法泻南补北以取之。

生地　归身　知母　怀牛膝　虎胫骨炙松　炒白芍　山药

鲜石斛　元武板炙　丹皮　云苓　秦艽　桑枝　木瓜　乌藤

复方

投泻南补北，颇有效机，腹胀较松。年近大衍，月事尤多，且多白带。营血大亏，非旦夕所能骤复，原意进步。

大生地　云苓　白芍　知母　丹参　元武板　归身　山药

鲜石斛　黄柏盐水炒　牛膝　丝瓜络　净萸肉　木瓜　桑枝

复方

经治颇合，日来两足稍可自由，湿热积于阳明，机关不利，入夜经络依然抽搐。仍宗前法，泻南补北，以缓缓图治。

生地　怀膝　归身　知母　炙龟板　丝瓜络　茯苓　白芍

黄柏盐水炒　橘红　酒炒木瓜　钩藤钩　首乌藤　嫩桑枝

膏方

生熟地　山药　桑寄生　丹皮　木瓜　橘红　白归身　怀牛膝　生芪

麦冬　川续断　酒炒瓜络　肥知母　左秦艽　虎胫骨炙松　炙龟板

净萸肉　川黄柏　首乌藤　青防风　茯苓　右桑枝五两

入冰糖十二两收膏。

◎ **陆左**大成桥

脾主四肢，高年血虚，不能荣于四末，手足掌心燥裂。养营除风。

生地　白芍　生芪　夕利　陈皮　防风　当归　生草　秦艽　茯苓　丹皮　桑枝

◎ **束左**常州

脾虚血少，水不涵木，每过劳动，肝阳上乘，上扰于脑，经络跳动鸣响，时或气促，中气不足。滋水柔肝，以清虚阳。

熟地　夕利　生甘草　白术　白芍　左牡蛎　归身　菊花

煅石决　丹皮　茯苓　淮山药炒　花龙齿　红枣　麦冬

◎ **巢孩**本城

风痰转筋，手足抽搐，腰脊直强，内热口渴，不语神呆，痰声漉漉，已成慢惊，险候也！

细雅连　云苓　花粉　枳实　橘红　钩藤钩　羚羊角六分，先煎

川贝　丹皮　杏仁　天竺黄八分　竹二青

◎ **祝左**扬州

痨风袭于脾肺，浑身肌肤红晕，麻木不知痛痒。眉发脱落，骨节酸楚，麻风大症。

凉血消风。

生地　大胡麻　丹皮　银花　蝉衣　当归　苦参　黄芩

陈皮　川黄柏　桑叶　猪赤苓　防风　马齿苋　浮萍草

复方

进凉血消风，恙势平平，浑身发现块垒，肌肉红晕，骨节酸楚，眉发脱落，势将破溃。

生地　猪赤苓　生草　大胡麻　川黄柏　苦参　陈皮　丹皮

红花　防风　赤芍　荆芥　川朴　冬桑叶　干浮萍

◎ **罗左**湖州

阴虚体质，血少荣养，两肩骨节酸倦，足指拘挛，夜卧不安。脉象虚弦。养荣疏风，以通脉络。

大生地　白芍　生草　茯神辰砂拌　白术　志肉

归身　晚蚕沙　怀牛膝　枣仁　炙芪　桂圆　红枣

◎ **罗叟**湖州

年近古稀，平昔操劳，营阴亏弱，心悸不宁，夜寐不安，脉来虚细。归脾汤加减。

白术　茯神辰砂拌　炙草　佩兰　枣仁　党参　白芍

丹皮　远志肉　归身　橘红　炙芪　桂圆肉

◎ **罗童**湖州

血不养肝，肝风窃动，四肢眼目抽搐不定。前进养营祛风颇有效机，正在童年，急宜调治，以绝根株。

生地　夕利　防风　白芍　晚蚕沙　生芪　秦艽

丹皮　煅石决　归身　山药　钩藤钩　菊花

◎ **董左**维扬

湿热夹毒，窜入经络，浑身肌肤麻痹不仁，右足底破烂。当与养营化毒。

大生地　大贝母　大胡麻　丹皮　川黄柏　半夏　猪赤苓

花粉　苦参　红花　白夕利　马齿苋　青防风　干浮萍

◎ **魏右**太平洲

阳络受伤，肝火迫血妄动，巨口咯红，屡经举发。抑木和营。

生地　云苓　茜草炭一钱　生甘草　丹参　川怀牛

生白芍　乌贼骨三钱　丹皮　生石决　郁金　藕节

◎ **邵左**蒋墅

阴虚体质，心脾积热上升，舌边破烂，舌本强硬，调转不灵，妨碍谷食，时流臭水痰涎。右半面经络掣痛，夜不安寐，势成岩象。

生地　红花　川石斛　连翘　花粉　炙龟板　丹皮

甘草　淮远　赤芍　石决　甘蔗　淡竹茹

内吹口疳丹。

◎ **倪左**安徽

营血不足，脾失健运，食少肢倦，心肾不交，夜不安寐。当与养荣宁心，以化痰湿。

白术　云苓　橘红　省头草　当归　黑料豆　半夏　炙草　郁金　苡米　白芍　姜竹茹

复方

进养荣宁心，夜寐较安，惟脾有湿痰，郁热弥漫中州，咯吐痰涎颇多，脉象虚细。前法，兼以和中化痰。

白术　郁金　橘红　生熟苡仁　石斛　姜竹茹　半夏　炙草　佩兰　当归　丹皮

◎ **何右**界牌

诸风掉眩，皆属于肝。每发神志不宁，两手战竞，口角流涎，口强言语謇涩。脉象细弦，延防成痫。

生地蛤粉炒　丹皮　橘红　青礞石煅，一钱半　白术　瓜蒌　半夏

茯神辰砂拌　象贝　白芍　当归　淡竹沥姜汁同冲，一羹匙

◎ **徐右**中心沙

劳伤，血虚风乘经络，四肢骨节走注作痛，足不能步，手不能握。防成历节痛风。

当归　防风　丝瓜络　川断　生草　云苓　秦艽

羌活　杭白芍桂枝二分炒　丹参　橘络　桑枝炒

◎ **刘左**洛阳

营血不足，不能荣养，督脉受损，项强，腰背骨节酸痛，俯仰转侧均不便利。当与养营舒筋通络。

熟地　白芍　陈皮　甘枸杞　生芪　丝瓜络　木瓜　归身

厚杜仲盐水炒　怀牛膝　毛脊　川断肉　羌活　酒炒桑枝

◎ **邹左**埤城

风痰袭于少阳之络，左项侧肿胀不能转侧，牙关紧急，两膝酸痛。脉象虚弦。

养血疏风，化痰通络。外贴温散膏，上平安散。

当归　白芍　贝母　生草　橘红　秦艽　云苓

夕利　防风　生地　炙姜皮　首乌藤　桑枝

复方

进养营疏风，化痰通络，左项侧肿胀较舒，风痰未清，前方加易。贴阳和膏，上平安散。

当归　防风　丹皮　橘红　炒牛子　白术　秦艽　生草

大贝　炙姜虫　白夕利　杭菊　桑枝　夏枯草

复方

经治，左项侧肿硬渐消，经络未和，掉转不灵。前法进治。贴阳和，上安桂。

当归　秦艽　夕利　炙姜皮　橘络　晚蚕沙　生地　丝瓜络　菊花　白芍　白术　大贝母

◎ **束右**段家桥

五志过极，俱从火化，久郁胞络，有时晕仆，手足战竞，脉象虚弦，治宜平肝解郁，消风化痰。

当归　郁金　生草　菊花　白芍　半夏　夕利

石决明　丹皮　炙僵蚕　生地　橘红　桑枝

复方

恙已轻减，肝风夹痰，未能肃肺，晕仆，慎防复发。以丸代煎，缓缓图之。

白术　半夏　茯苓　橘红　郁金　贝母　生地　丹皮　夕利　石决明　生草　菊花

上药加桑叶三两，研末为丸。

◎ **袭左**吕城

年近六旬，气血两亏，不能营养，腰臀酸痛，食少欠寐。养营调中。

归身　续断　丹参　生地　秦艽　杜仲　生芪

淮山药　丝瓜络　陈皮　枣仁　桑枝　志肉

复方

年高血虚，腰痛不利俯仰。和营畅通。

归身　熟地　杜仲盐酒水炒断丝　白术　川独活　桑寄生三钱

白芍　菟丝饼盐水炒　淮牛膝　甘枸杞　炙草

◎ **朱左**太平洲

血虚不能营养，右肩疼痛难于任力，脉象虚弦。养营通络。

生地　秦艽　防风　生芪　白术　酒炒桑枝　羌活　丝瓜络酒炒　川断　橘络　海风藤

◎ **徐左**姚家桥

水亏木旺，肝火扰动血络，先后咯血数次，内热。脉象弦数，阴虚火尚未靖，慎防复发。和营清降。

生地　白芍　清阿胶蛤粉炒　黛蛤散包　乌贼骨　淮山药

茜草炭　丹皮　茯苓　川石斛　川郁金　鲜藕

◎ **耿左**八字桥

年逾古稀，血虚不能营养，右半面头昏，内热口干，食少胸闷。养营平肝。

生地　菊花　白芍　生草　煅石决　贝母　桑叶　丹皮　当归　茯苓　橘红　川石斛

◎ **朱左**前巷

血虚风热，袭于四末，手足指奇痒无度。凉血祛风。

生地　猪赤苓　丹皮　陈皮　夕利　防风　苍术　生草　菊花　白芍　半夏　桑枝

另用细生地、丹皮、生甘草、生苍术、地肤子、蛇床子煎汤蒸洗。

◎ **殷左**黄堰

肝郁气滞，胸脘极闷，时或心悸，不耐操劳。养营平肝，兼以宁心。

生地　归身　茯神辰砂拌　丹皮　白术　郁金

白芍　龙齿　炙草　生芪　醋香附　金橘饼

复方

进养营平肝，兼宁心法，诸恙向减，惟营阴内亏，血不养心，心悸未能宁靖，闷胸舌腻。前法益以和中扶土。

生地蛤粉炒　炙草　橘红　茯神　归身　白芍　丹皮

黄芪　煅石决　枣仁　龙齿煅　白术　料豆

复方

心为君主，全赖气血濡润，操劳太过，血少荣养，心悸不宁，夜寐不安。兹拟养血宁心，加以宁心乃可言功。

生地蛤粉炒　炙草　山药　龙齿煅　茯神辰砂拌　黄芪

枣仁　志肉　归身　丹皮　党参　石决明　桂圆肉

◎ **吴左**姚家桥

脾肾向亏，屡经咯红，血止之后，阴虚脾弱。食少胸肋胀闷，咳嗽痰多白沫，形神瘦弱，脉象虚细。肺脾并调。

西洋参六分　茯苓　粉丹皮　石斛　省头草　淮山药　大生地蛤粉炒

杭白芍　白术　清阿胶蒲黄炒　黑料豆　藕节　红枣

◎ **李童**

血燥，风湿浸淫，浑身奇痒，破津脂水，屡经举发。凉血消风，兼清湿热。

细生地　白鲜皮　生甘草　陈皮　苦参　猪赤苓

粉丹皮　川黄柏　地肤子　白芍　干浮萍　酒黄芪

洗药方

大生地　蛇床子　金银花　丹皮　生草　地肤子　苦参　黄柏　浮萍草

加菖蒲根一把，煎水熏洗。

◎ **杨童**丁沟

风湿外袭，肌肤红蕴，眉毛脱落，骨节酸倦。久延防成麻风。

大生地　大胡麻　橘红　蝉衣　猪赤苓　白夕利

生甘草　姜半夏　云苓　丹皮　干浮萍　苦参

◎ **杨左**靖江

风湿袭于经络，两手肿胀，面痛不能耐力。和荣疏风通络。

羌活　当归　姜半夏　生草　青防风　杭白芍桂枝三分炒

秦艽　白术　白夕利　川续断　首乌藤　金毛脊　酒炒桑枝

◎ **曹右**

血虚不能营养，心悸肉瞤，内热鼻衄，夜不安寐。养营归脾。

白归身　白术　杭白芍　黄芪　远志肉　酸枣仁　川郁金

大生地　粉丹皮　黑芥　红枣　藕节　佩兰叶

◎ **陈右**泰州

痨风外袭，骨节酸痛，手足肌肤麻木，不知痛痒，逐渐滋蔓。凉血消风，兼清湿热。

大生地　大胡麻　姜半夏　白夕利　生苍术　全当归　猪赤苓各

粉丹皮　生草　青防风　苦参　陈皮　干浮萍

◎ **吴右**小河

血虚风乘，头面红蕴，眉发脱落，已经两年。防成疠风。

大生地　全当归　杭白芍　姜半夏　净蝉衣　白夕利

粉丹皮　杭菊花　陈皮　酒黄芩　冬桑叶　生草

◎ **王右**埤城

劳伤营弱，右肩背疼痛。养血疏风通络。

杭白芍桂枝三分炒　左秦艽　青防风　姜半夏　全当归

陈皮　羌活　焦白术　海风藤　生草　酒桑枝　云苓

◎ **姚右**夷沙

肝气横逆，胸脘极闷，经络抽掣作痛，食少肢倦。平肝疏气。

全当归　白夕利　川郁金　炙草　醋香附　广木香

杭白芍　姜半夏　茯苓　焦白术　金橘饼　煨姜

◎ **巢左，六十七岁**

五志过极，俱从火化，阴虚肝火上扰，头昏目赤，胸闷食少，咯痰不爽，大便燥结。和营化痰。

大生地　杭菊花　郁金　石决　生草　赤苓　桑叶　白夕利　酒黄芩　象贝　姜竹茹

◎ **何左**口岸

肝阳上升，头昏难忍，坐卧不安，彻夜不眠，小有寒热，脉象弦滑。平肝息风。

大生地　白夕利　石决明　粉丹皮　橘红　羚羊角五分

杭菊花　生草　当归　杭白芍　左秦艽　冬桑叶　双钩藤三钱

复方

头痛虽稀，未能全止，肝阳夹杂风热，咽喉红痛，妨碍谷食。当与清轻透解，兼化痰热。

大生地　川石斛　生草　淡黄芩　蝉衣　桔梗　白夕利

石决明　丹皮　杭菊　花粉　交拈草　竹二青　冬桑叶

又方

肝阳夹杂，痰火上扰清空，下午头痛不能安枕，内热咽痛口干，舌苔厚腻。前法益以化痰清降。

南沙参　白归身　酒黄芩　粉丹皮　橘红　杭菊　川贝母

川石斛　生甘草　白夕利　石决　冬桑叶　竹二青　云苓

又方

叠进养血平肝，效而不效，药浅病深。内热口干，颠顶疼痛，夜不着枕，咽痛，咯吐痰涎颇多。不但肝阳上扰，肺胃亦有火也。

羚羊角先煎　香白芷　生石膏　石决明　川石斛　天花粉

白归身　杭白芍　白夕利　杭菊花　云苓　冬桑叶　生草

又方

昨进化痰清热息风，颇有效机，每交夜班，头痛依然发动，鼻衄又见。肝阳与肺胃二经之火不清，仍宜肃肺清降。

鲜生地　抚川芎　生石决　生白芍　天花粉　白归身　元参盐水炒

白夕利　粉丹皮　川石斛　杭菊　冬桑叶　羚羊角先煎　枇杷叶

◎ **何左**太平洲

诸风掉眩，皆属于肝。血少营养，肝风夹痰，乘机窃动，头脑眩晕昏仆，肢亦抽搐，便血已久。养荣平肝，息风化痰。

大生地　茯苓　粉丹皮　象贝母　姜半夏　杭白芍　白夕利

左秦艽　橘络　嫩桑枝　全当归　钩藤钩　石决明

◎ **曹右**大桥

湿毒兼风，两足白屑风，奇痒，有如虫行，蔓延及腹有年，复发。当与凉营化湿。

细生地　当归　白鲜皮　生草　吴参　猪赤苓　粉丹皮

酒黄芩　川黄柏　生薏米　冬桑叶　青防风　炒白芍

◎ **李左**太平洲

风痰夹湿入络，胸膺肩背微肿，皮色不变，右手骨节酸，时或发热。当与和营化痰。

青防风　姜半夏　云苓　全当归　生草　橘络　杭白芍　白夕利

川续断　桑枝　首乌藤　大贝母　左秦艽　延胡索

◎ **王左**安徽

血虚风乘经络，浑身骨节走注作痛，大便坚溏不一，脉象虚细，舌苔薄白。养血疏风，扶土化湿。

大生地　白归身　杭白芍　云苓　川续断　丝瓜络　生芪

生草　粉丹皮　扁豆　省头草　焦白术　酒炒桑枝　陈皮

复方

风气胜者为行痺，血虚风邪入络，浑身走注酸痛，脉来细弦。养血疏风。

白归身　生芪　左秦艽　羌活　川续断　姜半夏　丝瓜络　白术

大生地　杭白芍桂枝炒　桑枝酒炒　首乌藤　陈皮　云苓

◎ **王左**芜湖

肺主皮毛，脾主肌肉。山峦瘴气外袭，致发疠风，久延滋蔓，防成痼疾。凉血消风。

大生地　当归　青防风　宣木瓜　白夕利　白鲜皮　粉丹皮

大胡麻　苦参　银花　川黄柏　浮萍草　生草　嫩桑枝

◎ **刘左**安徽

肝火刑金，损伤血络，巨口咯红，屡经举发，气逆胸闷，时或隐痛。抑木和中。

大生地　云苓　粉丹皮　杏仁泥　黛蛤散　橘红

乌贼骨　川石斛　炒白芍　煅石决　鲜藕

◎ **汤左**寨桥

劳碌伤阴，血不养肝，肝阳上扰，头昏耳鸣，谷食减少，形神瘦弱。养营平肝。

大生地　白归身　云苓　淮山药　粉丹皮　净萸肉

煅龙骨　煅石决　炙草　炒白术　灵磁石　白夕利　大枣

复方

进养营平肝，小有效机，阴亏于下，火越于上，水不济火，两耳蝉鸣，头昏肢倦。脉象虚数。前法益以介类潜阳之品，缓图完复。

大干地　白归身　杭菊花　灵磁石煅　煅龙齿　煅石决
生草　粉丹皮　淮山药　大枣　煅牡蛎　杭白芍

◎ **程右**夏墅

肝郁气滞，血少营养，腹左极胀，上及胸脘，嗳气较舒，心悸肉瞤，脉象虚弦。养荣平肝。

焦白术　白归身　醋香附　川郁金　白夕利　酸枣仁　杭白芍沉香三分炒
乌梅炭　九香虫　炙草　醋炒青皮　煨姜　金橘饼

◎ **章左**厚余

肝火迫血妄动，巨口咯红，夹杂紫块，鲜瘀不一，脉象虚弦。引血循经。

大生地　川郁金　乌贼骨　茜草炭　粉丹皮　紫丹参
生白芍　茯苓　清阿胶蒲黄炒　细雅连炒炭

复方

投剂多合，血因火动，内热头昏，红紫不一。仍宗原意，缓缓图之。

白归身　白术　大生地蛤粉炒　粉丹皮　淮山药　川石斛　茜草炭
生草　煅石决　生白芍　清阿胶蒲黄炒　甘蔗二两　鲜藕

此方可以常服。

◎ **苏右**常熟

血不养肝，肝郁生火，夹杂风阳，上扰头颅，经络抽掣作痛。营血祛风。

白归身　炒白芍　粉丹皮　白夕利　生草　橘络　左秦艽
煅石决　生白芍　杭菊花　晚蚕沙　桑叶　双钩藤

◎ **印左，六十七岁**中心沙

年近古稀，营血大亏，肝阳夹风，乘虚窃动，头眩目花，脉象虚弦，下虚则高摇。上病下取。

大生地蛤粉炒　白归身　杭白芍　白夕利　橘络　杭菊花
明天麻一钱　石决明　煅龙骨　法半夏　焦白术　霜桑叶

◎ **王右**

血不养肝，肝风窃动，初起左半面经络抽掣，延及于右，口眼开合不灵，慎防窜入四肢。当与养血平肝。

大生地　白归身　白夕利　杭菊花　左秦艽　石决明
橘络　杭白芍　青防风　生芪　茯苓　钩藤钩　嫩桑枝

◎ **翁左**

年近花甲，二气就衰，更兼案牍劳形，操心太过；每值烦劳，龙雷之火夹杂肝风上腾，搏击有声，则耳鸣时作；中气不足，不能摄纳，则小溲频数。上病下取，滋苗灌根，拟补肾柔肝，以靖虚阳而固中气。膏剂缓图。

生熟地　淮山药　炙芪　菟丝饼　炙草　甘枸杞　白归身　杭白芍

焦白术　粉丹皮　山萸肉　煅石决　炙龟板　泽泻　煅磁石　云苓

加大枣二两，共煎汤三次，去渣，入冰糖十两，每早晚开水送下三钱。

◎ **张右**

经以阴虚则生内热，浑身肢节酸痛，每交夜半，虚火升腾，心烦虑乱，寐不安枕，脉象虚数。滋阴清降。

大生地　白归身　生白芍　炙龟板　清阿胶蛤粉炒　白术

粉丹皮　煅龙齿　炙草　佩兰叶　红枣　淮山药

◎ **徐左**斜桥

肝火迫血妄动，前曾咯红，胸次嘈杂。慎防再吐，养血平肝。

全当归　杏仁　白芍　云苓　煅石决　藕节

粉丹皮　川郁金　生地　清阿胶蒲黄炒　生草

◎ **王左**下蜀

劳力伤阴，血少营养，心悸，夜不安寐，四肢战栗。养血宁心。

大生地　全当归　杭白芍　抱茯神辰砂拌　炙草　酸枣仁

石决明　清阿胶蒲黄炒　白夕利　炒白术　红枣　粉丹皮

复方

血不养心，心悸头晕，夜不成寐。当与养血平肝。

大生地　白归身　杭白芍　抱茯神　清阿胶蛤粉炒　橘红　炒白术　紫丹参

酸枣仁　粉丹皮　远志肉　龙眼五枚　炙黄芪　红枣五枚

◉ 咳嗽门附咳血

◎ **蒋左**大桥

脾为生痰之源，肺为贮痰之器。咳嗽气急，不劳[1]劳动已经两载，恙缘脾湿生痰，阻于肺络。当与培土生金，以化痰湿。

白术　半夏　茯苓　炒苏子　杏仁　橘红　佩兰　贝母　生苡米　枳壳　姜竹茹　川朴

复方

进培土生金，恙势平平。脾湿生痰，阻于肺络。咳嗽气急，咯吐痰涎颇多，延防成饮。前法进治。

焦白术　炒苏子　橘红　生熟苡米　半夏　贝母　杭白芍桂枝三分炒

佩兰　川朴　姜竹茹　杏仁　云苓　枇杷叶

◎ **蒋左**奔牛

阴虚体质，肺有郁热，咳嗽，咯痰不爽，内热，入夜盗汗。清金润燥。

---

① 不劳：意为“不耐”或“不能用力”。

沙参　茯苓　炙紫菀　麦冬　石斛　川贝　蒌皮

炙苏子　甜杏仁　半夏　炙桑皮　枇杷叶　梨肉

◎ **朱右**门楼下

肺失治节，清肃之令不行，咳嗽气促痰多。谷食不贪。肃肺化痰。

南沙参　象贝母　橘红　石斛　茯苓　桑叶　炒苏子　甜杏仁　瓜蒌　莱菔子　枇杷叶

◎ **许左**阴沙

久咳经年，失于调治，肺络受损，几经咯血，身热食少，形神瘦弱。延防入损。

沙参　甜杏仁　蒌皮　炙紫菀　石斛　茯苓　橘红

炙桑皮　郁金　丹皮　川贝　藕节　枇杷叶

◎ **潘左**高邮

忧郁操劳，生痰生火，肺失治节，清肃之令不行。咳嗽气促，痰多食少。清肺解郁。

沙参　蒌皮　炙桑皮　半夏　茯苓　橘红　杏仁

郁金　前胡　苏子梗　杭白芍桂枝三分炒　姜竹茹

◎ **李左**盐城

进清肺化痰，胸脘较畅，咳嗽未平，咽喉作痒，咯痰不爽。前法益以清金润肺。

沙参　石斛　橘红　杏仁泥　桑叶　牛子　川贝　茯苓　蒌皮　枳壳　郁金　枇杷叶

◎ **骆左**新平

脾为生痰之源，肺为贮痰之器。去年咯血后，阴分受伤，咳嗽绵绵，痰多白沫，动辄气促，入夜盗汗，形神瘦弱，脉来虚细。久延慎防入损，姑与清金保肺。

沙参　金石斛　丹皮　淮山药　炙桑皮　黑料豆　川贝

甜杏仁　清阿胶蛤粉炒　炙紫菀　女贞子　枇杷叶

又方

报清金保肺，盗汗渐少，而咳转剧，咯吐痰涎无不爽利，脉象虚数。内热咳痰，阴虚体质，颇难奏效。仍宗原法，益以育阴。

沙参　金石斛　香青蒿一钱半　云苓　甜杏仁　海蛤粉二钱

川贝　川百合　女贞子　蒌皮　炙紫菀　桑叶　枇杷叶

复方

日来咳仍如故，夜发热，阴液暗耗，不能上乘，舌干无津，神疲，脉象虚细。谷食不贪，恙延已久，虑入损途，当与金水并调，徐图完复。

南北沙参　川贝　桑白皮　丹皮　紫菀　款冬花　甜枣仁

麦冬　金石斛　黛蛤散　青蒿　梨肉　毛燕二钱，包煎

◎ **朱左**昆山

久咳经年，水涸金伤，前曾咯血，阴分尤亏。痰多气逆，咽喉破碎，声音不亮，夜热盗汗，食少。脉象虚细，损症已成，虑难奏效。

沙参　川石斛　茯苓　紫菀　蒌皮　麦冬　川贝　山药

丹皮　生桑皮　青蒿　甜枣仁　枇杷叶　甘蔗二两

◎ **蔡左**如皋

久咳经年，肺脾阴伤，痰多稀厚不一，动辄气促似喘，前曾痰中夹血，纳少神疲，脉象虚滑。清金保肺。

沙参　川贝　蒌皮　炙紫菀　川石斛　枇杷叶

甜杏仁　茯苓　橘红　佩兰　淮山药　黑料豆

复方

进清金保肺，咳嗽平平，胃纳较贪[1]，湿痰困中，不易骤化，内热口干。

前法益以养阴清化。

沙参　川贝　蒌皮　橘红　麦冬　枇杷叶　石斛　甜杏仁　丹皮　桑皮　清阿胶蛤粉炒

◎ **陆右**上海

阴虚肺燥，清肃之令无由下降，呛咳气逆，咯痰不爽，食少内热。清金肃肺[2]。

复方

阴虚则生内热，肺损则清肃之令不行。咳嗽气逆，咯痰不多，咽燥，声音雌□。久延防入损途，前法进治。

沙参　甜杏仁　川石斛　紫菀　女贞子　白芍

川贝　蒌皮　麦冬　生桑皮　山药　枇杷叶

复方

清金润肺，小有效机。阴虚内热，咳嗽气逆，食少，口不甘味，咽燥音嘶。脉象虚数。金水并调。

南北沙参　山药　茯苓　紫菀　丹皮　黑料豆

甜枣仁　麦冬　橘红　桑皮　金石斛　清阿胶蛤粉炒

复方

进金水并调，咳嗽渐止，谷食亦进，阴分久亏，肺气不降，动气促[3]，内热口渴。前法进治。

沙参　麦冬　茯苓　丹皮　女贞子　佩兰　川贝　紫菀　石斛　山药　桑皮　黑料豆

膏方

西洋参另煎，和入收膏　清阿胶蛤粉炒，后入收膏　野於术土炒　归身　麦冬　白芍

云苓人乳拌蒸　法半夏　山药　紫菀　炙黄芪　橘红　生地　萸肉　丹皮

上药加红枣、枇杷叶，煎汁入冰糖收膏。

---

① “贪”后原有“堆”字，疑为衍文，今删去。

② 原书本案初诊方缺。

③ 动气促：意为“动则气促”。

复方

调治以来，颇有效机。阴分久亏，易于反复，肺有郁热，胃纳尚好。仍宜清金保肺。

南北沙参　茯苓　麦冬　金石斛　马兜铃炙　川贝　生桑皮

郁金　海蛤粉三钱　炙菀　甜杏　鲜梨　鲜藕

◎ **陆左**金坛

本质不足，脾肺不调，每过劳倦，咳嗽咯痰不爽，正在壮年，久延非宜。脾肺并调，以丸代煎。

白术　茯苓　山药　橘红　佩兰　党参　白芍　归身

炙芪　杜仲盐酒炒断丝　净萸肉　炙草　丹皮

◎ **徐左**五圩埭

咳损肺络，曾经咯血，痰多气逆，咽燥声嘶。寒热不清，食少形瘦。延防入损。

沙参　石斛　川贝　甜杏仁　杭白芍　青蒿　麦冬　白术　橘红　蒌皮　佩兰　枇杷叶

◎ **杨左**口岸

肺燥阴伤，咳经半载，痰多黄厚，声音不亮，小有寒热。清金润肺。

前胡　贝母　瓜蒌皮　石斛　苏子梗　枇杷叶　杏仁　橘红　桑皮　沙参　茯苓

复方

阴分向亏，肺失治节，清肃不行，食少形瘦，咳嗽痰多，时或夹血。清金保肺。

沙参　川百合　茯苓　丹皮　蒌皮　紫菀　川贝

甜杏　川石斛　白芍　乌贼骨　甘蔗　藕节

◎ **颜左**扬州

脾虚生湿，积湿生痰，阻于肺络，咳经两载，气逆神疲，痰多黏厚，身热食少。延防入损。

沙参　川贝母　茯苓　生桑皮　枳壳　枇杷叶

石斛　甜杏仁　橘红　姜皮　紫菀　竹二青

复方

经治咳嗽较稀，肺胃肾三阴并亏。卫失防护则寒，营失中守则热。食少气促，形神瘦弱，汗多，脉象虚软乏力。损症堪虑。

沙参　橘红　丹皮　黑料豆　茯苓　金石斛　甜杏　紫菀

山药　川贝母　马兜铃　杭白芍　女贞子　枇杷叶

◎ **宗左**宜兴

阴分内亏，肺失治节，清肃不行，食少形瘦，咳嗽痰多，时或失血。清金保肺。

沙参　川百合　茯苓　丹皮　蒌皮　紫菀　川贝　甜杏　川石斛　乌贼骨　甘蔗　藕节

复方

经治，恙已轻减，肺阴未复，咳未全止，治节不行，谷食不贪。前方加易。

沙参　茯苓　蒌皮　石斛　山药　桑皮　川贝　橘红

丹皮　炙紫菀　佩兰　甜杏　枇杷叶　竹二青

复方

经治咯痰较爽，咳嗽亦稀，肺气不降，脉象虚滑。清金润肺。

沙参　半夏　甜杏　桑皮　款冬花　黑料豆　贝母

茯苓　百合　紫菀　佩兰　石斛　蒌皮　竹二青

复方

脾肺阴伤，咳嗽较稀，谷食减少，精神萎倦，脉象虚滑数，动辄多汗。脾肺两调。

沙参　山药　橘红　桑皮　甜杏　蒌皮　白术　茯苓

紫菀　金石斛　白芍　女贞子　黑料豆　枇杷叶

复方

湿痰阻于脾肺，咳嗽气逆，痰多，谷食减少，神疲。脉象[①]扶土生金。

沙参　蒌皮　甜杏　山药　石斛　桑皮　川贝

橘红　苏子　佩兰　紫菀　女贞子　枇杷叶

复方

投扶土生金，日来痰减，精神亦爽。脾肺两伤，难于骤复，前法益以清润。

沙参　茯苓　石斛　杭白芍　桑皮　百合　杏仁

蒌皮　紫菀　山药　女贞子　鲜枇杷五个，去皮核

膏方

生熟地　白芍　淮山药　橘红　野於术土炒　川石斛　川贝母　归身

西洋参另煎　丹皮　麦冬　云苓　清阿胶蛤粉炒　佩兰叶　甜杏仁

上加鲜枇杷一斤，煎汁，入冰糖十两收膏。

◎ 天宁寺僧

肺湿生痰，阻于肺络，咳嗽经久，痰多食少。培土生金。

沙参　杏仁　蒌皮　茯苓　川石斛　桑叶　半夏

象川贝　紫菀　炒苏子　丹皮　枇杷叶

复方

恙已轻减，脾湿生痰，阻于肺络，咳嗽经久，肺失治节。仍宜扶土兼肃肺气。

沙参　橘红　佩兰　白术　杏仁　山药　茯苓　蒌皮

半夏　苡米炒　白芍沉香三分炒　黑料豆　枇杷叶

◎ 朱左太平洲

水不涵木，木击金鸣。呛咳咯痰不爽，前曾夹血，下午小有寒热，食少，形神瘦弱。抑木

① 原文“脉象”二字后未有具体脉象，径接“扶土生金”四字。疑其脉象抄写时脱漏。

清金。

沙参　甜杏　紫菀　佩兰　石斛　贝母　茯苓

桑皮　青蒿　丹皮　半夏　竹二青　枇杷叶

◎ **杨左**金坛

咳嗽经年，前曾咯血，脾肺阴伤，食少神疲，时或发热，痰多黄厚，小溲赤。清金肃肺。

沙参　象川贝　蒌皮　佩兰　石斛　紫菀

鲜枇杷五个，去皮核　杏仁　茯苓　生桑皮　橘红　丹皮

◎ **许右**武家桥

久咳震伤肺络，痰多气逆，屡经咯血，食少，形神瘦弱，表虚形寒，脉象虚细。延防入损，清金润肺。

沙参　石斛　桑皮　蒌皮　佩兰　川贝　丹皮　紫菀　青蒿　橘红　郁金　甜杏　鲜枇杷

复方

昨报清金润肺，久咳难于骤效。气逆痰多，形寒内热，肺虚神疲。前法进治。

沙参　甜杏　橘红　青蒿　山药　川百合　金石斛　川贝

茯苓　佩兰　杭白芍　紫菀　鲜枇杷去皮核，五个

复方

经治，恙已轻减，咳嗽较稀，脾肺阴伤，食少形瘦，身热肢倦。前法进治。

沙参　山药　甜杏　茯苓　石斛　清半夏　紫菀　橘红

佩兰　桑皮　白术　冬青子　黑料豆　枇杷叶

◎ **雷左**岳州

肺脾肾三阴并亏。咳经半载，形神瘦弱，内热口干，脉象虚细，舌苔抽心。损症堪虞。

西洋参　川贝　橘红　青蒿　白芍　紫菀　麦冬　石斛　蒌皮　清阿胶　甜杏　鲜枇杷

◎ **李左**金坛

脾为生痰之源，肺为贮痰之器，脾土不旺，运化失职，积湿生痰，阻于肺络。咳嗽经年，痰涎颇多。舌苔薄白，食少形瘦，身热肢倦。当与扶土生金以化痰湿。

白术　贝母　橘红　郁金　佩兰　生苡米　甜杏　茯苓　山药　苏子　半夏　姜竹茹

复方

脾湿生痰，聚饮阻于中州。久咳气逆，痰多白沫，脉象虚滑。仍宜培土，以肃肺气。

白术　郁金　茯苓　山药　佩兰　苡米　贝母　杏仁　橘红　半夏　白芍　姜竹茹

丸方

南沙参　茯苓　橘红　佩兰　白术　生熟苡米　半夏　贝母　郁金　川朴　白芍　炙草

共研细末，加红枣、生姜，煎水泛丸。

◎ **戚左**襄阳

久恙失调，脾肺两伤，咳嗽气促，痰多可不易出，食少形神瘦弱，势将入损。

沙参　象贝　蒌皮　青蒿　紫菀　枇杷叶　杏仁　橘红　石斛　白术　桑皮　竹二青

◎ **朱左**嘉善

咳嗽经年，肺肾阴亏，痰多气促①，入夜盗汗，形神瘦弱，势将入损。

白术　半夏　紫菀　橘红　佩兰　归身　党参　茯苓

桑皮　白芍　贝母　山药　黑料豆　枇杷叶

◎ **刘右**太平洲

咳嗽较轻，肺胃未复，发热不清，谷食减少，脉象虚数，头痛，形神瘦弱。延防入损，肺脾并调。

白术　茯苓　石斛　党参　橘红　归身　山药

丹参　甜杏　白芍　丹皮　黑料豆　枇杷叶

◎ **马左**寨桥

脾为生痰之源，肺为贮痰之器，脾土不旺，湿郁生痰，阻于肺络。咳嗽，痰多涎沫，食少，形寒内热，咽喉作痛，脉象虚数。延防入损。

沙参　茯苓　山药　甜杏　石斛　紫菀　川贝　生桑皮

佩兰　扁豆　女贞子　炙款冬　黑料豆　干荷叶

◎ **宗右**太平洲

进清金保肺，发热有汗不解，咳嗽痰多，渴不多饮，脉象虚数。正虚，伏邪未清，损症可虑。

前胡　石斛　茯苓　苏子　桑叶　半夏　杏仁　黄芩　橘红　枳壳　生苡米　竹二青

◎ **李右**广东

咳经久载，土不生金，肺失治节，清肃不行。湿痰阻于气隧，痰多黄厚，气促似喘，面浮头汗足冷，脉象虚滑。培土生金，兼肃肺气。

旋覆花包　茯苓　郁金　杏仁　前胡　白芍　半夏　象贝　莱菔子　蒌皮　橘红　竹二青

复方

报培土生金，兼肃肺气。咳嗽如故，肺有郁热，痰多黏厚，夹杂粉血，动辄气促，头汗足冷，脉来虚滑。前法进治，兼以清化郁热。

沙参　莱菔子　橘红　郁金　杏仁　云苓　象贝　半夏

石斛　丹皮　生白皮　白芍　藕节　竹二青

复方

经治气逆较平，神色亦好。惟湿痰未清，阻于肺络，且有郁热，痰中夹杂粉血，痰随气行，痰阻则气促。前方益以降气。

沙参　金沸草包　茯苓　杏仁　橘红　郁金　半夏　海浮石　姜皮　川贝　枳壳　枇杷叶

---

① 促：原脱，据文义及医理补。

复方

进化痰降气，咳逆较平，痰中粉血亦止。怯冷，足底发热，脾阳不能运于四末，痰湿阻于中州，脉来迟细。前法进治。

沙参　海浮石　杏仁　贝母　茯苓　姜皮　白芍

旋覆花　半夏　橘红　香附　苏子　姜竹茹

复方

热梅天气，半晴半阴，寒暖不一，正虚易于感冒。日来时寒时热，咳痰不爽，气逆头眩，脉来细数。姑与解散新邪。

前胡　贝母　姜皮　苏子梗　郁金　桑叶　杏仁　茯苓　半夏　橘红　红牛子　竹二青

复方

感冒新邪，寒轻热重，咳嗽转剧，气逆痰多而厚，咯不易出，舌腻头昏。先与透解，兼以化痰降气。

豆豉　半夏　桑叶　橘红　蒌皮　川石斛　杏仁　云苓

贝母　枳壳　苏子梗　莱菔子炒，研　姜竹茹

复方

进透解化痰，三剂分邪。渐近寒热轻减，咳痰不爽，痰多而厚。肺有伏风，仍宜清解化痰。

前胡　花粉　象川贝　枳实麸炒　炒苏子　生桑皮　旋覆花　杏仁

橘红　半夏　莱菔子　川郁金　川石斛　竹二青　黑料豆

◎ **桑左**安徽

久咳经年，脾肺两伤。痰多形瘦，肺失治节，清肃之令不行，脉来细虚。培土生金。

沙参　川贝　紫菀　茯苓　半夏　姜竹茹　甜杏　桑皮　蒌皮　橘红　石斛　枇杷叶

复方

进培土生金颇合病机，肺阴受损，不能骤复。前方加易。

沙参　茯苓　女贞子　紫菀　蒌皮　法半夏　石斛　山药　佩兰　橘红　川贝　枇杷叶

◎ **鞠左**大桥

本质不足，脾肺尤亏。咳嗽经久，痰多声嘶，食少，形神怯弱，发热胸闷。延防入损。

沙参　川贝　桑皮　甜杏　佩兰　枇杷叶　石斛　紫菀　青蒿　半夏　百合

复方

咳嗽经久，气逆痰多，食少神疲，脉象虚细，腹痛，声音不亮。脾肺肾三阴并亏，损症已成。似此酷暑，不如回府，缓缓图治。

南北沙参　川贝　麦冬　青蒿　紫菀　山药　法半夏

金石斛　茯苓　甜杏　佩兰　枇杷叶　鲜梨肉

◎ **柴右**江阴

脾为生痰之源，肺为贮痰之器，积湿生痰，阻于中州。咳嗽痰多，脉象虚细，形瘦身热。延防入损。

沙参　石斛　川贝　枇杷叶　半夏　海蛤粉　紫菀　蒌皮　省头草　甜杏　桑皮　茯苓

复方

咳嗽起于产后，阴分必亏，肺气必损。气逆痰多，形瘦内热肢倦，损症可虞。清金保肺。

沙参　半夏　紫菀　郁金　大生地蛤粉炒　蒌皮

甜杏　茯苓　款冬花　金石斛　桑皮　枇杷叶

复方

进清金保肺，发热较轻，阴虚肺损难于骤复。咳嗽绵绵，食少形瘦。前方加易。

沙参　石斛　甜杏　桑皮　百合　川贝　茯苓　半夏　紫菀　郁金　青蒿　梨肉　枇杷叶

复方

金畏大炎，所以咳病交令，最难奏效。日来恙势如故，下午发热，食少神疲，脉象虚数。前方加易。

沙参　茯苓　甜杏　桑皮　百合　冬青子　蒌皮　麦冬　金石斛　紫菀　丹皮　鲜梨肉

复方

久咳阴虚，卫失防护，营失中守。午后小有寒热，食少形疲，脉象虚数。清金保肺。

沙参　青蒿　石斛　紫菀　蒌皮　川百合　甜杏

丹皮　郁金　桑皮　茯苓　地骨皮　麦冬　鲜梨

复方

投清金保肺，小有效机。阴虚肺损，呛咳寒热，入夜盗汗，形神怯弱，脉象虚软，乏力身热。损症堪虑。

南北沙参　麦冬　青蒿　紫菀　海蛤粉　全石斛　川贝母　甜杏

地骨皮　款冬花　丹皮　女贞子　杭白芍　黑料豆　鲜梨肉

◎ **张左**湖南

阴虚体质，咯血之后，肺失作节，清肃之令不行。咳嗽气逆痰多，谷食减少，内热形瘦，脉象虚数。清金保肺。

沙参　甜杏　桑皮　石斛　山药　枇杷叶　川贝　茯苓　紫菀　蒌皮　杭白芍

复方

投清金保肺，颇合病机。咳嗽较平，内热口干，脉象虚数。前法进治。

沙参　金石斛　茯皮　蒌皮　青蒿　川百合　川贝

橘红　紫菀　桑皮　白芍　鲜梨　枇杷叶

复方

烈日炎天，时值酷暑，金为大烁。咳嗽转剧，痰多黏厚，内热口干形瘦，脉虚。清暑化痰。

沙参　川贝　花粉　紫菀　麦冬　金石斛　甜杏

粉丹皮　青蒿　生白芍　鲜藕　清阿胶　鲜梨肉

复方

进清暑化痰，内热较轻。呛咳咯痰不爽，肺燥阴伤，口干，形神瘦弱。前法进治。

沙参　金斛　麦冬　丹皮　山药　鲜梨　川贝　紫菀　蒌皮　清阿胶蛤粉炒　青蒿

复方

肺燥阴伤，经以阴虚则生内热，口干，脉象细数，神色较爽。前方加易。

沙参　甜杏　麦冬　白芍　清阿胶　天花粉　枇杷叶

贝母　金石斛　茯苓　山药　丹皮　煅石决　鲜梨肉

复方

肺脾阴伤，湿痰阻滞肺络。咳转剧，痰多涎沫，内热口干，神疲脉弱。仍宜清金保肺。

沙参　橘红　佩兰　炙冬花　蒌皮　川贝　半夏

紫菀　甜杏　茯苓　山药　海蛤粉　鲜梨肉

复方

久恙脾肺两伤，治节不行。咳嗽痰多，动辄气促，食少，形神不振，脉象虚细。水涸金伤，势将入损。多酌高明。

沙参　石斛　甜杏　川贝　紫菀　橘红　蒌皮　青蒿　山药　萸肉　百合　黛蛤散　梨肉

复方

经治咳嗽较平，左胁隐痛，现值秋燥司令，血不养肝，木旺无制。慎防火甚燥金，扰动血络，当与抑木清金。

西洋参六分　丹皮　山药　茯苓　青蒿　清阿胶蛤粉炒　川贝母

紫菀　萸肉　杏仁　黛蛤散　川郁金　旱莲草二钱　梨肉

复方

经以阴虚则生内热。咳嗽夜剧，下午发热口干，脉象虚数。种种见象，水涸金伤，当与清金润燥。

南沙参　川贝　橘红　生桑皮　青蒿　女贞子　甜杏

蒌皮　金石斛　丹皮　郁金　梨肉　黛蛤散　鲜藕

复方

投清金润肺，日来下午发热已退，咳嗽未平，咽喉作燥。阴虚肺损，仍宜养阴清化。

南沙参　川石斛　麦冬　丹皮　郁金　紫菀　茯苓　川贝

生桑皮　甜杏　黛蛤散　冬青子　黑料豆　鲜藕

复方

肺为娇脏，尤畏火炎，木击金鸣则咳。内热口干，左肋隐痛，心烦懊侬。木火刑金之象，治宜抑木清金。

南沙参　甜杏　丹皮　麦冬　山药　炙紫菀　川石斛　郁金

黛蛤散　瓜蒌霜二钱　杭白芍　川贝母去心　鲜藕

复方

脉象虚数，秋邪暑气未退，金畏火燃，木击金鸣。咳嗽或轻或剧，虚则善变。当与滋水柔肝，清金润燥。

南北沙参　甜杏　石决明　茯苓　丹皮　金石斛　大生地

黛蛤散　生白芍　花粉　麦冬　川贝　枇杷叶

复方

秋令大燥，肺为娇脏，最畏火炎。日来咳嗽转剧，内热口干，食少神疲，脉象虚数。当与清金润肺。

西洋参　甜杏　川百合　丹皮　生桑皮　川贝母　麦冬

清阿胶蛤粉炒　炙紫菀　花粉　金石斛　藕　鲜梨肉

复方

一水能济五火者，肾是也；一金能行诸气者，肺是也。水不涵木，木击金鸣。咳嗽绵绵，内热口干，形神不振，脉象虚数。治宜滋水柔肝，清金保肺。

南北沙参　甜杏　山药　元参盐水炒　归身　川贝母

大生地蛤粉炒　杭白芍　麦冬　金石斛　冬青子　鲜梨肉

复方

投清金保肺，日来咳嗽较平，下午发热。经所谓阴虚则生内热者，然也。脉象虚数。前法益以滋阴清化。

南沙参　山药　白芍　佩兰　麦冬　龟板炙　金石斛

青蒿　茯苓　川贝　甜杏　马兜铃　清阿胶　藕

◎ **汪右**溧阳

咯血已止，肺胃郁热未清。咳嗽痰多，食少形瘦，身热不清，脉象滑数。当与清肺化痰。

前胡　杏仁　石斛　茯苓　象川贝　黛蛤散　牛子　全蒌

生桑皮　丹皮　黄芩　川郁金　鲜梨肉　枇杷叶

◎ **李左**湖北

肺有伏风，每遇外感则咳嗽气逆，胸脘痞胀，谷食减少。和中消痰，以化痰湿。

白术　茯苓　贝母　橘红　炒苏子　半夏　郁金

杏仁　枳壳　生苡米　川朴　香附　姜竹茹

◎ **吴左**奉天

脾为生痰之源，肺为贮痰之器，久恙经年，脾肺两伤，积湿生痰，阻于肺络。咳嗽痰多，咯痰不爽，食少形瘦，脉来细弦而滑。当与培土生金，化痰降气。

白术　茯苓　枳壳　蒌皮　郁金　半夏　橘红　杏仁　苏梗　苡米　桑皮　紫菀　竹二青

◎ **叶左**靖江

诵谟劳心，扰动肝阳，木击金鸣。咳嗽痰多，时常咯血，脉象弦数。抑木清金。

南沙参　郁金　丹皮　蒌皮　生石决　大生地　川石斛

橘红　炙菀　杭白芍　甜杏　枇杷叶　藕节

复方

进抑木清金，咳嗽平平，肺络受损，难于骤复。间或痰中夹血，脉来濡滑。清金肃肺。

南沙参　川贝母　炙菀　甜杏　蒌地①　杭白芍　茯苓

橘红　川石斛　川百合　女贞子　鲜梨肉　枇杷叶

◎ **李孩**长埭上

痰伏肺络，发热咳嗽，咽喉作水鸭声。温肺化痰。

炙麻黄　莱菔子　象贝母　枳实　炒牛子　橘红

姜半夏　炒苏子　瓜蒌皮　竹茹　杏仁泥

复方

哮喘较平，风痰未尽。前方加易。

嫩前胡　杏仁　炒牛子　枳实　瓜蒌皮　姜半夏

炙麻黄　象贝　炒苏子　川桂枝　姜竹茹　橘红

◎ **张左**

劳力伤肺，肺失治节，清肃之令不行。咳嗽痰多，屡经夹血，脉象虚数。和营清肺。

大生地　甜杏仁　粉丹皮　瓜蒌皮　川贝母　淮山药　川石斛

炙紫菀　生白芍　云苓　炙桑皮　枇杷叶　藕节

◎ **宁左**安徽

久恙脾肺受损。咳嗽，痰多黏厚，小溲不清，日来食少，口不甘味，腹中胀闷。土不生金，子窃母气，当与培土生金，以化痰湿。

土炒白术　甜杏　瓜蒌皮　川石斛　川郁金　省头草　云苓

橘红　炒苡米　枇杷叶去毛，包　姜半夏　象贝母　竹二青

复方

经培土生金，以化痰湿，腹胀较松，食少，口不甘味，小溲不清。仍宜原意进取。

焦白术　川郁金　潞党参姜汁炒　橘红　姜半夏　佩兰叶

茯苓　淮山药　炒苡米　制香附　紫丹参　金橘饼　姜竹茹

丸方

白归身　潞党参　炙草　苡米　陈皮　白术　淮山药

---

① 蒌地：蒌皮、生地合写。

杭白芍　净萸肉　姜半夏　云苓　佩兰叶　乌药

加红枣、金橘饼，煎水泛丸，每早晚服三钱。

◎ **冷右**丹阳

脾湿生痰，阻于肺络，咳嗽经年，屡发转剧，甚则气促不平卧。当与扶土生金，以化痰湿。

焦白术　旋覆花　杏仁泥　炒苡米　杭白芍桂枝三分炒　炙前胡

姜半夏　云苓　橘红　象贝母　川朴　姜竹茹

◎ **王左**太平洲

肺燥阴伤，呛咳无痰，咽燥而痛，声音不扬，纳少形瘦，入夜盗汗。清金润肺。

金石斛　瓜蒌皮　南沙参　清阿胶蛤粉炒　麦冬　甜杏

生桑皮　川郁金　川贝母　竹二青　枇杷叶　生白芍

◎ **朱左**泰州

劳力伤肺，痰踞肺络，咳嗽经年，气促痰鸣，不时举发。温肺化痰。

嫩前胡　炙麻黄　姜半夏　茯苓　炙桑皮　生苡米

杏仁　象贝母　蒌皮　橘红　枳壳　姜竹茹　枇杷叶

◎ **张左**巢县

阴虚肺损咯血之后，咳嗽经年，形神瘦弱，食少，脉象虚数。育阴清金。

南沙参　云苓　川石斛　瓜蒌皮　川贝母　紫菀

枇杷叶　甜杏　川百合　女贞子　梨肉　粉丹皮

复方

恙已轻减，咳稀痰多，下午发热降，身酸困。阴虚显然，前法加减。

南沙参　川石斛　潞党参　净萸肉　杭白芍　淮山药

焦白术　省头草　橘红　黑料豆　白归身　枇杷叶　香青蒿

复方

经和中化湿，谷食较贪，胸脘隐痛，日前咯痰夹杂紫血。血与气郁，络中有热，前法益以和营兼以疏气。

焦白术　杭白芍　白夕利　醋香附　陈皮　怀山药　全当归

炙草　川郁金　紫丹参　潞党参　粉丹皮　金橘饼

◎ **范左**湖北

阴虚肺有伏风。郁热咳嗽，痰多气促，入夜发热，咽痛音嘶，食少神疲，脉象虚数。当与清金肃肺。

南沙参　川贝母　甜杏　蒌皮　茯苓　紫菀炙　金石斛　麦冬　马兜铃　梨肉　生桑皮

◎ **某**[1]新桥

巨口咯血，盈盆盈碗，咳嗽气逆，胸脘板闷，身热食少。和营清金。

大生地　粉丹皮　茯苓　川郁金　炙草　杭白芍　白夕利

紫丹参　橘红　藕节　清阿胶蒲黄炒　竹二青　省头草

◎ **季左**无锡

阴虚肺有伏风。咳嗽气急，咽痛音嘶，大便溏泄，小有寒热。延防入损。

南沙参　甜杏　麦冬　生甘草　清阿胶蒲黄炒　川贝母　马兜铃

粉丹皮　川百合　云苓　炙紫菀　枇杷叶　川石斛　甘蔗劈

◎ **徐右**徐家巷

风伤肺络，咳嗽痰多气逆，头昏肢倦。清金达邪。

嫩前胡　杏仁　橘红　姜半夏　炙桑叶　象贝母

蒌皮　苏子梗　淡豆豉　竹二青　炒牛子

◎ **张左**宜兴

思虑伤脾，抑郁伤肝，肝脾不调，肺胃受制。咳嗽久延，痰多发热，形神瘦弱，夜不安寐，盗汗，脉虚。恙已入损，脾肺并调。

潞党参　川石斛　橘红　省头草　粉丹皮　川贝母　云苓

蒌皮　清阿胶蛤粉炒　香青蒿　淮山药　枇杷叶

复方

进脾肺并调，恙势如故，咳嗽转剧，神疲脉虚，盗汗食少，胃气以败，难于持久。勉方以尽人事。

西洋参　川贝母　淮山药　杭白芍　甜杏　金石斛

白术　麦冬　云苓　川郁金　蒌皮　淮麦　枇杷叶

又复

喘汗防脱，勉方。

别直参一钱　麦冬二钱　蛤蚧尾五分，开水调服　杭白芍炒，二钱　五味子五分　浮小麦一撮

◎ **王左**安徽

平素性质太刚，肝火易于触动。血因火升，月来几经，咯血巨口盈碗，脉象虚数。急宜息心静养。

大生地　乌贼骨　细雅连炒炭　粉丹皮　生白术　云苓

川郁金　生草　石决明　全当归　丹参　藕节　甘蔗

复方

肝火刑金，迫血妄动。咳嗽气逆，巨口咯血，屡往举发，脉象虚数。抑木清金。

---

① 原书缺患者姓氏，今以“某”代替。

大生地蛤粉炒　甜杏　云苓　川贝　川石斛　川郁金　粉丹皮
清阿胶蒲黄炒　生白芍　石决明　乌贼骨　童便冲服一小杯

◎ **胡左**皖省

体质阴亏，肺失治节，清肺之令不能下降。咳嗽久延，稀血未止，内热咽燥，脉象虚数。清金润燥。

南沙参　川贝母　甜杏仁　茯苓　川石斛　生桑皮　瓜蒌皮
川郁金　炙紫菀　麦冬　杭白芍　黑料豆　女贞子

◎ **陈左**和桥

脾为生痰之源，肺为贮痰之器。冬令咳血之后，积湿生痰，阻于肺络，入夜咳剧，痰鸣气促，不能平卧，彻夜不寐，食少胸闷，咽痛，脉象虚数。前法益以扶土化痰降气。

南沙参　焦白术　淮山药　法半夏　蒌皮　马兜铃　川贝母
橘红　麦冬　省头草　黑料豆　鲜梨肉　川郁金　旋覆花

复方

经治诸恙向减，惟脾湿生痰，阻于肺络，入夜咳嗽，气促不能平卧，脉象虚滑。延防入损，扶土清金。

南沙参　云苓　淮山药　川石斛　旋覆花八分，包　川贝母　马兜铃炙，一钱半
生草　麦冬　瓜蒌皮　甜杏仁　鲜梨肉　枇杷叶　生桑皮

◎ **薛左**横林

咳经半载，脾肺阴伤。屡经见血，气逆痰多，恶吐涎沫，食少，时或呕吐，形神瘦弱，脉象虚数，舌苔抽心。势将入损，姑与扶土生金，转和乃吉。

野术土炒　淮药　云苓　川贝　甜杏　紫菀炙
炙桑皮　佩叶　粉丹皮　川石斛　橘红　枇杷叶

◎ **刘左**巢县

血丝属肝，血点属肾恙；缘水不涵木，木击金鸣。咳嗽痰中夹杂血丝，或作或止。清金保肺。

南沙参　川贝母　云苓　川石斛　炙紫菀　炙桑皮　姜半夏
甜杏　橘红　粉丹皮　鲜梨肉　竹二青　瓜蒌皮　鲜藕

◎ **凌左**金坛

脾为生痰之源，肺为贮痰之器。年逾古稀，脾土就积湿生痰，阻于肺络，咳喘连年，屡发转剧，气促痰多，时常夹血，夜不平卧，脉象数大而滑。当与扶土生金，以化痰湿。

野於术土炒　云苓　淮山药　川百合　旋覆花包　甜杏
橘红　蒌皮　姜半夏　川贝母　鲜梨肉　海蛤粉包

复方

进扶土生金，喘嗽平平，脉象数大较和，年高气虚，便溏而遗，不能容忍，痰鸣气促。仍

宗原意，以扶土生痰之源。

野於术土炒　淮山药　象贝母　杭白芍　紫菀　白扁豆

黛蛤散包　云苓　旋覆花包　甜杏　橘红　紫衣胡桃肉二钱

又方

经治咳喘较平，夜睡颇安，大便溏泄亦渐稀少，脉象虚滑。年高气虚，脾不健运，肺失治节所使然也。

野於术土炒　淮山药　生半夏　云苓　橘红　黑料豆

旋覆花包　象贝母　扁豆衣　炙桑皮　女贞子　紫衣胡桃肉

又方

经以大肠咳状而遗屎，又云久咳不已则三焦受之。年逾古稀，真阴益虚，湿郁生痰，咳喘交作，气虚下坠，便不能忍，夜寐不实。当与培土生金，缓缓图功。

野於术土炒　生半夏　云苓　淮山药炒　橘红　炙紫菀　炒扁豆　川贝母

甜杏　补骨脂盐水炒，一钱　杭白芍炒　川石斛　紫衣胡桃肉二钱

丸方

潞党参　淮山药　杭白芍沉香三分炒　野於术土炒　炙草　省头草

炙紫菀　炙桑皮　白归身　粉丹皮　云苓　五味子四钱　象贝

加莲子三两，共为细末，红枣四两，煎水泛丸，每早晚服三钱。

如天时寒冷，喘咳不平，煎方可加五味子四分、干姜六分。

◎ **李左**巢县

咳嗽经久，金病，子窃母气，脾土亦伤。食少形瘦，大便溏泄，舌红内热，虑入损途。拟扶土生金，缓缓图治。

南沙参　淮山药　扁豆　净萸肉　川贝母　炙紫菀

甜杏　焦白术　法半夏　川石斛　枇杷叶　炙桑皮

◎ **蔡左**太平洲

久恙经年，始则阴虚间或咳嗽，曾经咯血，形神清瘦，每遇烦劳，卫失防护则寒，营失中守则热，脉象虚数。当与培土生金，调和营卫。

潞党参　焦白术　淮山药　清阿胶蛤粉炒　杭白芍炒　粉丹皮

净萸肉　炙草　橘红　生姜　省头草　红枣　白归身

◎ **丁右，二十岁**巴斗山

风伤肺络，呛咳无痰，咽痛食少，经期不转。慎防入损。

嫩前胡　杏仁泥　象贝母　姜半夏　橘红　姜皮

冬桑叶　炒苏子　麦冬　枇杷叶　云苓　川石斛

◎ **朱左**尧巷头

久咳震伤肺络，痰中夹血，内热唇干，牙龈渗血，口渴，脉数。肝胃之火扰动血络，当与

滋阴清化。

大生地蛤粉炒　生白芍　川郁金　川石斛　甜杏仁　黛蛤散包

瓜蒌皮　南沙参　粉丹皮　川贝母　云苓　枇杷叶　鲜藕二两

卷三

◉ 遗精门附淋浊、痔疮、疝气、下疳

◎ 章左常州

脾胃阴亏，精关不固。时有白浊，两足疲倦，步履乏力。滋阴固肾。

大生地　茯苓　炙草　煅龙齿　丹参　白归身　杭白芍

丹皮　菟丝饼　橘红　潼白蒺藜　淮山药　红枣

◎ 徐左宁波

本质阴虚，湿热结于大肠，下注肛门。痔疡有年，时流脓水。久延慎防成漏，养营化湿。

大生地　杭白芍　丹皮　半夏　生苡米　淮山药

焦白术　佩兰　陈皮　当归　党参　红枣

◎ 陆左珥陵

脾肾两亏，正阳不足，正在壮年，阳气不降。腰痛肢倦。培补脾肾。

大熟地　甘枸杞　菟丝饼盐水炒　怀牛膝　净萸肉

炙黄芪　淮山药　厚杜仲　炙草　丹皮　杭白芍　红枣

◎ 徐左丹徒

湿热下注。小溲不爽，溺管作痛。心与小肠相为表里，心火不清，当与清化。

大生地　丹皮　黑山栀　陈皮　杭白芍　川黄柏盐水炒

赤苓　细雅连　甘草梢　当归　朱灯心

◎ 翟左嘉定

下疳肿消，湿热未消，小溲不甚爽利。仍以养阴清化。

细生地　黑山栀　陈皮　草梢　细木通　当归　猪赤苓

川黄柏　银花　粉丹皮　飞滑石　车前子盐水炒　怀牛子

◎ 陈孩冷家桥

湿热结于大肠，下注肛门，口围破碎，大便夹血。清化湿热。

细生地　生草　丹皮　银花　炒条芩　荷蒂　猪赤苓　川黄柏　陈皮　赤芍　当归

外敷解毒丹。

◎ 徐左南通

肾主封藏，肝主疏泄，水亏于下，火炎于上。两耳蝉鸣重听，时常梦泄，左肋板闷，小溲多，大便少，脉象虚弦。上病下取，滋水柔肝，阴平阳秘乃可有功。

大熟地　淮山药　粉丹皮　潼夕利　净萸肉　白归身

菟丝饼盐水炒　煅龙齿　枸杞　煅牡蛎　红枣

复方

肾之水亏，肝之阳□，乃有梦泄耳鸣胸闷种种见证。根株已深，难于速效，拟膏剂缓固。

大熟地四两　厚杜仲盐酒水炒断丝，三两　菟丝饼三两　炙草五钱　橘红一两

炙黄芪三两　甘枸杞三两　杭白芍二两　左龙齿四两　丹皮一两五钱

白术一两五钱　潼夕利三两　归身三两　石决明四两

上加大枣四两、莲须六钱，煎浓汁三次去渣，入冰糖一两收膏，服三钱。

◎ **恽左**夏墅

肝气下坠，右睾丸肿痛，少腹筋梗，食入呕吐，脉象虚细。平肝理气。

全当归　茯苓　杭白芍吴萸三分炒　细青皮　佩兰　宣木瓜　金铃子

小茴香　炙草　广木香　姜半夏　生姜　橘核三钱　枳壳

◎ **陈孩**界牌

湿热生火。肛门奇痒，下寸白虫颇多。燥湿杀虫。

苍白术各，炒　川朴　鹤虱子三钱　陈皮　广木香　姜半夏　赤苓

白雷丸一钱　砂仁　当归　使君子炒香过口，廿粒　楝树根东丹砂糖拌炒，一把

◎ **朱左**吕城

湿瘀凝结。小溲淋痛不爽。涩利化湿。

小生地　川萆薢　飞滑石　海金沙三钱　黑山栀　细木通

丹皮　赤苓　甘草梢　陈皮　川黄柏　车前子

◎ **丁左**油坊桥

阴虚湿热，注于膀胱。溺管作痛，小溲赤白相间。清利化湿。

细生地　粉丹皮　甘草梢　当归须　赤芍　上血珀三分，研末冲服

猪赤苓　陈皮　黑山栀　怀牛膝　滑石　白通草

◎ **左**长兴

湿火下注。前阴肿痛，破津脂水，势将腐烂。清化败毒。

生川军五钱，后入　生草　银花　防风　大贝母　黑山栀

车前子盐水炒　赤苓　粉丹皮　荆芥　赤芍　天花粉

◎ **朱童**西魏村

湿热夹毒。阴茎肿痛，小溲不爽。清利化湿。

细生地　甘草梢　川黄柏　陈皮　泽泻　车前子

猪赤苓　粉丹皮　黑山栀　赤芍　细木通

外敷解毒丹。

◎ **刘左**武进

湿热郁结，膀胱之气不能宣化。小溲不爽，胀闷作痛。当与清利。

白术　怀牛膝　飞滑石　橘红　细木通　川萆薢　猪赤苓各

台乌药　海金沙　甘草梢　川黄柏盐水炒　车前子盐水炒

◎ **徐左**丹徒

肝肾阴亏，血分营养两虚。痿软乏力，不便步履，时常遗泄。肝肾并调。

焦白术　茯苓　怀牛膝　宣木瓜　杭白芍　丹皮　姜半夏

橘红　左秦艽　菟丝饼盐水炒　大生地　建须

◎ **陈左**姚家桥

心与小肠相为表里，阴虚体质，心火下移。小溲带血，少腹胀痛。育阴涩利。

大生地　丹皮　草梢　淮膝炭　飞滑石　台乌壳　赤苓　杭白芍

黑山栀　当归须　白术　上血珀研末调服　莲须四分

◎ **王左**太平洲

进固精法，日来遗泄已止。心肾之阴不足，仍宜固本。

大熟地　煅龙齿　炙草　白芍　煅牡蛎　剪芡实

白归身　潼夕利　丹皮　山药　菟丝饼盐水炒　大枣

◎ **吴左**埤城

疝气偏旺，右肿痛入腹。温中流气。

焦白术　金铃子　杭白芍东丹砂糖拌炒，一把　砂仁　台乌药

川桂枝　姜半夏　小茴香　当归　橘核三钱　炙草

◎ **张左**口岸

肾水不足，精关不固。无梦而遗，心悸头晕，时常咯血。滋肾固精。

白归身　云苓　炙黄芪　酸枣仁　焦白术　大熟地

白芍　煅龙齿　粉丹皮　煅牡蛎　潼夕利　莲心

◎ **戴左**溧阳

脑为髓海，水亏于下，肾阴不足，虚火上炎，蒸熏于脑。头昏肢倦，心悸不宁，鼻有秽气，间或遗泄，脉象虚涩。上病下取，养阴滋肾。

大生地蛤粉炒　淮山药炒　粉丹皮　霜桑叶　白归身　抱茯神朱拌

潼白夕利　煅龙齿　炒白芍　杭菊炭　生草　芡实

复方

经养阴滋肾，恙势平平，肾水久亏，肝阳夹杂虚火上炎于脑。头昏内热，鼻孔时有秽气，劳则心悸，间或遗泄，水不济火。滋苗灌根，佐以介类潜阳之品。

大熟地蛤粉炒　潼白夕利　左牡蛎　冬桑叶　淮山药　粉丹皮

白归身　杭菊花　抱茯神辰砂拌　煅龙齿　陈阿胶蛤粉炒　石决明　甘蔗

膏方

生熟地各　杭白芍　淮山药　炙草　川黄柏盐水炒　生黄芪　潼白夕利

粉丹皮　肥知母　煅牡蛎　煅龙齿　冬桑叶　潞党参　玄参　酸枣仁

上药加大枣四两、莲须六两，共煎浓汁三次去渣，入冰糖一两收膏，每早晚开水送下三钱。

◎ **蔡左**姚皋

肾水不足，水不济火。频频遗泄，食少，左肋板闷。当与滋肾固精。

大生地　云苓　川贝母　菟丝饼　淮山药　杭白芍

甜杏仁　花龙齿　橘红　炙草　潼夕利　剪芡实　粉丹皮

复方

水不济火，相火妄动，精关不固。不梦而遗，内热盗汗，食少，形神瘦弱。经以有梦治心，无梦治肾，仍宜滋阴固精，佐以介类潜阳。

大熟地　煅龙齿　左牡蛎　粉丹皮　菟丝饼　淮山药

杭白芍　鱼线胶　净萸肉　潼夕利　剪芡实　白归身

复方

经治恙势平平，惟傍晚发热转剧，盗汗颇多，浑身发现痦子。感冒风热，先与清透新邪，再商治本。

大生地　净蝉衣　杏仁泥　橘红　瓜蒌皮　云苓

象贝母　嫩前胡　冬桑叶　杭菊花　枇杷叶　姜半夏

◎ **朱左**后巷

湿热下注。小溲淋浊不爽，两胯结核肿痛，慎防溃脓。

细生地　甘草梢　黑山栀　川萆薢　当归　京赤芍

猪赤苓　粉丹皮　细木通　陈皮　生苡米　飞滑石　车前子

◎ **姜左**藤村

上年咳血之后，阴伤未复，水亏木旺，龙雷之火妄动。频频遗泄，梦间有春，甚则痰中夹血，脉象虚细。当与滋水柔肝，兼以固精。

大熟地　淮山药辰拌　杭白芍　炙草　净萸肉　鲜藕

粉丹皮　制龙齿　白归身　潼白夕利　莲须　鱼线胶

◎ **孙左**宁波

阴虚湿热，结于大肠，下注肛门，致发痔疡，破溃津脓，内热胸闷，大便燥结。久延慎防通肛成漏，姑宜养阴清化湿热。

大生地　淮山药炒　赤苓　生甘草　杭白芍　泽泻

川黄柏盐水炒　肥知母　陈皮　粉丹皮　净萸肉　红枣

复方

进养阴清化，药浅病深，未见□退，阴分久虚，湿热蕴结，因难骤效。宜早服药膏，晚进水药，相辅而行，缓缓图功。

生熟地　白归身　杭白芍　淮山药　川黄柏盐水炒　肥知母

云苓　粉丹皮　净萸肉　新会皮　泽泻　潞党参

上药加红枣四两，共煎浓汁三次去渣，入冰糖一两，熔化收膏，每早晚开水冲服三钱。

煎方

当归　盐白术　云苓　淮山药　大贝母　肥知母　炙龟板　川黄柏盐水炒

生芪　生草　粉丹皮　陈皮　大生地　生苡米　红枣

◎ **汪左**金坛

劳力伤阴，湿热下注。肛门痔疡，破溃津脓。和营清化湿热。

大生地　赤苓　当归　大贝母　生草　银花　天花粉　川黄柏　粉丹皮　陈皮　嫩桑枝

◎ **杨左**安徽

肾亏于下，水不济火，龙雷之火妄动，不梦而遗，失其秘蛰封藏之职。呛咳咯痰不爽，肺阴亦损。当与滋肾柔肝。

大熟地　杭白芍　淮山药　菟丝饼盐水炒　花龙齿煅　潼夕利

粉丹皮　炙草　白归身　左牡蛎　大枣　莲须四分

复方

一水能济五火者，肾是也；一金能行五气者，肺是也。本来水亏不能制火，相火妄动，无梦而遗，更兼呛咳，肺气又弱。当与滋水柔肝，涩金保肺。

大熟地　白归身　杭白芍　菟丝饼盐水炒　花龙齿煅　炙紫菀

左牡蛎煅　炙草　粉丹皮　潼夕利　淮山药　鲜梨肉

◎ **孙左**常州

湿瘀气滞，膀胱不能宣化。小溲淋浊不爽，脉象虚数。当与育阴清化。

大生地　川萆薢　橘红　海金沙三钱　粉丹皮　车前子盐水炒

猪赤苓各　杭白芍　飞滑石　甘草梢　细木通　台乌药

复方

进育阴清化，溺痛已定，淋浊虽稀，未能全止。湿热结于膀胱，仍宜清降化浊。

川萆薢　猪赤苓各　杭白芍　白术炒　细木通　飞滑石

黑山栀　细青皮　川黄柏盐水炒　粉丹皮　车前子　甘草梢

◎ **张左**八字桥

疝气偏左，睾丸肿胀，筋挛作痛。平肝流气。

全当归　赤苓　杭白芍　金铃子打　小茴香　台乌药　小青皮

生甘草　宣木瓜　广木香　丹参　橘核炒，研，三钱　煨姜

◎ **虞左**

肾为闭蛰封藏之本，阴亏于下，水不济火，君火妄动，时常梦遗。近来失血，脉象虚数。当与滋水柔肝，兼以固精。

大熟地　白归身　鱼线胶砂炒　潼夕利　花龙骨　淮山药　生甘草　粉丹皮

菟丝饼盐水炒　左牡蛎　净萸肉　莲须四分　朱灯心四尺　上血珀研末调服

◎ **章左**常州

阴虚气馁，溲后淋漓夹浊，四肢倦怠，脉象虚数。当固精，以膏代煎。

大熟地　白归身　炒白芍　淮山药　炙草　橘红　菟丝饼　煅龙齿　炙黄芪

左牡蛎　净萸肉　白术炒　川黄柏盐水炒　潞党参　车前子盐水炒

加大枣四两共煎浓汁，去渣，入冰糖一两收膏。每早晚开水送服三钱。

◎ **许左**宜兴

湿热积于膀胱，气不宣化，小溲不爽，淋沥而痛。当于育阴清利化湿。

大熟地　猪赤苓　川黄柏盐水炒　川萆薢　粉丹皮　黑山栀

飞滑石　甘草梢　焦白术　台乌药　车前子盐水炒　全当归

◎ **蒋左**太平洲

肾阴不足，精不潜脏。小溲淋浊，不爽而痛。清利化湿。

大生地　杭白芍炒　川萆薢　赤苓　甘草梢　飞滑石

海金沙三钱　橘红　当归　车前子盐水炒　黑山栀　焦白术

◎ **刘左**安徽

疝气偏左，睾丸坠胀作痛，寒热食少，舌苔白腻。温运流气。

小茴香　全当归　苏叶　金铃子打　生草　云苓

青陈皮　广木香　乌药　姜半夏　橘红　焦白术

◎ **孙左**

湿郁气滞。小溲不爽，溺痛已久。清利化湿。

焦白术　黑山栀　川黄柏盐水炒　半夏　赤白苓各　车前子盐水炒

橘红　细木通　当归　甘草梢　飞滑石　杭白芍　川萆薢

◉ 妇科门

◎ **方右**扬中

进养营和中，腹痛已止，谷食亦畅，腰酸带下，肢倦乏力。原意进取。

全当归　杭白芍　白术　炙黄芪　佩兰　大生地　炙草　延胡索

厚杜仲盐酒水炒断丝　丹参　法半夏　清阿胶　生姜　红枣

◎ **黄右**无锡

寒虚木旺。腹有癥结，伏于少腹，左右隐隐作痛，食少，脉象虚数。当与和营理气。

全当归　杭白芍　青陈皮　焦楂肉　丹皮　丹参　炙草　延胡索

茯苓　泽泻皮　焦白术　乌贼骨　炮姜炭　醋炒艾绒

◎ **魏右**仪征

冲任不调，经不应月，时常落后，食少心悸，内热肢麻，带下腰酸，且有肝厥，脉象虚数。种种见证，血少营养，当与养血平肝以调冲任。

大生地　酸枣仁　杭白芍　石决明　炙芪　炙草　远志肉

茯神辰砂拌　白归身　焦白术　粉丹皮　丹参　桂圆肉　红枣

复方

养血平肝以调冲任，颇合病机。带下腰酸，心悸肢麻，种种见证，血虚湿热，仍宗原意缓缓图治。

大生地　炙龟板　炙芪　焦白术　白归身　醋枣仁　丹皮

茯神辰砂拌　远志肉　淮山药　炙草　杭白芍　艾绒　红枣

膏方

生熟地各　佩兰　粉丹皮　炙草　丹参　归身　厚杜仲

元武板　菟丝饼　焦白术　山药　黄芪　芡实　茯神

加红枣四两、桂圆肉四两共煎浓汁三次，去渣，入阿胶一两五钱、冰糖一两收膏。

◎ **戎右**保定

冲任不调，血不循经。崩漏如注，腰腹俱痛，食少胸闷。养营流气。

白归身　延胡索　大生地　清阿胶蒲黄炒　陈皮　杭白芍　生黄芪

焦白术　广木香　丹皮　佩兰　台乌药　炮姜炭　红枣

◎ **丁右**扬中

血虚气滞。腹右瘕聚，不时攻痛，食少肢倦。和营流气。

全当归　延胡索　制香附　杭白芍　佩兰　郁金

茯苓　丹参　台乌药　炙草　焦白术　艾绒　煨姜

◎ **吴右**靖江

血虚气滞。经期超前，每时腹痛，四肢倦怠。和营调气。

当归　陈皮　白芍　茯苓　白夕利　艾绒　佩兰　丹参　炙草　延胡索　木香　煨姜

复方

经前腹痛为气滞，食少四肢倦息，头眩，脉象虚细。和营理气。

当归　延胡索　丹皮　茯苓　乌药　白芍　炙草　生地　丹参　陈皮　白术　红枣　艾绒

又方

阴虚体质，经期不调，每转腹痛，头眩目花，肢倦食少。养营调气，以膏代煎。

生熟地各　佩兰　炙草　杭白芍　乌药　茯苓　延胡索　山药

陈皮　木香　白术　丹皮　厚杜仲盐酒水炒断丝　净萸肉　白归身

上药加红枣四两、艾绒一两五钱，煎汁，入冰糖一两收膏。

◎ **景右**折柳桥

产后血虚，脾湿生痰，阻于肺络。咳嗽经年，痰多白沫，口不甘味，脉象虚弦，舌苔白腻。化痰降气。

白术　茯苓　苏子　桑枝　杏仁　佩兰　半夏　橘红　象贝　紫菀　郁金　薏米炒

◎ **祝右**太平洲

血虚气滞。经停不转，腹中板痛，食少身热。和营调气。

白术　当归　陈皮　乌药　白芍　艾绒　茯苓　炙草　延胡索　香附　大生地

◎ **王右**十二圩

血虚气滞。腹有瘕聚，攻动作痛，食少肢倦。和营流气。

当归　丹参　郁金　陈皮　佩兰　煨姜　胡索

香附　乌药　藿梗　杭白芍东丹砂糖拌炒，一把

复方

进和营流气颇合病机，腹有瘕聚，胶固已久，难于骤化。原方加减。

当归　茯苓　郁金　佩兰　乌药　丹参　白芍东丹砂糖拌炒，一把

炙草　香附　胡索　木香　煨姜　艾绒

◎ **耿右**南翔

小产后，营虚未复，肝脾失藏统之职。腹中隐痛，便溏夹血，食少，胸腹板闷。养营和胃。

白术　茯苓　炙草　扁豆　佩兰　香附　当归

白芍东丹砂糖拌炒，一把　陈皮　砂仁　乌药　荷叶炭

◎ **蒋右**丹徒

血虚气滞。经行后期，腹中板痛。和营温中。

焦白术　白芍　炙草　藿梗　胡索　陈皮　当归　茯苓　砂仁　佩兰　乌药　炮姜

◎ **孙右**吕城

营血不足，经停不转，食少，四肢酸倦，胸腹隐痛。和营理气。

全当归　茯苓　郁金　苏梗　台乌药　盐白术　杭白芍

香附　橘红　木香　九香虫　大生地　煨姜

◎ **李右**苏州

阴虚湿热下注，前阴奇痒无度。凉血清化，以丸代煎。

大生地　川黄柏　丹皮　白术　黄芩　当归　猪赤苓　杭白芍　生草　陈皮　苦参　泽泻

上药加生薏米二两，煎水泛丸。

◎ **杨右**金坛

营血不足，经停半载，胸腹板胀，食少肌黄，四肢懒倦。和营流气。

当归　陈皮　胡索　杭白芍　木香　焦楂肉　白术

郁金　佩兰　香附　丹参　艾绒一钱半　炮姜炭六分

◎ **甄右**折柳桥

胎产多次，血虚不能营养，腰足酸痛。养营通络。

大生地　川续断　当归　生黄芪　茯苓　陈皮

厚杜仲　金毛脊三钱　丹参　生草　白芍　桑枝

◎ **戴右**新桥

营虚脾弱不转。食少肌黄，肢面浮肿，腹中隐痛。健脾分消。

焦白术　连皮苓　砂仁　白芍　五加皮　广木香

小川朴　半夏　当归　佩兰　丹参　姜皮

◎ **凌右**溧阳

经不应月，落后，腹有瘕积，板硬作痛，食少作痛，形瘦。和营调中。

当归　延胡　乌药　炙草　佩兰　艾绒　白芍　白术　茯苓　砂仁　陈皮　煨姜

◎ **李右**浦口

营虚不足。经行后期，食少四肢酸倦，不劳动。养营平肝。

当归　杭白芍　焦白术　茯苓　炙草　生芪　大生地

粉丹皮　佩兰　清阿胶　乌药　红枣　生姜

◎ **蔡右**丹阳

久咳经年，曾经咯血，身热食少，大便溏泄，形神瘦弱。肝脾阴伤，慎防入损。

沙参　甜杏仁　炒扁豆　蒌皮　半夏　枇杷叶

川贝　茯苓　橘红　川石斛　山药　竹二青

复诊

经治，咳嗽转稀，肺阴受损，不能骤复，食少便溏，脉象虚细。前法递治。

沙参　茯苓　桑白皮　橘红　扁豆　山药　川贝母

石斛　蒌皮　紫菀　半夏　女贞子　黑料豆　枇杷叶

◎ **何右**常州

崩漏之后，冲任受伤。带下黄水淋漓，经久腰酸，腰腹胀，天癸月凡几度，肌黄足肿，谷食不贪，只递稀糜，脉来濡细。姑与和营健脾，冀其胃气充和，乃可言功。现长夏湿土司令，尤宜静摄。

野於术　杭白芍　全当归　生熟枣仁　赤白苓　煅龙齿　法半夏

淮山药　橘红　净萸肉　佩兰　蛤粉炒阿胶　生熟苡米　生姜

◎ **顾右**下蜀

血虚气滞。经停数载，四肢作胀，皮毛紫暗，月前曾经咯血。治宜引血归经。

当归　大生地　紫丹参　五灵脂　胡索　杭白芍

生草　陈皮　生蒲黄六分　广木香　乌药　艾绒

复方

血不归经，经不应月，肝气偏旺。胸胁板胀，曾经咯血。养血平肝。

当归　丹参　延胡　五灵脂三钱　佩兰　砂仁　白芍

半夏　白术　生蒲黄一钱　木香　香附　艾绒　佛手

复方

经闭五载，血瘀气滞。两胁板胀，四肢微肿，发现红紫斑点，目前咯血盈碗。散瘀通经，以丸代煎。

生地　白芍　醋香附　生蒲黄八钱　粉丹皮　陈皮　当归　延胡

五灵脂　丹参　新红花八钱　焦白术　木香　艾绒　白夕利　佩兰

共为细末，加焙姜二两、红枣四两，煎水泛丸。

◎ **杨右**扬中

荣卫不和。经期每转寒热交作，浑身酸痛，食少肌黄。养营健脾。

白术　茯苓　陈皮　佩兰　丹皮　白芍　半夏

炙草　当归　软柴胡鳖血炒　丹参　生姜

◎ **薛右**东安

营血不足。经期先后不一，腹中隐痛，内热肢倦，肌黄食少。和营调中。

白术　胡索　佩兰　陈皮　杭白芍　清阿胶蛤粉炒

当归　木香　乌药　茯苓　大生地　艾绒

复方

经不应月，先后错乱，腹中隐痛，食少肢倦，呛咳无痰。和营流气。

当归　茯苓　炙草　乌药　炙芪　白芍　生地　胡索　香附　白术　陈皮　焙姜　艾绒

复方

进和营流气，发热较退，呛咳亦稀，经期不调，脉象虚细，腹中隐痛。气血未充，仍宜养营补中。

白术　茯苓　陈皮　乌药　白芍　炙芪　炙草　胡索

党参　清阿胶蒲黄炒　生地　玫瑰花　艾绒

◎ **赵右**段家桥

年逾大衍，天癸应净，不净血崩成漏，腹痛食少。养血调中。

大生地　当归　丹参　丹皮　炙芪　陈皮　白芍

佩兰　清阿胶蛤粉炒　白术　炙草　煨姜

复方

天癸应净不净，气不摄血，血返常道，崩漏不止，腹痛食少。养营补中。

生地　杭白芍　炙草　清阿胶蛤粉炒　陈皮　净萸肉

炙芪　白术　归身　丹皮　淮山药　炮姜炭

复方

崩漏已止，湿热未清，腹痛时下溺漏水。仍宜和营清化。

大生地　川黄柏　丹皮　白术　白芍　生苡米

赤苓　肥知母　陈皮　当归　清阿胶蒲黄炒

◎ **范右**扬中

营虚脾弱。腰酸带下，食少，口不甘味，四肢酸倦。养营和中，以丸代煎。

白术　白芍　炙草　丹参　厚杜仲盐酒水炒断丝　炙芪　归身

茯苓　陈皮　佩兰　菟丝饼盐水炒　净萸肉　山药

加红枣四两，为末泛丸。

◎ **施右**扬中

产后营虚，脾不统血，肝不藏血。便血腹痛，食少肌黄，身热肢倦。养营健脾。

生地　茯苓　陈皮　白术　丹参　乌药　丹皮　炙草　白芍　佩兰　炙芪　煨姜

◎ **蔡右**折柳桥

瘀凝气滞。经停半载，腹中阵痛，脉来虚弦。和中舒肝。

当归　茯苓　胡索　陈皮　楂肉　白芍　炙草

砂仁　丹参　乌药　木香　炮姜炭六分　艾绒

◎ **陈右**奔牛

阴虚湿热。郁结下注小肠，溺后筋梗作痛，前阴少腹内热，食少。养营清化。

大生地　杭白芍　乌药　当归　小茴香　川楝子

猪赤苓　甘草梢　丹皮　青皮　川黄柏　福泽泻

上血珀三分，研末药调服。

复方

前进养阴清化，颇有效机，溺后痛减。膀胱之气未能宣化，原意进取。

大生地　川楝子打　台乌药　细青皮　白芍东丹砂糖拌炒，一把

茯苓　丹皮　宣木瓜　甘草梢　当归　夕利　车前子

◎ **汪右**上海

进养营平肝以和胃气，颇有效机。惟肝脾气滞，经行血少，血虚不能骤复。当从原意进取。

当归　炙草　九香虫　川郁金　白术　云苓　醋香附　佩兰　白夕利

砂仁　白芍东丹砂糖拌炒，一把　大生地蛤粉炒　煨姜　橘饼

◎ **戴右**扬中

血不循经，经行成漏，淋漓不断，已经半载，食少形瘦。和营调中。

白芍　炙芪　丹皮　陈皮　白术　归身　炙草

清阿胶蒲黄炒　佩兰　杜仲盐酒水炒断丝　红枣

◎ **殷右**埠城

小产之后，营血大亏，食少，胸闷板胀，心悸少寐。养营平肝调气。

归身　茯神辰砂拌　粉丹皮　远志肉　香附　炙黄芪

白芍　炙草　焦白术　枣仁　郁金　红枣

◎ **陈右**江阴

崩漏之后，阴虚脾弱，湿郁不化。面目萎黄，形神瘦弱，脉象虚细。当与养营，兼以温运脾阳。

焦白术　杭白芍炒　川朴　炙草　省头草　大生地炙　广木香

潞党参姜汁炒　扁豆　生熟苡米各　白归身　煨姜　云苓

◎ **刘右**太平洲

血虚气滞。经期错乱，一月几转，腹中极痛，身热头痛。和营流气。

全当归　茯苓　延胡索　广陈皮　紫丹参　佩兰叶　木香

台乌药　软柴胡　艾绒　杭白芍吴萸三分炒　生姜　炙草

◎ **俞右**鱼巷河

气不摄血。崩漏带下，心悸不寐。归脾汤加减。

白归身　生芪　杭白芍炒　抱茯神　炙草　大生地

橘红　丹皮　白术炒　大丹参　红枣　省头草

◎ **姚右，四十岁**太平洲

大产之后，百脉空虚，血不养营，肝木偏旺。汗出津津，不时屡见胸烦心悸，寐不结实，肢面浮肿，脉象虚涩。当与气阴并固。

大生地蛤粉炒　芪皮　炙草　酸枣仁　左牡蛎　花龙骨

白归身　杭白芍桂枝三分炒　抱茯神　焦白术　党参　红枣

复方

昨投气阴并固，小有效机。汗为心液，又汗多无阳；产后阴虚，劳动太早，气亦不固。当与养营补气，正气充足，腠理致密，汗自敛矣。

潞党参　杭白芍桂枝三分炒　抱茯神辰砂拌　炙芪　炙草　煅牡蛎

焦白术　酸枣仁　白归身　橘红　粉丹参　清阿胶蛤粉炒　红枣

◎ **金右**常州

经不应月，每转过期，虽经叛道，反从大便而出。胸脘板闷，头昏而头腹痛，腰酸，形神瘦弱，夜不安寐，脉象虚数。血不养肝，心营亦损，冲任不调。兹宜宁心抑木，引血归经。

大生地蛤粉炒　白归身　酸枣仁　生石决　抱茯神辰砂拌　焦白术　杭白芍

清阿胶蒲黄炒　粉丹皮　白夕利　炙草　醋炒青皮一钱　醋炒艾绒一钱半

◎ **陈右**段家桥

产后气虚下坠，小溲不一，淋漓不断，食少肌黄。补中益气。

焦白术　潞党参姜汁炒　杭白芍　炙草　广皮　红枣

佩兰叶　粉丹皮　炙芪　升麻　砂仁　生姜

◎ **马右**太平洲

产后血虚不能营养，虚火上升。咽痛，肢节作酸，心悸虚烦。养营归脾。

大生地　白归身　云苓　杭白芍　省头草　红枣

酸枣仁　潞党参　炙龟板　川郁金　炙草　鲜藕

◎ **孙右**河湾

气不摄血，崩漏经久，腹痛肢倦。养营调中。

当归　大生地　杭白芍　清阿胶蒲黄炒　台乌药　炙草

粉丹皮　省头草　生芪　焦白术　生姜　广皮　红枣

◎ **朱右**儒里

产后血虚气滞。腹中板痛，肌黄内热，舌苔薄黄，脉象虚细。和营中兼以流气。

全当归　制香附　川郁金　杭白芍沉香二分炒　炙草　砂仁　台乌药

延胡索　九香虫　佩兰叶　陈皮　醋炒艾绒一钱半　炮姜炭六分

◎ **孙右**龙虎塘

上年产后抱病，病退阴虚，未能完复，经期落后，艰于生育。当与养营平肝，兼以流气，膏剂缓固。

大熟地　白归身　杭白芍炒　淮山药　炙草　炙芪　紫丹参

省头草　广皮　制香附　清阿胶蒲黄炒，一两五钱　焦白术

加红枣四两、艾绒一两五钱，共煎浓汁三次收膏。

◎ **吴右**大成桥

胎产多次，营血大亏，经行淋漓，日久不断。当与养营调中。

焦白术　当归　大生地　云苓　炙草　杭白芍

炙黄芪　省头草　清阿胶蒲黄炒　红枣　广皮

◎ **朱右**后巷

血崩之后，带下赤白，经月不止，腰酸食少。养营调中。

当归　生地　杭白芍　厚杜仲盐水炒　白术　炙黄芪

广皮　炙草　佩兰叶　红枣　粉丹皮

◎ **恽右**

血虚气滞。经停不转，腹有癥结，屡屡作痛。和营温通。

全当归　白术　生地　炙黄芪　陈皮　紫丹参

炙草　砂仁　乌药　延胡索　艾绒　炮姜

◎ **汪右**安徽

胎产多次，血少营养，腰痛肢节酸倦，胸闷食少。养营调中。

当归　白芍　杜仲盐水炒断丝　续断　金毛脊　醋炒香附

牛膝　陈皮　白术　丹参　嫩桑枝　炙黄芪

◉ 外科门

◎ **郭童**前□庙

牙槽痈，肿胀日久不消。

当归　生草　陈皮　大贝母　茯苓　冬桑叶　赤芍　牛子　炙姜皮　青防风　杭菊　夏枯草

◎ **刘右**圩塘

湿热下注。足趾破烂，时流血水。清利化湿。

生苍术　猪赤苓　川黄柏　丹皮　陈皮　桑枝　半夏

银花　川怀膝　当归　苡米　上牛黄散　上生地黄

◎ **束右**门楼下

血虚风热上乘。两目赤痛，凝眦流泪。凉血祛风。

生地　石决明　丹皮　荆芥　黄芩　赤芍　生草　蝉衣　防风　菊花　当归　桑叶　夏枯草

◎ **沈左**北新桥

三阴不足，寒湿入络。右环跳及膝疼痛不定，不便步履已经两月。阳和汤加减。

白芥子炒，研　怀牛膝　川独活　当归　川续断　宣木瓜

秦艽　茯苓　上桂心　橘红　生麻黄四分　生熟地　桑枝

◎ **黄童**黄山

时毒焮肿，发于左耳鼓下，寒热无汗。

防风　生草　桑叶　大贝母　橘红　竹二青　赤芍　炙姜皮　炒牛子　当归　菊花

◎ **孙左**丹阳

耳根痰肿痛，寒热。

防风　赤芍　生草　当归　炙僵蚕　茅根　牛子　大贝　橘红　银花　夏枯草

◎ **许女**道士桥

风湿浸淫。浑身疥癞奇痒，破津血水，经年不愈。凉血消风。

细生地　赤芍　生草　川黄柏　猪赤苓　生苡米　当归　丹皮　陈皮　苦参　生苍术　桑叶

洗药方

细生地三钱　生苍术三钱　苦参二钱　川黄柏一钱半　地肤子三钱　蛇床子三钱　荆芥三钱

加菖蒲一把煎水洗。

◎ **杨左**姚家桥

肝经风热上乘。左目赤痛，云翳遮睛，羞明流泪。消风清热。

大生地　白夕利　酒芩　荆芥穗一钱半　谷精珠三钱　防风

丹皮　净萸肉　生草　木贼草　赤芍　桑叶　菊花　夏枯草

◎ **孙童**顾巷桥

肋痰日久，肿痛顶高。势将成脓。

赤芍　大贝　炙甲片　茯苓　苏梗　焦楂肉

当归　生草　炙乳没　陈皮　皂角刺一钱　桑枝

◎ **唐右**溧阳

血虚肝郁。右乳结核破溃翻花，少围坚硬，已成乳岩。难治之症。

生地　茯苓　花粉　生草　当归　白术　郁金　大贝　丹皮　橘红　杭白芍　桑枝

◎ **朱童**太平洲

喉痈溃脓。

薄荷　桔梗　细生地　生草　淡黄芩　粉丹皮

连翘　银花　大贝母　荆芥　川石斛　淡竹茹

◎ **何右**吕城

湿热下注。前阴奇痒，破津脂水。当与清利。

细生地　川黄柏　当归　银花　黑山栀　车前子　猪赤苓　陈皮　丹皮　生草　生苍术

◎ **王左**访仙桥

结喉痈肿痛，势将成脓。

全当归　大贝母　银花　生草　沙参　淡竹二青　京赤芍　丹皮　橘红　桔梗　花粉

外贴阳消散膏。

◎ **朱右**朱家圩

烂头疽，腐肉未脱，左肩酸痛。养营化毒。

细生地　大贝母　淡黄芩　当归　生草　丹皮

银花　秦艽　花粉　橘红　白芍　防风　桑枝

外用清火丹。

◎ **蒋左**吕城

牙痈成漏，外肿内溃，脓自牙根而出，不易收敛。当与和营化毒。

当归　大贝母　丹皮　橘红　生芪　丹参　生地

花粉　甘草　白芍　茯苓　桑枝　金黄散

◎ **戎右**后赤塘

右乳房瘟毒破烂，红肿发热，胸闷作恶，大便泄泻，口渴舌红。慎防腐脱。

大生地　花粉　连翘　生草　黄芩　防风　鲜银花　雅连　丹皮　橘红　苏梗　茅根

外贴生地膏，上清火丹。

◎ **蒋左**访仙桥

项左结核肿硬，皮色不变。和营化痰。

当归　生草　牛子　贝母　橘红　竹茹　防风

炙姜皮　夕利　赤芍　夏枯草　冬桑叶

贴阳消散膏。

◎ **张左**埤城

年近古稀，二气就衰。右项侧结核逐渐涨大，硬如石，经络抽搐，脉象虚弦。失荣大症，年高正虚，难以完全。

大生地　归身　白芍　生草　元参　紫丹参　大贝母

姜皮　丹皮　生芪　佩兰　荸荠　夏枯草

◎ **僧人**牛皮巷

耳根痰肿痛，寒热。

防风　黄芩　炙姜皮　牛子　当归　桑叶

赤芍　生草　橘红　苏叶　夏枯草　茅根

外敷金黄、玉露。

◎ **符左**吕城

右足胫湿热生疮，痒痛相兼，破烂津水。和营清利。

生苍术　半夏　陈皮　丹皮　丹参　银花　猪赤苓各

川黄柏　川牛膝　生草　防风　细生地　豨莶草三钱

烂者玉红膏、牛黄清火，未烂起白疱者，敷解毒。

◎ **魏左**段家桥

湿瘀凝结。右膝肿胀，疼痛发热，食少。防成鹤膝，活瘀消散。

归尾　赤苓　防风　宣木瓜　陈皮　苏叶　赤芍　怀牛膝　川独活　川续断　桑枝

◎ **张右**段家桥

胃火上升。牙龈腐烂，时常渗血。凉营清利。

鲜生地四钱　黑荆芥一钱半　生石膏八钱　连翘　桔梗

当归　鲜石斛五钱　粉丹皮　生草　花粉　活水芦根一两

◎ **贾童**杨家埭

脚气焮肿，发热食少。

苏叶　半夏　陈皮　赤芍　防风　桑枝　猪赤苓

怀牛膝　当归　汉防己一钱半　泽兰三钱

◎ **范左**扬中

湿热夹瘀。左腿股肿痛，下午寒热，食少神疲，势将成脓。

生地　苏叶　当归　牛膝　大贝　生草　陈皮

续断　赤芍　防风　赤苓　桑枝

玉露、金黄。

复方

右股流痰三块，红肿疼痛，势将成脓。和营托毒。

大生地　赤苓　陈皮　怀牛膝　炙甲片　皂角针

京赤芍　大贝　续断　当归　炙乳没　嫩桑枝

红膏药、平安散。

复方

流痰三块已溃，其二肿消痛减。毒尚未清，仍宜和营清化。

生地　花粉　生草　陈皮　茯苓　党参　大贝

丹皮　怀牛膝　当归　生芪　半夏　红枣　桑枝

◎ **王右**姚家桥

阴虚体质，脾胃之火上升。上颚生痈，脓多臭秽，牙关紧强，已经成漏，不易收敛。和营化毒。

生地　丹皮　生草　鲜石斛　银花　甘蔗　花粉　大贝　茯苓　煅石决　连翘

外敷金黄，毒甚星夏，内吹牛黄，口疳冰硼。

复方

上颚痈，日久成漏，经治小有效机，脓多，时或渗血。和营化毒。

大生地　大贝　橘红　生草　银花　甘蔗　丹皮　茯苓　石斛　生石膏　炒荆芥　鲜藕

口疳，内吹冰硼。

◎ **沈童**中兴沙

湿热下注，两腿肌肤燥痒。

细生地　陈皮　生苍术一钱　当归　苦参　川牛膝

赤苓　川黄柏　白鲜皮三钱　白芍　生苡米

搽摩风膏。

◎ **曹右**魏村

疡后湿毒流入关节，浑身肢节酸痛，食少，形神瘦弱，脉象虚弦。和营化毒，兼以渗湿。

苍白术　半夏　生草　秦艽　银花　怀牛膝　猪赤苓　陈皮

丹皮　当归　赤芍　川黄柏盐水炒　生苡米　首乌藤

◎ **潘左**溧阳

肋痰肿硬作痛，其大如掌，寒热食少，日久不消，势将溃脓。

当归　生草　炙甲片　大贝　焦楂肉　生苡米　赤芍　陈皮　炙乳没　制香附　苏叶　桑枝

贴阳和膏，上平安散。

◎ **朱右**丹徒

阴虚体质，虚火上升。咽喉肿痛，谷食减少，时或发热。养营清化。

生地　丹皮　元参　麦冬　杏仁　天花粉　石斛　甘草　生白芍　桔梗　沙参　枇杷叶

吹冰硼散。

◎ **符左**吕城

鱼肚痈，脓多破烂。和营清化。

生地 牛膝 生草 丹皮 陈皮 当归 大贝母 赤苓 花粉 银花 川黄柏 嫩桑枝

贴生地膏，上牛黄散。

◎ **印左**中兴沙

阴痰串溃，经久不敛，环跳又肿，势将续溃。和营托里。

大生地 怀牛膝 陈皮 生芪 当归 白术 川续断

茯苓 大贝 生草 赤芍 甲片炙 炙乳没 桑枝

外贴消膏，上凉血、白海浮、清火丹。

◎ **赵左**赵家桥

阴虚体质，心脾积热上升。舌底津脓，经久不敛。和营清化。

生地 生草 石斛 花粉 丹参 白芍 丹皮 橘红 当归 沙参 连翘 甘蔗劈

冰硼。

◎ **范右**太平洲

年近花甲，营血向亏。右耳根痰核坚硬，疼痛发热，日渐微大。养营平肝，化痰软坚。

生地 橘红 茯苓 生草 郁金 归身 夏枯草 大贝母 半夏 白芍 柏木

复方

右耳根痰核肿硬，将近一载，疼痛内热，食少，势将成脓。和营托毒。

大生地 橘红 生草 茯苓 大贝母 赤芍 半夏 郁金 炙僵蚕 香附 石决明 夏枯草

◎ **刘左**通州

风热上乘。右目赤痛，羞明流泪。

大生地 赤芍 丹皮 牛子 淡黄芩 桑叶 荆芥 生草 蝉衣 防风 银花 夏枯草

◎ **钱左**常州

外疡久延，三年不敛，近兼冒邪，寒热之后正气尤亏。脉弱形瘦，谷食不多。现交长夏，湿土司令，宜格外珍摄，辅以药饵，乃可言功。

别直参六分，另煎冲服 白芍二钱 炙草四分 佩兰一钱半 云苓三钱

净萸肉三钱 炙绵芪三钱 山药三钱 丹皮一钱半 怀牛膝一钱半

归身三钱 橘红一钱 野於术土炒，一钱半 生姜二片 红枣五枚

◎ **陈左**湾里

镰刀误伤膝眼，焮肿发热，势将酿脓成疽。

大生地 桑枝 银花 草节 花粉 防风 赤苓 赤芍 怀牛膝 丹皮 当归 大贝 生苡米

药用白灵清火，外敷金黄、玉露。

◎ **陈童**太平洲

左肘骨节肿胀，伸不能屈，疼痛已久，势难全消。

当归　大贝母　丹参　防风　羌活　木瓜　赤芍　川续断　陈皮　秦艽　夕利　酒桑枝

◎ **灵右**新村

乳痈肿痛较重定，难以全消。前法进治。

当归　生草　紫丹参　连翘　大贝　焦楂肉　赤芍　陈皮　枳壳　嫩桑枝　云苓

◎ **刘左**陵口

痰气凝结，左项侧肿硬，不红不痛，久延防成痰瘰。养营化痰。

全当归　生甘草　云苓　白芍　川郁金　姜半夏　橘红　焦白术　大贝　夏枯草　制香附

◎ **忶女**石桥

咬骨疽，肿痛，皮色不变。急与消散。

紫苏叶　怀牛膝　陈皮　炙乳没　赤苓　归尾　桑枝　大贝　生草　炙甲片　川续断

◎ **刘左**窦庄上

年逾花甲，湿痰入络。左骨肾经络酸痛，项侧肿胀，脉象虚弦。和营化痰，兼以通络。

当归一钱半　川续断三钱　姜半夏一钱半　丝瓜络酒炒，一钱　杭白芍二钱

桑枝酒炒，一钱半　秦艽二钱　大贝母三钱　茯苓三钱　橘络一钱　焦白术一钱半

◎ **潘女**

胃火上升。牙根腐烂，衄血口臭，寒热不清。防成走马牙疳。

鲜生地　细雅连　丹皮　生石膏　银花　人中黄　生草　黑芥　川石斛　芦根

吹柳玉散。

◎ **郭左**太平洲

湿毒凝结，前后阴破碎痒痛。兼作清化败毒。

细生地　猪赤苓各　粉丹皮　生草　银花　赤芍

陈皮　川黄柏　姜半夏　天花粉　生菖蒲　生苡米

◎ **钱右**小河

肩风毒肿痛，手不能举，已经一月，难于全消。和营消风。

当归　羌活　青防风　赤芍　大贝　陈皮　川续　秦艽　威灵仙　酒炒桑枝　生草

◎ **陈童，七岁**常州

三阴不足，缩脚阴痰。右股内外串溃，脓多孔深，经年不敛，食少形瘦。当与三阴并补，兼以化毒。

生芪　潞党参　淮山药炒　杭白芍　粉丹皮　焦白术

陈皮　生甘草　大贝母　淮牛膝　桑枝　云苓　红枣

◎ **巢左**万税

牙痈肿痛。

细生地　赤芍　大贝　天花粉　生草　连翘　橘红　当归　银花　淡竹叶　粉丹皮

◎ **陈左**轮船沙

湿毒凝结。前阴肿痛，咽喉破碎，浑身发毒。清化败毒。

生川军六钱　青防风　荆芥　生草　粉丹皮　元明粉五分

金银花六钱　天花粉　赤芍　猪赤苓各　淡黄芩

◎ **龚右**常熟

乳头属肝，乳房属胃，血虚肝郁。右乳初起，结块渐成，致翻花溃烂，僵硬如石。乳岩大症，难以完痊，年已花甲，尤宜珍摄。

大生地　白归身　云苓　杭白芍炒　白夕利去刺　橘红　天花粉

大贝母　清阿胶蒲黄炒　生草　粉丹皮　白术　红枣　鲜藕二两

◎ **姚右**黑木桥

乳痈红肿疼痛，势将成脓。

当归　赤芍　大贝　生草　炙乳没各　桑枝　炙甲片　瓜蒌　陈皮　连翘　苏叶

◎ **王童**

流注肿痛，仍宜消散。

苏叶　防风　赤芍　大贝　牛膝　嫩桑枝五钱　广皮　生草　甲片炙　炙乳没　当归

◎ **张左**罗市湾

湿热积于大肠，下注肛门，致发□毒，翻花腐烂。凉营清化。

大生地　赤苓　粉丹皮　川黄柏盐水炒　炒条芩　荷蒂一枚

生甘草　陈皮　银花　全当归　天花粉

洗方

生苍术　生草　丹皮　黄柏　苦参　银花　细生地　瓦花两条

煎水熏洗之。

◎ **尹左**陵口

侵脑疽高肿，牙根溃脓，外肿不消，势将内外串溃。

大生地　大贝母　连翘　生草　银花　淡黄芩

天花粉　粉丹皮　全当归　橘红　夏枯草　嫩桑枝

◎ **费左**小河

正脑疽，顶高，跟脚僵硬。慎防腐溃。

生地　粉丹皮　橘红　生草　炒牛子　冬桑叶

◎ **袁右**八字桥

流注三块，继续溃脓。

大生地　全当归　大贝母　生草　粉丹皮　桑枝

焦白术　陈皮　川续断　杭白芍　红枣　生芪

◎ **陈右**段家桥

右膝外治，误用毒卉，两膝眼腐烂破津血水。和营化毒。

大生地　全当归　赤苓　粉丹皮　金银花　生草

天花粉　怀牛膝　大贝　嫩桑枝　广皮

复方

去银花，加宣木瓜一钱半、紫丹参三钱。

◎ **王右**埠城

肾俞痰久溃不敛。养营化毒。

大生地　生芪　焦白术　潞党参　全当归　省头草

粉丹皮　杭白芍　云苓　红枣　嫩桑枝　广皮

复方

肾俞痰久溃成满，最难收全。

生地　当归　生芪　生草　广皮　大贝　白芍　桑枝　丹皮　红枣　潞党参

◎ **贾右**杨家埭

乳痈久溃不敛。和营托毒。

全当归　粉丹皮　银花　连翘　姜半夏　大贝母　大生地　橘红　嫩桑枝　淡黄芩

◎ **李右**

缺盆疽，高肿，久延不消。和营化痰。

全当归　川郁金　生草　云苓　瓜蒌皮　制香附

杭白芍　大贝母　橘红　延胡索　乳没炙，各　桑枝

复方

缺盆疽，肿痛，势将成脓。

当归　杭白芍　茯苓　广皮　大贝母　丹参　炙乳没

川郁金　粉丹皮　白夕利　嫩桑枝　炙甲片

◎ **何右**古村巷

流注五块，已溃其半，寒热肿痛。余将继溃。

当归　赤芍　大贝母　炙甲片一钱　生草　金银花

苏梗　丹皮　青防风　桑枝五钱　广皮

◎ **王左**埠城

脑疽腐尚未化，毒向左窜，肿及耳根，皮色僵紫，内热舌干，胸闷呃忒，舌苔白腻，渴不多饮，谷食不贪。症极险恶，姑拟燥湿化毒，以平胃气。

生苍术　姜半夏　茯苓　炒牛子研　炙姜皮三钱　细雅连姜汁炒

大贝母　生草　冬桑叶　功劳叶三钱　刀豆子三钱　橘红

复方

经治，呃忒渐稀，未能全止，白苔全消，恙势小有转机。惟午后恶寒内热，脑疽腐肉未化，脓出不畅，脉象虚数，咯吐痰涎颇多。仍防变陷。

生苍术　当归　茯苓　橘红　大贝母　生草　丹皮　姜川朴　功劳叶　姜竹茹　金银花

又方

日来呃忒渐止，寒热亦轻，左耳后腐肉将化，脓水亦多，时常咯吐痰涎，湿痰綦重。仍宜和营，托毒兼化痰湿。

生苍术　姜半夏　全当归　大贝母　云苓　赤芍

粉丹皮　陈皮　生苡米　细生地　冬桑叶　生草

◎ **杨右**嘉山

三阴不足，寒湿入络。右环跳酸经吊，不便步履，小有寒热。阳和汤加减。

大熟地　白归身　白芥子炒，研　云苓　上桂心　怀牛膝

鹿角霜三钱　广皮　宣木瓜　嫩桑枝　生麻黄五分

◎ **姚左**太平洲

毒火上炎，熏蒸肺窍，致发鼻痔，腐烂时流脓血。凉营清化。

细生地　赤苓　粉丹皮　银花　酒黄芩　青果一枚，打碎

生草　川石斛　天花粉　荆芥　人中黄煅

◎ **朱左，七十四岁**前巷

年逾古稀，气血两亏。骨槽风破溃经久，坚硬未消。防成多骨。

大生地　大贝母　当归　杭白芍　生草　桑枝　粉丹皮　橘红　云苓　生芪　花粉

外敷金黄散，内吹柳花，贴丹油，上海浮。

复方

经治，骨槽痈肿硬渐消。年高血虚，不易见功。

生地　大贝母　生草　茯苓　杭白芍　橘红　当归　佩兰叶　丹皮　生芪　炒白术　桑枝

◉ 杂症门

◎ **李童**泰州

久恙失调，身热食少，肚腹饱胀，咳嗽神疲肌黄。肺脾并调。

前胡　半夏　茯苓　苏梗　神曲　杏仁　川朴　枳壳　腹皮　谷芽　扁豆　姜竹茹　贝母

◎ **张左**金坛

进抑木和中，嗳气渐定。血虚痰湿入络，目花，肢节酸痛。和中化湿。

白术　半夏　炙草　藿梗　白夕利　宣木瓜

白芍　茯苓　砂仁　醋香附　乌梅炭　金橘饼　煨姜

复方

日来嗳气较舒，营血不足，不能荣养筋骼。头昏目花，肢节酸痛。养营流气，以化痰湿。

白术　归身　茯苓　橘络　秦艽　砂仁　半夏
夕利　醋香附　木瓜　丝瓜络　嫩桑枝　生黄芪

◎ **陈右**泰州

脾肺不调。食少，胸脘板胀，咳嗽咯痰不爽，肌黄肢倦。脾肺并调。

白术　橘红　桑皮　苏梗　香附　生苡米　半夏　枳壳　川朴　煨姜

◎ **徐左**泰州

经以阴虚则生内热，营血不足，不耐劳动，劳则发热，四肢酸倦。当与养营补中。

当归　丹参　炙草　茯苓　白术　半夏　白芍　陈皮
党参　佩兰　炙芪　大生地蛤粉炒　生姜　红枣

◎ **戎右**马家桥

年近花甲，阴汁枯槁。大便坚结不行，少腹胀闷。养营润燥，以通腹气。

归身　茯苓　郁李仁　丹皮　红花　桃仁泥　熟地　大麻仁　陈皮　生草　番泻叶

◎ **潘右**苏州

劳伤营弱。每遇劳倦，浑身肢节酸痛，精神不振。养营补中，以膏代煎。

生熟地　茯苓　杜仲　炙芪　萸肉　陈皮　山药　炙草　牛膝　党参　白术　归身　续断
加红枣四两，煎浓汁，入冰糖十两，收膏。

◎ **王右**太平洲

湿滞困脾，脾阳不运。食少肌黄，两足浮肿。健脾化湿。

苍白术　陈皮　枳壳　半夏　神曲　连皮苓　砂仁
五加皮　川朴　藿梗　腹皮　泽泻　姜皮

◎ **张左**吕城

进附子理中，腹痛较定。年高正虚，仍宜温补中阳。

白术　附子六分　茯苓　炙草　小茴香　党参姜汁炒　半夏
白芍吴萸三分炒　砂仁　当归　乌药　佩兰　淡干姜

◎ **陈右**奔牛

痧痘退后，营虚脾弱，四肢骨节酸倦，肌黄乏力。养营补中。

归身　生芪　陈皮　半夏　佩兰　党参　白术　山药　白芍　茯苓　丹皮　桑枝　红枣

◎ **杨左**太平洲

营虚体质，食少肢倦，不耐作劳，时或发热。和营健脾。

白术　当归　茯苓　陈皮　佩兰　半夏　白芍　炙草　丹参　川朴　党参　红枣　生姜

◎ **金左**清浦

进养营平肝，恙势平平，恙已远年，营血不足，不能骤复。足冷身热，浑身酸痛。养血调中。

白术　白夕利　炙芪　当归　九香虫炒　醋香附　丹参　橘红　佩兰　白芍　木瓜　煨姜

◎ **黄左**太平洲

本质阳虚，伏寒气滞。胸腹阵阵作痛，食少，形神瘦弱，舌苔薄白，脉来迟细。温中流气。

白术　炙草　砂仁　当归　胡索　党参姜汁炒

香附　陈皮　白芍桂枝三分炒　木香　茯苓　干姜

◎ **袁右**斜桥

寒热后湿滞不清。内热食少，脘腹板闷。疏解和中。

藿梗　半夏神曲　苡米　枳壳　生姜　小川朴　茯苓　谷芽　佩兰　陈皮

◎ **杨左**埠城

进和营化痰，恙势平平，气促如故。湿痰阻滞，未能骤化。前法进治。

白术　半夏　郁金　白芍沉香三钱炒　五味子　干姜　老川朴　橘红　茯苓　佩兰　砂仁

◎ **许左**横林

寒湿生痰，阻于气，遂腹中板痛，上攻胸胁，恶吐痰涎清水。温中化湿。

白术　川桂枝　炙草　砂仁　半夏　香附　茯苓　陈皮

木香　白芍东丹砂糖拌炒，一把　川朴　佛手　煨姜

◎ **吴右**黑木桥

血虚肝火妄动。胸闷嘈杂，头眩目花。养营平肝。

生地　茯苓　陈皮　白术　香附　归身　炙草　佩兰　半夏　郁金　丹参　黄芪　红枣

◎ **吴右**冷家桥

血不养肝，肝木偏旺。胸脘痞胀作痛，骨节酸痛，经行淋漓不断，身热食少。先与和中消痞。

白术　炙草　茯苓　佩兰　香附　郁金　白芍　当归　陈皮　胡索　乌药　砂仁　煨姜　艾绒

◎ **卞左**无锡

阴虚火旺，迫血上行，屡经鼻衄，时或牙疳。养营和中，膏剂缓图。

生熟地　党参　丹皮　清阿胶蒲黄炒　丹参　茯苓

当归　生草　炙芪　京元参盐水炒　陈皮　石决明

加甘蔗四两，煎汁，入冰糖十两，收膏。

◎ **张右**苏州

营血不足，入夜发热，食少头昏，肢倦牙疳。和营清化。

生地　丹参　丹皮　橘红　白芍　佩兰　茯苓　川石斛　生石决　当归　甘蔗二两

◎ **徐孩**阴沙

外感内停，发热便泄，咳嗽。疏解导滞。

前胡　半夏　腹皮神曲　茯苓　苏子梗　杏仁　贝母　枳壳　谷芽　橘红　竹二青

◎ **沙右**太平洲

外邪退后，湿痰困中，胃气不降。食少恶吐，时或昏迷，恶痰乃爽①。当与和中化痰。

白术　川朴　枳实麸炒　佩兰　苏子梗　白蔻仁研磨，后入

半夏　茯苓　橘红　贝母　郁金　姜竹茹

灶心土煎汤代水。

复方

进和中化痰，恶吐稀而未止，胸闷食少，时或昏迷。仍宜和胃畅中。

白术　茯苓　枳壳　佩兰　代赭石　半夏　姜半夏　姜竹茹

藿梗　橘红　郁金　贝母　旋覆花　白蔻仁研末，后入

◎ **刘左**靖江

水亏于下，火炎于上。口渴引饮，饮一溲二，小溲浑浊，阴汁脂膏，日渐暗耗，势成消渴。姑与滋阴清降。

大生地　麦冬　生白芍　生草　石决明　佩兰

归身　元参盐水炒　金石斛　丹皮　沙参　甘蔗二两

复方

昨投滋阴清降，小溲黄浊，口渴引饮，水亏火旺，脉象虚数。前法进治。

鲜生地　川黄柏　杭白芍　黑山栀　京元参盐水炒　归身　麦冬

肥知母一钱半　石决明　生草　丹皮　石斛　甘蔗　活水芦根

复方

进滋阴清降，每早小溲特黄，白浊减少，渴饮依然如故，阴虚火旺，脉来细数。仍宗原意，缓缓进步。

鲜生地　川黄柏盐水炒　炙龟板　麦冬　沙参　清阿胶蛤粉炒

生白芍　肥知母　生草　元参盐水炒　金石斛　甘蔗二两，劈

丸方

西洋参　白芍　丹皮　元武板　肥玉竹　元参　生熟地各

茯苓　橘红　归身　菟丝饼　麦冬　佩兰　山药　黄柏

共研末，加甘蔗六两、红枣四两，煎水泛丸。

◎ **史左**大港

目得血而能视。血少荣养，右目黑珠左旋不能右顾，运用不灵，谷食减少。养营健脾。

大生地　归身　黄芪　生草　桑叶　白芍　丹皮　夕利　石决明　丹参　菊花　夏枯草　元参

复方

目得血而能视。黑珠左旋右转不能运动自如，血汁不足，枢机不类，经治小有效机。拟膏

① 恶痰乃爽：恶，指恶心呕吐。本句意指吐出痰涎，方能醒觉舒快。

方缓缓图治。

生熟地　夕利　白芍　菊花　淮山药　枸杞　归身　生草　橘红　丹皮

萸肉　泽泻　生芪　石决明　云苓　黑料豆　大枣四两　夏枯草　元武板

共煎浓汁三次，去渣入冰糖十两，收膏，每早晚开水服三钱。

◎ **徐右**太平洲

年高肺气不降，咳嗽气逆，食少，肢面浮肿。运脾补肺。

白术　小川朴　杏仁　橘红　枳壳　旋覆花　半夏　连皮苓　象贝　苏子　生苡米　姜竹茹

◎ **金右**夏墅

阴虚体质，呛咳身热，食少，头眩耳鸣。抑木清金。

全当归　生地　橘红　桑叶　归身　白术　杭白芍

丹皮　菊花　石决明　茯苓　炙龟板　夏枯草　红枣

◎ **殷右**埠城

产后营虚脾弱。食少肌黄，身热肢倦，少腹板痛，大便溏泄，呛咳有痰。和营健脾。

白术　当归　佩兰　炒苡米　木香　半夏　白芍　橘红　扁豆　川朴　茯苓　藿梗　煨姜

◎ **范左**新桥

年逾花甲，阴汁就衰。内热，小溲热赤不爽，食少神疲，头昏耳鸣。养营清化。

大生地　白芍　橘红　沙参　归身　佩兰　丹皮　茯苓　麦冬　石决明　山药　甘蔗劈

复方

高年营虚。内热溲赤，头眩耳鸣。滋阴清降。

沙参　石斛　麦冬　生白芍　丹皮　花粉　生地　石决明　元参　佩兰　归身　甘蔗

复方

进滋阴清降，内热较轻，阴虚未复，脉象虚数。前法进治。

沙参　生白芍　花粉　生草　炙龟板　归身　麦冬

京元参盐水炒　丹皮　生地蛤粉炒　石决明　丹参　甘蔗劈

◎ **戎右**利市桥

血瘀气滞。左膺骨隐隐作痛，呼吸之机不利。当与和营流气。

当归　大贝　炙乳没　胡索　茯苓　桑枝　赤芍　生草　郁金　乌药　香附

◎ **陈右**严庄

头痛已定，食少四肢酸倦。仍宜养营平肝。

当归　茯苓　橘红　杭白芍　菊花　白术　半夏　白夕利　桑叶　郁金　炙草　生姜　红枣

酒药方

生黄芪　白芍　橘红　丹参　佩兰　炙草　白夕利

归身　茯苓　白术　党参　厚杜仲盐酒水炒断丝

每温饮四两。

◎ **陈左**长兴

病后失调，阴虚脾弱。食少肢倦，膀胱发热，脉象虚细。养营健脾。

白术　茯苓　杭白芍　川朴　谷芽　橘红　半夏　石斛　省头草　扁豆　当归　红枣　生姜

◎ **刘左**大港

阴虚体质，时常咯血，傍晚寒热，食少形神疲弱。延防入损。

沙参　郁金　丹皮　半夏　青蒿　枇杷叶　石斛　茯苓　佩兰　川贝母　橘红

◎ **顾右**下蜀

脾虚湿郁生虫，好食生米，肌黄肢倦，大便坚溏不一，久延成积。健脾燥湿。

苍白术　赤苓　白芍桂枝三分炒　鹤风子三钱　半夏

木香　川朴　陈皮　砂仁研　白雷丸一钱　生姜

复方

杀虫化积。丸剂缓图。

苍白术各炒　川朴　陈皮　鹤虱子　炒苡米　槟榔一两

半夏　白雷丸　楂肉　砂仁　当归　茯苓　炒扁豆

上药加东引楝根皮砂糖拌炒，共为细末，水泛丸。

◎ **陈右**太平洲

投养营健脾，日来晚热不作。惟血不善色，肌黄纳少，形神瘦弱，脉来虚细。治以补中健脾。

白术　山药　云苓　扁豆　石斛　党参　当归　陈皮　佩兰　川朴　杭白芍　红枣　生姜

复方

投补中健脾，恙已轻减。脾虚未复，肌黄肢倦。前法进治。

白术　半夏　云苓　党参　炙草　佩兰　当归　苡米　陈皮　谷芽　砂仁　丹皮　生姜　红枣

◎ **郭童**新桥

水溢肌肤，浑身浮肿。

青防风　茯苓皮　泽泻　藿梗　川朴　五加皮　生苍术　大腹皮　砂仁　半夏　陈皮　姜皮

◎ **陈左**太平洲

复方[①]

恙势旋进旋退，多缘脾胃不健，虚则善变之征。肌黄肢倦，食少口不甘味。仍宜调和脾胃。

白术　半夏　茯苓　砂仁　川石斛　党参　苡米　炙草

生芪　省头草　杭白芍桂枝三钱炒　红枣　生姜

---

① 原书本案未见初诊。

复方

营血不足，脾阳不运。脾主四肢，血汁不能及于四末，神疲懒倦，肌黄纳少。归芪建中汤，缓缓图治。

当归　川桂枝　茯苓　川石斛　半夏　野於术　生芪

杭白芍　川朴　佩兰　生熟苡米　陈皮　生姜　红枣

◎ **何右**油坊桥

血虚气滞。溲后作痛，大便不爽，食少形瘦，恶寒身热。流气畅中。

当归　茯苓　乌药　佩兰　丹皮　草梢　白芍　陈皮　白术　生地　黑山栀　车前子

◎ **巢左**武家桥

血虚肢麻，由来已久。近兼咳嗽气逆痰多，身热有汗不解，不饥不食。先与化痰降气。

前胡　茯苓　炒苏梗　姜皮　贝母　桑枝　防风　半夏

橘红　杭白芍桂枝三分炒　杏仁　秦艽　姜竹茹

复方

发热较退，肺胃尚有郁热，咳嗽痰多，口中臭秽。仍宜清化。

前胡　石斛　杏仁　橘红　生石膏　枳壳　沙参　茯苓　象贝　蒌皮　桑叶　竹二青

◎ **蒋左**访仙桥

胃气胸痛，食少身热，头痛口干，舌苔白腻。和中疏透。

苏梗　半夏　香附　神曲　川朴　茯苓　杏仁　郁金　枳壳　防风　佩兰　姜竹茹

◎ **朱左**姚家桥

阴虚脾弱，食少胸闷，头昏肢倦，内热口甜，脉象虚细。当与清和肺胃。

苏梗　法半夏　川朴　橘红　神曲　茯苓　杏仁　石斛　佩兰　谷芽　白芍　荷梗　姜竹茹

◎ **汪右**溧阳

鼻衄之后，继以便血，脾虚不能脏统，纳少，精神不振。当与养营健脾。

焦白术　茯苓　白芍　扁豆　生芪　荷叶炭　炒当归　陈皮　炙草　佩兰　清阿胶蒲黄炒

◎ **张女**七圩埭

湿滞困中，胃气不降。食少胸闷，时或呕吐。和中化湿。

藿梗　半夏　陈皮　枳壳　白蔻仁研末，后入　姜竹茹　小川朴　茯苓神曲　谷芽　苏梗

◎ **龚右**吕城

年高血虚，腰痛不利俯仰。和营温通。

归身　熟地　怀牛膝　白术　川独活　桑寄生三钱　炙草　白芍　菟丝饼盐水炒　枸杞

◎ **朱左**南京

咯血之后，肺胃未复。食少，吞吐酸水，咳嗽气逆。清肺和胃。

沙参　茯苓　橘红　桑皮　甜杏　白术　法半夏　紫菀　石斛　白芍　贝母　佩兰　枇杷叶

◎ **马右**嘉定

高年肝郁，气滞木乘土位，中焦失健运之机。胸腹板胀，食少，便燥如栗，时或夹血。和中健运。

白术　茯苓　丹参　砂仁研　醋香附　炒谷芽　半夏

陈皮　焦楂肉　藿梗　佩兰　夕利　川郁金　煨姜

复方

病后营虚脾弱。食少饱胀，胸脘不畅，经期不一，舌苔薄白。补中健脾。

白术　半夏　陈皮　当归　砂仁　煨姜　党参姜汁炒

茯苓　扁豆　白芍桂枝三分炒　郁金　佛手

◎ **庄孙**吕城

多骨疽，手足串溃僵硬不消，食少形瘦，不易收敛。白灵清火凉血。

当归　生芪　生草　生地　大贝母　海风藤　丹皮

白芍　橘红　炙姜皮　花粉　乌贼骨　桑皮　红枣

◎ **朱左**朱家圩

风寒伏肺。寒热咳嗽，咯痰不爽，气促声嘶。温肺散邪。

炙麻黄　炒牛子　瓜蒌　橘红　桑叶　炒苏子　前胡　杏仁　茯苓　贝母　枳壳　竹二青

◎ **冯右**丹阳

感冒风寒，形寒发热，舌腻口干。当与疏散。

紫苏梗　淡豆豉　象贝母　枳壳　神曲　茅根　姜半夏　杏仁　橘红　茯苓　前胡

◎ **周右**窦庄庙

胎前咳嗽，延及产后，久咳不止，咯痰不爽，头痛牙关紧强。和营清肝。

前胡　炒牛子　茯苓　丹参　冬桑叶　苏子梗　杏仁　当归　白术　姜竹茹　瓜蒌皮

◎ **吴左**姚家桥

肺肾内亏，屡经咯红，血止之后，阴虚脾弱。食少，胸肋胀闷，咳嗽痰多白沫，形神瘦弱，脉象虚细。脾肺并调。

西洋参六分　茯苓　粉丹皮　石斛　省头草　淮山药　大生地蛤粉炒

杭白芍　白术　清阿胶蒲黄炒　黑料豆　红枣　藕节

◎ **卜右**芜湖

久恙脾肾两亏。食入胸闷，恶吐痰水夹血，两耳失聪，神志不清，两足酸倦，步履乏力。当与脾肾并调。

大熟地　炙黄芪　炙草　杭白芍　菟丝饼盐水炒　焦白术　淮山药　陈皮

杜仲盐酒水炒断丝　红枣五枚　香砂仁研　潼白夕利去刺，各一钱半　粉丹皮

◎ **冷左**丹阳

操劳太过，营血不足。不耐作劳，口不甘味，头昏肢倦，脉象虚细。养营健脾。

白术　生芪　当归　杭白芍蛤粉炒　淮山药　砂仁研　佩兰

潞党参　苡米　姜半夏　炙草　生姜　红枣五六个

◎ **常左**泰兴

进补中温运，腹痛较稀。阴寒之气固结于中，非旦夕所能骤化。当从原意进步。

潞党参姜汁炒　云苓　陈皮　白芍　台乌药　香砂仁研　延胡索

木香　制附子　上安桂去粗皮，切　焦白术　炮姜八分　炙草

复方

补中温运，颇合病机。前法加减。

潞党参姜汁炒　炙草　制附子　广木香　制香附　全当归

杭白芍吴萸三钱炒　砂仁研　延胡索　上安桂去皮研磨，冲服

复方

寒湿结于阴分。腹痛或轻或剧，经年屡发，经温运流气，小有效机。原意进步。

制附子　杭白芍　上安桂去粗皮，研末，冲服　陈皮　九香虫　金橘饼洗去糖

潞党参姜汁炒　炙草　白术　乌梅炭　广木香　炮姜八分

又方

进温运流气，腹痛小效未能全止。伏寒积湿最难消化。原意进步。

制附子　焦白术　炙草　姜半夏　陈皮　潞党参姜汁炒

杭白芍吴萸三分炒　香砂仁　延胡索　制香附　广木香　炮姜

又方

投剂颇合，寒伏阴分，非阳和之不能运化。原意进步。

制附子　潞党参　杭白芍炒　炙草　广陈皮　延胡索　当归　砂仁研

上安桂去皮，切　焦白术　乌梅炭　白檀香　台乌药　炮姜

◎ **方右**江阴

年逾半百，血虚气滞。少腹板胀，腰臀酸痛，食少形瘦。养营温中，兼以流气。

当归　炙草　佩兰叶　厚杜仲盐水炒断丝　金橘饼　杭白芍东丹砂糖拌炒，一把

陈皮　附子　小茴香　干姜三片　台乌药　延胡索

◎ **窦童，十一岁**口岸

腰为肾府，骨又属肾，先天不足，血少不能营养。

大熟地四钱　白归身三钱　甘枸杞三钱　厚杜仲二钱，盐水炒断丝　炙草五分

杭白芍二钱　怀牛漆一钱半　川续断三钱　金毛脊三钱　紫丹参三钱

宣木瓜一钱半　酒炒桑枝五钱　猪脊髓半条，陈酒漂

◎ **李左**六合

细阅恙原，受损已非一经。怔忡惊惕，心痛也；阳越火升，肝病也；胃亦有火，足踝浮肿，脾病也；小便或稠或涩，阳事易举易消散，肾病也。经以饮入于胃，游溢精气，上输于

脾，脾气散精，上归于肺，通调水道，下输膀胱。脾失散精之令，肺失下输之权，脾肺亦受病矣。种种见证，头绪繁多，若见病治病，殊非良策；论治本方法，肾司二便，又为秘蛰封藏之本。姑拟上病下取，滋苗灌根，探其消息再酌。

大熟地蛤粉炒三钱　甘枸杞三钱　鱼线胶三钱　砂炒粉丹皮一钱半　川黄柏盐水炒

白归身三钱　炙草五分　肥知母一钱半　花龙齿煅，四钱　淮山药炒，三钱

杭白芍炒，二钱　净萸肉一钱半　菟丝饼盐水炒，三钱　潼白夕利去刺，各三钱

剪芡实三钱　甘蔗劈，二两　大枣五枚

◎ 王左高邮

气郁痰火交并。咽喉窒塞，妨碍谷食，已经年余，延久防成梅核气。清气化痰。

南沙参　象贝母　瓜蒌皮　川石斛　川郁金　生甘草　杭白芍

白夕利去刺　云苓　枇杷叶　白归身　竹二青　醋香附

◎ 孙左宁波

膀胱为州都之官，精液藏焉，气化乃出。小溲频数，若强忍则出而不爽，气虚湿郁。当与固气升提，丸剂缓图。

焦白术　潞党参　杭白芍　陈皮　云苓　白归身

淮山药　菟丝饼　生芪　炙草　绿升麻　台乌药

上药加红枣四两，共为细末，水泛丸，如桐子大，每早晚送下三钱。

◎ 吴右奉天

病后调治未全，脾虚土不化湿，湿郁气滞。脐下作胀，入夜身热，谷食不贪，脉象虚细。运脾温中，以化湿浊。

藿梗　川朴　谷芽　姜半夏　神曲　制香附　通草

苡米炒　橘红　青荷梗　云苓　大豆卷

◎ 张左石桥

劳碌伤阴，近年寒热，热重寒[1]，近有汗不多，心烦虑乱，莫可名状，竟夜不寐，舌黄脉数。五志过极，俱从火化，始与芡莲泻心汤加减。

细雅连　川郁金磨汁冲服　抱茯神辰砂拌　黑山栀　川贝母

杏仁泥　橘红　苏藿梗各　姜竹茹　朱灯心五尺

◎ 李左南京

向来嗜酒，湿郁生痰，阻于肺络，咳嗽痰多且厚。扶土生金。

白术　半夏　云苓　淮山药　炙紫菀　川石斛　川郁金

橘红　瓜蒌皮　川贝　枳壳　竹二青　杏仁泥　梨肉

◎ 吴左姚家桥

经以初痛，在经久痛入络，年逾花甲，血气渐衰，经络酸痛，调治以来，虽小有效机，未

① “寒”后脱文，疑应为“轻”。

能完复。当与养营通络，以膏代煎。

生熟地各　川续断　生黄芪　杭白芍　海风藤三两　羌活　白归身

白夕利　酒木瓜　威灵仙　厚杜仲盐酒水炒断丝　云苓　左秦艽

橘络　牛膝　紫丹参　酒炒桑枝　酒炒丝瓜络

加冰糖十两，收膏冲服。

◎ **王左**水塔口

劳力伤阴。巨口咯血，鲜瘀不一，气味臭秽，咳嗽咽喉作痒，身热食少。久延防成肺痈。

淡豆豉　炒牛子　杏仁泥　粉丹皮　淡黄芩　川郁金

生草　葶苈子　茯苓　川石斛　茅根　冬桑叶

◎ **李左**

久病失调，阴虚气羸。肛门下坠，大如栲栳，时渗血水。养营补中。

当归　杭白芍　丹皮　炙草　佩兰叶　白术　生芪　广皮　银花　生地　荷蒂　绿升麻

复方

进养营补中，恙已轻减，脱肛渐升，肌黄食少。前法进治。

生地　当归　生芪　绿升麻　白术　赤苓　扁豆炒　橘红　粉丹皮　荷蒂　红枣　炒黄芩

又方

恙已轻减，阴虚脾弱，肛门下坠。养营补中。

焦白术　当归　杭白芍　生芪　绿升麻　生姜　省头草　广皮　炒苡米　丹皮　潞党参　红枣

◎ **李右**无锡

胆热移脑。头昏鼻塞，时流臭涕。当与清化郁热。

大生地　青防风　净蝉衣　生草　粉丹皮　酒黄芩　橘红　桑叶　杏仁泥　象贝母　枇杷叶

◎ **胡右**宜兴

营血不足，风寒湿之气乘虚袭入。关节四肢拘挛，肢节肿痛，头如鼓槌，经停不传。势成残废。

大生地　白夕利去刺　怀牛膝　川桂枝　云苓　广皮　左秦艽　川续断

宣木瓜　生黄芪　青防风　首乌藤三钱　生苍术一钱半　酒炒桑枝五钱

历节痛风洗方

川桂枝　当归　木瓜　丝瓜络　生草　桑枝

煎水洗。

◎ **柴左**

右目已经失明，痛尚未定。余火未清，当与养阴清化。

大生地　当归　黑山栀　酒黄芩　元参　粉丹皮　净蝉衣　菊花　石决明　冬桑叶　生草

◎ **李左**吕城

营血不足。入夜身热，四肢酸倦，心烦虑乱，频频盗汗。养营调中。

全当归　淮山药炒　橘红　大生地　炙草　净萸肉

法半夏　红枣　丹参　生姜　炙鳖甲三钱　白术

◎ **蒋左**宜兴

痰郁气滞，久则生火。胸脘极闷，咽喉干燥，内热口干，咯痰黏厚。清气化痰。

南沙参　川贝母　云苓　橘红　瓜蒌皮　杭白芍　姜半夏

川郁金　生草　枇杷叶　生桑皮　佩兰叶　梨肉三片

◎ **吴右**常熟

血不营于四末。每交冬令，手足燥裂奇痒。养血疏风。

大生地　生芪　杭白芍　生草　广皮　丹皮　白术炒　丹参　桑枝　防风　左秦艽

复方

经养血疏风两年，肌肤燥裂较润，经期不转已经两月，谷食不贪。养营调中，以膏代煎。

生熟地各　白归身　杭白芍炒　炙芪　炙草　粉丹皮

延胡索　广皮　白术　佩兰叶　清阿胶蒲黄炒

加红枣四两、桑枝四两，共煎浓汁三次，入冰糖十两，收膏。

◎ **王右**宜兴

阴虚水不济火，虚火炎上。咽喉痒痛，兼作内热，音嘶，脉象虚数。养阴清化。

西洋参　杭白芍炒　川石斛　粉丹皮　炙草　清阿胶蛤粉炒　瓜蒌皮

煅石英　大生地蛤粉炒　甘蔗二两　麦冬　鲜藕二两　京元参盐水炒

◎ **陈左**宜兴

肝主筋，肾主骨。昔年跌伤，左膝两足更代而痛，腰臀作酸，病在筋骨，不易完复。当与滋肾补精，缓缓图治。

大熟地　鹿角霜三钱　白归身　淮山药　虎胫骨二钱

橘络　炙黄芪　怀牛膝　左秦艽　杭白芍　首乌藤

◎ **殷童，六岁**夏市

向有宿痰，肺络受伤。咳嗽屡发，气急痰鸣。温肺散寒。此童在三岁时，曾经饮酒致死复生，遂咳嗽，间或吐血，延今三载。此乃致病之源。

嫩前胡　象贝母　炙麻黄四分　莱菔子研　连皮苓　薄橘红

杏仁泥　炒牛子研　炒苏子研　瓜蒌皮　江枳壳炒　姜竹茹

◎ **蒋左**访仙桥

阴虚湿热，结于大肠，脱肛下坠，疼痛时流血水。养血清化。

大生地三钱　丹皮一钱半　省头草一钱半　当归一钱半　生白芍二钱

赤苓三钱　生草四分　川黄柏一钱半　白术一钱半　荷蒂一枚

孟河马济清医案

原著　清·马济清
点校　薛昊　顾珂溢

时症

◉ 感冒

◎ 肺为娇脏，清虚之所，德配胸中，五脏之华盖，不耐邪侵。感冒无形，风邪夹中热有形湿痰，恶寒发热咳嗽，浑身骨节酸楚，旧病血崩复发。急则治标，缓则治本。

南沙参　香青蒿　冬桑叶　杏仁泥　嫩前胡　大麦冬　淡豆豉

炒牛子　大麦冬　白通草　瓜蒌皮　竹二青　甘蔗二两

复诊

肺为娇脏，清虚之所，德配胸中，五脏华盖。感冒无形客邪，挟中焦有形之湿，发热骨酸，作恶，白疹，脉虚细。邪未去，阴已伤，症势棘手，多酌高明。

西洋参另炖冲服　甜杏仁　川百合三钱　广藿梗三钱　赤茯苓　冬瓜子三钱

大麦冬三钱　大豆卷　广郁金　橘红　干枇杷叶　白通草　鲜稻根五钱

◉ 风温

◎ 木性调达，不扬则抑；土德敦厚，不达则壅。忧思抑郁，最损肝脾，胃痛经久，又感新邪，发热咳嗽。先宜清疏。

嫩前胡　冬桑叶　炒牛子　炙苏子　甜杏仁　瓜蒌皮

赤苓　薄橘红　江枳壳炒　白通草　冬萝卜

◉ 温邪伤阴

◎ 热邪伤阴，舌质红绛，口渴发热。存阴达邪。

鲜生地四钱　青蒿　赤苓　炒枳壳　冬桑叶　茅根

大麦冬二钱　杏仁泥　橘红　白通草一钱　淡豆豉　梨皮

◎ 热邪伤阴，舌质红绛，干燔发热。症势非轻，多酌高明。

鲜生地四钱　大麦冬二钱　冬桑叶　杏仁泥　白通草　白茅根

生石膏四钱　香青蒿　炒牛子　大茯苓　六一散　甘蔗

◎ 发热经久，舌绛苔黄，白疹将现，阴液已伤。症势棘手，多酌高明。

鲜生地　香青蒿　冬桑叶　杏仁泥　广橘白　六一散

南沙参　淡豆豉　炒牛子　赤茯苓　白通草　鲜稻根

◎ 发热，舌心红绛。存阴达邪。

鲜生地　香青蒿　杏仁泥　广郁金　赤苓　橘红　江枳壳炒

焦神曲　淡豆豉　冬桑叶　炒牛子　竹青[1]　茅根

◎ 病后余邪未楚，胸脘板闷痛，舌心焦黄。胃阴亦伤，清养和中。

南沙参　广郁金　橘白　冬瓜子　香青蒿　竹二青

杏仁泥　大茯苓　生谷芽　佩兰叶　五加皮三钱　荷梗

◉ 湿热

◎ 时邪夹风夹湿。咳嗽，舌心黄灰，作恶。症势非轻。

淡豆豉　冬桑叶　杏仁泥　赤苓　江枳壳炒　姜川连后下　嫩前胡

炒牛子　广郁金　橘红　白通草　冬萝卜六钱　竹二青　白茅根

◎ 湿郁化热，火热生风。发热，角弓反张，牙关紧闭。先宜清疏，兼以平肝祛风舒络。

鲜生地　煅石决　煅牡蛎　杭白芍　鸡血藤三钱　大秦艽

丝瓜络　橘白　大茯苓　白通草　钩藤钩　嫩米芽　竹二青

◎ 时邪夹湿，发热两候。舌边、舌心红绛，口臭，白疹将现。症势棘手，多酌高明。

淡豆豉　炒牛子　广郁金　橘红　白通草　冬桑叶　杏仁泥

赤茯苓　枳壳炒　香青蒿　竹二青　姜川连后入　鲜稻根一两

◉ 暑湿

◎ 暑湿内伏，舌腻，腹内攻痛。治宜芳香化湿。

广藿梗　广郁金　橘红　江枳壳　省头草　杏仁泥　赤茯苓　焦神曲　白通草　川朴　荷梗

◎ 暑湿内伏，发热经久，阴伤白疹。症势非轻，高明多酌。

鲜生地　香青蒿　冬桑叶　杏仁泥　橘白　南沙参　淡豆豉

炒牛子　赤苓　白通草　佩兰叶　天水散　鲜稻根

◎ 暑邪夹湿，久郁化热生风，角弓反张。症势非轻，多酌高明。

淡豆豉　炒牛子　橘红　白通草　石决明　钩藤后入

冬桑叶　杏仁泥　赤苓　杭白菊　羚羊尖五分　竹二青

◉ 秋温

◎ 秋邪夹湿，发热，胸脘板闷，浑身骨酸。治宜疏解。

大豆卷　姜川朴　佩兰叶　杏仁泥　广郁金　姜半夏

赤苓　广藿梗　橘红　江枳壳　白通草　焦神曲

---

① 竹青：即竹二青，竹茹的别称，因竹茹乃是刮去外层竹皮后再次刮取的中间层，故名。

◎ 秋邪发热，舌尖边绛，白瘖。存阴达邪。

鲜生地 大麦冬 淡豆豉 炒牛子 橘红 白茅根 香青蒿 杏仁泥 冬桑叶 赤苓 白通草

◉ 伏邪

◎ 客邪伏于营卫之间。发热口渴，舌质红绛。存阴达邪。

鲜生地四钱 淡豆豉 炒牛子 赤芍 炒枳壳 白茅根

香青蒿 冬桑叶 杏仁泥 橘红 白通草 竹二青

◎ 温邪伏于肺胃。发热红痧，咳嗽骨酸。治宜清肃。

淡豆豉 冬桑叶 杏仁泥 赤苓 炒枳壳 冬萝卜四两

嫩前胡 炒牛子 广木香 橘红 白通草 白茅根

◎ 热邪伏于心营。发热，神昏谵语，舌黑干糙。症势棘手，多酌高明。

乌犀尖六分，磨汁冲服 生石膏 大麦冬 杏仁泥 金银花 大茯苓 鲜生地 炒牛子

广郁金 连翘心 橘白 益元散三钱，包 西洋参另炖冲服 冬桑叶 淡竹卷心廿张

◎ 温邪伏于营卫之间。发热，红斑红瘖。治宜清疏。

大豆卷 广郁金 赤苓 焦神曲 小川朴 苍术皮

广藿梗 杏仁泥 橘红 江枳壳炒 省头草 枇杷叶

◎ 伏邪发热，治宜疏解。

大豆卷 赤苓 焦神曲 白通草 炒扁豆 广郁金

广藿梗 广橘白 江枳壳炒 大腹皮 佩兰叶 荷叶

◎ 伏邪发热，胸闷作恶，浑身骨节酸楚，孕妇重候。

淡豆豉 炒牛子 杏仁泥 姜川连后入 橘红 冬桑叶

广藿梗 广郁金 赤芍 白通草 佩兰叶 竹二青 茅根

◎ 伏邪发热，外邪伏于营卫之间。舌心红绛，苔黄，胸背紫斑青斑。症势棘手，多酌高明。

鲜生地 冬桑叶 广郁金 江枳壳 大豆卷 鲜石膏 炒牛子

赤苓 白通草 香青蒿 鲜稻根 橘红 白茅根

◎ 伏邪发热，胸闷，浑身骨节酸楚。治宜疏解。

大豆卷 杏仁泥 赤茯苓 江枳壳 白通草 广藿梗三钱

广郁金 橘红 焦神曲 佩兰叶 冬桑叶 荷梗 茅根

复诊

伏邪恶寒发热，胸闷，骨节酸楚。治宜疏解。

大豆卷　杏仁泥　赤茯苓　炒枳壳　佩兰叶　荷梗　广藿梗　广郁金　橘红　白通草　白茅根

◎ 伏邪发热，阴液受伤，舌质红绛，脉细数。存阴达邪。

鲜生地　南沙参　香青蒿　淡豆豉　霜桑叶　炒牛子　杏仁泥

赤茯苓各　广橘白　白通草　六一散　白茅根　鲜稻根

◎ 伏邪，寒热不清。治宜疏解。

大豆卷　广藿梗　广郁金　赤苓　橘红　神曲　江枳壳　通草　佩兰叶　白茅根　姜竹茹

◎ 伏邪，寒热不清，浑身骨节酸楚。治宜清疏。

淡豆豉　杏仁泥　赤芍　焦神曲　江枳壳炒　茅根

广藿梗　广郁金　薄橘红　白通草　佩兰叶　荷梗

◎ 伏邪夹湿，痰热，渴不欲饮。症势非轻。

大豆卷　姜半夏　薄橘红　江枳壳炒　川朴　车前子

广藿梗　赤苓　焦神曲　白通草　川连　枇杷叶

◎ 伏邪发热，溺赤。治宜清疏。

淡豆豉　冬桑叶　炒牛子　杏仁泥　赤苓　广橘红　广郁金　江枳壳　白通草　焦神曲　荷梗

◉ 大头瘟

◎ 大头瘟，发热便闭。普济消毒饮加减。

生川军后入　轻马勃四分　苦桔梗　净连翘　通草　杭白菊

薄荷叶　炒牛子　金银花　天花粉　冬桑叶　大蓝根

◎ 大头瘟余毒未尽，咽喉白腐。急宜清化。

薄荷叶　苦桔梗　金银花　泡射干一钱　轻马勃四分　淡竹叶

炒牛子　生甘草　京赤芍　冬桑叶　天花粉

◉ 疫喉痧

◎ 时邪疫喉痧，咽喉破烂发热。症势棘手，多酌高明。

淡豆豉　小川连二分　金银花　射干一钱半　炒牛子　淡竹茹

冬桑叶　生甘草　薄荷叶　京赤芍　赤苓　白通草

◎ 疫喉发热，红肿破腐。症势非轻。

薄荷叶　杏仁泥　金银花　泡射干一钱　小川连后入　生甘草
炒牛子　冬桑叶　京赤芍　苦桔梗　净蝉衣　淡竹叶

◎ 疫喉破烂，症势非轻。

薄荷叶　炒牛子　生草　京赤芍　金银花　小川连一分，后入
白通草　轻马勃四分　天花粉　射干　淡竹叶

◉ 痧秽

◎ 红痧白痧，痧上堆痧，邪之甚也。脉形细数，发热，舌边红绛，苔黄，阴液亦伤。症势非轻，多酌高明。

淡豆豉　冬桑叶　广郁金　杏仁泥　橘白　香青蒿　广藿梗　炒牛子
鲜生地　赤苓　南沙参　六一散　青荷梗　竹二青　鲜稻根

◉ 虚损

◎ 白疹退后，肺胃气液干涸，舌绛苔黄，口臭，形神困顿。症势非轻，多酌高明。

南沙参　冬瓜子三钱　丝瓜子一钱　大麦冬三钱　甜杏仁
川石斛　大茯苓　广橘白一钱　川百合三钱　香青蒿　梨

◎ 寒邪已去，舌质红绛干无津，形神困顿。症势棘手。

南沙参　大茯苓　橘红　川百合　冬瓜子
西洋参一钱，另炖冲服　大麦冬　生谷芽　甜杏仁　甘蔗

◎ 病久正虚，头昏眼花，手足麻木。八珍加味。

大熟地　全当归　党参　焦白术　鸡血藤三钱　石决明　杭白芍
川芎一钱半　茯苓　焦甘草　白夕利　左牡蛎　红枣　钩藤

咳嗽

◎ 湿痰盘踞肺络，咳嗽气短。苓桂术甘汤加味①。

杭白芍桂枝三分炒　熟谷芽　大茯苓　杏仁泥　佩兰叶
焦甘草　瓜蒌皮　焦白术　炙草　款冬子一钱　干枇杷叶

◎ 湿痰盘踞肺络，咳嗽气短。苓桂术甘汤加味。

① 本案及以下三案极似，遵原书皆录。

杭白芍桂枝三分炒　焦白术　杏仁泥　瓜蒌皮　佩兰叶　大茯苓

焦甘草　炙苏子　熟谷芽　款冬花一钱，包　干枇杷叶

◎ 湿痰盘踞肺络，咳嗽气短。苓桂术甘汤。

大茯苓　焦甘草　炙苏子　佩兰叶　款冬花　瓜蒌皮

焦白术　杏仁泥　熟谷芽　炙紫菀　杭白芍桂枝三分炒

◎ 湿痰盘踞肺络，咳嗽气短。苓桂术甘汤加味。

杭白芍桂枝三分炒　焦白术　杏仁泥　熟谷芽　炙紫菀　干枇杷叶

大茯苓　焦甘草　炙苏子研　佩兰叶　款冬花一钱

◎ 肺为娇脏，清虚之所，德配胸中，五脏之华盖。肺肾久亏，金水交伤，龙雷震荡，相火刑金，咳嗽音嘶。经治诸恙均减，仍宗原意增损。

南沙参　淮山药　甜杏仁　石决明　黑料豆　广橘白　冬瓜子

川百合　大麦冬　大白芍　大茯苓　生谷芽　竹二青　木蝴蝶三枚

痞胀

◎ 脾乃太阴之脏，胃为阳明之土；一以升为健，一以降为和。平素操劳过度，内脏失调，中和之气失于斡旋，腹膨食少，欲撑胀，四肢倦怠。和中分消。

焦白术　姜半夏　新会皮　大腹皮　冬瓜皮三钱　佩兰叶　焦甘草

茯苓皮　生桑皮　五加皮　生姜皮　川朴　广木香　焦山楂

◎ 脾为湿痰所困，中和之气失于斡旋。食入胸脘撑胀，舌尖红绛无苔，阴液受损。育阴和中，兼以理脾。

太子参三钱　潞党参　焦甘草　大茯苓　熟谷芽　炒扁豆　冬瓜子三钱

焦冬术　姜半夏　新会皮　佩兰叶　广木香　金橘饼　煨姜

呕吐

◎ 木性调达，不扬则抑；土德敦厚，不运则壅。忧思神郁，最损肝脾，胸痛及肋，二气无能贯流；呕吐绿水者，肝色青，脾色黄，合色成绿，乃木乘土之征也。悦心脾，和肝胃。

川楝子三钱　乌梅炭　醋香附　白夕利　焦白术　宣木瓜

醋白芍　广木香　淡吴萸　大茯苓　陈皮　佛手

泄痢

◎ 脾肾两亏，黎明泄泻。症势非轻。

五味子　破故纸　潞党参　焦甘草　新会皮　大茯苓
淡吴萸　煨肉果　焦白术　姜半夏　生姜

◎ 痢久，脾胃两伤。育阴和中。

熟地炭　炒白芍　大茯苓　太子参　佩兰叶　红枣
当归炭　白术屑　新会皮　熟谷芽　炒扁豆

◎ 脾乃太阴之脏，胃为阳明之土；一以升为健，一以降为和。湿热夹滞，伏于中州，清轻之气不能上升，浊[1]阴之气不能下降。腹痛下痢，里急后重。治宜疏导。

煨葛根　广藿梗　花槟榔　赤苓　六一散　香连丸后入
江枳壳　焦神曲　新会皮　炒扁豆　荷叶

霍乱

◎ 霍乱上吐下泻。宣化中焦。

广藿梗　广郁金　橘红　炒枳壳　六一散　鲜荷叶
姜川连后入　赤茯苓　焦神曲　白通草　省头草　竹二青

◎ 霍乱上吐下泻，四肢厥冷，多汗。症势非轻，多酌高明。

广藿梗　赤苓　江枳壳炒　姜川朴　大腹皮　姜竹茹
广郁金　橘红　神曲　佩兰叶　姜川连

臌胀

◎ 湿滞困中。腹膨，四肢倦怠。势成痹腹。

焦白术　姜半夏　新会皮　川朴　冬瓜子　五加皮　焦苍术
茯苓皮　生桑皮　广木香　焦山楂　大腹皮　生姜皮

---

① 浊：原作“降”，据文义改。

◎ 当脐渗水，腹膨渐消，诊得脉形虚细。慎防阳越阴脱。

潞党参　焦甘草　姜半夏　大茯苓　大熟地　山萸肉　焦白术　制香附

上油桂四分，后入　新会皮　淮山药　粉丹皮　福泽泻　车前子

淋浊

◎ 真阴不足，湿热下注，膀胱气不宣化。小溲淋漓作痛。育阴清利。

大熟地　大茯苓　粉丹皮　六一散　川黄柏　车前子三钱　淮山药

山萸肉　福泽泻　川牛膝　川萆薢三钱　上琥珀五分，开水冲服

遗溺

◎ 真阴不足，相火下行。小溲遗尿。育阴和中。

大生地　粉丹皮　山萸肉　广橘白　炙龟板　淮山药　福泽泻

大茯苓　生谷芽　冬青子　阿胶珠　黑料豆　剪芡实

肝风

◎ 厥阴位东，在卦为巽，体阴而用阳，有将军之称。其性横逆，全赖肾水以涵之，血以濡之，肝肾久亏，水不能生木，火风鼓动阳明，湿痰上升，头痛眼花。二陈加味。

大茯苓　生甘草　大生地　石决明　杭白菊[①]　薄橘红　全当归

生白芍　白夕利　明天麻　法半夏　左牡蛎　钩藤　竹二青

◎ 内风鼓动，阳明湿痰上升。右手震动，牙关[②]僵硬。二陈加味。

大茯苓　橘红　法半夏　生甘草　大生地　全当归　生白芍　煅石决

煅牡蛎　海蛤粉五分　杭白菊　白夕利　钩藤后入　竹二青

◎ 平素操劳过度，内风引动外风。内障外障。养血平肝。

大生地　生白芍　生甘草　金银花　甘杞子三钱　全当归

煅石决　杭白菊　潼沙苑　淮山药　黑料豆　大麦冬　黑芝麻

---

① 杭白菊：原作“杭白芍”，方中有“生白芍”，据方义改。

② 关：原作“冠”，据文义改。

◎ 气血两亏，内风引动外风。左手臂酸痛。八珍加味。

大熟地　大白芍　川芎　茯苓　左秦艽　白术　全当归

潞党参　甘草　桑寄生　鸡血藤　宣木瓜　陈松节

◎ 血虚生风。牙关紧急。

大生地　生白芍　阿胶珠三钱　杭白菊一钱半　桑寄生三钱

全当归　石决明　鸡血藤三钱　左秦艽　丝瓜络　双加藤[①]三钱，后入

◎ 肝肾两亏，外风引动内风，夹阳明湿痰上升。头昏耳鸣。二陈加味。

法半夏　广橘白　大生地　生白芍　左牡蛎　杭白菊

大茯苓　生甘草　白归身　煅石决　白夕利　钩藤

复诊

肝乃风木之脏，赖肾水以涵之，血液以濡之。胃为阳明之土，水谷之海，多湿多痰。操劳过度，暗吸真阴，内风鼓动，阳明湿痰上升。头晕眼花。二陈加味。

法半夏　薄橘红　大生地　白归身　生白芍　杭白菊

大茯苓　生甘草　甜杏仁　生石决　生黄芪　左牡蛎

◎ 肝肾不足，内风鼓动，阳明湿痰。半身不遂，语言謇涩，口角流延，势成类中。

法半夏　大茯苓　阿胶珠　生甘草　橘白　大生地　白归身　生白芍

煅石决四钱　煅牡蛎四钱　海蛤粉五分　龟板炙，三钱　杭白菊　钩藤　竹二青

目翳

◎ 肝肾不足，风热上升。右目外障胬肉。育阴清化。

大生地　生白芍　杭白菊　净蝉衣　谷精珠　黑料豆

白归身　生甘草　冬桑叶　煅石决　二宝花[②]　黑芝麻三钱

肝气

◎ 肝气下坠，少腹板痛，吞吐痰涎。疏解流气。

川楝子三钱　淡吴萸　白夕利　广木香　乌梅炭　焦白术

---

① 双加藤：即双钩藤，吴语音近之词。

② 二宝花：即金银花。

醋白芍　陈皮　醋香附　熟谷芽　宣木瓜　金橘饼

◎ 肝气下坠，少腹板痛。疏肝理气。

焦白术　新会皮　细青皮　佩兰叶　大茯苓　姜半夏　杭白芍　熟谷芽　全当归　佛手

◎ 少腹厥阴分野，肝气下坠，不时攻痛。疏肝理气。

川楝子三钱　醋炒白芍　醋炒香附　姜半夏　新会皮　全当归

淡吴萸四分　广木香　焦白术　大茯苓　宣木瓜　金橘饼

疝气

◎ 疝气偏坠。茴香楝实丸加减。

川楝子三钱　淡吴萸四分　醋白芍　大茯苓　青皮　马兰花五分

小茴香　醋芫花四分　全当归　陈皮　佩兰叶　橘核

◎ 狐疝，睾丸下坠。茴香楝实丸加减。

川楝子打，三钱　淡吴萸四分　醋炒芫花五分　醋炒白芍　厚杜仲

小茴香四分　细青皮　马兰花五分　新会皮　熟谷芽　橘核炒，一两

奔豚

◎ 经以肾之积名曰“奔豚”。肾乃先天之本，藏精纳气之窟。平素操劳过度，正气大伤，气不归窟，满腹散漫，腰痛束带。治宜扶正化邪。

潞党参　焦甘草　大茯苓　厚杜仲　熟谷芽　生姜　焦白术

焦神曲　新会皮　上油桂四分，后入　川牛膝　红枣

瘰疬

◎ **瘰疬丸方**

制香附　大熟地　大茯苓　潞党参　川芎　焦甘草　川贝母　大白芍

新会皮　全当归　焦白术　左牡蛎　淡昆布　宣木瓜　粉桔梗　淡海藻

上药共研末，加海蜇头二两，煎水泛丸。如桐子大，每晚开水下。

◎ 肾乃先天之本，藏精纳气之窟；脾为后天之源，造化健运之功。厥阴风木之脏，三阴不

足，营气凝结。项侧瘰疬，推之不移。香贝养营汤加减。

制香附　大熟地　全当归　潞党参　焦甘草　淡海藻一钱

川贝母　杭白芍　川芎　焦白术　大伏苓　煅牡蛎四钱

复诊

潞党参　焦白术　焦甘草　大茯苓　淡海藻一钱　昆布一钱　海蜇头三钱，洗淡

◎ 木性调达，不扬则抑；土德敦厚，不运则壅。忧思抑郁，最损肝脾，左项垒垒然，推之不移，皆缘七情不适。河间云：五志过极，俱从火化。津液凝结成痰，痰阻于经络项侧，乃厥阴之分野。左项破溃脂水。姑宜香贝养营汤加减，以膏代煎。

制香附　苦桔梗　大茯苓　川贝母　焦白术　海蜇头洗淡　大熟地

焦甘草　炒白芍　红花　抚川芎　昆布　潞党参　海藻

上药加红枣四两、生黄芪三两、嫩桑枝八两，煎取浓汁三渣，加冰糖一斤，收膏，每早晚开水冲服三两。

瘿瘤

◎ 气颈[①]。二陈汤加减。

法半夏　生甘草　杏仁泥　佩兰叶　大茯苓　广木香　瓜蒌皮　金桔叶廿张

郁病

◎ 女子以肝为先天，藏血之海；胃为阳明之土，多气多血。思伤脾，怒伤肝，忧伤肺，恐伤肾[②]，七情不适，五志过极，俱从火化。两乳痓挛疼痛，脘板闷，嗳气较畅。治宜开结抑舒，调治肝脾，以膏代煎。

大熟地　全当归　抚川芎　大茯苓　焦白术　制香附　大白芍　阿胶珠　潞党参

杭白菊　焦甘草　宣木瓜　川贝母　海藻　昆布　红花　生黄芪　鸡血藤

上药加钩藤一两、红枣四两，煎水取浓汁三次，去渣，加冰糖一斤，收膏。每早晚开水冲服一匙。

---

① 气颈：即瘿瘤。
② “肾”字原缺，据文义补。

失血

◉ 鼻衄

◎ 病后肺阴受损鼻衄。育阴清肺。

南沙参　淮山药　橘白　生谷芽　佩兰叶　大茯苓　冬瓜子三钱　川百合　大麦冬　梨片

◎ 阴虚肺火上炎鼻衄，育阴清肺。

南沙参　冬瓜子　乌元参　生白芍　海蛤粉五分　生谷芽
川石斛　大麦冬　大生地　石决明　冬青子三钱　侧柏炭二钱

◎ 咳久伤阴鼻衄，育阴清肺。

南沙参　冬瓜子　大麦冬　生谷芽　黑料豆　煅决明
川石斛　甜杏仁　橘白　冬青子　大生地　侧柏炭

◎ 肺火上升鼻衄，育阴清肺。

南沙参　生白芍　冬瓜子　海蛤粉　天花粉　生谷芽
大麦冬　煅石决　大生地　川石斛　广橘白　藕一两

◉ 咯血

◎ 平素勤劳过度，阴阳并伤。咯血便血，症势棘手。

生地　大丹参　三七炭四分　广橘白　佩兰叶　藕节
全当归　茜草炭一钱半　大茯苓　生谷芽　广郁金　童便

拟方

大生地　生石膏　太子参三钱　生谷芽　广郁金　藕节
茜草炭　全当归　黑料豆　佩兰叶　炒枳壳　金桔叶三钱

又

大生地　生谷芽　全当归　黑料豆　茯苓　茜草炭　炒白芍
太子参　石决明　南沙参　清阿胶蒲黄炒　橘白　童便

又

阴络阳络皆伤，咯血已止，便血依然。原意增损。

大生地　生白芍　清阿胶蒲黄炒　南沙参　太子参　橘白　全当归　石决明
茜草炭　侧柏炭　大茯苓　冬瓜子三钱　黑料豆　甘蔗　童便

◎ 巨口咯红。和营调中。

大生地　大丹参　大茯苓　熟谷芽　广郁金　全当归　茜草炭　陈皮　佩兰叶　侧柏炭　藕节

◎ 一水能济五火者，肾是也；一金能行诸气者，肺是也。肺为上源，肾是下渎，呼吸之气肺肾所司，金水交伤，龙雷震荡，相火刑金，咳嗽失血。诚能扫去尘绊[①]，方克有济。

南沙参　淮山约　甜杏仁　石决明　黑料豆　大茯苓　人麦冬

川百合　大白芍　海蛤粉　冬青子　广橘白　生谷芽　藕节　梨

◉ 便血

◎ 便后远血。黄土汤加味。

大熟地　淡黄芩六分　焦白术　淮山药　熟谷芽　灶心土

阿胶珠三钱　制附子　焦甘草　炒白芍　佩兰叶

不寐

◎ 心为君主之官，端拱无为，病久正虚。血不养心，心悬不寐，食少，肌黄肢倦。归脾加味。

潞党参　佩兰叶　焦甘草　全当归　抱茯神辰砂拌　酸枣仁　炙黄芪

焦白术　陈皮　炒白芍　远志肉　广木香　龙眼肉　红枣

◎ 肾乃先天之本，藏精纳气之窟；脾为后天之源，造化健运之功。经以阴虚生内热，有所劳倦，诊得脉形虚数，痨热骨蒸，咳嗽便泄，曾经失血。育阴以清肺，扶土以和中。

南沙参　川百合　潞党参　焦白术　橘白　淮山药　石决明

炙黄芪　焦甘草　白归身　酸枣仁　甜杏仁　枇杷叶

复诊

一水能济五火者，肾是也；一金能行诸气者，肺是也。肺为上源，肾是下渎，呼吸之气，肺肾所司，故肺与肾，子母相生。十有七岁，智识早开，暗吸真阴，水不能生木，木火刑金。咳嗽，曾经失血，痨热骨蒸，梦遗。久延防入损途。

潞党参　法半夏　南沙参　川石斛　生白芍　大生地　生白术　大茯苓

甜杏仁　焦甘草　广陈皮蜜炙　冬瓜子　香青蒿　莲须　甘蔗

◎ 心为君主之官，脾为后天之本。产后百脉共虚，二经受病，五内必虚。血不养心，心悸不寐。谷精不归正化，腰酸白带。食少肌黄，肢倦。归脾加减。

潞党参　焦白术　全当归　远志肉　广木香　炙黄芪

焦甘草　抱茯神　酸枣仁　熟谷芽　佩兰叶　淮山药　红枣

---

① 绊：原作“伴”，据文义改。

◎ 心乃君主之官，端拱无为，相火代心司职，兼运神机。动摇相火，耗损营血。经云，故人卧血归肝，肝得血而能视。心肾不交，夜不成寐，白带，肌黄肌倦。养血补脾，以膏代煎。

潞党参　焦白术　佩兰叶　焦甘草　酸枣仁　黑料豆　炙黄芪　海蛤粉　阿胶珠

远志肉　煅石决　北沙参　广木香　白归身　冬青子　淮山药　炒白芍

柏子仁　抱茯神　鸡血藤　龙眼肉　大生地　熟谷芽　红枣

虚损

◎ 肾乃先天之本，藏精纳气之窟；脾为后天之源，造化健运之功。先天不足，后天不振，君火上摇，相火下虚。加之大肠湿热，肛门硬肿，久延防入损途。

六味丸　加大麦冬三钱　冬青子三钱　南沙参　炙龟板三钱

黑料豆三钱　冬瓜子　上毛燕三钱，绢包，另炖冲服

内痈

◎ 温邪郁肺，发热，咳嗽痰臭，防成内痈。

淡豆豉　嫩前胡　杏仁泥　大茯苓　白通草　苡米仁炒

冬桑叶　炒牛子　瓜蒌皮　广橘白　枳壳炒　茅根八钱

◎ 投十八味桔梗汤，颇合机宜，惟肺胃未和。发热渐退，咳嗽稍平，痰臭亦减。仍宗原意增损。

南沙参　全当归　川贝母　杏仁泥　葶苈子三钱　生黄芪三钱　太子参　肥知母一钱半

地骨皮三钱　瓜蒌皮　生苡米　生甘草　川百合三钱　苦桔梗　五味子十粒

汉防己一钱半　江枳壳炒，一钱　生桑皮三钱

◎ 胸痛咳嗽，痰臭，势成内痈。十六味桔梗汤主之。

生甘草　生苡米　川贝母　生桑皮　川百合　葶苈子一钱半　苦桔梗　杏仁泥　全当归

瓜蒌皮　江枳壳　五味子十粒　地骨皮一钱半　生黄芪三钱　汉防己一钱　肥知母三钱

◎ 湿热结于大肠，少腹板痛。慎防内痈。

肺痿

◎ 细阅前方，悉保肺痿。口吐白痰，腥秽不堪，形容衰弱，已入不治之境，此由肺肾肝三经

皆病所致。夫一水能济五火者，肾是也；一金能行诸气者，肺是也。肾水一亏，相火遂炽，而肺遂不克治节之权，愈病愈伤，斯诸病之所源也。勉拟数味以尽人力，兼冀天幸。

南北沙参各　淮山药　川百合　广橘白　款冬花一钱半　大麦冬　海蛤粉三钱
大茯苓　炙紫菀　甜杏仁　煅石决　上毛燕五分，绢包，另炖冲服　蜜炙枇杷叶

痹症

◎ 气血两亏，寒热湿流入经络。两足踝酸痛。独活寄生汤加减。

川独活　大熟地　焦白术　川续断　大腹皮　生苡米　桑寄生
抚川芎　大丹参　姜半夏　广木香　熟谷芽　金橘饼

◎ 气血两亏，风寒湿流入经络。骨节酸痛。独活寄生汤加减。

川续断　桑寄生　川桂枝　大白芍　全当归　左秦艽　焦白术　大熟地
焦甘草　抚川芎一钱半　潞党参　宣木瓜　川牛膝　陈松节

◎ 三阴不足，风寒湿流入经络。鹤膝风胀痛。独活寄生汤加味。

川独活　桑寄生　炒白芍　全当归　潞党参　焦白术　左秦艽　川桂枝
大熟地　抚川芎　大茯苓　焦甘草　宣木瓜　川牛漆　汉防己一钱半　陈松节

外科

◉ 环跳痈

◎ 三阴不足。左环跳硬肿，皮色如常。治宜温散。

大熟地　鹿角胶另炖，冲　生麻黄　生草　陈皮　上桂心三钱　炙黄芪
白芥子一钱半　川牛膝　炙乳没各　全当归　炮姜　泽兰叶

◉ 子痈

◎ 湿热下注。子痈焮肿作痛，恶寒发热。治宜消散。

全当归　生甘草　生牛膝　赤苓　炙乳没　枸橘核劈，三钱
泽兰叶　净蝉衣　京赤芍　细青皮　青防风　荔枝核三钱

◉ 外喉痈[①]

◎ 颏下硬肿发热。治宜消散。

薄荷叶　生甘草　金银花　炙紫菀　赤苓　夏枯草

---

① 外喉痈：病名，系指痈发于颏下喉结处，内外皆肿的喉痈。症见形如馒头、红肿疼痛、有碍饮食等。

炒牛子　京赤芍　天花粉　广橘红　小川连一分，后入

◉ 痰疬

◎ 肋痰初溃，脓多。八珍加味。

大熟地　炒白芍　大茯苓　焦白术　生黄芪　红枣

全当归　抚川芎一钱半　潞党参　焦甘草　广陈皮

◉ 阴肿

◎ 湿火下注。阴肿焮痛。和营清化。

薄荷叶　川牛膝　金银花　炙姜虫一钱半　炒牛子　生甘草

生川军四钱，后入　京赤芍　净连翘　赤苓　夏枯草

◉ 流注

◎ 湿火下注。足底破溃脓多，足背焮肿。和营清化。

细生地　大丹参　京赤芍　真川连后入　赤苓　夏枯草

全当归　生草　川牛膝　金银花　杭白菊

◎ 内脏火毒。左手背焮肿作痛，大便数日不解。症势非轻。

生川军　全当归　京赤芍　薄荷叶　金银花　生甘草

杭白菊　天花粉　牛蒡子　紫花地丁草三钱

◉ 湿脚气

◎ 湿脚气焮肿寒热，骨节酸痛，言语呢喃。慎防内陷，症势棘手。

紫苏子　全当归　生甘草　川牛膝　炙乳没各　赤苓　花槟榔　大腹皮

京赤芍　连翘心　金银花　广陈皮　宣木瓜　石菖蒲辰砂拌，三分　绿豆三钱

◉ 阴疽

◎ 三阴不足。左腿漫肿，皮色如常，内脓将成。治宜消散。

大熟地　上桂心四分，后入　生甘草　陈皮　炙乳没　全当归　生麻黄三分

鹿角胶一两，另炖冲服　川牛膝　泽兰　白芥子一钱　炙黄芪

◉ 曲池痈

◎ 大者为经，小者为络，络之别者为孙，全赖气以煦之，血以濡之。正在壮年，动劳过度，风湿痰流入经络，左曲池漫肿酸痛。慎防外伤。

全当归　桑寄生　海风藤三钱　丝瓜子　广橘红　左秦艽　宣木瓜

川续断　赤茯苓各　姜半夏　杭白芍桂枝三分炒　生甘草　陈松节一枚

复诊

大者为经，小者为络，络之小者为孙，全赖气以煦之，血以濡之。荣虚湿痰流入经络，左手曲池穴漫肿酸痛。和营疏络。

全当归　宣木瓜　川续断　桑寄生　乳没药各一钱　广橘络

左秦艽　丝瓜络　大丹参　鸡血藤三钱　海风藤三钱　陈松节一枚

◉ 痔血

◎ 经治肛门衄血已止，内痔仍然作痛。原意进取。

大熟地　山萸肉三钱　大茯苓　福泽泻　冬青子　川牛膝二钱　淮山药　肥知母三钱
粉丹皮　川黄柏　黑料豆　侧柏炭三钱　南北沙参　大麦冬　夏枯草

◎ 肾乃先天之本，脾为后天之源。厥阴位东，在卦为巽，体阴而用阳，有将军之称，全赖气以煦之，血以濡之。三阴不足，肝为上元，头昏目花；湿热下注，内痔渗血。育阴平肝，兼以和中，清化湿热为治。

生熟地　大麦冬　生白芍　煅牡蛎　大茯苓　生谷芽　京元参　炙龟板三钱
煅石决　滁菊花　广橘白　黑料豆　侧柏炭　北沙参　嫩钩藤后入

◎ 经以阳络伤则血外溢，阴络伤则血内溢。年逾古稀，阴阳并亏，素有痔疾。肝不藏血，脾不摄血，血渗大肠，便红，头晕眼花，诊得脉形虚细。治宜育阴和荣，兼以柔肝理脾。

潞党参　焦甘草　白归身　酸枣仁　蛤粉炒阿胶一钱半　煅牡蛎　焦白术
炙黄芪　炒白芍　生熟地　煅石决　淮山药　炙龟板　黑料豆　红枣

◎ 三阴不足，湿热下注。内痔渗血，焮痛非常。育阴清化。

肥知母三钱　大生地　山萸肉　粉丹皮　川牛膝　川黄柏　淮山药
大茯苓　福泽泻　炙龟板　冬青子　黑料豆　侧柏炭三钱

◎ 三阴不足。肛门痔漏，咳嗽，曾经失血，防入损途。

大熟地　山萸肉　粉丹皮　南沙参　炙龟板　淮山药　大茯苓
福泽泻　大麦冬　甜杏仁　煅石决　生白芍　枇杷去核，三枚

◉ 血痣

◎ 鲜生地三钱　大麦冬三钱　西赤芍二钱　天花粉一钱半　南沙参三钱
全当归一钱半　生草五分　二宝花三钱　杭白芍一钱半　甘蔗一两
外用冰螺散①《外科医宗金鉴》。

◉ 水痘

◎ 水痘发热，肛门翻花。先宜清疏，兼以化毒。

薄荷叶　川牛膝　土茯苓　冬桑叶　生草　绿豆三钱

---

① 冰螺散：出《医宗金鉴·外科心法要诀》，本为治乳岩方，因制捻使用，故原名曰“冰螺捻”。组成为：硇砂二分；大田螺五枚，去壳，线穿晒干；冰片一分；白砒一钱二分，面裹煨熟，去面用砒。制法：将螺肉切片，同白砒研末，再加硇片同碾细，以稠米糊，搓成捻子，瓷罐密收。用时将捻插入针孔，外用纸糊封，贴核上，十日后四边裂缝，其核自落。

杏仁泥　炒牛子　川黄柏　金银花　京赤芍

◉ 翻花

◎ 左乳结核，破烂翻花。香贝养营汤加减。

大熟地　大白芍　全当归　川抚芎　大茯苓　潞党参　焦白术

制香附　焦甘草　川贝母　苦桔梗　昆布一钱　淡海藻三钱　海蜇头三钱

◉ 乳岩

◎ 女子以肝为先天，藏血之海。胃为阳明之土，多气多血。平素志意不和，暴怒伤肝，思虑伤脾。右乳乳岩破烂，臭秽渗水。和营化坚丸加减。

制香附　大熟地　全当归　潞党参　焦白术　苦桔梗　川贝母　炒白芍

抚川芎　大茯苓　焦甘草　宣红花四分　淡海藻三钱　淡昆布一钱　左牡蛎

◉ 秃疮

◎ 秃疮破津脂水，痛痒间作。治宜清化。

细生地　全当归　生草　粉丹皮　天花粉　青防风　冬桑叶

净蝉衣一钱半　杭菊花　川黄柏　山苦参三钱　金银花　薄荷草三钱

◉ 虚损

◎ 大疮之后，肺胃阴液受伤。舌质红绛，无苔如剥，诊得脉虚数，形神困顿，咳嗽。防入损途。

南沙参　大麦冬　甜杏仁　广橘白　海蛤粉五分　西洋参另炖冲服，一钱

冬瓜子　大茯苓　生谷芽　香青蒿　枇杷叶

◉ 遗毒溃脓

◎ 病后遗毒，焮肿自溃。和营托毒。

细生地　大丹参　京赤芍　大茯苓　生谷芽　全当归　生甘草　金银花　橘白　绿豆三钱

◉ 疯犬咬伤

◎ 疯犬咬伤。

生川军　全当归　杏仁泥　黄柏　紫胡根一两

生甘草　生木鳖子五分　斑蝥五个，去翅足　槟榔

陈酒、河水煎服。

妇人

◉ 产后

◎ 产后血脉空虚，发热经久。治宜和解。

软柴胡鳖血炒　焦甘草　省头草　熟谷芽　全当归

杭白芍桂枝三分炒　大茯苓　陈皮　炒扁豆　左秦艽　煨姜

◎ 半产后发热，胸闷作痛。症势非轻，多酌高明。

当归炭　广藿梗　姜半夏　佩兰叶　生姜　大丹参　大茯苓　橘红　干枇杷叶

◉ 崩漏

◎ 血崩淋漓。四物胶艾加减。

阿胶珠三钱　全当归　潞党参　川续断　炙黄芪　生地炭

炒白芍　厚杜仲　淮山药　大茯苓　橘白　生谷芽　红枣

五官

◉ 鼻渊

◎ 胆热移脑，辛頞鼻渊，诊得脉形弦滑。养血平肝。

大生地　生白芍　生草　冬桑叶　辛夷花六分　全当归　煅石决

杭白菊一钱半　净蝉衣　煅牡蛎　乌元参　大麦冬　钩藤三钱，后入

◉ 口疮

◎ 心脾虚热上升。满口破碎。育阴清化。

南沙参　川石斛　冬瓜子　乌元参　大麦冬　生白芍

石决明　大生地　冬青子　黑料豆　甘蔗　灯草

◎ 心脾之火夹湿热上熏。口疮满布，汤饮难下。症势非轻。

细生地　小川连一分　西赤芍　赤苓　薄荷　金银花三钱

生石膏　生甘草　潼木通　橘白　牛子三钱　淡竹叶

◉ 走马牙疳

◎ 走马牙疳，热毒内陷，发热气粗。症势非轻。

鲜生地　小川连二分，后入　金银花　胡黄连三分　薄荷叶

生石膏　人中黄一钱　银柴胡五分　炒牛子　白通草　芦根

◉ 骨槽风

◎ 肝乃将军之职，其性横逆，全赖气以濡之；胃为阳明之土，以中和斡旋。原本不足，外风引动内风，挟阳明湿痰上升。左颊本漫肿，身热，成骨槽风。

全当归　大丹参　海风藤三钱　杭白芍　左秦艽　大甘草　鸡血藤三钱

白夕利　桑寄生　大生地蛤粉炒　大茯苓　橘白　嫩桑枝

◉ 风热火眼

◎ 肝脾风热上升。两目焮肿痛，浮翳。治宜清化。

软柴胡　杭菊花　石决明　炒牛子　冬桑叶　生甘草　金银花　薄荷叶　大生地　夏枯草

谈逸庵医案

原著　民国·谈逸庵
点校　金锴　娄峄航　李煜

◉ 感冒

◎ 浦左黄家湾

劳力感邪，风邪乘袭三阳之经。身热经旬，午后形寒，夜分热重，头痛，脉浮数，左大于右。治拟疏泄化热。

荆芥穗　连翘壳　酒枯芩　六一散包　薄荷叶　黑山栀

杭菊　赤苓　淡豆豉　大贝　丹皮　姜皮三分　茅根

◎ 虞右石桥虞家

肝血不足，肾液复亏，复感时令，风阳病起。头晕身热，呕吐黏痰，目睆睆无所见，咳痰不爽，脉细口干。暂拟泄风通肺和胃之法。

炙桑叶　大贝母　归身　蛤壳　杭菊花　天花粉　茯神

黑栀　南沙参　盐水炙橘红　炒竹茹　枇杷叶　苏荠

◉ 风寒

◎ 邵左丁舍

胃寒肢冷，脉沉细，精气两不足，风寒袭肺，咳嗽。拟疏泄肺风，兼温柔育肾。

苏叶梗　嫩前胡　光杏仁　炙荆芥　金沸草　炙紫菀

炙细辛　炙橘红　炙款冬　甘杞子　炙草　枇杷叶

◉ 风热

◎ 施童本镇

一诊

痧回三日，咳嗽音瘖，内热犹未清，便泄青水，脉数，苔黄。肝肺风热交蕴，下注还为泄化。

煨葛根一钱　扁豆衣三钱　采芸曲[①]二钱　六一散三钱，包煎　炒银花炭三钱　大贝母三钱

茯苓三钱　川通草八分　酒芩炭一钱半　荆芥八分　谷芽三钱　干荷叶一角　枇杷叶去毛，三片

二诊

痧后热退不清，夜分尤甚，咳嗽苔浊，耳响作痛，脉滑数，目色青。肺肝风热未楚，治拟清泄法。

连翘壳三钱　牛蒡子打，二钱　地骨皮二钱　白薇二钱　霜桑叶三钱　粉丹皮一钱半

生草五分　夏枯草三钱　银花一钱半　菊花一钱　象贝三钱　鲜蔗皮五钱　薄荷七分

三诊

痧后饮食伤脾，输化失度，便泄青黏夹有红积。宜理脾健运化滞法。

煨葛根一钱半　广皮炒，一钱　炒术炭一钱　六神曲炒，三钱　防风炭一钱　香连丸五分

生熟苡仁各三钱　赤苓三钱　炙草五分　春砂仁六分　干荷叶一角　炒谷芽三钱

---

① 采芸曲：即六曲加桔梗、白术、紫苏、陈皮、芍药、谷芽、青皮、山楂、白芷、藿香、苍术、厚朴、茯苓、檀香、槟榔、枳壳、薄荷、明矾、甘草、木香、半夏、草果、羌活、官桂、姜黄、干姜而制成。适用于感冒食滞等症。

◉ 风温

◎ 戴童十家头

风温六七日，身热少汗，舌红苔黄，脉数细滑，日来渐咳。拟清疏肺胃。

荆芥　大贝　生草　酒枯芩　薄荷　黑栀　光杏仁

飞滑石包　连翘　炒枳壳　蜜炙橘红　鲜茅根　姜竹茹

◎ 周左东庙桥

风热上干肺胃。头痛身热，咳嗽少汗，脉浮数，舌质红，苔薄白。拟辛凉疏散。

荆防风　前胡　黑山栀　生甘草　杭菊花　大贝　蜜炙细辛

光杏仁　薄荷　连翘　枇杷叶　炒僵蚕　鲜芦根

◎ 屈左

风温大热虽退，余蕴未清，咽痛已减，咳痰稠黄。还宜肺胃肃理。

苏薄荷一钱　炒山栀二钱　桔梗一钱　栝蒌根三钱　大贝母三钱六分　橘红炙，一钱

炒知母一钱六分　生草一分　杏仁三钱　生枳壳二两　赤苓三钱

枇杷叶去毛，炙，三片　白莱菔汁一小杯，炖温服

◎ 张左河南村

风温微寒身热，咳引胸膈痛，溱溱有汗，病在肺也，兼受惊恐，心悸，寐不宁，脉浮细数。拟轻清肃肺，兼养心营。

冬桑叶三钱　光杏仁三钱　牛蒡子二钱　瓜蒌皮二钱　大贝母三钱　连翘三钱　炒山栀二钱

炒枳壳一钱八分　炒枣仁二钱四分　赤茯神三钱　香豆豉二钱　枇杷叶去毛，三片　鲜茅根三钱

◎ 周左船上

风温交郁，肺气不宣。形寒热重，肢体酸痛，咳嗽口渴，脉滑数。治拟宣泄肺胃。

荆芥一钱　光杏仁三钱　黑山栀二钱　六一散五钱，包　豆卷三钱　连翘壳三钱　蒌皮根各二钱

薄橘红八分　薄荷一钱半　银藤花三钱　知母三钱　大贝母一钱半　姜衣三钱　茅根去心，三钱

◎ 壮右

风温经旬，曾透红疹，身热未得汗解，咳嗽泛恶，口苦，耳鸣听不聪，夜分热甚，口渴干，脉数滑，苔黄薄腻。痰热郁蒸肺胃，侵及营络，欲泄而能透泄，肝胆之阳上干，急以疏泄肺胃兼清胆络。

黄郁金　鲜茅根　荆芥　连翘　粉丹皮　炒枳壳　薄荷　银滁菊花[①]

黑山栀　大贝　牛蒡子　酒枯芩　新会红　生甘草

◎ 崔左万塔

风温化热，灼燥肺胃，下陷伤营。热甚有汗，咳逆气急，口渴头昏，舌黄脉数促，便溏多血。恙属至重，有竭厥之虞。

---

① 银滁菊花：即银花与滁菊花合称。

霜桑叶二钱　酒芩炭一钱半　连翘三钱　飞滑石三钱，包　炒银花五钱
象贝母三钱　生甘草五分　橘红络八分　荆芥炭七分　炙黑紫菀一钱半
熟石膏三钱　枇杷叶去毛，三片　荷叶一角

◎ **杨左**邢楼

一诊

风热受于太少，湿热互阻肠胃。耳后掣痛，痛辄目暗头昏，腹疼泄利注迫，午后热甚，脉滑数，苔黄。拟清泄风阳，宣化湿热。

清豆卷三钱　银花炒，一钱半　菊花炒，一钱半　制川朴一钱　六一散四钱，包
薄荷一钱　连翘壳三钱　酒芩一钱　赤苓三钱　杜藿梗三钱　蔓荆子一钱半
建曲炒，三钱　酒炒竹茹二钱　干荷叶一角

二诊

痛泻已止，脑后额旁掣痛不减，痛则目暗，舌红少苔，内热溲赤。阴亏之体，肝阳偏亢，前又感冒风热，再为清肝泄化。

桑叶二钱　黑山栀青黛染，二钱　连翘壳三钱　钩尖三钱，后入
池甘菊一钱半　鲜生地洗，打，四钱　夏枯草三钱　黑料豆四钱
石决明打，八钱　生草四分　薄荷五分　雨前茶三钱

◎ **周左**赵巷头

热甚形寒，经旬不解，温邪上受，发热内郁也。口干泛恶，舌质红苔黄，脉数，皆肺胃不宣通之征。宜从泄化。

蜜炙麻黄　象贝　蜜炙橘红　枳壳　熟石膏　生草　酒炒枯芩
薄荷后入　光杏仁　桔梗　瓜蒌皮根　茅根　枇杷叶

◎ **钱右**

风邪受于肺脾。身热渐咳，便溏青黄，殊觉热秽，脉数纹青舌白。拟疏运脾肺。

煨葛根　大贝　甜蔗皮　赤苓　薄荷　生熟苡仁　六一散通草包
连翘　香连丸包　炒银花　采芸曲　干荷叶　枇杷叶

◎ **锡寿**

一诊

感冒风温，发热恶风，咳嗽头昏，面红，脉数浮大。拟疏泄之。

薄荷叶一钱半　连翘三钱　桔梗八分　炒枳壳一钱　荆芥穗一钱
象贝三钱　生草五分　黑栀一钱半　牛蒡子打，三钱　前胡一钱半
杏仁去皮尖，三钱　蒌皮根各二钱　枇杷叶去毛，三片，煎热服

二诊

痧后咳嗽少痰，热退未楚，脉数软滑，苔薄黄，肺络未清。拟泻白散加味治之。

桑叶皮炙，各一钱半　玉桔梗二钱　连翘三钱　茯苓二钱　酒炒地骨皮二钱　生枳壳二钱

大贝三钱　冬瓜皮二钱　炙甘草五分　前胡一钱　枇杷叶去净毛，三片　炒竹茹二钱

◎ 李右小留

年高营虚，复感风热。内热口干渴，咳而少痰，脉数浮弦。拟养营化热，肃肺平咳。

霜桑叶二钱　牛蒡子打，三钱　肥玉竹三钱　大贝母三钱　光杏仁三钱

香白薇二钱　姜皮根各二钱　炒枳壳一钱半　前胡一钱半

生草五分　薄荷五分　枇杷叶去毛，三片　茅根去心，三钱

◎ 李左东洋桥

因劳汗出，风袭肺下，咳吐黏痰不爽，午后身热，舌薄白，脉数细浮。治拟宣肃痰邪。

霜桑叶二钱　桔梗八分　象贝三钱　连翘三钱　光杏仁三钱　生草五分　前胡一钱半

薄荷八分　牛蒡子打，三钱　黑栀二钱　旋覆花一钱半，包　枇杷叶去毛，三片　炒竹茹二钱

◎ 荣林女本镇

风温痰热互蕴。肺胃身热咳嗽，苔黄呕吐，脉细滑。拟肃理肺胃。

豆卷三钱　连翘三钱　枳壳一钱　白薇二钱　黑栀三钱　黄郁金二钱　橘红八分　桔梗八分

薄荷一钱　象贝三钱　竹茹炒，二钱　枇杷叶去毛，三片　茅根去心，三钱

◎ 孙左竹园孙家

风热留恋于肺，清肃不行。咳嗽头晕，苔黄舌红，脉数弦滑。拟辛凉肃理。

薄荷蜜炙，一钱　桔梗八分　大贝母三钱　桑叶皮炙，各二钱　牛蒡子打，三钱　生草五分

炒山栀二钱　炙橘红七分　紫菀茸二钱　光杏仁三钱　生枳壳一钱　枇杷叶去净毛　炒竹茹二钱

◎ 张右，六十三岁小留

风热郁于少阳。耳觉脓脂，驯致[①]内热不已，不饥不食，肌肤甲错，脉细弦无胃，虚多而实少矣，恙属重候。

炒砂丹皮[②]各三钱　蒿梗二钱　稆豆衣三钱　炒苡仁三钱　甜橘白炙，八分　桑叶炙，二钱

炙草五分　冬瓜仁三钱　云茯苓三钱　川斛二钱　生谷芽三钱　炒竹茹二钱　干荷叶一角

◎ 周左赵巷里

身热经月，晨轻暮重，头角掣痛，口干苔黄，脉数滑大。风热郁于少阳阳明之经，治拟和化解热。

香豆豉二钱　薄荷一钱半　花粉三钱　淡枯芩酒炒，一钱半　六一散三钱　白茅根去心，三钱

黑山栀二钱　连翘三钱　青蒿一钱半　黄郁金二钱　大贝三钱　姜皮二分

◉ 温热

◎ 盛左西塘田

邪蕴阳明气分。先寒后热，未得汗解，脉数滑大。拟解肌化热。

粉葛根二钱　连翘三钱　橘白八分　大贝三钱　薄荷叶一钱半　酒枯芩一钱半　六一散三钱，包

---

① 驯致：亦作“驯至”，逐渐达到，逐渐招致。

② 炒砂丹皮：即炒砂皮与炒丹皮合称。

白薇二钱　大豆卷三钱　黑山栀二钱　姜皮三分　白茅根去心，二钱

◎ **陈右**上店

发热五日，下午形寒，经淋不尽，少腹作痛，口苦苔白，脉数滑。邪缊少阳阳明，慎防热入血室。

软柴胡　黑山栀　炙归身　黄郁金　粉丹皮　炒赤芍

广皮炒　制香附　炒荆芥　枯芩　法半夏　姜皮　茅根

◎ **王童**

温邪痰滞交郁亦远。热甚少汗，唇燥咳逆，苔垢黄，大便为约，脉数细滑。拟疏和化滞。

焦豆豉三钱　薄橘红一钱　象贝三钱　鸡苏散四钱，包蒸　黑山栀二钱

生枳壳一钱　广郁金二钱　牛蒡子打，五钱　杏仁去皮尖，三钱　蒌仁打，三钱

连翘壳三钱　太原葛七分　淡竹沥姜汁两滴冲，一杯　海南子一钱

◎ **黄左**黄家湾

一诊　中秋佳节

时温化火入营，劫津燥液。灼热无汗，昏眩狂妄，暮夜尤甚，咽干舌绛无液，脉细数，面红晕。液枯风动，岌岌可危，前投存津拔邪①，尚合原意，进筹挽之。

鲜生地鲜薄荷一钱拌打，八分　鲜铁斛四钱　青蒿三钱　带心翘三钱　银滁菊花三钱

粉丹皮五钱　辰麦冬带心，三钱　炒山栀三钱　淡雅连五分　童木通五钱

赤茯神各三钱　广郁金二钱　卷心淡竹叶卅张　紫雪丹三分，即煎冲服

二诊　中秋既望

病情已载，前方刻诊，昏谵如昨，舌光绛赤，稍润仍干涸无液，大便三日未更，腹部按之痛，唇口燥裂。症势未涉平坦，原意更进一层。

鲜生地薄荷叶五分拌打，一两　鲜石斛切，五钱　黑元参三钱　乌犀尖熟水磨冲，三分

带心麦冬三钱　丹参三钱　川大贝去心，各二钱　童木通二钱　蒌仁根打，各三钱

元明粉二钱，后入　带心翘三钱　生甘草六分　卷心淡竹叶卅张　京细菖蒲切，一钱

另，紫雪丹三分，开水送下。

三诊　中秋月十八日

腑气已通，神识较清，而时仍狂妄，舌光红津稍润，而灼热依然不退。唇燥口渴，腿骨络间时痛时止，脉数弦劲。邪火燔灼心肝血分，热势未涉平稳，还拟清营泄卫，息风凝神以挽之。

带心连翘三钱六分　银花二钱　滁菊花四钱　羚羊尖熟水磨冲，四分　鲜生地洗，打，八钱

鲜石斛切，五钱　川贝母去心，二钱　鲜薄荷叶八分　钩尖三钱，后入　麦冬带心翘拌，三钱

丹皮五钱　益元散五钱，包　炒山栀二钱　葛六分　灯心草卅寸

① 原书本案未载前方。

另，至宝丹一大粒，另用开水送下。

◎ 无名氏

温邪热灼，头汗，咳嗽，痰血气急，胸腹肢体斑痧密布，口干苔黄，鼻衄，脉数弦滑，夜作错语。恙属重候，法以辛凉散热，兼清营血。

荆芥一钱　玉泉散五钱　鲜生地八钱　连翘三钱　丹皮炭一钱八分　黑山栀二钱　银花二钱
牛蒡子三钱　大贝母二钱六分　鲜芦根　枇杷叶　益元散五钱　白薇须二钱

◎ 王左张桥

温邪痰热阻肺，肺肝失肃。热甚喘咳，左胁引痛，口渴苔黄，脉细数疾，面色灰滞，头目眩晕，慎防失血竭厥之虞。

薄荷一钱半　黑山栀二钱　光杏仁三钱　知母酒炒，二钱　大贝母三钱　牛蒡子打，三钱
炙苏子研，三钱　炒山栀二钱　橘红络炙，各七分　淡豆豉一钱半　葶苈子隔水蒸，八分
连翘壳三钱　旋覆花二钱，包煎　鲜芦根去节，一两　枇杷叶去毛，三片

◉ **春温**

◎ 曹右东头曹家

一诊

春阳发泄之邪受于肺胃，寒热不楚。平素血液不充，热胜烦渴，不能蒸汗，咳嗽，舌红少苔，脉细数。拟宣肃存津。

川桂枝三分　天花粉三钱　连翘三钱　黑山栀二钱　玉泉散三钱，包煎　象贝母各三钱
丹皮一钱　薄荷八分　白杏仁三钱　香白薇一钱半　蒿梗一钱半　茅根三钱　竹茹酒炒，二钱

二诊

汗出热退，脉俱静，惟细缓少神，咳未全平。还从肺胃肃理。

炙桑皮一钱半　炙草五分　肥玉竹三钱　炙白苏子研，三钱　南沙参炒，三钱
炙橘红八分　抱茯神二钱　炒苡仁三钱　甜杏仁去皮尖，三钱　枣仁炒，打，一钱半
炙紫菀一钱半　炙枇杷叶去毛，三片　炒竹茹二钱

◎ 杨左，六十六岁狄家塘

痰哮有年，近感春邪，邪与痰合。脊背潮寒，内热溲赤，舌红苔腻，脉数细滑。先为豁痰疏邪。

带叶苏子研，三钱　黑山栀二钱　新会红一钱　生枳壳一钱　白杏仁三钱　象贝三钱　蒌壳二钱
蛤壳六钱　嫩前胡一钱半　炒荆芥一钱　桑叶皮炙，各一钱半　姜竹茹二钱　功劳叶二钱

◎ 杨左田舍村

春温月余，挟糟粕化火，郁蒸肠胃。热甚于里，绒毫无汗，有时头汗至颈而还，有时或神迷，面为枯柴黯赤，齿垢黑若干漆，鼻血，唇焦口渴或利下红黄水，脐腹按之作痛，六脉滑数。土系水竭，若加昏糊、喘促，便难挽救。书云：扬汤止沸，不如釜底抽薪。

薄荷五分　生熟草各五分　鲜生地洗，打，一两　益元散五钱，包　带心翘三钱

元明粉三钱，后入　酒炒雅连五分　赤茯神各三钱　黑山栀二钱　生军三钱

粉丹皮一钱半　大贝三钱　辰灯蕊卅寸　鲜淡竹叶卅片

◎ **何左**出诊

冬不藏精，春为温病，精气春以托化少阴伏邪，溃入心肝两脏，内风已动，心神不能自主，里热不从外扬。妄言妄笑，循衣摸床，咳逆痰滞，大腹实硬，两目炯炯有神，昼夜不瞑，有时起坐若狂，舌干绛，言謇阴缩，脉数不静。有痉厥昏闭之险，亟亟存阴，托邪俾得热从外扬，风寒神清，未卜能弋获否耳！

鲜生地淡豆豉四钱拌炒，六钱　炒山栀二钱　天竺黄三钱　带心翘二钱　滁菊花三钱

钩尖四钱，后下　川大贝去心，二钱四分　紫雪丹一钱，冲服　生远志七分

甘杞子三钱　黑元参四钱　鲜石菖蒲连根叶打，一两　鲜白莱菔汁八分

十四日后加

带心麦冬一两　童木通一两　瓜蒌仁三钱　南沙参三钱　淡竹沥四钱

此病得效，死中求生，翌晨双目直视，神情照死象已现。前已语险之貌，概可免矣哉！

◎ **曾左**姚亭桥

一诊

痰热蕴蒸肺胃，咳嗽已久。近感春阳发泄之邪，加以身热咳剧吐红，胸肋引痛，脉滑数，苔腻黄。先为清宣痰热，肃肺宁络。

霜桑叶二钱　玉泉散五钱　冬瓜子三钱　大贝母三钱　白杏仁三钱　酒枯芩一钱半

紫菀炭一钱半　炒荆芥八分　牛蒡子三钱　黑山栀二钱　茜草一钱半

白苏子炙，研，三钱　枇杷叶去净毛，三片　生藕节三枚

二诊

热较退，咳犹甚，痰出粉红，尚有勇猛之意，咳引胁肋掣痛，脉数弦大。血家脉未静，诸宜加慎。

桑叶皮各一钱　炙苏子研　川贝母去心，一钱　炙前胡一钱半　光杏仁三钱

黛蛤散包煎　黑山栀二钱　炒知母一钱半　紫菀炭一钱半　鲜生地洗，打，六钱

酒芩炭一钱　枇杷叶去毛，三片　淡竹茹二钱

三诊

热退血止，咳呛时作，寐醒咳甚，喉痒，脉弦数不静。其阴已伤，和火燥金之候，最虑咳久成怯。

桑霜叶三钱　淡天冬二钱　紫菀茸二钱　石决明打，六钱　甜杏仁去皮尖，二钱

青蛤散四钱，包　二泉胶蛤粉炒成珠，二钱　旱莲草三钱　炙兜铃蜜水拌，一钱

川贝母去心，一钱　女贞子盐水炒，三钱　枇杷叶去毛，清炙，三片　鲜竹茹二钱

另，四味琼玉膏五钱，每晚用开水化下。

◎ **程庆翁方**

咳嗽未已，复感春阳发泄之邪。身热形寒，脉浮数。宜略参疏泄。

苏子梗炙，研，各一钱半　制半夏三钱　茯苓二钱　沉香曲二钱，包煎　薄荷

广橘红二钱　连翘二钱　白杏仁三钱　前胡一钱半　干姜片五分

白芥子五分　姜竹茹二钱　枇杷叶去毛，姜汁炙，三片

◎ **杨君**

心肾营虚，复感春阳发泄之邪。身热心悸，咳嗽声重，脉数浮滑，左寸尺细，两少力，苔腻微黄。拟辛宣肺胃痰热，参养心营。

薄荷一钱，后入　玉桔梗八分　丹参二钱　赤茯神二钱　牛蒡子打，三钱

炒枳壳一钱半　枣杏仁盐水炒，打，各三钱　炒山栀二钱　前胡一钱半

象贝二钱　连翘三钱　生甘草四分　鲜茅根去心，三钱　竹茹二钱

◎ **杨左**

春阳发泄，司令火旺。至因咳嗽加甚，尔后内热，晨起咽干喉痛，侧左碍眠，音不扬声，脉细数。拟拯阴理劳汤加味调之。

北元参二钱四分　大白芍二钱四分　女贞子酒炒，二钱六分　马兜铃

天麦冬各二钱四分　炙生地四钱六分　甜杏仁二钱六分　款冬花

川百合一钱六分　炙龟板六钱　粉丹皮一钱二分　枇杷叶　苡仁

◉ 冬温

◎ **李右**水淇村

望六年岁，心肾阴亏，复感冬温。午后热甚，颧红足冷，咳痰黏结，肤燥无汗，体重不能转侧，赤疹透而不齐，齿燥舌干赤绛，渴欲热饮，脉弦数，左寸关虚不耐按。阴虚不足达邪，有涸辙之变。

鲜生地　薄荷叶　粉丹皮　炒山栀　知大贝[①]　蒌皮根　炙橘红

牛蒡子　甘杞子　鲜金斛　鲜姜汁　鲜茅根　枇杷叶

◎ **李左，十七岁**坂上

先天素薄，客冬感受温邪，伏于少阴未能托化，热灼阴伤，热甚于里。渴饮，肉削颊红，气逆而咳，舌光绛，边有碎意，右脉虚大，左细弦而数。有鞭长莫及之虑，亟拟存阴托化。

鲜细生地五钱，薄荷五分拌　炙草八分　白薇须二钱　天花粉二钱　鲜斛切，四钱

金斛切，三钱　肥玉竹三钱　料豆衣三钱　炒黑栀一钱半　沙参二钱　元参三钱

川大贝去心，二钱　生蛤壳打，五钱　枇杷叶去净毛，五片　鲜茅根去心，三钱

◎ **王左，三十岁**

一诊　十月廿五

---

① 知大贝：知母、大贝母合写。

冬温热迫肺肝。热甚咳剧，咳吐痰血，口干，舌苔腻，脉滑数。恙属重候。

薄荷　酒枯芩　橘络　连翘　牛蒡　蒌皮根　枳壳　生草

枇杷叶　黑栀　知大贝　郁金　紫菀一钱　鲜茅根一钱

二诊

冬温热势较退，咳仍带血，乳膺引痛，口渴苔黄，脉滑数。再为清疏肺肝，以安血络。

薄荷叶　牛蒡子　冬桑叶　连翘壳　黑山栀　酒枯芩　丹皮炭

知大贝　旋覆花　枇杷叶　光杏仁　橘络　鲜芦根

◉ 湿温

◎ 杨右山桥

湿温蕴蒸气分，蒙痹清阳。身热头昏，脘闷口渴，泛恶便泄，舌腻白，脉细滑数。势恐淹缠，如为化气分泄。

清水豆卷三钱　白蔻仁打，五分，后入　川朴姜汁制，一钱　飞滑石四钱，包煎

连翘三钱　制半夏二钱　黄郁金二钱　川通草八分　炒银花三钱

杜藿梗三钱　赤苓三钱　鲜淡竹叶三十片　采曲一钱半

◎ 钱右城门头

湿温经旬，漫热不退，白瘔已透，头额昏痛，搔之作麻，脘闷泛恶，喜得热饮，便溏溲赤，脉数濡滑，苔薄黄，夜不能寐。湿热之邪弥漫三焦，蕴郁表里，宜清宣分解。

清豆卷三钱　连翘壳三钱　生苡仁四钱　益元散三钱，包煎　黑栀衣一钱半

白蔻仁打，五分，后入　老采曲二钱　川通草八分　银花炒，二钱　滁菊炒，二钱

黄郁金二钱　薄荷五分　蔗皮一钱半　鲜淡竹茹三十片　辰灯心三十寸

◎ 左

晡寒热甚，惟近未清，小溲短赤，心泛作恶，脉数细滑。湿热蕴郁三焦气分，拟苦辛寒分解之。

大豆卷四钱　白蔻仁打，五分，后入　川朴姜汁制，一钱　鸡苏散五钱，包煎

黑山栀二钱　熟石膏四钱　知母酒炒，二钱　川通草八分　杏仁去皮尖，三钱

苡仁三钱　藿香梗一钱半　淡竹叶三十片　连翘三钱

◎ 白左正荡桥

湿热蕴于肝胃，寒热发于黎明。但热不寒，脉沉细，苔腻微黄。苦辛和化主之。

地骨皮桂枝三分炒，二钱　制厚朴一钱　佩兰梗一钱半　通草八分　大豆卷三钱　广皮炒，一钱

赤苓三钱　淡酒芩一钱　杜藿香梗各一钱　采芸曲三钱　生姜片两片　红枣三枚

◎ 顾左陈家湾

得汗热退未清，日晡微寒，嘈杂脘闷，得食不行，舌黄不渴，脉数滑。邪热蕴蒸，阳明一经热蒸，胃浊悉动，再清泄化热，参芳以解浊。

香豉炭二钱　淡枯芩酒炒，一钱半　酒炒知母一钱半　赤苓三钱　藿蒿梗各一钱半

蔻皮八分　鸡苏散四钱　通草一钱半，包　黑山栀一钱半　黄郁金二钱

连翘三钱　新会皮八分　鲜淡竹茹卅片　茅根去心，三钱

◎ **谢左**江园谢家

身热经月不解，头昏，舌薄黄，脉滑数。邪热蕴郁阳明，治拟泄化。

大豆卷三钱　连翘三钱　鸡苏散五钱，包煎　川通草八分　青蒿一钱半

淡枯芩酒炒，一钱半　黄郁金二钱　赤苓三钱　黑山栀二钱　藿香梗一钱半

杏苡仁去皮尖，各三钱　白茅根去心，三钱　淡竹叶卅片

◎ **周右**南洲

邪湿蕴蒸，阳明、太阴、少阳经气不达。内热晡寒，头疼腹痛，便溏，口甜泛噫，脉缓。治拟和化。

苏藿梗各二钱四分　制半夏三钱半　连翘二钱　赤芍三钱六分　薄荷一钱

柴胡七分　采芸曲三钱六分　姜竹茹二钱　佛手片一钱半

◎ **王左**小河王家

湿邪受于阳明。热甚头昏，七八日来未得汗解，脘闷泛恶心懊，舌黄薄腻，脉数盛。亟拟宣泄，兼芳香化浊以和胃。

大豆卷三钱　连翘三钱　黄郁金二钱　通草八分　黑山栀二钱

淡枯芩酒炒，一钱半　上银花三钱　蔻皮五分　薄荷叶一钱半

藿香二钱　六一散三钱，包　姜竹茹三钱　玉枢丹分五厘，开水过下

◎ **刘先生**

温邪痰热互蕴肺胃。身热咳嗽脘闷，舌黄脉滑数。从肺胃肃理。

豆卷炙麻黄三分拌，三钱　薄橘红八分　生枳壳一钱　鸡苏散三钱，包煎

杏仁去皮尖三钱　苡仁三钱　象贝三钱　玉桔梗八分　茯苓二钱　炙白苏子研，三钱

炙紫菀一钱半　熟石膏三钱　枇杷叶去毛，三片　姜竹茹一钱半

◎ **张小姐**方朝东王家，出诊

清透达邪，不汗而汗，胸前白疹，随汗而透。经旨所谓：天地气交，云行雨施，养物华实也。刻诊：热势较退，咳痰亦少，胸脘尚闷，肺胃间痰浊未清，肉瞤少寐，头昏耳鸣，肝胆之风阳未平，喜饮热汤，胸中之痰浊得热则开也，非有沉寒在中也。便行溏薄，肺与大肠相为表里，肺胃痰浊下陷。叶氏所谓温邪以下行为顺，非若伤寒之漏底也。脉数软滑，重按沉着，黄苔较化。乘此邪机向外则为顺，育阴透泄，参化痰浊，兼泄风阳，不致迁延竭厥，属幸耳。

香青蒿　淡豆卷　法半夏　炙橘红　大贝母　赤苓神　滁菊花　生枳壳

牛蒡子　带心翘　广郁金　白薇须　姜竹茹　大生地露一升，代水煎药

◎ **无名氏**

酒家，触热劳工，又感时令湿热。热甚头痛，面红，呕吐，便泄，小溲数而热灼，苔黄，脉数大。治拟苦辛渗淡，以宣之化之。

豆卷　藿梗　姜川朴　熟石膏　酒知母　连翘　苡仁

天水散　芸曲　姜竹茹　赤苓　通草　车前子

◎ **周左**中村

湿热蕴蒸三焦。午后热重，头晕有汗，神疲少纳，小溲不清，苔腻黄，口干便约，脉濡缓。拟法疏宣三焦，分泄湿热。

清豆卷三钱　杏仁去皮尖，三钱　苡仁三钱　连翘三钱　六一散四钱，包煎

黑山栀二钱　淡枯芩酒炒，一钱半　黄郁金二钱　通草八分　滁菊一钱

白蔻仁打，六分，后入　炒枳壳一钱半　淡竹叶三十片　赤苓二钱

◎ **王右**庙王坝

漫热不退，胸闷不舒，舌黄口甜，脉濡缓。湿热之邪逗留气分，拟芳香宣化。

藿叶梗各一钱半　连翘三钱　黄郁金一钱　鸡苏散四钱，包　省头兰一钱半

淡芩酒炒，一钱半　炒建曲三钱　赤苓三钱　大豆卷三钱

蔻仁打，五分，后入　川朴花八分　佛手一钱半　淡竹叶三十片

◎ **周左**本镇

一诊

湿热素重，复感风热。寒热间日而来，热势甚重，环口发出疱疮，脉缓滑，苔黄，大便汴迫不爽。宜宣湿化热主之。

藿梗带叶，二钱　制川朴一钱　广皮炒，八分　黑栀二钱　熟石膏三钱

苡米四钱　连翘二钱　六一散四钱，包　防风炒，八分

知母酒炒，二钱　赤苓三钱　淡竹叶酒炒，三十片　建曲炒，三钱

二诊

晡寒已解，热退未清，苔薄黄，脉数右大。邪湿化热于阳明，再为清泄分解。

清豆卷三钱　连翘三钱　淡枯芩酒炒，一钱半　鸡苏散二钱，包

黑山栀二钱　银花三钱　赤苓三钱　通草八分　藿香梗三钱

蔻仁打，五分，后入　天花粉二钱　茅根去心，三钱　淡竹叶三十片

◎ **王右**本镇

风邪夹湿，化热蕴郁气分，肝胃不和。午后形寒，身热肢酸，脘闷泛恶，口干苦，苔黄，脉细濡而数。治为畅中宣化。

青豆卷三钱　淡芩酒炒，一钱半　黄郁金二钱　制半夏一钱半

黑山栀二钱　枳壳一钱半　连翘三钱　佩蒿梗各一钱半　藿叶梗各一钱

蔻仁打，三钱，后入　橘红络各八分　佛手柑一钱半　茅根去心，三钱

◎ **沈左**苏墅沈家

红白痧透，身热已减六七，口甜或苦，泛吐清涎，脉小弱。脾湿未净，输化失度，正气已亏，拟理脾和胃，以化湿热饮气。

藿苏梗　姜半夏　白薇须　苡仁　佩兰　云茯苓　连翘

蔻仁　炙橘白　粉丹皮　老采曲　炒谷芽　通草

◎ **杨右**狄家塘

冷热互郁，郁而为痧，胸闷呕恶，身热头晕，口干，苔薄黄，脉数濡。拟芳香苦辛以化之。

藿叶梗各五分　黄郁金二钱　黑山栀姜汁炒，一钱半　六一散三钱　薄荷叶八分

蔻枳壳一钱　薄橘红盐水炒，八分　通草八分　法半夏二钱

连翘一钱半　花粉二钱　竹茹姜汁炒，二钱　降香五分

◎ **上左**乐庙桥

风郁化热，热蕴生痰，阻之于肺，清肃之令不行，肝胆之阳上扰。咳久痰黏咽痒，脉弦数，右寸不扬。君相司令，防咳剧失红之累。

桑叶皮炙，各一钱半　前胡一钱半　生草五分　知母酒炒，三钱　大贝母酒炒，一钱半

白杏仁三钱　白苏子炙，研，三钱　桔梗八分　黛蛤散三钱，包　牛蒡子打，二钱

黑栀二钱　紫菀茸二钱　枇杷叶去毛，炙，三片　竹茹一钱半

◎ **岳左**万塔

一诊

咳嗽音哑，经月不愈，脉缓滑，苔薄白。风邪外受，痰热郁肺，金实不鸣，拟消风散加减。

蜜炙荆芥一钱　牛蒡子打，三钱　象贝三钱　僵蚕炒，二钱　薄荷一钱　玉桔梗一钱　蝉衣八分

橘红蜜炙，八分　霜桑叶二钱　生草五分　连翘二钱　枇杷叶去毛，三片　淡竹沥两钟

二诊

前进消风散加减，咳嗽轻减，喉音较响，苔腻未化，脉缓滑。还为清泄肃肺。

薄荷蜜水拌炒，一钱　象贝三钱　橘红蜜炙，八分　甜杏仁去皮尖，二钱　牛蒡子打，三钱

玉桔梗八分　蒌皮仁姜汁炒，打，一钱　马兜铃炙，一钱　紫菀茸一钱半

生甘草五分　桑叶皮各一钱半　枇杷叶去毛　淡竹茹蜜炙，二钱

◎ **岳左**万塔

湿温已退，脉静身凉，不饥口甜，舌苔薄腻，大便数日不行。余湿未净，脾家鼓运无权，拟运脾化湿醒胃调之。

香蒿梗二钱　生熟苡仁各三钱　云苓二钱　通草八分　佩兰炒，一钱　春砂仁打，四分，后入

冬瓜子三钱　采芸曲二钱　橘白淡盐水炙，八分　川石斛三钱

杜藿梗一钱半　生熟谷芽各三钱　干芦根去节，一两

◉ 伏邪

◎ **周童**

伏暑夹湿，蕴蒸肠胃，化燥未足，而阴分素亏。下午形寒四肢凉，继以大热口干，便泄溏

黄，热蒸于肺，咳嗽痰黏，苔灰黄，唇裂，脉细数。半月以来，未得蒸汗却邪，殊为重候。

大豆卷霍斛二钱同拌，四钱　粉葛根五钱　上银花三钱一分　连翘三钱一分

淡芩五钱　川大贝各五钱　枇杷叶三片　采芸曲三钱　炙橘络一钱

川连实五分　荷叶一钱　鸡苏散六钱，包　川通草一钱

◎ **岳左**

一诊

伏邪初发，即恣食油腻麦食，助浊蒸热，热腾肠胃。遂致热极鼻衄，渴饮便约，腹饱便泄，神迷错语，舌绛赤，苔灰黄，脉数滑大，即火充斥，有昏糊见象。殊属重候。

薄荷一钱，后入　带心翘三钱　藿梗三钱　紫雪丹一钱一分，冲　酒雅连七分

酒芩七分　广郁金二钱四分　童木通一钱五分　生枳实二钱　生熟军三钱

黑山栀三钱　丹皮炭一钱八分　益元散四钱，包　赤茯神各三钱

二诊

便利数行，色泽污黑，肛门焦灼，而腹胀已松，鼻血唇焦，次第远近[1]。惟身热仍甚，神迷狂妄，舌绛热碎，苔黄少津，脉数搏大。邪火弥漫，由气及营，心肝之火，鼓激上升，稍见转机，未涉平康，法宜谨慎。

带心翘　银滁菊花　粉丹皮　酒雅连　酒芩炭　黄郁金

益元散包　木通　采曲　竹叶　赤苓神　藿梗

◎ **胡右**南夏墅

热伏胆胃，内热数月未已。胃纳如常，食入之后口味黏干，六脉滑数，舌有赤瘰，苔微。拟清泄伏热，兼生津和胃。

霜桑叶二钱　真雅连酒炒，五分　蒿梗二钱　粉丹皮一钱半　天花粉三钱　佩兰一钱

黑山栀二钱　川石斛三钱　碧玉散三钱，包　活芦根去节，一两　鲜竹茹二钱

◎ **王左**南巷上

一诊

寒冬三疟久羁，遗泄伤阴，入春凉风外袭，邪湿蒸热，蕴郁少阳阳明之分。身热微寒，寐中汗出，右目红缕，舌黄不渴，口苦，脉数左弦。虚中邪伏，急为和化。

炒青蒿一钱半　藿梗二钱　云茯苓三钱　制朴一钱　清豆卷二钱

地骨皮桂枝三分拌炒，二钱　知母酒炒，一钱半　通草八分　黑山栀一钱半

苡仁三钱　蔻皮七分　竹茹酒炒，二钱　辰灯心二十寸

二诊

寒热大势已退，神疲足软，腿肢酸痛楚，薄暮微寒微热，口苦根苔黄浊，脉缓。恙久气血两伤，邪湿未净，拟双调营卫，参化留邪。

---

① 次第远近：指各症依轻重远近有所好转。

藿蒿梗各二钱　生白术二钱　生熟苡仁各四钱　通草八分　紫丹参炒，三钱

茯苓三钱　知母酒炒，一钱半　黑栀一钱半　赤芍桂枝三分拌炒，二钱

当归炒，一钱半　采曲炒，三钱　淡竹叶三十片

◉ 痧秽

◎ 敖方

头面胸背痧点已回，足部未透，内热足冷，口秽唇燥，舌绛鼻干，饮食失宜，腹痛便溏泄，脉细而数。拟泄化肺胃痧火，兼理脾运。

粉葛根一钱半　连翘二钱　春砂仁五分　采芸曲三钱　炒银花二钱　炙草五分　杜藿梗二钱

赤苓三钱　熟石膏三钱　苡仁三钱　黄郁金二钱　川通草八分　干荷叶一角

◎ 无名氏

又攻方

辛凉淡渗，表里分消。肢体发出红痧，层叠密布。热势稍退，积热未清，化兼行。

鲜生地薄荷六分拌打，六钱　粉丹皮四钱　藿梗　连翘三钱　银花四钱　豆卷三钱

绿豆衣　淡竹叶片　天水散八钱　川通草一钱　酒芩四钱　苡仁四钱

◎ 虞童

一诊

痧后湿热痰未清，脾肺输化失常。内热未楚，咳嗽，小溲色黄，沉脚如糊，脉细滑。拟肃运化痰清热。

炙桑皮　炙草　怀药　南沙参炒　甜杏苡仁　桔梗　川斛

川通草　云苓　炙紫菀　橘白　炙枇杷叶　干荷叶

二诊

痧后脾肺两亏，输化失度。便溏不实，咳嗽痰黏，阴伤内热，舌红无苔，脉虚细。拟肃运化痰，养阴化热。

南沙参三钱　炙草六分　炒白薇二钱　怀山药炒　云苓三钱　桔梗八分

川石斛三钱　香蒿梗一钱半　炒苡仁四钱　扁豆衣去心，三钱

炙广皮八分　炙枇杷叶去毛，三片　炒谷芽三钱

三诊

痧后脾肺阴伤。冒风发热，午后入暮为重，咳嗽流涕，大解溏黄，脉数浮滑。拟法疏风化热，肃肺运中。

荆芥一钱　炙草六分　桔梗八分　象贝三钱　白薇一钱半　连翘三钱　炙橘红八分

炒苡仁三钱　桑叶二钱　炒银花二钱　茯苓二钱　鲜蔗皮三钱　枇杷叶去毛，三片

◉ 疟邪

◎ 张左张家村

咳嗽已年，疟邪根底未清，寒热时止时来。拟和化少阳经邪。

银柴胡　香蒿梗　法半夏　酒枯芩　大贝母　黑山栀　粉丹皮
生甘草　橘白　云茯苓　姜皮　红枣　枇杷叶

◎ **陈**三五

寒热间日而作，热甚则痉厥，痰凝腹饱，面黄舌腻，邪滞伤脾。营卫之流则被阻，少阳之经气不达，热甚则风动，痰升而痉厥矣。理脾以平疟，息风而清肝。

炒柴胡七分　藿蒿梗二钱　制川朴二钱　青陈皮各四钱　酒芩二钱　制半夏二钱　焦神曲三钱
知母二钱　钩尖三钱，后入　炒谷麦芽各三钱　赤茯神三钱　腹皮子各一钱　竹茹姜汁

◎ **戴右**戴家头

疟已数年，发无定序，寒热俱重，热退带汗，寒来喜得热饮，脉细。营虚邪郁，拟柴胡桂姜汤，参养营调卫。

软柴胡八分　炙草五分　丹皮一钱半　茯苓二钱　川桂枝八分　当归炒，二钱　淡芩酒炒，一钱半
夜交藤三钱　细青皮醋炒，八分　白芍酒炒，二钱　生姜片两片　大红枣五圆

◎ **李左**水具里

久疟止而因劳复发。先寒后热，热重寒轻，口淡减食，脉弦数，右濡数少神。气阴两亏，邪伏不达，拟扶正平疟。

党参片炒，二钱　归身一钱半　蒿梗二钱　知母酒炒，一钱半　生白术一钱半　柴胡七分
鳖甲炙，三钱　青皮醋炒，八分　炙草五分　茯苓三钱　大红枣五圆　生姜片两片

◎ **赵左**南夏墅

大疟延已四载，过劳则甚，脉弦大，热解无汗。肝脾气血延伤，治拟扶正和化。

党丹参各二钱　柴胡炒，七分　淡芩酒炒，一钱半　鸡苏散四钱，包　白芍二钱，桂枝七分炒
青皮醋炒，一钱　炙草八分　夜交藤切，三钱　炒归身二钱
蒿梗一钱半　佩梗二钱　生姜片两片　大红枣四枚

◎ **钱右**

两进扶正托邪，寒热仍两日一作，不渴不饮，苔腻微黄，脉沉细，背络酸疼。仍从温煦托化，添以堵截法。

党参片炒松，二钱　广皮炒，一钱　归身土炒，一钱半　鹿角霜三钱　白芍二钱，桂枝五分炒
川朴姜汁制，一钱　茯苓三钱　香蒿梗二钱　制半夏二钱　草果皮煨，一钱　生姜片二片　甜茶一钱半

◎ **沈左**北新庄

三疟屡作屡止，发于日晡，先寒后热，热解有汗，脉弦滑，舌红苔微。邪伏营分，拟合营泄化。

炒柴胡鳖血拌，七分　炙甘草五分　醋青皮八分　夜交藤切，三钱　赤芍二钱，桂枝六分炒
蒿梗二钱　淡芩酒炒，一钱半　粉丹皮一钱半　炒当归身一钱半　橘红八分　生姜片二片　红枣五枚

◎ **王左**万塔

大疟延久，营虚邪伏，近感春阳发泄之邪。寒热晚来，寐中汗多，咳嗽口干，脉数浮弦。

宜养营平疟兼以肃肺。

炙桑叶二钱　白芍二钱，桂枝三分炒　瓜蒌皮根各二钱　炙橘红八分

白杏仁三钱　炒归身二钱　淡枯芩酒炒，一钱半　夜交藤切，三钱

嫩前胡一钱半　象贝母三钱　生姜片两片　竹茹二钱　红枣三圆

◎ **吴先生**

风邪痰浊互蕴阳明募原之分，少阳经气不达，营卫被阻。寒热间日而来，热退少汗，苔黄便不爽，脉缓弦滑。治以燥和化解。

软柴胡八分　橘红八分　象贝二钱　枳壳一钱半　薄荷一钱半　赤苓六钱　淡枯芩酒炒，一钱半

荆芥一钱　制半夏三钱　瓜蒌壳一钱　生姜片二片　竹茹二钱

◎ **吴左**上头吴家

一诊

大疟屡发屡止，遇营则甚，寒来渴饮热解，少汗，舌红少苔，脉弦大。营虚邪伏，宜养营平疟。

炒归身二钱　炙草五分　花粉二钱　柴胡鳖血炒，八分　大白芍二钱　青皮醋炒，一钱

知母酒炒，二钱　蒿梗一钱半　川桂枝五分　黄芩一钱半　大红枣五枚　生姜二片

二诊

邪伏少阳血分。寒热依暮而至，热退无汗，寒来喜得热饮。阳气不宣，伏邪不透，拟柴胡桂姜汤主之。

软柴胡一钱　细青皮醋炒，一钱　淡芩酒炒，一钱半　炒制芥一钱半　川桂枝一钱　炙草五分

丹皮一钱半　制半夏一钱半　炒当归二钱　茯苓三钱　生姜片三片　红枣四枚

◎ **杨右**

一诊

疟久伤营，邪入阴分。晡寒夜热，胸痞纳少，口舌或渴，脉细弦数，舌薄腻。拟和营搜邪。

炒柴胡八分　炒知母二钱　焦术屑二钱　炒丹皮二钱　炒青蒿二钱　炒当归一钱半

黑山栀二钱　白芍二钱，桂枝五分炒　青皮炒，八分　陈皮炒，一钱

炒苡仁二钱　云茯苓三钱　炙鳖甲三钱　红枣四圆　生谷芽三钱

二诊

自停药后，日发寒热，热胜烦渴，腰酸未得汗润，头痛齿干肤燥，小溲赤痛，夜烦不寐，脉数弦。热伏胆胃，津伤不能作汗，不得云行雨施之妙，防涸竭之虞。

川桂枝四分　辰麦冬二钱　生甘草五分　薄荷八分　生石膏四钱　炒山栀二钱

天花粉四钱　赤茯神各三钱　知母酒炒，三钱　大贝母酒炒，二钱

带心翘三钱　酒条芩三钱　鲜白茅根去心，四钱　鲜淡竹茹卅片

◎ **张左**吴尚台　元月廿日

久疟营虚邪伏。入夜寒热近□，风邪复增，咳嗽，脉细，肢冷，舌薄白苔。拟芎苏饮、归柴饮复方治之。

蜜水炒川芎　嫩苏梗　前柴胡　炙甘草　炒当归　香蒿梗

大贝母　桔梗　大红枣　光杏仁　蜜橘红　枇杷叶去毛

◎ **吴左**滕头下

寒热不期而来，发于夜分，汗出始解，脉细，舌红苔薄白，咳嗽痰黏。气营两亏，痰湿留恋，宜节劳静养。

银柴胡一钱　炙草五分　蒿梗二钱　法半夏二钱　党参片二钱　橘红八分　当归炒，一钱半

云茯苓三钱　桂枝三分　炒白芍二钱　苡仁三钱　大贝三钱　姜竹茹一钱半　红枣三圆

附：疟邪致臌

◎ **王君**槽沟桥

疟邪系脾，痰湿阻痹，中虚不克输而化。致脘腹膨胀，腰胁皆满，寒热汗多，溲赤便闭，舌黄腻口苦，脉沉细数，竟是痺胀，腹胀满拒按。虚处固虚而实处仍实，疏补两难措手，姑拟七分疏邪三分扶正，以冀逐减为幸。

大橘皮炒，一钱半　花槟榔一钱　赤苓三钱　泽泻二钱　制潜朴一钱半　生木香六分

六一散六钱，包　腹绒二钱，后　细青皮醋炒，八分　采芸曲炒，三钱

雅连四分，吴萸水拌炒　苡米五钱　香砂六君子丸打碎，六钱，包蒸

◉ 不寐

◎ **张右**水其里

痰血已除，内热头晕均减，惟心中每觉烘热，则竟夜不能入寐。心阴不足，心阳上干，不能下交于肾，是水火未济之象，再为涵养。

沙丹参各三钱　川百合三钱　酒炒白芍三钱　黑元参二钱　辰砂拌麦冬三钱

生甘草六分　柏子霜二钱　辰茯神二钱　炒枣仁三钱　大贝二钱

淡竹茹二钱　蛤粉炒阿胶珠二钱　鸡子黄一枚，后捣冲

◉ 眩晕

◎ **刘右**万塔刘家塘

心肾营亏，肝风上扰。头目眩晕，耳鸣少寐，或呕吐黄水，脉细。宜养营息风，两和肝胃。

沙丹参炒，各三钱　大白芍二钱　归身淡盐水炙，二钱　石决明盐水炒，一钱八分

制半夏一钱半　枣杞子三钱　天花粉二钱　女贞子盐水炒，二钱

橘白盐水炙，八分　炒杭菊一钱半　桑叶二钱　淡竹茹二钱　黑料豆五钱

◎ **无名氏**

脏阴不足，虚风旋动。五中如槌杵如簸物，眩晕悸惕，头额汗出，至项胸而遂，脉沉细

涩。拟养脏之阴以和阳气。

丹参三钱　沙参三钱　龙骨四钱　龙齿四钱　甘杞子二钱　制首乌四钱　炒枣仁盐水炒，打，三钱

左牡蛎盐水炒，打，五钱　大白芍二钱，桂枝四分拌炒　柏子仁新鲜，一钱半　炙草八分

石决明盐水炒，打，五钱　怀牛膝盐水炒透，二钱　炙桑叶二钱　淮小麦五钱　珍珠母醋炒，七钱

◎ **虞右**石桥虞家

肝虚于下，风阳上乘。头晕内热，口干咽痛，脉数细浮。还为清肝泄化。

冬桑叶　天花粉　生蛤壳打　橘白　沙丹参　归身蜜炙

生草　薄荷　石决明　大贝　黑山栀　鲜芦根　竹茹

◎ **徐左**港口

一诊

肝厥屡发，发则头晕目眩，心虽眩瞭，不能语言，寐醒内热，口常干苦，脉细。脏阴内亏，阳从上冒，拟养阴潜阳为法。

炙生地四钱　炙龟板八钱　川石斛三钱　天花粉三钱　生大白芍二钱　炙鳖甲三钱　柏子霜一钱半

女贞子盐水炒，三钱　淡天冬二钱　生牡蛎八钱　淡竹茹二钱　珍珠母醋炒，八钱

二诊

投养阴潜阳法尚觉合度，原意去取。

沙元参各三钱　辰茯神二钱　柏子霜一钱半，包　炙草五分　辰麦冬带心，二钱

龟板炙，八钱　生远志五分　知母盐炒，一钱半　黛天冬二钱　天花粉三钱

生牡蛎六钱　珍珠母醋煅，八钱　淡竹茹二钱

◎ **周左**南田大房

内风乃人身阳气之变化，发必头昏欲晕，呕吐痰涎，口渴喜饮，得饮则眩，呕俱减，脉弦大，舌红少苔。风燥胃津，拟甘凉镇泄。

霜桑叶二钱　生牡蛎八钱　生草五分　大白芍二钱　滁菊一钱半

鲜生地洗，打，四钱　橘白盐水炙，八分　黑山栀二钱　石决明打，八钱

天花粉三钱　怀牛膝盐水炒，二钱　水炒竹茹二钱　黑料豆六钱

◎ **盛先生方**

下元不足，风阳上干。两足作木，头目眩晕，晨起稍有精浊，两日来午后小有寒热，未免兼感外风，脉弦浮。拟法育肾清肝，略参疏泄。

细生地蛤粉拌炙，三钱　杭白菊一钱半　桑叶二钱　薄荷七分　怀山药三钱

川石斛四钱　赤苓神各二钱　川断盐水炒，三钱　粉丹皮一钱半

川杜仲三钱　女贞子盐水炒，三钱　酒炒竹茹三钱　野黑豆五钱

◎ **金左**南夏墅

一诊

上盛下虚。头昏足弱，内热溲黄，舌赤唇红，脉细带数，能食无力，咳而少痰。防眩晕昏

仆，拟清肝和阳为先。

霜桑叶二钱　炒山栀二钱　杭菊一钱半　川斛三钱　鲜细生地洗，打，各四钱

粉丹皮一钱　知母酒炒，一钱半　大贝母酒炒，三钱　女贞子盐水炒，四钱

生石决明打，一钱　青蛤散四钱，包　夏枯草三钱　淡竹茹二钱　青果拍，两枚

二诊

阴虚于下，相火挟胃浊，蒸腾前进，和阳化热。药病相合，原意去取。

桑叶皮炙，各一钱半　枣仁炒，研，三钱　炙细生地三钱　生熟草各五分

白苏子炙，三钱　白芍二钱　炒丹皮一钱半　酒炒知母一钱　杏苡仁去皮尖，各三钱

赤茯神各二钱　生蛤壳八钱　酒炒竹茹二钱　枇杷叶去净毛，清炙，三片

三诊

心胸热闷，脘次梗逆，次第向愈，胸脘时或隐痛，自寒畏风，脉右弦左沉细郁。心肝拂郁，膻中之火用不宣，卫阳失于外护，踵前方加减。

桂枝三钱　炒白芍二钱　瓜蒌壳姜汁炒，一钱半　炒枳壳一钱　法半夏二钱

苏傍小枝梗[①]一钱半　姜雅连二钱　黄郁金一钱半　炙草五分　橘白炙，八分

橘络炙，一钱半　旋覆花三钱，包煎　生芪皮二钱　淮小麦五钱　枇杷叶去毛，清炙，三片

◎ **丁先生**漕溪桥

脑者髓之海，目者肝之窍，耳者肾之窍，肾阴下亏，肝风上乘，精气无以上荣，宜乎头晕目眩，耳鸣如蝉也。宜滋育肾阴，上病下取。

九蒸大熟地青盐水拌制，六钱　粉丹皮青盐水拌炙，四钱六分　炙龟板八钱　柏子霜包

净萸肉青盐水拌蒸，二钱　云茯苓三钱六分　淡天冬二钱四分　川石斛　炒淮药三钱六分

灵磁石醋制，五钱　石决明盐水炒，六钱　霜桑叶三钱　黑料豆六钱

◉ 类中

◎ **戴君**小留

一诊

体常虚，嗜饮湿胜，痰湿阻气，化风入络。脘腹痞满，虚浮足肿，微肿，行动头昏，似乎倾倒，苔腻，脉沉细缓中。防延类中。

制半夏二钱　姜雅连三分　生白术　左秦艽二钱　橘皮络红花汤炙，一钱

生熟苡仁各四钱　蒺藜盐水制，四钱　大腹皮洗，二钱　带皮苓三钱　制川朴一钱

川断盐水炒，二钱　桑皮酒炒，四钱　冬瓜皮一两　竹茹酒炒，二钱

二诊

脘次痞阻、烘热均减，而咳嗽痰黏，且多肢体行动倾侧，指头寒，头晕，脉缓滑。痰湿阻气，经云：湿热不攘，大筋软短，小筋弛长。还防类中，慎之。

---

① 苏傍小枝梗：指紫苏主茎侧生小枝所制苏梗。

制苍术糯米泔水浸制，一钱半　酒炒知母一钱半　桂枝尖五分　茯苓三钱　制半夏二钱
生苡米六钱　赤芍酒炒，二钱　左秦艽二钱　制川朴六分　橘皮炒，八分　橘络炒，一钱
防己一钱半　通草一钱　淡竹沥二两，姜汁两滴和冲　竹茹酒炒，二钱

◎ 孙先生方

肝肾精血不足，虚气入络。左肢作麻，目胞蠕动。风主动摇也，宜育肾息风以调之。

炙生地三钱　杭菊一钱半　怀牛膝盐水炒，二钱　川断三钱　炒当归二钱　左秦艽二钱　木瓜一钱
大白芍酒炒，二钱　蒺藜炒，去尖，三钱　鸡血藤切，三钱　酒炒桑枝三钱　丹参三钱

◉ 神昏

◎ 王右，十九岁

痰火郁蒸肝胃，上蒙膻中，口角生疮，神清不能自主，脉细郁涩，火郁发之，痰郁涤之。

薄荷叶　连心翘　黑山栀　大贝母　黄郁金　太原曲　生草　酒芩　元明粉　瓜蒌皮　赤苓神

◉ 咳嗽

◎ 陈左寨桥

肝胆阳气不藏，凌金作咳，炼液为痰，痰多乃糊，下半身热，脉数弦大，黎明阳升，咳极汗出。还为清肝育肾，肃肺和阳，缓缓以调之。

炙桑叶皮　地骨皮　炙苏子　炙橘红　炒知母　生蛤壳　杏苡仁
女贞子　旱莲草　枇杷叶　淡海浮石　云茯苓　冬葵子　炒竹茹

◎ 杨左田舍头

一诊

先寒后热，透发红疹，今疹回热退，咳嗽仍甚，喉音不扬，脉虚细。拟清金肺化其痰热。

冬桑叶　生甘草　蜜炙橘红　旋覆花　光杏仁　桂枝　大麦冬
牛蒡子打　薄荷　大贝　枇杷叶去毛，盐水炙，三片　姜竹茹二钱

二诊

疹后肺体本亏，外风复袭，咳嗽音哑，脉缓细。前进清金豁痰，未见动静，拟制大其剂。

蜜炙麻黄　生甘草　川大贝去心　杏仁去皮尖　白桔梗　蜜炙荆芥
大力子[①]打　炙紫菀　霜桑叶　带肉梨皮　枇杷叶

三诊

进清宣润肃，咳嗽向愈，音出不扬，脉缓细涩。肺邪已解，肺阴不复，治拟清金润养。

冬桑叶　生草　蜜炙紫菀肉　甜杏仁去皮尖　白桔梗　蒸百部
瓜蒌仁去皮，研　川贝母去心　牛蒡子打　炼白蜜两匙，捣冲　枇杷叶

◎ 鹤龄

风热袭肺，肺气不宣。气逆为咳，痰出不爽，内热苔黄，胃纳不香，脉数浮滑。拟清宣

① 大力子：即牛蒡子。

肃肺。

薄荷一钱 瓜蒌壳一钱半 生草五分 牛蒡子打，三钱 黑山栀一钱半 玉桔梗八分 生枳壳一钱

光杏仁三钱 象贝三钱 连翘三钱 广郁金二钱 酒炒竹茹二钱 白茅根去心，三钱

◎ **李童**小留

咳呕并作，肺胃俱病，身热鼻干无汗。从肺胃宣泄痰邪。

荆芥 连翘 法半夏 枳壳炒 前胡 黑栀 橘红 桔梗

薄荷 大贝 生甘草 白茅根 枇杷叶姜汁清炙

◎ **邵君**前黄

一诊

血止咳未平，气从上逆，胃纳尚佳，左脉弦硬不柔。叶天士先生云：失血后左脉弦硬者，为肾肝阴伤所致。拟育肾柔肝以调之。

南沙参 淡天冬 马兜铃炙 阿胶珠蛤粉拌炒 甜杏仁去皮 炙苏子研

生白芍 甘杞子 生甘草 桑皮 川石斛 枇杷叶 水炒竹茹

二诊

六脉弦硬转柔，惟数而不静，血虽不见，气逆而咳。书云：因痰致咳者，痰为重，主治在肺；因咳动痰者，咳为重，主治在肾。

南沙参 天麦冬 甜杏仁 炙橘红 炙苏子 炙紫菀 炙马兜铃

炒淮药 九蒸熟地 炙款冬花 净萸肉 云苓 枇杷叶

注：无痰干咳者，阴虚为重，主治在真阴。

膏方

汪缵功保阴煎加减。

注：见《吴医汇讲》[①]。

南沙参三两 天麦冬水炒，各二两 制熟地砂仁末拌，八两 炒怀药二两 上毛燕二两，另煎化胶中

蒸萸肉人乳拌，二两 赤苓神各二两 粉丹皮一两五钱 建泽泻盐水炒，一两五钱 生蛤壳八两

甜杏仁去皮，三两 炙橘红八钱 川百合三两 炙苏子研，二两 二泉胶二两，酒熔化胶冲入

肥玉竹淡秋石拌炒，四钱一分 炙紫菀一两五钱 款冬花二两 炙甘草三钱

上药加枇杷叶去毛炙，三两，莲肉去心炒，二两，龙眼肉二两、炼白蜜□□、真文冰一斤，收胶。年续不载[②]。

◎ **王右**红庙头

存阴托化。身热已退，咳未全平，肢体疲倦，痰浊阻络。拟肃肺化痰宣络。

---

① 《吴医汇讲》：清代吴中名医唐大烈辑，刊于1792—1801年，是我国最早医学刊物性文献的汇辑。共十一卷，内容包含苏州地区四十余位医师约百篇文章。汪氏保阴煎出《吴医汇讲·卷十》。汪缵功，名光爵，字缵功，号学舟，苏州府吴县人。尝著《医要》一书，未见刊行。其孙元亮、元轼整理、撰著的《虚劳论》《读先祖保阴煎谨记》辑录于《吴医汇讲》。本方亦与同时期吴门顾靖远《顾松园医镜·卷十一》中有所雷同。

② 年续不载：每年继续服用，不再重复记述。

桑叶皮炙，各五钱　旋覆花三钱，包煎　知大贝酒炒，各三钱　知母酒炒，五钱　生草四分
白杏苡仁各三钱　橘红络各八分　黑山栀五钱　牛蒡子二钱　炙白苏子研，三钱
玉桔梗八分　炒枳壳一钱　枇杷叶去毛，三片　竹茹姜汁炒，五钱

◎ **王左**塔下

一诊

痰滞胃络，射肺则咳，咳则呕涎，胃脘痞阻作痛，脉沉弦。拟小青龙汤加减。

炙麻黄四分　炙草五分　白芍酒炒，二钱半　广皮炒，一钱　川桂枝七分　细辛炙，五分
五味子一分　黄郁金二钱　制半夏二钱　枳壳一钱半　旋覆花三钱，包煎　生姜片三片

二诊

咳已减，胃脘犹窒，清涎上泛，脉沉细。胃有寒饮，还为温化。

川桂枝八分　云茯苓二钱　蜜炙干姜四分　炙草四分　生白术二钱　炙细辛五分　炒枳壳一钱
广皮炒，一钱　制半夏二钱　旋覆花三钱，包煎　枇杷叶去毛，炙，三片　生姜片二片

◎ **吴小姐**

肺主治节而司营卫，风邪袭肺，营卫循行失度而为寒为热，咳嗽流涕，脉浮数。拟法疏和之。

苏叶二钱　前胡一钱半　象贝三钱　枳壳一钱　薄荷一钱半　桔梗八分　连翘三钱
荆芥八分　光杏仁三钱　生草五分　牛蒡子三钱　枇杷叶去毛，三片

◎ **吴左**吴家塘

热退血止，脉数转静，邪解而痰浊未楚，咳嗽尚甚。再为化痰清肺。

蜜炙桑皮　生草　橘红络　光杏仁　桔梗　大贝母　前胡　紫菀　蒸百部　枇杷叶　牛蒡子打

◎ **徐右**上居

咳嗽轻减，胃纳有加，午后寒热较退，惟咳甚则呕。经云：胃咳之状，咳而呕也。还为挟土生金兼安心阳。

沙参三钱　丹参二钱　橘白络炙，各七分　枣仁盐水打，一钱半　大贝二钱　芪片二钱
生熟草各三分　制远志五分　银柴胡一钱　茯苓神二钱　炒麦冬带心，三钱
炙桑皮一钱半　炒竹茹二钱　枇杷叶去毛，清炙，三片　红枣三枚

◎ **徐左**上店

一诊

心肝之火刑金。咳久面黄减食，神形萎黄，午后虚寒虚热，黎明盗汗，结喉久溃不敛，脉虚数，咳剧则呕。经云：胃咳之状，咳而呕也。恙涉损怯，不易奏功。

北丹参炒，三钱　紫菀茸二钱　炙橘红八分　芪皮三钱　炒麦冬带心，辰拌，二钱
炒枣仁打，二钱　辰茯神三钱　牡蛎盐水炒，打，四钱　法半夏二钱　生远志五分
川贝母去心，一钱　炙草五分　炙枇杷叶三片　盐秫米三钱，包蒸

二诊

咳嗽轻减，胃纳较启，午后微寒身热，黎明汗出，退不清楚，虚寒虚热。肺胃两伤，心阳之火刑金，踵前方加减。

银柴胡一钱　枣仁炒，打，一钱半　麦冬炒松，留心，二钱　紫菀茸二钱

北沙参炒，三钱　远志五分　炙草五分　辰茯神三钱　生芪皮三钱

大贝三钱　桑皮蜜炙，二钱　炙枇杷叶去净毛，三片　丹参二钱

◎ **许童**桥头许家

寒热已止，痰邪恋肺，咳甚呕涎。拟肃肺和胃。

带叶苏梗一钱半　橘红八分　炙草五分　细辛蜜炙，三分　前胡一钱

茯苓三钱　蒿梗一钱半　杏仁去皮尖，三钱　苡仁三钱　制夏二钱

旋覆花三钱，包　枇杷叶去毛，清炙，三片　竹茹姜汁炒，二钱

◎ **薛左**后桥头

一诊

暮热已减，燥咳少痰，脉沉细涩。稍见效机，再为肃肺养阴。

桑叶皮炙，各一钱半　炙草五分　肥玉竹二钱　二泉胶蛤粉拌炒成珠，二钱

甜杏仁去皮尖，三钱　川百合三钱　淡天冬二钱　马兜铃八分　牛蒡子二钱

玉桔梗八分　玉蝴蝶二片　百药煎一钱　炙枇杷叶去净毛

二诊

六脉沉涩，暮咳未已，咳甚则自觉轰热，舌布浊苔。肺肾损伤，虚阳上亢，痰浊逗留肺胃，还为标本并顾。

桑叶皮二钱　炙紫菀二钱　蛤粉炒阿胶珠二钱　蜜炙橘红八分　甜杏仁去皮尖，三钱

炙兜铃一钱　肥玉竹二钱　茯苓三钱　牛蒡子三钱　炙白苏子研，三钱

生蛤壳打，一两　百药煎一钱　枇杷叶去毛，三片

◎ **严左**严家巷

一诊

痰热郁肺，外为风束。身热咳嗽，音腻喉燥，舌黄中腻，脉数滑，右寸郁涩。拟辛凉疏泄，重药轻投。

蜜炙麻黄四分　牛蒡子打，三钱　蒌皮根各三钱　紫菀炙，一钱半　熟石膏四钱　生甘草五分

玉桔梗八分　枳壳一钱　光杏仁三钱　大贝母三钱　薄荷七分　枇杷叶去毛，三片　前胡一钱半

二诊

前投辛凉宣泄，咳出黏痰甚多，喉音较亮，右寸脉已得发扬，惟仍滑数之象。宜豁痰热，肃理肺家。

炙桑叶二钱　炙桑皮一钱半　生草五分　黑栀二钱　牛蒡子打，三钱　光杏仁三钱

桔梗八分　前胡一钱半　炙白苏子研，三钱　炙紫菀一钱半　大贝三钱

蒌皮根各二钱　薄荷五分　枇杷叶三片　淡竹茹姜汁炒，一钱半

三诊

热退咳未平，喉间燥痒，左胁肋酸疼，脉弦缓滑，苔黄。风热痰邪未楚，肺肝失肃，还为肃化。

蜜炙薄荷一钱　黑山栀一钱半　光杏仁三钱　前胡一钱半　牛蒡子打，三钱　玉桔梗八分

象贝三钱　枳壳一钱　瓜蒌皮根二钱　生草六分　旋覆花三钱　枇杷叶去毛，三片　煅淡海浮石三钱

◎ **杨右**前场

热已退，咳嗽平，原方踵进。

蜜炙麻黄四分　前胡一钱半　生草五分　蒌仁一钱半　蜜炙薄荷一钱　桑皮炙，一钱

桔梗八分　枳壳一钱　光杏仁三钱　川贝一钱　枇杷叶去毛，三片　姜汁竹茹一钱半

◎ **叶右**葛塘

痰邪郁阻肺胃，营卫运行失度。寒热咳嗽，气逆少寐，血虚脉细。拟开豁痰邪，兼养营血。

银柴胡八分　苏蒿梗各三钱　瓜蒌一钱八分　大贝母三钱八分　黑山栀五钱

炙橘红一钱　生甘草五钱　炙归身二钱　丹参三钱　薄荷八分　杏仁三钱

前胡五钱　枣仁二钱　姜竹茹二钱　枇杷叶去毛，炙，三片

◎ **周右**南田大房

风郁化热，热郁生痰，痰热恋于肺胃，胃阴已耗。身热半月，咳痰胸闷，口干，舌光滑，脉滑数。高年五液皆亏，治拟宣豁痰热，肃肺养津。

桑叶皮炙，各一钱半　白苏子蜜炙，研，三钱　象贝三钱　生枳壳一钱

光杏仁三钱　瓜蒌壳一钱半　旋覆花三钱，包煎　黑山栀一钱半　炙紫菀一钱半

天花粉一钱，包　蜜炙橘红八分　苏荠拍，五枚　枇杷叶去毛，清炙，三枚

◎ **周右**前田舍

血虚经闭，阳亢体质，痰热蕴肺，风湿外感。咳嗽痰浓，身热脉数。先拟肃化痰邪，清理肝肺。

藿桑叶[①]二钱　玉桔梗八分　黑山栀二钱　薄荷一钱　光杏仁三钱　生甘草五分　白薇二钱

丹参三钱　牛蒡子三钱　象贝母三钱　枳壳一钱　薄橘红八分　白茅根三钱　酒炒竹茹一钱半

◎ **周左**东田舍

得汗热退脉静，咳嗽未已，舌心苔腻，质黄。肺胃痰热未楚，还为化痰通理。

桑叶皮　生草　制半夏　前胡　光杏仁　象贝　蜜炙橘红

苡仁　白桔梗　炙白苏子研　白前　枇杷叶三片　炒竹茹

◎ **周左**南州

痰热郁肺，宣肃失常。咳引头痛，胸闷内热，汗出恶风，脉滑数，苔黄。拟宣肃痰热。

① 藿桑叶：即藿香叶与桑叶合称。

薄荷八分　瓜蒌壳一钱半　黑栀二钱　枳壳一钱　牛蒡子打，三钱　象贝三钱

薄橘红蜜炙，研，八分　桔梗八分　霜桑叶二钱　旋覆花三钱，包煎

白杏仁三钱　枇杷叶去毛，三片　竹茹姜汁炒，一钱半

◎ **高左**马家村

久咳不已，痰热蕴隆肺胃，值前风木司升，咳甚呕酸，气逆内热，六脉滑数浮大。拟肃肺平肝以化痰热。

炙白苏子研，三钱　光杏仁三钱　黑山栀一钱半　玉桔梗八分　炙桑皮一钱半

煅淡海浮石三钱　旋覆花二钱，包煎　生甘草六分　前胡一钱半

蜜炙荆芥八分　大贝三钱　紫菀茸二钱　枇杷叶去毛，清炙，三片

◎ **徐童**万塔

痧后两旬，风邪入肺，肺胃失肃。顿咳呕吐，咳甚则气逆鼻衄，气逆则血亦逆也。拟疏肺安胃，顺气平咳。

霜桑叶二钱　象贝三钱　生草五分　炙白苏子研，三钱　白杏仁三钱　前胡一钱半　黑栀炒二钱

蜜炙薄荷八分　炙紫菀一钱半　枳壳一钱　橘红蜜炙，八分　枇杷叶去毛，清炙，三片　姜竹茹二钱

◉ 喘逆

◎ **胡右**洋桥

高年哮咳，有年痰稠，气逆咳出不爽，脉沉细涩。脾肾为生痰之源，肺胃为贮痰之器，拟化痰肃肺，兼调脾胃。

蜜炙苏子三钱　炙蜜橘红八分　炙草六分　款冬花蜜炙，三钱　南沙参三钱

法半夏二钱　蛤壳打，五钱　紫菀茸二钱　炙桑皮一钱半　云茯苓二钱

旋覆花一钱半，包煎　炙枇杷叶去毛，三片　功劳叶三钱

◎ **吴左**浒路墩

哮咳有年，三阴亏损，肾虚不能摄气，气虚不能化水泛滥。气喘面浮，腹大足肿，脉沉细。阳微之象，难求完璧。

炙苏子三钱　姜半夏二钱　沉香五分，后入　上官桂一钱　炒泽泻三钱　橘皮络一钱　云参五钱

炙草五分　车前子三钱八分　炙桑皮三钱　冬瓜皮三钱　香茄皮三钱　黑锡丹药汁过口

◎ **周右**

痰饮哮咳有年，屡止屡发，入春后咳剧，痰滞腹痛不饥，便阻，舌腻黄，寒热汗黏，脉沉小弱。痰热上阻，肾气下衰，痰之为病，能令人憎寒发热，状类伤寒，拟宗三子养亲汤加味。

炙苏子研　光杏仁　莱菔子　炙橘红　大贝母　法半夏

瓜蒌露　黑山栀　冬虫草　枇杷叶　白莱菔

◎ **张左**小留

一诊　十一月十七日

年高肾虚，痰饮停于肺下，肾气上冲，咳喘不能偃卧，甚至气塞汗出，不能言语，脉左小

右大，苔腻。拟宗金匮苓甘桂味汤加味，上化痰饮，下摄肾气。

川桂枝　云茯苓　炙甘草　炙苏子　法半夏　甜广皮　五味子

淡干姜　车前子　枇杷叶　杏苡仁　款冬花　怀牛膝

二诊

高年喘咳，痰糊如脓，不能平卧，脉沉细涩，肢凉，鼻准清冷，苔浊舌干难掉，不欲多饮。足少阴之脉循喉咙，络舌本，是肾间精气无以循络上荣，痰浊上阻之候，喘脱宜防。

南沙参　川贝母　甜杏仁　炒麦冬　炙苏子　制半夏　化橘红　大熟地

附片拌捣，五分，悬煎二沸即取出，此浊药清投之法　淡竹沥姜汁冲　甘杞子　炙干姜　枇杷叶三张

◉ 肺痈

◎ 丁左峰桥

一诊

风热外感，肺肝失肃。身热咳嗽，痰中夹血，左乳膺引痛，舌白，脉浮数。拟辛凉泄风化痰热，以宁血络。

炒荆芥一钱　前胡一钱半　象贝二钱　蛤黛散三钱，包煎　薄荷一钱

黄郁金二钱　枳壳一钱半　旋覆花三钱，包煎　紫菀炙，一钱半　黑山栀二钱

炒丹皮一钱半　白茅根去心，五钱　藕节三枚　枇杷叶去毛，三片

二诊

热已退，咳稍减，痰秽夹血，胸左引痛，舌腻脉滑。肺痈渐著，《千金》苇茎汤加味治之。

桑叶皮炙，各一钱半　冬瓜子三钱　旋覆花三钱，包　黑栀二钱　白杏苡仁各三钱

光桃仁一钱半，炙　猩绛[①]八分　生草五分　炙紫菀一钱半　玉桔梗八分

上银花三钱　鲜苇茎切，六钱　皂荚蜜炙，去弦，五分

◎ 何右何留墅

秽痰既除，血亦未见，左胁之痛亦平，而行动则气促咳作，内热不楚，脉细带数。肾阴既亏，木火易升，肺主受制，还为濡肝养脏，肃肺清金。

南沙参三钱　青蛤散三钱，包煎　川石斛三钱　炙生地三钱　淡天冬三钱

炙白苏子研，三钱　女贞子盐水炒，三钱　橘红蜜炙，八分　生白芍二钱

炙马兜铃一钱　甜杏仁去皮尖　炙枇杷叶去毛，三片　竹茹炒，二钱

◎ 宋右升西

一诊

咳嗽痰秽，退而复起，身热口干，左脉滑数，苔黄。风郁化热，热郁生痰，痰热蒸于肺络，还为肃肺清金。

蜜水炙薄荷一钱，后入　生甘草五分　象贝三钱　蜜炙红橘六分　牛蒡子三钱　玉桔梗八分

---

① 猩绛：即新绛，晚清医书常写作“猩绛”。

熟石膏三钱　冬瓜仁三钱　炙紫菀一钱半　白杏仁三钱　枇杷叶去毛，三片　淡竹茹姜汁炒，一钱半

二诊

秽痰时止时来，鼻孔干塞，脉滑数不静。痰热蕴郁于肺，还为肃化痰热，宣理太阴。

霜桑叶二钱　生甘草八分　熟石膏打，三钱　薄荷五分，后入　光杏仁三钱　玉桔梗一钱

象贝三钱　姜皮根各二钱　大力子研，三钱　生紫菀一钱　枇杷叶去毛，三片　炙前胡一钱

◎ 许先生方

从前嗜饮，积湿化热，蒸腾于肺，肺为娇脏，不耐邪侵，咳久伤络，咳出痰红兼有秽气，两肋引痛，脉数右弦，舌黄，溲赤长。此蒸逼肺热叶焦，堪虑，宗苇茎泻白意，清胃土而肃肺热，参以平木。

桑叶皮炙，各二钱　冬瓜子四钱　知母三钱　大贝母三钱　川通草八分　白杏仁三钱

苡仁三钱　青蛤散四钱，包煎　茯苓三钱　炒黑栀二钱　炙紫菀炭一钱半

淡海浮石三钱　上银花六钱　鲜苇茎六钱　枇杷叶去毛，清炙，三片

◎ 周先生方

胃热蒸肺，清肃失常，金不平木，肝阳易升。痰咳青白而黏，口鼻每觉秽气，腰络酸楚，口干苔腻黄，脉缓滑，幸不夜咳。日久防肺热叶焦，亟拟清胃土以肃肺金，兼滋肾水。

桑叶皮炙，各二钱　知大贝母炒，各一钱半　橘红络清炙，八分　川通草二钱

白杏苡仁各三钱　冬瓜子三钱　生蛤壳青黛少许拌打，一两　女贞子酒炒，三钱

瓜蒌根三钱　炙紫菀一钱半　炒枳壳一钱　黑山栀二钱　鲜苇茎切，六钱　生竹茹二钱

◉ 肺痿

◎ 潘左湖塘桥

脉数虚细，咳久痰夹粉红，右不得眠。阴虚，热蒸于肺，肺气伤矣，有肺痿叶焦之虑。

北沙参三钱　川贝母去心，一钱　阿胶珠蛤粉炒　冬瓜仁三钱　牛蒡子打，一钱半

炙桑皮蜜水拌　川百合三钱　马兜铃蜜炙，一钱半　甜杏仁去皮尖，三钱

炙草五分　炙枇杷叶去净毛，三片　白粳米一撮

◉ 肺气郁闭

◎ 王先生方

一诊

经云：诸气膹郁，皆属于肺。痰热滞于肺络，胸前窒闷，欲咳不扬，左乳膺似牵掣不纾，午后微热，六脉沉郁不扬。拟宣络肃肺以畅气机。

霜桑叶二钱　旋覆花二钱，包煎　炒枳壳一钱　黑山栀一钱半　牛蒡子打，一钱半　瓜蒌皮一钱半

生甘草五分　黄郁金二钱　炙紫菀茸二钱　玉桔梗八分　炒竹茹二钱　橘络炙，八分

二诊

左乳膺牵掣已平，胃纳如常，每至下午微微身热，头络微晕，脉细，舌红少苔。阳亢禀体，拟益阴以和阳气。

沙参三钱　元参三钱　生草五分　川斛三钱　炙细生地三钱　天冬二钱

枣仁炒，打，三钱　白薇一钱半　蒿梗一钱半　桑叶皮炙，一钱半

茯神辰拌，二钱　蛤壳打，五钱　枇杷叶去毛清炙，三片　生竹茹二钱

◉ 胸痹

◎ 金右中庙桥

心胸热闷，食入作梗，脉弦滑，左寸细郁。从前嗜饮伤胃，气热互结，清阳失旷，仿胸痹例治。

紫丹参三钱　姜雅连三钱　蔻砂壳各八分　茯苓二钱　黄郁金二钱

薤白头酒炒，三钱　象贝三钱　川通草五分　瓜蒌壳炒，二钱　旋覆花三钱，包煎

黑山栀姜汁炒，二钱半　杵头糖三钱，包煎　姜汁炒枇杷叶三片

◉ 痰饮

◎ 戴左，四十多岁　腊月朔日

嗜食生湿，湿热生痰，痰留胁下，谓之悬饮。咳而引痛，湿留下部，两足浮肿，脉缓滑，苔腻黄。拟通络蠲痰，分泄湿热。

细苏梗　橘红络　旋覆花　白芥子　法半夏　云苓　川通草

建泽泻　生熟苡仁　冬瓜皮　香茄皮　炙桑皮　姜竹茹

◎ 丁翁万塔

胃以通降为用，饮食失宜，痰滞互阻，胃失和降。脘闷咳痰，内热头晕，便艰涩滞，右脉滑数。拟蒌贝温胆汤加减。

瓜蒌皮仁各一钱半　炒枳壳一钱半　莱菔子炒，研，三钱　梗通草一钱

象大贝母各三钱　上雅连重姜汁拌炒，二分　法半夏二钱　旋覆花三钱，包

藿蒿梗[1]二钱　广橘红六分　赤苓二钱　竹茹姜汁炒，二钱　苏荠打，二枚

◎ 王左苏墅

嗜饮中虚，风阳乘于胃络。神疲体倦，头络晕重，晨起干呕，脉浮虚缓，谷食素少。拟养胃化浊，实土御木以调之。

党参片二钱　法半夏二钱　香蒿梗二钱　炒苡仁三钱　生白术二钱　白芍酒炒，二钱

蔻仁打，各四分，后入　当归炒，一钱　云茯苓三钱　橘皮酒炒，二钱

桑枝酒炒，三钱　竹茹炒，二钱　枇杷叶去毛，清炙，三片

◎ 罗老先生

胸脘背部觉冷，泛吐清涎，不欲进食，舌绛而润，似有碎意，喉间燥痛，不欲汤饮，脉数弦大，夜卧喘促。中阳固虚，肾阴亦馁，虚阳上浮之象。经云：土旺则火自敛。宗此进治。

北沙参粳米炒透，三钱　橘白炙，八分　云茯苓三钱　蜜炙附片五分　白芍酒炒，三钱　制远志八分

---

①　藿蒿梗：即藿香梗与青蒿梗合称。

煅蛤壳六钱　青盐半夏二钱　於术米泔拌炒，一钱半　上桂木五分　乌梅一粒　蜜炙干姜五分

◉ 脘腹痛

◎ 胡左，十八岁胡家村

一诊

脘腹气逆撑胀，头昏干恶，腹痛便泄，脉左弦，右关沉弱。肝逆扰中，脾胃失和，拟和中抑木。

炒术屑二钱　木瓜酒洗，一钱　沉香曲二钱，包　茯苓三钱　大白芍酒炒，二钱　广皮炒，一钱

春砂仁打，七分，后入　蒺藜三钱　炙草五分　制半夏二钱　桑叶二钱　干荷叶一角　竹茹酒炒，二钱

二诊

脘胸畅爽，少腹仍注迫，甚而作痛，苔腻，脉弦缓。少腹为厥阴分野，肝气郁滞，脾运因而呆钝，还为疏肝运脾。

柴胡盐水炒，七分　粉萆薢三钱　金铃子醋炒，一钱半　赤苓三钱　青陈皮醋炒，各一钱

吴萸六分，炒川连二分　范志曲[①]三钱　通草八分　乌药一钱半

春砂仁打，七分，后入　酒炒白芍三钱　生姜二片　枸橘李三钱

◎ 庄左坂上

一诊

肝强土弱，气湿不化。湿痰碍肺，嗽吐结痰，下注则少腹拘急，脉左弦右缓涩。疏运和中，流化气湿主之。

炙苏子研，三钱　生白术二钱　沉香曲二钱，包　云苓三钱　苡杏仁去皮尖，各三钱

制厚朴一钱　老采曲炒，三钱　砂仁研，八分，后入　制半夏二钱

广皮一钱　蒺藜炒，去刺，三钱　姜竹茹一钱半　炙鸡金一钱半

又改方　二诊

疏运肝脾，调化气湿，尚觉合度，痰嗽既减，少腹注迫亦觉胀退。惟饱食之下脘腹不舒，脉弦右弱。《金匮》云：见肝之病，当先实脾。遂为理肝健运，濡肝达木。

生白术二钱　制半夏二钱　大白芍酒炒，二钱　六神曲炒焦，三钱　生熟苡仁各三钱

云茯苓三钱　醋炙柴胡五分　沉香曲一钱半，包　炙白苏子研，三钱　党参片三钱

姜朴片拌炒，七分　炒谷芽三钱　生熟砂仁研，各四分，后入

◎ 许右许家滩头

一诊

肝气拂郁，脾胃升降失和。脘次为之虚闷，按之作痛，食减便阻，脉沉弦。拟七气汤加减。

老苏梗各一钱半　制厚朴一钱　黄郁金二钱　蔻砂皮[②]八分　制半夏一钱半　茯苓三钱　生木香七分

藿梗一钱　佩梗一钱半　青陈皮酒炒，各一钱　香附姜醋制，二钱　佛手片一钱半　降香劈，一钱

---

① 范志曲：全名“老范志万应神曲”，又名“百草神曲”，出产于福建泉州。

② 蔻砂皮：即蔻仁皮与砂仁皮合称。

二诊

脘次窒闷已开，兹值经行之后，腹痛时作。血虚气滞，当与养血调气。

炙归身一钱半　制香附二钱　炒川断三钱　云苓二钱　大白芍二钱，吴萸二分拌炒

西砂仁研，八分，后入　沉香曲一钱半，包煎　佛手二钱半　大川芎醋炒，八分

炙草五分　生姜片两片　红枣四圆　橘饼刷，两个

◎ 胡左坊家村

土滞木郁，疏运失权。脘腹板滞，少腹注迫，甚而㽲痛难堪，苔腻黄，脉左弦右濡缓。拟疏运宽中，调气化湿。

生白术二钱　大白芍酒炒，二钱　柴胡盐水炒，五分　泽泻炒，二钱　制川朴一钱

上毛连三钱　吴茱萸水炒，二分　生熟苡仁各三钱　赤苓三钱　青陈皮醋炒，各一钱八分

六神曲炒焦，三钱　香附酒炒，一钱半　地枯萝四钱　炒麦谷芽各三钱

◎ 方右本镇

胃阳不宣，土滞木郁。脘次屡痛，食入嗳气，脉沉细涩。抑木通降主之。

苏蒿梗各一钱半　云茯苓三钱　生木香八分　制半夏一钱半　淡干姜三分

枳壳炒，一钱　炙草五分　新会皮炒，一钱　蔻砂仁[①]打，各五分，后入

制香附一钱半　檀香片五分　佛手一钱半　生姜片两片

◎ 马左大巷上　桃月六日

一诊

平素嗜饮，湿热蕴郁脾胃，转输失司。胃痛呕吐苦水，得热饮或呕出则痛止，亦通则不痛之义也，脉弦缓，苔薄腻黄，久恐成膈。

制半夏二钱　炒枳壳一钱半　黄郁金二钱　藿梗二钱　新会红炙，八分

蔻砂仁打，各五分，后入　梗通草一钱　旋覆花三钱，包煎　干姜四分，炒雅连三分

云茯苓三钱　瓜蒌壳姜汁炒，一钱半　姜竹茹一钱半　生姜两片

二诊

辛开苦降，和胃止痛，脘痛大势已平，而右目赤涩，依然兼有星翳，脉弦，苔腻。胃浊留恋，肝阳扶浊上腾，还为泄肝降胃，化浊畅中。

制半夏三钱　蔻壳八分　枳壳一钱半　薤白头酒洗，二钱　旋覆花三钱，包

橘皮炒，一钱　瓜蒌壳姜汁炒，二钱　赤苓神各二钱　梗通草八分　藿梗三钱

干姜四分，炒雅连三分　黄郁金二钱　煅白螺丝壳四钱　姜竹茹二钱

◎ 盛左花墅

脐腹作痛，痛之下午天阴更甚，病已数年，脉沉缓。肝肾积湿，拟温运化湿。

生白术一钱半　广皮一钱　赤苓二钱　川通草八分　制川朴一钱　大砂仁打，八分，后入

---

① 蔻砂仁：即蔻仁与砂仁合称。

建曲三钱　杜藿梗二钱　淡干姜五分　生木香五分　生姜片两片　炒谷芽三钱

◎ 杨右邢村

胃阳不宣，气湿热郁阻。脘痛呕吐，吞酸嗳腐，两胁肋板滞，头晕便约，脉弦缓。拟苦辛通降，两和肝胃。

瓜蒌壳三钱　上雅连去皮，盐炒，四分　橘红盐水炙，八分　旋覆花一钱半，包

薤白头三钱　醋青皮八分　金铃子醋炒，一钱半　瓦楞子醋煅，三钱　制木香二钱

炒枳壳一钱半　竹茹姜汁炒，二钱　淡姜汁半匙，冲　制香附一钱半

◎ 周右南州

一诊

湿热痰三者郁于脾肺，气机宣运失司。脘腹窒痛，夜难平卧，咳逆少痰，苔黄中腻，脉缓涩，指凉。拟通运气机，宣化痰湿。

带叶苏梗二钱　玉桔梗八分　云茯苓三钱　广皮炒，一钱　白杏仁三钱

苡仁三钱　炒枳壳一钱　制川朴一钱　通草八分　旋覆花三钱，包煎

象贝母三钱　鸡苏散一钱，包　淡竹叶姜汁炒，二钱　地枯萝四钱

二诊

窒痛已平，胸痹不行，脉细缓。痰浊已化，清阳不展。瓜蒌薤白汤调之。

瓜蒌皮姜汁炒，一钱半　广皮炒，一钱　炒枳壳一钱半　炒苡仁三钱　薤白头酒洗，三钱

云苓三钱　旋覆花三钱，包煎　炙草四分　制半夏二钱　干姜三分　生姜两片　枇杷叶去毛，三片

三诊

肝胃不和，气湿郁阻。脘闷痞窒，腹中时痛，苔腻黄，脉细不扬。拟苦辛解郁而和肝胃。

带叶苏梗一钱半　黄郁金二钱　乌药一钱　茯苓三钱　佩兰一钱　蔻皮八分　砂皮[①]八分　干姜三分

炒雅连二分　炒建曲三钱　制香附一钱半　法半夏二钱　佛手片一钱半　姜竹茹一钱半

四诊

脘腹痛楚，时止而复时作，脉细右弦缓。再从肝脾两和。

老苏梗二钱　大白芍三钱，吴萸二分拌炒　带壳砂仁六分　炙草五分

制香附炒，二钱　当归一钱半　沉香曲二钱，包　黄郁金一钱半

广皮炒，一钱　茯苓三钱　佛手片一钱半　谷芽三钱，檀香四分拌炒

◎ 李君东洋桥　桂月[②]初九日

书云：上升之气，自肝而出，肝气犯胃，胃失和降，输化失职。停饮为脘痛，为攻撑，为呕酸嗳气，甚而作泻，泻后痛减，即胃府以通为用，通则不痛之义也。肝为发痛之地，胃乃受痛之所，拟辛酸制肝，辛温和胃，以调气机。

左金丸五分　大白芍二钱四分，吴萸水拌炒　沉香曲二钱，包　法半夏二钱　橘青皮醋炒，一钱

---

① 砂皮：即砂仁皮。

② 桂月：即农历八月。

淡干姜各五分　云茯苓四钱　女贞子酒炒，三钱　瓦楞子醋煅，三钱　乌药一钱半

川楝子盐水炒，一钱半　蔻仁研，拌炒，三分　谷芽三钱　炒苡仁四钱

◎ **吴右**

胃痛经年，痛则气聚癥瘕，呕吐酸浊，脉沉细涩，经泛不至。木郁土滞，不通则痛作止矣，正气天香散主之。

制香附三钱　淡干姜四分　带叶苏梗三钱　乌药片二钱　炒丹参三钱　左金丸四分

白芍炭二钱　青陈皮一钱　炒枳壳五钱　广郁金四钱　佛手片八分　檀香片四分

◎ **张右，魁大妻**

一诊

肝气失疏，郁而乘胃。骤然脘腹阵痛，痛甚呕吐，肢厥，脉沉涩。势防痛厥，亟从舒肝和胃止痛之法。

苏梗二钱　大白芍酒炒，三钱　青皮醋炒，八分　陈皮醋炒，一钱　佛手一钱半

制香附二钱　左金丸五分　金铃子醋炒，一钱半　蒺藜炒，去刺，三钱

台乌药一钱半　茯苓三钱　生姜二片　竹茹姜汁炒，二钱

二诊

脘痛较平，按之板滞，不饥不食不便，苔腻口干，脉弦滑。肝气乘胃，胃为浊阻，通降抑木主之。

苏佩梗各一钱半　黑山栀姜汁炒，二钱　广郁金二钱　炒枳实一钱　制川朴一钱

制半夏二钱　金铃子醋炒，一钱半　梗通草一钱　广皮炒，一钱　吴萸五厘，炒雅连三分

刺蒺藜三钱　佛手片一钱半　竹茹姜汁炒，一钱半

◎ **万右**荡洋桥

一诊

透疹之后，热退未清，平素血虚，木横厥气不和，脘肋攻撑，腹中作痛，脉数兼弦。拟养营化热，舒肝调气。

香蒿梗二钱　青皮醋炒，一钱　陈皮醋炒，八分　制香附二钱　沉香曲包

炒柴胡盐水拌，五分　归身炒，二钱　炙草五分　炒川断三钱　大白芍炒，三钱

春砂壳一钱　金铃子醋炒，一钱半　橘饼刷，二枚　生熟谷芽各三钱

二诊

身热，腹痛内减，胃纳递增，午后仍微内热，目视模糊，脉数虚弦，苔薄腻。再养营化热，参化胃浊。

南沙参炒，三钱　川石斛三钱　白薇二钱　制香附二钱　大白芍酒炒，三钱

橘白八分　沉血金盐水炒，二钱，包　香蒿梗二钱　佩藿枝各一钱半

炙归身二钱　藿花[1]八分　玫瑰花去蒂，两朵

---

① 藿花：即藿香花，此处使用花药取芳香化浊之意。

◉ 痞满

◎ 钮右船上

一诊

肝胃气湿互郁，输化不行。脘次痞格，漾漾泛恶，头络晕痛，舌腻减纳，脉怠缓。拟芳香化浊，以畅气机。

苏梗带叶茎干，二钱　藿梗带叶茎干，二钱　新会皮一钱　广郁金二钱　制香附一钱半

佩兰一钱　云茯苓二钱　川朴花八分　煅石决五钱　姜半夏二钱　白蔻仁打，五分，后入

蒺藜炒，去刺，三钱　檀香八分　淡竹茹姜汁炒，二钱

二诊

泛恶已平，脘次窒闷，知饥，不能进食，食入嗳气不舒，脘中较撑作痛，经停月余，脉弦缓。再为疏肝调气。

苏梗一钱半　佩梗一钱半　制香附三钱　蒺藜去刺，三钱　佛手一钱半　制川朴八分

赤芍酒炒，一钱半　黄郁金二钱　茯苓三钱　青陈皮一钱　大砂仁打，八分，后入

茯苓二钱　制半夏一钱半　檀香七分　降香三分　酒炒竹茹二钱

◎ 邹先生方

脘次痞闷，时止时作，发必四肢无力，神气困疲，兹值泄利之后，注迫不纾，脉缓，苔薄黄。经云：太阴所至为痞。拟理脾宣运，畅中和胃。

炒白术二钱　熟苡仁四钱　广皮炒，一钱　范志曲炒，二钱　麸炒枳壳一钱

蔻仁打，四分，后入　砂仁打，四分，后入　党参片檀香泥拌炒，一钱半

雅连党参二味合捣，炒，一分　川通草六分　云茯苓三钱　干姜三分　炒谷芽三钱

◎ 岳君

痰热中阻，胆胃失降和之常，致吸气不能下达丹田，甚而痰浊上腾，胸前懊闷，苔浊中抽。再拟温胆汤加减调之。

制半夏二钱　云苓二钱　枳壳五钱　沉香曲二钱，包煎　橘皮一钱　旋覆花三钱

大贝三钱　煅蛤壳五钱　煅石决五钱　蒌仁姜汁炒，二钱，研，包

黄郁金五钱　姜竹茹一钱半　枇杷叶去毛，姜汁炙，三片

◎ 陈左船上

气寒交阻，胃阳失宣。形寒肢疲，脘闷心懊，脉沉细不扬。拟辛香和化。

苏叶梗各一钱半　川朴姜汁制，一钱　云苓二钱　通草八分　制半夏一钱半　黄郁金三钱

采芸曲三钱　薄荷八分　藿叶梗各一钱半　新会皮八分　生姜片两片　竹茹一钱半，包煎

◉ 呃忒

◎ 荣叙

时病透疹四肢之后，转为肢凉呃忒，额汗小温，右胁下窒滞有形，按之似痛，面黄，舌光无苔，脉数弦而不耐手按。肝阴胃阳里残，木来克土，中气无斡旋之权，痰浊互阻，肺胃之气

不降，肝肾之气不纳，似有哀挽之险。

别直参四钱　制半夏一钱　橘皮络炙，各一钱　干姜炒雅连五分　醋煅代赭石八钱　云茯苓一钱
酒炒白芍炭二钱　制淡附片四钱　旋覆花三钱　公丁香三分　盐水炒缩砂仁五分　柿蒂五枚

◎ 华童小庙上

时病之后，脾虚湿郁，转为类疟。先寒后热，热退有汗，面黄，腹饱便溏，舌心腻黄。拟理脾和化以平疟。

炒柴胡　炒白术　广皮　制川朴　酒芩　焦建曲　草果皮煨
云茯苓　藿梗　生熟苡米　大腹皮　谷芽　生姜

◉ 流涎

◎ 蒋左蒋家村

一诊

脾主涎，纳食泛涎，病在脾也。拟温运之。

炒党参　脆白术　云茯苓　炒干姜　煨益智　炒枳壳　姜半夏　炒广皮　煨老姜　谷芽

二诊

脾主涎，脾虚不能摄津，纳食则泛涎。前进六君汤加减，如鼓应桴，拟原方去取调之。

炒党参　脆白术　云茯苓　炒干姜　煨益智　姜半夏
炒广皮　春砂仁　沉香曲　炒苡仁　炙草　炒谷芽

◉ 脾痺

◎ 吴右，六十九岁洋塘上

脉细涩，内热口甜，胸痞不饥，口干不欲饮，便泄，苔黄中腻。中虚湿浊阻滞，拟参连泻心法。

白台参须一钱　云茯苓三钱　采芸曲三钱　沉香曲二钱，包　制半夏二钱
细雅连三钱　干姜盐拌炒，三钱　炒佩兰一钱　通草一钱　橘白炙，八分
黄郁金二钱　竹茹姜汁炒，二钱　檀香泥炒谷芽三钱

◉ 湿热

◎ 钱左南夏墅

劳力当风，风邪湿热，表里互困。先寒后热，得汗后身痛已解，内热口干，头晕溲黄，脉缓滑，舌薄腻。治宣湿化热，清理三焦。

清豆卷三钱　地骨皮三钱，桂枝三分煎汁后收入，去桂楂　连翘三钱　川通草八分　黑山栀一钱半
藿梗三钱　知母一钱半　块滑石包三钱　杏仁去皮尖，三钱　苡仁三钱　蔻壳八分
川朴姜汁制，一钱　飞滑石三钱，包　淡竹叶三十片　竹茹姜汁炒，二钱

◎ 吴左

一诊

凉风外束，湿热内郁。形寒内热，肢体骨络酸痛，头痛无汗，溲赤，便溏黄，舌黄不渴，

脉浮数。拟辛温解表，苦化湿热。

焦豆豉三钱　苏梗一钱半　藿叶梗各一钱半　赤苓三钱　黑山栀一钱半　淡酒芩一钱

鸡苏散五钱，包　采芸曲三钱　川桂枝五分　连翘三钱　生姜片两片　淡竹叶三十片

二诊

得汗寒热均退，内蕴之痰湿未楚，头络晕痛，脉形缓滑，苔腻。拟和胃化浊，清理余蕴。

蒿梗一钱半　佩梗二钱　橘红四分　连翘壳二钱　通草八分　黑山栀一钱半

枳壳一钱　黄郁金二钱　茯苓三钱　法半夏二钱　六一散三钱，包

生苡仁三钱　采芸曲三钱　竹茹姜汁炒，二钱　炒白薇二钱

◎ **章左**厚桥　冬至前一日

肾虚体气。前因劳碌感邪，精气不能达邪，薄暮形寒足冷，入夜身热汗少，湿浊中阻，脘次隐隐作痛，舌白腻，脉沉细。治拟温化托邪，苦辛宣泻。

淡豆豉麻黄三分拌　炒山栀　川桂枝　姜半夏　新会皮　生枳实　干姜炒川连

藿蒿梗　川通草　酒枯芩　姜竹茹　附片拌熟地煎二沸即捞出

◉ 秽邪

◎ **李左**水具里

吸受秽湿之邪，清阳被困。胸闷泛恶，头晕神疲，脉缓身热。拟化浊昌阳。

杜藿香一钱半　黄郁金二钱　桔梗八分　连翘三钱　制半夏一钱半　白蔻仁打，四分，后入

枳壳一钱　通草八分　广皮炒，一钱　佩兰一钱　朴花八分　竹茹炒，二钱

◉ 呕吐

◎ **胡右**潘塘

一诊

身热口苦，渴饮即呕，经停两月，脉细数。胆热伏胃，拟苦辛和降。

薄荷二钱　黑山栀二钱　酒芩一钱半　黄郁金二钱　藿蒿梗二钱　生枳壳一钱　左金丸四分

赤茯神各二钱　制半夏二钱　蔻仁研，三分，后入　姜竹茹二钱　枇杷叶去毛，姜汁清炙，三片

二诊

午后热炽心胸，渴饮呕酸，甚而吐红，渴饮不能存留，脘次痞阻，脉细数。木郁化火，气火犯胃，胃中气血皆痹，非小恙也。

川楝子醋炒，二钱　生白芍三钱　青陈皮八分　赤苓神各二钱　大丹参三钱　黄郁金二钱

炒枳实一钱　煅石决六钱　黑山栀姜汁炒，一钱半　上雅连三钱，吴萸水炒　老苏梗一钱半

淡竹茹姜汁炒，二钱　枇杷叶去毛，姜汁炙，三片　淡芦根五钱

◎ **岳右**潘塘

经停数月，内热头昏，晨起呕吐黄水，少腹注迫，脘闷不舒，脉数细滑。姑从肝胃两和。

姜夏曲二钱，包煎　蔻砂仁各研，三分，后入　香附盐醋水制，一钱半　川斛三钱

广皮炒，一钱　上川连四分，吴萸水姜汁拌　川断二钱　金铃子醋炒，一钱半

大白芍三钱　云茯苓二钱　苏蒿梗各一钱半　佛手一钱半　竹茹姜汁炒，二钱

◉ 噎膈

◎ 蒋左后庄

肝胃气痛已大定，饮食下咽，脘次梗胀，眉心晕痛，脉细弦。肝气犯胃，胃失和降，再为通降，抑木兼濡肝阴。

大丹参　炒枳壳　连壳春砂　金铃皮　白芍酒炒　黄郁金　青陈皮　制香附

瓜蒌壳　法半夏　白檀香劈，五分　谷芽三钱，玫瑰花二朵去蒂拌炒

◎ 吴右小留

年已及笄，经泛未至，脘痛有年，不时举发，今则食入作噎，梗逆不舒，脉细弦，舌白苔。拟气阻肝胃不和，仿噎症治。

丹参炒，三钱　茯苓三钱　枳壳炒，一钱　沉香曲一钱半，包　制半夏二钱

蔻砂仁打，各四分，后入　橘皮一钱　香附蜜水炒，一钱　旋覆花二钱，包煎

黄郁金二钱　炒当归二钱　白檀香五分　佛手片一钱半

◎ 陈右陈家头

一诊

郁损营阴，肝气横扰。面黄色悴，食入梗阻，大便难约，少腹聚形，上撑胁肋，脉细涩。情志之病，何易言治。

炒柴胡盐水拌，七分　归身参水炒，二钱　香附盐水制，二钱　青皮醋炒，七分

炒丹参炙，三钱　柏子仁新鲜，二钱　枳壳炒，二钱　沉香曲盐水炒，二钱，包

酒白芍三钱　广郁香二钱　麻仁三钱　金橘饼刷，两个　合欢花五钱

二诊

诊脉沉细而涩，症见脘闷气塞，食入梗逆，心悸少寐，大便难约。血虚气滞，忧思太过所致，防延为膈。

沙丹参各三钱　酒炒白芍二钱　镑沉香五分，后入　辰茯神二钱　炒枣仁打，三钱

炙归身二钱　制香附二钱　砂壳八分　枳壳炒，一钱半　柏子仁新鲜，二钱

黄郁金二钱　甜杏麻仁去皮尖，各三钱　合欢花二钱　大红枣三枚　橘饼刷，二枚

◎ 吴左　十二月十一日

性急作劳，肝胆亢上之气，上乘胃络。胁痛及脘，脘次聚形，粥食可行，食入则梗逆呕吐，脉弦缓，久疟成膈。

沙丹参　广郁金　大白芍吴萸八分炒拌　炙归身　旋覆花　代赭石醋煅　炒枳壳

大贝母　细苏梗　蔻砂仁　金铃子　玫瑰花　制香附　生鹅血一盏，乘热饮之

◉ 泄痢

◎ 陈右万塔

湿痰下注，肠间传化失常。便溏夹黏，似不通爽，腹痛隐隐，脉细。拟二陈汤加味。

法半夏二钱　炙甘草五分　银花炭一钱半　炒枳壳一钱半　橘皮炒，一钱　生木香八分

大腹皮洗，二钱　杏苡仁去皮尖，三钱　云茯苓三钱　采芸曲三钱　玉桔梗八分　姜竹茹一钱半

◎ **李左**　桂月初十日

赤痢虽止，而泄泻不禁，泻下黄水，次数无度，内热口渴，不饥不食，得食欲呕，加以频频呃忒，舌红少苔，右脉虚数。脾肾气阴两乏，生阳不振，运纳无权，殊为危候。

党参片炒透，三钱　野於术米泔水炒透，三钱　云茯苓三钱　生炒淮药三钱

炒苡米六钱　霞天曲二钱四分　白芍炭醋炒，二钱四分　陈皮炒，一钱

公丁香五只　炒谷芽三钱，荷叶包　柿蒂二个　藕三两　姜汁三滴，冲服

粟壳五钱、香稻叶一握，二味煎汤代水。

◎ **潘左**金家桥

一诊

泄泻数月，肠鸣溏泄，泄下黄黑，或夹黏红，喉间痰滞作咳，脉滑数。湿热郁抑伤脾，拟苦燥湿、寒胜热兼芳香悦脾。

炒白术二钱　香连丸五分　广皮一钱　赤苓三钱　炒防风一钱半　银花炭二钱　炒采芸曲三钱

炒生白芷一钱　法半夏二钱　生熟苡仁各二钱　竹茹姜汁炒，二钱　谷芽三钱　春砂仁研，拌炒，五分

二诊

便泄已疏，红黑已除，泄下色泽淡黄，呱呱肠鸣，得食则气注欲便，兼患痰嗽。热退湿未楚，中虚已著，拟运脾化湿。

党参片二钱　新会皮炒，一钱　生熟薏仁各四钱　生熟砂仁各八分，后入

炒白芍二钱　云茯苓三钱　采芸曲三钱　炙黑草四分　炙白苏子研，三钱

炮姜炭五分　炒怀药三钱　炒谷芽三钱　干荷叶一角

◎ **涂左**

湿积伤脾，腑气不宣。腹痛泄泻，经月不愈，内热口干，尔后形寒，舌腻黄。拟理脾升清化浊。

煨葛根　广皮炒　香连丸　泽泻二钱四分　炒白术　采芸曲　藿梗　赤苓三钱四分

防风炭　车前子炒　脆鸡金　谷芽三钱，春砂仁研，打　干荷叶

◎ **王童**船上

落水受寒，挟湿化热，脾胃输化失司。便泄黄水，甚而夹血，不食呕吐，面黄身热，脉数苔腻。拟理脾和胃化湿法。

杜藿香梗　采芸曲　赤苓　苡仁　炒白术屑　香莲丸

泽泻　伏龙肝炒　炒广皮　葛根炭　荷叶　谷芽三钱

◎ **张右**桐庄

便泄向愈，宿恙肥气攻筑，犹时作时止，六脉细，舌滑苔少。年逾六旬，脾肾气衰，肝木来乘，拟肝肾双培，兼疏肝调气。

炒党参片　大白芍吴萸五厘拌炒　补骨脂　大芡实　炒於术屑　土炙草

煨肉果　盐水炒砂仁打，炒　云茯苓　青皮醋炒　建莲肉　橘饼　煨姜

◎ **周左**东洋桥

腹鸣泄泻，脘痞嗳腐，脉沉细。寒袭太阴脾，阳不克旋运，治拟温运和中。

炒白术二钱　春砂仁研，六分，后入　生熟苡米各四钱　乌药一钱半　制厚朴一钱　炮黑姜五分

茯苓三钱　泽泻炒，二钱　广皮炒，一钱　制半夏一钱半　生姜片三片　炒谷芽三钱

◎ **王左**塔下

奔走忙碌，湿热风邪互郁。身热无汗，口干泛恶，下痢夹红，脉数，苔黄。虑延噤口，急为宣化。

藿香梗二钱　炒银花三钱　采芸曲三钱　飞滑石四钱　制川朴一钱　广郁金三钱　大腹皮三钱

赤苓三钱　广皮炒，一钱　酒芩炭一钱半　炒枳壳一钱半　薄荷一钱　竹茹姜汁炒，二钱

◎ **吴左**吴家塘

湿滞伤脾，腑气失宣。腹痛泄泻，便余注迫夹有黏红，脉沉细。拟辛香理气，参化湿滞。

广藿梗三钱　焦神曲二钱　大砂仁打，一钱，后入　赤苓三钱　制厚朴一钱　南楂炭三钱

腹皮二钱　清六散三钱，包　广皮炒，一钱　生木香八分　炒谷麦芽各三钱　干荷叶一角

◎ **徐左**牛塘桥

由泻转痢，腹痛注迫，赤白相兼，神疲脉缓，苔腻微黄。湿积互郁肠间，气血两伤，治拟理气化滞，兼以和营。

藿梗三钱　焦神曲三钱　生木香八分　枳壳炒，一钱半　厚朴姜汁炒，三钱　南楂炭一钱半

大砂仁打，一钱，后入　腹绒洗，二钱　广皮一钱　赤芍酒炒，二钱　酒芩炭一钱　炒麦芽三钱

◎ **杨左**坝头

寒热之后，转为赤白滞痢，腹痛注痛纳减泛恶，苔腻脉弦缓。拟和中化滞为急。

柴胡　陈皮　酒芩炭　六神曲炒，二钱　制半夏　赤苓　川朴　赤芍酒，二钱

藿叶梗　楂炭　蔻仁　砂仁　木香八分　炒麦芽　大腹子

◎ **庄左，四十九岁**夏溪镇　十月廿日出诊

下痢半载，气陷肛坠，滞下黏水，粪有淡红血，或污衣不禁，小溲热灼，欲引不快，面黄纳少，神困，舌苔厚腻，尖红，脉缓，左三部小弱。脾肾气阴两亏，湿浊未尽，拟补中理中复方治之。补中所以益其气，理中所以理其气。张氏石顽云：理气乃炉冶分金，使既化之败泻随溲而下，未伤之气血统之而安，乃却邪而不碍正，挟正而不碍邪。标本兼顾之法也，尚希，明者载之。

上绵芪盐水炒　炒白术　防风炭　炙柴胡　炙黑草　焦白芷　当归炭　白芍炭

炒采芸曲　生木香八分　炮姜炭六分　通关滋肾丸三钱六分，荷叶包煎

◉ 霍乱

◎ **谢左**

伏暑霍乱，泄泻无度，渴饮呕吐，肤诊内热，恶热，舌红苔灰黄，脉细数，手紫螺瘪未

解，出诊慎之。

广藿香三钱　苏叶五钱　真雅连酒炒，八分　制厚朴一钱　炒白术三钱
炒采芸曲三钱　赤猪苓各三钱　泽泻三钱　银花三钱　六一散五钱
通草一钱　青荷梗一钱　车前子盐水炒，四钱六分

另，苏合香丸大粒，先用开水化服。

◉ 便秘

◎ 杨左纪市

《伤寒论》曰：脾家实，腐秽当自去。大病后气虚不能鼓舞大肠，自失传导，此为虚闭。左脉不充鼓指，食入反饱。拟培其中气，以资健运。

党参片　云茯苓　生术屑　香砂仁　酒归身　菟丝饼三钱
炒苡仁　范志曲　冬瓜仁　姜竹茹　椿皮根三钱

◎ 杨左纪市

肝主藏血，肾主五液，大病后血液亏损，脏阴愈亏，腑阳愈燥。大便坚约，绕脐动气，脉左弦，右软涩，舌黯红。拟滋液润燥王道，不计近功。

沙丹参　炙甘草　甜扁杏仁　蜜归身　炒白芍　冬瓜仁　炙苏子研
炒枳壳　川石斛　淡天冬　生竹茹　炼白蜜百捣，分二煎，冲

◉ 交肠

◎ 杨右

粪从前出，溺从后出，方书谓之“交肠证”，良由气乱于中，传化因而失度。惟面浮神萎，舌光红无苔，脉形小弱。肝脾气阴亏损已极，拟宗四君参入五苓，拨其乱而返之正。

南北沙参　粳米黄去米尖　野於术　云茯苓　炙草　川石斛　炒苡仁　炒淮药　白芍炭
泽泻　官桂　蜜炙柴胡炭　赤苓　生木香　黄茧丝洗净，三两，煎汤代水

◉ 肠痈

◎ 赵右黄家墩

一诊

肠痈溃脓，从大小便而出，内热脘闷溲热，脉滑数，足浮。湿热蕴毒，治拟清化解毒。

生薏米五钱　甜瓜子三钱　黑山栀二钱　上银花三钱　冬瓜子三钱　生甘草六分　连翘壳三钱
天花粉三钱　川通草八分　大贝母三钱　败酱草三钱　鲜淡竹叶三十片

二诊

肝脾湿热未清，营虚未复。午后内热溲数，足跗微浮，苔薄腻，脉缓滑，从肝脾养，化湿。

柴胡梢盐水炒，七分　炒山栀二钱　碧玉散三钱，包煎　草梢五分　生白术二钱
大白芍酒炒，二钱　赤苓三钱　杜藿梗二钱　蒿梗二钱　炒当归盐水拌，一钱半
川柏炭姜汁炒，八分　鲜淡竹叶三十片　谷芽砂仁末，拌炒

三诊

诸恙已退，神疲减食，头晕耳鸣，足跗微浮，苔腻，脉缓。肝脾两亏，邪湿挟肝阳上腾，拟运脾化湿，清肝和阳。

土炒丹参二钱　佩梗一钱半　蒿梗一钱半　煅石决六钱　橘白盐水炒，八分

生熟薏苡米各三钱　杭菊炭一钱半　女贞子盐水炒，三钱　黑料豆四钱

云茯苓三钱　大白芍酒炒，二钱　酒炒竹茹二钱　生熟谷芽各一钱半

◉ 肝风、肝阳、肝气

◎ 黄左，廿五岁王河桥

肾阴本亏，少阳受邪，下陷入肝，肝主风木，风主动摇，以致里热不扬，头晕面红，唇燥，溺赤，脉左弦滑。风火交升，痰热上蒙，屡出错语，足软手麻。拟清泄肝胆风阳，兼化痰热。

薄荷叶　连心翘　新会红　赤苓神　黑山栀　知大贝　萎皮根

法半夏　滁菊花　野黑豆　生竹茹　枇杷叶　鲜茅根

◎ 周右北庙桥

一诊

日来肝气冲，阳复扰动不宁。自少腹偏左，盘旋至右，梗撑上及胁肋，头昏手惕耳鸣，竟夜不寐，脉细涩左弦，胃纳复减。无形阳气变动，总由有形脏阴之损伤，不克涵濡也。风木司权之候宜乎增剧耳。

大丹参三钱　炙龟板八钱　怀牛膝盐水炒，二钱　枳壳二钱　橘白盐水炒，八分

炙鳖甲三钱　枣仁打，二钱　柏子霜包，一钱半　青盐夏竹茹炒拌，二钱

生白芍三钱　醋青皮六分　镑沉香曲四分，后入　北秫米炒，三钱

二诊

养脏之阴，静以制动，冲阳不致犯上，呕吐未作，胃纳稍启。惟厥阳盘旋于少腹，无形酿成有形，似有块象，心惕少寐，脉细涩，殊乏胃气。脏阴损伤，非易奏功，中宜扶胃，下固肾真，以兼得分得寸而已。

白台须一钱半　枣仁炒，二钱　枣杞子三钱　紫石英醋炒，三钱

甜橘白八分　青盐夏二钱　元武板六钱　柏子霜一钱半　云茯神三钱

左牡蛎盐水炒打，八钱　炙鳖甲三钱　镑沉香四分，后入　炒北秫米三钱

服后颇晓，去紫石英加龙骨齿炙，二钱，桂心二分煎汁收入白芍二钱，内去桂渣，取其摄入少阴血分，同类相引、同气相求之义也。

◎ 徐左小留

肾本空虚，水不涵木。肝肾厥气，攻撑及脘，脘痛屡作，甚而气化为风，风阳上颠，头目昏眩，脉沉细。宜滋水生木，兼调气和胃。

熟地炭姜汁拌炒，三钱　茯苓三钱　女贞子盐水炒，三钱　春砂仁盐水炒，研，四分，后入

怀山药三钱　制半夏一钱半　大白芍二钱　归身盐水炒，一钱半　甘杞子三钱

橘白炙，八分　桑叶二钱　炒竹茹一钱半　煅石决明五钱

◉ 胁肋痛

◎ 周左东大房

左肋下梗痛，大势难平，时止而复时剧痛，甚则撑逆呕吐，食橘子稍安。盖肝为刚脏，内挟相火，性喜凉润也，脉弦大，苔深黄。再濡肝平逆，止痛和胃。

蒌皮根各二钱　上川连姜汁炒，四分　蛤壳一两，青黛少许拌打　橘叶五分

橘皮八分　川楝子醋炒，二钱　炒枳壳一钱半　生白芍三钱　原金斛三钱

黑山栀姜汁炒，三钱　黄郁金二钱　煅石决五钱　金桔饼两枚　竹茹二钱

◉ 黄疸

◎ 许左丫河　廿八日

湿困脾家，脾阳不升，腑浊不降，生升之令不行，为痔、为痢、为寒热不序。身面俱黄，脉沉缓小，舌苔浊腻。拟升运理脾，宽化湿浊。

广藿梗　白术屑　绵茵陈　制厚朴　广陈皮　酒芩炭　焙竹叶

上官桂　当归炭　赤苓　泽泻　炒建曲　生姜　补中益气丸

◎ 吴左滕头下

劳力伤脾，湿热阻痹，疏运失司。面黄内热，脘痞腹胀，小溲短赤，足跗虚浮，素患疝气，梗动注迫，缓则成臌，急则有疝气攻心之虑，不可不防。

生白术二钱　青皮八分　陈皮一钱　带皮苓三钱　大腹皮三钱　麸炒枳壳一钱

制厚朴一钱　黑山栀二钱　川通草八分　绵茵陈二钱　炒建曲三钱

乌药一钱半　车前子三钱　炙鸡金二钱　六一散四钱，包煎

◉ 疝气

◎ 王左霍家塘

一诊

湿热郁于肝络。足有疮疡，睾丸偏左肿坠甚，而气攻胁腹，内热溲黄，头晕，脉弦。慎防冲心之患。

苏梗二钱　乌药一钱半　黑山栀姜汁炒，二钱　炒泽泻二钱　细青皮炒，二钱

川柏姜汁炒，一钱　赤苓三钱　车前子炒，三钱　大豆卷三钱　广皮一钱

六一散四钱，包　枸橘李切，三钱　金铃子醋炒，一钱半

二诊

少腹撑痛稍缓，内热未楚，脉滑数。湿热气下注肝脾之络，还为疏肝化湿泄热。

川楝子醋炒，二钱　乌药一钱半　车前子三钱　春砂仁打，四分，后入　元胡索醋炒，二钱

粉萆薢三钱　赤苓三钱　老采曲三钱　细青皮醋炒，一钱　川黄柏姜汁炒，一钱

六一散三钱，包　生熟苡米各一钱　泽泻盐水炒，二钱

◉ 臌胀

◎ 朱左万塔

肝强土弱，化运维艰。能食腹胀，合夜肠鸣，小溲时清时混，嗳败卵气，脉左弦右弱。虑延瘴胀，扶土抑木治之。

冬术炭各二钱　酒炒白芍三钱　生熟苡仁各三钱　蒿梗一钱半　炒枳壳一钱半

六神曲炒焦，三钱　春砂仁五分　枣仁一钱半　青皮醋炒，八分　陈皮醋炒，一钱

云茯苓三钱　生木香五分　炙鸡金二钱　生熟谷芽各二钱

◉ 水肿

◎ 王右本镇

一诊

由风湿不解，而致头面足肢体虚浮，今又加以气短胸痞，指尖冷木，脉沉。阳不运行，湿邪泛滥，喘胀重候勿轻视之。

炙麻黄四分　制川朴一钱　制半夏二钱　炙草五分　川桂枝七分　生白术二钱　橘皮一钱

腹皮二钱　杏苡仁去皮，各三钱　带皮苓三钱　桑皮炙，五钱　连皮姜二片　冬瓜皮五钱

二诊

浮象较退，还为肃运肺肝。

带叶苏子研，三钱　带皮苓三钱　桑皮研，二钱　腹皮洗，二钱　杏苡仁去皮尖，各三钱

制半夏二钱　川朴姜汁炒，一钱　旋覆花二钱，包煎　川桂枝八分

橘皮一钱　生熟苡仁各三钱　姜皮三分　冬瓜皮六钱

三诊

浮肿已退七八，前方以退为进。

生白术二钱　带皮苓三钱　炒六曲三钱　炒泽泻二钱　广皮炒，一钱　川桂枝八分　车前子三钱

炙桑皮二钱　腹皮洗，二钱　沉香曲二钱，包煎　姜皮三分　冬瓜皮六钱　生熟苡仁各四钱

◉ 淋浊

◎ 毛左风墅桥

白浊延久，兹因跌仆伤络，瘀热互结，转为血淋，溲涩痛甚，脉滑数。拟清理瘀热，仿通则不痛之意。

生地炭四钱　生蒲黄一钱半，包　块滑石四钱　海金沙三钱，包　丹皮炭一钱半

童木通一钱　生草屑八分　青宁丸二钱，包煎　炒小蓟三钱　黑山栀三钱

顶血珀研，锤细，五分，冲　生藕节三个　鲜淡竹叶三十片

◎ 苏左

热郁三焦，经气不达。小溲频数热痛，内热口干，脉数滑。治以清泻法。

鲜生地洗，打，四钱　黑山栀二钱　粉丹皮一钱　薄荷八分　童木通八分　肥知母盐水炒，二钱

瓜蒌根三钱　碧玉散三钱，包　生草梢八分　车前子三钱　赤苓二钱

赤神一钱半　鲜淡竹叶三十片　鲜茅根去心，四钱

◎ **王右**峰桥

小溲频数，淋沥灼痛，气注欲便，便仍不爽，下之则甚，脉细数而内热。肝血肾水有亏，气火内燥，所谓肾虚则小便数，膀胱热则水下涩也。拟滋其泉源，兼泄气火。

鲜生地五钱　黑山栀二钱　大白芍三钱　炙归身二钱　赤苓二钱　生草梢八分　柴胡梢盐水炒，八分

肥知母盐水炒，五钱　女贞子盐水炒，三钱　车前子盐水炒，三钱　石竹花三钱　淡竹叶卅片

◎ **吴左**滕头下

一诊

湿热下注。坎宫淋浊作痛，半载未愈，脉滑数。淋痛为火，浊即是湿，拟清热化浊，兼育肾阴。

细生地三钱　粉萆薢三钱　生熟苡米各四钱　赤茯神各二钱　木通八分　川黄柏姜汁炒，一钱

石竹花三钱　泽泻盐水炒，一钱半　生草梢八分　黑山栀二钱　车前子盐水炒，三钱

知母盐水炒，一钱半　冬葵子三钱　鲜淡竹茹叶卅片

二诊

淋痛较减，内热夜甚，脉滑数尺弦。湿热挟相火为患，遂为清泄湿热。

龙胆草八分　生草梢八分　肥知母盐水炒，二钱　车前子盐水炒，三钱　黑山栀二钱　童木通八分

制军二钱　泽泻盐水，二钱　细生地四钱　酒芩一钱半　瞿麦三钱　鲜淡竹叶卅片　白茅根去心，四钱

◎ **严右**高沟上

遇劳则小溲赤痛，些少白浊，脉滑数，身热，舌红起泡。拟导赤散，育阴清热兼引火下行。

细生地炒，四钱　炒山栀二钱　车前子盐水炒，三钱　赤茯神各二钱　童木通八分

川黄柏姜汁炒，一钱　石竹花三钱　泽泻盐水炒，二钱　生草梢八分　天花粉三钱

飞滑石三钱，辰砂三分拌，包　鲜淡竹叶卅片　黛灯心卅寸

另，鲜茅根去心，一两，鲜淡竹叶卅片，煎汤代茶。

◎ **严左**高塘上

淋痛已减，拟生淋散，育阴化气以善其后。

南沙参炒　炒当归淡盐水拌　赤苓三钱　女贞子酒炒，三钱　大麦冬　大白芍炒　细生地三钱

车前子炒，三钱　黑山栀姜汁炒　细甘草六分　蒺藜盐水炒，去刺，三钱　淡竹叶卅皮　鲜蔗皮三钱

◎ **杨右**山桥

一诊

血淋痛淋俱减，而少腹经掣肛部牵引，注迫，苔腻，脉数。肝虚夹热，疏泄失司，拟黑逍遥散法。

柴胡头盐水炒，七分　大白芍炒，二钱　赤苓三钱　珀石玉散四钱，包煎　细生地炭四钱

炒黑丹皮一钱半　生草梢八分　童木通八分　当归炭醋炒，一钱半

黑山栀三钱　粉萆薢二钱　血余炭三钱　生藕节三枚　蔗皮四钱

二诊

血淋大势已平，溲仍注迫作痛，脉细。阴虚夹热，还为育阴清理。

细生地五钱　生细草七分　柴胡梢盐水炒，七分　赤苓三钱　炒丹皮一钱半

肥知母一钱　炒山栀青黛染，二钱　蒌仁二钱　瓜蒌根三钱　大白芍三钱

当归炭一钱半　石竹花三钱　鲜淡竹叶三十片　鲜蔗皮五钱

◎ **许右**前沟圩

肝木拂郁，疏泄失司。小溲频数作痛，少腹注迫，薄暮形寒。拟疏泄木郁而化郁热。

柴胡梢七分　当归盐水炒，二钱　草梢　滋肾通关丸三钱，包煎　丹皮二钱

丹参一钱半　白芍酒炒，二钱　车前子盐水炒　乌药片一钱　黑山栀二钱

赤苓神各三钱　天花粉二钱　鲜淡竹叶卅片　黛灯心卅寸

◎ **金右**金家村

阴虚阳元禀体，兹又烦劳欠寐，心肝阳动，小溲淋痛，大便注迫，午后则甚。阴病自旺于阴分也，治拟育阴化气，和阳化热。

细生地四钱　炒山栀二钱　石竹花三钱　车前子炒，三钱　童木通五分　枣仁盐水炒打，二钱

赤苓神各三钱　怀山药三钱　生草梢五分　肥知母盐水炒，一钱半　川楝子盐水炒，一钱半

鲜淡竹叶卅片　黛灯心卅寸　鲜茅根去心，五钱

◉ 癃闭

◎ **周左**出诊

水亏之体，前值春木司生，外风与内风相煽。头目昏眩，发际刺痛，身热咳嗽，小溲灼痛，点滴不兴，两足畏冷，六脉弦强数大不为指，挠有竭厥之虑。

鲜生地　冬桑叶　紫菀草　生石决明一两　炒山栀　大贝母　怀牛膝　生竹茹

女贞子　生草　童通木　肥知母　川黄柏　上官桂心　明天麻

煎汤代水。

另，大田螺一个、车前子草七束、大蒜头一板，共捣烂，敷当脐，以布裹之。

◉ 关格

◎ **蒋翁**出诊

肾主二便，肝司疏泄，高年肾虚木旺，肝胃失降，气郁填胸。初病脘痛呕吐，今则大便不行，小溲涓滴灼痛，色赤如血，腑浊不降，舌苔垢腻，气郁生热，脉沉小数。拟疏肝泄热，降胃泄浊，不致喘呃，告复属幸。

柴胡梢　黑山栀　川楝子　炒青皮　生枳壳　女贞子

更衣丸　广郁金　佛手花　车前子　怀牛膝

◉ 遗泄

◎ **花左**荡洋桥

一诊

精之藏制在肾而主宰在心，心肾阴亏，君相易动。梦遗频仍，脘闷少寐，面色无华，舌红无苔，脉虚带数。拟养心阴、舒脾结，归脾汤加减，然非一蹴可及也。

南沙参二钱　丹参二钱　大归身盐水炒，二钱　生木香四分　生左牡蛎五分　辰茯神三钱
生熟草各四分　怀山药三钱　制远志五分　炒枣仁打，三钱　北秫米三钱　辰麦冬带心，二钱
炙枇杷叶三片　龙眼肉研尖，五枚　萸肉去心，十粒

二诊

进归脾法，涵养心脾而宁君相，梦遗止而复①作，心神肝魂来得藏，原方更进一层。

党参片三钱　大麦冬去心，辰砂拌，三钱　归身盐水炒，一钱半　连远志五分　抱木茯神三钱
五味子蒸，三分　川柏盐水炒，八分　柏子霜一钱半　炒枣仁打，二钱
生木香四分　牡蛎盐水炒，五钱　带心莲子打，十圆　龙眼肉辰拌，五枚

◉ 郁病

◎ 金右姚家巷

郁损肝营，肝气犯胃，脾胃输化无权。头寒内热，呕酸口甜，梗撑不和，脉细。病由情怀拂郁所致，宜达观怡悦。

带叶少许苏梗一钱半　雅连三分，吴萸水炒　金铃子醋炒，一钱半　黄郁金二钱　炒佩兰一钱
白芍酒炒，三钱　茯苓一钱半　炒枳壳一钱　制半夏一钱半　广皮炒，一钱
归身盐水炒，一钱半　谷芽三钱，蔻仁四分打，拌炒　竹茹姜汁炒，一钱半

◎ 杨右田舍里

寒热往来，脘闷口苦，大便或结或泻，苔薄黄。得之恼怒感邪，拟疏和解郁。

炒柴胡七分　黄郁金二钱　黑山栀一钱半　赤苓神一钱　薄荷七分　广皮炒，一钱　采芸曲三钱
通草八分　佩梗一钱半　蒿梗二钱　蔻砂仁各八分　制香附一钱半　佛手片一钱半　姜竹茹三钱

◎ 张右徐墅

噫气吞酸，时欲太息，内热头晕，舌红口干，脉细涩。心脾郁结，木乘土位，久虑成膈。

沙丹参三钱　归身炒，一钱半　炒郁金二钱　香附盐水制，二钱　新会皮盐水炒，一钱
左金丸五分　砂蔻壳各八分　大白芍三钱，柴胡四分醋炒　广郁金二钱
沉香曲一钱半，包　生谷芽三钱　玫瑰花去蒂，二朵

附：梅核气

◎ 羊右羊家村

一诊

痰气互蕴肺系，喉间似有物阻，夜则痰响，喉间咳呛，碍眠，脉细郁不扬。拟四七加味，开郁化痰。

蜜炙苏子　制川朴　生草　瓜蒌皮　光杏仁　川大贝
法半夏　炙紫菀　旋覆花　云茯苓　枇杷叶　姜竹茹

二诊

进七气汤，痰鸣气逆得减，喉间仍似物阻，六脉细涩。气郁痰凝，原方去取调之。

① 复：原作“腹”，据文意改。

蜜炙苏子　旋覆花　大贝母　蜜炙香附　蜜炙橘红　法半夏
光杏仁　生草　蜜炙紫菀　云茯苓　瓜蒌皮　枇杷叶　姜竹茹

血证

◉ 衄

◎ 马右

阳亢体气，风热复感。身热头晕，鼻衄屡见，脉浮数。拟辛凉清泄。

霜桑叶二钱　连翘三钱　炒山栀二钱　上银花一钱半　薄荷一钱半　丹皮炒，一钱半
酒条芩一钱半　鲜生地三钱　白薇二钱　光杏仁三钱　鲜茅根去心，五钱　淡竹卅片

◎ 吴左杨家村

一诊

齿鼻俱衄，盈盏盈盂，身热，脉数滑大。风热互蕴肺胃，迫血上行，甘露饮加减。

炒山栀二钱　连翘三钱　生草五分　天麦冬去心，各二钱　酒条芩二钱
知大贝各二钱　紫菀炭一钱半　丹皮炭一钱半　蛤黛散六钱，包
鲜细生地洗打，三钱八分　枇杷叶去毛，三片　鲜芦根去节，一两五钱
另，炒蒲黄六钱一分，煎汤含漱。

二诊

齿衄大势稍平，脉数已静，胸膺发出籽粒，咽干龈浮。阳明风热迫血上行，拟踵进前意，以退为进。

清豆卷三钱　炒山栀二钱　薄荷五分　白薇二钱　炒丹皮一钱半　酒枯芩一钱半
连翘三钱　玉泉散四钱，包煎　藿梗二钱　白茅根去心　白茅花一钱半，包煎

◉ 咳血

◎ 葛左葛家塘

暑郁肺络，咳久络损。咳血夹痰，甚至盈口而来，舌红苔腻黄，脉数滑。治以涤暑清气，以宁肺络。

霜桑叶三钱　白杏仁三钱　苡仁三钱　牛蒡子三钱　冬瓜仁三钱　枯芩一钱二分　象贝三钱
黑山栀二钱　栝蒌壳　川通草一钱　紫菀草一钱八分　枇杷叶去毛，清炙　鸡苏散四钱

◎ 钱左钱家桥

一诊

感风挟痰，郁阻肺气，蕴郁化热。胸脘窒闷异常，咳痰夹有暗红，头晕口干，内热，舌白，脉郁数不扬。经云：诸气膹郁，皆属于肺。拟辛宣开泄。

淡豆豉三钱　炒枳壳一钱半　瓜蒌皮根各二钱　薄橘红炙，八分　黑山栀二钱
玉桔梗八分　黄郁金二钱　旋覆花三钱，包　炙紫菀一钱半　象贝母三钱

牛蒡子打，一钱半　降香劈，五分　枇杷叶去毛净，三片

二诊

胸脘时闷时爽，晨咳偶夹红点，内热已退，夜不成寐，脉细缓，面黄，舌薄腻。肺胃痰湿阻痹清阳，胃不和则卧不安，经有时训，还从肺胃肃理。

桑叶皮各一钱半　瓜蒌壳炒，一钱半　橘红络炙，各八分　北秫米炒，三钱

杏苡仁去皮尖，三钱　旋覆花三钱，包煎　大贝母三钱　川通草八分　炙紫菀一钱半

青盐夏二钱　茯苓神辰拌，各二钱　枇杷叶去毛，三片　生藕节三枚

三诊

心阴不足，气火上干。晨起呕吐，痰红，夜不成寐，动辄心悸，脉细，肠鸣。拟养心阴，肃肺化痰，平调气火。

南沙参三钱四分　紫菀炭一钱半　大贝母三钱　炒蛤壳四钱　辰麦冬带心，二钱

生熟草各四分　夜花[①]一钱半　旋覆花三钱，包煎　云茯神二钱　炒枣仁打，三钱

柏子霜一钱半，包煎　炒藕节三个　枇杷叶去毛，三片

四诊

书云：咳血出于肾疾，涎之血出于脾。晨起不咳，而喉间咯出痰红，胸闷或心悸。由三阴不足，气火上浮，幸六脉安静，仿归脾法。

沙参三钱　丹参一钱半　紫菀炭一钱半　炙桑皮二钱　炙草炭四分　辰麦冬带心，二钱

辰茯神二钱　生木香三分　蛤散三钱，包煎　炒枣仁盐水拌，炒打，三钱

柏子霜一钱半，包煎　大贝二钱　生藕节五枚　生竹茹二钱

◎ **王左**丫河

一诊　桃月[②]十三日

滋水清金至病情逐减，不意恼怒动火，火烁金伤，咳痰复夹血点血缕，膺胁牵掣，脉小弱，便溏，小气亦弱。拟脾肾兼培，和阳通肺以调之。

炒南沙参三钱六分　炙甘草六分　炒蛤壳二钱　云苓神三钱六分

炒麦冬二钱六分　紫菀茸一钱半　丹皮炭一钱半　炒淮药三钱六分　炒苡仁四钱

川贝去心，一钱半　枇杷叶去毛蜜炙，三片　炒竹茹二钱　青盐五分

二诊　桃月廿一日

胃纳尚佳，大便微结，喉音较亮，中气较旺，咳亦不甚，痰中或夹血点血缕，时或口有血腥。再拟肺肾双培。

北沙参炒，三钱八分　炙甘草六分　炙生地五钱　茯神三钱六分　炒麦冬去心，二钱四分

白芍二钱四分　炒苡仁三钱　生蛤壳打，六钱　川百合三钱六分　川贝去心，一钱半

二至丸三钱，包煎　枇杷叶去毛蜜炙，三片　款冬花蜜炙，三钱

---

① 夜花：即夜合花。

② 桃月：即农历三月。

三诊 同前

炙生地六两 肥玉竹五两 大白芍二两 北沙参三两 川贝母研末，三两，收膏调入

炙款冬二两 川百合四两 甜杏仁去皮尖，二两 炙甘草六钱 天冬带心，二两

麦冬四两 炒淮药三两 女贞子酒炒，三两 紫菀茸蜜炙，三两 抱茯神三两

炙龟板八两 炒苡仁三两 枇杷叶 粉丹皮一两五钱 莲子去心，五两 炒藕节三两

◎ **杨左**田舍里

一诊

劳力动阳，血随阳升，咳血盈口而来，身热脉弦。宗仲醇气为血帅法。

蜜苏子三钱 光杏仁三钱 紫菀炭二钱 丹皮炭二钱 黑山栀二钱 酒枯芩二钱 蛤黛散四钱，包

炙橘络五钱 马兜铃三钱 侧柏叶五钱 炒藕节五枚 枇杷叶去毛，三片

二诊

寒热后热退未清，复感风邪咳嗽不已。拟疏肃痰邪，兼清蕴热。

蜜炙麻黄一钱四分 光杏仁三钱 苏蒿梗各三钱 炒山栀打，二钱 大贝母三钱 炙橘红一钱

蜜荆芥二钱 瓜蒌皮二钱 生甘草四分 姜竹茹二钱 枇杷叶去毛，三片

◎ **张右**万塔

咳呛气逆，曾咳巨红，午后内热，头晕肢酸，脉弦未静。气火烁金，肺肝气逆，气逆则血亦逆。《难》云：血之不复来也。清肝肃肺，养阴化热调之。

桑叶皮炙，各一钱半 青蛤散五钱，包 牛膝炭盐水炒，二钱 女贞子盐水炒，三钱 光杏仁三钱

生白芍三钱 酒芩炭一钱半 旱莲草三钱 紫菀炭一钱半 生石决打，六钱

炙苏子研，三钱 枇杷叶去净毛，清炙，三片 白茅根肉去心，六钱

◎ **周左**丫河

痰滞胃络，射肺作咳，甚而痰中夹血，食入脘阻，动辄气喘，六脉沉细，苔腻中抽。肾胃气阴俱伤，痰浊凝聚，恙延既久，杜根不易。

炒南沙参 云苓 蜜炙紫菀 蛤壳 炙白苏子 甜杏仁 冬瓜子

女贞子 十制陈皮 川贝去心 十制半夏 枇杷叶 款冬花

◎ **无名氏**

努力负重，远道奔驰，激动肝阳胆阳，气火载血升。咳血盈口而出，身热显冷，热蒸液泄，寐中汗出，脉数弦大不柔。脉症仿入损途，暂宜清肝肃肺，和阳化热调之。

制桑叶皮 制白苏子 地骨皮 炒松天冬 炙知母 炙蒿梗

女贞子 生蛤壳 生甘草 甜杏仁 炙枇杷叶 炒藕节

◎ **吴左**滕头下

风气通肝，风阳入于肺肝之络。初起即身热咳红，今则卧难着左，左卧咳甚，行动气促，脉浮数。拟宣络肃肺，还虑咳甚血溢。

霜桑叶二钱 光杏仁三钱 黄郁金二钱 旋覆花三钱，包 苏傍小枝一钱半 黑山栀二钱

炒枳壳一钱半　酒芩一钱　大贝母三钱　蜜炙荆芥八分　前胡三钱　茅根三钱　枇杷叶去毛，三片

◎ **太和**万塔

金水本亏，肺感风热，络损咳红，得汗后热退不清，脉数弦大。拟清化痰热，肃肺宁络。

冬桑叶三钱　蒌皮根各二钱　大贝母三钱　黑山栀一钱半　光杏仁三钱

生草五分　牛蒡子打，一钱半　女贞子盐水炒，三钱　炙紫菀一钱半

蛤黛散三钱　旋覆花三钱　鲜芦根去节，一两　枇杷叶去毛清炙，三片

◉ 吐血

◎ **曹右**后横塘

吐血屡发，烦劳则头晕心惕，腰常酸痛，脉细。血去阳亢，肝肾两亏，宜调其本。

炙生地炭四钱　甜杏仁去皮尖，三钱　淮山药炒，二钱　川断肉盐水炒，三钱　大白芍炒，三钱

淡天冬一钱，蛤粉拌，炒制　川杜仲盐水炒，三钱　女贞子盐水炒，四钱　炒枣仁打，三钱

炒丹皮一钱　象贝三钱　炙枇杷叶去毛，三片　淡竹茹二钱

◎ **吴右**管家塘

一诊

情怀郁勃，伤及心肝，气火上烁。吐红少寐，食入梗逆，脉数细弦，郁痨甚虞。

沙丹参各二钱　枣仁盐水拌炒，打，二钱　苏子炙，三钱　白芍炒，三钱　辰麦冬带心，二钱

茯神辰拌，二钱　青蛤散三钱，包煎　桑叶皮炙，各一钱半　炒松麦冬二钱　紫菀炭

二诊

血未复来，脘闷梗逆亦平，仍心悸头痛，内热不除。还为涵养心肾以和之。

石决明盐水炒，六钱　枣仁盐水炒打，三钱　川斛三钱　辰茯苓二钱

沙丹参二钱　白芍三钱　蛤壳八钱　炙桑叶二钱　辰麦冬去心，三钱

天冬二钱　牡蛎盐水炒打，五钱　炒竹茹二钱　白薇一钱半

◎ **无名氏**

素有肝胃病，犯涎呕酸。前因举重劳力，肝胆气大升腾，激损胃络，络伤血溢。昨夜血涌盈口而出，有两碗之多。晚间舌黄。血去阴伤，心神失养，欲寐则昏晕汗出，脉弦数不静。阳神浮越，所虑阳升不息，血再上涌，致有竭厥之憾。法以清平肝胆和阳，宁神参化余瘀。

生石决明一两　乌犀尖二分　黑山栀青黛染　辰茯神　赤芍炭　鲜生地

炒竹茹　橘红络　丹皮炭　炒枳壳炭　黄郁金　瓜蒌皮　苏子

加珍珠母，另，项链珠[①]二分、金箔一张。

◉ 便血

◎ **恽左**上店

脾湿下流。恭后便血色紫不鲜，兹值劳乏，神疲肢倦，面色黄浮，小溲不清，脉滑而缓。

---

① 项链珠：即珍珠，一般做首饰的珍珠大而圆，质量好，且人常佩戴，有人气，又近心处，故用此。

拟理脾和中，参化湿热。

生熟白术各一钱半　炙黑草五分　老采曲三钱　大砂仁五分　生熟苡仁各四钱

酒芩炭一钱　蒿梗一钱半　当归炭一钱半　新会皮一钱　带皮苓三钱

扁豆花土炒，三钱　干荷叶一角　炒谷芽三钱

◎ **朱左**正营桥

腹痛，便行多血，泄泻不常，脉细涩。邪滞伤脾，下迫肠营，拟理脾宣运。

炒白术三钱　川连炭酒炒，五分　春砂仁打，后入　广皮二钱　当归炭一钱半　炒采曲三钱

防风炭一钱半　煨木香八分　茯苓三钱　煨葛根一钱半　干荷叶一角

◉ 血淋

◎ **裴右**荡洋桥

血淋已止，夜多盗汗，脉细，舌中抽。心肾阴虚，拟养阴敛汗。

细生地姜汁炒　大麦冬带心　生细甘草　炙归参淡盐水炒　川贝母去心　炙枣仁

大白芍　赤苓　盐水炙橘红　淮小麦　煅牡蛎　麻黄根八分

◉ 汗证

◎ **吴右**后桥头

汗为心液，肾主五液，心肾阴虚，阳气易浮，自盗汗出。还促心肾涵养。

沙丹参各三钱　枣仁盐水炒，打，三钱　生白芍三钱　柏子仁新鲜，一钱半

辰麦冬带心，三钱　怀药三钱　生牡蛎六钱　炙桑皮二钱　赤茯苓三钱

细生地四钱　炙桑叶二钱　浮小麦一两　辰竹心卅寸

◎ **吴左**湖塘桥汤桥头

去秋寒热之后，邪湿下陷肝肾，挟相火蒸腾。寐中汗出，下体梦遗，屡见腰足无力，脉细，右尺弦动，略有咳嗽。拟凉八味汤加味调之。

炙生地三钱　天冬蛤粉炒，三钱　川斛三钱　茯苓三钱　萸肉盐水蒸，五钱

牡蛎盐水炒，六钱　桑皮炙，二钱　知母酒炒，一钱　丹皮一钱

川柏盐水炒，一钱　怀药三钱　枇杷叶去毛清炙，三钱　象贝三钱

另，五倍子三钱，研细末用热醋调敷当脐。

◎ **盛**

一诊

恙久，左脉细右弦大，潮热依时而作，心悸舌干，胁肋闪掣。阴伤阳浮，拟生脉六味汤缓调之。

辰麦冬带心，三钱　淮山药三钱　炙草六分　左牡蛎盐水拌，八钱　南沙参炒，三钱

炙生地砂仁末拌　茯神辰拌，二钱　龙骨齿各二钱　炒枣仁打，二钱

萸肉盐水炒　川斛四钱　五味子蒸，三分　莲肉去心，十粒

二诊

脉情转佳，胃纳尚可，惟内热依然，胁腹动跃，少寐多骇，口鼻觉有臭气。经[①]云：心主臭。心热则少寐而无多也，额汗至项而止，无非虚阳之僭逆。还从生脉六味饮，心肾双培。

沙参三钱　元参三钱　五味子蒸，三分　炙芪皮淡盐水拌炒，二钱　生龙骨一钱半　丹参盐水炒，二钱

炙生地四钱，盐水炒，砂仁末拌　枣仁盐水炒，打，三钱　带心莲肉打，十粒　辰拌麦冬带心，三钱

炙草六分　生牡蛎打，八钱　珍珠母醋煅，八钱　紫菀茸二钱

◉ 虚损

◎ 戴右十家头

去秋产后失调，冒风咳嗽延今，内热晡寒，盗汗，减食，腹痛便溏，脉细数。三阴亏损，调之不易。

桂枝三分　炒白芍二钱四分　炒淮药二钱六分　茯苓三钱六分　广皮炒，一钱　炙甘草六分

土炒归参二钱半　紫菀蜜炙，二钱半　蜜炙荆芥八分　蜜水炒白术二钱四分

大贝母三钱　前胡一钱一分　蜜炙枇杷叶去毛，三片　大红枣四枚

◎ 薛左丁舍

时病透疹之后，气阴不复，饮热未清。神疲足软，能食无力，舌干，脉虚，大舌苔少，质红。《金匮》有病后虚羸，饮热未清，用竹叶石膏汤法，药仿其意。

北沙参　酒地骨皮　橘皮蜜水炒　蒿梗　大麦冬带心　炙草

川斛　白薇　法半夏　茯神　鲜芦根　姜竹茹　陈白粳米

◎ 周右

咳久肺胃气虚，营卫并亏，木火上犯。当午先寒后热，黎明汗赤，咳呕胆汁或干咳少痰，谷食日减，脉数虚弦。病涉劳损之门，药难奏绩，责是故也，拟养营卫以止寒热。

北沙参三钱　参蛤散四钱，包煎　银柴胡一钱　炙草五分　甜橘白络各一分　甜杏仁去皮尖，三钱

大白芍二钱，桂枝三分蒸，蒸汁收入，去桂渣　白苏子炙，研，三钱　川贝母去心，二钱

炙桑皮二钱　盐秫米炒，三钱　炙枇杷叶去毛，三片　炒竹茹二钱

◎ 王右狄家塘

恙久，肝胃气阴不复。内热头晕，口淡神疲，不饥不纳，舌有黏味，脉濡数左弦。拟和中化浊，醒胃理气，以为气血资生之源也。

云茯苓　蒿梗　当归　橘白　炒佩兰　川斛　桑叶

南沙参　丹参　生谷芽　炒竹茹　嫩苏荠

◎ 汪老太太常州

高年肺肾阴虚，虚阳上僭，炼液为痰。咳吐黏痰，头络昏晕，动辄额汗发润，内热龈腐，咽燥便约，舌痿不荣，舌腻罩灰，胃纳不思，脉细数，右关滑数。亟为和阳化痰，不致阴竭是要。

---

① 经：此为《难经》。

南丹参各二钱　青盐夏二钱　生左牡蛎拌　石决明盐水炒打，七钱　炙苏子研，三钱

川贝母去心，一钱半　蒌皮二钱　蒌根三钱　旋覆花三钱，包煎　炙桑叶皮各二钱

橘红盐水炙，八分　冬瓜仁打，三钱　嫩苏荠拍，六枚　淡竹茹二钱　枇杷叶去毛清炙

膏方

西洋参五钱，研细末，收膏时调入　天麦冬各三两，带心　甘枣杞三两　大白芍生，二两

北丹参各三两　炒枣仁打，三两　肥玉竹三两　归身一两五钱　黑元参二两

川贝母去心研末，三钱，收膏时调入　生左牡蛎八两　炙龟板八两　炙甘草六钱　上绵芪四两

龙骨齿各三两　二泉胶酒溶，二两，收膏时冲　云茯神苓各二两　炙生地六两　炙橘红五钱

上药加莲心子四两去心、龙眼肉四两、枇杷叶卅片去净毛、淡竹叶茹二两，入锅，用洁净河井水浸一宿，炭火蒸熬三次去渣，取清汁久火熬稠，纳入真文冰一斤，收膏瓷器存贮。每早用开水化服三匙，下午点心时化服一平匙。

◉ 积聚

◎ 霍右霍家村

脘有瘕聚，食入不舒，经停内热，脉细。还从肝胃疏畅之。

大丹参酒炒，三钱　细青皮醋炒，八分　黄郁金二钱　金铃子一钱半　炒当归二钱

蒿佩梗各一钱半　制香附二钱　茺蔚子三钱　大白芍三钱，橘叶一钱拌炒

砂蔻皮八分　炒枳壳一钱半　降香劈，五分　檀香劈，六分　佛手片

◉ 痿痹

◎ 王右

一诊

便血之后，心脾亏损，肝血失荣，风阳入络。面色浮黄，腿络掣痛，入夜则甚，脉弦。宜养荣充络缓调之。

沙丹参炒，各二钱　辰拌茯苓神各二钱　枣仁盐水炒打，三钱　首乌藤切，三钱

炙甘草五分　木瓜片一钱　蒿梗三钱　川断肉盐水炒，三钱　炒归身蜜水拌，二钱

大白芍酒炒，三钱　忍冬藤切，二钱　大红枣三枚　钩尖三钱，后入

二诊

便血大势虽平，阳明脉衰，风阳入络。背络掣痛，内热减食，心悸，脉虚濡，左弦浮。拟养血和阳。

上绵芪盐水炒，二钱　大白芍三钱　橘皮炒，一钱五分　炒松天冬三钱　云茯苓三钱　炙草五分

川石斛三钱　香蒿梗一钱半　炒当归一钱半　枣仁炒，三钱　大红枣四圆　桑枝酒炒，三钱

◎ 王右本衔

一诊

一身肢节走注作痛，足踝微肿，身热发出籽粒，脉数浮大，苔黄，咳嗽，经事先期。气血两亏，风邪夹湿化热，由皮毛内入于肺，外困经脉骨络，络血凝滞。经云：邪之所凑，其气必

虚。拟法气阴双培，调肺平咳，和营宣络，治风先治血，血行风自息也。

生黄芪二钱　炒当归二钱　忍冬藤三钱　络石藤二钱　防风八分　赤芍二钱

橘红络八分　粉丹皮一钱半　杏苡仁去皮尖，三钱　豆卷三钱

白薇须二钱　竹茹四钱　丝瓜络二钱　酒炒茅根去心，三钱

二诊

肢体痹痛已乎，咳嗽向愈，每觉烘热，脉弦不静。风从热化，致阳气偏亢，拟和阳息风。

生上老芪二钱　白薇二钱　霜桑叶二钱　稆豆衣三钱　炒当归一钱半　丹皮一钱半　天花粉二钱

女贞子三钱　忍冬藤切，三钱　川石斛三钱　大红枣四圆　鲜芦皮五钱

◎ **杨左**田舍里

一诊

跌仆伤络，风邪外袭。偏左肩络胸肋走注作痛，脉浮咳嗽。治拟理气和营，疏风宣络。

带叶苏梗二钱　前胡一钱半　光杏仁三钱　橘络八分　旋覆花三钱，包煎　枳壳炒，二钱　大贝三钱

炒荆芥一钱　赤芍酒炒，三钱　黄郁金二钱　枇杷叶去毛，三片　竹茹二钱　丝瓜络酒炒，四钱

二诊

邪滞伤脾，大腹时痛，脉沉涩。宜辛香调气，运脾化滞。

苏藿梗各一钱　生木通八分　大腹皮二钱　赤苓三钱　葛花一钱半　西砂仁打，八分，后入

采芸曲三钱　香橼皮一钱半　广皮炒，一钱　制厚朴一钱　生姜二片　佛手片一钱半

◎ **无名氏**

前方①服一剂得汗得便，呕多黄水痰涎，呕甚几昏昏欲晕。此夫子所谓若药不瞑眩，厥疾不瘳，亦毋足怪也。前幸热势大退，惟早晚两膝关节肿势少减，大筋挭②胀，再参筋痹治法。

清豆卷　黑山栀一钱　川桂枝四分　白杏仁三钱　苡仁三钱　酒赤芍二钱

酒炒知母一钱　熟石膏四钱　生石决明二两　怀牛膝三钱　木通四钱

碧玉散六钱　木瓜片一钱　丝瓜络　炒竹茹　赤苓

煎汤代水。

◎ **李右**

胃纳有加，腿足酸楚，云如昨，六脉沉细。肝肾营虚，风阳袭络，还为养血息风宣络。

大熟地姜汁炒，二钱　川芎蜜拌炒，八分　怀牛膝盐水炒，二钱　独活八分

炒当归一钱半　厚杜仲盐水炒，三钱　丹参二钱　桑寄生酒洗，三钱

大白芍二钱　炒川断三钱　防风一钱　蒺藜炒，去刺，三钱　红枣三圆

◎ **泉翁**

一诊

高年水亏木旺，外风引动内风，风从热化，郁阻营卫，脉络被阻。先寒后热，肩髃腰际走

---

① 原书本案未载前方。

② 挭（gěng，音梗）：古同“梗”，此为梗阻之意。

注剧痛，痛引头中，针灸后，痛势大定，六脉弦动数大不安，口干舌黄呕吐，不致昏痉入脏为幸。

生石明打，八钱　桂枝四分　黑山栀二钱　橘络八分　霜桑叶二钱　花粉三钱　赤茯神二钱

滁菊一钱半　忍冬藤三钱　炒丹皮一钱半　炒丹参三钱　鲜生地洗打，四钱　络石藤三钱　炒竹茹二钱

二诊

肾虚风袭，年高水亏，风从热化。身热殊壮，腰痛头疼，口干苔黄尖绛，脉发顿数象未平。遂为清肝息化。

薄荷五分　肥知母盐水炒，二钱　天花粉三钱　鲜生地洗打，五钱　鲜金斛切，三钱

黑山栀青黛染，二钱　川杜仲盐水炒，二钱　生石决打，八钱　滁菊花一钱半

忍冬藤切，四钱　杏仁打，三钱　苡仁打，三钱　黑料豆六钱　生竹茹二钱

三诊

热较退，腰痛拒按，按之似觉胀硬，苔黄口干，脉缓弦滑。风热痰瘀互滞，太阳经气未宣，还为泄风化热，和营宣透。

清豆卷三钱　银藤花各三钱　光桃仁一钱　赤芍酒炒，二钱　鲜生地洗打，五钱

天花粉三钱　新红花六分　桑叶二钱　桂枝尖四钱　大贝母三钱　炒归须一钱半

知母一钱半　竹茹二钱　丝瓜络酒炒，四钱　黑料豆五钱

◉ 历节

◎ 王右庙王坝

一诊

历节，透出红疹，表热已退，咳痰未爽，舌尖红，苔腻微黄，爪甲紫赤，四肢欠温，脉细带数。邪恋气分营中，瘀热不达也，拟泄卫透营，肃化痰湿。

清豆卷三钱　橘红络各八分　广郁金二钱　姜皮根各二钱　白杏苡仁各三钱

赤芍二钱，桂枝三分拌炒　炒枳壳一钱半　前胡一钱半　炙紫苏子研，二钱

象贝三钱　木通生姜汁炒，八分　茅根去心，三钱　降香八分

二诊

内热较退，咳嗽痰多气逆，苔腻微黄，舌尖红，脉细滑，晨起涕红。再清泄风热，肃肺化痰。

蜜炙荆芥一钱　炙橘红络各八分　杏仁三钱　黑山栀二钱　炙紫苏子研，三钱

象贝三钱　炒枳壳一钱　薄荷八分　嫩前胡一钱半　桂枝八分

连翘二钱　枇杷叶去净毛，三片　旋覆花三钱，包煎

三诊

风热互蕴，肺胃清肃不行。咳热已久，苔黄口干，平素营虚，未能作汗。治拟疏泄，肃理肺胃。

蜜炙荆芥一钱半　光杏仁三钱　瓜蒌皮根各二钱　黑山栀二钱　蜜炙薄荷一钱半

大贝母三钱　炒枳壳一钱半　薄橘红八分　嫩前胡一钱半　黄郁金二钱
白薇二钱　玉桔梗八分　鲜茅根去皮，三钱

◉ 杂症

◎ 张老师母池塘张家

胸脘已爽，内热亦退，舌燥赤俱减，脉仍弦软。见效机，原意踵进[①]。

紫丹参炒，三钱　归身盐水炒，二钱　广皮盐水炒，一钱　合欢花一钱半
炒枳壳一钱　制香附一钱半　广郁金二钱　柏子霜包煎，一钱半
大白芍酒炒，三钱　象贝三钱　白檀香劈，五分　竹茹炒，二钱

外科

◉ 痰核

◎ 王童船上

一诊

童真不足，少阳风热，乘春阳之气上升，挟痰凝结。耳下痰核漫肿不红，脉浮细数。拟泄化风热，咸以软坚。

薄荷叶八分　大贝母四钱　炒僵蚕三分　淡海藻两钱　牛蒡子打，二钱
连翘二钱六分　淡昆布二钱　生甘草六分　夏枯草二钱六分
天花粉二钱四分　橘络八分　嫩荸荠打，五枚　竹茹酒炒，二钱

二诊

项侧痰疬已见软小，身热不退，咳嗽少，脉浮缓。还为疏化风热，兼化痰软坚。

荆芥穗一钱二分　夏枯草三钱六分　炒僵蚕三钱六分　生甘草五分　薄荷叶一钱二分
大贝母三钱六分　炙橘络一钱　黑元参二钱四分　牛蒡子打，三钱
连翘三钱　白桔梗八分　枇杷叶去毛，三片　酒炒竹茹二钱

◉ 便毒

◎ 张左

一诊

血虚体气，肝胆气火郁结不达，风邪外感。先寒后热，热重便阻，胯间结核焮肿，舌红无苔，口干，脉弦数。拟疏泄木郁，调达气火。

柴胡梢盐水炒，一分　黑山栀二钱　赤芍酒炒，二钱　当归炒，二钱　薄荷八分
丹皮一钱半　瓜蒌仁二钱　瓜蒌根三钱　赤茯神各二钱　金铃子醋炒，二钱
酒芩一钱半　大贝三钱　车前子盐水炒，三钱　元胡索一钱

---

① 原书本案未载前方。

另，更衣丸开水送下，二钱。

二诊

案附前方，治仍原议。

炒丹参三钱　炒枣仁打，三钱　赤芍酒炒，三钱　夜交藤打，三钱　生白术二钱

赤苓神各二钱　柏子霜包煎，一钱半　橘皮络各四分　珍珠母醋炒，五分

青龙齿二钱　蛤牡蛎五钱　桑枝尖酒炒，四钱　炒竹茹二钱

◉ 外伤

◎ 右尚房

击伤腹部，少腹痛而拒按，二便不爽，胸脘窒闷，身热形寒，脉弦涩数。复元活血汤加减。

柴胡梢盐水炒　天花粉　元当归酒炒　酒炒赤芍　炒枳壳　丹皮炭

大贝母　光桃仁　青陈皮醋炒　生红□　穿山甲醋炙

妇人

◉ 调经

◎ 胡右洋桥

一诊

经行参差，超前腹痛，行后痛仍不已，形寒内热，唇燥，脉细涩数。气滞血亦滞，木郁不达，拟调气和营，散郁调经。

醋炒柴胡七分　茺蔚子三钱，后入　醋川芎八分　炙草五分　炒当归二钱

沉香曲二钱，包　制香附二钱　青皮醋炒，八分　赤白芍酒炒，各一钱半

台乌药一钱半　黄郁金二钱　佛手片一钱半　生姜片一片

二诊

经将行而少腹注迫，腰酸腹痛。血之虚、气之滞也，拟养血和血，理气调经。

炒当归二钱　制香附三钱　川断肉盐水炒，三钱　炙草五分　赤白芍酒炒，各二钱

茺蔚子酒炒，三钱　煮艾绒六分　丹参酒炒，三钱　大川芎醋炒，八分

乌药片一钱半　炒柴胡七分　生姜片两片　红枣四圆

◎ 花右花家村

冲脉不和，冲气不调。经行逾期，欲行不爽，腹中注迫作痛，既行则淋露难净。气为血帅，调血当先调气也。

老苏梗二钱　炒当归二钱　川断肉盐水炒，三钱　炒川芎八分　制香附二钱

炒赤芍二钱　炙草五分　丹参炒，三钱　青皮炒，八分　陈皮炒，一钱

乌药片五钱　茺蔚子酒炒，三钱　佛手片五钱　玫瑰花去蒂，两朵

◎ **花右**桐庄花家

经行色紫，少腹掣痛，乳头撑胀，脉沉弦。气滞营瘀，宜疏肝和营。

炒柴胡五分　光杏桃仁打，二钱　炒川断三钱　茺蔚子酒炒，三钱　炒赤芍二钱

制香附二钱　乌药片一钱半　元胡索酒炒，一钱半　炒当归二钱

黄郁金二钱　丹参酒炒，三钱　降香四分　佛手一钱

◎ **李右**

一诊

郁损肝脾，气不生血，冲海日涸。月事逾期不至，内热，面黄减食，便溏，腹中梗痛，脉虚数。势防入怯。

柴胡炭醋炒　酒炒白芍　生木香　赤苓神　炒白术　当归炭土炒　制香附

范志曲炒　土炙草　丹皮参　炒苡仁　煨老姜　大红枣

二诊

前方服退，诸恙得减。还从肝脾和养，脾能生血经自行矣。

米泔炒白术　茯苓　范志曲　生木香　土炙草　酒炒白芍　归身炭土炒

上绵芪盐水拌炒　蜜水炒川芎　广皮炒　柴胡炭醋炒　陈香橼炙　煨姜

◎ **盛右**本镇

经行食冷气，血郁肝脾，脉络俱痹。形寒腹痛，少腹经脉拘急，经行色紫，脉沉涩。拟温化调经。

老苏梗二钱　乌药片一钱半　茺蔚子酒炒，三钱　沉香曲二钱　生香附一钱半

赤芍酒炒，二钱　紫丹参炒，三钱　春砂仁研，五分，后入　青陈皮各一钱

当归炒，二钱　制半夏一钱半　生姜片两片　降香劈，五分

◎ **汤右**港桥

血虚气滞，肝脾不调。血为气滞，故经行腹痛，脾湿下注则为白带，脉沉涩。拟逍遥散加减调之。

柴胡梢炒　炒白术　制香附　土炙草　炒当归　茯苓　炒川断　乌药

酒炒白芍　丹参炒　粉萆薢　佛手片　炒谷芽二钱　荷叶炒

◎ **王右**本镇

一诊

冲虚血热。经癸超前，色紫且多，临行少腹痛，注迫内热，舌红少苔，脉虚数。去冬小产后失于将养所致，调治宜急。

醋炒当归二钱　黑山栀一钱半　炒川断三钱　制香附二钱　大白芍醋炒，三钱

酒芩炭一钱　炒白薇二钱　炒柴胡五分　粉丹皮炒，一钱半

炙草六分　川杜仲盐水炒，三钱　大红枣三枚　佛手片一钱半

二诊

肝肾不足，冲任不固。经行过多，脊背酸坠，目涩，略有咳嗽，脉虚细，下午神倦减食。拟法双调肝肾，参以肃肺平咳。

上绵芪淡盐水炒，二钱　茯苓三钱　炙橘红八分　枣杞子三钱　炒当归一钱半　白芍二钱　川断三钱

稆豆衣三钱　炙紫菀二钱半　象贝三钱　白杏仁三钱　大红枣三枚　枇杷叶去毛，三片

◎ **王右**乐庙桥

冲虚血热。经行超前，少腹泛迫，气火挟痰，循经上升，气喉日见膨大，结有痰核，内热，脉数滑。治拟清肝化痰，兼舒冲脉。

炙苏子蜜炙，研，三钱　贝母三钱　香附二钱　山栀二钱　旋覆花三钱，包煎　炒枣仁打，一钱半

白薇二钱　白芍二钱　煅淡海浮石三钱　丹皮一钱半　当归二钱　水炒竹茹二钱　淡昆布三钱

◎ **徐右**九横堂

经行不齐，超前，腹痛，既行而痛仍不已，内热，口苦，脉细而数，舌红苔腻。血虚挟瘀，气机复滞而有郁热也。

丹参三钱　丹皮一钱半　炒柴胡五分　佩兰梗一钱半　茺蔚子酒炒，三钱

酒赤白芍二钱　黑山栀二钱　元胡索一钱半　乌药一钱　炒当归二钱

制香附二钱　蒿梗一钱半　佛手一钱半　降香一钱

◎ **严右**高沟上

气滞血郁。经行舛乱，行必腹痛，内热脘痞，舌红苔黄，脉郁涩。拟疏肝理气，调经止痛，正气散加减。

苏梗二钱　蒿梗一钱半　青陈皮醋炒，各一钱　赤芍酒炒，二钱　赤苓三钱

佩兰一钱　制香附二钱　丹参三钱　腹皮二钱　川朴姜汁炒，一钱

黄郁金二钱　乌药一钱　制半夏曲二钱，包煎　佛手一钱半

◎ **杨右**江园里

血虚有瘀，气机复滞。少腹阵痛，板滞拒按，经行紫殷而又心悸头晕，内热脘闷，脉细。拟养营和血，调气而和肝胃。

大丹皮一钱半　大丹参三钱　赤白芍酒炒，二钱　炒川断三钱　川芎盐水炒，七分

炒枣仁打，三钱　制香附二钱　茺蔚子酒，三钱　广皮盐水炒，一钱　炒当归二钱

黄郁金二钱　炒枳壳一钱　檀梗劈　檀香各七分　橘饼两枚

◎ **恽右**寺堂恽家

血虚气滞，气滞血亦滞，因而经事迟行，临行腹痛，内热形寒。拟疏肝理气调经。

炒柴胡八分　归身炒，二钱　丹皮一钱半　蒿梗一钱半　紫丹参三钱

赤芍酒炒　乌药一钱半　茺蔚子三钱　青皮酒炒，一钱　陈皮酒炒，八分

制香附二钱　川断盐水炒，三钱　降香碎，五分　佛手一钱半

◎ **张右**庄桥

经停半载，腹无腹胀形，面色浮黄，脉象细涩，胃疲少纳。肝脾郁滞，血无化源，还疏养肝脾。

党参片炒　炒当归　生木香　炒柴胡　炒白术　官桂八分　炒白芍　带皮苓

制香附　制川朴　广皮炒　大川芎盐水炒　生姜　炒谷芽三钱

◎ **周右**东村周家

乳哺四载，经癸未行，脉滑数，小腹垂坠，停经暗召，亦未可知，但脘闷不纳，头角常痛，内热形寒。风热郁于少阳，先为和化。

柴胡　黑山栀姜汁炒　当归炒　炙桑叶　薄荷后入　蒿梗　橘皮炒

黄郁金二钱　白芍酒炒　蔻仁打，后入　佛手　竹茹酒炒　蔗皮

◎ **庄右**后庄

经阻三月，少腹滞痛，脘闷心悸，脉细涩数，腰酸多滞。肝脾气滞，致经癸蓄泄失常，拟解郁疏肝，理气调经。

炒柴胡八分　当归二钱　元胡索盐水炒，一钱半　大川芎炒，七分　大丹参三钱

枣仁炒打，三钱　茺蔚子酒炒，三钱　乌药一钱　赤芍酒炒，二钱

香附酒制，二钱　炒枳壳一钱半　紫降香劈，一钱半　月月红三朵

◎ **无名氏**

经并数月而行，色紫，少腹痛而拒按，脘闷减食，脉细，苔腻。血虚且滞，拟调而化。

青陈皮　柴胡梢　炒当归　炒丹参　苏藿梗　炒赤芍　制香附

佩兰梗　醋炒川芎　茺蔚子　赤苓　佛手　玄胡索

◎ **蒋右**万塔

肝脾营虚，气虚且滞。肢□形寒，经行逾期而少纳，食脘痞，面黄神萎，头晕目涩，脉沉细。从肝脾和养，兼以调气。

炒丹参　大白芍桂木四分拌炒　生木香　炒谷芽　炒术屑　归身盐炒

广皮炒　炒川断　醋炒柴胡　制香附　杭菊炭　大红枣　生姜片

◎ **狄右，十六岁**　十二月初二日

自秋徂冬，寒热履作，热退无汗，血虚经闭，脉沉细。拟养营卫以散邪。

川桂枝　软柴胡　酒赤芍　炒当归　丹皮参

蒿佩梗　炒青皮　炙甘草　生姜　香附　红枣

◉ 崩漏

◎ **盛右，廿五岁**医家村

经停二月，壅极而决，猝然暴崩，盈盆成块，少腹撑胀及脘，呕吐痰浊，心悸耳鸣，面黄唇白，脉芤左疾，右细涩。诸虚象叠呈，而肝气之梗撑，犹未已也。气愈乱血愈不得归经，拟宗血脱，益气兼调气摄血。

别直须　炙归身　桂枝　白芍　茜草炭　云苓神　生熟蒲黄
法半夏　醋炙乌贼　醋炙香附　鲜姜汁　姜竹茹　沉香曲

◎ **王右，廿五岁**

肾虚肝郁。经事衍期，既行而淋露多日，腰酸，目花头晕，心悸行缓，多为气火上浮，面浮龈肿，气本无形，无形酿成有形，而少腹瘕聚撑痛，脉形细数。拟育肾疏肝，理气和营，第非可一蹴而几也。

炙柴胡八分　炒当归二钱　炒白芍二钱　丹皮参各三钱　黑山栀二钱　炙生附三钱
炒枣仁二钱　蜜川芎七分　茯苓神各三钱　炒川断三钱　甘杞子三钱　炙桑叶三钱

◎ **无名氏**

经血大下，心悸头晕，内热口干，少腹宽舒，并气胀痛情形，脉虚数。血去阳胜，心肝脏阴大亏，拟养血摄血以和阳。

沙丹参　带心麦冬　炙黑草　炒枣仁去尖，五钱　云茯苓辰砂拌
白芍炭　蒲黄炭　炙生地　柏子霜　归身炭　龙眼肉　川斛

◎ **王右**

一诊

自仲春小产之后，心肾亏损，血络未槁，佝刻又下血如崩。血去阴伤，虚阳化风上僭，虚懊莫名，头昏手麻呕吐，有晕厥之虞。

别直须一钱半　橘皮炒，八分　制远志七分　醋炒归身一钱半　炒枣仁打，三钱
生熟牡蛎各六钱　蛤粉炒阿胶珠二钱　云茯神辰拌，二钱　龙骨齿煅，各三钱
炙生地炭三钱，砂仁四分炒拌　醋炒白芍二钱　炒竹茹二钱　蒲黄炭三钱，包煎

二诊

漏经止后，带浊殊多，少腹板滞作痛，脉沉细。肝脾气滞，湿陷致血不循经，拟法疏运肝脾，调气化湿。

柴胡醋炒，八分　云茯苓三钱　炒牡蛎五钱　乌药一钱　生白术三钱
炒白芍三钱，淡吴茱萸炒拌　粉萆薢三钱　广皮炒，一钱　土炙草六分
炒苡仁五钱　炒采芸曲一钱半　干荷叶一角　川杜仲盐水炒，二钱

◉ 带下

◎ **孙右**孙家桥

内热口苦，时或凛寒，寐醒舌干少津，少腹注痛，白带常多，脉细弦而数。肝有郁热，拟逍遥散加减。

炒柴胡八分　大白芍酒炒，二钱　酒芩炭一钱　制香附一钱半　炒薄荷五分
黑山栀姜汁炒，一钱半　川石斛三钱　大黄炭三钱　炒当归一钱半
炒丹皮一钱半　金樱子三钱　炒川断三钱　炙草五分

◎ **周右**本镇

一诊

心脾不摄。赤带淋漓，脉细涩，心懊内热。内损之病，治宜缓固。

南沙参三钱　枣仁生，打，三钱　生木香五分　龙骨齿各二钱　辰茯神三钱

黑山栀二钱　炒川断三钱　大白芍炒，三钱　橘白盐水炒，八分

炒丹皮一钱半　带心莲肉打，九粒　淡竹茹盐水炒，二钱

二诊

郁损心脾，血无统主，致心懊带浊。前方颇合，原意进取。

清炙芪皮三钱　辰茯神三钱　龙骨齿各二钱　远志制，六分　炒枣仁打，三钱

大白芍三钱　牡蛎盐水炒，打，六钱　川斛三钱　炙黑草六分　归身醋炙，一钱半

广皮盐水炒，八分　龙眼肉辰砂染，五枚　莲子去心，十粒

三诊

稍值烦劳，赤带淋漓，二便注迫作痛，腰酸坠，舌尖绛剥。心肾阴虚，肝火扰攘，无阴则阳无以化，拟疏阴化气。

沙参二钱　归身炭盐水炒，一钱半　炒山栀二钱　滋肾丸包煎　大麦冬去心，二钱

大白芍二钱　赤苓神各三钱　柴胡梢盐水炒，七分　草梢七分

炒丹皮一钱半　川断实盐水炒，三钱　生竹茹二钱　炒藕节三枚

四诊

赤带延久，肝虚血燥。子宫暖烁，二便热涩，胀坠挺迫，内热心懊，舌尖绛干，心乏血，涵君相之火不宁。拟育阴化热润燥，黄连阿胶汤加减。

阿胶珠三钱，蛤粉炒透　海苓炭　川柏炭酒炒，八分　黑山栀一钱半　盐水炒雅连二分

大白芍　丹皮炭一钱半　生草五分　枣仁盐水炒打，三钱　炒白薇一钱半

天冬盐发，二钱　麦冬盐发，二钱　鲜藿皮三钱　更衣丸包，用水服之

五诊

前进黄连阿胶汤，颇合病机，不意忿郁生火，致淋痛滴血，二便俱阻，舌绛。再仿黑逍遥散加减，清肝解郁，以泄郁火。

细生地四钱　炒丹皮一钱半　真苓神各二钱　童木通八分　当归盐水炒，一钱半

黑山栀二钱　生草梢八分　川柏盐水炒，八分　白芍炒，二钱　柴胡梢盐水炒，七分

金铃子酒炒，一钱半　淡竹茹三十片　更衣丸二钱，药汁过下

◎ **周右**大路头

肝肾阴虚，湿火下注。赤白带浊，延久至门碎痛，尔后注迫溲数，脉沉细。拟养阴化湿，清理下焦。

细生地　黑山栀　柴胡梢盐水炒　川柏姜汁炒　归身盐水炒　丹皮炭　赤苓

飞滑石青黛五分拌研，包　大白芍炒　生草梢　椿根皮醋，五钱　甘蔗皮三钱　车前子炒

◎ **朱右**港桥

和营化热，内热已退[1]，带浊常多，小水频数。肝虚夹热，热蒸则湿动，理固然也，拟养血清肝，参化浊湿。

炙细生地三钱六分　炒丹皮二钱半　泽泻二钱　赤苓三钱　炙归身二钱四分

川黄柏姜汁炒，八分　牡蛎五钱　女贞子酒炒，三钱　大白芍二钱四分

柴胡盐水炒，八分　炒天冬二钱四分　鲜蔗皮三钱　淡竹叶三十张

◉ 热入血室

◎ **陆右**

一诊

血崩之后，失于将息，温邪直中厥阴，血分化火，挟瘀闭结冲脉，肝阳冲阳俱逆上升，中枢无斡旋之权，热极如燔。气升颧红，便溏微黑，腹满痛拒按，舌绛赤，津干口渴，夜烦无寐，六脉弦数。阴液有涸竭之虑，急拟清化瘀热，冀幸百一。

乌犀角三分，热水磨冲　赤芍　茺蔚子三钱　泽兰二钱　鲜生地洗，打，八钱　黄郁金

金铃子二钱　丹皮参各二钱　醋炙大黄炭　光桃仁十二粒　姜雅连四分　淡竹茹二钱，降香四分拌

二诊

又改方，去光桃仁、醋炙大黄炭、泽兰、赤芍、金铃子，加大麦冬(带心)、大白芍(炒)。

昨进清凉泄化瘀热，大便续下数次，色黑仍若微酱，大热较退，腹部较软，而按之仍痛，仍鼻扇气逆，颧红，脉数弦。幸象已平，肺肾阴阳瘀热未楚，虚处虚而实处仍实，治仍原议，再望转机为妙。

西洋参一钱　丹参四钱　醋炙大黄炭二钱　淡秋石五分，后入　乌犀角三分

泽兰二钱　醋金铃子二钱　青铅五钱　鲜生地洗打，一两

光桃仁二钱　赤白芍各二钱　淡竹茹二钱　甜蔗浆一杯，冲

◉ 妊娠

◎ **胡右，廿五岁**纪市

妊娠五月，足太阴脾脉司胎，肝热脾湿，郁而下陷。下部湿痞，脉滑。八味逍遥散加减主之。

炒柴胡　炒白术　炒白芍　炒当归　黑山栀　炒丹皮

土茯苓　炒薄荷　建泽泻　川黄柏　粉萆薢　青炙草

另，水飞炉甘石、寒水石、飞滑石、青黛、川椒、黄柏各一钱，共研细末，以茶汁调敷。

另，蛇床子、苦参各三钱，煎汤熏洗下部。

◎ **江右**江家村

妊娠三月，三焦养胎，复感风热。形寒内热，头痛咳嗽，口苦苔黄，脉数滑。治拟疏泄

---

① 原书本案未载前方。

化热。

荆芥一钱　桑叶二钱　酒芩一钱半　黑栀一钱半　薄荷一钱半　防风八分　连翘三钱

生草四分　前胡一钱　大贝三钱　薄橘红四分　枇杷叶去净毛，三片　生竹茹二钱

◎ **蒋右**

经停两月，泛吐清涎，呕而胸闷，脉滑数，妊娠恶阻之象。

姜夏曲三钱　蔻砂仁研，各四分，后入　大白芍二钱　广橘皮一钱　制香附一钱半

左金丸五分　云茯苓二钱　老苏梗一钱半　生熟谷芽各三钱

淡姜汁半匙，冲　姜汁炒竹茹二钱　枇杷叶去毛清炙，三片

药熟用绢筛滤服。

◎ **钱右，三十多岁**南夏墅　腊月初二日

重身之际，寒热久延，肺感风邪，复增咳嗽，脉沉细。拟疏泄风邪，兼养营安胎。

苏叶梗　炙前胡　蜜川芎　大贝母　白桔梗　款冬花　炒广皮

炙荆芥炒　当归　炙甘草　蜜生姜　枇杷叶去毛，蜜炙，三张

◎ **唐右**上店

一诊

妊娠两月余，冲任浊壅，挟肝气攻冲。自病则少腹胀，上撑为呕吐，呕出痰涎酸苦，渴不能饮，脘痞便约，脉数细滑。拟苦辛和肝胃以止吐逆。

苏梗带叶一钱半　橘皮盐水炒，一钱　金铃皮醋炒，一钱半　上雅连三分，吴萸水拌炒

白芍三钱　枇杷叶去毛，姜汁炙，二钱　姜夏曲包煎，二钱　蔻皮八分

煅蛤壳四钱　淡竹茹二钱　淡姜汁小半匙，冲

二诊

梗撑呕吐仍然未止，呕吐酸苦，下脘窒塞，大便艰涩，身热，舌黄苔，脉滑。肝阳挟浊互阻幽门之气不降，还为苦辛通降。

姜半夏姜汤泡过七次，二钱　瓜蒌壳炒，三钱　茯苓二钱　旋覆花包煎，一钱半　新会红炙，一钱

大贝母三钱　川楝子一钱半　蔻壳八分　枳壳一钱　上雅连三分，姜汁炒

黄郁金一钱半　鲜芦根去节，一两　淡姜汁半匙，冲服　竹茹二钱

◎ **涂右**峰口

经停两月，脉缓滑，似有妊象，纳少泛恶逆。肝胃两和。

苏藿梗　香蒿梗　制香附　姜半夏曲　春砂仁研，炒

云茯苓　盐水炙橘白　炒白芍　姜竹茹　佛手片

◎ **王右**塔下

妊经月余，因举重漏红，腰酸脘闷减，脉缓滑。拟双调脾肾以固胎元。

炒白术二钱　醋炒当归二钱　春砂仁研，六分，后入　厚杜仲盐水炒，三钱

广皮炒，一钱　醋炒白芍二钱　川断肉盐水炒，三钱　制香附一钱半

怀山药炒，三钱　醋炒柴胡五分　蒲黄炭一钱半，包煎　干荷叶一角

◎ **吴右**吴官里

肝胃拂郁，气湿热郁遏。经停五旬，脘阻泛恶，头昏腹痛，舌腻黄，脉数细滑。姑为芳香化气，经泛不来，颇有狂象，且置缓议。

带叶苏梗一钱半　黄郁金二钱　连翘壳三钱　黑山栀二钱　带叶藿梗一钱半

广皮盐水炒，一钱　姜雅连三分　薄荷五分　生香附一钱半　蔻壳八分

枳壳一钱　制半夏姜煎汤泡七次用，一钱半　姜竹茹二钱　佛手片一钱半

◎ **严右**严家巷

妊娠三月，余恶阻未平，内热呕吐，口苦咽干，腰酸腹痛，或脉数滑。从肝胃两亏。

半夏曲包煎，二钱　大白芍酒炒，三钱　蒿藿梗各一钱半　香附盐水制，一钱半

广皮盐水炒，一钱　左金丸四分　炒川断三钱　女贞子酒炒，三钱　真川斛三钱

白蔻皮八分　淡竹茹二钱，姜汁炒　枇杷叶去毛，姜汁涂炙，三片

药熟后用绢筛滤服。

◎ **张右**荡洋桥

温邪夹湿，互蕴脾胃募原之分，郁阻营卫。寒热类疟，得汗虽退不清，脘闷口干，便溏不爽，舌黄苔重。身体气关系非渺，亟拟和化安胎。

苏梗二钱　蒿梗二钱　酒子芩一钱半　采芸曲三钱　云苓三钱　藿香梗二钱

连翘壳二钱　连壳春砂研，五分，后入　广郁金二钱　新会皮炒，一钱

象贝三钱　川朴花八分　姜竹茹二钱　佛手片一钱半

◎ **周右**凤墅唐家

妊娠恶阻于气，上干胆胃不降，脘闷梗撑，呕吐酸味痰涎，不能进食，内热头晕，鼻血，脉细滑。拟温胆法以安胃和肝。

半夏曲包煎，二钱　蔻仁八分　枳壳一钱　左金丸五分　霜桑叶二钱

广会皮盐水炒，一钱，包　云茯苓二钱　黑山栀一钱半，姜汁炒　白薇二钱

大白芍炒，三钱　大贝二钱　姜竹茹二钱　枇杷叶去毛，清炙，三片

◎ **单右**船上

经停三月余，脘次撑逆，呕吐痰食酸味，内热咽干不能多饮，脉滑数。妊娠兼挟肝气不和之候也。

半夏曲二钱，包　左金丸五分　川石斛四钱　金铃子醋炒，一钱半

广皮盐水炒，一钱　云苓二钱　带壳春砂研，五分，后入　生枳壳八分

生白芍三钱　制香附一钱半　苏梗一钱　枇杷叶去毛，姜汁清炙，三片

◎ **周右**三杙社

过期不产，形瘦色苍。血虚，此当补其血。

大熟地　川芎　炒川断　炙归身　党参片　天冬　大白芍炒　炙甘草　柏子仁　大红枣

◉ 产后

◎ 狄右庵塘狄家

内热正退，腹痛时作时止，六脉沉细，细为血少。产后肝脾营亏，肝气不和，滋肝脾和养。

醋炙柴胡　广皮炒　炒丹皮　炙归身土炒　炒苡仁　制香附
酒炒白芍　炒采曲　佛手　生姜　金橘饼　大红枣

◎ 沈右港桥

客冬产后心肾阴虚，肝阳易动。动辄心悸头昏，咯痰，气味血腥，脉细，经停，纳减吞酸。治宜养血和阳以调之。

南沙参三钱　炙草六分　制远志五分　黄郁金二钱　炒枣仁盐水拌，研，三钱
石决明盐水煅，六两　柏子霜二钱，包　沉香曲二钱，包　辰茯神三钱　大白芍二钱
蔻砂皮六分　香附盐水制，一钱半　佛手片一钱半　竹茹酒炒，二钱

◎ 王右西街

小产后，神疲乏力，脘闷减食，面黄爪白，素有痰嗽，脉沉细。肝脾营损，拟和养之中参以化痰平咳。

丹参三钱　云苓神各二钱　大贝三钱　炒川断三钱　橘白炙，八分　炙草五分
甜杏仁去皮尖，二钱　蔻砂仁各八分　老苏梗一钱半　半夏曲二钱
沉香曲一钱半，包　枇杷叶去毛，炙，三片　生熟谷芽各二钱

◎ 徐右南夏墅

一诊

素常肝胃不和。兹值产后弥月，脘间痞阻，嗳气吞酸，食不舒，面浮身痛，白带殊多，内热口干，脉虚弦。先拟两和肝胃。

沙丹参炒，各二钱　大白芍酒炒，三钱　煅牡蛎六钱　沉香曲一钱半，包蒸　盐水炒陈皮一钱
制香附二钱　炒川断二钱　川石斛三钱　半夏曲二钱，包煎　炒枳壳一钱
左金丸三分　生熟谷芽各二钱　春砂仁打，拌，四分　玫瑰花去蒂，两朵

二诊

脘次较爽，白带亦减，肢体酸疼，脉细涩。产虚不复，筋骨失养，原方去取。

沙丹参各二钱　广皮炒，一钱　煅牡蛎五钱　茯苓三钱　炒白术一钱半
白芍二钱，桂枝三分煎汁取，去桂渣　怀山药炒，三钱　木瓜酒洗，一钱　川石斛三钱
枳壳一钱　炙草五分　大红枣四圆　生熟谷芽各二钱　玫瑰花去蒂拌，两朵

◎ 朱右新桥湾

产后未满百日，由少腹掣痛，上及脘腹胁肋，甚至呼吸引痛，脉浮虚细。肝营不足，肝气入络，当以理气和营。

大丹参三钱　旋覆花三钱，包　沉香曲二钱，包　青陈皮醋炒，各一钱七分　炒归须一钱半

炙草五分　川断盐水炒，三钱　黄郁金二钱　大白芍酒炒，三钱　枳壳炒，一钱半
柏子霜一钱半，包　橘饼洗净，二枚　枇杷叶去毛，炙，三片

◉ 乳哺伤营

◎ 王右本街

一诊

乳哺伤营。午后暮夜热重，干咳少痰，头晕目眩，腰酸带下，脉细。拟养阴化热，和阳肃肺。

银柴胡一钱　大白芍炒，二钱　白薇须二钱　黑山栀二钱　香蒿梗二钱　粉丹皮一钱半
细生地炙，三钱　左牡蛎盐水炒，打，四钱　归身淡盐水炒，一钱　象贝三钱
玉桔梗八分　甜杏仁去皮尖，三钱　炙枇杷叶去毛，三片　生草五分

二诊

经行过多，血去营伤，三阴亏耗，腰酸足软，头晕口干，神疲力乏，脉弦大。治拟养血和阳。

上绵芪盐水炒，二钱　大麦冬三钱　枣仁炒，打，三钱　炙桑叶三钱　炙归身一钱半　炙甘草六分
茯神二钱　川杜仲盐水炒，三钱　炙生地四钱　大白芍二钱　大红枣三枚　川石斛四钱

◎ 袁右荡洋桥

乳哺，心肾营亏。动辄汗出，畏寒，六脉沉细，舌滑少苔，加以肝胃不和，吞酸，心悸，夜分少寐。宜涵养心肾，双调营卫，兼和理肝胃气机。

南丹参各三钱　橘皮一钱三分　归身炒，二钱　玫瑰花去蒂，三朵　白芍三钱，桂枝三分炒
左金丸五分　煅牡蛎粉五钱　制半夏二钱　茯神苓各三钱六分
制香附二钱　炒枣仁打，三钱　炙草四分　枳壳捣　炒竹茹

◎ 曹右桥下

乳哺伤营，阴亏阳亢。暮热喜凉，齿龈浮痛，乳少，脉细数。拟益阴以和阳气。

细生地三钱　川石斛三钱　白薇二钱　女贞子盐水炒，三钱　天冬二钱
归身盐水炒，二钱　丹皮二钱　柏子霜二钱，包　黑元参三钱
枣仁盐水炒，打，二钱　蒿梗二钱　红枣三枚　青叶去梗，一两

眼耳鼻喉

◉ 风热火眼

◎ 邵左

风热蕴于少阳。目红羞，乃两太阳经掣，脉浮数。拟辛凉泄之。

薄荷一钱半　连翘三钱　酒枯芩一钱半　荆芥八分　霜桑叶三钱　夏枯草三钱　赤芍酒炒，二钱
黑山栀二钱　地菊花一钱半　生草六分　丹皮一钱半　丹参三钱　苦丁茶一钱半　茅根去心，三钱

霜桑叶、白菊花煎汤熏洗，一日两次。

◉ 口糜

◎ 唐幼

风热蕴于心脾。身热汗少，唇舌腮里糜碎，大便溏黄。宜凉膈散去取法治之。

薄荷　生甘草　童木通　飞滑石　连翘　枯芩炭酒炒

赤苓　黑山栀　上银花　鲜淡竹叶　灯心三十寸

◉ 齿痛

◎ 施右本镇

齿为骨之余，龈为胃之络，肝肾血燥，虚风乘于胃络。齿龈作痛，夜重朝轻，脉少左弦，大便坚约，拟养血润燥，息化风痰。

细生地　粉丹皮　冬桑叶　川石斛　炒天冬　酒枯芩　炒山栀青黛染

地骨皮　炒白芍　薄荷五分，后下　炒广皮　天花粉　酒炒竹茹

膏方

◎ 陈童

炒党参二两　川石斛四两　怀山药三两　炒当归二两　生熟地各四两　甘杞子三两

女贞子盐水炒，三两　肥玉竹四两　天麦冬带心，二两　粉丹皮一两五钱　黑料豆五两

炒荆芥一两，另姜汁收膏另冲　滁菊花一两五钱　霜桑叶一两　明天麻八钱　夏枯草三两

上药加大红枣四两、黑芝麻六两，包。

◎ 吴左

上芪皮盐水炙，三两　桑叶三分　桑白皮四两五钱　川黄柏盐水炒，八钱

肥玉竹四两　□沙参三两　炙紫菀一两　川杜仲盐水炒，三两　怀山药二两

淡天冬三两　甜杏仁去皮尖，二两　二泉胶酒溶，二两，收膏时冲入

龟板炙，八两　炙生熟地各四两　川贝母去心，研末，三钱，收膏后调入

上药加枇杷叶去毛三十片、生竹茹一两五钱，入时用清净河水浸一宿，炭火蒸熬三次，去渣取清汁，文火熬，调纳入真文冰一斤收膏，磁器存贮。每早用开水化服一大匙。

◎ 吴左后桥头

北丹参各二两　枣仁盐水炒，打，三两　川黄柏盐水炒，八钱　炙甘草六钱　辰拌麦冬带心，三两

抱木茯神二两　春砂仁研细末，三钱，收膏后纳入　生左牡蛎打，六两　炙生熟地各一两六分

生白芍二两　淡天冬三两　炒川断盐水炒，二两　怀山药三两　桑叶皮炙，一两五钱

甜杏仁去皮尖，二两　川杜仲盐水炒，三两　龟板胶二两，酒溶收膏　枣杞子三两

上药加枇杷叶卅片去净毛、建莲肉六两去心，入锅用洁净河水浸一宿，炭火蒸熬三次去渣，取清汁文火熬稠，纳入真文冰廿两收膏，瓷器存储。每早用水化服一二匙。

浸酒方

◎ **王左**

炒党参一两五钱　橘皮盐水炒，五钱　炒苡仁二两　上绵芪盐水炒，一两五钱

生白术一两五钱　蒿梗一两　川杜仲盐水炒，一两五钱　怀牛膝盐水炒　川石斛二两

白芍一两　蔻仁打，二钱　砂仁打，二钱　滁菊一两五钱　茯苓一两五钱

木瓜酒洗，五钱　六神曲炒，一两五钱　女贞子盐水炒，一两五钱

上药加桑枝酒炒三两、红枣四两，先用烧酒郁拌一宿，再入真陈酒十斤，浸药。量少，饮勿过度。

谈逸庵门诊存根簿

原著 民国·谈逸庵
点校 薛昊

壬戌[1]仲夏 元册[2]

① 参考谈逸庵生卒年份，此壬戌当是1922年。
② 元册：此二字原题于书衣上，原或应有元亨利贞等多册，但该门诊存根簿今仅存此元册。

◉ 湿温

◎ 周左河北

湿热大势已解，气液两伤。面黄色悴，余热不解，脉虚弦。宜益气养阴，兼化余热。

北沙参　茯神　扁豆　薏米　广皮　石斛　菖　藿　生熟谷芽　半夏　荷叶　地栗粉

◎ 丁右

热去阴伤。内热头痛，舌光绛。宜育阴和阳。

南沙参　麦冬　川斛　扁豆　生芍　茯神　玉竹　杭菊　生地　桑叶　钩藤　藕肉　谷芽

◎ 王右丁河

一诊

湿温白疹屡见，经月不退，少腹胀痛，经行不畅，胸痞恶心。湿热挟瘀，凝滞肝络。

法夏　橘皮络　蒿藿梗　薄荷梗　酒芩　枳壳　沉香曲

生香附　延胡　鲜金斛　川楝子　降香　藕肉

二诊

小腹之痛已减，脘闷口腻，头晕舌黄，便溏身热。还宜化湿畅中，疏和肝络。

藿蒿梗　滁菊花　橘皮核　法夏　蔻仁　枳壳　酒芩

郁金　吴萸炒川连　川楝子　滑石　芦根　竹茹　荷梗

◎ 张女本街

一诊

湿温形寒身热，午后则甚，胸闷腹满，得饮即呕，舌白腻，脉弦数。治以宣化。

豆卷　藿香　薄荷　佩兰　连翘　郁金　蔻仁　朴　广皮　滑石　通草　竹叶　荷梗

二诊

湿温大势已解，经事适来，暮热不寐，坐起眩晕，脉弦数，舌薄淡黄。宜清理阳明，兼清血室。

翘　栀　滁菊　郁金　丹皮　蒿藿梗　蔻仁　白薇　黄芩　□□　鲜金斛　藕肉　荷梗　赤芍

三诊

湿温余邪未清，微有寒热，退不清楚，而有经意，脉细濡，便溏。宜理脾宣化。

藿香　佩兰　术炭　薏米　陈皮　金斛　赤苓　蒿梗　扁　鸡苏散　法夏　鲜藕　荷叶

四诊

湿温愈后，早食荤腥，身热舌黄，大便不行。宜芳香宣化。

豆卷　佩兰　藿香　神曲　枳壳　翘　广皮　腹皮　通草　赤苓　鸡苏散　黑栀　姜衣　竹叶

◎ 史左

湿温寒微热重，迄未得汗，苔黄目黄，六脉浮弦而数。黏腻之邪，殊难数解，姑与宣化法。

豆卷　薄荷　藿香　佩兰　杏薏仁　蔻仁　翘　栀　芩　滑石　通草　郁金　竹叶　丝瓜络

◎ **张童**

湿温发热重，颈现白疹，舌苔腻而肠鸣，腹满，脉弦数。热蕴阳明，湿滞太阴，法宜分化。

豆卷　藿梗　佩兰　翘　广皮　神曲　腹皮　赤苓　滑石　通草　金斛　藕肉　竹叶　蔻仁

◎ **赵左**西正

湿温半月不解，晡寒热重，汗出无多，肌现白疹，便泄热溏，甚至完谷而出，乃火性急数，所谓“暴注下迫，皆属于热也”，脉数，舌黄。亟宜解肌泄化。

葛根　豆卷　酒芩　川连　郁金　翘　鸡苏散　赤苓　通草　腹皮　竹叶　姜衣　陈皮

◉ 暑湿

◎ **杨左**狄家塘

初诊

暑风刑金，身热恶风，头晕汗少，呛咳带血，胸膺引痛，脉浮数。拟辛凉肃上。

丹皮炭一钱半　黑栀二钱　杏仁三钱　大贝三钱　桑叶三钱　姜皮三钱

花粉三钱　牛蒡子三钱　知母一钱半　蛤黛散三钱　茅根一两

二诊

暑风身热已退，痰咳亦爽，两胁肋拘急不舒，脉来弦滑。肝升太过，肺降无权，宜清金肃降。

桑叶　杏仁　前　郁金　枳　福花　浮石　知大贝　蛤黛散　栀　枇杷叶

三诊

咳嗽已止，腹痛未平，脉弦滑，便溏。宜宣化暑□。

苏藿梗　朴　青陈皮　楂曲　腹皮　赤苓　泽泻

夕藜　砂壳　左金丸　青荷叶　谷麦芽　桔梗

四诊

暑湿为黏腻之邪，非若伤寒之一汗可解，温热则投凉即退。今脉数舌黄，略次白疹，腹中微痛。邪蕴中焦，仍与宣化。

豆豉　黑栀　佩兰　翘　橘红　郁金　酒芩　腹皮　神曲　通草　鸡苏散　竹叶　荷叶

◎ **吴左**堰底下

一诊

暑湿熏蒸，汗泄本多，脘闷，舌黄，寒热痎疟。半夏泻心汤主之。

姜夏　芩连　枳壳　佩兰　郁金　翘　栀　藿梗　滑石　通草　姜竹茹　蔷薇花

二诊

寒热已退，腻苔亦化，舌色鲜红，嗜卧呓语，脘次痞逆不舒，间作呃逆。拟《金匮》橘皮竹茹汤治之。

沙参　法夏　橘皮　霍斛　川贝　朱茯神　郁金　龙齿

姜川连　藿梗　怀小麦　姜竹茹　荷梗　柿蒂

三诊

热已退清，脉转小弱，惟寐则惊惕，脘久未畅，间或呃逆。邪去正伤，心营胃气俱亏，宜和养之。

东洋参　茯神　夏　陈　远志　龙齿　扁豆　百合

生熟谷芽　怀小麦　丁香一分　柿蒂　竹茹

◎ **张右**本镇

暑邪迫营。鼻衄如泉，脉数苔黄。宜清凉化热。

连翘　银花露　黑栀　丹皮　鲜斛　知母　光杏仁　知母　益元散　酒芩　竹叶

另付

鲜地一两　荷叶　茅根　侧柏叶

绞汁冲服。

◎ **杨左**山桥

劳倦受暑，肺胃同病。内热恶风，咳嗽苔白，脉濡数。宜清化法。

桑叶　杏仁　薄荷　连翘　扁豆　大贝　茯苓　益元散

郁金　南沙参　生熟薏米　青荷叶　姜竹茹

◎ **岳左**燕头

暑邪郁蒸于肺胃，酝酿痰热。呛咳气促，寒热汗多，头晕脉伏。宜辛凉宣泄为法。

荷梗　牛蒡　桑叶　杏　贝　翘　薄　郁金　枳壳

黑栀　姜皮　花粉　桔梗　姜竹茹　枇杷叶

◎ **陆右**小杨头

一诊

暑湿交混，呕泻经旬，今反二便不通，腹胀喘急，汗淋肢厥，躁渴，舌黄，脉微数欲绝。邪热痞结，根本脱离，顷刻可危之象，勉拟旋转清浊法。

姜夏　芩　连　姜皮　郁金　川贝　枳实　茯神　姜竹茹　来复丹卅粒，包煎

二诊

诸恙已减，从原方加减。

苏藿梗　法夏　大贝　橘络　枳壳　郁金　左金丸　石斛　杏仁　竹茹　杷叶

◎ **冯左**周墅

一诊

暑湿伤中，气失宣化。午后热重，腹痛便溏不爽，苔腻脉弦，还防转痢。

藿梗　朴　会皮　神曲　腹皮　木香　益元散　赤猪苓

翘　泽泻　银花　扁豆　荷叶　绿豆衣

二诊

暑湿两伤脾胃，清浊互阻。脘痞恶心，便溏腹痛，舌灰黄，脉弦数。治以苦辛寒，宣湿消暑。

藿梗　川朴　酒芩　川连　陈皮　郁　夏　头兰

通草　益元散　赤苓　炒银花　姜竹茹　青荷叶

◎ 黄左黄家湾

一诊

暑湿困脾，两伤气血。身热苔黄，赤白滞痢，脉弦数，舌黄。法宜宣化。

豆卷　藿香　制朴　广皮　酒芩　川连　煨木香　炒银花

酒白芍　飞滑石　通草　赤苓　白蔻壳　鲜荷梗

二诊

两进清热宽肠，热减而痢仍窘迫，气注脱肛，脉弦数，苔腻。噤口重候，再与升清降浊。

煨葛根　酒芩　酒川连　炒银花　炒槐花　南楂炭　当归炭

酒白芍　煨木香　白头翁　新会皮　炒枳壳　青荷梗　清茶叶

◎ 周右河北

暑秽夹湿，凝滞气机。舌白腹痛，脘痞内热。与宣泄和中。

藿梗　朴　广皮　郁金　蔻仁　芩　乌药　枳壳　赤苓　神曲　竹茹　白檀香

◎ 王左本街

胸胃间暑邪未清。咳嗽便溏，寒热如疟。治以和化。

豆卷　鸡苏散　翘　郁金　土贝　杏仁　枳壳　通草

冬瓜子　生熟扁豆　生熟薏米　西瓜翠衣　竹茹

◎ 王右本街

肝脾气滞，夹有暑湿。脘痞腹痛，便溏身热。宜畅中宣化。

藿梗　佩兰　郁金　翘　黄芩　朴　陈皮　腹皮　益元散　神曲　赤苓　通草　荷梗　藕肉

◎ 刘左本街

暑湿风邪互感。内热头痛，有汗恶风，呕恶痰水，舌滑不渴饮。治以宣化和胃。

藿香　豆卷　佩兰　半夏　朴　蔻仁　翘　栀　橘红　滑石　通草　竹叶　荷梗

◎ 王幼

暑湿伤脾。身热便溏，苔腻微黄。宜理脾宣化。

豆卷　藿梗　佩兰　翘　朴　酒芩　通草　滑石　鲜金银藤　荷梗　扁豆　益元散

◎ 陈幼

暑湿夹积，表里俱病。外发风疹，面浮足肿，□则腹满而痛。宜表里分解。

薄荷　荆芥　丹皮　银花　翘　莱菔子　益元散　楂

曲　陈皮　腹皮　赤苓　绿豆皮　淡竹叶　鲜金银藤

◎ **杨童**

暑湿蕴于中焦。发热汗少，便泄腹痛，脉软细而数。从阳明太阴宣化为法。

豆卷　藿香　佩兰　翘　芩　朴　益元散　通草　薄荷　赤苓　扁豆　腹皮　荷梗　竹叶

◎ **施右**

暑风互伤。身热恶风汗少，手足作麻。宜消暑和中。

南沙参　茯苓神　扁豆　翘　栀　花粉　陈皮　朴

知母　益元散　通草　荷叶　竹叶　薄荷　藕肉

◎ **李右**东洋桥

暑湿生热，得汗不解，脘闷恶心，舌黄尖红。妊娠体气，从阳明清化以安胎元。

薄荷梗　翘　栀　酒芩　花粉　知大贝　郁金　枳壳　川连　杜藿梗　竹茹　藕肉　蔻仁

◎ **李左**东洋桥

暑湿夹积，腹痛便利，微寒微热。宜苦辛宣化。

藿香　广皮　朴　香连丸　赤苓　枳壳　银花　楂曲　通草　滑石　砂蔻壳　猪泽泻　荷叶

◎ **张左**

暑热从募原熏蒸而发，寒微热重，得汗不解，呕极鼻衄，舌绛苔少，渴不多饮，脉洪数。营分之邪还出气分，治以泄化。

薄荷　连翘　生栀　沙参　知大贝　丹皮　郁金

牛蒡　益元散　杏仁　淡竹叶茹　鲜藕肉　白茅根

◎ **黄左**

暑湿咳嗽渐平，肠鸣漉漉，迫患白痢，纳食腹满，脉细数，溺赤。宜分理肠间暑湿。

藿梗　陈皮　扁豆　生草　桔梗　银花　神曲　川朴　通草　滑石　赤苓　荷叶　姜竹茹

◎ **姜**本街

外暑激动肝阳，扰及中焦。胃逆呕酸，□滞腹满，脉虚弦。宜泄热平肝。

藿梗　朴花　□□　白芍　吴萸炒川连　法夏　郁金

枳壳　黑栀姜汁炒　香附　□□　鲜藕肉　竹茹

◎ **王右**□塔

初诊

暑湿伤中，脾胃升降失度。胃脘阻痛，喘急便溏，舌黄口渴，脉濡数。宜分理中焦。

藿梗　佩兰　法夏　陈皮　郁金　枳壳　神曲　赤苓　菖蒲　滑石　蔻仁　通草　鲜藕　竹茹

二诊

发热有汗，舌黄便泄，脉濡数。暑湿伤中，治以宣化。

豆卷　扁豆　朴　陈皮　翘　神曲　益元散　赤苓　通草　腹皮　酒芩　荷叶　谷芽

◎ **封左**

暑湿扰中。头晕身热，便泄舌黄。宜芳香和化。

藿香　鸡苏散　佩兰　翘　朴　扁豆　郁金　通草　蔻壳　赤苓　酒芩　广皮　竹叶　荷叶

◎ **雷右**本街

肝脾气滞，暑蕴湿郁。呛咳脘闷，舌黄，脉涩数。宜肃化畅中。

薄荷梗　翘　杏仁　藿梗　郁金　枳壳　贝母　广皮　蔻壳　通草　赤苓　竹茹　荷梗

◎ **杨左**坝□

阳明暑湿，激动阴阳之火。身热汗少，喉痹肿痛，舌黄尖红，脉弦数。治以辛凉疏化。

薄荷　翘　忍冬　芩　黑栀　桔　草　射干　马勃　木通　滑石　竹茹　灯心　荷边

◎ **张左**

暑为风动，脉浮恶风，舌黄口渴，微有汗而身热不解。宜当泄之。

豆豉　荆芥　薄荷　翘　栀　芩　郁金　枳壳　大贝　滑石　藿梗　杏仁　竹叶　姜皮

◎ **冯右**

暑湿滞于中州。脘痞撑逆，腹痛便溏，脉濡数。宜芳香和中。

藿梗　朴　佩兰　酒芩　郁金　蔻仁　川斛　神曲　赤苓　腹皮　广皮　鲜藕　降香□□

◎ **王右**

暑湿交郁。身热得汗不解，舌白中黄，左脉浮弦，□部沉涩不起。宜从阳明宣泄。

香豉　黑栀　佩兰　朴　芩　郁金　橘红　蔻壳　滑石　通草　竹茹　荷梗

◎ **方翁**

素为太□，暑流胃中，痰热蕴隆，中气先旷。脘痛久延，恶吐痰食，六脉弦滑。防延噎膈。

沙参　法夏　橘红　大贝　郁金　砂蔻壳　茯苓　川连　泽泻　枳壳　竹茹　杷叶　黑栀

◎ **唐幼**

暑积之邪，湿淆于中。舌黄腻，呕吐酸，脉数身热。治以宣化和中。

藿香　朴　陈皮　翘　扁豆　谷芽　赤猪苓　神曲　泽泻　滑石　车前子　荷梗　竹茹

◎ **李左**水渠村

暑湿延已经旬。白疹外透，蕴热未清，舌红光滑，耳聋泄泻，脉细数。神困体倦，阴气形伤，余邪未楚，宜益气存阴，兼化余邪为法。

北沙参　茯神　霍斛　甜广皮　川贝　银花　扁豆

薏米　连翘　益元散　川通草　杷叶　谷芽　藕肉

◎ **张右**

阳明暑湿未清。赤疹屡见，身热不退，午后形寒，舌根浊腻，腹脘痞闷，大便不行。肠胃阴伤，宜□□却邪。

薄荷　翘　栀　花粉　知母　霍斛　川贝　蒌皮　陈皮　砂蔻仁　茯神　酒子芩　藕肉　竹茹

◎ **吴右**冯寺桥

暑邪深入厥阴，煽动肝胆之阳，直冲心包，乘脾犯胃。病经两旬，忽然腹痛便泄，热甚吐蛔，汗泄肢厥，脘次痞寒，舌光红，六脉虚弦。势防厥脱，姑拟宗仲圣乌梅方意。

乌梅　黄连　鲜金斛　生白芍　黄芩　橘皮络　川楝子

郁金　南沙参　法夏　茯神　菖蒲　竹茹　藕肉

◎ **李右**

暑湿弥漫三焦。寒微热重，得汗不解，舌黄便溏。治从三焦分解。

豆卷　藿香　佩兰　翘　酒芩　蔻仁　神曲　赤苓　腹皮　滑石　通草　郁金　荷梗　竹叶

◎ **王右**

暑湿交郁，脾胃受困，木失条达。脘腹俱痛。

苏藿梗　朴花　陈皮　神曲　郁金　术炭　乌药炒白芍　香附　赤苓　左金丸　藕肉　谷芽

◎ **马左**

暑湿蕴于阳明太阴。午后寒微热重，便溏不爽，脘痞恶心。宜分解之。

豆卷　佩兰　藿梗　连翘　酒芩　川朴　郁金　陈皮　赤苓　滑石　川斛　蒿梗　荷叶　藕肉

◎ **范左**

暑湿发于募原。寒热类疟，面黄舌腻，脉濡数。宜宣达募原。

藿香　朴　姜夏　酒芩　翘　广皮　佩兰　腹皮　神曲　赤苓　鸡苏散　荷叶　竹叶

◎ **王左**万塔

暑滞互郁于肠胃。内热下利，赤白相间，窘急后重，下午微寒，脉弦数，舌黄。从中焦宣化为法。

藿香　葛根　银花　酒芩　川连　朴　陈皮　楂炭　白芍　木香　神曲　采芸曲　竹叶　枳壳

◎ **杨右**三桥

暑湿之邪已化，左脉弦数，弦为肝脉，数乃胆火，口苦胸闷，腹痛便溏。舌中光泽皆由血虚，而肝阳胆火外乘脾胃也，从痛泻要方、戊己汤参用治之。

术炭　白芍　陈皮　左金丸　郁金　神曲　川斛

藿梗　稆扁豆衣　宣木瓜　钩尖　藕肉　竹茹

◎ **吴幼**五家塘

暑毒蕴于阳明。面发疮痍，破流脂水，内热便溏。宜清疏化毒。

荆　薄　连翘　银花　杭菊　甘草　蝉衣　丹皮

飞滑石　川通草　赤苓　生薏米　淡竹叶　绿豆衣

◎ **张左**夏墅

暑积伤中，秋风外感。身热恶风，便溏腹痛，舌黄边白，脉数浮弦。治以解肌宣化。

葛根　荆芥　薄荷　翘　朴　陈皮　酒芩　神曲　腹皮　益元散　赤苓　通草　竹叶　荷梗

◎ **虞幼**

暑湿夹积，为身热腹痛，下利黏腻，腹满苔黄。宜理脾和化。

藿香　豆卷　翘　朴　陈皮　神曲　香连丸　酒芩　腹皮　赤苓　银花　使君　半夏　□□

二诊

腹痛下利较减，腹满未舒，舌黄身热，下蛔殊多，色赤蠕动。还宜清理肠胃，略参扶脾。

术 朴 胡黄连 川连 木香 神曲 使君 银花 滑石 赤苓 酒芩 陈皮 谷芽 荷叶

◎ 杨左

先受暑邪，再伤于风。身热恶风，腹痛胸闷，□嗳，苔黄。法宜宣解。

荆芥 薄荷 前胡 连翘 杏仁 黑栀 赤苓

益元散 厚朴 广皮 神曲 竹茹 荷梗 大贝

◎ 羊左查堰坝

暑湿霍乱吐泻之后，仍然舌苔黄腻，便溏胸阻，脉尺弦数，少腹右角攻筑作痛。敦阜之气尚为湿热所困，厥阴肝络又为湿热所阻，木火不得疏泄使然。谨拟一方，候正[①]高明。

制夏 酒芩 吴萸炒川连 郁金 橘皮络 川楝子 旋覆花

碧玉散 赤苓 川朴 通草 降香 竹茹 丝瓜络

◎ 张右余庄

产后又感暑湿，病经匝月。白疹叠现，热未退清，午后足心如烙，舌色痿绛，邪去正伤，宜培养气液。

南北沙参 霍石斛 茯神 扁豆 橘皮络 白芍 地栗粉

生於术 生熟谷芽 藿梗 薏米 荷梗 藕肉

◎ 张左东洋桥

暑湿化火刑金。咳吐痰血，身热汗多，舌黄口渴，脉洪数，便泄溏。宜以吴氏三石汤。

生石膏六钱 寒水石六钱 滑石三钱 杏仁三钱 连翘三钱 银花三钱

知大贝各三钱 通草八分 郁金二钱 黑栀二钱 竹茹 枇杷叶 丝瓜络

两剂即平。

◉ 伏暑

◎ 吴左

得汗后，表寒已减，内热未清，咳吐稀痰，舌微黄。伏暑酿痰，两蕴肺胃，还宜宣化。

苏藿梗 大豆卷 川朴 连翘壳 会皮 黑栀 赤苓 神曲 鸡苏散 淡竹叶

◎ 周右本街

肝脾热郁，内伏暑湿。宜宣畅表里。

藿叶 苏梗 佩兰 郁金 半夏 枳壳 神曲 莱菔子

带皮苓 焦栀 通草 苏子 路路通 鲜藕

◎ 盛左

募原伏暑，为外风触动。寒热类疟，舌白肌黄。法宜宣化。

---

① 候正：或作“候政”“候高正”“候高政”等谦辞，有时简作“候”“政”“正”。

豆卷　藿香　佩兰　鸡苏散　连翘　朴　神曲　酒芩　广皮　赤苓　通草　荷梗　竹叶

◎ **张童**

伏暑未清。午后形寒，身热不楚，脉濡数。宜宣化暑邪。

豆卷　藿梗　佩兰　连翘　酒芩　陈皮　鸡苏散

腹皮　赤苓　扁豆　蔻仁　荷叶　竹叶　神曲

◎ **王幼**

伏暑身热，汗少，舌黄脉数。法宜宣化。

豆卷　翘　银花　酒芩　薄荷　蔻壳　赤苓　益元散　通草　绿豆壳　荷梗　竹叶　鲜金银藤

◎ **徐左**

秋风引动伏暑。晡寒发热虽退不清，汗少舌黄。宜解肌消暑。

豆卷　藿香　翘　栀　郁金　川朴　酒芩　益元散　赤苓　荆芥　竹叶　姜衣

◎ **张左**褚家塘

伏暑熏蒸。胸次白疹，身热有汗，午后形寒。法宜宣化。

豆卷　佩兰　翘　芩　陈皮　生薏米　赤苓　通草

腹皮　益元散　忍冬花　竹叶　荷叶　藕肉

◎ **周左**山桥

伏暑内郁。午后身热，无汗胸闷作恶，面色灰滞，舌黄。宜解肌达邪。

豆豉　葛根　荆芥　薄荷　连翘　黑栀　酒芩　川朴　神曲　广皮　赤苓　茯神　竹叶　姜皮

◎ **彭左**沈家桥

暑伏肺胃。内热咳嗽，胸闷痰黄。法宜宣解。

豆豉　荆芥　薄荷　杏仁　贝母　橘红　枳壳　桔梗　通草　黑栀　翘　酒芩　茅根　姜衣

◎ **张右**水渠村

伏暑内蒸。午后形寒身热，近不清楚，口渴舌黄，脉数。宜辛凉宣化。

荆芥　薄荷　豆豉　翘　栀　芩　蔻仁　郁金　佩兰　左金丸　益元散　川斛　藕肉　姜皮

◎ **张幼**葛家塘

暑伏阳明。午后身热如烙，舌红苔白，胸闷恶心，指纹青紫，直逼气关，殊属深重。

豆卷　藿梗　薄荷　翘　蔻仁　芩　佩兰　钩尖　黑栀　滑石　蒿梗　鲜藕　鲜金银藤

◎ **曹左**曹家塘

初诊

伏暑延绵不解，引动肝阳。目眩头痛，面浮舌腻，噫嗳不舒。法宜宣化。

豆卷　藿梗　杭菊　丹皮　黑栀　酒芩　朴　陈皮　薏米　滑石　赤苓　通草　竹茹　丝瓜络

二诊

肝阳已平，脾为湿困。脘腹痞满，胁有疟母。宜理脾宣化，兼疏肝络。

藿叶　佩兰叶　苏梗　川朴　光杏仁　会皮　带皮苓　姜汁炒黑栀

炒泽泻　通草　焦楂曲　吴萸炒川连　淡竹叶　冬瓜皮

◎ **徐左**庄上

暑风犯肺，清肃不行。身热咳嗽，痰稠而少。还宜辛凉肃化。

薄　牛蒡　前胡　桔梗　光杏仁　大贝　橘红　福花　姜皮　连翘　姜竹茹　荷叶边

◎ **徐右**庄上

阳明伏暑下迫冲任。经停三月，暴下紫黑成块，舌黄胸阻，上为鼻衄，少腹拘急作痛。少阳阳明兼理。

蒿藿梗　佩兰　白薇　连翘　黑栀　丹皮炭　半夏曲　酒芩

郁金　吴萸炒川连　炒白芍　生香附　姜竹茹　鲜藕肉

◎ **李右**水渠村

伏暑蒸于阳明。龈腐渗血，午后形寒身热，头络晕痛。从阳明清化。

豆豉拌打鲜地　栀　翘　花粉　银花　鲜金斛　薄荷　酒芩　飞滑石　芦根　藕　竹叶

◎ **王左**南头王家

伏暑晡寒身热，汗出无多，脉浮数。宜从募原宣化。

豆豉　薄荷　藿香　翘　栀　酒芩　蔻仁　佩兰　川朴　通草　滑石　竹叶　姜皮

◉ 伏邪

◎ **孙女**孙家头

脉洪数，身热舌黄，经停腹痛。□□□后，阳明伏邪未清，挟厥阴气火为患，宜平肝泄□。

薄荷　翘　佩兰　荷梗　郁金　丹皮　白芍　吴萸炒川连

陈皮　石斛　蔻枳壳　竹茹叶　佛手

◉ 疰夏

◎ **吴右**五家堂

头晕足软，胸闷内热，脉虚浮弦。病属疰夏，宜培正消暑。

沙参　扁豆　薏米　法夏　甜广皮　石斛　神曲　谷芽　采芸曲　赤苓神　藿梗　通草　荷梗

◉ 痧秽

◎ **葛左**小褚家塘

痧后余邪未清。晡寒内热，肠鸣便溏。从中焦宣化。

豆卷　藿香　佩兰　焦术炭　神曲　广皮　赤苓

翘　朴　泽泻　飞滑石　腹皮　荷竹叶　姜衣

◉ 秽邪

◎ **许左**子河

秽湿伤中。寒热交作，胸闷恶心，腹痛便溏。宜芳香逐秽。

藿香　朴　广皮　郁金　法夏　翘　滑石　赤苓　神曲　通草　腹皮　荷梗　降香

◎ **许左**丁河

中焦湿热未清。热退不清，脘痞腹鸣。还宜芳香宣化。

藿香　朴　陈皮　酒芩　翘　枳壳　豆卷　蔻仁　采芸曲　赤苓　滑石　腹皮　法夏　荷梗

◎ **杨右**万塔

脾胃气机滞郁。脘痞内热，肢节酸楚。宜逍遥散主之。

柴胡　薄荷炭　当归　术炭　白芍　郁金　香附　夏曲　陈皮　苏藿梗　香橼　佛手　朴花

◎ **钱右**白兔墩

肝木乘脾，气滞湿郁。脘痞口酸，面足俱浮，脉沉涩，经脉酸楚。宜和中抑木。

苏藿梗　当归　乌药拌焦白芍　制香附　青陈皮　清炙焦白术　郁金

左金丸　带皮苓　法半夏　制川朴　姜衣　冬瓜皮　砂仁拌谷芽

◎ **金右**潘墩

初由□□，今则晡寒内热，脘痞胸阻。法宜宣化。

藿叶　薄荷　朴花　翘　黑栀　神曲　赤苓　法夏　滑石　通草　竹叶　荷叶

◎ **徐左**新沟村

芳香宣泄，郁闭已化，脘次未舒，脉形涩滞。还宜开醒中焦。

藿梗　朴花　陈皮　沙参　郁　茯苓　法夏　生谷　佩梗　枳壳　竹茹　荷梗

◎ **张右**前张家

肝胃气滞，湿郁中焦。脘腹痞痛，不能进食，大便溏而不爽，脉弦。宜条达肝脾。

苏藿梗　朴　夏　郁　香附　神曲　左金丸　腹皮

砂蔻壳　赤苓　泽泻　竹茹　佛手　白檀香

◎ **许左**花墅

湿郁中焦，气不宣化。腹满面黄，内热少汗。芳香宣泄为法。

藿香　豆卷　朴　翘　广皮　腹皮　神曲　赤苓　泽泻　滑石　通草　竹叶　姜衣

◉ 疟疾

◎ **赵左**茶□

类疟之后，转为赤白，滞痢次数无度，脘腹□实，舌黄腻，恶心身热，脉弦。暑湿之邪上冲胃脘，下延肠膏，中焦升降失度，噤口候也。

姜夏　姜川连　酒芩　郁金　陈皮　枳壳　白芍

楂炭　银花　木香　白头翁　□□　藕肉　姜汁

◎ **虞右**

邪蕴少阳。寒热成疟，舌白口苦，脘闷恶心。宜和解之。

春柴胡　薄荷　广皮　酒芩　姜制朴　赤苓　滑石　杜藿香

佩兰　蔻仁　郁金　姜半夏　姜衣　淡竹叶

◎ **王左**万塔

三疟延久，脾元已伤。神倦乏力，素患哮咳。宜理脾豁痰。丹溪谓：无痰不成疟也。

清炙白术　新会皮　制川朴　前柴胡　赤苓　酒芩

姜半夏　炒当归　焦白芍　焦谷芽　红枣　姜竹茹

◎ **王右**

疟治截止，气滞邪郁。微寒微热，便不畅行，脉涩数，舌腻。宜宣化留邪。

藿香　佩兰　陈皮　连翘　神曲　赤苓　鸡苏散　通草　蔻壳　郁金　谷芽　朴　佛手

附：类疟

◎ 周左南高田

类疟止而复作，不耐烦劳，面黄舌腻，腹痛便溏，脉弦缓。宜理脾平疟法主之。

苏藿梗　朴　薄　陈　神曲　芸曲　腹皮　翘　赤苓　六一散　泽泻　青荷叶　谷芽

◎ 丁左

一诊

类疟寒热泄泻，舌腻微黄，呕恶汗少。宜解肌宣化。

苏藿香　大豆卷　川朴　白蔻仁　会皮　赤苓　泽泻

通草　鸡苏散　神曲　姜半夏　焦谷芽　荷叶

二诊

泄减疟未止，呕苦少汗，虽退不清。邪蕴少阳阳明，宜分解之。

柴胡　葛根　翘　酒芩　朴　腹皮　滑石　赤苓　薄荷　姜夏　竹叶　姜皮

附：疟母

◎ 陈左本街

疟母已减，肝络未和，厥逆之气上撑脘腹，脉弦数。拟方疏肝和络，从逍遥散治之。

当归　白芍　柴胡　郁金　枳壳　左金丸　金铃子　川断肉

青陈皮　丹皮参　乌药　法夏　降香　金橘饼

◉ **咳喘**

◎ **张左**余庄

一诊

久咳脾不化津，肾不纳气，动则气喘，天庭黧黑，痰多，脉沉微。水来克火，图治非易。

生於术　法夏　橘红络　茯苓　桂木　白芍　款冬　功劳子　石斛　紫衣核桃肉　枇叶

二诊

呛咳大减，惟动辄气喘，舌淡苔腻，六脉沉微。脾胃气裹痰湿中阻，还宜表本兼理。

沙参　生术　茯苓　橘红　法夏　覆花　沉香　蛤壳　蒿梗　牛膝　石斛　竹茹　枇叶

◎ **徐左**小柳

阳明湿热怀痰阻肺，招引外风。黎明咳极，舌苔腻浊，右脉滑数。宜从肺胃宣化。

苏子　桔梗　前胡　桑皮　杏仁　大贝　郁金　苡米

通草　蒌皮　竹茹　冬瓜子　苇茎　豆豉　黑栀

◎ 李右本街

产后三朝，冒风咳嗽，身热汗多。宜清金肃肺，兼以生化法。

冬桑叶　光杏仁　大贝母　连翘壳　焦枳壳　橘红络　赤芍

川郁金　丹参　旋覆花　益母草煎汤代水　姜竹茹　枇杷叶

◉ 肺痈

◎ 张左常州

肺痈呛咳，秽痰脓血于杂，右寸滑实，音出不扬。治以排脓化毒，清肃太阴。

桑皮　地骨　光杏　生草　桔梗　银花　冬瓜子

甜瓜子　知大贝　花粉　鲜地　川郁金　芦根　绿豆

◉ 脘腹痛

◎ 陈左□塔

湿伤脾阳，腑气不化。脉缓便溏，内热腹痛。宜理脾宣化。

藿梗　朴　陈皮　神曲　腹皮　砂蔻壳　赤苓　泽泻　术炭　益元散　半夏　荷叶　谷芽

◎ 吴右漕婆桥

少腹偏右作痛，经停两月，脉数，胸痞。姑与两和肝胃。

醋柴胡　炒归　酒芍　香附　青陈皮　半夏曲　台乌药　大川芎

金铃子　黄郁金　沉香曲　左金丸　玫瑰花　佛手片

◎ 孙右孙家塘

肝虚气滞。脘□腹痛。宜理气养营。

当归　白芍　香附　川斛　丹皮　川断　郁金　茺蔚子　蒿梗　藕肉　红枣

◎ 黄右黄土桥

左脉弦大有力，右关涩弱，痛由少腹上引脘中。木火扰中之象，疏和肝脾为法。

当归　白芍　吴萸炒川连　陈皮　柴胡　香附　金铃子

黑山栀　夕利　乌药　神曲　佛手　香橼皮

◎ 歌妓

肝虚木失疏泄，致肠胃气痹。少腹屡痛，便不通爽。宜抑木和中。

苏藿梗　佩兰　广皮　吴萸炒川连　朴　郁金　楂炭

赤苓　腹皮　黑栀　白芍　香附　荷叶　佛手

◎ 潘右

产后弥月余，肝脾不和，湿热中阻。脘痞腹痛，舌灰腻，便溏。宜和畅肝脾。

藿梗　半夏　佩兰　朴花　郁金　术炭　酒白芍　神曲　扁豆　赤苓　□□　荷梗　藕肉

◉ 痞满

◎ 周左

湿困脾阳，腑气不运。脘痞恶心，鼻塞咳嗽。宜肺脾兼理，和中化湿。

苏藿梗　川朴　会皮　神曲　赤苓　清炙白术　炒泽泻　大腹皮　薏米　香橼皮　焦谷芽

◎ 周右

肝脾不恰，脘次撑逆。还宜疏和肝脾。

法夏　橘皮络　枳壳　郁金　苏藿梗　佩兰　神曲

左金丸　山栀　厚朴　赤苓　通草　竹茹　鲜藕

◎ 王左

脾阳不足，湿郁气滞。脘痞不舒，倦怠乏力，肾阳不足，气化无权则小解不爽，脉形虚大，右尺更甚。亟宜双调脾肾。

清炙白术　炙附片　云茯苓　新会皮　姜半夏　西砂仁

炒泽泻　制川朴　焦谷芽　五加皮　菟丝饼

◉ 呕逆

◎ 徐左内桥

湿积伤中。呕嗳便泄，脉弦数，舌白腹痛。治以宣化。

藿香　佩叶　翘　朴　苓　蔻仁　半夏　广皮　赤苓　楂曲　腹皮　滑石　竹叶　荷梗

◉ 噎膈

◎ 张左

湿热交滞，胃气不降，脾元不升。纳食咽阻，便溏舌黄。宜旋转清阳为佳。

藿梗　佩兰　朴花　苏梗　郁金　法夏　枳壳　茯苓　蔻壳　桔梗　通草　竹茹　降香

◎ 杨右湖塘桥

肝风上扰阳明，适当其冲，兼之情怀不达，气郁生痰，胃气因而不降。脘次窒塞，大便艰约，心悸头晕之所由来也。年高津枯，防延噎膈。

沙丹参　归身　白芍　杏仁　茯神　法夏　广皮

川贝　甜杏仁　胡麻　桑叶　朴花　枳蔻壳　藕肉

◉ 泄痢

◎ 李童

脾不运磨，湿热滞郁于肠间。腹痛便溏，夹有黏腻紫瘀。宜健脾为主，清理湿热佐之。

术炭　扁豆　炙草　芍　香连丸　银花　陈皮　楂炭　伏龙肝　地榆　槐花　藕节　荷叶

◎ 姜左

寒热已减，下利上疏，脉细缓，少腹痛。肠间湿滞未清，还宜理脾宣化。

藿梗　川朴　广皮　香连丸　神曲　扁豆　赤苓　术炭　银花　砂壳　谷芽　荷叶

◎ **候左**

劳倦伤湿，抑遏脾阳。神倦便泄，舌白而厚，脉弦数。宜理脾宣化。

术炭　朴　广皮　神曲　大腹皮　藿梗　法夏　赤猪苓　泽泻　通草　益元散　竹茹　荷叶

◎ **蒋左**本衔

湿积化热伤脾，下延肠膏。滞痢不爽，面黄舌腻，脉弦大。中虚夹邪，治邪兼固其本。

清炙术炭　葛根　藿梗　广皮　香连丸　银花　益元散　赤苓　砂壳　扁豆　荷叶　谷芽

◎ **张幼**徐墅

湿积伤脾。肠鸣便泄，内热舌腻，指纹青紫。宜理脾宣化。

藿梗　川朴　陈皮　腹皮　神曲　翘　赤苓　泽泻　益元散　谷芽　荷叶　术炭

◎ **何童**

湿积伤脾。痛痢赤白，身热舌黄，气血交病。宜苦辛宣化。

葛根　白芍　酒芩　陈皮　楂炭　枳壳　神曲　当归　银花　丹皮　藕节　荷叶　香连丸

◎ **王左**南湾

身热泄泻腹痛，舌白苔，鼻多稀涕。湿邪伤脾，风袭肺表，宜表里兼治。

苏藿梗　朴　鸡苏散　陈皮　扁豆　神曲　赤苓

腹皮　泽泻　砂壳　木香　通草　荷叶　谷芽

◎ **王左**万塔

劳力伤脾，饥饱伤胃，湿食交困。腹满便溏，肌黄乏力。胃苓汤治之。

厚朴　陈　楂　神曲　大腹　广藿　赤苓　泽泻　滑石　内金　荷叶　谷芽

◎ **王左**本衔

脾喜燥而恶湿，脾为湿伤，津液不升。肠鸣泄泻，脉软□数。此方书所谓濡泄也。

白术　朴　扁豆　藿梗　陈皮　砂蔻壳　赤苓　泽泻　腹皮　谷芽　荷梗　葛根　郁金

◎ **龚幼**

便泄数日，目露神倦，舌尖碎，色淡苔少，或兼呕吐。暑湿渐清，脾元已伤。

术　扁豆　陈皮　法夏　苓　藿梗　川斛　蔻仁　薏米　车前子　通草　竹茹　谷芽

◎ **季左**泾北

泄利五旬，六脉沉细，腹鸣目陷，舌有腻苔。脾肾阳衰，气滞湿郁，法宜温化。

术炭　附片　朴　陈皮　半夏　腹皮　赤苓　泽泻　砂仁　谷芽　干荷叶　扁豆

◎ **王左**姜塔

下利脓血已减，表热酸重，脉浮弦数，头络晕痛。邪热遏表，宜引势利导。

荆芥　薄荷　葛根　酒芩　川连　陈皮　银花　木香　神曲　川朴　扁豆　姜皮　竹叶

◎ **程童**本衔

进芳香宣化[1]，寒热后重，伏邪已溃之象，面有浮气，便带溏薄。脾行气滞，宜理脾宣化。

---

① 原书本案未载前方。

藿香　朴　术炭　陈皮　法夏　酒芩　腹皮　神曲　赤苓　益元散　竹叶　荷叶

◎ **虞女**本衙

中虚木旺，脾失健运。内热恒作，便溏鼻衄，苔黄舌红。暂宜理脾宣化，兼和肝木。

广藿梗　佩兰叶　陈皮　左金丸　炒白芍　郁金　赤苓

泽泻　腹皮　碧玉散　焦神曲　焦谷芽　青荷叶

◎ **丁左**大墩

白浊未愈，又患痛痢，赤白杂下，里急后重，舌腻黄，脉数。宜苦平宣通。

酒芩　川连　白芍　银花　丹皮炭　木香　陈皮

枳壳　秦皮　楂炭　碧玉散　通草　川柏　荷叶

◎ **王左**本衙

赤白下痢，里急后重，舌黄腻。宜苦辛宣通。

广藿梗　朴丝　香连丸　新会皮　酒白芍　酒芩　银花炭　楂炭　滑石　通草　枳壳　青荷梗

◎ **任左**本衙

一诊

病后肠胃气钝，湿积内郁。腹痛滞痢，先润后干。宜理脾宣化。

藿梗　广皮　香连丸　神曲　腹皮　扁豆　采芸曲

银花　茯苓　砂蔻壳　谷芽　通草　荷梗　枳壳

二诊

滞痢已减，腻苔未化，昨发寒热，余邪未清。还宜理脾宣化。

藿香　广皮　半夏　扁豆　葛根炭　薏米炭　砂蔻壳

香连丸　通草　楂炭　谷芽　银花炭　荷叶　藕肉

◎ **冯左**底沟地

暑湿下注，滞痢窘迫，脓血相杂，脉弦数，舌腻。饮食宜慎。

煨葛　白头翁　归　芍　芩　连　木香　枳壳　银花　陈皮　碧玉散　赤苓　楂炭　鲜藕肉

◎ **王童**万塔

赤白痢，延已经旬，肠阴大伤，气陷脱肛，面浮身热，少腹尤痛，殊属重候。

清炙芪皮　术炭　归炭　白芍　银花　香连丸

陈皮　酒芩　升麻　柴胡　荷蒂　藕节　白头翁

◎ **霍右**霍家塘

先泻后痢，为脾邪传肾，内热腹痛，赤白相间，营血素亏，舌光纹裂，势殊深重。

白头翁　酒芩　白芍　川连　木香　楂炭　银花

归炭　枳壳　陈皮　谷芽　丹皮　藕肉　荷叶

◎ **赵左**赵家村

下痢经旬，气滞肛坠，肢足欠温。脾阳已衰，宜理脾统运，兼清血热。

清炙白术　葛根炭　酒白芍　酒芩炭　煨木香　薏米炭

焦谷芽　当归　西砂仁　炮姜炭　伏龙肝　干荷叶

◎ **蔡左**城头下

由泻转痢，赤白兼行，里急后重，内热舌黄，脉弦数。宜导滞宽肠，双调气血。

酒芩　白芍　白术　木香　川朴　会皮　赤苓　酒川连

银花　楂炭　益元散　焦枳壳　藕肉　青荷叶

◎ **黄左**三河桥

下痢赤白，里兼后重，舌黄内热。湿热交郁，剥蚀肠膏，殊尤小恙。

酒芩　白芍　川连　木香　杏炭　陈皮　朴　枳　槟榔　赤苓　银花　荷叶　当归

附：噤口痢

◎ 花右同庄

噤口痢，延已匝月，形神衰惫，舌绛如镜，午后壮热如烙，烦渴饮凉，水浆不入，胸痞恶心，脉细劲数。肠膏殆尽，独阳无阴，势已难挽，勉拟甘酸化阴泄热法。

北沙参　乌梅　木瓜　生於术　生白芍　黄连　怀山药　白头翁

炒银花　石莲子　朱茯神　霍石斛　鲜藕　淡姜汁

另用郁金二钱、木香五分，藕汁磨冲。

◉ 眩晕

◎ **吴右**

肝虚于下，风阳上升。眩晕脘闷，脉虚浮。法宜柔肝和胃。

法夏　广皮　茯神　枳壳　白芍　石决　枣仁

石斛　山栀　杭菊　木瓜　蒿梗　金橘饼　当归

◎ **张左**徐墅

诸恙均减，胃纳有加，惟头晕神倦，脉来濡弱。宜养正培元，兼化其余邪。

洋参粳米炒　茯神　扁豆　川贝　川斛　益元散　熟薏米

甜广皮　杜藿梗　青荷叶　生熟麦芽　法夏

◉ 臌胀

◎ **王右**

经闭数年，腹膨如箕，脘满脐凸，气逆咳嗽，六脉浮涩，殊属棘手。

术炭　枳实　沉香　归须　赤芍　苏梗　五灵　蒲黄　楂炭　杏仁　丹参　血珀　降香

◉ 水肿

◎ **冯童**印墅

寒郁后，脾虚气滞于足，浮肿舌淡。宜理脾宣化。

野於术　枳壳　陈皮　薏米　桑皮　□□　带皮苓

泽泻　神曲　砂仁　甜杏仁　谷芽　冬瓜皮

◎ **曹左**

早食荤腥，面足似肿，纳食胸阻，脉弦内热。胃热脾湿，宜理脾分化。

苏藿梗　青陈皮　大腹皮　朴　桂木炒白芍　吴萸炒川连　楂炭　赤苓　泽泻

◉ 淋浊

◎ **钱左**钱家桥

湿热下注。白浊淋漓，少腹作痛。宜清理下焦。

细生地　木通　草梢　石竹花　知母　黄柏　滑石

赤苓　车前子　海金沙　马鞭草　萆薢　竹叶□

◉ 遗泄

◎ **赵左**赵家村

精泻延久，遇劳即发，两尺虚大。从胃虚不摄例治。

细生地　怀山药　粉丹皮　炙龟板　潼沙苑　赤苓

泽泻　金樱子　大芡实　蛤粉炒鱼线胶　莲子

◉ 失血

◎ **冯左**

中焦暑湿，从上呕下泄而出，诸恙大减，惟积既久，咯吐带血，口渴苔少。宜清养中焦。

南沙参　丹皮　藿菖梗　山栀　金斛　扁豆　枳壳

茯神　佩兰　陈皮　蔷薇花　竹茹　香稻叶　鲜藕

◎ **李童**本街

一诊

湿热蕴于肠间，气血两伤。滞痢黏腻，便后见红。宜清理肠胃。

葛根　酒芩　香连丸　槐花　银花　焦楂曲　苦参

益元散　绿豆衣　新会皮　荷叶　淡茶叶　酒白芍

二诊

便血已减。宜扶脾养荣，兼清肠间血热。

葛根　当归　白芍　丹皮　槐花　炙草　香连丸

银花　地榆　细生地　抱茯神　藕节　赤绿豆衣

◉ 虚损

◎ **史右**本街

久咳不已，三焦受之，头晕心泛，腹满便溏。褥劳已成，图治非易，上下交损，姑培其中。

沙参　苓　术炭　陈皮盐炒　半夏　川贝　芍

扁豆　生熟谷芽　□□　荷叶　姜竹茹　菟丝饼

◉ 厥闭

◎ 杨左湖塘桥

一诊

肝风胃翻，呕吐青黄苦水，内恙过久，神败音低，舌枯绛不荣，或便结不行，或溏泄黄水，左脉弦动。察诸脉症，肝阴胆汁既枯，胃中气液渐竭，肝风胆火复扰攘中外，胃家气液尚存几何？何堪再受剥夺耶！肝为将军之官，宜济以柔；胃为百病之本，须达其中。爰本经旨以立方，就有通正焉。

洋参　炒麦冬　霍斛　法夏　橘红　茯神　乌梅　白芍

煅牡蛎　生熟谷芽　竹茹姜汁炒　枇杷叶姜汁炒　淡姜汁

浓煎缓服。另服藕汁冲入姜汁数滴。

二诊

前进橘皮竹茹汤，参以柔息肝胆，恙势平平。据述服紫雪丹，呕减弱多，肠鸣漉漉，乃辛香开泄之功，无如肝风愈张，手足躁动，哕恶痰水，口渴神迷，脉更弦数，甚则睛定目直，发现痉象。揆诸病情，无非肝风胆火冲击胃腑，胃虚气逆，不能化水谷精微，所进汤饮，悉化为痰水耳。再拟培中涤饮，息风柔肝，须得风定呕止，中原恢复，庶有转机。

洋参　姜夏　橘皮　茯苓神　羚羊角　藿金斛　郁金

菖蒲　远志　生於术　龙齿　生谷芽　姜竹茹

◉ 痿痹

◎ 吴左

湿滞气郁，阳明不束筋骨、流利机关。脘闷腹痛，筋骨懈弛。宜芳香宣浊。

藿香　朴　陈皮　郁金　木香　佩兰　枳壳　益元散　赤苓　神曲　降香　藕肉

◉ 疝气

◎ □左钱家桥

高年下虚，病患疝气，厥阴之络蕴湿必多。今则湿闭热郁，脘腹膨胀，二便不通，舌黄厚，脉动数。势防喘呃告变，暂宜苦辛宣通，续商固本。

制夏　淡芩　吴萸炒川连　枳实　杏仁　蒌皮　郁金　菖蒲

川楝子　碧玉散　车前　姜竹茹　当归龙荟丸三钱

妇人

◉ 调经

◎ 白右用毗桥

经停将两月，头晕心泛，脘次不舒。宜两和肝胃。

半夏曲　陈皮　蒿藿梗　花粉　蔻仁　白芍　苓　香附　竹茹　藕肉

◎ **虞右**

经停将两月，六脉细涩，却无妊象，况素患痛经。肝脾本属不和，姑与疏和肝脾。

醋柴胡　当归　乌药炒白　吴萸炒川连　香附　郁金　枳壳　川楝子

川断　茺蔚子　玫瑰花　香橼皮　陈佛手　带壳砂仁

◎ **吴右**

肝虚血热。经事一月再行，脉数内热。加味四物汤去取调之。

炒当归　焦白芍　柴胡炭　丹皮炭　制香附　乌贼骨　川断肉

广皮　川斛　细生地　红枣　郁金　鲜藕肉　黑山栀

◎ **吴右**庄上

肝脾气滞。经行先后不一，行必腹痛，脉弦内热。宜逍遥散治之。

醋柴胡　老苏梗　香附　炒当归　焦白芍　台乌药　广郁金

川石斛　茺蔚子　川断肉　金铃子　陈佛手　香橼皮　鲜藕肉

◉ 崩漏

◎ **吴右**

经行淋沥不止，脉数内热，脘次不舒，面白浮□。肝虚血丝[①]，加味四物汤主之。

当归　白芍　术炭　川断　茯神　丹皮　半夏　陈皮

枳壳　蒲黄　乌贼骨　鲜藕肉　谷芽　红枣

◎ **吴右**曹婆桥

郁□肝脾，气滞生火。火延冲任，湿迫暴下，色紫而多，胸痞痰滞，脉来弦数。天癸当尽之年，殊非所宜。

柴胡　当归　白芍　丹皮　黑栀　大贝　术炭　枳壳　茯神　乌贼　蒲黄　木香　藕肉　竹茹

◉ 带下

◎ **张右**张家街

操劳伤营，热留带脉。白带绵延而下，六脉弦数，舌本光绛。宜养营化热，固摄下焦。

当　芍　柴胡　生地　黑栀　茯神　金樱子　芡实　青蒿　丹皮　术炭　藕肉　丝瓜络

◉ 妊娠

◎ **薛右**

经停脉数，胸阻恶心。妊娠之象，宜两和肝胃。

夏曲　广皮　白芍　川斛　术炭　砂仁　南沙参　茯神　丹参　藿梗　鲜藕肉　竹茹

◎ **钱右**钱家村

妊娠二月，午后形寒，内热不解，舌白腻，面黄唇淡。气血两伤，余温未清，宜理脾胃宣化。

---

① 丝：意为少，方言习语。

藿梗　佩兰　半夏曲　朴花　会皮　子芩　赤苓

白术　神曲　泽泻　鸡苏散　枳壳　谷芽　荷叶

◉ 子肿

◎ 陆右张家街

子肿既产不减，舌浮唇痿，脉虚□□。□□两亏，疏化失职，宜扶土和脾。

术炭　枳壳　归炭　□□　陈皮　带皮苓　泽泻　神曲　腹皮　加皮　冬瓜皮　谷芽

外科

◉ 赤游火

◎ 蒋幼后庄

赤游火已减，身热不退，舌白腻微黄，腹满便溏，脉数纹紫。阳明暑湿侵入营分，宜清化兼施。

上川连六分　川朴八分　连翘三钱　酒芩一钱　金银花三钱　法夏二钱　粉丹皮一钱半　黄郁金二钱

大青叶三钱　鸡苏散三钱　川通草六分　鲜芦根二两　淡竹叶卅片　绿豆衣三钱

◉ 疹

◎ 谢童滆塘

苔黄舌红，白疹外现，身热有汗，午后形寒。从阳明清化。

豆卷　佩兰　翘　芩　郁金　蔻仁　鸡苏散　通草　藿梗　川斛　赤苓　竹叶　藕

◉ 风疹

◎ 周左南洲

风疹已久，近患痛痢身热，有汗不鲜。表邪下陷，法宜疏化。

煨葛根　炒荆芥　薄荷　连翘　银花　川朴　酒芩

赤白芍　赤苓　楂炭　丹皮　广皮　鲜藕　蒌皮

中医内科学讲义

原著　民国·谈逸庵
点校　金锴　娄峄航　李煜　王以洲

第一编 类证学

第一章 真中风门

经义

身半以上者，邪中之也；身半以下者，湿中之也。邪之中于人也，无有常。中于阴则留于腑，中于阳则留于经，中于面则下阳明，中于项则下太阳，中于颊则下少阳，其中于肩背两胁，亦下其经。中于阴者常从臂胻始，其阴皮薄，其肉淖泽，故其受于风，独伤其阴。

足阳明之经病，卒口僻，急者目不合，热则筋纵，目不开。颊筋有寒则急，引颊移口，有热则筋弛纵缓不胜收，故僻，治之以马膏摩。其急者，以白酒和桂枝以涂。其缓者，以桑钩勾之，即以生桑灰置之坎中。高下以坐等，以膏熨急颊，且饮美酒，噉炙肉。不饮酒者自强也，为之三拊而已。

张石顽云：口颊㖞僻，乃风中血脉也。手足阳明之经络于口，会太阳之经络于目。寒则筋急而僻，热则筋弛而纵。故左中寒则逼热于右，右中寒则逼热于左。寒者急而热者缓也。急者皮肤顽痹，营卫凝滞。故用马膏甘平柔缓以摩其急，以润其痹，以通其血脉。用桂枝之辛热急束，以涂其缓，以和其营卫，以通其经络。柔能治风痹，通节窍也。病在上者，酒以行之，甘以助之，故饮美酒，噉炙肉。若有不饮者，自免强饮之，为之三拊者，再三拊其急处，使气血流动，其病自已也。

逸按：此中寒风之法也。若喻嘉言氏所谓“因火召风，因痰召风”，风火痰相扇之中风，气血已自沸腾，炙肉生痰助火，白酒鼓血行元，进二者又安可用乎？

又按：白酒即酒之初酿，色尚白者，生桑灰即以新鲜之桑木烧之为灰，置之地坎中，令人入坐，取其暖气，行营卫、祛风寒，亦惟中寒风者用之。

风中五脏六腑之俞穴，亦为脏腑之风各入其门户，所中则为偏风。故风者百病之长也，至于变□乃为他病也。三阳三阴发病为偏枯痿易，四肢不举。

原注云：三阴谓脾肺也，三阳谓膀胱小肠也。脾主四肢，肺主皮毛，小肠之脉自两手足上行肩胛，膀胱之脉自头背下行两足，故其发病也，为偏枯痿易，四肢不举。痿易，变易常度也；偏枯，半身麻木不遂也；四肢不举，瘫痪也。

虚邪客于身，其入深，营卫衰，则真气去，邪气内留，发为偏枯。

《金匮》

夫风之为病，当半身不遂，或但臂不遂者，此为痺。脉微而数中风使然。

风病，《内经》论之详矣，但往往与痹合论，后人惑之。故仲景复言之曰：风之为病，当半身不遂，即经所谓偏枯也。或但臂不遂者，非中风也，即痹病也。盖痹为脉多沉涩，风为阳病，脉多浮缓。今脉微而数，中风使然。其脉微者正气虚也，数者邪气胜也。故病中风之人，因虚而召风者，未有不见微弱之脉者也；因热而生风者，未有不见数急之脉者也。

沈明宗曰：此分中风与痹也。风之为病，非伤于卫，即侵于营。故当半身不遂，谓半身之气伤而不用也。若但臂不遂，此为痹。痹者，闭也。谓一节之气闭而不仁也。于是诊之于脉，必微而数。微者，阳之微也，数者，风之数也，此中风使然。谓风来乘虚人，而后使半身不遂也。

寸口脉浮①而紧，紧则为寒，浮则为虚，虚寒相搏，邪在皮肤。浮者血虚，络脉空虚，贼邪不泻，或左或右；邪气反缓，正气即急，正气引邪，歪僻不遂。邪在于络，肌肤不仁；邪在于经，即重不胜；邪入于腑，即不识人；邪入于脏舌，即难言，口吐涎。

张路玉曰：寒邪之脉紧束，故浮紧并见于寸口。络脉从经脉左右双行，当邪入之时不治，至邪在络脉流行，缓急牵引，故口眼㖞斜不遂。邪在于络，则不营于肌肤，故不仁；邪在于经，则外不滋于肉，故身重而不胜。所谓入脏入腑者，以胃为六腑之总司，心为五脏之君主，诸腑经络受邪，变极则归于胃，胃得之则热甚，津液壅溢为痰涎，闭塞其神气出入之窍，故不识人也。诸脏邪受，极而变者，亦必归于心。心得邪则神散而枢机息。舌者，心之窍机，息则舌纵，廉泉开，舌纵则难以言，廉泉开则口流涎也。主以候氏黑散，祛之从外而散②。取菊花之甘寒祛风，兼牡蛎、矾石之涩，使药积腹中，以助祛风之力也。

尤在泾曰：邪气反缓，正气即急者，受邪之处筋脉不用而缓也，无邪之处正气独治而急也。缓者为急者所引，则口目为僻而肢体不遂，是以左㖞者邪反在右，右㖞者邪反在左，或左或右，则有邪正缓急之殊，而为表为里亦有经络脏腑之别。经云：经脉为里，支而横者为络，络之小者为孙络，是则络浅而经深，络小而经大。故络邪病于肌肤，经邪病连筋骨，甚而入腑，又甚而入脏，则邪深矣。盖神藏于脏而通于脏腑，则神窒于内，故不识人。诸阴经脉皆连舌本，脏气厥而不至舌下，则机息于上，故舌难言而涎自出也。

逸按：读张石顽、尤在泾二先生注，发明㖞僻偏枯之理，极为精详。经云：邪之所凑，其气必虚。治真中风之偏废，首宜散风，兼补气活血。观小续命汤方药可知。

寸口脉迟当改浮而缓，迟当改浮则为寒当改风，缓则为虚，营缓则为亡血，卫缓则为中风。邪血中经则身痒而瘾疹，心气不足，邪气入中则胸满而短气。

张路玉曰：寸口脉迟，知营气不及而亡血；寸口脉缓，知卫虚邪入而为中风；卫不外布于经，则为瘾疹而身痒；营不内荣于心，则客邪混郁于中，害其中气之布息，故胸满而短气，治以风引汤。引之从内而泄，故用大黄引领甘寒诸药，镇摄虚风，即以矾石、牡蛎填塞复入之路。《灵枢》所谓久塞其空，谓之良工是也。

---

① 浮：原缺，据文义补。
② 散：原缺，据《张氏医通》补。

《医宗金鉴·〈金匮要略〉正误篇》云：寸口脉迟而缓，迟则为寒。二“迟”字当是“浮”字，“寒”字当是“风”字，始与文意了然耳。迟缓二脉不能并见，当改之。《金鉴》原注云：迟与紧皆寒脉也。若中风，虚邪之脉皆当浮缓，以浮主风，缓主虚也。逸按前用候氏黑散治中风挟寒而未变热者，此用风引汤治阳亢之体，中风之已化热者。逸庵读《金匮》至此，将原文与张注及下列风引汤方治一再参究，终莫能解意，谓迟缓之脉，何能服如许大凉之药。病相合因，知古书代远年湮，难免鲁鱼亥豕之误，张注前两句随文释意不及《金鉴》之注，却当后遇此等难解处，当录正误篇及后贤注解以正之。

◉ 附：方歌

◎ 候氏黑散

治大风四肢烦重，心中恶寒，不足者。

菊花四钱(一作三钱)　黄芩五分(一作四分)　白术　细辛　青防风各一钱(一作八分)　人参　茯苓　当归　川芎　桔梗八分(一作六分)　牡蛎　矾石各三分(一作二分三厘)

上药十四味，杵为散，酒服方寸匕，每日一次(一作三次)。

初服二十日，温酒调下，禁一切鱼肉大蒜，此后常宜冷食，六十日止服。即药性积腹中不下，热食即下矣。冷食自能助药力也。盖矾石性得冷即止，得热即下，下则不能尽其药理也。初用温酒调服者，令药性走表以开痹也。

歌曰：黑散辛苓桂归芎，姜参矾石各三同。菊宜四十术防十，桔八芩须五分通。

方论

费晋卿曰此方佳处，全在平肝息风，内风不动，则不与外风勾结。此便是堵截之法。喻西昌盛称其用，牡蛎、矾石堵御之妙，余请为进一解，当实卫气以为城垣，当养营血以坚壁垒。若使药积腹中以为堵截，吾恐风不得入者，气血亦由此不通，无怪误解，堪塞空窍者滋议也。

◎ 风引汤

除热瘫痫，治小儿惊痫瘛疭。

大黄　干姜　龙骨熬，各四两　桂枝三两　甘草炙　牡蛎煅，各三两
滑石　寒水石　赤石脂　白石脂　紫石英　石膏各六两

上十二味杵粗筛，以苇囊盛之，取三指撮，井花水三升，煮三沸，去渣温服一升。

歌曰：四两大黄二牡甘，龙姜四两紫膏六，滑寒赤白桂枝三，瘫痫诸风个里采。

陈修园曰：方中干姜桂枝宜减半用之。

方论

陈元犀曰：大人中风牵引，小儿惊痫瘛疭，正大热生风，五脏亢盛，及其归并入心，其治同也。此方用大黄为君，以荡除风火热湿之邪；取干姜之止而不行者，以补用桂枝、甘草以缓其势。又用石药之涩以堵塞其路，而石药之中又取石膏、滑石，清金以平其木，赤白石脂以除其湿，厚其土，龙骨、牡蛎以敛其精神魂魄之纷驰，用寒水石以助肾之真阴不为阳光所烁，更用紫石英以补心肾之虚，恐心不明而十二经危也。明此以治入脏之风游刃有余矣。

◎ 防己地黄汤

治病如狂状，妄行，独语不休，无寒热，其脉浮。

防己　甘草各一分　桂枝　防风各三分

歌曰：妄行独语病如狂，一分己甘三桂防。杯酒淋来取清汁，二斤炙地绞和尝。

方论

尤在泾曰：赵氏谓狂走谵语，身热脉大者，属阳明也。此无寒热，其脉浮者，乃血虚生热，邪并于阳而然。桂枝、防风、防己、甘草酒浸取汁，用是轻清归之于阳[①]，以散风邪；用生地黄之甘寒，熟蒸使归于阴，以养血除热。盖药生则散热表，熟则补衰，此煮法亦表里法也。

◎ 头风摩散

治头风。

大附子一枚　盐各等分

上附子为散，和盐以方寸匕，摩头上，令药力行。

歌曰：头之偏痛治如何，附子和盐等分摩，躯壳病生须外治，马膏桑引亦同科。

逸按：《灵枢》马摩白酒，和桂桑钩钩之，淳酒入椒姜，棉絮熨之三十遍而止，皆外治法也。已见前，特于此推论之。

◎《古今录验》续命汤

治中风痱，身体不能自收持，口不能言，冒昧不知痛处，或拘急不得转侧。

麻黄　桂枝　人参　甘草　干姜　石膏　当归各三两　川芎一两五钱　杏仁四十枚

上九味，以水一斗，煮取四升，温服一升，当小汗，薄覆脊，凭几坐，汗出则愈，不汗出更服。无所禁，勿当风，并治伏不得卧，咳逆上气，面浮肿。

歌曰：姜归参桂草膏麻，三两均匀切莫差，四十杏仁芎两半，古今录验主风邪。

方论

陈元犀曰：风，阳邪[②]也，气通于肝。痱，闭也。风入闭塞其毛窍，阻滞营卫不行也。盖风多挟寒，初中时由皮肤而入，以渐而深入于内，郁久则化热，热则伤阴，阴伤内无以养其脏腑，外不能充于形骸，此即身体不能自收持、口不能言、冒昧不知痛处所由来也。主以古今录验续命汤者，取其祛风走表，安内攘外，旋转上下也。方中麻黄、桂枝、干姜、杏仁、石膏、甘草，以发其肌表之风邪，兼理其内蕴之热；又以人参、当归、川芎补血调气，领麻黄、石膏等药，穿筋骨，通经络，调营卫，出肌表之邪。是则此方从内达外，旋转周身，驱邪开痱，无有不到。称曰“古今录验续命汤”，其命名岂浅哉？

◎《千金》三黄汤

治中丹手足拘急，百节酸痛，烦热心乱，恶寒，不欲饮食。

---

① 阳：原缺，据文义补。

② 阳邪：原为“邪阳”，据文义改。

麻黄五分　独活四分　细辛二分　黄芪二分　黄芩三分

上五味，以水六升，煮取二升，分温三服。一服小汗，二服大汗，心热加大黄二分，腹满加枳实一枚，气逆加人参三分，悸加牡蛎三分，渴加栝蒌根三分，先有寒加附子一枚。

歌曰：风乘火势乱心中，节痛肢拘络不通，二分芪辛四分独，黄芩三分五麻攻。

加减歌曰：二分黄加心热端，消除腹满枳枚单；虚而气逆宜参补，牡蛎潜阳悸可安；
增入蒌根能止渴，各加三分效堪观；病前先有寒邪在，附子一枚仔细看。

方论

陈元犀曰：此附治风中太少，通护阴阳，驱邪之方也。足太阴属脾，主四肢手足拘急恶寒。经曰：不欲饮食，脾不运也。手少阴属心，主神，心病则神昏，故心乱而发烦热也。足少阴属肾，主筋骨，病则百节疼痛也。方用麻黄、黄芪入太阴，宣阳发表，净脾中之邪；以黄芩清其心热以止烦；又用细辛、独活入肾，穿筋骨以散肾邪，此主治之大意也。

◎ 近效术附汤

治风虚头重眩苦极，不知食味，暖肌补中，益精气。

白术二两　附子炮，去皮，一枚半　甘草炙，一两

上三味锉为末，每五钱匕，生姜五片，大枣一枚，水盏半，煎七分，去温服。

歌曰：一剂分服五钱匕，五片生姜一枣引，枚半附子镇风虚，一草二术方中寻。

方论

张路玉曰：肾气虚乏之人，外风直入无禁而挟肾中浊阴之气，厥逆上攻，其头间重眩之苦至极难耐，兼以胃气亦虚，不知食味。故处方全不用风药，但用附子暖其水脏，白术、甘草暖其土脏。水土一暖，则浊阴之气，尽去趋于下，而头苦重眩、食不知味之症除矣。

《千金》

岐伯论：中风大法有四，一偏枯，二风痱，三风懿，四风痹。夫诸急猝病多是风，初得轻微，人所不悟，宜速与续命汤，依输穴灸之。夫风者，百病之长也。岐伯所言四者，说其最重者也。

（一）偏枯者，半身不遂[1]，肌肉偏不用而痛，言不变，智不乱，病在分腠之间。温卧取汗，益其不足，损其有余，乃可复也（《甲乙经》云：温卧取汗则巨针取之）。

雷少逸曰：偏枯即瘫痪也，左枯为瘫，右枯为痪。

逸按：益其不足，损其有余，用针然，用药亦何独不然。

（二）风痱者，身无痛，四肢不收，志乱不甚，言微知，则可治；甚则不能言，不可治。

雷少逸曰：风痱即中经络也。

---

① 遂：原文为“随”，据文义改。

逸按：风中经络，未全入脏腑，志虽乱而不甚，故可治。脏者，藏也，邪由经络入脏，易进难出，神去机息则志乱神昏不能言，故不可治。

（三）风懿者，奄忽不知人，咽中塞，窒窒然（巢氏作“噫噫然有声”）。舌强不能言，病在脏腑，先入阴后入阳，治之先补于阴，后泻于阳，发其汗，身转软者生，汗不出、身直者七日死（巢氏作“眼下及鼻人中左右白者可治，一黑一赤吐沫者不可治”）。

雷少逸曰：风懿即中脏腑也。

（四）风痹者，风寒湿诸痹类。风胜则周身走注疼痛，寒胜则骨节掣痛，湿胜则麻木不仁（此言贼风诸痹，痛风之大纲也）。

雷少逸曰：风痹即风寒湿三气所合之痹症也。《内经》云：风胜为行痹，寒胜为痛痹，湿胜为着痹。

张石顽曰：《千金》述岐伯论曰中风有四，方治颇繁，今每例采一专方，为逐症之纲旨。如偏枯，用八风续命汤；风痱用竹沥饮子；风懿用独活汤；风痹用附子散。此大略宗兆，余方不能俱载，《千金》所谓变动枝叶，各依端绪以取之。端绪愈纷，则采求愈惑，圆机之士谅不能固守成则也。四方附录于下。

◉《千金》八风续命汤

即《古今录验》续命汤（见前）去麻黄、芎䓖，加独活、黄芩，水煎，温服覆汗。

◉《千金》竹沥饮子

用此方当先以竹沥二十分、生葛汁十分、姜汁一分和服，然后用竹沥饮子。

芎䓖　防己　附子　人参　芍药　黄芩　甘草　桂心各三分

石膏六分　杏仁四十粒　麻黄　防风各半分

上十三味，水煮减半，竹沥十分、生葛汁五分、姜汁半分，分三服取汗，间二三日更服一剂，三服后随病进退增减。

◉《千金》独活汤

桂枝三钱　白芍三钱　甘草炙，三钱　生姜五片　大枣四枚

前五味为玉函桂枝汤，此去桂枝易桂心，去大枣，加独活、栝蒌根、生葛粉发其汗。不得汗，去独活、栝蒌根、生姜，加防风、防己、麻黄，喑哑不语并皆治之。

◉《千金》附子散

麻黄　附子　干姜　细辛　桂心　人参　防风　芎䓖　羚羊[1]

上九味为散，水煎加竹沥，日服一剂效。

① 羚羊：此为羚羊角。

近代学说论治

◉ 程钟龄《医学心悟》中风门

程钟龄曰：中风者，真中风也，有中经、中脏、中血脉之殊。中经者，中在表也。外有六经之形证，与伤寒六经传变之证无异也。中太阳，用桂枝汤。中阳明，葛根汤加桂枝。中少阳，小柴胡汤加桂枝。其法悉具伤寒门。

中脏者，中在里也。其人眩仆昏冒，不醒人事，或痰声如曳锯，宜分脏腑寒热而治之。假如其人素挟虚寒，或暴中新寒，则风水相遭，寒冰彻骨，而风为寒风矣。假如其人素有积热，或郁火暴发，则风乘火势，火借风威，而风为热风矣。凡热风，多见闭证，其症牙关紧急，两手握固，法当疏风开窍，先用搐鼻散吹之，次用牛黄丸灌之。若大便闭结，腹满胀闷，火势极盛者，以三化汤攻之。凡寒风，多见脱证，其症手撒脾绝，眼合肝绝，口张心绝，声如鼾肺绝，遗尿肾绝，更有两目直视，摇头上窜，面赤如妆，汗出如珠，皆脱绝之证。法当温补元气，急用大剂附子理中汤灌之。若痰涎壅盛，以三生饮加人参灌之。间亦有寒痰壅塞，介乎闭脱之间，不便骤补者，用半夏、橘红各一两，浓煎至一杯，以生姜自然汁对冲，频频灌之，其人即苏，然后按其虚而调之。然予自揣生平，用附子理中治愈者甚多，其用牛黄丸治愈者亦恒有之，惟三化汤一方，并未举用。此必天时、地土、人事之不同。然寒热之剂，屹然并立，古方具在，法不可泥，故两存之，以备参酌。

中血脉者，中在经络之中也。其症口眼㖞斜，半身不遂是也，大秦艽汤主之。偏在左，倍用四物汤；偏在右，佐以四君子汤。左右俱病，佐以八珍汤，并虎骨胶丸。此治真中之大法也。

至于口噤、角弓反张，痉病也。但口噤而兼反张者，是已成痉也，小续命汤。口噤而不反张者，是未成痉也，大秦艽汤。

不语有心脾肾三经之异，又有风寒客于会厌，卒然无音者。大法，若因痰迷心窍，当清心火，牛黄丸、神仙解语丹。若因风痰聚脾经，当导火痰涎，二陈汤加竹沥、姜汁，并用解语丹。若因肾经虚火上炎，当壮水之主，六味丸加远志、石菖蒲。若因肾经虚寒厥逆，当益火之源，刘河间地黄饮子，或用虎骨胶丸加鹿茸。若风寒客于会厌，声音不扬者，用甘桔汤加疏散药。

遗尿谓之肾绝，多难救。然反目遗尿者，为肾绝，若不反目，但遗尿者，多属气虚，重用参等药补之即愈。

逸按：中经络者，病在躯壳，其势较缓；中脏者，神气无依，根本易漓，其病最急。中脏闭证，审为寒风，当温散豁痰，热风当驱风清火豁痰，苦脱证则唯有速固根本。盖正气不立，无捍卫祛邪之力。此参附、六味、八味、地黄饮子，诸方之所以立也。河间地黄饮子本治肾虚卒厥，非治中风之主方，此系借用。唯续命汤为真中风之主方，学者不可不知。

◉ 附：方歌

◎ 搐鼻散

治一切中症不省人事，用此吹鼻，有嚏者生，无嚏者难治。

细辛去茎　皂角去皮弦，各一两　半夏生用，五钱

◎ 牛黄丸

治中风痰火闭结，或瘈疭，瘫痪，语言謇塞，恍惚，眩晕，精神昏愦，不省人事，或喘嗽痰壅烦心等症。

牛黄六钱　麝香　龙脑以上三味另研　羚羊角　当归酒洗　防风　黄芩　柴胡　白术　麦冬去心　白芍各七钱五分　桔梗　白茯苓　杏仁去皮尖　川芎　豆卷　阿胶各八钱五分　蒲黄　人参　神曲各一两二钱五分　雄黄另研，四钱　甘草二两五钱　白蔹　肉桂去皮　干姜各三钱七分

◎ 虎骨胶丸

治鹤膝风，并治瘫痪诸症。

虎骨胶　熟地四两　当归三两　牛膝　山药　茯苓　杜仲　枸杞　续断　桑寄生各二两　熟附子七钱　肉桂五钱　丹皮　泽泻各八钱　人参二两，贫者以黄芪四两代之

歌曰：虎骨胶丸虎骨重，八味(丸)去萸(加)杞断仲，参归寄生同牛膝，并治瘫痪鹤膝风。

◎《千金》小续命汤

治中风外显六经形证，不省人事，半身不遂，口眼㖞斜，语言謇涩等症。

即古今录验续命汤(见前)去石膏，加芍药、防风、黄芩各一钱四分，防己一钱，熟附子七钱，生姜五片，大枣一枚(《雀氏外台》不用防己、大枣)。

加减法

精神恍惚加茯神、远志；骨节烦疼有热者，去附子，倍芍药；无热者，倍官桂、附子；心烦多惊，加犀角；呕逆腹胀，加半夏，倍人参；烦躁、大便涩，去附子，倍芍药，加竹沥；脏寒下利，去防己、黄芩、附子，加白术；自汗，去麻黄、杏仁，加白术；脚膝弱，加牛膝、石斛；身痛，加秦艽；腰痛，加桃仁、杜仲(姜汁炒)；失音，加杏仁。

易老六经加减法

麻黄续命汤：治中风无汗恶风。本方中，麻黄、杏仁、防风各加一倍。

桂枝续命汤：治中风有汗恶风。本方中，桂枝、芍药、杏仁各加一倍。

二证者，太阳经中风也。

白虎续命汤：治中风有汗身热不恶寒。本方中，加知母、石膏各一钱四分，去附子。

葛根续命汤：治中风身热有汗不恶风。本方中，加葛根、桂枝、黄芩各一倍。

二证皆阳明经中风也。

附子续命汤：治中风无汗身凉。本方中，加附子一倍，干姜、甘草各一钱。

此证乃太阴经中风也。

桂附续命汤：治中风有汗无热。本方中，加桂枝、附子、甘草各一倍。

此少阴经中风也。

羌活连翘续命汤：中风六经混淆，系之于少阳、厥阴，或肢节挛痛，或麻木不仁。本方中，加羌活、连翘各一钱半。

歌曰：见《汤头歌诀》。

◎ 神仙解语丹

白附子泡　石菖蒲去毛　远志去心，甘草水泡　天麻　全蝎去尾，甘草水洗

羌活　南星牛胆制多次更佳，各一两　木香

歌曰：神仙解语白附菖，远麻蝎星羌木香。

其余汤方俱见《组织学汤头歌诀》①。

逸按：前篇为天都程钟龄所作，简而不繁，又切实用。学者既研《经义》《千金》《玉函》，再熟读是篇，中风一症，已有门径可循。然后接读费著、雷拟（附下）可也。

◉ 费晋卿《医醇賸义》

费晋卿曰：经云“风者，百病之长也”。风性轻而善走，无微不入，其中人也易，其发病也速，故为百病之长。人惟卫能捍外，营能固内，腠理秘密，毛窍不开，斯贼风外邪无能侵犯。否则正气一虚，外风乘间伺隙，由表入里，而病亦由浅入深矣。卫气不能捍外，则风入于肌肉，故手指麻木而肌肉不仁。若是者，名曰“中络”。营血不能固内，则风入于经脉，故身体重着，步履艰难。若是者，名曰“中经”。由此深入，则为“中腑”②。腑者，胃府也。胃为六腑之长，职司出纳。风入于胃，胃火炽盛，水谷之气不生津液而化痰涎，痰随火升阻灵窍，故昏不知人也。由此而深入，则为“中脏”。脏者，心脏也。心体纯阳，风性飙举，风火上扰，神明散乱，故舌不能言而口流涎沫，此偏枯症中由浅入深之次第也。论治者，河间主火，东垣主气，丹溪主痰，是因火召风，因气召风，因痰召风，反以火气痰为主而风往从之，标本倒置。诚如喻嘉言之所讥：“盖其人有火气痰偏胜之处，因中于风，则有火者，为风火；有气者，为风气；有痰者，为风痰。风为主，而火与气与痰乃与风合并交作，方为标本分明。”惟候氏黑散填空窍以堵截外风一节，后人每多误解，以为空窍之处，惟肠与胃。若将肠胃之空窍填塞，水谷且不得通行，人将何以自立？若有形之水谷仍能灌输，则无形之邪风岂反不能直走？蓄此疑者，不知凡几，殊不知邪害空窍，《内经》已明明言之。所谓空窍者，乃指毛窍及腠理言之，故候氏黑散中用牡蛎、矾石等收涩之药，欲令腠理周密。正如暴寇当前，加筑城垣以堵截之，使不得入耳，非欲将肠胃之空窍一并窒塞也。只因误会一“填”字，遂将“空窍”二字一并错解。故特明白剖析，庶几积惑可除。且候氏黑散中尚有精义未经揭出，再为表章之。其用牡蛎、矾石为堵截之计，固也。而其尤要者，则在于收涩敛汗，使在内之肝风不动，则先去其内应，而勾结之患除。虽有邪风，孤立无援，亦将自退矣。因思保障灵府之法，无如治脾胃以实中州。脾气旺则积湿尽除，而痰气不生。胃气和则

---

① 《组织学汤头歌诀》：仅见此书名，今未查得，或为谈氏所编教材之别篇，今佚。

② 腑：原为脏，据文义改。

津液上行，而虚火自降，治病大法无过于斯。至仓卒之时，病势危急，则又当逆而折之，虽峻猛之剂，不得不随症而施矣。

◉ 附：方歌

◎ 中络

中络者，风入肌表，肌肉不仁，或手指足趾麻木，加味桂枝汤主之。

加味桂枝汤自制

桂枝八分　白芍一钱五分　甘草五分　牛膝二钱　川牛膝一钱五分

当归二钱　蚕沙四钱　秦艽一钱　防风一钱　红枣五枚　生姜三片

歌曰：加味桂枝即本方，(加)二膝蚕沙归艽防。

◎ 中经

中经者，风入经脉，身体重着，步履艰难，养血祛风汤主之。

养血祛风汤自制

生地二钱　当归二钱　白芍酒炒，一钱　桂枝六分　茯苓三钱　白术一钱　虎胫骨炙，一钱五分

续断二钱　独活酒炒，一钱　秦艽一钱　牛膝二钱　木香五分　红枣十枚　生姜三片　桑枝尺许

歌曰：养血祛风地芍归，苓术虎胫并桂枝，秦艽牛膝续断独，木香姜枣及桑枝。

◎ 中腑

风火炽盛，胃津不能上行，痰涎壅塞灵窍，昏不知人，加味竹沥汤主之。

加味竹沥汤自制

麦冬三钱　石斛二钱　羚羊角一钱五分　橘红一钱　胆星五分

僵蚕炒，一钱五分　天麻八分　淡竹沥半杯　姜汁一滴，同冲服

歌曰：加味竹沥麦冬斛，羚羊胆星橘天麻，僵蚕竹沥姜汁引，痰塞灵窍中腑痊。

逸按：此喻嘉言氏所谓，非清火豁痰，则风不出欤。

◎ 中脏

心为一身之主，风火上犯，则神明散乱，舌不能言，口流涎沫，甚或神昏鼾睡，面色油红，此为难治。姑拟清心饮，以备救急之一法。

清心饮自制

牛黄五分　琥珀一钱五分　黄连五分　丹参三钱　远志甘草水制，五分

菖蒲八分　橘红一钱　胆星五分　麦冬一钱五分　淡竹叶二十张

歌曰：费氏清心用牛黄，珀连胆星远志菖，丹参橘麦淡竹叶，中脏救急备一方。

◎ 中脏虚证

四肢懈散，昏不知人，遗尿，鼾睡，此更难治。姑拟阴阳两救汤以备一法。

阴阳两救汤自制

熟地八钱　附子三钱　人参二钱　菟丝子盐水炒，八钱　杞子四钱

茯神二钱　远志甘草水制，一钱　干河车切，三钱　炮姜炭一钱

煎浓汁时时饮之。

歌曰：阴阳两救参附地，菟远河车姜茯杞。

◎ 口眼㖞斜

足阳明之脉夹口环唇，足太阳之脉起于目内眦，胃有痰火，又风从太阳而来，兼扰阳明，故经脉牵掣而口眼㖞斜也，消风返正汤主之。

消风返正汤

羌活二钱　天麻八分　蝎尾五支　僵蚕炒，一钱五分　贝母二钱

羚羊角一钱五分　石斛三钱　花粉二钱　麦冬二钱　黄荆叶五张

歌曰：消风返正羌天麻，蝎蚕羚羊贝石斛，麦冬花粉黄荆叶，口眼㖞斜筋脉挛。

◎ 半身不遂

气虚者手足弛纵，食少神疲，不能步履，黄芪九物汤主之。

黄芪九物汤自制

黄芪二钱　防风一钱　党参切，五钱　茯苓二钱　白术一钱

鹿胶角霜炒，一钱五分　独活　牛膝　甘草　大枣三枚　生姜三片

歌曰：黄芪九物鹿胶防，四君(子汤加)独膝草枣姜。

◎ 血虚

血虚者，筋节拘挛，手指屈而不伸，不能步履，舒筋通络汤主之。

舒筋通络汤自制

生地四钱　当归二钱　白芍酒炒，一钱五分　川芎一钱　枸杞二钱　木瓜酒炒，一钱

金毛脊去毛切片，二钱　楮实子二钱　川断二钱　独活酒炒，一钱

牛膝二钱　秦艽一钱　红枣十枚　生姜三片　桑枝一尺

歌曰：舒筋通络用四物(汤)，楮实枸杞独毛脊，木瓜川断秦艽膝，姜枣桑枝可引入。

◎ 中风僵卧

气血皆虚，手不能举，足不能行，语言謇涩，补真汤主之。

补真汤自制

紫河车干切，二钱　熟地五钱　附子一钱　山萸肉一钱五分　当归二钱

白芍一钱五分　茯神二钱　丹参二钱　远志甘草水制，五分　麦冬二钱

石斛二钱　独活酒炒，一钱　牛膝二钱　红枣四枚　生姜三片

歌曰：补真汤内紫河车，归芍地附茱萸丹，茯神远麦石斛独，牛膝姜枣费氏法。

逸按：此亦喻氏所谓"挟虚者非补虚，则风不出欤"。

◉ 附：肝风

头目眩晕，肢节摇颤，如登云雾，如坐舟车，滋生清阳汤主之。

滋生清阳汤自制

生地四钱　白芍一钱　丹皮一钱五分　麦冬青黛拌，一钱　石斛二钱　天麻八分　甘菊二钱

石决明八钱　柴胡醋炒，八分　桑叶一钱　薄荷一钱　灵磁石五钱，整块同煎

歌曰：滋生清阳地芍丹，麦斛天麻石决柴，桑菊薄荷灵磁石，肝风眩晕此方佳。

◉ 附：肾风

头目眩晕，中心悬悬，惊恐畏人，常欲蒙被而卧，滋肾息风汤主之。

滋肾息风汤

熟地四钱　当归二钱　枸杞三钱　菟丝子四钱　甘菊二钱　巴戟天三钱

豨莶草三钱　天麻八分　独活酒炒，一钱　红枣十枚　生姜三片

歌曰：滋肾息风治肾风，归地杞菊菟丝同，豨莶巴戟天麻独，姜枣为引法堪宗。

◉ 雷少逸《时病论·中风门》拟用诸法

◎ 顺气搜风法

治风邪中经，左右不遂，筋骨不用。

台乌药一钱　陈橘皮一钱五分　天麻一钱　紫苏一钱五分

甘菊花一钱　参须二钱　炙甘草五分　木瓜一钱

加桑枝三钱为引，水煎服。

此师古人顺风匀气散之法，治风邪中经之病也。香岩曰："经属气"，所以进乌药、陈皮以顺其气，天麻、苏、菊以搜其风。经曰"邪之所凑，其气必虚"，故佐参、草辅其正气。更佐木瓜利其筋骨，桑枝遂其左右之用也。

◎ 活血祛风法

治风邪中络，口眼㖞斜，肌肤不仁。

全当归酒炒，三钱　川芎一钱五分　白芍酒炒，一钱　秦艽一钱五分　冬桑叶三钱　鸡血藤胶一钱

加橘络二钱，煎服。

此治风邪中络之法也。香岩云"络属血"，故用鸡血藤胶、川芎以活气血，即古人所谓"治风先养血，血行风自灭"也。经曰"营虚则不仁"，故用当归、白芍补益营血而治不仁也。秦艽为风药中之润品、散药中之补品，且能活血营筋；桑叶乃箕星之精，箕好风，风气通于肝，最能滋血祛风。斯二者诚为风中于络之要剂。更佐橘络以达其络，络舒血活则风邪自解，而㖞斜自愈矣。

◎ 宣窍导痰法

治风邪中脏、中腑及痫发昏倒等症。

远志去心，一钱　石菖蒲五分　天竺黄二钱　杏仁去皮尖，三钱

瓜蒌实研，三钱　僵蚕炒，三钱　皂角五分

水煎服。

风邪中于脏腑者，宜施此法。其中乎经，可以顺气搜风，其中乎络，可以活血祛风。今中脏腑，无风药可施之，可见中脏之神昏不语、唇缓涎流，中腑之昏不识人、便溺阻隔等症，确宜宣窍导痰。方中天竺黄、远、菖宣其窍，解其语，杏仁、蒌实导其痰且润其肠，僵蚕化中风

之痰，皂角通上下之窍，此一法而两用之也。尤恐其力之不及，中腑更佐以百顺[①]，中脏更佐以牛黄，按法用之庶无差忒。

逸按：费氏于候氏黑散，解散填塞空窍一节，发前人所未发，可谓精义入神。雷氏拟用诸法亦切实可师，故并录之。俾学者既明古法，复知时方，已学有所宗，不致望洋兴叹。然后熟玩林著(附下)以广学说而增见闻。

◉ 林羲桐《类证治裁》

林羲桐曰：风中血脉则口眼㖞斜，中络则肌肤不仁，中经则节重不伸，中腑则肢节废、便溺阻，中脏则舌瘖吐沫，《金匮》分析已明。

既辨其中络、中经、中腑、中脏，及中经络兼中脏腑，并审其兼虚、兼实、兼寒、兼热、兼痰而入手。先分闭脱：症如牙关紧闭，两手握固，是为闭证，苏合香丸、三生饮开之。如口开脾绝，手撒心绝，眼合肝绝，遗尿肾绝，鼻鼾肺绝，以及吐沫，自视，摇头，面赤如妆，汗出如珠，皆为脱证，大剂理中汤灌之，兼灸脐下。凡初中，先用通关散搐鼻，有嚏可治，无嚏多死。

真中风虽风从外中，亦由内虚召风。其挛急，偏枯，口歪，舌强，二便不爽，由风挟痰火壅塞，致营卫脉络失和。先用通关，继则养血顺气，佐以消痰清火，大秦艽汤或愈风汤宣通。经坠风闭用桂枝、羌活，寒凝用姜附桂，心热痞用栀芩、石膏，湿滞用苍朴、五苓，血瘀用桃仁、牛膝，气滞用木香、枳壳、青陈，痰阻用星夏、浮石、牛黄。

◎ 口噤

足阳明之经上夹口，风寒乘虚袭入，则挛急口噤。先用乌梅肉、生南星、冰片为末擦牙，其噤可开，宜竹沥、姜汁调苏合香丸灌之，再用巴豆油纸卷皂角末烧烟熏入鼻中，人事自省。

◎ 痰壅

宜吐之。稀涎散加橘红或姜盐汤灌之，以鹅翎探吐之，或三圣瓜蒂散加蝎吐之(虚人不可用吐)，后用星香散、二陈汤、涤痰汤、导痰汤；挟虚加参芪、竹沥；挟寒加桂附、姜汁；脾虚呕痰，六君子、异功散；中气虚，理中汤、温胃饮。

◎ 口眼歪僻

因血液衰涸，不能营润筋脉，宜润燥以息风，大秦艽汤或十全大补汤尤妥(外治法：先烧牙皂烟熏之以遂外邪，次烧乳香熏之以顺血脉)。张氏云："若前证多怒，此风动肝气，宜小续命汤加羚羊角；热渴去附子加秦艽；恍惚错语加茯神、远志；不得睡加熟枣仁，不能言加竹沥；脉虚无力去麻黄加茯苓。"

◎ 半身不遂

因气血不至，故痛痒不知。经曰："营虚则不仁，卫虚则不用，营卫俱虚则不仁且不用。"自丹溪以右枯属血虚，用四物汤，左枯属气虚，用四君汤，气血两虚挟痰者用二陈汤加钩藤、

---

① 百顺：即百顺散，出自《鸡峰普济方》，有宣肺散寒、活血行气之效。

竹沥、姜汁，宗其治者多不效，何也？治偏枯宜从阴引阳，从阳引阴，从右引左，从左引右，使气血灌注，周流不息。莫如养血温经，补中汤稍加附子，下七味地黄丸。以附子能行参芪之力，而阳和自转。肉桂能通血脉，而筋节自营。挟痰者，八珍十全等汤加南星、半夏、姜汁。营卫俱虚者，黄芪五物汤，膝骨软加牛膝、虎骨，骨节软加木瓜、当归。

◎ 四肢不收

诸阳经皆起于手足，循行身体，如邪气客于肌肤，随其虚处停滞，与气血相搏，故肢不举。脉缓大有力，土太过也，当泻其湿，胃苓汤。脉细小无力，土不足也，当补其气，补中汤。瘦人血枯筋急，木旺风摇也，四物汤加钩藤、秦艽、防风、木瓜。肥人色白多痰，六君加秦艽、天麻、竹沥、姜汁。

◎ 角弓反张

邪入经络则腰背反折，挛急如角弓状，小续命汤。先受风，复感寒，无汗恶寒为刚痉。先受风，复感湿，恶风有汗为柔痉。刚痉，续命汤去附子；柔痉，续命汤去麻黄。

逸按：此中风寒痉之治法也。若风热痉，须参风引汤。意温热痉等，治法各详本门。

◎ 瘛疭

因肝经风挎于经络，则手足抽搐，或伸或缩而动不止。血虚不能营筋，而风燥乘之。宜滋肝肾，灌输经脉，使水旺火熄，风木自平，大秦艽汤或十全大补汤加减。

◎ 舌强不语

舌为心脾肝肾四经所系，邪中其经，则痰涎闭其脉道，舌机不棹，痰迷心窍者，清火涤痰汤。因湿痰者，清脾热，六君汤加枳实、竹茹。因风热者，清肝火，凉膈散加减。肾虚内夺，为瘖痱，地黄饮子。舌强口角流涎，脾不能摄者，六君子汤加竹沥、姜汁。惊痰堵塞，舌本强硬者，正舌散加薄荷。舌麻语謇者，省风汤加沉香。唇缓舌强者，解语汤。肥人舌本强，作湿痰治。瘦人作心火治，不可纯补，恐堵塞经络。中痰火通用加味转舌膏，外取龟尿少许，点舌神效（置龟于新荷叶上，以猪鬃戳其鼻，尿立出）。

有饮食照常但失音不语者，名曰“哑风”，宜小续命汤去附子加石膏、菖蒲。

不语者名曰“哑风”，宜小续命汤去附子加石膏、菖蒲。

◎ 麻木不仁

遍体顽麻，无汗，气实，乌药顺气散。十肢及面麻木乃气虚风袭，补中汤去归陈，加白芍、五味子。麻木体软，轻搔起白屑，乃脾血不荣，补中汤去柴胡，加地黄、白芍、芝麻。

真中风脉候

中风之脉却喜浮迟坚大急疾，其凶可知。浮大为风，浮迟为寒，浮滑为痰，浮数有力为火，沉涩而数为血凝寸关，虚滑而大为真气散，尺脉浮而无力为肾气不足，尺脉洪弦而数为肾阴大虚。

◉ 附：中风方歌

◎ 苏合香丸

歌曰：苏合香丸乌犀角，安息麝脑丁沉木，香附白术兼薰陆，朱砂为衣炼蜜丸。

◎ 愈风汤

歌曰：愈风汤即(大)秦艽(汤)方，知骨参芪桂朴苍，前柴蔓荆仲夏菊，枳薄防己杞麻黄。

◎ 正舌散

歌曰：正舌散用醋炒蝎，姜炒茯苓酒下末。

◎ 省风汤

歌曰：省风胆星姜防风，生草黄芩生夏用，去芩夏加独附蝎，驱风加曰大省风。

◎ 七味地黄丸

即六味地黄丸加桂。

其余汤丸散方俱见《组织学汤头歌诀》。

预防

《宝鉴》[①]云：凡大拇指次指麻木不用者，三年中有中风之患，宜服愈风汤、天麻丸。

薛立斋云：预防者，当养气血，节饮食，戒七情，远帏幕，若服前方，适所以招风取中也。

编者[②]曰：真中风一门，就此结束。学者熟玩此编，临症时，认定证候，随机运用，自有得心应手之妙。好学之士欲求深造，则前贤著作俱在，从兹细心捡阅以广学识，不难登峰造极也。

真中风古今医案

◎ 唐书载许胤宗初任陈，为新蔡王外兵参军，时柳太后感风不能言，脉沉而口噤。允宗曰：口不下药，宜汤气熏之，令药入腠理，周时可瘥。遂造黄芪防风汤煮数十斛，置床下，气如烟雾，熏蒸之，而得语，遂超拜义兴太守。

俞东扶云按：书称，胤宗医术若神，曾曰：医者，意也，在人思虑。即此条思虑巧矣，然仅可治中风。《内经》所谓其有邪者，渍形以为汗也。邪从汗解，故得语。若概施诸不能言者，决无效。

又按：罗谦甫治史太尉，冬月坐火炉左侧，左侧觉面热，左颊微汗，旋出外。因左颊疏缓，被风寒客之。右颊急，口歪于右，脉浮紧，按之洪缓。罗用升麻汤加桂枝、白芷、艽、

① 《宝鉴》：即罗天益《卫生宝鉴》。

② 编者：即《中医内科学讲义》编著者谈逸庵自称。

防，兼灸地仓、颊车穴。此治风中阳明经之表证也。

◎ 赵僧判半身不遂，语言不出，神昏面红，耳聋鼻塞，六脉弦数。罗谓中脏者多滞九窍，中腑者多着四肢。今脏腑俱受邪，先用二化汤行之。通其壅滞使清气上升，充实四肢。次与至宝丹，安心养神，通利九窍。五日，音声出，语言稍利，惟行步艰难。又刺十二经之井穴以接经络，随四时脉症加减用药，百日方愈。此治中腑兼中脏之里证也，皆风邪实证也。

◎ 张安抚半身不遂，语言謇涩，自汗恶风，痰嗽不寐。罗谓风寒伤形，忧恐忿怒伤气。经云：形乐志苦，病生于脉，神先病也。邪风加之，动无常处。治病必求其本，邪气乃服。用加减冲和汤，汗加黄芪，嗽加五味。其昼夜不睡，因心事烦冗，心火上乘阳分，卫气不得入于阴。用朱砂安神丸，遂得寐。诸症渐减，惟右肩臂痛。经云：虚与实邻，决而通之。又云：下陷者灸之。为阳气下陷入阴中。故肩膊痛不能动，以火导之补之。乃于右肩臂上肩井穴，先针后灸。隔一月，再灸肩井，次于尺泽穴，各灸二十八壮。引气下行，与正气相接，遂能运动。仲夏用清肺饮子，秋分用益气调营汤，全愈。此治中经兼中腑，本虚标实之证也。许胤宗所治亦系本虚标实者，但病起于暴，故用蒸法，亦如通关散之取嚏，稀涎散之探痰也。

◎ 丹溪治浦汪陈君，年近六旬，奉养膏粱，仲夏久患滞下，又犯房劳，一夕如厕，忽然昏仆，撒手，遗尿，目上视，汗大出，喉如拽锯，呼吸甚微，其脉大而无伦次部位，可畏之甚。此阴虚而阳暴绝也，急令煎人参膏，且与灸气海穴，艾壮如小指，至十八壮，右手能动，又三壮，唇微动。参膏成，与一盏，至夜后，尽三盏，眼能动；尽二斤，方能言而索粥；尽五觔而利止，十数斤全安。

俞东扶云按：此种病，今常有之，医所用参不过一二钱，至一二两而止，亦并不知有灸法，无效则诿之天命。岂能于数日间用参膏至十余觔者乎，然参膏至十余觔，办之亦难矣，惟能办者不能不知有此法。

◎ 赵以德云：余尝治陈学敬，初因醮事[①]跪拜间就倒仆，汗如雨。诊之脉大而空虚，年当五十，新娶少妇，今又从拜跪之劳役，故阳气暴散，止若丹溪治郑义士之病同。急煎独参浓汤，连饮半日而汗止，神气稍定，手足俱纵，瘖而无声。遂于独参汤中加竹沥，开上涌之痰，次早悲哭，一日不已。以言慰之，遂笑，复笑五七日无已时。此哭笑者，为阴虚而劳火动，其精神魂魄之藏，气相并故耳。正《内经》所谓五脏相并者，心火并于肺则喜，肺火并于肝则忧[②]是也。加连、柏之属泻其火，更增荆、沥开其闭，八日笑止手动，一月能步矣。

俞东扶云按：此条与前条大同小异，而所以治其小异处，立言用药，绰有精义，可见古人

① 醮事：道事所做斋醮祈祷之事。

② 忧：原缺，据文义补。

善能模仿成法，又不蹈袭成法也。以上所选实证虚证[①]，分途异治，误用则死。李士所谓治中风者，必须分别闭与脱，二证明白，此下手第一要着。

◎ 丹溪治一妇人，年六十余，手足左瘫，不能言而健，有痰。以麻黄、羌活、荆防、南星、全蝎、乳香、没药、木通、茯苓、桔梗、厚朴、甘草、红花为末，酒下，未效。时春，脉伏而微，又以淡盐汤，入韭汁，每服一碗，吐之；至五日，仍用白术、陈皮、甘草、厚朴、菖蒲，日进二服，又以川芍、豆豉、山栀、瓜蒂、韭汁、盐汤，吐甚快；后以四君子汤服之，另川芎、酒芩、红花、木通、厚朴、粘子、苍术、南星、牛膝、茯苓，为末，酒糊丸服；十日后，微汗，手足微动而言。

俞东扶云按：前条脱证，脉大无伦，此条闭证，脉伏而微，非有确见，敢用此两路重药乎！须知症与脉宜合参，如此条左瘫不言矣，而健又有痰，其得间在此，与浦江洪宅妇病疟无脉条相似。

又按：丹溪治肥[②]人中风，口歪，手足麻废，左右俱作痰治。以蒌贝、南星、橘夏、二术、芩连柏、荆防、羌活、桂枝、威灵仙、甘草、花等。好吃面，加附子煎，入竹沥、姜汁，更加少酒行经。此大法也，故治中风二十六案，用此加减者甚多。

◎ 虞恒德治一妇，年五十七，身肥白，春初得中风，暴仆不知人事，身僵直，口噤不语，喉如拽锯，水饮不能入，六脉浮大弦滑，右甚于左。以藜芦末一钱，加麝香少许，灌入鼻窍，吐痰升许，始知人事，身体略能举动；急煎小续命汤倍麻黄，连进二服，覆以衣被，得汗，渐苏醒，能转侧；但右手足不遂，语言謇涩，复以二陈汤加芎归、芍药、羌防等，合竹沥、姜汁，日进二三服；若三四日大便不利，则不能言，即以东垣导滞丸微利之，则言语复正。如此调理至六十余，得他病而卒。

俞东扶云按：此条与上丹溪案，俱以实邪治而效，可见辨证宜真，不得专守景岳非风之论，先有成见在胸也。如薛立斋善于用补，而治艾郭武牙关紧，不能言，左体瘫，口眼牵动，神昏欲绝，六脉沉细而涩，谓“此中寒湿，非中风也”。亦用吐痰药及至宝丹，继以五积散加木香、南星、附子而人苏，后大便洞利痰积而愈。临斯证者，治虚寒，治风痰，固宜对勘。

◎ 薛立斋治一人，年六十余，素善饮酒，两臂作痛，服祛风治痿之药，更加麻木发热，体软痰涌，腿膝拘痛，口噤语涩，头目晕重，口角流涎，身如虫行，痒起白屑。立斋曰：臂麻体软，脾无用也；痰涎自出，脾不能摄也；口斜语涩，脾气伤也；头目晕重，脾气不能升也；痒起白屑，脾气不能荣也。遂用补中益气汤加神曲、半夏、茯苓，三十余剂，诸症悉退。又用参

① 证：原缺，据文义补。
② 肥：原作“饥”，据文义改。

术膏而愈。

一妇人，怀抱郁结，筋挛骨痛，喉间似有一核。服乌药顺气散等药，口眼㖞斜，臂难伸举，痰涎愈甚，内热晡热，食少体倦。立斋云：郁火伤脾，血燥风生所致。用加味归脾汤二十余剂，形体渐健，饮食渐加。又服加味逍遥散十余剂，痰热少退，喉核少利；更用升阳益胃汤数剂，诸症渐愈。但臂不能伸，此肝经血少，用地黄丸而愈。

秀才刘允功，形体魁伟，不慎酒色，因劳怒头晕仆地，痰涎上涌，手足麻痹，口干引饮，六脉洪数而虚。薛以为肾经亏损，不能纳气归源而头晕；不能摄水归源而为痰；阳气虚热而麻痹；虚火上炎而作渴。用补中益气合六味丸料治之而愈。其后或劳役或入房，其病即作，用前药随愈。

宪幕顾斐斋，汗出神昏，痰涎上涌。王竹西用参芷大补三剂，汗止而神思渐清，颇能步履。后不守禁，左腿自膝至足肿胀甚大，重坠如石，痛不能忍，其痰甚多，肝脾肾脉洪大而数，重按则软涩。立斋朝用补中益气汤加黄柏、知母、麦冬、五味煎送地黄丸，晚用地黄丸料加知、柏数剂，诸症悉退。但自弛禁①，不能痊愈耳。

俞东扶云按：此四案理精法密，学者当熟玩。

◎ 车驾王用之，卒中昏愦，口眼㖞斜，痰气上涌，咽喉有声，六脉沉伏。此真气虚而风邪所乘。以三生饮一两，加人参一两，煎服即苏。

立斋曰：若遗尿、手撒，口开、鼾睡，为不治，用前药亦有得生者。夫前饮乃行经络、治寒痰之药，有斩关夺旗之功。每服必用人参两许，驾驭其邪，而补助真气，否则不惟无益，适足以取败矣。

俞东扶云按：此治中寒寒痰壅塞气道之药。肥人脉沉伏，无火象者，可用之。若脉微细者，必加人参，实非中风药也。《折肱漫录》云：三生饮施于中风之寒证，妙矣。或有虚火冲逆，热痰壅塞，以致昏愦颠仆者。状类中风，恐乌、附非所宜服。立斋治王进士失于调养，忽然昏愦，谓是元气虚，火妄发，挟痰而作。急灌童便，神思渐爽；更用参芪各五钱，芎归各三钱，元参、柴胡、山栀、炙草各一钱，服之少定。察其形倦甚，又以十全大补汤加麦冬、五味治之而安。予从弟履中，年方强壮，以劳心忧郁而得斯证，痰升遗溺，眼视，逾时不醒，竟类中风，亦灌以童便而苏。此等证候，皆火挟痰而作，断非三生饮所可治者，并姜汤亦不相宜也。同一卒然昏愦，而所因不同，须细审之。《太平广记》载：唐梁新见一朝士，诊之曰：风疾已深，请速归去。其朝士复见鄜州高医赵鄂，诊之，言疾危，与梁说同，惟云：只有一法，请吃消梨，不限多少，咀啮不及，绞汁而饮。到家旬日，依法治之而愈。此亦降火消痰之验也。

◎ 孙东宿治程晓山，年四十，诞辰庆贺，宴乐月余，忽谓孙曰：近觉两手小指及无名指棹硬

① 自弛禁：即自己松懈于遵守起居禁忌。与前文“不守禁”同义。

不舒，亦不为用，口角一边常牵扯引动，幸为诊之。六脉皆滑大而数，浮而不敛；其体肥，其面色苍紫。乃曰：据脉，滑大为痰，疾数为热，浮为风，盖湿生痰，痰生热，热生风也；君善饮，故多湿；近又荒于色，故真阴竭而脉浮；此手指不舒，口角牵扯，中风之兆也。所喜面色苍紫，其神藏，虽病犹可治。切宜戒酒色以自保。爰立方用二陈汤加滑石为君，芩为臣，健脾清痰，撤湿使从小便出；加胆星、天麻以定其风，将竹沥、姜汁三拌三晒，仍以竹沥糊丸，取竹沥引诸药入经络化痰；外又以天麻丸滋补其筋骨。标本两治，服二料，几半年，不惟病痊，且至十年无恙。迨五十岁，贺寿如旧，召妓宴乐亦如旧，甘酒嗜饮，荒淫而忘其旧之致疾也。手指棹硬，口角牵引尤甚，月余中风，右体瘫痪矣。再邀孙诊之，脉皆洪大不敛，汗多不收，呼吸迫促。孙曰：此下虚上竭之候，盖肾虚不能纳气归元，故汗出如油，喘而不休，虽和缓，无能为矣。阅二十日而卒。

俞东扶云按：医书谓，凡人大指次指麻木不仁者，三年内须防中风，当远房帏，绝嗜欲，戒酒，戒厚味，以杜其患。观此案，可为养生者之金鉴矣。

◎ 东宿曰：潘见所，年四十七，微觉阳痿，其脉上盛下虚，上盛为痰与火，下虚为精元弱，宜戒色慎怒，恐痰生热而热生风，将有中风之患。次年中秋，连宵酒色，渠于色后，惯用鹿角胶三钱，人参一钱，酒送下，至是加倍服之。十七日，左手陡然颤动，重不能举。十八日，左边半体手足皆不用矣。予始观面色赤，口微歪向右，唇麻，左瘫，诊之左弦大，右滑大。先用乌药顺气散一剂，服后昏睡半日，醒觉面更加赤，歪亦稍加，知痰盛使然，即以二陈汤加全蝎、僵蚕、天麻、黄芩、石菖蒲、红花、秦艽，煎冲竹沥、姜汁。一日两进，晚更与活络丹。服至第六日，手指稍能运动，足可倚棹而立，予喜曰，机动矣。改用归芍六君子汤加红花、钩藤、天麻、竹沥、姜汁。服二十帖，行可二十步矣，手指先麻木不知痛痒，至是能执物，继用麻丸、五子全鹿丸调理，幸其断酒绝欲，百日全愈。此证予历治历效者，良由先为疏通经络，活血调气，然后以补剂收功，惟经络疏通，宿痰磨去，补之必效。

俞东扶云按：此条先散后补，亦缘病初无卒仆昏愦之症，且脉滑大，故可从容施治耳。若必先疏通经络，磨去宿痰，然后补之得效，又属呆板方法矣。

◎ 杨季衡，禀丰躯伟，年近七旬，得半身不遂症二年矣，病发左半，口往右歪，昏厥遗溺，云间施笠泽以参附疗之，稍安。喻嘉言曰：其脉软滑中时带劲疾，是痰与风杂合之症，房帏不节，精气内虚，膏粱蕴热，久蒸脾湿为痰，痰阻窍隧，而卫气不周，外风易入，是以杂合而成是症。及今大右半脾胃之气，以运出左半之热痰虚风，此其间有微细曲折，非只温补一端所能尽也。

或曰：痰热先宜中右，何以反中左？既已中左，何以反治右耶？喻曰：此正病机之最要者，向为丹溪等说“病在左，血多；病在右，气多”。教人如此认症，不知《内经》但言“左右者，阴阳之道路”。夫左右既为阴阳往还之道路，何尝可偏执哉？况左半虽血为主，非气以统之则不流；右半虽气为主，非血以丽[1]之则易散。故病在一偏者，治宜从阴引阳，从阳引阴，从左引右，从右引左，譬之树木有偏枯者，将溉其枯者乎？抑溉其未枯者使荣茂，而因以条畅其枯者乎？此证之脉软为虚，滑为痰，劲疾为夙病，因杂合，必须用杂合之药而随时令以尽无穷之变。参、术是主药，冬月佐干姜、附子以暂撤外寒，而内热反得宣减。春夏秋则佐以羚羊角、柴胡、知母、石膏，使内蕴之热不与时令之热相蒸灼。再刺手足四末，以泄荣血而通气，恐热痰虚风久而成也。

俞东扶云按：偏枯，昔人多谓左属血虚，右属气虚，自得嘉言之论，其理始明；而随时换药，及刺四末，尤见巧妙。因思幼读《内经》，至"九宫八风篇"曰：风从太乙所居之乡来，为实风，主生长万物；从其冲后来，为虚风，伤人者也。圣人避虚风，如避矢石，岂非确指外风乎？又云：其有三虚而偏中于邪风，则为击仆偏枯。击仆者，如人被击而仆，即今之卒倒者是。击仆以偏枯连举，则猝倒而不偏枯者，非中风矣。但所谓三虚者，乘年之衰，逢月之空，失时之和，是运气时令之虚，而非人身之虚也。何以中风皆作人虚治乎？及读《生气通天论》曰：风者百病之始也，清静则肉腠闭拒，虽有大风苛毒，弗之能害。又云：风雨寒热，不得虚，邪不能独伤人。又曰：虚邪之风，与其身形，两虚相得，乃客其形。是确指虚人而后中于虚风也。然犹系因虚受风，故《灵枢》又有"真气去，邪气独留，发为偏枯"之说。偏枯难疗，二语尽之。再《通评虚实论》曰：凡治消瘅、仆击、偏枯痿厥、气满发逆，肥贵人，则膏梁之疾也。此条暗包痰饮、湿热、阴虚、阳虚诸候，并未尝偏中于邪风矣。盖肥贵人自然慎避邪风，而膏梁之风从内生。刘、李、朱三家从此悟入，大凡治病，必求于本，击仆偏枯，以虚为本也。刘宗厚《玉机微义》曰：予尝居凉[2]州，即汉之武威郡也。其地高阜，四时多风少雨，土艺黍粟，引泉灌溉，天气常寒。人之气实腠密，每见中风，暴死者有之，盖折风燥烈之甚也。时洪武乙亥秋八月，大风起自西北，甘州城外，死者甚众。予始悟经谓"西北之折风伤人，至病暴死"之旨不诬，人未经其所，虽读经文，莫不有疑者也。医可易言哉？又，王肯堂《灵兰要览》曰：里中一老医，右手足废而不起床者，二年矣。人皆传其必不起。过数月，遇诸途，讯之曰：吾之病几危矣，始服顺气行痰之药，了无应验，薄暮神志辄昏，度不可服；命家人煎进十全大补汤，即觉清明，遂服之；浃数日，能扶策而起；无何，则又能舍策而步矣。经云：邪之所凑，其气必虚。吾治其虚，不理其邪，而邪自去，吾所以获全也。余曰：有是哉。使服顺气疏风之散不辍者，墓木拱矣。然此犹拘于成法，不能因病而变通，随时而消息，故奏功稍迟。使吾早为之，当不至是也。姑书之，以俟明者采焉。读此二则，益信塞外多真中，江南多类中。刘、李、朱三家之说，张景岳非风之论，洵为轩岐功臣。至明季缪仲淳立论，谓真阴亏而内热甚者，煎熬津液，凝结为痰，壅塞气不得通利，热极生风，亦致猝然僵仆，类中风症，此即内虚暗风。初用清热顺气开痰，次用治本，或益阴，或补阳。其药以二冬、二地、菊花、枸杞、胡麻、桑叶、首乌、柏仁、蒺藜、花粉、参芪、归芍、鹿茸、虎骨胶、霞天膏、梨膏、

---

① 丽：附着。

② 凉：原作琼，据文义改。

竹沥、桑沥、人乳、童便等，出入互换，另制机杼。今《临证指南》中风一门，大半宗此，又可补刘、李、朱、张所未备矣。至喻西昌论候氏黑散，谓用矾石以填空窍，堵截风路，此好奇之谈，最足误人：夫药之入胃，不过气味传布脏腑经络耳，岂能以矾嵌刷之耶？冷食四十日，药积腹中，不下肠胃，诚填矣，谷不纳而粪不出，将如之何？学医者慎勿妄试。

雷少逸医案

◉ 风邪中络

城西马某之母，望八高年，素常轻健，霎时暴蹶，口眼㖞斜，左部偏枯，形神若塑。切其脉端直而长，左三部皆兼涩象。丰曰：此血气本衰，风邪乘虚中络，当遵古"治风先治血，血行风自灭"之法。于是遂以活血祛风法，加首乌、阿胶、天麻、红枣治之，连服旬余，稍为中。复诊脉象，不甚弦而小涩，左肢略见活动，口眼如常，神气亦清爽矣，惟连宵少寐，睡觉满口焦干，据病势已衰大半，但肝血肾液与心神皆已累亏，姑守旧方，除去秦艽、桑叶、白芍、天麻，加入枸杞、苁蓉、地黄、龙眼，又服十数剂，精神日复，起居若旧矣。

◉ 中风急证

南乡余某，年将耳顺，形素丰肥，晨起忽然昏倒，人事无知，口眼㖞斜，牙关紧闭。苏合香丸未至，痰声遂起，急以开关散先擦其龈，随化苏合香丸，频频灌下。少焉，痰如鼎沸，隔垣可闻。举家惊惶，索方求救，又令以鹅翎向喉内蘸痰。痰忽涌出，约有盈碗，人事略清，似有软倦欲寐之状。屏去房内诸人，待其宁静而睡，鼻有微鼾，肤有微汗，稍有痰声。顷间又一医至，遂谓鼾声为肺绝，汗出为欲脱，不可救也，即拂衣而去。丰思其体颇实，正未大虚，汗出微微，谅不至脱；痰既涌，谅不至闭。询其向睡，亦有鼾声，姑以宣窍导痰法加东洋参、姜汁治之，从容灌下。直至二更时分，忽闻太息一声，呼之遂醒，与饮米汤，牙关似觉稍松，诘其所苦，又有垂头欲睡之态，即令勿扰，听其自然。依旧鼾声而寐，汗出周身。至次日黎明甫醒，皮肤汗减，痰声亦平，口眼亦稍端正。复诊其脉，滑而不浮，似乎风从微汗而去，痰尚留滞于络也。橘红、半夏舒络消痰，加稆豆、桑叶以搜余风，远志、菖蒲以宣清窍，更佐参、甘辅正，苏合开水痰。本末兼医，庶乎妥当。合家深信，一日连尝二剂，至第五朝诸恙皆减，饮食日渐进日。

◉ 中风脱证

城中郑某，年居古稀，倏然昏仆，左肢不遂，肌肤不仁，无力而瘫，舌强謇。郡中医士，或专用补益，或专以疏风，或开窍消痰，或标本兼理，咸未中病。迨邀丰诊，脉小如纤，汗下如雨，喘急遗溺，神识昏蒙。丰曰，脱证见矣，不可挽也。乃郎再四求治，念其孝心纯笃，勉存一法，用高丽人参五钱、附片三钱、姜汁一匙，令浓煎频频服之，又迎他医，亦系参、附为君，延至三天，果归大暮。

◉ **真中风死证**

北野贺某之妻，陡然昏倒，口目喎斜，神色朦胧，左肢不遂，牙关紧闭，脉大无伦，但其鼾声似睡，分明肺绝之征。谓其婿曰：死证已彰，不可救矣。复延他医诊治，终不能起。

徐洄溪医案

◎ 葑门金姓早立门首，卒遇恶风，口眼歪斜，噤不能言。用人参、桂附诸品，此近日时医治风证不祧[1]方也。趣余视，其形如尸，面赤气粗，目瞪脉大，处于祛风消痰清火之剂，其家许以重赀留数日。我非行道之人可货取也，固请。余曰：与其误药而死，莫若服此三剂，醒而能食，不服药可也。

后月余至余家拜谢，问之果服三剂而起，竟不敢服他药，惟腿膝未健，手臂犹麻，为立膏方而全愈。此正《内经》所谓虚邪贼风也，以辛热刚燥治之固非，以补阴滋腻治之亦谬，治以辛凉，佐以甘温，《内经》有明训也。

◎ 运使王公叙揆，自长芦罢官归里，每向余言，手足麻木而痰多。余谓公体本丰腴，又善饮啖，痰留经，宜撙节[2]为妙。一日忽昏厥遗尿，口噤手拳，痰声如锯，皆属危症。医者进参附、熟地，药煎成未服，余诊其脉，洪大有力，面赤气粗，此乃痰火充实，诸窍皆闭，服参附立毙矣。以小续命去桂附，加生军一钱，为末，假称他药纳之，恐旁人之疑骇也。戚党[3]莫不哗然，太夫人素信余，力主服余药。三剂而有声，五剂而能言，然后用消痰养血之药调之，一月后步履如初。

◎ 西门外汪姓，新正出门，遇友于途，一揖而仆，口噤目闭，四肢瘫痪，舁[4]归，不省人事，医亦用参等药。其母前年曾抱危疾，余为之治愈，故信余，求救。余曰：此所谓虚邪贼风也，以小续命汤加减。医者骇，谓壮年得此，必大虚之证，岂可用猛剂？其母排众议而服之。隔日再揽，手揽余衣，两足踏地，欲作叩头势。余曰：欲谢余乎？亟点首，余止之。复作垂涕感恩状，余慰之，且谓母曰：风毒深入，舌本坚硬，病虽愈，言语不能骤出，毋惊恐而误投温补也。果月余而后能言，百日乃痊。

逸按：《易》曰：风自火出。谚云：热极生风。外风挟痰火相扇，闭证为多，小续命汤为主方加减。若可用参、附等药者，乃脱证治法，不可误施于闭证也。

---

① 不祧：本意为永不迁移的宗庙。此处指时医治疗风证多用人参、桂、附等药。
② 撙节："节制"意。
③ 戚党：亲族。
④ 舁(yú，音于)：共同抬东西。

第二章　类中风门

经义

阳之气以天地之疾风名之。

逸按：风即阳气之鼓动也，天地之气和则殄厉不作，人身之气和则百疾不兴，天人固一理也。

汗出偏沮，使人偏枯。

原注云："汗出偏沮"谓汗止半边出也。"沮"谓汗左出则右沮，汗右出则左沮，久久如是，比酿成半身不遂，使人偏枯。

逸按：经云"阳之汗以天地之雨名之"。汗之所由来也，以阳气为运用，以阴津为材料。汗出半边，旦见无汗之处气血不克行，营卫无由灌输，即无贼风外中，亦致偏枯。前贤于偏枯治法，以树木之偏枯为喻，曰：当灌输其未枯者使之荣茂，而因以条畅其枯者。治偏枯，症亦当调养营卫，充和气血，不可一味改击其风痰死血。即有外风，入中治风先治血，血行风自息也。

胫有大小，髀胻大疲易偏枯。

偏枯、痿厥，肥贵人膏粱之疾也。

逸按：肥贵人居必华厦，食必厚味，娇妾满房，仆役盈庭，利欲熏其心，房劳伤其肾，日积月累，精血内夺，即无风中，亦致偏枯痿厥，甚至下竭上厥，猝然类中而昏仆矣。

血之与气并走于上则为大厥，厥则暴死，气复返则生，不返则死。

逸按：此言类中闭证之病理也。经曰：一水不能胜二火。二火，君相之火也。又曰：一水不能胜五火。五火，五志之火也。人身烦劳过度，五脏阳气弛张，化而为火，血随气火上升，烁胃津以成痰，闭塞心窍，冲击脑海，猝然类中风，厥仆闭证为多。若其人肾水不竭，服重镇清息化痰和阳之药，气火得潜，尚可回生；如服药后一周时不醒，则脑中血管迸裂，神机散失，即水不胜火，气不返则死。是必上闭下脱而毙矣。内夺而厥则为瘖痱。

逸按：此言类中脱证之病理也。内夺谓人身之精气夺于内，厥为昏厥，肾间精气不能上承于心，上荣于脑则厥，瘖哑也。喉哑曰喉瘖，舌强言謇曰舌瘖痱，四肢不收也。肺为音所自出而肾为之根，肾竭则喉瘖。水泛为他痰，痰阻舌根则舌瘖。阴亏则形坏而肢体为之废弛也。

又按：类中闭证，西医名之为"脑充血"，谓脑中多血，中法用重镇清泄以减其脑中血压过高。类中脱证，西医名之为"脑贫血"，谓脑中少血，中法用地黄饮子更滋固肾间精气以上荣髓海。中西命名不同，病理大概无异。然则是症我国五千年前早已发明，奚待西人之专美于前耶？

近代学说论治

◉ 程钟龄

程钟龄曰：类中风者，谓火中、虚中、湿中、寒中、暑中、气中、食中、恶中也，共有八种与真中相类而实不同也。然类中有与真中相兼者，须细察其形证而辨之。凡真中之证，必连经络，多见㖞斜偏废之候，与类中之专气致病者自是不同。然而风乘火势，邪乘虚入，寒风相搏，暑风相炫，饮食招风，种种变证，所在多有，务其详辨精细。果其为真风，则前驱风法；果其为类中风，则照本门施治；果真中、类中相兼也，则以两门医法合治之，斯无弊耳。兹举类中诸证，详列于左，俾学者触目洞然也。

一曰火中。火之自外来者，名曰贼，实火也。火之自内出者，名曰子，虚火也。中火之症，良由将息失宜，心火暴盛，肾水虚衰，不能制之，故卒然昏倒，不可作实火论。假如怒动肝火，逍遥散。心火郁结，牛黄清心丸。肺火壅遏，贝母瓜蒌散。思虑伤脾，加味归脾汤。肾水枯涸，虚火上炎者，六味地黄丸。若肾经阳虚，火不归原者，八味地黄丸、河间地黄饮子并主之。此治火中之法也。若问：火中而用桂附者何也？答曰：肾阳飞越，丹田虚冷。其痰涎上壅者，水不归原也。面赤烦躁者，火不归原也。惟桂附八味能引火归原，火归水中，则水能生木，木不生风，而风自息矣。

二曰虚中。凡人体质虚弱，过于作劳，伤损元气，以致痰壅气浮，卒然昏倒，宜六君子汤主之。中气下陷者，补中益气汤主之。

三曰湿中。湿中者，即痰中也。凡人嗜食肥甘，或醇酒乳酪，则湿从内受。或山岚瘴气，久雨阴晦，或远行涉水，坐卧湿地，则湿从外受。湿生痰，痰生热，热生风，故卒然昏倒无知也。苍白二陈汤主之。

四曰寒中。凡人暴中于寒，卒然口鼻气冷，手足厥冷，或腹痛下利清谷，或身体强硬，口噤不语，四肢战摇，此寒邪直中于里也。宜用姜附汤或附子理中汤加桂主之。

五曰暑中。凡人务农于赤日，行旅于长途，暑气逼迫，卒然昏倒，自汗面垢，昏不知人，急用千金消暑丸灌之，其人立醒。此药有回生之功，一切暑药皆不及此，村落中各宜预备。灌醒后，以益元散清之，或以四味香薷饮去厚朴，加丹参、茯苓、黄连治之。虚者加人参。余详论伤暑门。

六曰气中。七情气结，或怒动肝气，以致气逆痰壅，牙关紧闭，极与中风相似。但中风身热，中气身凉；中风脉浮，中气脉沉。且病有根由，必须细究。宜用木香调气散主之。

七曰食中。醉饱过度，或着恼怒，以致饮食填塞胸中，胃气不行，卒然昏倒。宜橘红二两、生姜一两、炒盐一撮，煎汤灌而吐之，次用神术散和之。其最甚者，胸高满闷，闭而不通，或牙关紧急，厥晕不醒，但心口温者，即以独行丸攻之，药即下咽，其人或吐或泻，自应渐苏。若泻不止者，冷粥汤饮之，即止。

八曰恶中。登冢入庙，冷屋栖迟，以致邪气相侵，卒然错语妄言，或头青暗，昏不知人。急用葱姜汤灌之，次神术散调之，苏和香丸亦佳。

◉ 附：方歌

◎ 贝母瓜蒌散

贝母二钱　瓜蒌仁一钱五分　胆南星五分　黄芩　橘红　黄连各一钱，炒　甘草　黑栀各五分

水煎服。

歌曰：贝母瓜蒌陈胆星，黑栀橘红草连芩。

◎ 木香调气散

平肝气，和胃气。

木香　白蔻仁去壳研　檀香各一两　丁香三钱　香附五钱　藿香四两　炙甘草　砂仁　陈皮各二两

上为细末，每服二钱，入盐少许，开水调服。

歌曰：木香调气用四香，藿木丁檀炙草襄，砂蔻二仁橘香附，入盐少许气平康。

◎ 加味归脾汤

即归脾汤加丹皮、黑栀。

◎ 苍白二陈汤

即二陈汤加苍术、白术各一钱。

◎ 独行丸

治食中胸高满闷，吐法不效，须用此药攻之。若昏晕不醒，四肢僵硬，但心头温者，抉齿灌之。

大黄　巴豆去油壳　干姜各一钱

研细，姜汁为丸，如黄豆大，每服五七丸，用姜汤化下。若服后泻不止者，用冷粥饮之即止。

其余汤丸方药俱见《组织学汤头歌诀》。

◉ 林佩琴

林佩琴曰：东南卑湿酿热，真阴亏者，风自内生，虚阳上冒，亦致昏仆，是为类中，实与外风无涉，经所谓阳之气，以天地之疾风名之。

（中略）

夫以地分真、类，谓真中者西北为剧；类中者东南为多，未可胶柱以谈也，善乎！石顽张氏之说曰：尝诊西北中风，验其喑痱遗尿，讵非下元之惫，当从事地黄、三生等饮乎？喎僻不遂，讵非血脉之废，当从事建中、十全等汤乎？东南类中，岂无六经形症见于外？便溺阻隔见于内，当从事续命、三化等汤乎？是真通论矣。

（中略）

逸按：真中之病的确南少北多。

河间主火，谓心火暴盛，肾虚衰。东垣主气，谓卒中乃本身自病。丹溪主痰，谓湿生痰，

痰生热，热生风。总之，气虚则火动痰升，其症似风非风，皆辨明类中之由。真中症异，专宜养气血，兼清痰火，大忌风燥之剂。

类中风本非外风，猝仆昏厥，无歪僻偏废等症，是宜辨之。故叶氏(天士)谓内风乃身中阳之变化。肝为刚脏，因血液衰耗，水不涵木，肝阳偏亢，内风时起。宜滋液息风，濡养营络。以熟地、枸子、当归、牛膝、胡麻、石斛、五味子、甘菊、牡蛎补阴潜阳，如虎潜、固本复脉之类。阴阳并损，无阳则阴无化，宜温柔濡润，如沙苑子、苁蓉、杞子、人参、阿胶、当归，通补如地黄饮子、还少丹之类。风木过动，中土受戕，致不寐不食，卫疏汗泄，饮食变痰，如六君汤、玉屏风散、酸枣仁汤、茯苓饮之类。风阳上升，痰火阻窍，神识不清，至宝丹芳香宣窍，或辛凉之品如菊叶、菖蒲、山栀，羚羊角、天麻、丹皮、钩藤清上痰火；若阴阳失交，真气欲绝，用参附回阳汤，佐以摄阴如五味子、龙骨、牡蛎，此其治也。

◎ 眩晕

凡虚阳上颠，得痰升则眩晕，经所谓“上虚则眩”也。

宜培其中气，五福饮或大补元煎加甘菊炭、牡蛎、白芍、天麻，此猝倒之所由来也。

◎ 猝倒无知

凡类中，病出于脏，精去则气去，所以眩晕猝倒，气去则神去，所以昏愦无知，阴阳脱离，精气不交，须参附大剂峻补其阳。继以地黄丸，加杞子、当归，或十补丸，填补真阴。若心火盛，肾水衰，致猝倒神昏，肢掣口歪，宜地黄饮子去桂、附、巴戟，峻补其阴。继以生脉散，滋其化源。

◎ 遗尿

系肾气亏极，用参芪、术附、益智、五味，以保元阳之脱。火虚者，地黄饮子；水虚者，六味丸。

逸按：东南类中最多，亦天时地理人事使然。林氏此篇最切时用，学者宜熟读之。

自士材以类中症，条分火中、虚中、湿中、寒中、暑中、气中、食中、恶中，而《金鉴》因之。火中，即河间所谓瘫痪，多由火盛水衰，心昏冒，筋骨不用也；心火盛，凉膈散；肾水衰，六味丸。虚中，即东垣所谓猝中昏愦，皆属气虚；烦劳气陷，补中汤；房劳精脱，生脉补精汤。湿中，即丹溪所谓东南湿土生痰，痰生热生风，因而昏冒；内中湿者，醇酒厚味，生冷过节，渗湿汤；外中湿者，阴雨露雾，坐卧湿地。寒中，体强口噤，脐腹冷痛，姜附汤；身寒无汗，附子麻黄汤。暑中，面垢晕倒，须分阴阳；得之受暑纳凉，寒外暑内，香薷饮、二香汤；得之赤日长途，中外皆热，昏仆不醒，蒜汁合水灌之，继以辰砂益元散；气实者，苍术白虎汤；气虚者，人参白虎汤。气中，气逆痰潮，牙关紧急，极似中风，但中风身温，中气身冷，中风脉浮，应人迎，中气脉沉，应气口，苏合香丸灌之，俟醒，以八味顺气散加香附；因怒气逆，忽然昏噤，木香调气饮；有痰，星香散。食中，醉饱后，或感寒或恼怒，胃气不行，忽然厥逆，误作中风、中气治必死，姜盐汤探吐；感寒者，藿香正气散；气滞者，八味顺气散。恶中，飞尸鬼击，肢冷口噤，苏合香丸灌之，俟少醒，服调气平胃散。

类中风脉候

类中风脉，迟缓可生，急数弦大者死；举之搏大，按之绝无，为孤阳无依者死。口开眼合，手撒遗尿，鼻鼾吐沫直视，昏沉不醒，发直摇头上窜，面赤头重，山根青黑，皆不治。

◉ 附：方歌

◎ 虎潜丸

补阴制火。

黄柏　知母　熟地　龟板　虎胫骨　锁阳　当归　牛膝　白芍　陈皮　羯羊肉

捣丸。

歌曰：虎潜丸即(大)补阴(丸，知柏、地黄、龟板)方，白芍当归膝锁阳，胫骨陈皮羯羊肉，捣丸治痿擅奇长。

◎ 固本丸

补元。

人参　天冬　麦冬　生地　熟地各四两

蜜丸。

歌曰：固本丸即三才(天冬、熟地、人参)方，加入麦冬生地黄。

◎ 外台茯苓饮

扶脾。

茯苓　人参　白术　枳实　橘皮　生姜

歌曰：外台茯苓饮，参术枳橘姜。

◎ 酸枣仁汤

补脾。

枣仁　甘草　知母　茯苓　川芎

歌曰：酸枣仁汤用茯苓，川芎知母甘草并。

◎ 至宝丹

宣窍。

歌曰：至宝丹中用犀角，朱雄脑麝金银箔，牛黄玳瑁同琥珀，安息熬膏作为丸。

◎ 生脉补精汤

补精虚。

人参　麦冬　五味子　熟地　当归　鹿茸

歌曰：生脉补精用鹿茸，熟地当归生脉(散，人参、麦冬、五味子)同。

◎ 渗湿汤

歌曰：渗湿汤即胃苓(汤，平胃合五苓名胃)从，香附砂连及川芎。

◎ **除湿汤**

治外湿。

即羌活渗湿汤除独活、川芎、蔓荆，加升麻、苍术。

歌见《组织学》[1]。

◎ **八味顺气散**

调气。

歌曰：八味顺气用四君（参术苓草），白芷乌药和青陈。

其余汤丸方药俱见《组织学汤头歌诀》。

编者曰：此篇所列八中，与前程著无异，因其方法稍有不同，故录之，为学广见闻，增方法也。兹再选各家真中与类中之病理学说，以作临床诊断之助。

附录　各家真类中风学说

河间云：中风瘫痪，非肝木之风实甚，而卒中之亦非外中于风。良由平日饮食起居动静失宜，心火暴盛，肾水虚衰，不能制之，则阴虚阳实，而热气怫郁，心神昏冒，筋骨不用，而卒倒无知也。亦由因五志有所过极而卒中者，夫五志过极皆为热甚，俗云：风者言末而望其本也。

赵养葵曰：读河间之论，知火之有余乃水之不足也。观其地黄饮子之方可见矣。但阴虚有二，有阴中火虚，专以地黄饮子为主；有阴中之水虚，又当以六味丸为主。果是水虚辛热之药与夫参芪之俱不可加。

东垣云：有中风者，卒然昏愦，不省人事，痰涎壅盛，语言謇涩，六脉沉伏。此非外来风邪，乃本气自病也，凡人年逾四旬，气衰之际，或忧喜忿怒伤其气者，多有此证，壮岁之时无有也。若肥盛者，间亦有之，形盛气衰故也。

赵养葵曰：观东垣之论，当以气虚为主，纵有风邪，亦是乘虚而袭，当此之时，岂寻常药饵，能通达于上下？急以三生饮一两加人参两许煎服。夫三生饮，乃行经活痰之剂，斩关夺旗之将，必多用人参驾驱其邪而补助真气，否则不惟无益，适足取败。观先哲用参附，其义可见矣。若遗尿手撒、口开眼合、鼻鼾为不治症。然用前药多有生者。

丹溪云：人有气虚，有血虚，有湿痰。左手脉不足及左半身不遂者，（血虚）四物加姜汁、竹沥；右手脉不足及右半身不遂者，（气虚）四君子佐姜汁、竹沥；如气血两虚而挟痰盛者，二陈加星、半、竹沥、姜汁之类。

赵养葵曰：观丹溪之论，平正通达，人盛宗之。但持此以治，多不效，或少延而久必毙者，何也？盖半身风废，须察脉辨证，兼痰兼热为是。乃指左为血病，右为气病，教人如此认

① 疑即《组织学汤头歌诀》。

证，《内经》则无此说也。左半虽血为主，非气以统之则不流；右半虽气为主，非血以丽之则易散，故肝胆居左，其气常行于右，脾脏居右，其气常行于左，往来灌注，周流不息，岂可执著哉！凡治一偏枯者，将之病，法宜从阴引阳，从阳引阴，从左引右，从右引左。盍观树木之偏枯者，将溉枯者乎？抑灌其未枯者，使之荣茂，而因以条畅其枯者乎？至若一味攻击其风痰死血，是相引丧亡而已。

逸按：以上三说俱发明类中风之由，实与外风无涉。河间地黄饮子专为肾虚精气不能上输之痱厥证而设，学者慎不可用治真中风，以犯徐洄溪氏之戒。

徐洄溪曰：中风，此人多属寒，宜散寒。南人多属火，宜清火而祛风消疾。南北书同古方，自仲景候氏黑散、风引汤，而外则续命汤为主方。续命汤，共有数首，不外驱风，其随症加减，皆有精义。从未有纯用温热滋补，不放风寒痰火一毫外出，以致重病必死，轻病则使之不死不生。惟日服人参，破其家而恋其命，最可伤也。又有稍变其说者，用地黄饮子，以为得阴阳兼补之法，亦大谬也。此方乃治少阴气厥不至，舌瘖足痿，名曰"痱症"。乃以纯虚无邪，有似中风，与风寒痰火之中风正相反。刘河间之书可考也。乃以此方治有邪之中风，其害相等。余每年见中风之症，不下数十人，遵古治法，十愈八九，服温补之药者，百无一愈，禾甚服补药，奈何一患此症，甘心永为废人，旁人亦视为必不起之症，医者亦惟令多服，重价之药使之直得一死，而可遗憾，岂不怪哉！愿天下之中风者，断勿以可愈之症，自投于必死之地也。

喻嘉言曰：河间指火为训，是火召风人，火为本，风为标矣。东垣指气为训，是气召风入，气为本，风为标矣。丹溪指痰为训，是痰召风入，痰为本，风为标矣。然一人之身，每多兼之者而有之。曷不曰：阳虚邪害空窍为本，而风从外入者，必挟身中素有之邪，或火，或气，或痰，而为标耶。治法风邪从外入者，必使之驱外出。然挟虚者，非补虚则风不出；挟火者，非清热则风不出；挟气者，非开郁则风不出；挟湿者，非导湿则风不出；挟痰者，非豁痰则风不出。王安道谓：审其为风则从，《内经》审其为火、为气、为痰，则从三字，徒较量于彼此之间，得非拘泥而执一耶？

王节斋曰：古人论中风、偏枯、麻木、酸痛不举，诸证以血虚亡血、痰饮而言，是论其致病之根源。至于得病则必有所感触，或因六经七情遂成，此病此血与痰为本，而外邪为标，其中于皮肤血脉，经络、肌肉、筋骨之间，而未入本脏腑。故邪在皮肤肌肉则不知痛痒、麻木不仁，如有一物重贴于其上，或如虫蚁游行，或沥沥振寒，或肿胀，或自汗，遇热则火痒，遇阴寒则沉重酸痛，邪入血脉、经络则手足指掌、肩背腰膝重硬不遂，难以屈伸，举动或走注疼痛，皆外自皮毛，以致筋骨之病。凡脉所络筋，所会、所结，血气津液所行之处，皆凝滞郁遏，不得疏通而致然也。亦何必一一强度某病属某经，某经属某脏，而杂治之哉！

缪仲淳凡言中风有真假内外之别。西北土地，高寒风气刚猛，真气空虚之人，卒为所中，中脏者死，中腑者少饮食、溺艰涩，中经络者，重则成废人，轻则可调理。而瘳治之法，先以解散风邪为急，次则补养气血，此真中外来风邪之候也。若大江以南，天地之风气，既殊人之所禀，亦异其地，绝无刚猛之风，而多湿热之气。质多柔脆，往往多热多痰，真阴既亏，内热弥盛，煎熬津液，凝结为痰，壅塞气道，不得通利，热甚生风，亦致猝然僵仆，类中风症，或不省人事，或口眼㖞斜，或半身不遂。其将发也，外必类内热之候，或口干舌苦，或大便闭涩，小便短赤，此其验也。河间所谓此症，全是将息失宜，水不制火。丹溪所谓湿热相火中痰中气是也。此即内虚暗风，确系两虚，而阴虚者，为多与外来风邪迥别。法当清热润气开痰以治标，次者当补养气血以治本。设若毋庸真中风风燥之剂，则轻者变重，重者必死。故凡内燥生风及痰中之症，治痰先清火，清火先养阴，最忌燥剂。

张介宾曰：风之为病，最多误治者，在不明其表里耳。盖外风者，八方之所中也；内风者，五脏之本病也。八风自外而入，必先有发热恶寒、头疼身热等症，显然可察也。五风由内而病，则绝无外征而忽病如风，其由内伤可知也。

（中略）

夫外感者，邪袭肌表，故多阳实；内伤者，由于七情，故多阴虚。凡脏气受伤，脾病者，病在肢体，或多痰饮；肾病者，或在骨髓，或在二阴；心病者，或在血脉，或在神志；肺病者，或在营卫，或在声音；肝病者，或在筋爪，或在血脉，此五脏之类风，未有不由阴虚而然者。惟东垣独得其义曰：有中风者，卒然昏愦，不省人事，此非外来之风邪，乃本气自病也。人年四十而阴气自半，起居衰矣，故多犯之，岂非阴虚之病乎？夫人生于阳而根于阴，根本衰则人必病，根本衰[①]则人必危。所谓根本者，真阴也。人知阴虚惟一，而不知阴虚有二，为阴中之水虚，则病在精血；阴中之火虚，则为神气。盖阳衰则气去，故神志为之昏乱，非火虚乎？阴亏则形坏，故肢体为之废弛乎？今以神离形坏之症，乃不求水火之源，而犹以风治，鲜不危矣。试以天道言之，其象亦然。凡旱则多燥，燥则生风，是风木之化从乎燥，燥则阴虚之候也。故凡治类风者，专宜培补真阴，以救根本，则风燥自除矣。然外感非曰绝无虚证，气虚则虚也。内伤者非曰必无实证，有滞则实也。治虚者当察其在阴在阳而直补之，治实者但察其因痰因气而暂开之，此于内伤外感及虚实攻补之间，最当审其有无微甚而酌其治也。甚至有元气素虚，卒然仆倒，上无痰，下失禁，瞑目昏沉，此厥竭之症，尤与风邪无涉，设非大剂参附，安望其复真气于将绝之顷哉？倘不能察其表里，又不能辨其虚实，但以风之为名，多用风药；不知风药皆燥，燥复伤阴；风药皆散，散复招风；以内伤作外感，以不足为有余，是促人之死也。《景岳全书》曰：凡类中之痰者，悉中虚而然，夫痰即水也。其本在肾，其标在脾。在肾者，以水不归原，水泛为痰；在脾者，以饮食不化土，不制水也。故治痰而不知实脾堤水，非其治也。

① 衰：原缺，据文义补。

景岳辨证五条

◉ 辨经脏诸证

凡非风之证，当辨其在经在脏；经病者轻浅可延，脏病者深重可畏；经病者病连肢体，脏病者败在神气。虽病在经者无不由中，而表里微甚则各有所主，此经脏之不可不辨也。然在经在脏虽有不同，而曰阴曰阳，则无不本乎气血。但知气血之缓急，知阴阳之亏损，则尽其善矣。若必曰某脏某经，必用某方某药，不知通变，多失其真。故凡凿执之谈，每有说得行不得者，正以心之所至，不能宣也，必也知几知微，斯足称神悟之品。

◉ 经病之轻证

皮毛枯涩，汗出，眩晕，鼻塞者，肺之经病。血脉不荣，颜色憔悴者，心之经病。肌肉消瘦，浮肿不仁，肉瞤筋惕，四肢不用者，脾之经病。筋骨疲困，拘急掉瘈，胁肋胀痛者，肝之经病也。口眼㖞斜者，足阳明及肝胆经病。骨弱无力，坐立不能者，肾之经病。

◉ 经病之危证

皮腠冰冷，滑汗如油，畏寒之甚者，肺之经病。舌强不能言者，心肾经病。唇缓口开手撒者，脾之经病。眼瞀昏黑无见，筋痛之极者，肝肾经病。耳聋绝无闻，骨痛之极者，肾之经病。反张戴眼，腰脊如折者，膀胱经病。

◉ 脏病之稍轻证

咳嗽微喘，短气，悲忧不已者，病在肺脏。腹满少食，吐涎呕恶，吞酸嗳气，谵语多思者，病在脾胃。胸胁气逆，多惊多怒者，病在肝胆。言语无伦，神昏多笑，不寐者，病在心脏。少腹疼痛，二便不调，动气上冲，阴痿，呻吟多恐者，病在肾脏。

◉ 脏病之危证

气急大喘，或气脱失声，色灰白或紫赤者，肺肾气绝。神脱色脱，昏沉不醒，色赤黑者，心脏气绝。痰涎壅极，吞吐不能，呃逆不止，腹胀之极，色青黑者，脾胃气绝。眼闭不开，急躁扰乱，懊憹囊缩，色青灰白者，肝脏气绝。声瘖不出，寒厥不回，二便闭不能通，泄不能禁者，肾脏气绝。

喻嘉言曰：中风外证，错见不一。风火相煽，多上高巅。风湿相抟，多流四末。手足麻木，但属气虚。关节肿痹，湿痰凝滞。

◉ 附：方歌

偏正头痛，愈风丹(即愈风汤，见前)。

目蠕面肿，胃风汤。

胃风白芷升葛羌，蔓归草紫藁柏苍。草蔻麻木不去节，二枚大枣三片姜。

风湿，薏苡仁汤。

薏苡仁汤麻芎归，苍术炙草生姜桂。自汗加膏热加柏，厥冷拘急熟附陪。

排风汤，即古今录验续命汤去人参、石膏、干姜，加防风、白术、茯苓、白鲜皮、生姜。

麻木，人参补气汤。

人参补气麻橘芎，术芷葛朴甘桔供。人参干姜姜枣引，薄荷七叶水煎用。

肿痹，舒筋散。

舒筋赤芍海桐皮，归术草羌片子姜。

寒热似疟，解风为宜，风藏痰隧，搜风最当，解风汤。

解风人参麻独芎，辛草生姜薄荷共。

经络及腑，治分浅深。表里之邪，大禁金石。

中络，桂枝汤；中经，小续命汤加减；表里兼治，防风通圣散（俱见《汤头歌诀》）。

祛风，至宝丹（即防风通圣散加连柏、羌独、参地、细辛、全蝎）。

攻里，三化汤、搜风丸。

搜风丸：搜风参苓薄荷叶，星夏姜藿蛤粉益。白丸牵牛芩大黄，寒水石外有滑石。

左瘫右痪，风入筋骨，宣导其邪，大禁金石，舒筋保安散。

舒筋保筋安木瓜，萆灵脂膝断蚕乌（药）。松节天麻归灵仙，虎骨芪防白芍药。

卒中灌药，宜用辛香。开痰行气，调入苏合。

南星汤调苏合丸、顺气散、匀气散、稀涎散（俱见《汤头歌诀》）。

四肢不举，有虚有实。阳明虚，则宗筋失润，不能束骨而利机关。阳明实，则肉理致密，加以风邪内淫，正气自不周流也。

虚用六君子汤，实用三化汤合承气汤（俱见《汤头歌诀》）。

口眼㖞斜，邪急正缓，左急治左，右急治右，先散其邪，次补其正。

左急，三圣散。右急，匀气散（俱见《汤头歌诀》）。

转舌、正舌，方名虽美，少阴脉萦舌本，三年之艾不言标矣，资寿解语，犹为近之。

转舌膏：转舌膏是绝妙方，凉膈散中加柿霜。艾菖（蒲）远志乌犀角，芎桔防风炼蜜尝。

正舌散、解语汤（见前真中风门）。

风初入府，肌肉蠕动，手足牵强，面肿能食。胃风宜投，胃风汤（见前）。

风初入脏，发热躁烦，先用泻青，兼解表里。次用愈风，磨入四白。泻青丸（见《汤头歌诀》）、愈风汤（见前真中风门）、四白丹。

四白丹中四君砂，芎防香附辛羌独。脑麝牛黄知竹叶，白芷橘香藿香薄。

养血豁痰，柄凿不入，先其所急，不宜并施。养血，大秦艽汤、当归地黄汤（见《汤头歌诀》）。

天麻丸：天麻苁斛菖附戟，天独萆桂归仲膝。鹿茸蚰蜒丹磁石，炼蜜捣丸先研末。

豁痰，涤痰汤、青州白丸子（见《汤头歌诀》）。

热痰，竹沥荆沥汤（见前真中风）、贝母栝蒌散（见前类中风）。

阴虚夹痰，千金地黄汤。

心火内蕴，膻中如燔，凉膈、清心丹，功见一斑。心血内亏，恍惚不寐，服二丹丸，可以安睡。火盛壮水，勿辞迂缓，水升火降，枯回燥转。

凉膈散、清心散、地黄汤(俱见《汤头歌诀》)。

二丹丸：二丹丹砂与丹参，熟地麦冬草茯神。人参菖蒲远蜜丸，中风痰热蔽心灵。

真阳上脱，汗多肢冷，气喘痰鸣，此属不治。黑锡三建，引阳回宅；水土重封，虞渊浴日。黑锡丹(见《汤头歌诀》)。

二香三建汤：三建天雄川乌附，沉木二香生姜需。

肾水泛滥，真阳未脱，治以星附，十中九活。

外风暴发，内风易炽。热溉甘寒，避居密室，毋见可欲，毋进肥鲜，谨调千日，重享天年。

世传中风，每遇外风一发，宜进续命汤以御之，殊谬。风势才定，更用续命汤重引风入，添蛇足也。惟用甘寒药频热服，俾内不召风，外无从入之路。且甘寒一可息风，二可补虚，三可久服，何乐不用耶?

逸按：此河间所谓因火召风之证，甘寒之品，可以杜风清热，不苦苦寒之败，胃故可服。

又按：程钟龄氏俱言，类中无㖞斜，偏废证。而朱丹溪神明气虚血虚，湿痰因致半身不遂。张介宾又谓，阴亏则形坏，肢体为之废弛，是又言类中有㖞斜偏废，证究竟真类，何以为别耶？夫卒然昏倒，而不歪废者，当然其为类中也。然屡见有深居密室，猝然㖞斜，偏废昏仆而为类中者。(西医谓大脑受病则知觉神经失其功用而神昏，小脑受病则运动神经失其效用，而偏废不用)是则类中无口㖞斜，偏废一语，断难尽信考。程钟龄氏谓：真中风，外有六经之形证(六经证见伤寒六经提纲)。张介宾云：八风自外而入，必先有发热恶寒、头疼身痛等证，显然可察，窃谓以此二说为宗。认定真中脉症而类中不难判别矣。类中兼真中亦不难辨别矣。若类中云无㖞斜、偏废，以此为别，恐未尽善。

类中风古今医案

◎ 王节斋治一壮年，忽得暴病如中风，口不能言，目不识人，四肢不举，急投苏合香丸，不效。王偶遇闻之，询其由，曰：适方陪客，饮食后忽得此证。遂教以煎生姜淡盐汤，多饮探吐之，吐出饮食数碗而愈。

◎ 郑显夫年六十余，因大怒，遂昏仆，四肢不用。丹溪曰：怒则火起于肝，手足厥阴二经之气闭而不行，故神无知。怒甚则伤于筋，纵其若不容，故手足不用。乃以连、柏泻其上逆之火，香附降其肝气，一二日神智渐回，再调其气血，全愈。

◎ 有一妇人，先胸胁胀痛，后四肢不收，自汗如雨，小便自遗，大便不实，口紧目瞤，或以为中脏，甚忧。请薛立斋视之，曰，非也。若风既中脏，真气既脱，恶证既见，祸在反掌，安能延至十日。乃候其色，面目俱赤而或青。诊其脉，左三部洪数，惟关尤甚。乃知胸乳胀痛，肝经血虚，肝气痞塞也。四肢不收，肝经血虚，不能养筋也。自汗不止，肝经血热，津液妄泄也。小便自遗，肝经热甚，阴挺失职也。大便不实，肝木炽盛，克脾土也，遂用犀角散（犀角、黄芩、甘草、赤芍、茯苓、地骨皮、麦冬、当归、枳壳、柴胡、红花、鳖甲，加生姜五厘为引）。四剂诸证顿减，又用加味逍遥散调理而安。

◎ 太史杨方壶夫人忽然晕倒，医以中风之药治之，不效。迎李士材诊之，左关弦急，右关滑大而软。本因元气不足，又因怒后食停，乃进理气消食药，得解黑屎数枚。急改用六君子加姜汁，服四剂而后晕止。更以人参五钱，芪、术、半夏各三钱，茯苓、归身各二钱，加减调理，两月即愈。此名虚中，亦兼食中。

◎ 给谏晏怀泉夫人，先患胸腹痛，次日卒然晕倒，手足厥逆。时有医者，以牛黄丸磨就将服矣。士材诊之，六脉皆伏，惟气口稍动。此食满胸中，阴阳痞膈，升降不通，故脉伏而气口独见也。取陈皮、砂仁各一两，姜八钱，盐三钱，煎汤灌之以指探吐，得宿食五六碗，六脉尽见矣。左关弦大，胸腹痛甚，知为大怒所伤也，以木香、青皮、橘红、香附、白术煎服，两剂痛止。更以四君子加木香、乌药，调理十余日方瘥。此是食中兼气中。

俞东扶按：此二条，与节斋、丹溪所治有异，是善学古人者，故并录之。

长洲尤在泾医案

◎ 类中偏左，于法为逆，犹幸病势尚轻，可以缓图取效。原方补少通多，最为合理。惟是阳脉则缓，阴脉则急，所以指节能屈不能伸，此亦病之关键处，不可忽也。经云：肝苦急，宜食甘以缓之。于前方中增进阴药之甘润者一二，更为完备。

人参　茯苓　半夏　白术　炙草　橘红　麦冬　竹沥　姜汁

逸按：此六君加麦冬、竹沥、姜汁也。

再诊

加当归。

◎ 脉虚而涩，左半手足麻痹，食不知味，此气血不能运行周体，乃类中之渐也。

桂枝　茯苓　归身　半夏　炙草　黄芪　天麻　首乌

逸按：滋养疏化，虚实兼到。

◎ 内风本皆阳气之化，然非有余也。乃二气不主交合之故。今形寒跗冷，似宜补阳为是。但景岳云：阳失阴而离者，非补阴无以摄既散之元阳。此证有升无降，舌绛牵掣，喑不出声，足躄不堪行动，当与河间肝肾气厥同例。参用丹溪虎潜法。

熟地　萸肉　牛膝　锁阳　虎骨　龟板

逸按：持论明通，立方简当。

再诊

地黄饮子去附子，加鹿鞭子，煎熬打丸。

◎ 热风中络，口歪舌謇，咽痛，治以清滋。

羚羊角　元参　钩藤　甘菊　甘草　石菖蒲　生地　竹沥

再诊

生地　阿胶　麦冬　知母　贝母　甘菊　甘草　元参

三诊

咽喉干痛，滋清不愈，宜从降导。

肾气丸，淡盐汤送下。

逸按：先清之，继滋之。终用引火下行之法，步伐井然，凌躐[1]急功者，可取法焉。

◎ 方书每以左瘫属血虚，右痪属气虚。据述频年以来，齿疼舌赤，常有精浊，纳谷如昔，猝然右偏肢痿，舌强口歪语謇，脉浮数动。此乃肝肾两虚，水不涵木，肝风暴动，神必昏迷。河间所谓，肝肾气厥，舌瘖不语，足痱无力之证。但肾属坎水，真阳内藏，宜温以摄纳。而肝藏相火内寄，又宜凉以清之。温肾之方，参入凉肝，是为复方之用。

地黄饮子去桂枝，加天冬、阿胶。

逸按：即古法而化裁之，参详脉症，斟酌尽善。

◎ 寒热邪走少阴之络，猝然不语，肩背牵引不舒，宜辛以通之。

菖蒲　远志　甘草　木通　当归　丹皮　丹参　茯苓

逸按：方法轻灵，恰合余邪入络治法。

◎ 脉濡，按之则弦，右肩及手指麻木，两腿酸痒，难以名状。此脾饮肝风，相合为病，乃类中之渐，不可不慎。

首乌　天麻　刺蒺藜　羚羊角　炙草　茯苓　半夏　白芍　丹皮　广皮

姜汁和竹沥泛丸。

逸按：以二陈、竹沥、姜汁除痰饮，以丹芍、羚蒺、首乌、天麻治肝风，两层俱到，就见

① 凌躐（líng liè，音灵烈）：意为超越，超出寻常顺序。

证论。归身、牛膝、橘络，亦可加入。

无锡王旭高医案

◎ 体多湿，性躁多火，十年前小产血崩，血去则阴亏而火亢，肝风暗动，筋络失养，已非一日。去秋伏暑后，变三疟，疟久营卫偏虚，遂致风痰扰络，右半肢体麻痹，而为偏废之象，调理渐愈。今但右足麻辣热痛，痛自足大指而起，显系肝经血虚失养。据云腿膝常冷，足骱常热，此非足骱有火，而腿膝有寒也。想由湿火乘虚下注，故痛处觉热，而腿膝气血不足，则觉寒耳。至于左胫外廉皮肉之内，结核如棉子，发作则痛甚，此属筋箭，是风痰瘀血交凝入络而成，与右足之热痛麻辣不同。今且先治其右足。

生地　阿胶　五加皮　归身　木瓜　天麻　冬术　独活　丝瓜络　牛膝　茯苓　萆薢

逸按：论颇明透，方亦平稳。

◎ 年已六旬，肾肝精血衰微，内风，痰涎走络，右偏手足无力，舌强言涩，类中之根萌也。温补精血，兼化痰涎，冀免偏枯之累。然非易事，耐心调理为宜。

苁蓉　巴戟　茯神　木瓜　半夏　枸杞盐水炒　远志甘草汤制

海风藤　茱萸酒炒　牛膝　杜仲盐水炒

逸按：此与下条均因有类中之萌，作未雨绸缪之计，故用药力求平稳，不敢喜以邀功也。

肾藏精而主骨，肝藏血而主筋。肾肝精血衰微，筋骨自多空隙，湿热痰涎乘虚入络，右偏手足无力。舌牵强，类中之根。温补精血，宣通经络，兼化痰涎。守服不懈，加以静养，庶几却病延年。

苁蓉　党参元米炒　牛膝　半夏　杞子盐水炒　陈皮　续断　茯苓　巴戟　桑枝

又，丸方

苁蓉酒煮烂，捣入，二两　党参元米炒，三两　熟地砂仁末、陈酒拌，蒸烂捣入，四两

麦冬去心，元米炒，二两　枣仁炒，研，三两　巴戟盐水炒，三两　归身酒炒，二两

萆薢炒，三两　首乌炒，四两　牛膝盐水炒，三两　半夏二两　杞子盐水炒，四两

上药各选道地，如法制炒，共研细末。用竹沥四两、姜汁三两，捣入，再将白蜜为丸，如黍米大，用瓷器装好。每朝服五钱，开水送下。

第三章　伤风门

林义桐曰：风者天之阳。经云：虚邪贼风，阳先受之。风邪伤卫，故腠理疏者，善病风。其症恶风有汗，脉浮头疼，鼻塞声重，咳嗽痰多，或憎寒发热。惟其人卫气有疏密，感冒有浅深，故见证有轻重。治风不宜表散太过，不宜补益太早。须察虚实，审轻重，辨寒热，顺时

令。经云：风淫所胜，平以辛凉，佐以苦甘。凡体实者，春夏治以辛凉，秋冬治以辛温，解其肌表，风从汗散。体虚者，固其卫气，兼解风邪，恐专用发散，汗多亡阳也。如初风兼寒，宜辛温发表；郁久成热，又宜辛凉疏散。忌初用寒凉，致外邪不得疏散，郁热不得发越，重伤肺气也。如体虚感风，微觉寒热，参归桂枝汤加陈皮。风伤肺卫，寒热头痛，咳嗽脘闷，豉桔汤。风伤营卫，头痛，咳则烁筋掣，当归建中汤。太阳伤风，发热，自汗恶风，桂枝汤。伤风头痛，鼻塞声重，川芎茶调散。伤风兼寒，咳嗽发热，柴陈煎。风温伤肺，身痛脘痹，栀豉汤加象贝、杏仁、郁金、枳壳、桑叶、栝蒌。暑风上受，痰热喘嗽，竹叶石膏汤加桔杏、蒌草、陈皮、滑石。感风兼湿，头目如蒙，痰稠胸闷，通草、豆豉、厚朴、滑石、桔梗、杏仁、栝蒌。火伤风，火郁燥嗽咽痛，甘桔汤加薄荷、元参、黄芩、前胡、花粉。热伤风，咳而咽痛，鼻塞吐痰，消风散加减。风邪外闭，肢节烦痛，里有郁热，羌活散加减。时行感冒，寒热往来，伤风无汗，参苏饮、人参败毒散、神术散。

总之，伤风须察其六淫兼证，且经疏解后，若仍恶风自汗，但当调其营卫。或表虚易感受风邪，必固实腠理，玉屏风散。斯为善后之防矣。

伤风脉候

脉浮为伤风，浮而紧者兼寒，浮而缓者兼湿，浮而洪者兼火，浮而滑者多痰，浮而有力为表实，无力为表虚。

◉ 附：方歌

◎ 参归桂枝汤

即桂枝汤加人参、当归。

◎ 豉桔汤

治风伤卫之轻剂。

豆豉　桔梗　滑石　厚朴　苏梗　连翘　杏仁　甘草

歌曰：豉桔滑石同甘草，杏朴苏梗及连翘。

◎ 羌活散

热郁。

羌活　麻黄　防风　石膏　前胡　川芎　酒芩　茯苓　细辛　甘草　菊花　枳壳　蔓荆

歌曰：羌活散内羌防风，石膏前胡与川芎，芩苓细辛甘草菊，枳壳麻黄蔓荆终。

余方载《组织学汤头歌诀》。

伤寒难治论

徐洄溪曰：凡人偶感风寒，头痛发热，咳嗽涕出，俗语谓之“伤风”，非伤寒论中所云伤风，乃时行之杂感也。人皆忽之，不知此至难治之疾，生死之所关也。盖伤风之疾，由皮毛以入于肺，肺为娇脏，寒热皆所不宜。太寒则邪气滞而不出，太热则火烁金而动血，太润则生痰饮，太燥则耗津液，太泄则汗出而阳虚，太涩则气闭而邪内结。并有视为微疾，不避风寒，不慎饮食，经年累月，病机日深。或成血证，或成肺痿，或成哮喘，或成怯弱，比比皆然，误治之害，不可胜数。谚云：伤风不醒变成劳，至言也。然则治之何如？一驱风，苏叶、荆芥之类；二消痰，半夏、象贝之类；三降气，苏子、前胡之类；四和荣卫，桂枝、白芍之类；五润津液，蒌仁、元参之类；六养血，当归、阿胶之类；七清火，黄芩、山栀之类；八理肺，桑皮、大力子之类。八者随其症之轻重而加减之，更以避风，戒辛酸，则庶几全愈，否则必成大病。医者又加以升提辛燥之品，如桔梗、干姜之类（逸按：桔梗同辛凉药用无害）。不效，即加以酸收，如五味子之类，则必见血。既见血，随用麦冬、熟地，以实其肺，即成劳而死。四十年以来，我见以千计矣，伤哉。

逸按：徐公之论，极是圣人不忽于细，必谨于微，医者于此等之处，尤当加意，学者于此等之处，尤当谨记。夫风之为病，重则为重，轻则为伤，最轻则为冒风，兹将冒风附录于下。

附录：冒风

雷少逸曰：冒风者，风邪冒于皮毛，未传经入里也。汪讱庵曰：轻为冒，重为伤，又重则为中。可见冒风之病，较伤风为轻浅耳。近世每以冒风之指为伤风，不知伤风之病，即仲景书中风伤卫之证也（逸按：洄溪老人云，亦非伤寒论中所云，伤风乃时行之杂感也）。今谓冒风，乃因风邪复冒皮毛，皮毛为肺之合，故见恶风、微热、鼻塞、身重、头疼、咳嗽，脉来濡滑而不浮缓，此皆春时冒风之证据，与风伤卫之有别也，宜乎微辛轻解法治之。倘或口渴喜饮，是有伏气内潜（逸按：气即《内经》“冬伤于寒，春必病温”之伏温，温邪内伏必耗津液。故病起即口渴喜饮，若纯系冒风，病在皮毛，在皮毛未入里，伤津口必不渴）。如脉数有汗为风温（逸按：风为阳邪，温乃热气，风性疏泄，热能散气，故风温脉数，有汗而热不解），脉紧无汗为春温（逸按：紧为寒脉，寒主收敛，寒外束温邪，内伏春温，初起必脉紧，无汗恶风，发热而口渴）。务宜区别而治，庶几无误。

附法：微辛清解法

治冒风之证，头微痛、鼻塞、咳嗽。

紫苏梗一钱五分　薄荷梗一钱　牛蒡子一钱五分　桔梗一钱五分　栝蒌壳一钱五分　广橘红一钱

以上轻煎热服。

凡新感之邪，惟冒为轻，只可以微辛轻剂治之，夫风冒于皮毛为肺之合，故用紫苏、薄荷以宣其肺，皆用梗而不用叶，取其微辛力广也。盖风为阳邪，极易化火，辛温之药，不宜过用。所以佐牛蒡之辛凉、桔梗之辛平以解太阴之表，及蒌壳之轻松、橘红之轻透以畅肺经之气。气分一舒，则冒自鲜矣。

俞东扶云按：伤风是轻病，然有伤风不醒即成痨之说。今人犯此者甚多，大约喜于色欲及常多梦泄之辈。《内经》谓劳风发在肺下，太阳引精者三日，中年者五日，不精者七日，咳出青黄涕如脓，不出则伤肺死。盖引精者肾脏充固，太阳引少阳以内守而自外拒，邪从痰出，不致内留伤肺也。不精即冬不藏精之义，肾脏亏乏，太阳馁而无援，邪留难去，伤风所由不醒也。昧者峻用发散，不知人愈虚，邪更易入也。或竟用滋补，不知邪未清，补之适以助长也。此中之权衡，在于医者；此际之调理，在于本人耳。

逸按：太阳之气，从至阴出胸膈，合肺气而外卫皮毛。初因肾脏亏乏，太阳气馁，卫外不固而风入于肺，继必待太阳能引少阴精气内守而外拒。俾邪从痰出，固不精者，必须一周(七日)。精气未复之时，方能咳出青黄结痰而愈。若不愈，必伤肺成痨，即越人所谓“上损及下，过中难治”之证。又按细辛一茎，直上能开太阳经气，发少阴之精气而作汗达邪，必须加用数分于当用之剂中，始得散邪之力，而伤风之病可愈。

伤风古今医案：喻嘉言医案

◉ 伤风戴阳证

石开晓病伤风咳嗽，未尝发热，自觉急迫欲死，呼吸不能相续。西昌诊之，见其头面赤红，躁扰不歇，脉亦豁大而空，谓曰：“此证颇奇，全似伤寒戴阳证，何以伤风小恙亦有之？急宜用人参、附子等药温补下元，收回阳气。不然，子丑时一身大汗，脱阳而死矣。”渠不信，及日落，阳不用事，愈慌乱不能少支，忙服前药。服后少宁片刻，又为嗽俱不作。询其所由，云：“连服麻黄药四剂，遂尔躁急欲死。”然后知伤风亦有戴阳证，与伤寒无别。因其人平素下虚，是以真阳易于上越耳。

□咳频嚏涕多，怯风，头目重眩，宜辛以散之。

防风　苏叶　杏仁　川芎　桔梗　甘菊　姜

微汗而愈。

◎ 巢门医书二种

巢氏医案

巢凤初医案

校记

《巢氏医案》

《巢氏医案》，一名《孟河巢少芳先生医案》，由丁树仁抄录于1936年前后。巢少芳（1896—1950年），武进县孟河镇人（今常州市新北区孟河镇），巢渭芳之子，为巢氏留居孟河本地的代表医家。绍承祖业，二十五岁悬壶。民国时期传染病肆行，巢氏妙手回春，对于像脑膜炎之类的传染性疾病，屡起沉疴，声名远扬。其子巢念祖、孙巢重庆均继承家业，深耕医林，均为孟河当地的名医，患者遍及当时的常州、镇江、扬州、苏州等地区。

本书不分卷，全书约九十则医案，复诊案例颇多，涉及时症、咳嗽、痰饮、虚损、乳痈、乳疽、足肚疽、对口疽、环跳疽、后脑疽、子痈、游风、淋证、癃闭、血证、气疝、痹症、肝风、关格、臌胀、积聚、惊风等内、外、妇、儿多个病门，其中尤以外科、时症、咳喘等病证为多见，辨治颇具孟河医派特色。

《巢氏医案》现存云阳（今属江苏省丹阳市）丁树仁抄本一册，为孤本，藏于南京图书馆。今以该本为底本，精加点校。原抄本无序跋及目录，且所载医案之复诊案例较为分散，点校时酌将部分医案顺序调整，并重新按病种分类，以便读者阅读研究。限于学识水平，书中若有错漏之处，还望读者斧正！

《巢凤初医案》

巢凤初，字符端（一作元瑞），号一藏、一戏居士，斋堂名“海天楼”“静观自得斋”，江苏武进（今江苏省常州市）人，生卒不详，清末民国初期人。巢氏天资聪颖，幼受庭训，刻苦钻研岐黄之道，随父崇山侍诊，数年之后尽得家传。又常与其父门下弟子贝颂美、陶佐卿、汪剑秋等相互切磋医理，医术日精。后悬壶沪上，应验如神，声名鹊起，门庭若市，是清末沪上名医。曾任中央国医馆名誉理事、上海市国医分馆处方鉴定委员会委员等职。据载，巢氏工书画，精篆刻，喜收藏，曾师从张大千、寿石工，著有《海天楼藏秦汉印谱》《静观自得斋藏印》等。

《巢凤初医案》现存抄本七册，抄录者为巢凤初弟子、杭州祝莹[①]，每册书衣左侧题“凤师医案”，并注抄录者“武林祝莹”，右侧注明抄录时间“戊寅年”（即1939年）。巢氏学识广博，临床经验丰富，尤擅治温湿热病，书中病证遍及内外妇儿诸科，尤以温病时症为多，共计近千案次，其中不乏诸多复诊案例，颇具临床研讨价值。每遇一案，先述理法，后予方药，因病而异，各有侧重，文辞精炼，无一赘言。

本书成书以来未有刊刻，仅有抄本存世。本次整理，以上海中医药大学图书馆藏抄本为底本。原抄本病案未按病证分类，记载无序，点校时酌将部分复诊案连缀，并将医案据病种分类调整，以便读者阅读学习，但部分医案诊次仍不完整。限于学识水平，书中若有错漏，还望读者斧正。

---

① 祝莹：即祝芡梅，曾师事巢凤初，又向清末著名人物画家潘振镛之子潘琪学书画。中华人民共和国成立后，曾任上海中医学院《内经》教研室主任。

巢氏医案

原著　民国·巢少芳
点校　刘昊辉

孟河巢少芳先生医案

云阳丁树仁录

◉ 感冒

◎ 陈左

阴分所亏，感冒新邪。形寒发热，舌苔白腻，头昏无汗，胸闷溲赤。先宜清邪。

大豆卷三钱　煨草果四分　净连翘三钱　杏苡仁各三钱　赤苓二钱　青皮一钱　姜半夏二钱

橘红一钱　冬桑叶一钱五分　炒知母一钱五分　白通草八分　酒黄芩八分　姜竹茹三钱

◉ 风温

◎ 耿左

风温犯肺。微寒发热，咳呛痰秽，舌苔黄腻，渴不多饮，咽阻作痒，脉象虚数。燥火刑金灼胃，急宜清金化燥。

象贝母三钱　瓜蒌皮三钱　生苡米三钱　川石斛三钱　杏仁泥二钱　净连翘三钱　黛蛤散四钱

嫩白前一钱五分　水炙桑叶二钱　天花粉一钱五分　茯苓三钱　金银花三钱　鲜竹茹三钱

二诊

投清金化燥，风温咳呛痰秽已减，咽阻作痒，口渴思饮，舌苔微黄，脉形虚数。饮邪未清，原宗前意进步。

京川贝二钱　瓜蒌皮三钱　白通草八分　净蝉衣二钱　杏仁泥二钱

净连翘三钱　生蛤壳四钱　白前薇各一钱五分　水炙桑叶一钱五分

天花粉二钱　金银花三钱　生竹茹三钱　枇杷叶去毛，三钱，包

三诊

两进清金化燥，风温烦热已减，咳呛痰秽较前亦平，夜分身热依然，胸襟嘈杂，舌苔淡黄根腻，脉形虚数。余邪余烬未楚，再延成损。

川石斛三钱　甜杏仁二钱　香白薇一钱五分　炙紫菀一钱五分

茯苓三钱　青蒿梗一钱　白通草八分　生苡米三钱　细川贝一钱五分

瓜蒌皮二钱　牛蒡子打，一钱五分　鲜枇杷叶去毛，三钱，包

◎ 葛童

风热犯肺。烦热咳嗽，痰中夹血，舌绛苔黄，头汗如雨，红疹白痦，布而不密。恙势已入险境，尚希明政。

鲜石斛三钱　甜杏仁研，二钱　天花粉二钱　蛤黛粉四钱，包　茯苓三钱

粉丹皮一钱五分　净连翘三钱　白通草八分　知川贝母各一钱五分

瓜蒌皮三钱　净蝉衣一钱五分　鲜竹茹三钱　鲜藕研，一两

改方

因小便未通服：

象牙屑一钱五分　木通一钱五分　石菖蒲八分　车前子三钱　蟋蟀两对

外治法

用蚯蚓两条、元寸香五厘，捣烂涂脐眼上。于上午九时服下，至下午三时用此方，灵效无比。

二诊

投甘凉泄热，风温烦热已减，咳嗽痰红亦退，舌苔干黄，红疹白痦布而不明，脉来濡数。邪热蕴结未清，恙势已入险途。

鲜金钗三钱　蛤黛散四钱，包　粉丹皮一钱五分　蝉衣一钱　川贝母一钱五分　瓜蒌皮三钱

生苡仁三钱　云苓三钱　天花粉二钱　叭杏仁研，二钱　焦通草八分　淡竹茹三钱　鲜藕研，一两

◉ 暑温

◎ 刘左

素本阴亏，感受暑邪。烦躁不安，舌苔质黄而腻，神志昏迷，渴喜沸水，多啜[①]泛恶，水晶白痦，红疹布而不密，颜色分明，小水黄浊，脉来濡细带数。温与湿合，湿热处中，新月白痦红疹透见，而邪姑有出路，否则内陷。先拟苦降达邪。

姜雅连一钱　橘红一钱　杏仁泥二钱　大豆卷三钱　赤猪苓各三钱　通草八分　连翘三钱

香青蒿八分　姜半夏三钱　细川贝一钱　黑山栀一钱　白蔻壳八分　姜竹茹三钱

复方

进苦降泄邪，暑温烦躁渐退，泛恶之势亦退，舌质黄腻而厚，白痦红疹布于项侧，胸腹籽粒琐屑，脉形虚濡带数。太少之邪蕴蒸膜原，漫布三焦，恐阻中宫。正虚邪实，恐防增变，原宗前方加易，再希转机。

鲜姜汁炒雅连　赤苓　川郁金　净连翘　鲜姜汁制半夏　白通草　大豆卷　杏仁泥

鲜姜汁炒山栀　橘红　细川贝　青蒿梗　鲜姜炒竹茹　朱拌灯心二丈

二诊

暑温旬日，经治烦热已退，泛恶亦止，水晶白痦红疹较前略明，籽粒不密，神减迷糊，舌苔质黄，尖干少津，不思引饮，喉间痰声漉漉，小水不利，脉来细数带弦。邪痰化热，素本阴损，恙势已入险境，尚希明正。

鲜石斛　川郁金　白通草　大豆卷　朱赤苓　九节菖　天花粉　石决明

川贝母　连心连翘　细雅连　生山栀　紫雪丹　鲜竹茹

加牛黄清心丸一粒。

---

① 啜(chuò，音绰)：古同“啜”，哭泣抽噎。

◎ 巢左

复方

暑温一候，壮热不安，口渴引饮，舌苔黄腻，头汗如雨，神志愦愦，大便泄垢，脉来虚数，按之痰动。症势颇险。

大豆卷　六一散包　炒车前　青荷叶　赤猪苓　通草　大腹皮

姜竹茹　银花炭　黄芩炭　连翘　茅术炭　黑山栀　川雅连

复方

投苦化泄热，温湿壮热已退七八，大便泄垢、痰次亦减，水晶白痦布而未透，舌苔黄腻，脉形虚数较缓。瘥势仍在变端中。

细雅连　黄芩炭　六一散包　结猪苓　车前子通草包　大豆卷

连翘　大腹皮　茅术炭　银花炭　焦山栀　粉葛根　青荷钱二枚

二诊

昨投苦温泄邪，湿温壮热已退，神志亦清，舌苔灰黄厚腻尽化，大便泄垢较昨十去其八，小溲澄清，脉象虚数。伏温蕴湿，余邪未楚，危险关头，势已度过，但未能入坦也。

焦茅术　焦扁豆　豆卷　黄芩炭　赤猪苓　通草　雅连

银花炭　车前子　六一散　煨葛根　焦山栀　青荷叶

◉ 湿温

◎ 徐右

一诊

温邪近月，始因寒热，继之发热不清，间或咳呛，痰不易出，舌苔黄腻，胸襟窒闷不舒，渴不多饮，小水赤色，脉象虚数。防甚增变。

冬桑叶三钱　正川郁金一钱五分　橘红一钱　台乌药一钱五分　姜竹茹三钱　赤苓三钱

炒枳实一钱　大腹皮三钱　大豆卷三钱　净连翘三钱　青皮一钱　黑山栀一钱五分　姜半夏三钱

二诊

春温一月，发热不清，舌苔淡黄根腻，咳呛带痰，胸脘欠舒，小溲赤色，脉象细数无力。气虚邪郁，再延非宜。

香青蒿一钱五分　川广郁金各一钱五分　广橘白一钱　炒枳壳一钱　赤苓三钱　川石斛三钱

仙半夏二钱　生苡米三钱　细川贝一钱五分　白通草八分　大腹皮三钱　枇杷叶去毛，三钱，包

三诊

清邪调气月余，温邪发热渐减，胸闷较前安舒，舌苔腻黄而浮，渴不思饮，遍体肌肤伴痛，似有红疹白痦发现，小水溺赤。余邪余气未楚，缘病久则气不足，恙势虽减，未涉坦途也。

青蒿梗一钱五分　川广郁金各一钱五分　佛手柑八分　川石斛二钱　赤苓三钱　连翘心三钱

象贝母一钱五分　冬桑叶一钱五分　绿梅花四分　白通草八分　益元散三钱，包　姜竹茹三钱

四诊

两进清邪调气月余，温邪发热已退，惟胸襟不畅，红疹白痦散布。肌表病久，气伤能得白红二疹透见，而邪始有出路，否则内陷。

香青蒿一钱五分　正乌药磨，一钱五分，冲　冬桑叶三钱　省头草一钱五分

赤苓三钱　广橘白一钱　连翘壳三钱　左金丸后入，四分

正川郁金磨，一钱五分，冲　白通草八分　法半夏一钱五分　姜竹茹三钱

五诊

迭进清邪化郁，久病发热退而不清，脘宇亦畅，舌苔黄腻边白，形神怠倦，脉形虚濡。正虚邪实，宗前方加易，不使变迁。

青蒿梗一钱五分　北秫米一钱五分　川郁金一钱五分　仙半夏二钱　茯神三钱

橘白一钱　绿梅花四分　金橘饼二枚　细川贝元米炒，一钱五分

佩兰梗一钱五分　生谷芽三钱　白通草八分　炒鳖甲四钱

六诊

进清中调气，久病发热已去八九，胸襟畅而不舒，面黄无华，形瘦肌削，脉来虚数无力。正气未复，还当慎之。

南沙参三钱　绿梅花四分　川郁金一钱五分　陈佛手八分　茯苓三钱　九节菖五分　白通草八分

法半夏二钱　青蒿梗一钱　生谷芽三钱　省头草一钱五分　白秫米一钱五分

七诊

病久正阴二损，形瘦肌削，胸脘似觉有块撑胀，或上或下，夜半虚汗，脉象细濡而数。藜藿[①]之体，攻补两难，今宜扶正清中，应手则吉。

西洋参切片，八分　广郁金一钱五分　仙半夏二钱　生谷芽三钱　茯神三钱　玫瑰花五朵

南沙参三钱　拳米一撮　橘白八分　佩兰梗一钱五分　甜杏仁二钱

八诊

进清养扶正法，久病服药两剂，正气已有来复之势，夜分出汗，形体消瘦，胸襟厥气上冲，脉虚濡较前亦起。恙势虽获转机，仍未入坦。

西洋参元米炒，六分　川郁金一钱五分　南沙参三钱　冬瓜子三钱　朱茯神三钱　广橘白一钱

细青皮一钱　白夕利三钱　麦冬心一钱　生谷芽三钱　叭杏仁研，二钱　枇杷叶三片

九诊

清养培中，久病虚热已退，夜分盗汗，形体消瘦，脐腹似若有块上冲，脉象细濡。正阴两伤，原宗前法，再希转机。

南沙参三钱　橘白一钱　生谷芽三钱　甜杏仁研，二钱　茯神三钱　细川贝一钱　焦扁豆三钱

煅牡蛎四钱，包　麦冬心一钱　广郁金一钱五分　佛手花四分　藕节三枚

---

① 藜藿：泛指粗劣的汤羹，引申为贫贱之人。

◎ **赵左**曲阿人也

一诊

温邪夹湿，烦热，早轻暮重，舌苔干黄，口渴引饮，面黄胸闷，大便泄垢，脉象濡数。正气不足，证属湿温重候。

川雅连四分　六一散三钱，包　白通草八分　黑山栀二钱　姜竹茹三钱

赤猪苓各三钱　大豆卷四钱　大腹皮三钱　枳实炭二钱　鲜荷叶三钱

苍术炭一钱五分　炒车前三钱　净连翘三钱　黄芩炭一钱

二诊

湿温一旬，烦热或轻或重，舌苔微黄根腻，渴喜沸水，夜不安寐，大便水泄，脉象细数。恙势正在鸱张，亟宜苦化法。

姜雅连四分　大豆卷三钱　大腹皮三钱　银花炭三钱　赤猪苓各三钱

六一散四钱，包　连翘壳三钱　广藿梗一钱五分　姜根朴五分

车前子一钱五分，方通草包　焦山栀一钱五分　姜竹茹三钱　荷叶三钱

三诊

湿温十二日，投银翘连朴苦降达邪法，水晶白痦布于胸膺，籽粒琐屑，颜色鲜明，此属佳象。烦热时退时作，舌苔灰白，中黄腻微干，大便泄而不多，脉象虚数。温与湿合，热处湿中，湿则不化则温不清，温不解则热不退，泄不止则正不复。恙势仍在变迁中。

细雅连八分　六一散四钱，包　大豆卷四钱　天花粉二钱　姜竹茹三钱

赤猪苓各三钱　银花炭四钱　白通草八分　粉葛根二钱　黄芩炭八分

黑山栀二钱　净连翘三钱　炒车前三钱　鲜荷叶三钱

四诊

湿温半月，经治泄泻已止，烦热不清，舌苔焦黄，口干引饮，水晶白痦业已透见，籽粒不多，脉象濡数。温已化火，湿已化燥，今宜淡凉泄热，再希转机。

鲜石斛三钱　银花炭三钱　生山栀一钱五分　细雅连四分　赤苓三钱

白通草八分　六一散四钱，包　粉葛根一钱　天花粉二钱　连翘壳三钱

大腹皮三钱　台乌药一钱五分　淡荷叶三钱　淡竹茹三钱

五诊

进淡凉泄热，湿温烦热已减，舌苔焦黄渐化，口渴亦少，水晶白痦布于胸膺，脐腹颜色鲜明，大便溏薄。伏温蕴湿，有暗泄之机，脉象细数，太阴之阴，少阳之阳，因泄而损，恙势虽减，尚未涉至坦途也。

鲜金钗三钱　银花炭四钱　煨葛根二钱　清水豆卷三钱　朱拌赤苓三钱　六一散四钱，包

连翘心三钱　川雅连三分　天花粉二钱　白通草八分　生山栀一钱五分　生竹茹三钱　鲜荷钱两枚

六诊

经治湿温壮热已退，大便泄泻亦止，舌苔焦黄，中干少津，形神枯槁，水晶白痦密布胸

腹，脉形细数。恙势已延三候，阴正大损，今宜救阴清胃。

鲜金石斛一钱五分打， 天花粉二钱 广郁金一钱五分 益元散三钱，包

茯神三钱 连翘心三钱 清水豆卷三钱 生山栀一钱五分 粉丹皮一钱五分

生苡米三钱 白通草八分 淡竹叶十片 鲜荷叶两枚

七诊

迭进淡凉救阴法，湿温烦热已退，舌中焦黄业已化尽，水晶白瘔三朝之候，形神枯槁，脉象细数。病退正虚，今宜养正清化，当避风节食，不致食复为要。

清水豆卷三钱 南沙参三钱 天花粉二钱 玫瑰花五朵 茯神三钱 佩兰梗一钱五分

青蒿梗一钱五分 白通草八分 川石斛三钱 生谷芽三钱 广郁金一钱五分 青荷叶三钱

◎ 周左

一诊

时病久延，发热不清，背寒畏冷，舌苔白腻中黄，少腹作痛。良由寒凉之剂多服，先宜清化余气。

青蒿梗一钱 川郁金一钱五分 通草八分 益元散三钱，包 赤苓三钱 净连翘三钱

台乌药一钱五分 清豆卷三钱 川石斛三钱 广橘白八分 大腹皮三钱 法半夏三钱 荷梗一尺

二诊

温病两旬，形寒发热，夜半热甚，舌苔腻黄而厚，渴喜热饮，脉象虚数。防其化燥。

西雅连八分 姜半夏二钱 白通草八分 焦六曲三钱 赤苓三钱 川郁金一钱五分

大豆卷三钱 焦山栀一钱五分 连翘三钱 枳实炭一钱 橘红一钱 姜竹茹三钱

三诊

苦降达邪，温邪形寒烦热均减，胸闷欠畅，舌苔黄腻，形神困顿，小溲仍赤。饮邪未清，宗原方出入。

大豆卷三钱 杏苡仁各二钱 白通草八分 冬桑叶一钱五分 赤苓三钱 净连翘三钱

橘红一钱 细雅连三钱 姜半夏二钱 黑山栀一钱五分 鸡苏散三钱 姜竹茹三钱

四诊

两进苦化达邪，烦热已退，舌黄亦化，面黄无华，胸境嘈杂，脉来细数。太少之邪未楚，原意增损。

清水豆卷三钱 连翘心三钱 益元散三钱 广郁金一钱五分 茯苓三钱 省头草一钱五分

白通草八分 广橘白一钱 仙半夏一钱五分 甜杏仁二钱 生苡米三钱 荷梗一尺

◉ 春温

◎ 陈右

一诊

气分不足，感受春邪。形寒发热，舌苔黄腻，间或作恶，大便泄泻，小溲短数。防其变迁。

嫩桑枝一钱五分　台乌药二钱　炒车前三钱　橘红一钱　赤猪苓各三钱　川郁金一钱五分
净连翘三钱　左金丸五分，后入　姜川朴一钱　大腹皮三钱　白通草八分　块滑石四钱　姜竹茹三钱

二诊

苦降达邪，春温发热已减，泛恶泄泻亦止，胸闷未畅，舌苔黄腻，脉象细数。余邪未楚，前方出入。

冬桑叶二钱　连翘壳三钱　姜山栀一钱五分　小川朴一钱　赤苓三钱　大腹皮三钱
橘红一钱　姜半夏二钱　川郁金一钱五分　白通草八分　鸡苏散三钱　姜竹茹三钱

◉ 温热伤阴

◎ 蒋右

一诊

时病退后，元气未复。夜分潮热，舌苔薄白，形瘦肌削，小溲短数不爽，大便燥结，脉象虚细。病久肠腑阴液枯涸，虑其虚中生波。

南沙参三钱　瓜蒌仁研，三钱　女贞子三钱　怀牛膝梢一钱　茯神三钱
光杏仁研，二钱　青蒿梗一钱　甜川贝一钱五分　肥知母一钱五分
生谷芽一钱五分　大麦冬三钱　蜜炙枇杷叶去毛，三钱，包

二诊

病久正伤，膀胱气化不及。小溲癃闭，阻结不畅，少腹硬膨，业已三日，夜间坐卧不安。恙势非轻。

川萆薢三钱　肥知母一钱五分　女贞子三钱　炒泽泻一钱五分
结猪苓三钱　台乌药一钱五分　生草梢四分　象牙屑一钱
九节菖八分　南沙参三钱　路路通三钱　藕节三枚

三诊

拟方。

象牙屑一钱五分　川黄柏一钱五分　白通草八分　炒车前三钱
炒知母一钱五分　怀牛膝梢一钱五分　生草梢四分　石菖蒲一钱
台乌药一钱五分　上桂心三分　川萆薢三钱　蟋蟀二对

四诊

病后膀胱气化不及，州都小溲淋漓不畅，少腹硬结而膨。虑成下膈。

象牙屑一钱五分　茯苓三钱　牛膝梢一钱五分　台乌药一钱五分　煨黑丑一钱
炒小茴一钱　炒泽泻一钱五分　川萆薢三钱　九节菖八分
益智仁一钱五分　黄芪皮一钱五分　青葱管五支　蟋蟀二对

五诊

病后正气不足，膀胱又少约束，小溲涓滴不畅，少腹膨胀及胸，内热作渴，脉来虚细。下焦化机失常，症势颇险，勉拟通调水道。

西血珀冲，四分　台乌药二钱　郁李仁研，三钱　益智仁煨，一钱　赤猪苓各三钱

细木通一钱　瓜蒌仁研，四钱　九节菖二钱　冬葵子三钱　炒泽泻一钱五分

火麻仁研，三钱　怀牛膝梢一钱五分　灯心十尺

◉ 伏邪

◎ 王左

病后伏邪干于肺系，咳呛痰白，午后形羸潮热，谷食减少，脉来虚濡。延虑恐致内伤。

南沙参三钱　知母一钱五分　大贝母三钱　青蒿梗一钱五分　大力子打，一钱五分

茯苓三钱　炙紫菀一钱五分　女贞子三钱　冬瓜子四钱　炙鳖甲四钱

叭杏仁研，二钱　瓜蒌皮三钱　枇杷叶去毛，三钱，包

二诊

清肃肺阴，午后形羸潮热已退，咳呛痰稠，腰际楚痛，谷食少思。宗前法进步。

香蒿梗一钱　瓜蒌皮三钱　广橘络八分　炙鳖甲四钱　茯苓三钱

炙紫菀一钱五分　大力子一钱五分　女贞子三钱　大贝母三钱

甜杏仁二钱　冬瓜子三钱　蜜炙紫菀三钱　南沙参三钱

三诊　膏方

经治以来，诸恙悉平，惟肺肾之阴未复。煎方加减为膏调治。

北沙参三两　甜杏仁二两　淮山药二两　冬瓜皮三两　茯苓三两　炙紫菀一两五钱

冬瓜仁三两　炙甘草三两　二仙胶另化下入，三两　女贞子三两　甜冬术一两

焦扁豆三两　大贝母三两　怀牛膝一两　炙兜铃二两

上药加核桃肉三两、莲心三两，以长流水煎三次，去渣，用文冰十两收膏。每早晚开水冲服三钱。

◉ 大头瘟

◎ 王左

瘟毒上升头面，红肿起疱，形寒发热。急宜普济消毒饮加减。

杭菊花二钱　连翘三钱　炙僵虫一钱五分　天花粉二钱　金银花三钱　赤芍二钱　淡中黄三钱

绿豆皮三钱　大防风一钱　大贝三钱　小川连四分　活管仲[①]切，三钱　板蓝根洗，四钱

◉ 疟疾

◎ 裴右

疟后三月，血虚生风。头眩眼花，视物羞明，两手颤抖，身中微热，心悸欠寐。虑延成损。

青龙齿煅，三钱　水远志一钱五分　珍珠母研，四钱　黑料豆三钱　茯神三钱　合欢皮一钱五分

双钩藤一钱五分　杭菊炭一钱五分　大丹参一钱五分　粉丹皮一钱五分　白夕利三钱　藕节三枚

---

① 活管仲：贯众的别名。

二诊

血虚生风，肝阳上扰。头眩眼花，身若腾空，夜不安寐，心悸肉瞤，四肢震动。心气不足，虑延成损。

珍珠母研，八钱　羚羊片先煎，四分　黑料豆三钱　夜合花一钱五分　茯神三钱　杭菊炭三钱

稆豆衣三钱　白夕利三钱　青龙齿四钱　远志肉三钱　白归身三钱　生铁落煅，三钱

◉ 失音

◎ 张右曲阿人

失血后肺阴受损，肝火上灼。咽喉作痒，声音低嘶，不时形羸潮热，谷食少思，天癸泛行且多，脉象濡数。荣阴又伤，虑成虚损，先宜滋水柔肝。

南沙参三钱　知川贝母各一钱五分　净蝉衣一钱　生蛤壳四钱　茯苓三钱

甜杏仁三钱　炙鳖甲四钱　地骨皮一钱五分　女贞子三钱

粉丹皮一钱五分　川石斛三钱　炙紫菀一钱五分　藕节三枚

二诊

失音半月，月事匆来，较前为多，少腹隐痛，喉际干燥，心中烦闷，脉象弦数。荣阴不足，姑拟养荣肃肺。

南沙参三钱　净蝉衣二钱　炙紫菀一钱五分　清炙草四分　茯苓三钱　炒丹皮一钱五分

玫瑰花五朵　当归须八分　杭白芍二钱　甜杏仁三钱　象贝母三钱　藕节炭五枚

三诊

言发于心，音出于肾，赖肺金以宣扬，肺属金，如悬钟，金空则鸣，金实则无声。音低两旬，言语不扬，面黄食少，久延成损，脉象弦数。先从金实例治，拟开之降之。

南沙参三钱　生蛤壳四钱　女贞子三钱　大贝母三钱　云茯苓三钱

甜瓜子壳三钱　炙苏子一钱五分　炙紫菀一钱五分　白桔梗一钱

净连翘三钱　甜杏仁三钱　蜜炙枇杷叶去毛，三钱，包

又，丸方

肝胃不和，水道停中。脘痛时发时止，谷食不振，头晕耳鸣。皆是痰之作祟，前方加减为丸图治。

焦白术一两半　广陈皮一两　黑料豆三两　沉香曲一两半　淡吴萸五钱　制香附二两

佩兰梗一两半　代代花卅朵　茯苓三两　白夕利三两　香砂仁八钱

上药加旋覆花一两，煎水泛丸。

◉ 劳怯

◎ 陈左

久咳阴损，水火不相济。身若燔炭，舌苔浮白，少津边紫，口渴思饮，夜寐不安，呓语错杂，盗汗淋漓，小溲赤浊，脉形虚数无根。恙势已入损门，多酌高明。

鲜石斛三钱　左牡蛎四钱，包　女贞子三钱　炙紫菀一钱五分　茯神三钱

知川贝母各一钱五分　瓜蒌皮三钱　粉丹皮二钱　西洋参一钱

大麦冬三钱　甜杏仁二钱　天花粉二钱　甘蔗二两　生竹茹三钱

二诊

病久阴不敛阳。自汗淋漓，四肢不暖，形瘦骨立，寐中呓语，脉象细濡无根。症势垂危，勉拟生脉散主之。

南沙参三钱　西洋参八分　五味子四分　甜杏仁研，三钱　知川贝母各二钱　淮小麦三钱

大麦冬三钱　生谷芽三钱　茯神三钱　左牡蛎四钱，包　化龙骨三钱　鲜生地四钱　藕节五枚

三诊

劳怯已著，昨进生脉散，盗汗已止，夜半忽增烦躁，口渴思饮，舌苔浮黄而干，寐中呓语，形色衰夺，脉形虚数，按之豁然空。气阴两伤，金水告竭，势难挽回。

西洋参一钱　甜杏仁二钱　冬青子三钱　南沙参三钱　茯神三钱　大麦冬三钱　北秫米三钱

淮山药三钱　川石斛三钱　知川贝母各三钱　花粉二钱　左牡蛎四钱，包　藕节五枚　生竹茹三钱

◉ 痰饮

◎ 刘左

病久脾胃阳衰，水谷之精不归正化，酿饮成痰，停蓄在胃，致生哮咳，痰多而稠，脘宇板闷，纳食更甚，脉形虚濡带滑。湿浊燔踞，中州清阳之气失旷，虑成胸痹痰饮之候。

焦白术一钱五分　叭杏仁二钱　茯苓三钱　沉香曲三钱　白芥子炒，一钱五分　姜半夏二钱

炒苏子打，一钱五分　淡干姜六分　莱菔子三钱　化橘红一钱　海浮石四钱　香砂仁八分　煨姜二片

二诊

痰湿之体，脾阳失司。脘宇板闷，纳食后饱，咳呛痰多，谷食衰微，形神困顿。病久中阳尤馁，调治非易。

白术炭二钱　叭杏仁二钱　茯苓三钱　海浮石四钱　白芥子炒，打，一钱五分

姜半夏二钱　炙内金一钱五分　香砂仁八分　莱菔子炒，打，二钱

橘皮一钱　大腹皮三钱　嫩桑枝一钱五分　煨姜二片

三诊

改方。

煨姜二片　功劳叶三钱　嫩桑枝一钱五分　姜半夏二钱　炒苏子打，一钱五分

焦白术一钱　赤苓三钱　炙内金一钱五分　白芥子打，二钱　台乌药一钱五分

川郁金一钱五分　炒牛子打，一钱五分　赖氏红[①]一钱　小川朴一钱

◎ 李左

饮生于脾，渍之于肺。痰饮咳呛，业已有年，屡发不已，痰稠气短，面黄色悴，脉形虚滑。一派痰浊之象，先宜肃肺化痰。

---

① 赖氏红：即化橘红，因广东赖家园产，又称“赖园红”。

炙苏子一钱五分　化橘红一钱　甜杏仁二钱　海浮石四钱　茯苓三钱

姜半夏二钱　大力子一钱五分　白芥子一钱五分　象贝母三钱

瓜蒌皮三钱　炙冬花二钱　核桃肉三钱　枇杷叶去毛，三钱，包

二诊

脾为生痰之源，肺为贮痰之器，肺脾二亏，水谷精华不归正化，酿饮宿胃，致成痰饮哮咳，业近三载，发于冬愈于夏，衰于春秋。日来痰多，面黄少华，胃纳尚佳，脉形虚濡。前圣仲景谓治饮不治肺，今宗其意，今拟运脾涤饮，橘半六君子汤加减。

白术炭八分　炙苏子一钱五分　化橘红核各一钱　叭杏仁一钱五分　大茯苓三钱

大贝母三钱　海浮石四钱　旋覆花一钱五分　十制半夏一钱

白芥子炒，打，一钱　款冬花三钱　榧子五粒　核桃肉三钱

三诊

痰饮咳嗽，据述三载，脾肺肾三经俱亏。每至发时，痰多气逆，手足微冷，幸胃纳尚佳，脉形虚濡兼滑。湿痰胶固于中，痰之标在肝，痰之本在肾。前哲论治痰先治肝，今遵古训法，长方图治。

十制半夏二钱　炙苏子三钱　象贝母三钱　炙冬花三钱　云茯苓三钱

赖氏红一钱　瓜蒌皮三钱　甜杏仁三钱　焦白术一钱　海浮石三钱

怀牛膝一钱　白芥子炒，打，一钱五分　核桃肉打，三钱　银杏肉打，十粒

又，丸方

案立前方，兹不复赘，痰饮宿恙，岁月弥深，立时不能速功。煎方加减为丸调治。

潞党参三两　象贝母三两　姜半夏二两　炙甘草三钱　茯苓三两　甜杏仁三两

炒干姜五钱　款冬花三两　化橘红一两　炙苏子一两五钱　马兜铃三两

乌贼骨三两　破故纸一两　野於术一两　海浮石三两

上药加核桃肉三钱，共为细末，用炼蜜为丸，丸如桐子大。每早晚开水送下三钱。

◎ **王左**茅山人也

一诊

曾经失血，失于调治，脾肺肾三经俱亏。咳呛气短，痰白而稠，面黄带浮，谷食少思，有时背寒畏冷，大便不实，脉象虚濡而数。虑致内损，姑拟肃肺培土，兼化痰饮。

焦白术一钱　化橘红一钱　十制半夏一钱五分　扁豆皮三钱　茯苓三钱

海浮石四钱　焦谷芽三钱　炒紫菀一钱五分　炒苏子研，一钱五分

大贝母三钱　冬瓜皮三钱　甜杏仁研，二钱　功劳叶三钱

二诊

痰饮咳呛，延绵半载，痰稠而多。肺脾二经受亏，水谷之精不归正化，酿饮成痰，停蓄在胃，中脘欠畅，食入难运，脾胃制度失常，面黄神疲。今拟肃肺运脾以涤饮。

白芥子研，一钱　海浮石三钱　牛蒡子研，一钱五分　叭杏仁二钱　旋覆花一钱五分，包

云茯苓三钱　赖氏红一钱　瓜蒌皮三钱　姜半夏三钱　象贝母三钱

炙苏子研，一钱五分　枇杷叶去毛，三钱，包　荸荠五枚

三诊

两进肃肺化痰，痰饮咳呛胸闷较前渐畅，惟咳呛如昔，咽喉作痒，面黄肌瘦，脉象虚滑。肺失治节，伏饮为患，今拟麻黄汤加减主之。

蜜水炙麻黄三分　瓜蒌皮三钱　大贝母三钱　化橘红二钱　茯苓三钱

海浮石三钱　炙苏子一钱五分　五味子研，十四粒　姜半夏二钱

炙冬花二钱　甜杏仁二钱　功劳叶三钱　陈海蜇洗，三钱

四诊

改方。

原方去麻黄、功劳叶，加怀牛膝一钱五分、枇杷叶去毛，三钱，包。

五诊

三进肃肺化痰，痰饮咳呛经治渐减，咽痒亦退，舌苔薄白，气短食少，面黄无华，胸痞作堵，脉象细濡。中阳不运，痰湿凝滞，积久沉疴，立时不能速功。

炒苏子一钱五分　焦白术一钱　破故纸一钱　化橘红一钱　炒芥子一钱五分

茯苓三钱　姜半夏二钱　大贝母三钱　莱菔子炒炭，一钱　牛蒡子研，一钱五分

甜杏仁研，二钱　海浮石三钱　枇杷叶去毛，三钱，包

六诊

四进运脾涤饮，痰饮咳呛渐减，中脘痞硬亦渐宽畅，面黄色悴，胃纳不振，脉象虚细。饮邪蓄胃，肺失治节，仍宗前方增损。

冬术炭八分　五爪红一钱　莱菔子二钱　海浮石四钱　大茯苓三钱　大力子研，一钱五分

破故纸一钱，包　炒芥子一钱五分　姜半夏二钱　炒苏子一钱五分

叭杏仁二钱　款冬花二钱　枇杷叶去毛，三钱，包

七诊

五进三子养亲汤，痰饮胸痞渐见宽松，胁肋有时攻实，咳呛痰白，面黄无华。脾土不运，肺失清肃，饮邪随气而动，今宜疏肃涤饮。

焦术屑八分　台乌药一钱五分　海浮石四钱　款冬花一钱五分　茯苓三钱　姜半夏二钱

煅赭石四钱　炒牛子研，一钱五分　炒苏子打，二钱　甜杏仁研，二钱

广陈皮一钱　旋覆花一钱五分，包　清炙枇杷叶三钱

八诊　长方

肺脾两亏，痰湿停运，渍之于肺，以致哮咳，业已一载。面黄带浮，胸痞膜胀，谷食不振，脉象虚弱。中土大伤，辗转沉疴，岁月弥深，药饵立时不能奏功，更以长方图治。

土炒白术一钱五分　海浮石四钱　姜半夏二钱　焦谷芽一钱五分　连皮苓三钱　扁豆皮三钱

嫩苏梗一钱五分　款冬花二钱　甜杏仁研，二钱　广陈皮一钱　冬瓜子炒，三钱　煨姜两片

九诊　丸方

痰饮停中，肺脾两亏，抱恙已久，服药以来诸恙平平。煎方加减为丸图治。

潞党参姜汁炒，二两　嫩苏梗一两五钱　大贝母三两　款冬花三两　茯苓二两　炒干姜三钱

叭杏仁二两　焦白术一两五钱　制半夏三两　扁豆衣三两　广陈皮一两　海浮石四两

上药共为细末，用陈海蜇(洗)四两煎水泛丸，丸如桐子大。每早晚开水送下三钱。

◎ 戎左

一诊

中气不足，饮邪蓄胃。胃脘梗痛，谷食少思，背部抽痛。先宜调胃化饮。

焦白术一钱五分　姜半夏二钱　佩兰梗一钱五分　川郁金一钱五分　茯苓三钱　白夕利三钱

冬瓜子三钱　制香附二钱　广橘络八分　玫瑰花五朵　炒白芍吴萸炒，二钱　煨姜两片

二诊

经治饮邪脘痛已减，背脊掣痛亦罢，两足疲软无力，脉象细弦。阴邪未楚，前方效机，今更丸方调治。

焦白术一两五钱　制香附二两　姜半夏二两　玫瑰花卅朵　茯苓三两　青陈皮各一两

广木香五钱　怀牛膝一两　沉香曲一两　潞党参姜汁炒，三两　广藿梗一两五钱

炒白芍一两五钱　省头草一两五钱　春砂仁八钱　白夕利三两

◉ 虫痛

◎ 王童

虫痛有年，屡发不已，迩日益甚，呻吟不安，四肢厥冷。小舟重载，急宜安胃杀虫。

川楝子一钱五分　姜半夏二钱　淡吴萸四分　焦六曲三钱　赤苓三钱　白雷丸一钱五分

鹤虱一钱　细青皮一钱　嫩苏梗一钱五分　使君子五粒　乌梅炭三枚　生姜三片

另服乌梅丸三分。

◉ 肝胃气

◎ 朱右

肝脾两亏。胃脘格拒，甚则泛吐酸水，头眩眼花，谷食少思，月事不一。先宜和肝快气。

焦白术一钱五分　青陈皮各一钱　白夕利三钱　软柴胡六分　茯苓二钱

佩兰梗一钱五分　大白芍吴萸同炒，一钱五分　上沉香四分　姜半夏二钱

制香附二钱　嫩苏梗一钱五分　生姜两片　红枣三枚

二诊

和肝理气，胃脘格拒已畅，泛吐酸水未止，头眩眼花，谷食少思，月事不调，脉象细弦。肝不条达，原宗前法加易。

软柴胡八分　姜半夏二钱　炒白芍二钱　清炙草三分　茯苓三钱　省头草一钱五分　制香附二钱

香砂仁四分　焦白术一钱　青陈皮各一钱　淡吴萸四分　生姜两片　红枣三枚

◉ 脘胁痛

◎ 孙右

一诊

抑郁伤肝，肝耗犯胃。始因胃脘作痛不畅，现增胁痛咳呛咽痒，有时形羸潮热。延虑成怯。

净蝉衣八分　青蒿梗一钱　大贝母三钱　银柴胡八分　茯苓三钱

制半夏二钱　橘红络各八分　炙紫菀一钱五分　牛蒡子打，一钱五分

甜杏仁二钱　炙甘草三分　枇杷叶去毛，三钱，包

二诊

投秦艽扶羸汤，体虚咳呛、形羸潮热均减，咽喉作痒，胁际楚羸。前方颇合机宜，毋庸改章。

青蒿梗一钱　牛蒡子打，一钱五分　炙紫菀一钱五分　清炙草三分　茯苓三钱

甜杏仁二钱　炙桑叶一钱五分　象贝母三钱　法半夏二钱

橘红络各八分　银柴胡八分　地骨皮一钱五分　功劳叶三钱

三诊

经治以来，诸恙悉平。煎方加减为膏图治。

焦白术一两五钱　全当归三两　制香附二两　法半夏二两　茯苓三两　川续断三两

青陈皮各一两　玫瑰花卅朵　杭白芍二两　银柴胡五钱　上黄芪三两

白夕利三两　炒杜仲二两　炙甘草三钱　佩兰梗一两五钱

上药加红枣四两，以长流水煎三次，去渣，用文冰十四两收膏。每早晚开水冲服三钱。

◉ 肝风

◎ 李右

气血不足，无以荣养经络，痰湿乘虚入络。始因左手指、肢麻木，连及指头，迩日右手亦是，头旋心悸。先为养血和肝以活络。

白归身三钱　大丹参一钱五分　小胡麻二钱　合欢皮一钱五分　茯苓三钱

首乌藤三钱　川续断三钱　远志肉一钱五分　黑料豆三钱

生白芍二钱　炙草四分　橘络八分　嫩桑枝洗，四钱

二诊

柔肝养血，四肢麻木较前已减，头眩亦平。夜寐心悸，腰软乏力，脉形虚弦。痰湿之体，肝虚生风，前方颇合机宜，原法进步。

上归身三钱　小胡麻三钱　夜交藤三钱　炙草四分　茯神三钱　黑料豆三钱　白夕利三钱

煨天麻四分　杭白芍二钱　水远志一钱五分　川断肉一钱五分　大丹参一钱五分　嫩桑枝四钱

另，膏方

平肝阳兼养血，煎方加减为膏图治。

大生地四两　白归身三两　远志肉一两五钱　合欢皮一两半　茯神三两　野黑豆三两

白菊炭一两五钱　甜杏仁二两　酸枣仁一两五钱　茺蔚子三两　白夕利三两

川续断三两　大白芍二两　炒杜仲二两　夜交藤二两

上药加龙眼肉五十粒、嫩桑枝四两，以长流水煎三次，去渣，用文冰十四两收膏，每早晚用开水冲服三钱。

三诊

两进和肝调胃，胃脘胀闷已舒，头眩不清，间或吞吐酸水，月事不调。仍宗前法进步。

焦白术一钱五分　制香附二钱　旋覆花一钱五分，包　香砂仁打，一钱

茯苓三钱　广橘皮一钱　煅赭石四钱　杭菊炭一钱　姜半夏三钱

大白芍吴萸同炒，一钱五分　佩兰梗一钱五分　生姜两片　红枣三枚

又，丸方

和肝脾佐调阴，前方加减为丸图治。

软柴胡八钱　大丹参一两半　青陈皮各一两　广木香八钱　茯苓三两

焦白术一两半　炙甘草四钱　省头草一两半　全当归三两　制香附二两

红月季花卅朵　上黄芪二两　杭白芍二两　香砂仁一两　白夕利三两

上药共为细末，用生姜二两、红枣卅枚，煎水泛丸，丸如桐子大。每早晚开水送下三钱。

◉ 肝阳

◎ 汪左

一诊

阴虚肝阳上扰。头眩耳聋，身若腾空，形瘦肌削。先宜平肝育阴。

石决明打，四钱　珍珠母四钱　白夕利三钱　枸杞子二钱

茯苓三钱　双钩藤一钱五分　青龙齿三钱　左牡蛎四钱　黑芝麻稭①四钱

黑料豆三钱　北沙参三钱　淮山药一钱五分　大白芍一钱五分

二诊

进平肝育阴法，头眩已退，耳窍失聪，现增咳嗽，甚则耳鼓轰轰，形瘦骨立。阴亏已致之矣，原宗前法加易。

青龙齿三钱　北沙参三钱　珍珠母四钱　大贝母三钱　茯苓三钱　炙紫菀一钱五分

灵磁石煅，三钱　白夕利三钱　功劳子三钱　甜杏仁二钱　女贞子三钱　黑料豆三钱　瓜蒌皮三钱

三诊　膏方

阴分不足。耳窍失聪，偶一劳动，头眩昏昏，形瘦肌削。肝阳上扰，宜乙癸同源法煎膏图治。

大生地四两　太子参二两　冬青子三两　杭白芍二两　茯神三两　淮山药三两

---

① 稭：同“秸”。

黑料豆四两　怀牛膝一两五钱　灵磁石四两　北沙参三两　石决明八两

左牡蛎五两　双钩藤四两　粉丹皮一两半　枸杞子三两　炒枣仁一两五钱

上药加莲心四两、桑葚子四两，以长流水煎三次，去渣，用文冰十四两收膏。每早晚开水送下三钱。

四诊　补膏方以前

经云：汗为心之液。在内为血，在外为汗，阴分不足，夜分盗汗，寤不成寐。宜养阴安志。

南沙参三钱　炒枣仁一钱五分　煅龙骨四钱　炙甘草三分　朱茯神三钱　山萸肉一钱五分

生白芍二钱　水远志三钱　左牡蛎四钱　淮山药一钱五分　女贞子三钱　淮小麦三钱

◎ **李右**淮阴清江人也

一诊

血虚生风。始因头眩，继之两目视物羞明，迎风流泪，腰软无力，脉形虚弦。肝阳性太强，姑拟平肝息风以养血。

大生地四钱　怀牛膝一钱　双钩藤一钱五分　白夕利三钱　茯苓三钱　炙草四分

生白芍二钱　女贞子三钱　池菊花一钱五分　枸杞子二钱　黑料豆三钱　桑葚子三钱

二诊　膏方

柔肝养血，头眩已减，两目流泪，腰软无力。荣血不足，宗前法加易为膏图治。

白归身三两　大生地三两　白夕利三两　小胡麻二两　茯苓三两　炒杜仲二两

清阿胶另化，收膏加入，二两　焦白术二两　杭白芍二两　黑料豆三两

杭菊炭一两　玫瑰花卅朵　甘杞子三两　女贞子三两　炙甘草五钱

上药加藕节廿枚，以长流水煎三次，去渣，用文冰十两收膏。每早晚开水冲服三钱。

◎ **陈左**淮阴人也

一诊

素本阴亏，肝之阳旺，肾之阴耗，心肾不交。夜多奇梦，晨起痰多，舌苔薄白，季胁隐痛，夜分口干，脉象细弦而数。相火又旺，先宜清化痰热，佐以养阴安志。

南沙参三钱　甜杏仁二钱　粉丹皮一钱五分　夜交藤一钱五分　朱茯神三钱

京川贝三钱　女贞子三钱　柏子仁研，一钱　水远志一钱五分

合欢皮一钱五分　大麦冬去心，三钱　藕节五枚

二诊

阴分不足，烦劳过度，耗损肾阴，扰乱心阳，以致心肾不交。夜梦纷纭，右目跳跃，间或咳呛，痰多而厚，脉象濡数。痰火不靖，急宜养心安志，以清痰热。

北沙参三钱　远志肉三钱　冬青子三钱　青龙齿煅，一钱五分　抱木神三钱

黑料豆三钱　知川贝母各一钱五分　珍珠母冲服，四钱　合欢皮三钱

炒枣仁三钱　叭杏仁三钱　西血珀四分　鸡蛋黄后入，一枚

三诊

进琥珀安神法，夜梦纷纭觉得已平，唾痰亦减，不时咽喉有作呛之势，腹部汩汩有声，胁肋隐痛，逾时如常，脉象弦数较前已缓。痰火已化之证，君相和交未能如常，仍宗前法加减。

象贝母三钱　远志肉三钱　大丹参一钱五分　淮山药一钱五分　茯苓一钱五分

煅龙齿三钱　甜杏仁三钱　稆豆衣三钱　酸枣仁一钱五分　北沙参三钱

女贞子三钱　合欢花一钱五分　朱砂安神丸药汁过服，一钱五分

膏方

养心神，清痰热，煎方加减膏剂图治。

大生地四两　酸枣仁一两五钱　大贝母三两　甜杏仁三两　茯苓三两

左牡蛎包，四两　生白芍二两　炒泽泻一两五钱　合欢皮一两五钱　太子参三两

淮山药三两　粉丹皮二两　青龙齿打，三两　大麦冬三两　水远志一两

上药加藕节卅枚，以长流水煎三次，去渣，用文冰十二两收膏。每服三钱。

◉ 黄疸

◎ 孔左

脾虚水湿浸渍。面目俱黄，遍体亦然，小水溺赤，谷食少思。先宜分化水湿。

小胡麻一钱　飞滑石四钱，包　焦白术一钱五分　广藿梗一钱五分　赤猪苓各三钱

大腹皮二钱　香砂仁一钱　炙内金一钱五分　炒泽泻三钱

炒车前三钱　西茵陈一钱五分　煨姜两片　荷梗一尺

二诊

投分化水湿，湿黄遍体略减，目珠金黄，午后畏寒，小溲赤色。脾阳失运，原宗前法进步。

生苍术一钱五分　姜半夏一钱五分　飞滑石四钱，包　大砂仁打，一钱五分

赤猪苓各三钱　炒泽泻一钱五分　白通草八分　西茵陈一钱五分

广藿梗一钱五分　焦苡米三钱　炙内金二钱　煨姜两片

三诊

两进淡渗泄湿，胸次已畅，头面浑身金黄，小溲赤浊。湿浊之邪未清，原方进步。

西茵陈二钱　小川朴一钱　生苡米三钱　白通草八分　连皮苓四钱

飞滑石四钱　黑山栀一钱五分　陈皮一钱　炒泽泻一钱五分

炒车前三钱　姜半夏二钱　大腹皮三钱　荷梗一尺

◉ 臌胀

◎ 徐左

牙衄后口腹不慎，脾胃阳衰。胸痞及腹，膨胀作痛，面黄无华，两足踝肿，脉形濡弱。中焦化机不健，血积散胀之候。

焦白术二钱　五灵脂炒，一钱五分　省头草一钱五分　炮姜炭四分　连皮苓三钱　新会皮一钱

广藿梗一钱五分　大腹皮三钱　制香附二钱　炙内金二钱　上桂心切，四分　降香一钱

二诊

温中行瘀，胸腹梗痛已平，撑胀依然，面黄色悴，咳痰夹有紫血块，小溲短赤。中气伤损，膀胱之气又少约束，仍宗原法出入。

焦白术一钱五分　小蓟草一钱　制香附二钱　炙内金二钱　连皮苓三钱　台乌药一钱五分

焦谷芽三钱　广橘皮一钱　五灵脂一钱　红花炭四分　炒小茴一钱　降香一钱　藕节炭三枚

◎ **夏右**

一诊

肝不条达，不畅则抑，土湿敦厚，不运则壅。二气无以流贯，致令胸闷，小腹膨胀，按之硬结，腰软带下，月事停运，面黄色悴，脉象细弦。虑成血积散胀，姑拟和脾调气。

白术炭一钱　川郁金一钱五分　金铃子炭一钱五分　细青皮一钱　茯苓二钱

佩兰梗一钱五分　沉香曲三钱　白夕利三钱　台乌药一钱五分

紫丹参一钱五分　冬瓜子三钱　制香附二钱　降香一钱

二诊

《内经》云：足厥阴肝经脉达阴器，女子入系廷孔。恙始于腹，痛后膨胀硬结，状若似兜，下部频频矢气。症属阴吹。

瞿麦穗一钱五分　炒车前三钱　石菖蒲八分　细青皮一钱　茯苓三钱

台乌药一钱五分　川郁金一钱五分　炒小茴一钱　覆盆子三钱

制香附二钱　白夕利三钱　西血珀冲服，四分　藕节五枚

◎ **孙左**镇江

一诊

经谓脾以升为健，胃以降为和。脾胃升降失司，不能腐熟水谷，湿浊凝滞于中。恙始于腹痛后，继之膨胀，按之硬结，大便泄泻，挟有胶冻，面黄色悴，谷食少思，脉来虚弱。中阳又馁，正在壮年，非其所宜，虑成单腹。先拟运脾畅中，兼化湿滞。

焦茅白术各一钱五分　新会皮一钱　炒小茴一钱五分　上桂心切，五分

广藿梗一钱五分　葫芦巴打，三钱　焦谷芽三钱　破故纸打，一钱五分

扁豆炭三钱　煨木香八分　赤苓三钱　煨姜两片　花椒目廿一粒

二诊

温化湿浊，小溲溺结已畅，少腹膨胀依然，按之硬结，形神衰夺，胃纳减少，舌苔浮白而腻，脉来虚弱。肝肾阳衰，肝木又从而侮之，相火不能宣扬，单腹之虞，仍宗前法进步主之。

白术炭一钱五分　巴戟天打，三钱　大腹皮三钱　上桂心切，四分　连皮苓四钱

葫芦巴打，三钱　鸡内金二钱　焦谷芽三钱　益智仁煨，一钱五分

炒泽泻一钱五分　炒小茴去心，一钱　乌药片一钱五分

三诊

两进温化泄浊法，单腹胀满觉得右半已舒，左半漉漉有声，按之硬结，小溲溺时不爽，形

容枯槁，谷食衰微，脉来虚弱。脾肾阳衰，前方效机，毋庸更章。

制附块八分　煨黑丑一钱五分　益智仁煨，一钱五分　炙内金二钱

赤猪苓各三钱　炒茴香一钱　巴戟天打，三钱　破故纸打，一钱五分

葫芦巴打，一钱五分　细青皮一钱　白术炭一钱　上桂心切，四分

四诊

三进温化泄浊，单腹胀闷似觉轻减，胃纳亦增，小水间或不利，面黄色悴①，脉来细虚有神。脾阳运化渐复，湿浊混清未清，前方颇合机宜，仍宗原意加易。

淡附片制，八分　白术炭一钱五分　益智仁煨，一钱五分　大腹皮三钱　结猪苓三钱

炒小茴一钱　鸡内金二钱　煨黑丑一钱　炒泽泻一钱五分　葫芦巴打，三钱

上桂心切，四分　炒车前三钱　荷梗去刺，一尺　陈茄瓢洗，研，四钱

五诊

四进温中逐寒，小腹填胀渐舒，肌肤亦起皱纹，此乃佳兆。两足踝肿，面黄色萎，小溲短数。中阳失司，膀胱气化不及，原宗前意进取。

土炒白术一钱五分　冬瓜子三钱　乌药二钱　煨黑丑一钱五分　连皮苓三钱

怀牛膝梢一钱五分　福泽泻一钱五分　广陈皮一钱　扁豆衣三钱　制附子八分

巴戟天打，三钱　葫芦巴打，三钱　姜衣四分　陈茄瓢洗，打，四钱

六诊

迭进温运脾肾，单腹胀满已减五六，两足浮肿，大便不实，小水短赤，胃纳不多，脉形细涩。中阳式微，膀胱失于宣扬，前方既效，毋庸改弦易辙也。

淡附片一钱　葫芦巴打，三钱　大腹皮三钱　细木通一钱　赤猪苓各三钱

冬瓜皮三钱　冬瓜子一钱　巴戟天打，三钱　焦白术一钱五分　煨黑丑一钱五分

新会皮一钱　炒车前三钱　炒泽泻一钱五分　姜皮四分　陈茄瓢四钱

七诊

经治以来，诸恙悉平。时值湿土用司，药汁难以获效，更为丸剂调治。

焦茅白术各一两　炒枳壳一两　巴戟天打，三两　制附片八钱　连皮苓三两

砂仁研，八钱　福泽泻二两　益智仁打，一两五钱　台乌药一两五钱　煨黑丑一两

炙内金二两　破故纸一两五钱　莪术炭一两五钱　葫芦巴打，三两

炒茴香一两　广陈皮一两　冬瓜皮四两　扁豆衣三两

上药加陈茄瓢四两，共为细末，用煨姜二两煎水泛丸，丸如桐子大。每早晚开水送下三钱。

---

① 悴：原作“碎”，据文义改。

◉ 肥气

◎ 张左

一诊

素有肥气，肝木偏旺。左目红晕，云翳遮睛，肋下填胀，大便燥结，脉象弦数。急宜泄肝火以润肠。

杭菊花二钱　金铃子一钱　郁李仁研，三钱　火麻仁研，三钱　川郁金一钱五分

元明粉八分　瓜蒌皮三钱　茯苓三钱　石决明五钱　番泻叶三钱

光杏仁研，二钱　生甘草四分　枇杷叶去毛，三钱，包

二诊

投平肝润肠法，大便已畅，左目红晕亦减，胁下肥气时胀时退。今宜和肝扶气。

全瓜蒌打，三钱　白芥子研，八分　甜杏仁研，二钱　青皮一钱

茯苓三钱　大贝母三钱　生香附二钱　玫瑰花五朵

川郁金一钱五分　金铃子一钱五分　白夕利三钱　藕节三枚

三诊

两进润通幽门，大便通而不畅，左胁肥气撑胀不舒，两手脉形细弦有力。肝气郁结，仍宗前方进步。

油当归三钱　光杏仁研，二钱　制香附二钱　火麻仁研，四钱　瓜蒌仁研，三钱

葫芦巴打，一钱五分　白夕利三钱　乌药一钱五分　金铃子一钱五分

松子仁研，一钱五分　细青皮一钱　大贝母三钱　郁李仁三钱　枇杷叶三钱

◉ 淋证

◎ 巢右

湿热下注。小溲夹血夹白，阻急不畅，刺痛难忍，业近一月。先宜分利清湿。

川萆薢三钱　白通草八分　台乌药一钱五分　金银花三钱　赤猪苓各三钱

京赤芍二钱　怀牛膝梢一钱　粉丹皮一钱五分　炒泽泻一钱五分　生草梢四分

生苡仁三钱　西血珀研，四分，冲　川黄柏一钱五分　藕节五枚

◉ 癃闭

◎ 管童

一诊

湿热下注膀胱。小溲阻结，急宜不畅，管中刺痛，癃闭可虑。

川萆薢三钱　黑山栀一钱五分　白通草八分　台乌药一钱五分

结猪苓三钱　车前子二钱　怀牛膝梢一钱　石菖蒲四分　象牙屑一钱

福泽泻二钱　飞滑石四分　川黄柏一钱五分　灯心十尺

二诊

小溲癃闭已畅，管中稍有刺痛，据述口腹不节，致令发热，舌苔微黄。宜疏解为先。

嫩苏梗一钱五分　焦六曲三钱　白通草八分　大腹皮三钱　赤猪苓各三钱　净连翘三钱

薄荷八分　炒车前二钱　六一散三钱　黑山栀一钱五分　冬桑叶三钱　姜竹茹三钱

三诊

进分通水道，癃闭已畅，日感新邪发热，舌苔白薄，面黄无华。宜清邪调气。

小川朴一钱　净连翘三钱　生苡米三钱　焦山栀一钱五分

赤苓三钱　白通草八分　杏仁泥二钱　台乌药一钱五分

冬桑叶二钱　鸡苏散三钱　大腹皮三钱　灯心一丈

◉ 遗精

◎ 许左安徽

一诊

禀赋二天不足，遗精有年，据云无梦，心阳不宁，暗吸肾阴，阴虚则内热，阳虚则外寒。遇风背寒，日晡潮热，颧红戴阳，脉象虚濡而弦。水亏于中，肾中真阴不充，姑拟育阴生金。

南沙参三钱　女贞子三钱　牡丹皮一钱五分　淮山药二钱　茯神三钱

炙鳖甲四钱　水远志一钱五分　冬瓜子三钱　川石斛三钱

地骨皮一钱五分　肥知母三钱　左牡蛎四钱，包　藕节五枚

二诊

进滋阴降火，遗精之体、潮热颧红较前已减，形体消瘦，脉来细弦而数。缘病久阴分不足，心相之火不宁，前方颇合机，宜原意增损。

金石斛三钱　炙鳖甲四钱　冬青子三钱　南沙参三钱　抱木神三钱

肥知母三钱　地骨皮一钱五分　水远志一钱五分　柏子仁研，一钱

粉丹皮一钱五分　淮山药二钱　生白芍二钱　莲心去皮心，十粒

三诊

经云：阳气者，若天与日，失其所则折寿而不彰。年甫二一，易兴易举，遗泄频频，或梦或不梦，午后潮热，颧红戴阳，脉象细数而弦。肝之阳旺，肾之阴损，浮阳上越，当与乙癸同源之治。

南北沙参各三钱　女贞子三钱　左牡蛎包，五钱　潼夕利三钱　朱茯神三钱

远志肉三钱　大麦冬三钱　鱼线胶蛤粉炒，三钱　天花粉三钱

鲜生地三钱　肥知母三钱　炙鳖甲五钱　鲜瓦楞子肉七枚

◉ 奔豚

◎ 刘左

向有气疝，年已花甲，阳气本衰，浊阴上干。腹痛攻窜不休，漉漉有声，上凌心胸，脉象细弦。先宜温化和中。

潞党参姜汁炒，三钱　制香附二钱　淡吴萸五分　葫芦巴土炒，三钱　茯苓三钱　细青皮一钱

炮姜炭六分　炒白芍二钱　炒小茴一钱　川楝子炒炭，一钱五分　炙甘草四分　花椒目炒，廿一粒

◉ 虚损

◎ 王左

一诊

咳呛半载，曾经失血，肺肾阴伤。日晡形羸，面黄肌瘦，脉来虚濡。虚损之候。

南沙参三钱　瓜蒌皮三钱　炙鳖甲四钱　甜杏仁打，三钱　茯苓三钱

女贞子三钱　炙兜铃一钱五分　牛蒡子打，一钱五分　知川贝母各一钱五分

炙紫菀一钱五分　炙桑皮一钱五分　枇杷叶去毛，三钱，包

二诊

清养肃肺，劳怯潮热已退，胃纳亦香，惟咳呛痰黄，脉来虚濡。肺阴不足，宗前方出入。

南沙参三钱　瓜蒌皮三钱　大麦冬三钱　甜杏仁打，三钱　茯苓三钱　女贞子三钱

炙兜铃一钱五分　牛蒡子打，一钱五分　知母一钱五分　大贝母三钱

炙紫菀一钱五分　炙桑皮一钱五分　蜜炙枇杷叶去毛，三钱，包

三诊

两进清肃肺金，劳怯咳呛渐减，胃纳亦振，形瘦气逆，脉来虚濡而弦。阴分未复，宗前方进步。

南沙参三钱　瓜蒌皮三钱　大麦冬焙粉，三钱　叭杏仁三钱　茯苓三钱

冬瓜子三钱　炙兜铃一钱五分　象贝母三钱　炙白前一钱五分

炙紫菀一钱五分　牛蒡子打，一钱五分　清炙草四分　蜜炙功劳叶三钱

四诊

清养肺胃，潮热骨蒸已退，咳呛依然，形瘦肌削。幸胃纳尚佳，再宗前法进步。

南北沙参三钱　甜杏仁二钱　女贞子三钱　炙桑皮一钱五分　茯苓三钱

瓜蒌皮一钱五分　冬瓜子三钱　怀牛膝一钱五分　大贝母三钱

炙紫菀一钱五分　炙兜铃二钱　枇杷叶去毛，三钱，包

五诊

经治以来，劳怯咳呛诸恙悉平，惟病久肺肾阴损，立时不易霍然。以膏代煎。

北沙参三两　茯苓三两　甜杏仁三两　怀牛膝一两半　淮山药二两　炙紫菀一两五钱

瓜蒌皮三两　清炙草三钱　女贞子三两　炙兜铃一两五钱　川百合一两五钱

焦扁豆三两　大贝母三两　清阿胶二两，另化收膏　炙桑叶一两五钱

上药加上毛燕二两，包，另煎，收膏搅入。以长流水煎三次，去渣，用文冰十两收膏。每早晚开水冲服三钱。

◎ 黄童

一诊

二天不足，阳卫不入于阴。日晡形羸潮热甚于夜半，形羸肌削，两颧戴红。先宜清骨散加减主之。

青蒿梗一钱五分　炙鳖甲四钱　女贞子三钱　天花粉二钱

川石斛三钱　炒知母一钱五分　地骨皮三钱　清炙草三分

伏苓三钱　冬瓜子三钱　省头草一钱五分　莲心去皮，五粒

二诊

投清骨散，脾元阴虚发热略减，形瘦肌削。二天不足，原宗前方出入。

南沙参三钱　生鳖甲四钱　川石斛三钱　炒扁豆三钱

肥知母三钱　女贞子三钱　佩兰梗一钱五分　生姜两片

青蒿梗一钱五分　地骨皮一钱五分　茯苓三钱　红枣三枚

三诊

禀赋二天素属不足，潮热经久，经治已减，形瘦肌削，大便溏薄。缘病久脾元阴损，原宗前法调治。

青蒿梗一钱五分　焦扁豆三钱　土炒白术一钱　焦谷芽一钱五分

茯苓三钱　省头草一钱五分　川石斛一钱五分　冬瓜子三钱

炙鳖甲四钱　女贞子三钱　地骨皮一钱五分　生姜两片　红枣三枚

◎ 陈左

一诊

脾元不足，远血屡发不已，面黄肌瘦，胸襟食入作胀。宜培土运中。

焦白术一钱五分　煨木香六分　香砂仁打，八分　焦扁豆打，三钱

茯苓三钱　佩兰梗一钱五分　新会皮一钱　广藿梗一钱五分

红枣三枚　炙内金二钱　槐米炭三钱　淮山药二钱　煨姜两片

二诊

培土和中，远血已止，胸脘不畅，谷食难进，面黄无华。脾元未复，原意增损。

白术土炒，一钱　姜半夏二钱　广木香六分　淡吴萸四分

茯苓三钱　青陈皮各一钱　省头草一钱五分　广藿梗一钱五分

大砂仁一钱　炙内金一钱五分　小川朴一钱　煨姜二片

◎ 穆右

一诊

据云早年泄泻后肝脾肾三经俱亏，中焦之气失于旷达。少腹膨胀或退或作，谷食不振，有时形羸潮热，脉形虚细。先宜运中调气。

焦白术一钱五分　焦扁豆三钱　广藿梗一钱五分　大砂仁一钱　茯苓三钱

益智仁一钱　佩兰梗一钱五分　白夕利三钱　煨木香一钱

葫芦巴三钱　小川朴一钱　煨姜二片　红枣

二诊

运中调气，少腹膨胀已去六七，胃纳亦增，面黄无华，间或胃脘隐痛，脉来虚细。中气未

复，宗前方入出。

焦白术一钱五分　炒小茴一钱　香砂仁一钱　制香附二钱　茯苓三钱

益智仁二钱　青陈皮各一钱　葫芦巴三钱　广木香八分

小川朴一钱　省头草一钱五分　荷梗一尺　煨姜二片

三诊

两进补土生火，胃纳已增，口味不适，腹中撑胀，时退时作，大便不实。肝脾阳衰，仍宗原方加易。

焦茅白术各一钱五分　上桂心切，四分　青陈皮各一钱　煨木香六分　茯苓三钱

小茴香去心，炒，一钱　佩兰梗一钱五分　制香附二钱　益智仁煨，一钱五分

葫芦巴三钱　广藿梗一钱五分　香砂仁研，八分　煨姜两片　荷叶三钱

◎ 邹左

一诊

二天不足，肝肾阴损。日晡形羸潮热，夜分自汗淋漓，面黄肌瘦，谷食少思。姑拟培土生金。

北沙参三钱　怀牛膝一钱五分　地骨皮一钱五分　淮山药二钱

茯神三钱　炙鳖甲四钱　青蒿梗一钱五分　冬瓜子三钱

左牡蛎四钱　冬青子三钱　川石斛三钱　莲子十粒

二诊

培养二天，夜分自汗觉得已减，潮热骨蒸，舌苔浮薄，形神枯槁，脉形濡虚。阴阳不相维护，壮年之体，非其所宜。

川石斛三钱　炙鳖甲四钱　煅牡蛎四钱　青龙齿炙，三钱

茯苓三钱　地骨皮一钱五分　南沙参三钱　淮小麦二钱

肥知母一钱五分　女贞子三钱　生白芍二钱　藕节三枚

三诊

两进培养二天法，潮热渐减，自汗亦止，面黄肌瘦，谷食不香。病久阴损，宗前方出入。

南沙参三钱　女贞子三钱　地骨皮一钱五分　左牡蛎四钱

茯苓三钱　炙鳖甲四钱　清炙草三分　肥知母一钱五分

淮山药二钱　川石斛三钱　冬瓜子三钱　莲子十粒

◎ 焦右

一诊

肝脾两亏，气机失利。胃脘作痛，或退或剧，谷食少进，腰软无力，白带淋漓不净，脉象细弦。今宜肝脾双调。

全当归二钱　炒白芍二钱　制香附二钱　川断肉二钱　茯苓三钱　椿根皮一钱五分　炒杜仲二钱

佩兰梗一钱五分　乌贼骨二钱　焦白术一钱五分　青陈皮各一钱　煨姜两片　红枣三枚

二诊

和肝健脾，荣虚发热已退，脘腹作痛，月事愆期，腰软带多。任脉又亏，原意增损。

焦白术一钱五分　炒杜仲二钱　焦苡米三钱　制香附二钱　大白芍吴萸炒，三钱　川断肉一钱五分

炒当归三钱　海螵蛸三钱　茯苓三钱　青陈皮各一钱　椿根皮一钱五分　煨姜两片　红枣三枚

三诊

健脾和肝，血虚发热已减，胸闷不饥，少腹隐痛，头眩[①]眼花，小溲溺赤。时值夏令，调补之剂殊不适宜，姑拟调气健脾法。

嫩苏梗一钱五分　白夕利三钱　焦白术一钱　杭菊炭一钱　茯苓三钱

佩兰梗一钱五分　焦苡米三钱　玫瑰花五朵　广藿梗一钱五分

广木香六分　青陈皮各一钱　煨姜两片　荷叶三钱

又，丸方

调经理气，佐以和肝。

焦白术一两　玫瑰花廿朵　炙甘草二钱　广木香五钱　茯苓二两　椿根皮一两五钱

佩兰梗一两五钱　大丹参一两五钱　炒白芍一两五钱　全当归一两五钱

炒杜仲一两五钱　香砂仁五钱　青陈皮各一两　白夕利三两　冬瓜子三两

上药共为细末，用红枣三两煎水泛丸。每服三钱。

◎ 殷左

一诊

失血后肺肾阴损。不时形羸潮热，面黄肌瘦，咳呛痰白，大便溏薄，脉象虚濡。虑成虚损。

南沙参三钱　女贞子三钱　川贝母一钱五分　炒扁豆三钱

大茯苓三钱　冬瓜子三钱　甜杏仁二钱　地皮一钱五分

炙紫菀一钱五分　淮山药二钱　炙鳖甲四钱　功劳子三钱

二诊

培土生金，虚损便溏已止，咳呛亦减，形瘦肌削，谷食不振。缘病久阴虚，调治非易。

南沙参三钱　炙紫菀一钱五分　女贞子三钱　生谷芽三钱

茯苓三钱　炒黄芩一钱　冬瓜子三钱　大贝母三钱　甜杏仁二钱

炙鳖甲四钱　广橘白一钱　枇杷叶去毛，三钱，包

◎ 朱左

一诊

肾为先天之本，脾为后天之源，脾肾两亏，水亏于下，心阳不宁。夜寐心悸，或有遗泄，面黄无华，谷食不振，脉形濡数。先为养心归脾汤法加减。

---

① 头眩：原作“头眼花”，据文义增补。

北沙参四钱　女贞子三钱　合欢皮一钱五分　野於术八分

茯神三钱　远志肉三钱　冬瓜子三钱　黑料豆三钱

淮山药二钱　炒枣仁一钱五分　潼夕利三钱　莲心十粒

二诊　膏方

案立前方，兹不复赘。进先天，培后天，煎方加减，膏剂图治。

南北沙参三两　冬青子三两　潼夕利三两　黄实①肉三两　茯神三两　炒枣仁一两五钱

粉丹皮一两半　黑料豆三两　淮山药三两　远志肉二两　焦扁豆三两

上药加莲子四两，以长流水煎三次，去渣，用文冰十四两收膏。每早晚用开水冲服三钱。

◉ 关格

◎ 王左

一诊

年逾花甲，胃汁消枯，胃脘格拒，业已有年，遍治无效。谷食少餐，大便燥结，七八日一次，小水勤短，脉象细弦。阴阳有所偏胜，虑成关格，姑拟辛降泄浊，佐以理气。

薤白炭三钱　制香附二钱　姜半夏二钱　瓜蒌皮开仁，四钱

茯苓三钱　白夕利三钱　金铃子炭一钱五分　焦白术一钱五分

沉香片四分　细青皮一钱　玫瑰花五朵　枇杷叶去毛，三钱，包

二诊

经谓“饮食不入为之格，溲便不利为之关”。胃纳脘格拒，业已有年，谷食难下，大便旬日不解，小水勤短，脉形虚细。木乘土位，关格已著，姑拟辛通宣化以调胃。

焦白术一钱五分　淡吴萸五分　制香附二钱　青陈皮各一钱　降香一钱

茯苓三钱　炙内金二钱　薤白炭三钱　姜半夏二钱　煨姜两片

上沉香四分　白夕利三钱　瓜蒌仁打，三钱　川郁金一钱五分

三诊

关格有年，胃脘格拒，食入尤甚，大便燥结难解，稍有咳嗽，脉形细弦而虚。胃气不降，肝木上乘，金源涸枯，积久成疴，不易图功。

神香散冲服，八分　蛀香橼一钱　嫩苏梗一钱五分　淡吴萸五分

茯苓三钱　制香附二钱　姜半夏二钱　焦白术一钱五分　顶沉水四分

炙内金二钱　香砂仁打，八分　白芥子一钱　姜渣一撮

四诊

投辛降舒中法，关格胃脘格拒较前亦减，谷食知味，大便未解。肠胃津液枯涸，前方既效，未足恃也。

神香散冲服，六分　陈佛手八分　嫩苏梗一钱五分　淡吴萸五分　茯苓三钱

---

① 黄实：芡实的别名。

制香附二钱　白夕利三钱　大砂仁打，一钱　上沉香四分　炙内金二钱
白芥子炒，研，一钱　枇杷叶去毛，三钱，包　姜渣一撮

五诊

四进辛温理气，有年关格、胃脘格拒较前渐畅，谷食亦增，大便难于更衣，脉来细弦而虚。年高，肠胃阴津不足，前方既获效机，略为加减，长方图治。

白术炭麦曲、归尾炒，一钱　姜半夏二钱　蛀香橼一钱　白芥子炭一钱
茯苓三钱　公丁香七粒　炙内金二钱　佩兰梗一钱五分　上沉香四分
制香附二钱　淡吴萸四分　台乌药一钱五分　姜渣一撮　降香一钱

◎ 高右

一诊

肝脾两亏，气机失利。胃脘格拒作痛，头眩眼花，手足麻木，少腹隐痛，腰软带下，脉象细弦。体丰痰湿尤多，先宜和肝理气。

焦白术一钱五分　青陈皮各一钱　炒杜仲一钱五分　制香附二钱　茯苓三钱
姜半夏三钱　台乌药四分　佩兰梗一钱五分　大白芍桂枝同炒，二钱
白夕利三钱　旋覆花一钱五分，包　煅赭石四钱　生姜二片　红枣三枚

二诊

肝虚痰湿入络，四肢麻木，经治已退，胃脘梗痛，牵引少腹，头眩眼花，白带淋漓，脉象虚弦而数。今宜和肝调胃。

杭菊炭一钱　法半夏二钱　大白芍二钱　乌贼骨三钱　茯神三钱　佩兰梗一钱五分　细青皮一钱
炒当归三钱　川郁金一钱五分　制香附二钱　淡吴萸四分　玫瑰花五朵　红枣五枚

三诊

肝虚风阳上升，头眩，两太阳穴跳动，眼花流泪，少腹有块撑痛，脉形细弦。肝乘于脾，今宜平肝理气。

茺蔚子一钱　双钩藤一钱　黑料豆打，三钱　玫瑰花五朵　茯苓三钱　川郁金一钱五分
杭白芍二钱　炙甘草四分　杭菊炭三钱　白夕利三钱　金铃子炭一钱　煅赭石四钱　降香一钱

四诊

经治以来，诸恙悉平，缘病久肝血不足。煎方加减为膏调治。

全当归三两　法半夏二两　佩兰梗一两五钱　玫瑰花四十朵　茯神三两
白夕利三两　稆豆衣三两　川续断二两　甜冬术一两五钱　黑料豆三两
制香附二两　炒杜仲二两　小胡麻三两　杭白芍二两　金铃子一两

上药加降香一两、红枣卅枚，以长流水煎三次，去渣，用文冰十四两收膏。每早晚开水冲服三钱。

◎ **魏右**

一诊

王太仆曰：饮食入胃即出，是无火也；早食暮吐，是有火也。恙始于脘痛，后咽阻窒塞，谷食难下，舌苔白腻，遍体红疹满布，大便燥结，脉象细弦。胃气不降，木乘土位，虑成关格，先宜辛苦降之。

薤白炭三钱　姜雅连吴萸四分炒，三分　煅赭石四钱　广橘皮一钱　茯苓三钱　姜半夏二钱

嫩苏梗一钱五分　制香附二钱　代代花四分　旋覆花一钱五分　川郁金一钱五分　姜汁炒竹茹一钱五分

二诊

辛通开郁，胃脘格拒已畅，咽喉渴饮，谷物难下，面黄无华，大便亦畅，脉形沉细。病久胃气大伤，口涎唾痰，仍宗前方加易。

左金丸五分，后入　川郁金一钱五分　茯苓三钱　煅赭石四钱　玫瑰花五朵

薤白炭二钱　姜半夏二钱　细青皮一钱　旋覆花一钱五分，包

制香附二钱　白术炭八分　嫩苏梗一钱五分　枇杷叶去毛，三钱，包

又，丸方

泛胃呕吐已止，胃气未布，谷食不香。今宜调胃理气，煎方加减为丸调治。

焦白术一两五钱　姜半夏一两五钱　细青皮一两　薤白炭二两　茯苓三两

白夕利三两　制香附二两　冬瓜子三两　佩兰梗一两　玫瑰花廿朵　淡吴萸三钱

台乌药一两五钱　焦谷芽一两五钱　川郁金一两五钱　金铃子炒炭，一两半

上药共为细末，用生姜一两、旋覆花一两五钱、煅赭石三两煎水泛丸，丸如桐子大。每早晚开水送下三钱。

◎ **钱右**

一诊

年高胃阴消枯。胸境窒塞，嗳气不爽，夜分口干，大便燥结。虑成关格。

薤白炭三钱　旋覆花一钱五分　白夕利三钱　法半夏二钱　茯苓三钱

广橘皮一钱五分　玫瑰花五朵　冬瓜子三钱　川郁金一钱五分

全瓜蒌三钱　青皮一钱　枇杷叶去毛，三钱，包

二诊

投瓜蒌薤白汤，关格会厌渐开，汤物能下，大便亦行，肌肤发热。年高气液不足，仍守效方出入。

白术炭一钱五分　川郁金一钱五分　佩兰梗一钱五分　白夕利三钱　茯苓三钱　仙半夏二钱

白残花[1]四分　女贞子三钱　薤白炭三钱　广橘皮一钱　细青皮一钱　枇杷叶去毛，三钱，包

三诊　复方

两进瓜蒌薤白汤，关格食物渐进，大便亦畅，身中微热。年高胃液消枯，原法加减。

① 白残花：即粉团蔷薇。

白术炭　金铃子炭　法半夏　广橘皮　茯苓　川郁金
佛手柑　玫瑰花　薤白炭　省头草　白夕利　枇杷叶

血证

◉ 衄

◎ 朱左

一诊

脾元不足。频频鼻衄，远血有年，面黄作肿，左膝下瘰溃，腐烂不堪，业已二月。今宜内外并治。

黄芪皮一钱五分　忍冬藤三钱　焦苡仁三钱　新会皮一钱　连皮苓四钱　炒赤芍一钱五分
焦白术一钱　怀牛膝一钱　炒泽泻一钱五分　扁豆皮三钱　冬瓜皮三钱　丝瓜络三钱

疮上另敷去腐生肌散。

二诊

流痰疽溃久不敛，洞口上下颠倒，津浓夹有白骨，面黄肌瘦，夜半发热自汗，将成漏管。今宜培养托里。

生黄芪三钱　怀牛膝一钱　赤芍二钱　焦扁豆三钱　茯苓三钱　焦白术一钱　淮山药二钱
白归身一钱五分　忍冬藤二钱　焦苡米三钱　冬瓜子三钱　莲子十粒

三诊

瘠疽溃久，洞口颠倒，渗流脂水，面黄无华。仍宜培养托毒。

大有芪二钱　川续断二钱　怀牛膝一钱五分　鹿角霜三钱　茯苓三钱　全当归二钱
京赤芍一钱五分　广陈皮一钱　焦白术一钱五分　忍冬藤三钱　焦扁豆三钱　丝瓜络二钱

洞口插降药条，再插白海浮，去解姜芷纸捻[①]。

◉ 咯血

◎ 杨左汪师兄贵同县

一诊

肝阳妄动，载血上溢。咯血巨口，咽阻作痒，咳呛痰稠，夜分欠寐，谷食少思，形瘦肌削，脉象虚数带滑，右大于左。气火有余，急宜滋水柔肝。

南沙参三钱　怀牛膝炭一钱五分　知川贝母各一钱五分　川石斛三钱
乌元参三钱　粉丹皮一钱五分　白归身三钱　茯神三钱　生白芍二钱
茜草炭一钱五分　炙紫菀一钱五分　白毛花[②]一钱

---

① 纸捻：是用桑皮纸粘药后捻成细条，或用桑皮纸与黏合剂混合搓成细条再混入药物而成，多用以插入疮口或瘘管内拔毒去腐。
② 白毛花：即白茅花。

二诊

昨进滋水柔肝，咯血巨口已减，咳呛带有血丝，颜色鲜红，胁肋吊痛，夜寐不熟，脉象右部虚滑，左部关尺弦数。肝阳内扰，咳血未尽，宗前法出入。

白归身三钱　女贞子三钱　瓜蒌皮三钱　茯神三钱　知川贝母各一钱五分

乌元参三钱　生白芍二钱　怀牛膝炭一钱　旱莲草一钱五分

茜草炭一钱五分　粉丹皮一钱五分　白毛花八分　鲜生地打，三钱

三诊

两进壮水济火，咳血咯血经治已退，咽喉微痒，舌苔白根微黄，临睡欠寐，逾时如常。乃心肾耗损之原，诊得脉形较昨滑数之象已缓，胃纳尚佳，待水升火降，再商调理，仍宗前法加易。

生熟石决明打，各一两　乌元参三钱　生白芍二钱　炙紫菀一钱五分

朱茯神三钱　知川贝母三钱　川石斛三钱　怀牛膝一钱五分

水远志一钱五分　牡丹皮二钱　白归身三钱　瓜蒌皮三钱　藕节五枚

四诊

昨日更衣，劳力过度，以致肝阳上扰，咯血巨口，鲜红舌，苔黄腻，脉象滑。宜以平肝和荣。

鲜生地一两　怀牛膝二钱　乌元参三钱　白毛花二钱　白芍三钱

知川贝母各一钱五分　黑山栀一钱五分　左牡蛎四钱　茜草炭二钱

归身炭二钱　阿胶蒲黄炒，四钱　鲜藕一两

五诊

投壮水之主以制阳亢，咯血巨口已止，脉来虚弦带数，夜分梦纷纭，心悸怔忡。阴络内伤，阳脉盛，血随火升，水亏于下，仍守效方出入。

鲜生地大，二钱　怀牛膝一钱五分　黑山栀一钱五分　茜草炭墨汁炒，一钱五分　归身炭三钱

粉丹皮一钱五分　五味子炒炭，三分　生白芍二钱　阿胶珠蒲黄炒，三钱　左牡蛎四钱

肥知母三钱　茯神三钱　鲜藕二两　白茅花一钱，包　陈金汁四钱

隔汤炖热服之。

六诊

进壮水济火之剂，巨口咯血大势已退，夜寐纷纭不安，脉象右滑略平，左部弦虚有力。心神不交，肝阳内炽，龙雷震荡。前投之剂颇合机，宜仍守原法，无庸改弦易辙。

鲜大生地各五钱　知川贝母各一钱　怀牛膝一钱五分　左牡蛎打，包，五钱　蒲黄炒阿胶三钱

青龙齿三钱　黑山栀一钱五分　归身炭三钱　生白芍三钱　石决明打，一两

粉丹皮三钱　抱木神三钱　白毛花一钱，包　鲜藕打，一两

七诊

进柔肝和荣，咯血竟止，夜寐亦安，咳呛痰稠，偶带血丝，喉际痰鸣觉得作痒，诊得右部

之脉滑数较前亦平，左部细软。病久阴损，木击金鸣，今拟养肺阴兼平肝。

南沙参三钱　青龙齿三钱　炙紫菀一钱五分　粉丹皮二钱　茯神三钱

蛤粉炒阿胶三钱　左牡蛎包，五钱　生白芍二钱　大麦冬去心，三钱

知川贝母各二钱　甜杏仁三钱　怀牛膝一钱五分　莲心五粒　藕节五枚

八诊

迭进滋水柔肝，咯吐鲜血已止，惟咳呛痰稠，食后胸胁作痛，逾时如常。胃气欠和，肺气不降，大便难解，脉象濡弦带数。肾虚水泛为痰，不能济火，今拟清养一法。

青龙齿打，三钱　叭杏仁三钱　大麦冬三钱　女贞子三钱　茯神三钱

知川贝母各二钱　南沙参三钱　丹皮炭二钱　全瓜蒌四钱　怀牛膝炭一钱五分

炙紫菀一钱五分　冬瓜子三钱　鲜藕五片　鲜枇杷叶去毛，三钱，包

九诊

失血后肺胃肾三经俱亏，咳呛痰多而稠，喉际痰鸣，胸胁不畅，脉象虚软，左部弦数。阴伤肺失清肃之令，今拟清养肺肾兼化痰。

南北沙参各三钱　诃子肉三钱　女贞子三钱　蜜炙紫菀一钱五分　茯神三钱

怀牛膝炒炭，一钱五分　丹皮炭二钱　全瓜蒌三钱　青龙齿三钱　知川贝母各二钱

甜杏仁三钱　大麦冬去心，三钱　藕节三枚　鲜枇杷叶去毛，三钱，包

十诊

肺为水母，肾为水源，补土生金，金生则肺气展，壮水则火静，火静则咳平。壮水济火，崇土生金，原方加减。

北沙参三钱　大麦冬三钱　粉丹皮二钱　蜜炙紫菀一钱五分　茯神三钱

炙桑皮一钱五分　青龙齿三钱　淮山药二钱　蜜炙兜铃二钱　甜杏仁研，二钱

知川贝母各二钱　瓜蒌皮三钱　川百合三钱　藕节五枚

病案之意义

思为脾志，心主藏神，神思过度，病由所生。心为君主之官，脾为后天之本，二经受病，五内必虚。水虚不能生木，木火载血上行，木击金鸣为咳，木乘土位，津液凝结成痰，阴液不足以滋，二阳之病发心脾，心烦意乱，形容枯槁，病魔不去，精神不生展，转成沉疴，岁月弥深。马医士暨诸医家投服之方，却是法程。未吐血前，脉强而硬数；既吐之后，脉弦而软濡。显系血从肝来，血色鲜红者，近血也。粉淡色而与痰合为一者，血迫近而来及化也。痰血本为同类，脏气盛则痰即化血，脏气衰则血化为痰。血化为痰，吐出方快，时忽思卧，土困于中。饮食后胃脘觉得胀闷，乃肺胃之气不和。心肾不交，竟夕无眠。昔黄帝问岐伯曰：形弊血尽而功不立者，神不使也。精神不进，志意不治，精坏神化荣卫不可复收，何者？嗜欲无穷而忧患不止。诚能屏除尘伴，恬淡虚无，辅以药饵，何忧不已哉！

十一诊

经治以来，诸恙悉平，惟咳呛不已，痰白起黏而多，肺失治节，肾虚水泛为痰，停

蓄于胃，满则上溢，脉象虚濡而软。缘病久阴损，胃气未布，故食后胃脘作饱。今拟调胃养阴。

北沙参三钱　大麦冬去心，三钱　牡丹皮二钱　桑白皮一钱五分　茯苓三钱

甜杏仁研，三钱　淮山药一钱五分　瓜蒌皮三钱　海蛤粉四钱，包　炙兜铃二钱

川贝母一钱五分　炙紫菀一钱五分　蜜炙枇杷叶去毛，三钱，包

又，膏方

案立前方，兹不复赘，以膏代煎。

北沙参一两五钱　甜杏仁三两　海蛤粉包，一两五钱　合欢皮一两　茯神一两五钱　野於术五钱

瓜蒌皮一两五钱　粉丹皮一两五钱　黑料豆二两　淮山药二两　炙兜铃一两　生谷芽一两五钱

象贝一两五钱　川贝五钱　大麦冬一两五钱　炙紫菀一两

上药加藕节廿枚、毛燕(包)一两，先煎，收膏时加入以上诸药，用长流水煎三次，去渣用文冰八两收膏。每早晚开水冲服三钱。

又，膏方

壮水济火，培土生金，服药以来，诸恙悉平，缘病久阴损，藜藿之体，所幸胃纳尚佳，更当寂然为妙。今以膏剂缓缓调治。

南北沙参三两　清阿胶另化，收膏加入，三两　蜜炙兜铃一两五钱　川石斛三两　天麦冬二两

炙紫菀二两　炙桑皮一两五钱　焦扁豆三两　茯神三两　甜杏仁三两　川贝母二两

左牡蛎包，四两　青龙齿三两　粉丹皮一两五钱　冬瓜子三两　生白芍二两

淮山药三两　黑料豆三两　女贞子三两　瓜蒌皮三两　大生地四两

上药加藕节五十枚、净毛燕(包)三两，先煎，以长流水煎三次，去渣，用文冰十四两收膏。每早晚开水冲服三钱。

煎药

其一，咯血。

大生地五钱　清阿胶蒲黄炒，三钱　生白芍二钱　五味子四分　乌元参三钱

白毛花一钱，包　怀牛膝炭一钱五分　旱莲草一钱　白归身四钱

茜草炭陈京墨汁拌，三钱　黑山栀一钱五分　粉丹皮二钱　鲜藕二两

其二，不寐。

青龙齿三钱　水远志三钱　京川贝一钱五分　酸枣仁一钱　茯神三钱　黑料豆三钱　冬青子三钱

夜交藤三钱　合欢皮一钱五分　甜杏仁研，三钱　南沙参三钱　藕节五枚

其三，开胃。

野於术八分　淮山药二钱　焦扁豆三钱　黑料豆三钱　茯苓三钱　冬瓜子三钱　细川贝一钱五分

西洋参八分　北沙参三钱　生谷芽三钱　甜杏仁三钱　莲子去皮、心，十粒　诃子肉三钱

其四，咳呛。

北沙参三钱　瓜蒌皮三钱　炙兜铃一钱五分　鼠粘子打，一钱五分　茯苓三钱

炙紫菀二钱　象贝母三钱　川贝母一钱五分　怀牛膝一钱五分

甜杏仁打，三钱　炙桑皮二钱　女贞子三钱　蜜炙枇杷叶去毛，三钱，包

其五，平胃清虚火。

川石斛三钱　大麦冬三钱　青龙齿三钱　茯神三钱　石决明一两　川贝母一钱五分　鲜生地五钱

南沙参三钱　肥知母三钱　甜杏仁三钱　冬青子三钱　生白芍二钱　甘蔗一两

病情

昨今二日，诊得先生之脉，脉神形色俱起，阴阳有和复之机，大病新瘥，脏腑初和，荣血未生，全在静养功夫。老子云：毋摇尔精，毋劳尔静。脾肾得太和之气，诸虚可复，自增康豫。

◎ 田左

一诊

年素嗜酒，阳火妄动。咯血吐鲜紫瘀血，胁肋刺痛，脉形滑大。前哲王肯堂谓治血证先去瘀生新，今宗其意。

白归身四钱　生白芍二钱　茜草炭一钱五分　荆芥炭一钱　参三七八分　大丹参一钱五分

蒲黄炭二钱　阿胶珠三钱　乌元参三钱　怀牛膝一钱五分　西血珀打，四分，冲　童便一盅

二诊

咯血巨口已减，咳呛痰中夹血，色紫，咽阻作痒。肝阳未尽，再宗前法进步。

鲜生地四钱　荆芥炭八分　怀牛膝炭一钱五分　白归身二钱　元参三钱　牡丹皮二钱

生白芍三钱　白毛汁二匙　茜草炭一钱五分　细川贝一钱五分　蒲黄炭一钱　藕节五枚

三诊

两进破瘀生新，咯血满口已止，咳呛，痰中偶带血丝，遍体楚痛，脉形细软带弦。络伤水亏，延虑成怯。

南沙参二钱　粉丹皮一钱五分　生白芍二钱　归身炭三钱　茯苓三钱

炙紫菀一钱五分　甜杏仁三钱　茜草炭一钱五分　京川贝一钱五分

大生地三钱　怀牛膝一钱五分　藕节三枚　枇杷叶去毛，三钱，包

◎ 吴左

一诊

素本阴亏。旬日前巨口咯血，业经血止，咳呛不已，日晡形羸潮热，面黄肌瘦，夜分盗汗，脉形虚数。肺肾阴亏，肝阳不归，虚损可虑。

南沙参三钱　炙紫菀一钱五分　瓜蒌皮三钱　粉丹皮一钱五分　茯苓三钱

知川贝母各一钱五分　川石斛三钱　女贞子三钱　天花粉二钱

甜杏仁三钱　左牡蛎三钱，包　大麦冬去心，三钱　藕节五枚

二诊

咯血后肺肾阴损。日晡形羸潮热，夜分盗汗，形瘦肌削，脉象虚濡带数。阴阳不相维护，

损怯可虑。

炙鳖甲四钱　女贞子三钱　淮小麦三钱　南沙参三钱　云茯苓二钱

知川贝母各一钱五分　炙紫菀一钱五分　大麦冬三钱　生白芍二钱

左牡蛎四钱，包　瓜蒌皮三钱　川石斛三钱　鲜藕一两

三诊

两进育阴降火，夜分盗汗已去减半，形羸，五心烦热，形神枯槁，脉形虚濡。第病深奥浅，宗效方进步。

南北沙参各三钱　左牡蛎四钱　淮山药一钱五分　天麦冬各三钱　茯苓三钱

知川贝母各一钱五分　炙鳖甲四钱　淮小麦三钱　生白芍一钱五分

冬青子三钱　甜杏仁二钱　粉丹皮一钱五分　藕一两，打

◎ 朱右

一诊

咳呛月余，近感燥火，巨口咯血，痰中夹有血线，身中烦热，喉际痰鸣，脉象濡数。恙势已入险境，尚希明正。

南沙参三钱　京川贝一钱五分　怀牛膝炒炭，一钱五分　白茅花八分　茯苓三钱　粉丹皮二钱

瓜蒌皮三钱　甜杏仁三钱　生白芍二钱　茜草炭一钱五分　鲜生地四钱　鲜藕二两

二诊

清金化燥，咯血巨口已止，咳呛痰多，身热不清，舌红稍退，脉象濡数。肺失清肃，恙势尚未入坦。

南沙参三钱　甜杏仁三钱　粉丹皮一钱五分　生蛤壳打，四钱

茯苓三钱　知川贝母各一钱五分　生苡米三钱　川石斛三钱

天花粉一钱五分　瓜蒌皮三钱　嫩白前一钱五分　淡竹茹三钱

◎ 陈右

一诊

持重努力，气血交阻肠胃，血不归经。巨口咯血，鲜红可畏，喉际作痒，胁肋刺痛，自汗频频，脉形沉细。慎防血脱。

白归身三钱　蒲黄炭一钱　茜草炭一钱五分　大丹参一钱五分

左牡蛎四钱，包　生白芍二钱　旱莲草一钱五分　元参二钱　茯苓三钱

粉丹皮一钱五分　鲜生地四钱　荆芥炭八分　鲜藕汁两匙

二诊

和荣行瘀，咯血巨口已退过半，咳呛咽痒，痰中夹有余紫血液，咳甚两胁吊痛，面黄肌瘦，脉象虚数。阳络损伤，风阳未罢，仍宗前意出入，再希转机。

归身炭三钱　丹皮炭二钱　杭白芍二钱　甜杏仁打，三钱　茯苓三钱

怀牛膝炭一钱五分　乌元参二钱　黑山栀二钱　细川贝一钱五分

茜草炭一钱五分　蒲黄炭一钱，包　鲜藕打，一两

◎ 朱左

一诊

二天不足。咳呛半载，迩日益甚，痰中夹血，或有巨口外溢，舌绛无苔，午后潮热，脉形虚数而弦。肝阳内炽，木击金鸣，防延成损，先为滋水柔肝。

南沙参三钱　生白芍二钱　知川贝母各一钱五分　瓜蒌皮三钱　茯苓三钱

怀牛膝一钱　粉丹皮一钱五分　乌元参三钱　旱莲草一钱五分

女贞子三钱　甜杏仁研，二钱　川石斛三钱　鲜藕一两

二诊

阴分不足，肝阳妄动，载血上溢。咯血巨口，咳呛，痰内并有血液，舌绛中光，咽阻作痒，午后潮热，脉象虚数。时届夏令，阳火最旺，恐防涌吐。

鲜生地三钱　甜杏仁二钱　乌元参二钱　瓜蒌皮三钱　茯苓三钱　女贞子三钱　生白芍二钱

茜草炭三钱　粉丹皮二钱　南沙参三钱　怀牛膝炭一钱五分　京川贝二钱　藕节炭五枚

三诊

柔肝凉血，巨口咯血已止，咳呛痰中夹血，咽阻作痒，舌绛少苔，谷食不思，形体削瘦，脉象虚数。肝阳未靖，延虑成怯。

生地炭四钱　女贞子三钱　瓜蒌皮三钱　生白芍二钱　南沙参三钱　甜杏仁二钱　粉丹皮二钱

怀牛膝炭一钱五分　茯苓三钱　象贝母三钱　川石斛三钱　阿胶珠蒲黄炒，二钱　藕节五枚

四诊

三进柔肝和荣，咳血咽痒均退，痰中偶带血丝，舌绛少苔，面黄无华，午后潮热。肺脏阴损，宗前方出入。

南沙参三钱　瓜蒌皮三钱　女贞子三钱　生白芍二钱　茯苓三钱　炙紫菀一钱五分　粉丹皮二钱

怀牛膝炭一钱五分　知大贝母各三钱　甜杏仁二钱　炙鳖甲四钱　鲜藕五片

五诊

肾为下渎，肺为水之源，阳明湿热充斥膀胱小肠。经治劳怯诸恙悉平，仍宗前议，更为膏剂调治。

南北沙参各一两半　甜杏仁二两　淮山药一两半　黑料豆三两　茯苓二两　煨姜皮二两

杭白芍一两半　冬瓜子三两　象贝母三两　粉丹皮一两半　怀牛膝一两

炙紫菀一两半　炙兜铃一两半　女贞子三两　二仙膏二两，另化收膏

◉ 呕血

◎ 戎左

经以中焦取汁变化而赤，是为血也。中虚痰饮蓄胃，变成瘀血，呕血色紫，现今血止，中气大损，胃脘格拒，隐痛掣背，脉形细弦。姑拟扶正培中法。

直参须八分　焦白术二钱　法半夏二钱　茜草炭一钱五分　茯神二钱　制香附醋炒，二钱

佛手花五分　五灵脂一钱五分　炒白芍二钱　佩兰梗一钱五分　细青皮一钱　降香一钱

二诊

呕血后中气大伤，稍有感冒，发热不扬，甚于夜分，舌苔微黄根腻，头眩神疲，小水赤色，脉形虚弦带数。今拟固本祛标为法。

嫩苏梗一钱五分　直参须八分　玫瑰花五朵　春砂壳八分　赤苓三钱　佩兰梗一钱五分

白夕利三钱　川郁金一钱五分　姜半夏一钱五分　广陈皮一钱　焦白术一钱五分　北秫米一撮

三诊

投固本祛标法，呕血后感冒发热已退，面黄神疲，胃纳不振，脉形细软而虚。中气不足，化机不建，今拟养正培中。

细潞党二钱　法半夏二钱　土炒白术一钱五分　春砂壳八分　茯苓三钱　省头草一钱五分

白夕利三钱　淮山药土炒，一钱五分　广皮一钱　玫瑰花五朵　黑料豆三钱　红枣三片

◉ 便血

◎ 陈童

一诊

便血有年，脾元受亏，面黄肌瘦。先宜和荣健脾。

焦白术一钱五分　淮山药土炒，一钱五分　佩兰梗一钱五分　焦扁豆三钱

赤苓三钱　红花炭四分　香砂仁炒，八分　北秦皮二钱　槐米炭三钱

煨木香一钱　炒赤芍一钱五分　荆芥炭一钱　煨姜二片　荷叶三钱

二诊

投槐角丸加减，腹痛便血均止，大便依然不实，面黄肌瘦。脾土失职，仍从前方加易。

黑荆芥一钱　淮山药土炒，二钱　香砂仁一钱　广藿梗一钱五分　焦白术一钱　焦六曲三钱

槐米炭三钱　石莲子炒，三钱　煨木香八分　焦扁豆三钱　北秦皮二钱　煨肉果三钱　荷叶三钱

三诊

和荣健脾，佐以培中。

丸方

焦白术一两五钱　焦扁豆三两　煨木香八钱　潞党参二两　怀山药二两

佩兰梗一两五钱　新会皮一两　广藿梗一两五钱　槐米炭三两　荆芥炭一两

冬瓜子三两　红花炭四钱　香砂仁八钱　焦六曲三两　茯苓三两

上药共为细末，用煨姜二两、红枣卅枚煎水泛丸，丸如桐子大。每早晚开水送下三钱。

◉ 痹症

◎ 巢女

风寒湿三气袭于筋络，两肢节楚痛，麻木不仁。先宜活络祛风。

川桂枝四分　桑寄生一钱五分　炙乳没各一钱五分　宣木瓜一钱五分　生草节四分　全当归二钱

络石藤三钱　嫩桑枝四钱　金毛脊二钱　左秦艽一钱五分　大防风八分

◎ 陆左

一诊

湿气邪袭，两足痹软，步履不爽，或有楚痛。先宜流气宣络。

川桂木八分　左秦艽一钱五分　甘草皮四分　汉防已一钱五分

赤猪苓各三钱　桑寄生三钱　川牛膝一钱五分　炙乳没各一钱

晚蚕沙二钱　宣木瓜一钱五分　生苡米四钱　丝瓜络三钱

二诊

疏风宣络，两足楚痛已减，膝弯痹软，似若吊短。风寒湿袭经络，再宗前意进步。

防风已一钱五分　宣木瓜一钱五分　海桐皮三钱　细桂枝四分　茯苓皮三钱

左秦艽一钱五分　桑寄生三钱　生草节四分　五加皮一钱五分

川怀牛膝一钱五分　炒独活一钱五分　嫩桑枝四钱

◎ 王左

一诊

风寒湿三气俱以下袭，两足筋脉麻木不仁，步履不便。先宜流气宣络。

川桂木八分　桑寄生三钱　炒苡米三钱　左秦艽一钱五分

连皮苓四钱　炒独活一钱五分　川牛膝一钱五分　晚蚕沙三钱

木防已一钱五分　炒泽泻三钱　五茄皮一钱五分　丝瓜络三钱

二诊

寒湿气袭于经络，两足痹软，麻木不仁，谷食少思，胸襟不畅。宜流气泄湿。

细桂枝四分　木防已一钱五分　桑寄生二钱　广木香八分　赤猪苓三钱

生苡米三钱　川牛膝一钱五分　炒泽泻一钱五分　宣木瓜一钱五分

炒独活一钱五分　新会皮一钱　生草节四分　丝瓜络三钱

改方

去猪苓，加嫩叶枝、左秦艽。

◉ 偏枯

◎ 汪左

一诊

年逾花甲，气血交亏，无以荣养经络。左半肩肢节楚痛不仁，难以举动。虑成偏枯。

全当归二钱　鹿角霜三钱　怀牛膝一钱五分　宣木瓜一钱五分

茯苓三钱　炙乳没各一钱五分　川续断二钱　大防风八分

桑寄生二钱　生草节四分　络石藤三钱　嫩桑枝洗，四钱

二诊

左半肩肢节楚痛，难以举动。年高气血不足，宜荣养活络。

川桂枝四分　生草节四分　炙乳没各一钱五分　金毛脊二钱

茯苓三钱　怀牛膝一钱五分　川断肉三钱　海风藤二钱

全当归二钱　宣木瓜一钱五分　桑寄生二钱　丝瓜络三钱

三诊

年逾花甲，气血本亏，不能荣养经络。左肩楚痛，连及曲池，难以举动。宜养荣活络。

细桂枝四分　虎骨胶三钱，炖化冲服　川断肉一钱五分　全当归三钱　生草节四分　鸡血藤三钱

宣木瓜一钱五分　炙乳没各一钱五分　怀牛膝一钱五分　广皮一钱　酒炒桑枝四分　路路通三钱

四诊

迭进养荣活络，左肩肢节楚痛依然，举动不便。年逾花甲，气血不足，不能荣筋，宗前方进步。

酒炒当归二钱　怀牛膝一钱五分　桑寄生二钱　九制草乌五分

伸筋草三钱　生甘草四分　海风藤四钱　鹿角霜三钱

炙乳没各一钱五分　金毛脊三钱　川续断三钱　丝瓜络三钱

又，酒药方

养荣疏络。

全当归三两　生甘草三钱　炒杜仲二两　伸筋草三两　生黄芪三两　炙乳没各一两五钱

怀牛膝一两五钱　路路通二两　川桂枝三钱　广橘络四钱　左秦艽一两五钱

宣木瓜一两五钱　何首乌制，三两　虎胫骨炙，一两五钱

上药加嫩桑枝四两，用陈酒十斤浸三天三夜，隔汤煮透，随量饮之。

◉ 历节风

◎ 景左

一诊

体丰痰湿尤多，痰毒夹风乘虚窜入经络。始因右足跟作痛，继又踝骨胀疼，业近一载，步履艰难，迩日环跳穴经脉疼，肌肉不泽，左手肢亦难牵动，脉象虚濡而弦。病久肝肾阴损，筋骨不束，虑成历节风。

南沙参三钱　怀牛膝一钱五分　鹿角霜三钱　巴戟天打，三钱　茯苓三钱

桑寄生三钱　络石藤三钱　广橘络一钱五分　炙僵虫一钱五分

生草节四分　鸡血藤三钱　大贝母三钱　路路通三钱

二诊

骨节楚痛载余，股臀足膝经络不仁，步履倚斜，谷食少思，脉形濡。书云：久病在肾，暴病在筋。肝肾二损为之筋骨不束，宜温经活络。

制首乌三钱　鹿角霜四钱　宣木瓜一钱五分　上黄芪防风炭炒拌，四钱　连皮苓三钱　生草节四分

桑寄生三钱　木防己一钱五分　炙乳没各三钱　怀牛膝一钱五分　金毛脊三钱　嫩桑枝洗，四钱

三诊　拟方

青龙齿三钱　大贝母三钱　巴戟肉三钱　大独活一钱五分　茯苓三钱

汉防己一钱五分　川续断三钱　首乌藤三钱　炙僵虫三钱

怀牛膝一钱五分　海桐皮三钱　嫩桑枝一钱五分　炙甲片一钱五分

另付小活络丹一粒，药汁过口。

四诊

历节风半载有余，左足指节跳肿，由腿膝及背俞，亦是行动艰难，脉象细虚。痰湿胶固，经络病久，肝肾两虚，调治恐难速效。

上归身三钱　汉防己一钱五分　络石藤三钱　生黄芪三钱　茯苓三钱　金毛脊三钱

鸡血藤三钱　鹿角膏三钱，酒炖另化冲服　福橘络八分　生草节四分　海风藤三钱

怀牛膝一钱五分　炙乳没各一钱五分　活地龙破腹去泥，酒洗，三条

五诊

历节风，经治[①]右足踝痛已退，足踝顽木，背俞抽掣。煎方加减为丸图治。

上黄芪三两　海风藤三两　生草节四钱　白归身三两　首乌藤三两

大贝母三两　桑寄生三两　宣木瓜一两五钱　丝瓜络三两　金毛脊三两

左金丸一两五钱　川续断三两　炙乳没各三两　怀牛膝一两半　巴戟肉打，三两

加嫩桑枝四两、活地龙十条、丝瓜络三两，酒洗捣烂，药丸。

◉ 麻风

◎ 姚左

麻风头面堆垒成片，两眉将脱，左足麻痹，楚痛不仁。先宜疏风化毒。

大胡麻三钱　海风藤三钱　左秦艽一钱五分　桑寄生三钱　连皮苓三钱

川牛膝一钱五分　赤芍二钱　炒苦参一钱五分　防风已各一钱五分

生草节四分　晚蚕沙三钱，包　宣木瓜一钱五分　嫩桑枝四钱

儿科

◉ 舐舌

◎ 陈幼

舐舌，施手术割取，舌底红肿。宜清胃散火。

薄荷四分　生草四分　炙僵虫一钱五分　川石斛二钱　茯苓三钱　马勃一钱

杏仁泥二钱　荸荠三枚　大贝母三钱　赤芍一钱五分　夏枯草一钱五分

① 原文缺“治”字，据文义增补。

◉ 惊风

◎ 巢幼

一诊

滞积停中，发热不扬，神志迷糊，四肢抽搐，腹膨便溏。惊风之候。夜服安宫牛黄清心丸一粒，今服琥珀抱龙丸一粒。

苏薄荷六分　天竺黄五分　焦六曲三钱　九节菖四分　茯苓三钱　姜半夏一钱五分　大腹皮三钱

白通草四分　双钩藤一钱五分　细川贝一钱五分　川郁金一钱五分　姜竹茹三钱

另付小二回春丹一粒，去壳，研，分三服。

二诊

川郁金　双钩藤　石决明　川贝母　石菖蒲　天竺黄　姜竹茹三钱

三诊

外热已退，痉厥抽搐时发时止，大势较前亦减，啼哭有声，舌苔干黄。内热作浊，脉纹青紫已回气关，痰滞化热，痉厥波未靖。今拟平肝风、化痰热以开窍。

羚羊片先煎，三分　川郁金一钱五分　陈胆星五分　枳实炭四分

石菖蒲一钱五分　双钩藤一钱五分　白通草四分　灯心朱砂拌，十尺

茯苓三钱　天竺黄五分　川贝母一钱五分　鲜竹茹三钱

外服牛黄清火丸一粒。

四诊

经治痉风四肢抽搐较前已平，舌黄内热，啼哭有泪，脉纹青紫渐复。恙势虑延慢惊。

羚羊片二分　双钩藤一钱五分　川郁金一钱五分　朱茯神三钱　石菖蒲八分　天竺黄四分

象贝母三钱　川贝母一钱五分　白通草四分　淡竹茹三钱　牛黄清心丸一粒

五诊

投羚羊牛黄清心剂，痉厥已退，今午大便后四肢忽起抽掣，角弓反张，片时即止，咳嗽喉际痰鸣。邪痰化热招风，症属危险。

羚羊片磨，冲，尖三分　天竺黄四分　川贝母一钱五分　双钩藤后入，三钱

茯苓三钱　陈胆星五分　川郁金一钱五分　鲜石菖蒲二匙，冲服

青龙齿三钱　炙僵虫一钱五分　竹沥半夏八分　至宝丹半粒

六诊

痉厥七日，神志或清或迷，面黄肌瘦，舌苔黄腻，咳嗽有痰。病久脾胃损伤，有慢脾之状。

焦白术八分　焦谷芽三钱　石菖蒲八分　青龙齿四钱　茯苓三钱　竹沥半夏八分　天竺黄五分

炙僵虫一钱五分　川贝母一钱五分　双钩藤一钱五分　川郁金一钱五分　荷梗一尺

七诊

痉厥大势已平，神志时清时迷，舌苔微黄面，形瘦肌削，目瞪无神。病久本元已伤，今拟

扶正清心。

焦术炭八分　灵磁石三钱　双钩藤一钱五分　上珍珠粉一分

茯神三钱　京川贝一钱五分　炙僵虫一钱五分　西血珀五厘

焦谷芽一钱五分　川郁金一钱五分　天竺黄五分　荷叶包卷米一撮

金墨一具，煎汤代水。

八诊

经治慢惊鼻扇耳聋、两手抽搐均退，神志亦清，面黄肌瘦，舌苔黄腻边白。病久正虚，两足时抖时止。肝风余波未净，急宜扶正以开窍。

焦术屑一钱　川郁金一钱五分　玳瑁八分　茯神三钱　川贝母一钱五分　石菖蒲八分

天竺黄五分　紫贝齿五枚　生熟谷芽三钱　冬瓜子三钱　陈胆星五分　鲜荷叶三钱

九诊

惊风后正气大伤，形瘦肌削。以养正调脾。

焦白术　怀山药土炒　冬瓜子　陈皮一钱　茯神　仙半夏

佩兰梗　鲜荷叶三钱　生谷芽　川贝母　白通草

十诊

痉厥之后，今午骤加口角舌伸。拟清心法。

濂珠粉一分，开水冲服。

妇人

◉ 崩漏

◎ 陈右

一诊

心主血，肝藏血，脾统血。肝脾藏统失职，崩血载余，淋漓不净，少腹隐痛，腰软欠寐。血海空虚，心肾不交，姑拟养血归经。

西潞党三钱　杭白芍二钱　炙甘草四分　阿胶珠蒲黄炒，三钱　茯神三钱

卷柏炭三钱　全当归二钱　川续断三钱　生黄芪三钱

炒杜仲二钱　炮姜炭四分　陈棕炭八分　红枣五枚

二诊

养血归经，年余崩血已止，腹痛已平，腰软无力，夜寐不熟。心血又亏，仍宗前法损益。

白归身二钱　炒杜仲二钱　佩兰梗一钱五分　潞党参三钱　茯神三钱　川续断三钱

远志炭一钱五分　焦白术一钱五分　杭白芍二钱　炙甘草四分　生黄芪三钱　红枣五枚

◉ 产后

◎ 方右

一诊

产后口服不节，以致脘腹梗痛，咳嗽发热。虑其变迁。

嫩苏梗一钱五分　炙草炭四分　广木香八分　茯苓三钱　炮姜炭四分　泽兰叶一钱五分

益母草一钱五分　青陈皮各一钱　炒白芍一钱五分　降香一钱

二诊

产后腹痛已平，发热未退，舌苔灰白，大便泄泻。原宗前方出入。

益母草三钱　炒白芍一钱五分　嫩苏梗一钱五分　炮姜炭四分　煨木香六分

青陈皮各一钱　小川朴一钱　荷叶三钱　赤苓三钱　焦扁豆三钱　佩兰梗一钱五分

三诊　拟方

小川朴一钱　焦六曲三钱　乌药一钱五分　嫩苏梗一钱五分　赤苓三钱　煨木香六分

荆芥炭六分　佩兰梗一钱五分　净连翘三钱　青陈皮各一钱　益母草三钱　荷梗一尺

四诊　拟方

青蒿梗一钱　黑荆芥一钱五分　连翘壳三钱　益母草三钱　省头草一钱五分

新会皮一钱　炒白芍二钱　小川朴一钱　玫瑰花五朵　藕节三枚

五诊

产后百脉空虚，经治新邪发热已退，胸境不舒，舌苔白腻，内热溲赤。今拟清中调气。

厚朴花五分　白术炭一钱五分　春砂壳八分　鲜半夏一钱五分　云苓三钱　玫瑰花五朵

广木香八分　青蒿梗一钱五分　省头草一钱五分　广皮一钱　川郁金一钱五分　荷梗一尺

六诊

经治产后发热已减，脘闷较前安舒，舌白根腻，形神困顿。正气未复，仍宗前方加易。

川朴八分　橘白一钱　法半夏一钱五分　川郁金一钱五分　台乌药一钱五分　赤苓三钱

藿梗一钱五分　省头草一钱五分　炒枳壳一钱　细青皮一钱　焦神曲三钱　荷梗一尺　藕节三枚

七诊

产后经治，发热已退，胸境欠畅，胃纳减少，肌肤微热。血虚之征，今拟调养为主。

青蒿梗一钱五分　佩兰梗一钱五分　法半夏二钱　白术炭八分　茯苓三钱　冬瓜子三钱

焦扁豆三钱　荷梗一尺　广橘白一钱　春砂壳一钱　炒枳壳一钱　红枣三枚

◎ 朱右

一诊

客冬正产，及今半载，月事未展，迩日体节骨酸痛，腰软带下。先宜养荣宣络。

全当归三钱　川杜仲一钱　宣木瓜一钱五分　大丹参一钱　茯苓三钱　川续断三钱　桑寄生三钱

乌贼骨三钱　生草节四分　广陈皮一钱　金毛脊三钱　红枣三枚　嫩桑枝四钱

二诊

养荣活络，腰际楚痛渐平，背俞抽痛依然。血虚痰湿窜走经络，宗前方增损。

全当归一钱五分　川杜仲一钱五分　炒白芍一钱五分　法半夏二钱　茯苓三钱　金毛脊三钱
青陈皮一钱　广橘络八分　生草节九分　川续断三钱　桑寄生三钱　酒炒桑枝四钱

外科

◉ 痤痱

◎ 祁左

一诊

早年病后失调，元气未复。谷食少思，偶一劳动，即遍体疹块，作痒作痛，蕴结成片，四肢无力。今拟培本疏风。

焦白术一钱五分　荆芥穗一钱　新会皮一钱　焦苡米三钱　连皮苓三钱　白鲜皮三钱
佩兰梗一钱五分　白夕利三钱　香砂仁八分　炒赤芍一钱五分　晚蚕沙三钱，包　浮萍草三钱

二诊

疏风泄湿，遍体痤痱作痒较前略减，肿胀未消，频频嗳逆，脉象细数。本元不足，再宗前方损益。

焦白术一钱五分　白鲜皮三钱　姜半夏一钱五分　扁豆皮三钱
赤猪苓各三钱　白夕利三钱　旋覆花一钱五分，包　甘草皮四分
炒泽泻一钱五分　生苡仁三钱　煅赭石四钱　九制豨莶草三钱

◎ 王右

一诊

肝虚荣血不足，风湿袭于肌表。遍体痤痱成片，乍发乍退，手足肢节肿痛不仁，有时形羸潮热，月事愆期，少腹频痛，脉象虚弦。先宜养荣疏风。

小胡麻三钱　全当归三钱　白夕利三钱　广橘络八分　茯苓三钱　白鲜皮三钱　川续断三钱
大丹参一钱五分　甘草皮四分　制香附二钱　炒赤芍二钱　嫩桑枝四钱

二诊　长方服卅剂

养荣疏风，遍体痤痱大势已退，手足肢节肿痛亦退，麻木不仁，有时发热，天癸来不及期，小腹作痛而胀，脉形虚细而弦。肝虚湿风袭络，前服之方颇合机宜，今更长方徐徐调治。

全当归二钱　白夕利三钱　金毛脊二钱　炒杜仲一钱五分　丝瓜络三钱
茯苓三钱　川续断三钱　小胡麻三钱　左秦艽一钱五分　炒侧柏叶三钱
制香附二钱　桑寄生三钱　佩兰梗一钱五分　青陈皮一钱

如肢节又发痛时，加晚蚕沙三钱(包)、大防风一钱、白鲜皮二钱、九制豨莶草三钱。

三诊

养血疏风，遍体疹痤服药以来未见举发，不时形羸，四肢麻木，月事先后不一，少腹频痛。肝虚，厥少之气不和，今宜和肝养荣。

全当归三钱　茺蔚子三钱　佩兰梗一钱五分　白鲜皮三钱　茯苓三钱　白夕利三钱　青陈皮各一钱

川续断二钱　大丹参一钱五分　炒白芍一钱五分　制香附二钱　焦扁豆三钱　九制豨莶草三钱

丸方

养血和肝，兼以调经。

焦白术一两五钱　杭白芍二两　白夕利三两　黄芪皮二两　茯苓三两　全当归三两

制香附二两　炙甘草三钱　炒杜仲二两　川断肉三两　省头草一两五钱

红月季花卅朵　小胡麻三两　大丹参一两五钱　细青皮一两

◉ 游风

◎ 彭右

一诊

风湿热藉以上升。头面游风起数，作痒作痛，发热作渴。急宜清毒散火。

荆防风八分　生甘草四分　粉丹皮一钱五分　大贝母三钱　连皮苓二钱　赤芍二钱

怀牛膝一钱五分　杭菊花一钱五分　金银花三钱　净连翘三钱　夏枯草一钱五分　绿豆衣二钱

另附绿云散加参末、明矾、桃丹，以茶油调敷。

二诊

疏风解毒，头面游风作痒已减，两颧红肿。防转瘟毒。

薄荷叶八分　淡中黄三钱　大贝母三钱　马勃一钱　赤苓三钱　净连翘三钱　小川连四分

大力子一钱五分　金银花三钱　赤芍二钱　炙僵虫一钱五分　板蓝根四钱

◉ 鼻梁雷火

◎ 巢童

鼻梁雷火，红肿作痛，发热舌黄。先宜普济消毒饮加减主之。

大防风一钱　马勃一钱　赤苓三钱　炒黄芩一钱　金银花三钱　净连翘三钱　生草四分

炙僵虫四分　姜川连三分　冬桑叶一钱五分　牛蒡子打，一钱五分　姜竹茹三钱

◉ 马刀痰核

◎ 范左

咳呛之体，阴分不足，痰火上升耳也。下马刀痰疸肿痛，按之不移，咽呛梗痛，脉象濡数。先宜清坚化痰。

南沙参三钱　广橘白三钱　炙僵虫三钱　乌元参二钱　茯苓三钱　淡昆布二钱　甜杏仁三钱

天花粉二钱　大贝母三钱　瓜蒌皮三钱　毛姑[1]片八分　川石斛三钱　荸荠汁三匙，冲服

---

① 毛姑：一名“毛菇”，即山慈菇。

◉ 肠痈

◎ 陈右

一诊

经闭三载，是月初忽来，色淡且少，止后右少腹梗痛，攻实不休，及今半月，大便难解，形寒发热。虑成瘀结肠痈，先为行瘀调气。

当归尾三钱　泽兰叶一钱五分　制香附二钱　嫩苏梗一钱五分　茯苓三钱
上红花四分　延胡索酒炒，一钱　桃仁泥十粒　大丹参一钱五分
炙黑草四分　炒赤芍二钱　广木香八分　降香一钱　两头尖十粒
另，凡拉蒙[1]四粒。

二诊

行瘀调气，腹痛已平，大便亦畅，发热头眩，行走背曲。气血未和，仍宗前方加易。

当归尾三钱　延胡索酒炒，一钱五分　杭白芍一钱五分　炮姜炭四分　茯苓三钱　嫩苏梗二钱
青木香一钱　炙黑草四分　泽兰叶一钱五分　醋炒香附二钱　炙乳没各一钱五分　降香一钱

◉ 痔疮

◎ 黄左

阴正两亏，湿热下注。肛痔渗水，作痒作痛，面黄色悴，脉形虚濡带数。先宜清化湿毒。

川萆薢三钱　川牛膝一钱五分　京赤芍一钱五分　淡昆布二钱　赤猪苓三钱　女贞子三钱
忍冬藤三钱　细生地三钱　川黄柏二钱　生苡米三钱　福泽泻二钱　刺猬皮炙，三钱

◎ 任右

阳明多血多气，大肠本无血，肝肾湿热，逼血下注。远血有年，内痔刺痛。先宜槐角丸加减主之。

槐米炭三钱　荆芥炭二钱　地榆炭一钱五分　北秦皮二钱　赤苓三钱　炒赤芍二钱
淮山药一钱五分　煨葛根二钱　焦白术一钱五分　黄柏炭一钱五分
焦扁豆三钱　木耳炭三钱　荷叶炭一钱五分　补中益气丸三钱

◉ 子痈

◎ 刘左黑沙人

一诊

淋浊将愈，湿毒蕴结。右睾丸肿痛如拳，微寒身热。子痈之候。

当归尾二钱　炒黄柏一钱五分　生甘草四分　制香附二钱　茯苓三钱　金铃子一钱五分　净连翘三钱
炙甲片一钱五分　赤芍二钱　青皮一钱　淡昆布二钱　荔枝核炙，三粒　橘核打，二钱

二诊

经治睾丸肿痛渐减，小溲淋浊刺痛。湿热蕴结下焦，今宜清化流气。

---

① 凡拉蒙：西药名，含氨基比林、巴比妥，功效解热镇痛。

当归尾三钱　川黄柏一钱五分　生草梢四分　川楝子一钱五分　赤猪苓三钱

生苡仁三钱　台乌药一钱五分　淡昆布一钱五分　炒泽泻一钱五分

京赤芍二钱　橘核打，四钱　炒车前三钱　荔枝核五枚

◎ 秦左

一诊

力竭伤气，睾丸下坠，红肿作痛，形寒身热，脉来虚数。恐难全消。

当归尾三钱　大防风一钱　海藻一钱五分　炙甲片一钱五分　赤芍二钱　大贝母三钱

淡昆布二钱　金铃子一钱五分　陈枸橘三钱　生草四分　炒小茴一钱　荔枝核五粒

另付梅花点舌丹两粒。

二诊

经治子痈肿痛渐减，少腹右半梗痛如硬，行动尤甚，脉形虚弦。任脉为病，宗前方出入。

当归尾三钱　金铃子一钱五分　细青皮一钱　生甘草四分　葫芦巴三钱　陈枸橘三钱　淡昆布二钱

川黄柏一钱五分　全香附二钱　炒小茴一钱　淡海藻一钱五分　京赤芍二钱　荔枝核五粒

◉ 乳痈

◎ 黄右　新正月初八日

乳痈破溃三处，脓水流漓，根盘红肿作痛，身热畏寒。急宜清荣败毒。

生黄芪三钱　生甘草五分　赤芍二钱　炙乳没各一钱五分　茯苓三钱　金银花四钱

青皮一钱　大防风一钱　大贝母三钱　净连翘三钱　全瓜蒌四钱　蒲公英三钱

◉ 乳疽

◎ 薛左

一诊

湿痰蕴结上升。左乳房旁皮毛疽，溃腐三穴，有脓难出，根盘肿硬，身有寒热。急宜清荣败毒。

大防风　生甘草　京赤芍　炙僵虫　赤苓　大贝母

怀牛膝　粉丹皮　金银花　夏枯草　净连翘　杭菊花

二诊

左乳旁皮毛疽，溃头腐烂，根盘红肿作痛。仍宜清荣败毒。

小川连四分　大贝母三钱　怀牛膝一钱五分　粉丹皮一钱五分

赤苓三钱　川黄柏一钱五分　京赤芍二钱　净连翘三钱　金银花三钱

生甘草八分　炙乳没各一钱五分　杭菊花一钱五分　藕节五枚

◉ 后脑疽

◎ 常右

一诊

后脑疽已溃，脓多作痛，不能顾盼。急宜清荣败毒。

杭菊花二钱　赤芍二钱　净连翘三钱　香白芷八分　茯苓三钱　生草四分　金银花三钱
炙僵虫一钱五分　大贝母三钱　夏枯草一钱五分　怀牛膝一钱五分　丝瓜络三钱

二诊

后脑疽已溃三日，脓水渐少，根盘肿痛，不能转侧。内热未楚，再宜清荣败毒。

生黄芪二钱　象贝母三钱　杭菊花一钱五分　粉丹皮一钱五分　茯苓三钱　生草四分
怀牛膝一钱五分　炙乳没各一钱五分　金银花三钱　赤芍三钱　炙僵虫一钱五分　丝瓜络三钱

◉ 腋下石疽

◎ 高左常州

一诊

本元不足。腋下痰疽，肿硬如石，按之不移，夜分虚汗，舌光脉虚。恙延数日，虑成石疽。

大贝母三钱　左牡蛎三钱，包　夏枯草一钱五分　炙草三分　陈海蜇三钱　赤苓三钱　淡昆布二钱
茯苓三钱　怀牛膝一钱五分　荸荠五枚　炙僵虫一钱五分　橘核三钱　毛菇片四分　女贞子三钱

二诊

腋下石疽，肿漫半载，按之如石，形瘦肌削，夜寐不安，少腹作胀，脉象虚濡。二天不足，调治非易。

北沙参三钱　淮山药一钱五分　炒赤芍一钱五分　冬瓜仁三钱　茯苓三钱　冬青子三钱
广橘核三钱　煅牡蛎四钱　象贝母三钱　淡昆布二钱　焦白术一钱　荸荠五枚

◉ 对口疽

◎ 姚左

一诊

正对口腐烂不堪，四围起杠，形若手掌，脉形虚数。其火毒奔心之患。

杭甘菊三钱　生甘草八分　大贝母三钱　怀牛膝一钱五分　茯苓三钱　金银花四钱
绿豆壳三钱　夏枯草一钱五分　香白芷八分　京赤芍二钱　净连翘三钱　鲜菊花叶五片

洗方

荆防风一钱五分　白芷一钱五分　金银花三钱　生草一钱　苦参一钱五分　鲜猪蹄一只

外敷去腐生肌定痛散加海底仿①。

二诊

清荣败毒，对口腐肉渐退，周围杠沿未平。老年气血不足，恐难完璧。

生黄芪三钱　京赤芍二钱　怀牛膝一钱五分　夏枯草二钱　茯苓三钱　生甘草八分　陈皮一钱
杭菊花一钱五分　金银花三钱　大贝母三钱　炙乳没各一钱五分　丝瓜络三钱　鲜猪蹄一只

◎ 徐左

偏对口溃腐，根盘红肿作痛，身有寒热。急宜清荣败毒。

---

① 海底仿：疑为西药之音译名，具体不详。

杭菊花三钱　净连翘三钱　茯苓三钱　炙僵虫三钱　香白芷八分　大贝母三钱
赤芍二钱　大防风一钱　金银花三钱　炙乳没各一钱五分　生草四分　丝瓜络三钱

◉ 过肩疽

◎ 陈右

一诊

跌伤右肩，肿梗作痛，不能牵动，发热形寒。防成过肩疽。

全当归二钱　怀牛膝一钱五分　陈皮一钱　金毛脊二钱　生甘草四分　炙乳没各一钱五分
茯苓三钱　宣木瓜一钱五分　大防风一钱　左秦艽一钱五分　赤芍二钱　嫩桑枝四钱

二诊

过肩痰疽，肿痛不堪，身有寒热。急宜清荣消坚。

川桂枝四分　怀牛膝一钱五分　生草四分　大防风一钱　炙甲片一钱五分　大贝母三钱
赤芍二钱　丝瓜络三钱　当归尾三钱　炙乳没各一钱五分　陈皮一钱

三诊

和荣祛伤。

全当归三钱　生草节四分　茯苓三钱　大贝母三钱　怀牛膝一钱五分　炙乳没一钱五分
赤芍二钱　嫩桑枝四钱　上红花四分　大防风一钱　陈皮一钱　陈酒一两
另付凡拉蒙二粒，研，开水冲服。

◉ 臀疽

◎ 许左

臀疽溃脓淋漓，右足膝下楚痛不红，难以转侧，发热夜重，小溲赤色，脉象虚数。内外俱病，先宜清毒达邪。

晚蚕沙三钱，包　净连翘三钱　京赤芍二钱　大独活一钱五分　赤猪苓各三钱　六一散三钱，包
怀牛膝一钱　大豆卷三钱　左秦艽一钱五分　炒银花三钱　生苡米三钱　丝瓜络三钱

◉ 环跳疽

◎ 储童

一诊

环跳疽已溃七载，两处渗脓，面黄带浮，将成残疾。

上黄芪三钱　川续断三钱　广陈皮一钱　鸡血藤三钱　茯苓三钱　炙甘草五分　焦扁豆三钱
佩兰梗一钱五分　全当归二钱　怀牛膝一钱五分　焦白术一钱　红枣三枚

二诊

穿骨环跳疽已溃七载，滋水不净，行步艰难，不易收全。

生黄芪三钱　川续断二钱　广陈皮一钱　赤芍一钱五分　茯苓三钱　炙甘草四分
大贝母三钱　鹿角胶酒化冲服，二钱　全当归三钱　怀牛膝一钱五分　焦白术一钱五分
另，上药海浮散、退管生肌定痛散。

◉ 流痰疽

◎ 周左

流痰疽红肿作痛，身有寒热，不能行步，恐难消散。

大防风一钱　怀牛膝一钱五分　大独活一钱五分　炙乳没各一钱五分　茯苓三两　大贝母三钱

新会皮一钱　左秦艽一钱五分　赤芍二钱　炙鳖甲一钱五分　生甘草四分　丝瓜络三钱

◉ 足肚疽

◎ 殷左

足肚疽溃久不敛，有脓作痛，根盘红肿，形瘦肌削。先宜清荣败毒。

生黄芪三钱　生甘草四分　茯苓三钱　大贝母三钱　金银花三钱　怀牛膝一钱五分

赤芍二钱　丝瓜络三钱　桑寄生三钱　冬瓜子三钱　陈皮一钱

◉ 涌泉疔

◎ 金右

一诊

左足面底疔毒溃脓，上下洞口四五处。急宜清毒散火。

杭菊花三钱　金银花三钱　赤芍三钱　炙乳没各一钱五分　赤苓三钱　大贝母三钱

怀牛膝一钱五分　川黄柏一钱五分　地丁草二钱　生草五分　绿豆壳三钱　鲜丝瓜叶三片

另付去腐丹、姜芷散，外敷芙蓉粉。

二诊

涌泉疔溃脓淋漓，足背红肿，趾又溃烂。急宜清荣败毒。

金银花四钱　杭菊花三钱　绿豆衣三钱　炙乳没各一钱五分　地丁草二钱　赤芍三钱　怀牛膝一钱五分

紫草四分　生甘草八分　夏枯草三钱　大贝母三钱　粉丹皮三钱　鲜丝瓜叶二枚

另敷去解丹。

◉ 横痃

◎ 严左

劳力，胯缝横痃，起核作痛，身有微寒。先宜清坚和荣。

当归尾三钱　大贝母三钱　生草四分　怀牛膝一钱　炙甲片一钱五分　大防风一钱

赤芍二钱　丝瓜络三钱　炙乳没各一钱五分　大独活一钱五分　陈皮一钱

另服小金丹二粒，研，开水冲服。

巢凤初医案

原著　民国·巢凤初

点校　吴纪东　刘师言　高加欣　顾珂溢

风师医案

武林祝氏茋梅侍诊谨录

戊寅年

◉ 感冒

◎ 王少奶奶

一诊 五月九日

形寒发热，胸闷，腹脘痛，大便越日未通，脉象常硬。内停外感，急以疏解为法。

淡豆豉三钱 采芸曲四钱 菟丝子六钱 桑寄生三钱 浙贝母三钱 大力子炒，三钱

蔓荆子三钱 连翘壳二钱 焦麦芽五钱 於方通一钱 麸枳壳一钱半

二诊 五月十三日

发热退后，夙滞未化，胸闷胃呆，大便注泻，并不腹痛。伤食则恶食，宜助消化，以理湿滞。

黄郁金一钱八分 谷麦芽各五钱 福泽泻二钱 冬瓜子三钱 采芸曲四钱

赤苓三钱 生熟苡仁各四钱 车前子三钱，包 新会皮一钱 佛手花八分

◎ 毕宝宝

一诊 五月十一日

时行感冒，阳明内热，兼停食滞，胸闷肢楚，身热颇高，口唇绛燥，诊脉紧数，舌黄。防转风温，急为内清外解。

香豉三钱 采芸曲四钱 益元散四钱，包 黑山栀二钱 浙贝母三钱 焦麦芽五钱

连翘二钱 整光杏三钱 二竹茹三钱 桑叶一钱八分 银花三钱 丝瓜络三钱

二诊 五月十三日

身热朝轻暮重，溲赤而少，面目微浮，脉数欠畅，舌黄糙，大便带溏。积滞感冒起见已经四天，风温时症，急再解邪导滞，宣化湿热。

霜桑叶一钱八分 连翘二钱 方通草一钱 香豆豉三钱 生苡仁五钱 浙贝母三钱

蝉衣一钱 赤苓三钱 丝瓜络三钱 蔓荆子三钱 保和丸四钱，包煎

四诊[①] 五月十九日

桑寄生酒炒，三钱 生苡仁五钱 杜赤豆四钱 厚杜仲二钱 橘络八分 酒防己一钱

川续断三钱 新红花一钱二分 香独活八分 晚蚕沙三钱，包煎 酒炒木瓜一钱半

五诊 改方 五月廿一日

热度略平，瘖发不畅，惟神志清甚，大便日行带溏，唇燥起皮，舌尖色绛。邪湿化热，拟

---

① 原书本案缺三诊。

达邪清热，勿伤津液为要。

清炙桑叶二钱　清水豆卷四钱　象贝母三钱　鲜金斛三钱　生苡仁五钱　鲜茅根去心，五钱

银花三钱　益元散三钱，包　丝瓜络三钱　连翘二钱　抱木神三钱

◎ **徐右**　五月廿二日

受惊感冒，背寒身热，头痛肢楚，脉紧数，腑气未通。防转时症，急为透解。

淡香豉三钱　连翘二钱　蔓荆子三钱　桑叶二钱　整光杏三钱　丝瓜络三钱

炒牛蒡三钱　采芸曲四钱　浙贝母三钱　炒枳壳一钱半

◎ **吴君**

一诊　五月廿二日

感冒时邪，内伏湿热。身热，咳嗽痰不爽，脉见濡数，舌转黄。宜祛风化湿，速退表热为佳。

冬桑叶二钱　香豉三钱　生苡仁四钱　净蝉蜕一钱　连翘二钱　冬瓜子三钱

象贝母三钱　整光杏三钱　炒牛蒡三钱　嫩前胡二钱　炒竹茹二钱

二诊　五月廿三日

热度未退，咳嗽胁痛，痰咯不易，今日腑气未通，脉来濡数，舌薄黄。里湿外风，燥伤肝络，宜解表清里。

淡香豉三钱　嫩前胡三钱　生苡仁四钱　旋覆花一钱八分　整光杏三钱　冬桑叶二钱

川郁金一钱八分　全瓜蒌炙，研，六钱　丝瓜络三钱　象贝母三钱　冬瓜子三钱　焦麦芽五钱

三诊　五月廿四日

咳嗽胁痛均较轻减，今午忽然形寒，旋即转热，必是感冒邪风所致，脉数滑，舌黄。再以透邪清燥，兼化湿热。

老苏梗八分　旋覆花一钱八分，包　整光杏三钱　嫩牛蒡三钱　福橘络一钱　丝瓜络三钱

冬桑叶二钱　嫩前胡二钱　白茅根去心，五钱　清豆卷四钱　象贝母三钱

四诊　五月廿六日

午后发热，胁痛止，肩窝作痛，干咳无痰，腑气已通，脉来数滑，舌黄带糙。湿热风邪交阻肺胃，再以宣解。

香青蒿一钱半　象贝母三钱　生薏苡四钱　酒芩一钱半　清炙瓜蒌皮三钱　采芸曲三钱

冬桑叶二钱　整光杏三钱　焦麦芽五钱　前胡二钱　冬瓜子三钱　方通草八分

五诊　五月廿八日

热淡而未清，左胁作痛，咳呛少痰，脉濡滑数，舌苔稍薄。湿阻气滞，邪郁不达，前法参以和络。

冬桑叶二钱　旋覆花一钱八分，包　丝瓜络三钱　生瓦楞三钱　左金丸八分，包

干枇杷叶去毛，三钱　清水豆卷四钱　浙贝母三钱　嫩前胡二钱　光杏仁三钱　蜜姜皮三钱

六诊　五月卅日

表热渐退，咳嗽略稀，左胁仍痛。胁为肝络，气火不泄，宜清肝肺以净余热。

清炙桑叶三钱　旋覆花一钱八分，包　蜜蒌皮三钱　地骨皮三钱　左金丸八分，包

炙款冬二钱　银柴胡八分　象贝母三钱　香谷芽五钱　整光杏三钱　冬瓜子三钱

◎ **谌宝宝**　廿七年四月廿二日

感冒发热，咳嗽作恶，大便微溏，脉滑数。风邪犯肺，湿滞留中，宜两解法。

淡香豉三钱　蝉衣一钱　连翘壳二钱　川郁金一钱八分　象贝母三钱

桑叶一钱八分　前胡二钱　采芸曲四钱　方通草八分　焦麦芽五钱

◎ **孙先生**

一诊　廿七年四月七日

时行感冒，身热头胀有汗不解，鼻流黏涕。内热外风，先以清散。

桑叶二钱　连翘二钱　蝉衣一钱　陈辛夷一钱　清豆卷四钱

方通一钱　白茅根去心，五钱　蔓荆子三钱

二诊　四月九日

热退未净，形寒头痒，小溲甚少，睡不安眠。外风未清，内热偏炽，前法加减。

桑叶二钱　益元散四钱，包　白薇一钱半　梗通一钱　抱木神三钱　保和丸四钱，包

白菊瓣一钱半　连翘二钱　钩钩二钱，后入　谷麦芽各五钱

◎ **杨宝宝**　廿七年四月

内伏湿热，外感风邪。咳嗽多脓痰，昨今起发热不退，脉紧数。流行感冒，防发痧疹，先为透解。

香豉三钱　嫩前胡二钱　冬桑叶二钱　整光杏三钱　银花三钱　益元散四钱，包　连翘二钱

蝉衣一钱　炒竹茹二钱　白茅根去心，五钱　鲜梨皮四钱　鼠黏子炒，三钱

◎ **朱小姐**　五月廿六日

停食感冒，发热颇高，头昏嗜睡卧，脉紧，舌黄。防转时症，先为两解表里。

炒香豉三钱　采芸曲四钱　连翘壳二钱　大腹绒洗，二钱　楂炭二钱　粉川通一钱

蔓荆子三钱　炒枳壳一钱半　赤苓三钱　桑叶一钱半　焦麦芽五钱

◎ **黄右**　六月十二日

额热头胀痛，鼻时塞，胃呆便不畅，感冒邪风引动，似湿，脉数，舌黄措。防转湿温，治以宣透。

香豉三钱　生熟苡三钱　采芸曲四钱　蔓荆子三钱

蝉衣一钱　焦麦芽五钱　连翘二钱　浙贝三钱

◎ **李宝宝**　六月十六日

感冒时邪，兼停食积，发热不退，睡着喉有痰气，脉数不畅。宜透邪消滞，肃肺化痰法。

淡香豉三钱　莱菔甲一钱半　冬桑叶一钱八分　浙贝母三钱　采芸曲四钱　蝉衣一钱

整光杏三钱　焦麦芽五钱　方川通八分　连翘二钱　麸枳壳一钱半　冬瓜子三钱

◎ **李世兄**　六月廿五日

肺胃内热盛，感受时邪，身热咳嗽，咽喉赤痛，脉数常急。时行感冒，急须退热为可。

桑叶二钱　浙贝母三钱　白茅根去心，五钱　香豆豉三钱　制僵蚕二钱　净蝉衣一钱

银花三钱　整光杏三钱　嫩前胡二钱　连翘二钱　轻马勃一钱

◎ **罗少奶奶**　六月廿七日

身热已退，胸仍痞闷，昨夜曾行清泄[1]，气机上逆。产后感冒停滞，再进表里两解。

川郁金一钱半　钩钩尖二钱　竹沥夏八分　象贝母三钱　焦谷芽五钱　鲜藿梗八分

旋覆花一钱八分，包　冬瓜子三钱　洗腹皮二钱　采芸曲四钱　炒苡仁四钱

改方　六月廿八

热退而泄泻未已，面浮气升，新产体虚。风化上而湿化下，再以分理。

青防风一钱　生熟苡仁各四钱　焦谷麦芽五钱　浙贝母三钱　茯神三钱

荷蒂三只　老苏梗八分　采芸曲四钱　冬瓜子皮各二钱　整光杏三钱

六月廿九日

表热虽退，里热仍炽于心，发热，睡则汗出，腹部愠愠不安适，脉濡数，舌中黄，新产。拟运脾和肝，去风宣湿。

稆豆衣一钱八分　炒薏仁四钱　茺蔚子三钱　陈香橼八分　白蒺藜去刺，三钱　桑寄生三钱

黄郁金一钱半　象贝母三钱　焦谷芽五钱　抱茯神三钱　浮小麦五钱　新红花一钱二分

改方　六月卅日

老苏梗一钱半　生苡仁四钱　荆芥炭一钱　采芸曲四钱　新会皮一钱半

枳术丸三钱，包　赤苓三钱　防风一钱　焦谷芽五钱

七月二日

食后饱闷，手心仍热，瘀断续不停，腹愠痛，腰酸气机欠利。湿阻瘀留，宜与消化，佐以行瘀活血。

全当归一钱八分　采芸曲四钱　焦谷芽四钱　茺蔚子三钱　炙内金二钱　茯神三钱　制香附一钱八分

新会皮一钱半　泽兰叶一钱半　燀桃仁去皮尖，打，一钱半　川续断二钱　陈香橼一钱半

◎ **宣世兄**

一诊　六月廿七日

身热颇高，胸闷腹鸣。感冒停滞，治以两解。

香豉三钱　洗腹皮二钱　焦麦芽五钱　黄郁金一钱八分　采芸曲四钱

方通草八分　鲜藿梗一钱半　炒枳壳一钱半　赤苓三钱　桑叶二钱

二诊　六月廿九日

午后热犹潮，头昏肩胛发酸，鼻流清涕，兼有目泪，食则痞胀，便秘不行，脉数不畅，舌

① 原书本案未载前方。

苔垢揹。伤风食湿交阻，气秽欠利。

蝉衣一钱　黄郁金一钱八分　清水豆卷四钱　象贝母三钱　生熟苡各四钱　焦麦芽五钱

桑叶一钱八分　蔻壳一钱　鲜佛手八分　桑寄生三钱　青防风一钱

◎ 刘先生

一诊　六月廿八日

内伏湿痰，外感风邪。干咳形寒身热，咳嗽有痰，脉形濡数，舌黄。流行感冒，防转湿温，急为透解。

清水豆卷四钱　前胡二钱　水炒竹茹二钱　桑叶二钱　整光杏三钱

炒麦芽五钱　象贝母三钱　生苡仁四钱　连翘二钱　冬瓜子三钱

二诊　六月卅日

午后潮热，咳嗽痰白，脉未流畅，舌苔黄腻。湿邪犹留气分，再以清透。

香豉三钱　生苡仁四钱　冬瓜子三钱　连翘二钱　赤苓三钱　炒枳壳一钱半

象贝母三钱　冬桑叶二钱　水炒竹茹二钱　整光杏三钱　焦麦芽五钱

三诊　七月二日

午后潮热不高，烦劳未能休息，游风也，舌仍黄揹。里湿未清，余邪恋表。

清水豆卷四钱　生苡仁四钱　焦麦芽五钱　冬桑叶一钱八分　益元散四钱，包　冬瓜子三钱

象贝母三钱　方通草一钱　鲜荷梗去刺，一尺　黑山栀三钱　佩兰叶一钱半

◎ 沈先生

一诊　七月二日

子夜发热汗出，今日热未净，背部酸郁，脉濡数，舌苔黄腻。伏湿于内，感邪于外，防延湿温，急须透湿解邪。

香豉三钱　藿香梗一钱半　川方通八分　青蒿一钱半　采芸曲四钱　丝瓜络三钱

连翘壳二钱　赤苓三钱　酒桑枝四钱　浙贝三钱　生苡仁五钱

二诊　七月六日

表热已解，肢体惫倦，纳减便少，诊脉濡数，舌腻略薄。冬夏寒暖不调，清浊升降不灵，拟宣湿通络法参以芳开。

鲜藿梗一钱半　生熟苡仁四钱　路路通八分　酒桑枝四钱　生剥扁衣二钱　鲜荷叶一角

赤苓三钱　炒谷麦芽各四钱　丝瓜络三钱　飞滑石三钱　冬瓜子皮各二钱

◎ 冯振威兄　七月二日

里热外风闭堵清窍。头微痛，鼻流清涕，舌见滑腻。防其发热，先与开泄。

桑叶一钱八分　连翘二钱　蝉衣一钱　炒牛蒡子三钱　紫苏梗一钱半

薄荷叶八分　浙贝母三钱　方通草一钱　陈辛夷一钱　白茅根五钱

◎ 王世兄

一诊　七月五日

停食感冒热不净，肢倦乏力，脉数舌黄。余滞不清，兼挟湿邪，治以助解。

焦麦芽五钱　老苏梗一钱半　赤苓三钱　鲜佛手八分　藿梗一钱半

鲜佩兰一钱半　洗腹皮二钱　炒枳壳一钱半　采芸曲四钱　连翘二钱

二诊　七月九日

表热早净，脾湿不化，肢软胃不开，脉濡数，舌黄糙。天气潮霉，宜参芳开理脾之法。

鲜藿梗一钱半　银花二钱　香谷麦芽各四钱　赤苓三钱　蔻壳八分　鲜荷叶一角

白扁衣二钱　川郁金一钱八分　佩兰梗一钱　生熟苡四钱　新会皮一钱半

◎ **冯小姐**　七月十日

身热头额带汗，感冒风邪，防其内闭。治以开泄。

香豉三钱　蝉衣一钱　焦麦芽五钱　象贝母三钱　连翘二钱

采芸曲四钱　前胡二钱　光杏仁三钱　川郁金一钱八分　冬瓜子三钱

◎ **俞太太**　七月十三日

汗出怕风，头胀发热，肢节酸郁，脉紧数。外风内湿，防转时症，急为透解。

清水豆卷四钱　连翘二钱　丝瓜络三钱　清炙桑叶二钱　佩兰叶一钱半　鲜荷梗去刺，一尺

象贝母三钱　生苡仁四钱　焦麦芽五钱　桑寄生三钱　炒枳壳一钱半

◎ **刘宝宝**

一诊　七月十四日

感冒时邪上犯，肺胃身热极高，咳嗽气急，脉来紧数，舌黄。防变时症，急为清透兼平气逆。

清水豆卷四钱　连翘二钱　焦麦芽五钱　象贝母三钱　冬桑叶一钱八分

荷梗去刺，一尺　整光杏三钱　生苡仁五钱　川方通八分　前胡二钱

旋覆花一钱八分，包　炒竹茹二钱　采芸曲三钱　二妙丸四钱，包

二诊　七月十六日

热度比较前日减低，但入夜甚热且高，咳嗽痰脓，大便清行，诊脉数滑，鼻流清涕。风夹湿滞互阻，宜为表里两解。

清水豆卷四钱　采芸曲四钱　焦麦芽五钱　嫩前胡二钱　生苡仁五钱　鲜荷梗去刺，一尺

光杏仁勿打，三钱　象贝母三钱　冬瓜子三钱　蝉衣一钱　抱木神三钱　连翘壳二钱

三诊　七月十七日

身热颇高，咳嗽流涕且无汗，大便两次。稚年热高，防变急惊。

桑叶一钱八分　浙贝母三钱　鲜荷梗去刺，一尺　连翘三钱　焦麦芽五钱

冬瓜子三钱　蝉衣一钱　银花三钱　整光杏三钱　豆豉三钱　前胡二钱

四诊　七月十八日

身热已退，咳嗽有痰。伤风湿滞之后，复感风邪，气阴内虚，不宜通散。

清炙桑叶一钱八分　清炙款冬一钱　鲜荷梗一尺　连翘三钱　浙贝三钱

炒银花三钱　整光杏三钱　前胡二钱　冬瓜子三钱　谷麦芽各四钱

◎ **邵小姐**　七月十四日

感冒时邪兼夹湿热。身热汗出不解，已经三日。防转暑温，治以清解肺胃。

桑叶一钱八分　整光杏三钱　鲜荷梗去刺，一尺　白薇一钱半　生苡仁四钱

炒竹茹二钱　前胡二钱　冬瓜子三钱　蝉蜕一钱　象贝母三钱　净连翘二钱

◎ **姚小姐**　八月十八日

发热形寒，腹微痛，舌根黄腻。外感内停，先为两解。

鲜藿梗一钱半　桑叶一钱八分　川方通八分　香豉三钱　采芸曲四钱　赤苓三钱

蔓荆子三钱　大腹绒二钱　前胡二钱　连翘二钱　焦麦芽五钱　川郁金一钱半

◎ **王奶奶**　补廿一日

伤风既解，发热鼻塞，咳嗽不实，诊脉郁数。邪伏清窍，燥居肺金，宜清散法。

桑叶一钱八分　连翘二钱　全瓜蒌六钱　蝉衣一钱　嫩前胡二钱　炒枳壳一钱半

象贝母三钱　白薇一钱半　辛夷花一钱　整光杏三钱　生苡仁五钱

二诊　八月廿三日

伤风渐瘥，咳嗽未已，汗石多呛，甚则气急。风客清窍，痰热互中，宜以清散，参以顺气化痰。

嫩前胡二钱　整光杏三钱　薄橘红水炙，八分　浙贝母三钱　嫩白薇一钱半　姜竹茹二钱

鼠黏子三钱　炙款冬二钱　冬桑叶一钱八分　连翘壳二钱　瓜蒌皮蜜炙，三钱

◎ **王少奶奶**　八月廿九日

经来沐浴，受寒，腹中痛，身热汗多，气机不利，头眩胸痞，脉数舌黄。宜疏肝气以祛暑邪。

清水豆卷四钱　洗腹绒二钱　蔓荆子三钱　金铃子二钱　左金丸八分，包

焦麦芽四钱　延胡索一钱半　广藿梗一钱半　黄郁金一钱八分　白蒺藜三钱

◎ **沈少奶奶**　八月廿九日

形寒而不发热，面目浮肿，覆被则汗多。气虚湿盛，表里不和，先与和化。

川桂枝三分，后入　酒桑枝四钱　淮小麦五钱　酒白芍一钱半　抱木神三钱

丝瓜络三钱　焦甘草五分　炙姜虫二钱　青防风八分　大贝母二钱

◎ **金女士**　八月卅日

外感风邪，内伏湿热。身热畏风，汗出不解，胸宇痞闷，头目晕眩。宜透邪化湿，勿成时症。

清水豆卷四钱　采芸曲四钱　丝瓜络三钱　桑叶一钱八分　蔓荆子三钱　焦麦芽四钱

黄郁金一钱八分　桑寄生酒炒，三钱　浙贝母三钱　生苡仁四钱

◉ 风寒

◎ **陆先生**　五月十六日

感冒风寒，兼停湿滞。身热甚高，头痛肢楚，胸闷，便秘。急为表里两解，勿变湿温。

香豉三钱　采芸曲四钱　尖槟榔炒，一钱半　蔓荆子三钱　焦麦芽五钱

连翘壳二钱　炒牛蒡三钱　楂炭二钱　黄郁金一钱八分　炒枳壳一钱半

五月廿四日

湿热内蕴，时邪外感。形寒身热，胸闷肢楚，便溏溲少，脉数色白，唇燥。防变湿温，治以透解。

黄郁金一钱八分　炒香豉三钱　蔓荆子三钱　桑寄生酒炒，三钱　生熟苡各四钱

丝瓜络酒炒，三钱　赤苓三钱　金银花二钱　焦麦芽五钱　连翘二钱　桑叶二钱

◎ **王君**　五月十九日

淋雨受寒，形寒发热，热退后作头疼肢楚，便秘胃呆，脉滑数。拟疏风清热。

豆豉三钱　象贝母三钱　全瓜蒌二钱　蔓荆子三钱　炒牛蒡三钱

炒枳壳一钱半　桑叶二钱　连翘二钱　采芸曲四钱　丝瓜络三钱

◎ **杨小姐**

一诊　五月廿五日

热退复来，舌黄白腻，大便溏行，脉来数滑。复感风寒，湿滞不化，再以疏解。

香豉三钱　蔓荆子三钱　焦麦芽五钱　桑叶三钱　赤苓三钱　方通草八分

大腹皮二钱　范志曲三钱　嫩前胡二钱　连翘二钱　生熟苡各四钱

二诊　五月廿六日

热似退，头额有汗，今晨胸脘虽过，腹痛便溏，脉濡滑数，舌中厚黄腻。风寒渐解，湿滞未净，阻碍消化，拟宣湿导滞，清理内部。

诸葛行军散八分，开水送吞　广藿梗一钱半　生熟苡各四钱　白蔻壳一钱

黄郁金一钱半　连翘壳二钱　抱木神三钱　清水豆卷四钱　采芸曲四钱

焦麦芽五钱　洗腹绒二钱　枣尖槟榔一钱半　佛手花八分

◎ **周君**　六月四日

感寒停食，腹痛注泄，形寒发热，汗出热不解，脉濡舌灰腻。治以两解。

炒香豉三钱　采芸曲四钱　焦麦芽五钱　广藿梗一钱半　泽泻炒，二钱　麸枳壳一钱半

蔓荆子三钱　方通草一钱　佛手柑八分　洗腹绒二钱　生苡仁四钱　尖槟榔打，一钱半

◎ **金世兄**　七月二日

昨日便后腹中痛，今日痛已止，舌苔黄，胃纳未减。内有湿热，兼感风寒，宜助消化，且理湿滞。

洗腹绒二钱　麸枳壳一钱半　鲜荷梗去刺，一尺　广藿梗一钱半　赤苓三钱

梗通八分　生苡仁四钱　青防风八分　采芸曲四钱　炒焦麦芽四钱

◉ 风温

◎ **蒋世兄**

一诊　五月九日

风热犯肺。饮冷，咯痰不爽，耳根结有小核，按多作痛，脉滑数，舌黄。向有肝风凌窍之

热，拟清润肺家，滑痰平嗽。

前胡二钱　蝉衣一钱　瓜蒌皮三钱　炒牛蒡子研，三钱　浙贝三钱　连翘二钱

整杏仁三钱　炒竹茹二钱　白茅根去心，五钱　水炙橘红八分

二诊　五月十一日

气火挟风上犯清道。咽痒，喉咙仅有沫痰，诊脉数滑，舌中黄揩。金为娇脏，不受风烁熏灼，宜兼泄上焦黏痰，顺气，方候正进。

蜜麻黄五分　浙贝母三钱　炙枇杷叶三钱，绢包　生石膏打，八钱　蝉衣一钱　冬瓜子三钱

粉甘草五分　嫩前胡二钱　鲜梨肉去皮，去心盖，二两　光杏仁整粒，三钱　炒竹茹二钱　生苡仁四钱

三诊　五月十三日

投辛开凉降，咳较甚，痰时有时无，胸膈作痒，脉紧数，舌薄黄。风燥未清，金失肃降，治以滋化。

蜜炙桑叶二钱　天花粉三钱，包　雪梨膏四钱，冲　嫩前胡二钱　鲜竹茹二钱

净蝉衣一钱　浙贝母三钱　黛蛤散四钱，包　整光杏三钱　瓜蒌皮二钱

代茶：甜杏仁去皮尖十粒、鲜枇杷叶去毛三片、生梨一大只。

◎ **陈女士**　五月十日

头额发肿，咽肿稍有白点，痰中带红，脉紧数，舌根腻。外风内热，先治肺胃。

桑叶二钱　银花三钱　白茅根去心，五钱　淡豆卷四钱　浙贝三钱

炙僵蚕二钱　连翘二钱　马勃一钱　甘草节五分　金锁匙[①]八分

◎ **谌宝宝**

一诊　五月十五日

发热两日，热度颇高，腹痛便不行。感冒停滞，表里俱病，治以两解，防转时症。

淡香豉三钱　采芸曲四钱　辰灯心一尺　大腹绒二钱　桑叶一钱八分　焦麦芽五钱

连翘二钱　炒枳壳一钱八分　整光杏三钱　浙贝母三钱　抱木神三钱　炒黄银花三钱

二诊　五月十七日

发热未退，兼出风疹，流涕作嚏，大便已行，脉形数滑，唇绛。风痰热夹滞交阻，宜以透解，使不退热，防出时痧。

桑叶一钱八分　前胡二钱　象贝母三钱　蝉衣一钱　整光杏三钱　焦麦芽四钱

蔓荆子三钱　采芸曲四钱　黑山栀三钱　香豉三钱　方通草八分

◎ **方宝宝**

一诊　五月廿五日

身热四日不解，咳嗽痰多。风温上犯肺胃，不觉燥，治以清解。

桑叶二钱　连翘二钱　炒竹茹二钱　白薇一钱半　清炙橘红八分　象贝母三钱

---

① 金锁匙：出《外科正宗》。组成为火硝一两五钱、硼砂五钱、冰片一字、僵蚕一钱、雄黄二钱。共为细末，吹喉。主治喉闭、缠喉风、痰涎壅塞、口噤不开、汤水不下。

前胡二钱　采芸曲四钱　整光杏仁三钱　香豉三钱　炒麦芽五钱

◎ **陈小姐**　廿七年四月廿四日

肺热夹风咳嗽，胁间痛，大便闭结，脉数滑，舌尖绛，中黄。宜清热化风，佐以活痰。

冬桑叶二钱　炒竹茹一钱八分　嫩前胡二钱　福橘络一钱　象贝母三钱　炙款冬二钱

整光杏三钱　蜜姜皮三钱　白茅根去心，五钱　鲜桑皮四钱　蝉衣一钱　采芸曲四钱

复诊　廿七日

胁痛已止，大便已通，咳嗽仍作，舌根黄腻。风夹湿热，熏蒸肺金，再化风温。

嫩前胡二钱　桑叶二钱　整光杏三钱　生苡仁五钱　竹沥夏一钱八分　清炙橘红一钱

蝉衣一钱　炒竹茹二钱　白茅根去心，一束　浙贝母三钱　冬瓜子三钱

◎ **方宝宝**

初诊　五月廿五日

温邪犯肺。身热布痧，顷痧渐回，热渐淡，腑气两日不通，烦躁不安，咳嗽有痰，脉数，舌白表邪渐解。里热未清，先以清解肺胃。

桑叶二钱　金银花三钱　全瓜蒌炙，研，六钱　黑山栀三钱　连翘壳二钱　白茅根去心，五钱

清豆卷四钱　象贝母三钱　嫩前胡二钱　抱木神三钱　整光杏三钱

二诊　五月廿八日

身热已退，注泻十余次，并不腹痛。风湿入肠，脾运不虚灵，治以疏化。

前胡二钱　焦麦芽五钱　车前子三钱，包　象贝母三钱　炒苡仁四钱

通草梗八分　青防风一钱　扁豆花三钱　赤苓三钱　采芸曲三钱

◎ **范宝宝**

额有微热，溲短，鼻痒有瘰。肺胃内热，兼感外风，宜清里解外。

冬桑叶二钱　连翘壳二钱　生苡仁四钱　蝉蜕一钱　川郁金一钱八分

冬瓜子三钱　象贝母三钱　双钩藤二钱　清豆卷四钱　白蒺藜三钱

◎ **袁小姐**　七月五日

肺胃火升，兼感外邪风。眉心痛，左咽梗痛，脉来滑数，舌苔白腻。湿热内伏，治以清散。

冬桑叶一钱八分　连翘二钱　金锁匙八分　炙姜虫二钱　生苡仁四钱

炒竹茹二钱　忍冬花三钱　碧玉散四钱，包　大贝母三钱　马勃一钱

◎ **刘奶奶**　七月五日

风火上乘，肺胃受热。咽喉焮红作痛。防其起腐，治宜清透。

桑叶一钱八分　银花三钱　白茅根五钱　大贝母三钱　连翘二钱

金锁匙八分　炙姜虫二钱　马勃一钱　元参二钱　鸡苏散四钱，包

◎ **游先生**　七月廿七日

表热未退，肠鸣下气，曾经泄泻。风湿滞互阻中焦，治宜轻解，佐以消导。

清水豆卷四钱　焦麦芽五钱　清炙陈皮一钱半　大腹绒洗，二钱　冬瓜子三钱

鲜荷梗去刺，一尺　采芸曲四钱　生熟苡四钱　连翘二钱　麸枳壳一钱半

◎ **袁小姐**　八月十八日

咽怀咳嗽，喉关焮肿作痛。风火痰互阻，宜清肺胃以化风热。

桑叶一钱八分　金锁匙八分　白茅根五钱　炙姜虫二钱　马勃一钱　蝉蜕一钱

白薇一钱半　鲜竹茹二钱　白菊瓣一钱半　大贝母三钱　整光杏三钱　前胡一钱

◎ **钟先生**

一诊　八月十九日

感冒时邪，风热犯肺。干呛带痰，头额潮热未清，见风微畏，脉数舌黄腻。外风内湿，宜分理法。

冬桑叶二钱　竹二青二钱　白茅根去心，五钱　前胡二钱　白薇一钱半

干枇杷叶三钱，包　浙贝母三钱　清水豆卷四钱　整光杏三钱　生苡仁四钱

二诊　八月廿一日

头额仍热，且作胀，手心亦热，咳呛少痰，肝阳湿热上升，夹感外风，肺受燥气，脉来数滑，舌苔黄揹。延防暑温，宜进清解表里兼顾法。

霜桑叶一钱八分　黑山栀三钱　白茅根五钱　白蒺藜三钱　净连翘二钱　干枇杷叶三钱，包

蔓荆子三钱　浙贝母二钱　淡竹茹二钱　白菊瓣一钱半　嫩前胡二钱

三诊　八月廿四日

额与手心热度已减，咳咯痰沫，脉来濡滑数，苔仍白腻。肺燥脾湿，阳浮不潜，宜分理法，不宜香燥寒凉。

带心连翘一钱　清水豆卷四钱　干枇杷叶三钱，包　省头草八分　前胡二钱　炒谷麦芽各四钱

生苡仁五钱　竹沥夏一钱八分　清炙橘红一钱　冬瓜子三钱　象贝母三钱　整光杏三钱

◎ **胡宝宝**　八月廿日

感冒风邪，引动湿热。身热一候未退，复出风斑，脉见数滑，咳嗽流涕。先为祛风退热。

桑叶一钱八分　方通草一钱　生苡仁四钱　象贝母三钱　净蝉衣一钱　鲜荷梗一尺

连翘二钱　香白薇一钱半　焦麦芽五钱　香豉二钱　益元散四钱，包　冬瓜子三钱

◎ **高媪**

二诊[①]　八月廿一日

恙经月余，热不退，咳嗽胶而不爽，不易透达。宜以清肺豁痰，佐以退热。

清水豆卷四钱　整光杏三钱　生苡仁四钱　青蒿梗一钱半　嫩前胡二钱　冬瓜子三钱　佩兰梗一钱半

清炙橘红一钱　焦麦芽四钱　川郁金一钱八分　炒竹茹二钱　清炙款冬一钱半

三诊　八月廿三日

表热渐淡，咳嗽亦稀，唯表虚有汗，睡醒口燥，脉数舌黄。湿热伏邪留恋肺胃，前法加减。

---

① 原书本案未见初诊。后文此类同。

鲜金斛三钱　炒银花三钱　淮小麦五钱　清炙桑叶二钱　连翘壳二钱　海浮石三钱

香白薇一钱半　嫩前胡二钱　炒竹茹二钱　整光杏三钱　冬瓜子三钱

◎ **平左**　八月廿一日

身热，咳呛，痰艰咯且作干恶，风热闭肺失清肃，传及阳明，诊脉数滑，舌黄光绛。延防暑湿，拟开肺以化湿痰法。

霜桑叶一钱八分　连翘二钱　生苡米四钱　嫩前胡二钱　整光杏三钱　冬瓜子三钱

浙贝母三钱　二竹茹二钱　清炙姜皮三钱　香豉三钱　清炙橘红一钱

◉ **风热**

◎ **施先生**　六月廿三日

疲热未退，口干胸闷，头晕乏恶。风火客于阳明，当进疏散。

霜桑叶二钱　鸡苏散四钱，包　浙贝三钱　炒竹茹二钱　红花三钱　川郁金一钱八分

连翘二钱　采芸曲四钱　天花粉三钱　清淡竹叶廿片　谷麦芽各四钱　佛手八分

◎ **谌世兄**　廿七年四月十三日

热度甚高，咳嗽作恶，腹中痛，舌尖光绛。内热外风，兼夹食滞，宜表里二顾。

苏藿梗各一钱半　采芸曲四钱，包　大腹皮洗，二钱　焦麦芽五钱　淡香豉三钱

炒枳壳一钱半　连翘壳二钱　冬桑叶二钱　清炙橘红一钱　姜竹茹二钱　嫩前胡二钱

◎ **汤右**　五月卅一日

表热已退，咳呛痰不甚滑，甚则恶吐涎饮。风热挟湿，中肺传胃，拟祛风化饮，以和阳明法。

嫩前胡二钱　生苡仁五钱　整光杏三钱　海浮石三钱　竹沥夏二钱　冬瓜子三钱

霜桑叶一钱八分　清炙橘红一钱　连翘壳二钱　浙贝母三钱　水炒竹茹二钱

◎ **俞少奶奶**　六月廿七日

目视模糊，眼眶收缩作痒，头额微热，夜寐不安。湿热熏蒸，兼感外风，宜清肝脾肺。

清炙桑叶二钱　清炙陈皮一钱半　忍冬花三钱　白蒺藜三钱　夜明砂二钱，包　钩藤二钱，后下

净蝉衣一钱　生苡仁四钱　连翘壳二钱　白菊瓣一钱半　酒黄芩一钱半

◎ **冯少爷**　七月十日

风热内闭，清阳不利。神疲嗜卧，脉数不畅。先为宣解。

黄郁金一钱八分　洗腹绒二钱　鲜荷叶一角　鲜藿梗一钱半　生熟苡各四钱

鲜佛手八分　浙贝母三钱　采芸曲四钱　鲜佩兰一钱　焦麦芽五钱

◉ **风燥**

◎ **杨先生**

一诊　五月十九日

内湿热，外风燥，交蒸肺金。痰艰色黄，初起胸膺作痛，身热迄未退净，脉数滑，舌黄。拟千金法，清肺化痰，宣湿祛风。

霜桑叶二钱　生苡仁三钱　鲜竹茹二钱　象贝母三钱　冬瓜子三钱　芦尖一尺　前胡二钱

整光杏三钱　新枇杷叶去毛，三钱　清豆卷四钱　海浮石三钱　方通八分　二宝花三钱

二诊　五月廿日

身热已净，咳痰稍活，黄色渐退，舌转薄白。肺金风燥，渐有外透下达之象，前法加减。

桑叶二钱　连翘二钱　嫩前胡二钱　象贝母三钱　香白薇一钱半　水炒竹茹二钱

整光杏三钱　冬瓜子三钱　竹沥夏一钱半　蝉蜕一钱　生苡仁四钱

◎ **焦太太**　八月廿一日

肝气内旺，肺失清肃。前昨气机上逆，今日伤风作嚏，大便时腹中绞痛，脉弦数。宜两理肺肝以化风燥。

冬桑叶一钱八分　冬瓜子三钱　陈香橼八分　蝉衣一钱　整光杏三钱　川郁金一钱半

象贝母三钱　生苡仁四钱　清炙陈皮一钱半　嫩前胡二钱　焦麦芽五钱

◉ 暑风

◎ **胡右**　七月十九日

伤风夹暑。肢倦，咳嗽，大便不畅，不畏寒而微潮，脉濡数，舌黄。急为疏解，勿与湿相搏。

冬桑叶一钱八分　火麻仁四钱　鲜荷叶一角　蝉衣一钱八分　生苡米四钱　焦麦芽五钱

浙贝母三钱　清水豆卷四钱　广藿梗一钱半　整光杏二钱　连翘壳二钱

◎ **陈太太**

一诊　七月廿四日

形寒发热，咳嗽胸痒，经久不潮而忽泛，脉来数滑。拟清解暑风，防转时症。

清水豆卷四钱　桑叶一钱八分　鲜荷梗一尺　前胡二钱　连翘二钱

炒竹茹二钱　浙贝三钱　生苡仁四钱　整光杏三钱　方通草八分

二诊　七月廿六日

头痛发热，咳嗽痰兼黄白，胸宇痞闷，脉濡数，舌黄。湿热风上犯肺胃，急为退热解表。

蔓荆子三钱　象贝母三钱　焦麦芽五钱　香豉三钱　整光杏三钱

鲜荷梗去刺，一尺　连翘二钱　冬瓜子三钱　前胡二钱　生苡仁四钱

◎ **吴宝宝**　八月四日

昨日渗泄，发热，咳嗽不松，今午热退复来，神疲嗜卧，脉滑数。暑风夹滞，蒙犯清窍，防转时症，治宜开透，宣湿化痰。

香豉三钱　采芸曲四钱　鲜荷梗　连翘二钱　前胡二钱　生苡仁五钱　浙贝母三钱

清炙橘红一钱　方通草八分　整光杏三钱　焦麦芽四钱　冬瓜子三钱

◉ 暑热

◎ **游先生**　七月八日

内停食积，外感燥邪。身热汗出不解，头胀胸闷腹痞，便泄不畅，时作饱嗳，脉濡数，舌

黄。急为两解。

广藿梗一钱半　赤苓三钱　鲜佛手八分　洗腹绒二钱　新会皮一钱半　鲜荷叶一角

黄郁金一钱八分　采芸曲四钱　淡豆豉三钱　花槟榔一钱半　麸枳壳一钱半

◎ **李先生**　七月九日

阳明内热，兼感暑风。头昏神倦，齿龈胀痛，脉来濡数，舌质绛，苔薄黄。宜理湿清热，佐以祛风。

桑叶二钱　炙姜虫二钱　鲜荷叶一角　蔓荆子三钱　连翘三钱　丝瓜络三钱

银花三钱　生苡仁四钱　大贝母三钱　鸡苏散四钱，绢包

◎ **蒋奶奶**　七月十日

肺胃内热，兼感外风而面浮，右颧热□，鼻孔牙龈背肿，脉数大。先为清散。

桑叶二钱　连翘二钱　炙姜虫二钱　蝉衣一钱　银花三钱　鲜竹茹二钱

象贝母三钱　天花粉三钱　丝瓜络三钱　肥知母三钱

◎ **焦世兄**

一诊　七月十日

伤风挟湿，兼积食滞。身热有汗，热不解，胸闷头眩，腑气不通，腹部拒按。宜表里两解。

冬桑叶一钱八分　采芸曲四钱　焦麦芽五钱　象贝母三钱　清水豆卷四钱

鲜荷叶一角　蔓荆子三钱　洗腹绒二钱　连翘壳二钱　炒枳壳一钱半

二诊　七月十二日

表热日退，夜潮汗仍多，头昏心慌，便通不畅，腹部作跳。风夹湿热，内滞不化，前法加减。

青蒿梗一钱半　生苡仁四钱　鲜荷梗一尺　连翘壳二钱　炒枳壳一钱半

白茅根二钱，包　抱木神三钱　采芸曲四钱　酒芩一钱半　淮小麦五钱

◉ 暑温

◎ **俞遂翁**

一诊　七月十八日

暑风内闭。身热泛恶，大便不通，咯吐白，脉郁不畅，苔白。饮冷停中，与热相搏，防转暑温，拟开胸宽中，以利升降。

黄郁金一钱八分　象贝母三钱　鲜荷叶一角　陈香薷八分　清炙橘红一钱　佛手八分

鲜荷梗一钱半　生苡仁七钱　清水豆卷四钱　竹沥夏二钱　麸枳壳一钱半　银花三钱

二诊　七月廿一日

入夜潮热，手心发烧，咳嗽多白痰，脉濡数不畅，舌黄腻。时邪与湿热交阻，肺胃失其清肃，防转湿温，拟开解兼清化燥气法。

冬桑叶一钱八分　浙贝母三钱　香白薇一钱半　嫩前胡二钱　瓜蒌皮三钱　鲜竹茹三钱

清水豆卷四钱　生苡仁四钱　白茅根去心，五钱　蔓荆子三钱　苦整杏三钱

◎ **尤右**　七月廿日

暑温内闭，风邪外感。头昏嗜卧，大便秘结，右腿流火，焮赤作痛，脉数不畅，舌白腻。防其由闭而转痧，急为芳香清解。

鲜藿梗一钱半　银花三钱　鲜荷梗一尺　黄郁金一钱八分　连翘二钱　鲜竹茹二钱　香豉三钱

生苡仁五钱　炙姜虫二钱　大贝母二钱　黑山栀三钱　佩兰一钱半　诸葛行军散一分，另用开水先吞

◎ **刘先生**　七月廿二日

暑温内蕴，风邪外袭，更兼饮冷，肺窍不宣。咳嗽有痰，言语音嘶，脉紧数。先为开泄。

蜜麻黄三分　连翘壳二钱　粉甘草四分　生石膏六钱　象贝母三钱

二竹茹二钱　整光杏三钱　冬桑叶二钱　净蝉衣一钱　嫩前胡二钱

◎ **范太太**

一诊　七月廿二日

乍寒乍热，口淡咽痒，咳嗽流涕。风客肺窍，治宜透解，新暑四旬，瘀露未净。

桑叶二钱　嫩前胡二钱　白茅根五钱　老苏梗一钱半　净蝉衣一钱　荷梗去刺，一尺

象贝母三钱　连翘壳二钱　冬瓜子三钱　整光杏三钱　清水豆卷四钱　茺蔚子三钱

二诊　七月廿五日

咳痰仍甚艰，涕色带黄。风夹湿热犯肺，宜以开解。

桑叶一钱八分　浙贝母三钱　冬瓜子三钱　炒牛蒡三钱　水炙款冬二钱　清炙枇杷叶三钱，绢包

整光杏三钱　嫩前胡二钱　生苡仁四钱　蝉衣一钱　炒竹茹二钱

◎ **曹宝宝**　七月廿六日

暑热挟湿留恋阳明。上唇肿，地角痞疮，碎腐痒痛，出水与血。防其窜入营分，治以清化。

银花三钱　炙姜虫四钱　丝瓜络三钱　连翘二钱　生苡仁四钱

小绿豆四钱　大贝母三钱　白菊花二钱　天花粉三钱　甘草节八分

◎ **邵少奶奶**　七月廿八日

胸微闷，胃纳不佳，头部作痛，脉小数，舌黄。暑湿熏蒸，清阳不利，升降失衡，治宜清理。

冬桑叶一钱八分　生熟苡各四钱　鲜荷叶一角　川郁金一钱八分　蔓荆子一钱半

佛手八分　广藿梗一钱半　赤苓三钱　白蔻壳五分　谷麦芽炒香，各四钱

◎ **王宝宝**　七月廿九日

感冒暑风。身热咳嗽已经三数日，脉滑舌黄。防转时症，治宜清解。

香豉三钱　整光杏三钱　焦麦芽五钱　连翘二钱　前胡二钱　生苡仁四钱

冬桑叶一钱八分　冬瓜子三钱　鲜荷梗一尺　浙贝母三钱　采芸曲四钱

◎ **程小姐**

一诊 七月廿九日

感冒暑风，兼夹湿滞。身热吐酸，胸闷腹胀，入夜烦躁不安，诊脉濡滑数，舌白。防转时病，拟表里两顾法，请政。

清水豆卷四钱 广藿梗一钱半 鲜荷梗一角 黄郁金一钱八分 粉方通一钱 焦麦芽五钱

洗腹绒二钱 赤苓三钱 麸枳壳一钱半 采芸曲四钱 尖槟榔一钱半

二诊 七月卅日

暑风上受，肠胃内热。身热虽不高，淹缠不退，脉弦数，舌中心黄腻，便不畅。暑温之类，治以清解。

清水豆卷四钱 生苡仁四钱 鲜荷梗一角 鲜藿梗一钱半 益元散四钱，包

焦麦芽五钱 连翘壳二钱 赤苓三钱 金银花三钱 方通草八分

◎ **朱先生**

一诊 七月卅日

感冒暑风，引起内热。身热颇高，头痛肢酸，右咽焮赤作痛，防其起高，诊脉濡数。急为清表解外，候政。

桑叶一钱八分 浙贝母三钱 蔓荆子三钱 香豉三钱 炙姜虫二钱 白茅根去心，五钱

银花三钱 桑寄生三钱 鲜荷叶一角 连翘二钱 马勃八分 丝瓜络三钱

二诊 八月二日

暑风夹滞挟湿。身热腹痛，便三次而非溏泄，脉濡数，舌黄。宜两解表里，防变暑温。

香豉三钱 采芸曲四钱 荷梗一尺 连翘二钱 扁豆花二钱

焦麦芽五钱 象贝母三钱 赤苓三钱 洗腹绒二钱 鲜佩兰一钱

三诊 八月三日

身热未退，腹痛，便泄不畅，舌根黄腻。暑邪湿滞未化，通导佐以宣解。

香青蒿一钱半 大腹皮二钱 藿梗一钱半 赤苓二钱 采芸曲四钱 鲜桑叶一角

尖槟榔一钱半 清水豆卷四钱 连翘二钱 清炙陈皮一钱半

◎ **许太太**

一诊 七月三十一日

内蕴暑热，外感风凉，风束里热。身微热，咳嗽，胸闷，痰不爽，无汗溲少，脉数，舌中光，边黄。津液内亏，肺失清肃，拟达邪化湿，顺气豁痰。

整光杏三钱 桑叶一钱半 清水豆卷四钱 前胡二钱 通草梗八分 浙贝母三钱 生苡仁四钱

赤苓三钱 白薇一钱 银花三钱 鲜荷叶一角 连翘二钱 冬瓜子三钱 黄郁金一钱半

接服方

生首乌四钱 原金斛二钱 须谷芽四钱 细生地三钱 生薏仁五钱 绿梅花八分

三角胡麻三钱 西洋参八分 桑寄生三钱 茯神三钱 野稆豆三钱 干枇杷叶三钱，包煎

二诊　八月一日

便不畅，似有后重之象，睡后惊惕，胃纳不开，脉形数滑，舌黄质淡红，苔黄白。肠胃内热，肺少肃降，前法加减。

清炙桑叶一钱八分　生苡仁四钱　干枇杷叶三钱　炒银花三钱　冬瓜子三钱　谷麦芽各四钱

香连丸八分，包　扁豆花二钱　鲜荷叶一角　整光杏三钱　竹沥夏二钱

◎ **杨少奶奶**　七月卅一日

表热大减，咳嗽沫痰，仍有干恶，大便已通而未畅，脉形数滑，舌黄，边尖皆绛。暑风湿有化热之象，拟前法参以清营，兼理肠胃法，政。

清水豆卷四钱　炒黄银花三钱　香白薇一钱半　黄郁金一钱半　扁豆花二钱

鲜枇杷叶去毛，三片，包　竹沥夏一钱半　酒子芩八分　嫩前胡二钱　生苡仁五钱

连翘壳二钱　整光杏三钱　茅根去心，五钱　二竹茹二钱　鲜荷梗一尺

二诊　八月二日

燥干肺胃。咳呛艰，浮痰多艰咯，脉数舌黄，口渴引饮。暑风郁伏，发热之后，宜清理上中，勿使燥伤气阴。

嫩前胡二钱　蝉衣一钱　银花三钱　浙贝母三钱　连翘二钱　白茅根去心，五钱

整光杏三钱　天花粉三钱，包　竹二青二钱　桑叶一钱八分　冬瓜子三钱

◎ **胡先生**

一诊　八月二日

感冒暑风。身热汗不畅，流涕见衄，前昨头痛，舌苔黄掯，脉来濡数。防延暑湿，急为透解。

香豆豉三钱　净蝉衣一钱　鲜藿梗一钱半　桑叶一钱八分　辛夷花一钱　白茅根去心，五钱

象贝母三钱　生苡仁五钱　方通草八分　连翘二钱　鸡苏散三钱，包　荷梗一尺

二诊　八月四日

表热已退，鼻窍不通，神疲胃呆，大便通而不畅，脉数，舌黄糙。风邪全解，暑湿未清，宜以宣化。

桑寄生三钱　浙贝母三钱　丝瓜络三钱　净蝉蜕一钱　采芸曲四钱

香谷芽五钱　生苡仁四钱　炒银花三钱　焦麦芽五钱　连翘壳二钱

◎ **胡元翁**　八月二日

感冒暑风，头胀酸，身热有汗，嗳气放空。风寒夹湿挟滞，拟表里两解法。

鲜藿梗一钱半　采芸曲四钱　桑叶一钱八分　象贝母三钱　生苡仁四钱　黄郁金一钱八分

清水豆卷四钱　焦麦芽四钱　青荷梗一尺　连翘二钱　赤苓二钱　粉川通八分

◎ **梁小姐**　八月三日

感暑停滞，身热头胀，昨曾呕吐，腹痛泄泻，胸宇烦忄夭[①]，脉濡数欠畅。防变霍乱，急为

---

① 忄夭：“懊”的异体字。

宣通三焦，升降清浊佐以清暑化风。

苏藿梗各一钱半　范志曲二钱　尖槟榔土炒，一钱半　黄郁金一钱半　鲜佩兰一钱　焦麦芽五钱

洗腹绒二钱　制川朴八分　青荷叶一角　赤苓三钱　炒香豉三钱　佛手八分　方通草八分

◎ **孙世兄**　八月十八日

表热犹壮，头昏痛，大便溏行不甚畅，脉来濡数。暑湿夹风，防成暑温，急为宣解。

香豉三钱　生熟苡各四钱　蔓荆子三钱　焦栀子三钱　省头草一钱　荷叶一角

连翘二钱　赤苓三钱　丝瓜络三钱　桑叶一钱八分　焦麦芽五钱　采芸曲四钱

◎ **姚大小姐**

一诊　八月十八日

热度颇低，胸闷神倦，淹缠数日，尚未退清，脉数不畅，舌根黄。暑风夹湿，拟进轻解。

广藿梗一钱半　连翘二钱　益元散四钱，包　黄郁金一钱半　采芸曲四钱

鲜荷叶一角　炒苡仁四钱　清水豆卷四钱　冬桑叶一钱半　赤茯神茯苓各二钱

二诊　八月廿一

经逾期半月未汛，热度虽低，一候不净，气血不调，湿热伏邪留恋气分，诊脉小数，舌黄腻。宜调冲任以透湿邪。

逍遥散三钱，包　川郁金一钱半　鲜荷叶一角　茺蔚子三钱　生苡仁四钱

鲜佛手八分　泽兰叶一钱半　炒麦芽五钱　绛通草八分　省头草一钱半

◎ **王世兄**　八月十九日

暑湿内蕴，新风外感。咳嗽，胃呆，大便燥结，诊脉濡数，舌根黄腻。拟化湿祛风，肺肠两治法。

桑叶一钱八分　全瓜蒌炙，研，五钱　鲜荷叶二钱　前胡二钱　生熟苡仁四钱

炒竹茹二钱　象贝母二钱　冬瓜子三钱　整光杏三钱　谷麦芽各四钱

◎ **孙根贤兄**　八月十九日

头额发热眩痛，见风凛凛，大便二日未通，胃纳不佳。暑风夹湿上乘，宜理阳明，佐以通宣。

蔓荆子三钱　白蒺藜去刺，三钱　鲜荷梗一尺　桑叶一钱八分　生熟苡各四钱　焦麦芽五钱

连翘二钱　火麻仁炒，研，四钱　采芸曲四钱　香豉三钱　炒枳壳一钱半

◎ **王小姐**　八月十九日

胃呆，目鲜，稍有咳嗽，大便秘结，脉濡数，舌黄揩。暑湿风内闭，清阳不利，治宜清解。

藿梗一钱半　浙贝母三钱　采芸曲四钱　赤苓三钱　黄郁金一钱八分　焦麦芽五钱

大腹皮二钱　鲜佩兰梗一钱半　鲜荷梗一尺　蔓荆子三钱　桑叶一钱半

◎ **杨小姐**

一诊　八月廿日

内停凉滞，外感暑。身热一日夜未退，头晕腿酸，泛泛欲恶，脉紧数，舌揩。急为宣解，

勿变暑温。

广藿梗一钱半　连翘二钱　鲜荷梗一尺　淡豆豉三钱　赤苓三钱

佛手八分　桑寄生三钱　采芸曲四钱　晚蚕沙三钱，包　焦麦芽四钱

二诊　八月廿一日

身热头晕，口淡舌糙。外风邪，内湿热，宜以两解。

香豉三钱　焦苡仁四钱　赤苓三钱　黑山栀三钱　炙桑叶二钱　益元散四钱，包

广藿梗一钱半　蔓荆子三钱　鲜佛手八分　鲜佩兰一钱　连翘二钱

三诊　八月廿七日

身热午后复高，右项侧结块作痛。伏邪不清，风痰入络，防成痰毒。

桑叶一钱八分　连翘二钱　淡豆豉三钱　象贝母三钱　白菊瓣一钱半　黑山栀三钱

炙姜虫二钱　昆布二钱　鲜竹茹二钱　整光杏三钱　银花三钱

◎ 何先生

三诊　八月廿日

投凉血清热，大便尚未畅行，胸臀两处焮赤作痒脱皮。尊年恐其火盛伤津，拟三石汤加法。

银花四钱　寒水石三钱　大贝母三钱　生石膏轧碎，八钱　连翘三钱　绿豆衣一钱半

鲜生地八钱　生苡仁五钱　豨莶草三钱　飞滑石三钱，包　肥知母三钱

◎ 陶太太

一诊　八月廿三日

肝胆郁勃，心阳不潜。时有失寐之症，近日感受暑邪，凛寒发热之时，背脊火辣，头部痛胀，脉数舌腻。六腑燥结，拟先退热宣湿，宁心润肠。

炒银柴胡八分　生熟苡仁四钱　夜交藤四钱　酒芩一钱半　霜桑叶一钱八分　炒麦芽五钱

抱木神三钱　蔓荆子三钱　浙贝母三钱　全瓜蒌炙，研，六钱　白菊瓣一钱半

二诊　八月廿五日

表热已退，自臂至肘，酸痛不能高举，足膝痿软，脉数滑，向有不寐之症。风湿袭络，治以宣化。

桑寄生三钱　生熟苡各四钱　杜赤豆四钱　白蒺藜去刺，三钱　川续断二钱　路路通八分

西秦艽酒炒，二钱　川羌活一钱　夜交藤四钱　钩藤二钱，后入　橘络一钱

三诊　八月廿八日

肩时酸痛较瘥，夜不成寐，头眩，背脊潮热，足膝痿软，口淡无味。血亏湿郁经脉，尚宜宣化，寒热之后，未可进补。

川独活一钱　辰茯神三钱　川续断二钱　首乌藤四钱　桑寄生三钱　竹沥夏二钱

伸筋草三钱　杜赤豆四钱　防风一钱半　炒秫米三钱　金毛脊二钱　路路通八分

酒防己一钱半　生熟苡各四钱　丝瓜络三钱　谷麦芽各四钱

◎ **陈先生** 八月廿六日

暑风外感，湿火内盛。头痛流涕，咳痰不出，偶有白沫。此风热客于肺金，先宜疏散，兼化风热。

辛夷花一钱 整光杏三钱 冬瓜子三钱 桑叶一钱八分 嫩前胡二钱 焦麦芽五钱

蝉衣一钱 炒牛蒡三钱 蔓荆子三钱 象贝母三钱 生苡仁五钱

◎ **梁世兄**

一诊 八月廿七日

暑风挟热。头痛壮热，痛甚，汗出，脉来紧数，舌光。防变暑温，急为清解。

广藿梗一钱半 银花三钱 鲜荷梗一角 蔓荆子三钱 清水豆卷四钱 益元散四钱，包

桑叶一钱半 鲜佩兰一钱半 川方通八分 连翘二钱 黄郁金一钱八分 保和丸四钱

二诊 八月廿八日

热度犹壮，头痛略减，便秘溲少，诊脉数大，舌光薄白，中绛。阳明内热兼感外来暑邪，昨日初起，足部发冷，口味苦淡，宜为清暑邪，以清表里。

香豉三钱 银花三钱 鲜荷叶一角 黑山栀三钱 麸枳壳一钱半 白茅根去心，五钱

桑叶一钱八分 全瓜蒌炙，研，六钱 蔓荆子三钱 连翘二钱 采芸曲四钱 抱木神三钱

三诊 八月廿九日

表热较低，鼻衄甚多，大肠数日不通，肺热不能下达。余邪留恋，宜以清肺通肠，化风泄热。

桑叶一钱八分 香豆豉三钱 象贝母三钱 白茅花二钱，包 鲜生地与豆豉合捣，六钱

粉方通八分 黑山栀三钱 炒银花三钱 青竹叶廿片 连翘二钱 条芩炭一钱半

四诊 八月三十日

大便已通，鼻衄亦止，常作喷嚏，头额尚热，脉较缓。风热客于肺窍，湿浊留恋阳明，宜进清散，以退表热。

清水豆卷四钱 连翘二钱 白茅根去心，五钱 黑山栀三钱 银花三钱 生苡仁四钱

净蝉衣一钱 桑叶一钱八分 碧玉散四钱，包 白菊瓣一钱半 酒芩八分

◎ **郎女士** 八月廿七日

感暑受寒，经脉气血不和。头痛发热，腿肚转筋作酸，脉濡数，舌白。治以透解。

老苏梗一钱半 晚蚕沙三钱，包 丝瓜络三钱 广藿梗一钱半 淡香豉三钱

桑叶一钱八分 蔓荆子三钱 橘络八分 桑寄生三钱 炒苡仁四钱

◎ **孙先生梅贤** 八月廿九日

身热旬日，头晕胃呆，溲赤便不畅，脉濡数。伏暑新风交阻不化，急宜清解。

清水豆卷四钱 赤苓三钱 荷叶一角 桑叶二钱 生苡仁四钱

鲜竹茹二钱 连翘二钱 鲜佩兰一钱 银花三钱 冬瓜子三钱

◉ 暑湿

◎ 李世兄

一诊 七月十二日

额热头昏，清水上经，鼻塞流涕，脉小数，舌垢腻。里湿外风，阳明感寒，宜先新解。

苏薄荷一钱八分 辛夷花一钱 生苡仁四钱 蝉衣一钱 连翘二钱 采芸曲四钱

钩藤二钱 白蒺藜三钱 嫩前胡二钱 清炙桑叶一钱八分 竹沥夏一钱半

二诊 七月十四日

热时潮时退，便秘鼻塞，腰着唇动，头眩目花。暑湿为无形之邪，郁则生热，宜清阳明以宣肺窍。

冬桑叶一钱八分 连翘二钱 鲜荷叶一角 蝉衣一钱 生苡米四钱 鲜枇杷叶去毛，三片，绢包

象贝母三钱 全瓜蒌炙，研，六钱 保和丸四钱，包 鸡苏散四钱，包 鲜竹茹二钱

三诊 七月十五日

便仍不畅，脘腹作胀，热变已微，早起鼻塞。湿阻气滞，宜清二便，排泄之。

桑叶一钱八分 生苡米四钱 焦麦芽五钱 蝉衣一钱 象贝母三钱

鲜荷梗一尺 大腹皮二钱 赤苓三钱 鸡苏散四钱，包 方通草一分

四诊 七月十六日

热度时起时伏，暑为无形之邪，与风湿相搏，上犯肺胃。鼻塞，舌腻，大便通而不畅，诊脉濡滑。以极清方淡解之。

香青蒿一钱半 蝉衣一钱 方通草八分 酒芩八分 银花三钱 肥知母二钱

广郁金一钱八分 生苡仁五钱 连翘二钱 鲜佩兰一钱

五诊 七月廿二日

表热已净，温度且不敷而自觉肌肤比他人加热者，阳明肠胃暑温未清也。腹角已不拒按，稍有胀势，湿滞阻气，或有燥矢。前法独清阳明，佐以化风。

冬桑叶一钱八分 生苡仁五钱 青荷叶一角 地骨皮三钱 洗腹皮二钱 细青皮八分

青蒿梗一钱半 通天草三钱 冬瓜子皮各三钱 炒银花三钱 鲜竹茹二钱 条芩八分

◎ 李七小姐

一诊 七月十二日

食积风邪两阻。表里身热不退，腹痛便秘紧数。急为透解消导。

香豉三钱 方茜草八分 鲜藿梗一钱半 大腹皮二钱 浙贝母二钱

佛手花八分 尖槟榔一钱半 赤苓三钱 采芸曲四钱 楂炭二钱

二诊 七月十四日

入夜热犹潮，腹不痛而便解不畅。湿为阴邪，所以发于夜分，拟清理阳明。

青蒿梗一钱半 生苡仁五钱 青荷叶一角 酒芩一钱 银花三钱 丝瓜络二钱

净连翘二钱 佩兰梗一钱 水炙桑叶一钱八分 莱菔甲一钱半

三诊 七月十五日

热度起伏，昨日烦躁不寐，大便不通，鼻塞咳嗽，脉数舌黄。暑风夹湿，再以清散。

桑叶一钱八分 连翘二钱 全瓜蒌六钱 前胡二钱 整光杏三钱

炒枳壳一钱半 象贝三钱 生苡仁四钱 蝉衣一钱 佩兰叶一钱半

◎ **朱先生** 七月十二日

风寒热挟湿互阻中州。眉心酸痛，渐有热度，鼻塞流涕，舌苔黄垢，脉数滑。急为宣湿透热，勿酿时症。

苏薄荷一钱八分 连翘二钱 桑叶二钱 清水豆卷四钱 蔓荆子三钱 生苡仁四钱

浙贝母二钱 蝉蜕一钱 白茅根去心，五钱 丝瓜络五钱 白蒺藜去刺，三钱

◎ **陶夫人** 七月十四日

暑湿热上犯，着于经络。左项杂疖已溃，肿痛不消。宜清阳明。

银花三钱 甘草节五钱 小菉[1]豆三钱 连翘二钱 炙姜虫二钱

大贝母三钱 丝瓜络三钱 生苡仁四钱 酒赤芍二钱

◎ **许少爷**

一诊 七月十四日

发热有汗，热不解，肩背酸痛头眩痛，脉来濡滑数，舌黄腻。湿热风邪交阻，急为清解。

清水豆卷四钱 桑寄生三钱 鲜荷梗一尺 蔓荆子三钱 生苡仁四钱

丝瓜络三钱 鲜藿梗一钱半 益元散四钱，包煎 连翘壳二钱 银花三钱

二诊 七月十五日

热度略低，有汗不解，胸痞泛恶，腹部痞胀，旁流不畅。时行湿温，宜理手足阳明。

清水豆卷四钱 连翘二钱 鲜佛手八分 金银花三钱 方通草八分 焦麦芽五钱

黄郁金一钱八分 大腹皮二钱 荷梗去刺，一尺 采芸曲四钱 广藿梗一钱半

三诊 七月十七日

身热渐减，头眩痛，项后瘖发，红白夹杂，大便注泻，脉濡数，舌仍黄揩。宜理湿热，以化余邪。

青蒿梗一钱半 生苡仁四钱 鲜荷叶一角 清炙桑叶一钱八分 连翘二钱 丝瓜络三钱

川郁金一钱八分 方通草八分 冬瓜子皮各三钱 浙贝母三钱 炒银花三钱

◎ **姚右** 七月十五日

闭汗发热，肢酸便秘，胃呆懈纳，脉小滑不畅，舌白。湿邪郁伏肠胃，宜外清里解。

香青蒿一钱半 广藿梗一钱半 鲜荷梗一尺 炒银花三钱 赤苓三钱

丝瓜络三钱 冬桑叶一钱八分 采芸曲四钱 香豉三钱 生苡仁四钱

---

① 菉：古通“绿”。

◎ 王先生

一诊 七月十五日

脾胃湿伏，心肝火旺。不寐纳呆，有时潮热，五心烦躁，脉小弦，舌黄。宜清肺热以运脾胃。

抱木神三钱 炒秫米三钱 夜交藤四钱 竹沥夏二钱 生熟苡各四钱

香谷芽五钱 柏子霜二钱 远志肉八分 连翘心二钱 莲子心四分

二诊 七月十八日

日来略能安睡，日晡热微潮，有时闭汗，胃不甚开，脉濡细数，舌黄。酷暑宜清肺胃，以养心肺。

抱木神三钱 带心连翘二钱 焦谷芽四钱 银花三钱 生熟苡各四钱 莲子心四分

竹沥夏二钱 远志肉八分 元金斛二钱 炒秫米三钱 生制扁衣各二钱

三诊 七月廿日

心阳不潜，则难寐少睡，则胃呆头肿痛，阳明内热，日晡热微潮，并不畏风，诊脉数滑，舌黄。清心肝以化湿火，厥阴阳明同治法。

上雅连三分 元参心三钱 焦谷芽四钱，与上雅连同捣 熟枣仁三钱 生熟苡各四钱 夜交藤四钱

抱木神三钱 竹沥夏一钱半 莲子心四分 白菊瓣一钱二分 北秫米三钱 二竹茹二钱

◎ 孙先生

一诊 七月十五日

暑湿内伏，清阳不潜。神疲溲少，渴不思饮，胃呆不开，大便微溏。宜芳香开泄。

广藿梗一钱半 扁豆花二钱 鲜荷叶一角 赤苓二钱 炒枳壳一钱半 丝瓜络三钱

益元散四钱，包 生苡仁四钱 竹卷心廿支 鲜佩兰一钱 冬桑叶一钱八分

二诊 七月十七日

注泻，昨今十余次，并不腹痛，肛门觉热。内湿外安之，食滞不化，宜以通导。

老苏梗一钱 生熟苡各四钱 鲜荷梗一尺 鲜藿梗一钱半 赤苓三钱

梗通草八分 扁豆花二钱 焦麦芽五钱 车前子三钱 采芸曲四钱

◎ 邵弟弟

一诊 七月十六日

感受暑风，湿热内闭。身热甚微，神疲，腿部酸楚，咳嗽骨痿，缠绵旬日，脉濡数，舌根白腻。清暑化风，佐以宣湿。

桑叶一钱八分 连翘二钱 鲜荷叶一角 白薇一钱半 银花三钱

白茅根五钱 象贝母三钱 整光杏三钱 黑山栀三钱 生苡仁四钱

二诊 七月十八日

额热未清，精神尚可，眠食如恒。暑为无形之邪，易于熏蒸上焦，宜清肺胃，以润肠燥。

清水豆卷四钱　黑山栀三钱　白菊瓣一钱半　青蒿梗一钱半　银花三钱　茅根去心，五钱

地骨皮三钱　连翘二钱　荷叶一角　白薇一钱半　梗通八分　生苡米四钱

◎ **胡元翁**　七月十六日

阳明内湿，腠理不密，肺受暑风，气不下降。汗极多，胸宇觉痞，脉小数，舌腻。酷暑宜固表理气，两清肺胃。

稆豆衣一钱半　抱木神三钱　鲜荷梗一尺　旋覆花一钱八分，包　陈香橼八分

佛手四分　生苡仁八分　冬瓜子三钱　淮小麦四钱　糯稻根须四钱

◎ **胡先生**　七月十六日

暑热内伏，蒙蔽清窍。神疲嗜卧，汗出不多，大便不畅，溲赤，舌腻。治宜宣泄。

藿梗一钱半　桑叶一钱半　丝瓜络三钱　赤苓三钱　黄郁金一钱八分

焦麦芽五钱　鲜佩兰一钱　梗通八分　生苡仁四钱　银花三钱

◎ **雎君**

一诊　七月十八日

内伏湿热，外感暑风。身热极高，头胀时楚，先觉形寒。宜分理兼透解法。

鲜藿梗一钱半　元□□三钱　青荷叶一角　香豉三钱　生苡仁五钱　丝瓜络三钱

蔓荆子三钱　银花三钱　佛手八分　鲜佩兰一钱半　焦麦芽五钱　连翘二钱

二诊　七月廿二日

身热极高，头痛泛恶，舌苔粉白，脉来数大，右股筋结作痛。暑湿郁伏不化，阳明肠胃内热甚重之时症，非可泛视。

香青蒿一钱半　黄郁金一钱八分　丝瓜络三钱　银花三钱　生苡仁四钱

鲜荷梗一尺　桑叶三钱　清水豆卷四钱　佛手八分　连翘二钱　鲜佩兰一钱

三诊　七月廿三日

微汗，表热略低，但舌苔粉白带腻，头皮作痛，泛泛作恶。暑湿风内伏肠胃，外袭经络，防出白痦，前法增损治之。

清水豆卷四钱　生苡仁五钱　鲜荷梗一尺　青蒿珠一钱八分　桑叶一钱八分　丝瓜络三钱　银花四钱

水炒竹茹二钱　鲜藿梗一钱半　赤苓三钱　连翘二钱　焦麦芽五钱　泽泻二钱　佛手八分

四诊　七月廿六日

表热虽退，头颠痛，汗出如泻，小溲热赤，脉濡滑，舌白腻，已见半化。腠理不密，湿热逗留，宜以固表化湿，且祛上焦暑风。

川羌活六分　抱茯神三钱　鲜荷叶一角　酒芩一钱半　藿香梗一钱半　丝瓜络三钱

焦苡米五钱　浮小麦五钱　糯稻根须四钱　赤苓三钱　扁豆花二钱

五诊　八月三日

表热复作，舌苔白腻且垢，胸宇痞闷，下部窜痛。湿浊郁伏，兼感暑风，三焦通利失职，症防缠绵。

制川朴八分　黄郁金一钱八分　鲜佛手[①]　西茵陈一钱半　海桐皮二钱

鲜藿梗一钱半　赤苓三钱　生苡仁六钱　焦麦芽五钱

◎ **应宝宝**　七月十九日

暑热夹滞，新冷外来。身热极高，口渴引饮，前月曾经渗泄，脾土早虚，令复注泄。宜疏气导滞，清暑化风。

苏藿梗各一钱半　采芸曲四钱　鲜荷叶三尺　赤苓三钱　香豆豉三钱

焦米仁四钱　大腹皮二钱　焦麦芽五钱　车前子三钱　炒银花三钱

◎ **李昭元(元兄)**

四诊　七月廿日

暑风未净，湿滞互阻肠胃。身热忽起忽伏，汗已畅出，腹角拒按发胀。天时酷热，勿延暑温为佳，拟理气消积，清解暑风。

洗腹绒二钱　炒银花三钱　梗通八分　细青皮八分　赤苓三钱　采芸曲四钱

鲜藿梗一钱半　生苡仁五钱　花槟榔一钱半　泽泻二钱　清炙桑叶二钱

◎ **陈女士**

初诊　七月廿一日

脘痛，足底亦痛，多是肝气客络，昨日感冒发热，头昏，脉来濡数，舌黄。宜疏肝祛风，佐以和解。

桑寄生三钱　生苡仁四钱　谷麦芽各五钱　生瓦楞三钱　桑叶二钱

枸橘李八分　橘叶络各八分　金铃子二钱　酒桑枝四钱　白菊瓣一钱半

复诊　七月廿四日

中脘作痛，足渐肿，午后热潮，腿肿麻木，脉小数，舌白腻。暑湿内蕴，肝胃不和，须表里兼顾法。

青蒿梗一钱半　鲜藿梗一钱半　丝瓜络三钱　带皮苓三钱　白蔻壳八分　桑寄生三钱

生熟苡各四钱　洗腹绒一钱半　洗腹子二钱　焦麦芽五钱　佛手花八分

◎ **金世兄**

二诊　七月廿二日

感受暑风，内犯肺胃。身热，咳嗽有痰，鼻窍微塞，脉数舌黄。治以清散。

桑叶二钱　嫩前胡二钱　冬瓜子三钱　连翘二钱　蝉衣一钱　荷叶一角

清水豆卷四钱　整光杏三钱　水炒竹茹二钱　象贝母三钱　生苡仁四钱

三诊　七月廿四日

热度甚微，咳嗽亦减，大便间日一通，脉见濡数，舌腻。暑风湿热交阻，宜以清解。

桑叶一钱八分　连翘二钱　鲜荷叶一角　白薇一钱半　浙贝母三钱

---

① 原书剂量脱漏。

鲜枇杷叶三钱　整光杏三钱　冬瓜子三钱　前胡二钱　生苡仁四钱

◎ 孙大少奶奶

一诊　七月廿三日

脘痛，入晚热潮，面□齿痛，不寐，烦躁。心肝内旺，暑风外袭，阳明脉络不畅，拟清络热以化暑湿。

焦山栀三钱　枸橘李八分　鲜荷叶一角　抱木神三钱　竹沥夏一钱八分　青竹叶廿片

滁甘菊二钱　炒秫米三钱　焦麦芽五钱　银花三钱　远志肉八分

二诊　七月廿五日

经先期旬日，腹痛腰酸，潮热似乎未清，血虚血热，冲任不调，脉弦数。宜柔肝运脾，两和气血。

春柴胡八分　厚杜仲二钱　元胡索一钱半　酒芩一钱半　制香附一钱半

路路通八分　京赤芍酒炒，一钱半　茺蔚子三钱　川续断二钱　细生地四钱

三诊　七月廿九日

经已净，潮热未清，惟中脘痛，呼吸亦痛，脉形弦数，舌根腻。肝逆犯胃，湿浊中阻，治宜和化。

黄郁金一钱八分　陈香橼一钱　炙内金一钱半　瓦楞子三钱　左金丸八分，包

枸橘李一钱　生香附一钱八分　清炙陈皮一钱半　炒苡仁四钱　焦麦芽五钱

◎ 梁先生

一诊　七月廿四日

身热眩晕，胸闷气急，二足浮肿，二便不利。湿阻气滞，兼感暑风，先与宣解。

香豉三钱　带皮苓三钱　丝瓜络三钱　黄郁金一钱八分　生熟苡各四钱　杜赤豆四钱

旋覆花一钱八分　钩藤二钱，后下　冬瓜子皮各二钱　藿梗一钱半　焦麦芽五钱

二诊　七月廿六日

身热渐退，头眩便结，二足浮肿，步履无力，脉小数，舌苔①。尊年脾肾两虚，湿热不化，防延肿胀，酷暑宜标本兼顾法。

旋覆花一钱八分，包　酒防己一钱半　焦麦芽五钱　代赭石生轧，四钱　焦白术一钱半

丝瓜络三钱　带皮苓三钱　福泽泻二钱　焦苡仁四钱　薄官桂四分

三诊　七月廿八日

身热头眩，气机上逆，两足仍肿，脉濡数，舌黄腻。脾湿熏蒸，金失肃降，宜分理法。

青蒿梗一钱半　黑牵牛二钱　金匮肾气丸一钱八分，包　旋覆花一钱八分，包

建泽泻二钱　焦苡仁四钱　酒防己一钱半　带皮苓三钱　焦麦芽四钱

◎ 戴先生

一诊　七月廿六日

暑湿积滞，脾胃升降不调。胸痞闷，呕吐泄泻，腿肢酸楚，诊脉濡数。酷暑宜防转霍乱。

---

① 原书舌苔情况疑脱漏。

广藿梗一钱半　采芸曲四钱　制川朴六分　黄郁金一钱八分　焦麦芽五钱

鲜荷梗去刺，一尺　赤苓三钱　晚蚕沙三钱，包　大腹绒二钱　左金丸八分，包

二诊　七月廿八日

胸痞闷泛泛欲恶，泻止而不便，胃呆懈纳，腿股仍酸。暑湿未清，消化未复，前法加减。

藿梗一钱半　扁豆花二钱　鲜佛手八分　黄郁金一钱八分　生苡仁四钱　焦麦芽五钱

赤苓三钱　竹沥夏二钱　荷梗一尺　炒枳壳一钱半　白蔻壳六分　桑寄生三钱

◎ **张大少奶奶**　七月廿六日

肝气湿热内阻，兼感暑风。身热不高而缠绵数日，曾经通便，热不见退，脉濡数，舌黄。宜清暑风，佐以理气化风湿。

清水豆卷四钱　生苡仁四钱　鲜荷梗一尺　鲜佩兰一钱　干藿梗一钱半

赤苓三钱　焦麦芽五钱　连翘二钱　采芸曲四钱

◎ **贾先生**

一诊　七月廿七日

身热头眩，咳嗽脓痰，大便不畅，脉形濡滑，舌腻，夜不安眠。暑湿风交阻肺胃，宜防时症，拟清解上中法。

清水豆卷四钱　整杏仁三钱　抱木神三钱　连翘二钱　炒竹茹二钱　鲜荷梗一尺

桑叶一钱八分　嫩前胡二钱　冬瓜子三钱　浙贝三钱　生苡仁五钱

二诊　七月廿九日

精神疲倦，额热头眩，大便已得畅通。肠热虽降，暑湿未清，宜以开泄。

桑叶一钱八分　赤苓三钱　连翘二钱　西茵陈一钱半

藿梗一钱半　生熟苡各四钱　银花三钱　浙贝三钱

三诊　七月卅一日

表热虽微而不净，是暑风表现也。小溲不多，汗一日三数潮，脉形濡滑数，舌中淡绛，咳增而痰少。宜进清肺胃以化暑风法。

嫩前胡二钱　生苡仁五钱　焦麦芽五钱　香白薇一钱半　连翘二钱　梗通八分

冬桑叶二钱　银花三钱　青荷叶一角　轻蝉蜕一钱　整光杏三钱　碧玉散三钱，包

◎ **俞太太**　八月二日

内热外寒互阻阳明。恶酸肢倦，欲便不遂，脉数不畅，舌黄揹，汗出肤冷。急宜开泄。

苏藿梗各一钱半　炒枳壳一钱半　鲜荷叶一角　黄郁金一钱八分　蔓荆子三钱

清水豆卷四钱　竹沥夏二钱　象贝母三钱　尖槟榔一钱半　采芸曲四钱

◎ **李世兄**

一诊　八月三日

暑湿风兼挟食滞。身热颇高，呕吐食物，脉数舌黄腻。急为解表疏里，勿转时症为佳。

鲜藿梗一钱半　采芸曲四钱　荷梗一尺　清水豆卷四钱　焦麦芽五钱　佛手八分

黄郁金一钱八分　炒枳壳一钱半　尖槟榔打，一钱半　姜半夏一钱半　鲜佩兰一钱

二诊　八月四日

身热已减，咳嗽有痰，大便难通，舌苔黄腻。胃当有湿，热挟风犯肺，宜以清解。

桑叶二钱　清水豆卷四钱　鲜荷叶一角　采芸曲四钱　前胡二钱　生苡仁四钱

整光杏三钱　象贝三钱　赤苓三钱　黄郁金一钱八分　连翘二钱　冬瓜子三钱

◎ **袁先生**　八月三日

头痛胸痞，神疲嗜卧，舌苔黄腻带灰，食不易化。暑湿熏蒸，脘阳不利，急为疏解，避风忌食为要。

广藿梗一钱半　采芸曲四钱　尖槟榔打，一钱半　蔓荆子三钱　清水豆卷四钱

荷梗一尺　黄郁金一钱八分　赤苓三钱　佛手八分　蔻壳八分　竹沥夏二钱

◎ **周右**　八月四日

内湿热而外风邪。热退复来，鼻气发热，头筋，头胀痛，牙龈亦痛，脉濡数，舌左边白腻。先为解表清里，以泄肺胃风热。

清水豆卷四钱　连翘二钱　鲜荷梗一尺　冬桑叶一钱半　银花三钱

生熟苡各四钱　香白薇一钱半　蔓荆子三钱　象贝母三钱　白菊瓣一钱半

◎ **林先生**

一诊　八月廿九日

暑风夹湿，交阻阳明。身热，便后自觉后重，脉濡数，舌黄白。防其转痢，急为疏导。

香豉二钱　扁豆花三钱　藿梗一钱半　腹皮二钱　腹子一钱半　采芸曲四钱

荷梗一尺　赤苓三钱　生苡仁四钱　炒银花三钱　象贝母三钱　连翘二钱

◉ 伏暑

◎ **周小姐**　七月廿五日

内伏暑热，外感风邪。身热甚高，咽喉焮赤作痛，势将起高。治宜清透。

桑叶二钱　炙姜虫二钱　白茅根去心，五钱　豆豉二钱　象贝母三钱

金锁匙八分　银花三钱　轻马勃一钱　连翘二钱　黑山栀三钱

◎ **张老太太**

一诊　七月卅日

暑热内伏，新凉外感，热郁不达。身热不扬，头胀肢楚，脉濡数，舌黄。治宜清透，防变时症。

香豉三钱　前胡二钱　鲜荷叶一角　桑叶一钱八分　连翘二钱　炒竹茹二钱

象贝母三钱　生苡米四钱　洗腹绒二钱　整光杏三钱　赤苓三钱

二诊　八月一日

感触之余，潮热即来。暑风挟湿，肝气乘降，辛通法。

清水豆卷四钱　竹沥夏一钱八分　焦麦芽五钱　广藿梗一钱半　整光杏三钱

佛手花八分　黄郁金一钱八分　浙贝母三钱　荷叶一角　炒苡仁四钱　冬瓜子三钱

三诊　八月三日

身热未退，形寒已减。伏暑夹风，肝气湿热乘之，拟宜宣解。

清水豆卷四钱　象贝母三钱　冬桑叶一钱八分　黑山栀三钱　嫩前胡二钱

鲜荷梗一尺　银花三钱　生苡仁五钱　焦麦芽五钱　连翘二钱　蝉蜕一钱

◎ 胡媪

一诊　八月三日

内伏暑热，外感新风。身热有汗不净，脉濡数，舌黄腻，肢郁头痛。宜清透法。

清水豆卷四钱　赤苓三钱　荷梗一尺　黄郁金一钱八分　薄橘红一钱

诸葛行军散一分，另吞　广藿梗一钱半　鲜佛手八分

二诊　八月四日

呕吐未止，身热复作，胸次自觉热闷，腿酸，便闭，脉数舌黄。暑风湿热引动肝气，宜表里兼顾。

香豉三钱　生熟苡各四钱　焦麦芽五钱　连翘二钱　鲜藿梗一钱半

荷梗一尺　黄郁金一钱八分　赤苓三钱　洗腹皮二钱　银花三钱

◎ 沈先生

一诊　八月廿二日

暑湿郁伏，脉络不宣，清阳不利。神疲嗜卧，胃呆头晕，脉濡数，舌黄腻。先进宣化解。

清水豆卷四钱　生熟苡各四钱　丝瓜络三钱　黄郁金一钱八分　藿梗一钱半

白蒺藜去刺，三钱　金银花三钱　赤苓三钱　九节菖蒲四分　谷麦芽炒，各四钱

二诊　八月廿五日

诸恙较痊，精神仍觉疲困，舌苔黄糙。宜理暑湿以振清阳。

西茵陈一钱半　生苡仁四钱　丝瓜络三钱　广藿梗一钱半　银花三钱

杜赤豆四钱　赤苓三钱　焦麦芽五钱　黄郁金一钱八分　冬瓜子三钱

◎ 王老太太　八月廿四日

暑湿郁伏，肠胃气机不调。消化不良，腹膨便不畅，颇有转痢之象，诊脉濡滑，舌根黄腻。拟理气化湿，宽肠利便，勿使壅阻为佳。

洗腹绒二钱　青陈皮各五分　炒焦麦芽五钱　扁豆花二钱　生熟苡仁各四钱

炙内金一钱半　陈香橼一钱　沉香曲一钱　冬瓜皮三钱　炒黄银花二钱

八月廿九日

少腹膨胀，胃脘不适作痛，便次多而不畅，脉来细弦滑，舌中心剥。肝木侮土，湿阻气滞，宜转运脾枢，佐以和肝。

陈葫芦二钱　冬瓜子三钱　焦麦芽四钱　土炒白芍二钱　陈香橼八分

左金丸六分，包　炙焦甘草五分　金铃尖二钱　洗腹绒二钱　带皮苓三钱

◎ 夏先生

一诊 八月十五日

暑湿内伏，肺肝少降。胸痞闷，两胁窜痛，头昏胀，舌苔白腻，脉小滑。遗泄肾虚，不可补利。

黄郁金一钱八分 炒苡仁四钱 焦麦芽五钱 广藿梗一钱半 蔻壳八分

佛手花八分 旋覆花一钱半 左金丸八分，包 海浮石三钱 枸橘李一钱

另：水陆二仙丹每服三钱(淡盐汤送)，诸葛行军散一分(另用开水送)。

二诊 八月廿七日

脾虚则生湿，湿热中阻，气机不畅。两胁作痛，目干，胸热，向有遗泄。脾肾两亏，肝气湿热相搏，先进宣泄。

旋覆花一钱八分 左金丸八分，包 整光杏三钱 竹沥夏一钱八分 炒竹茹二钱

谷麦芽炒，各四钱 福橘络八分 干枇杷叶三钱，包 炒苡仁四钱 香橼皮八分

三诊 八月廿九日

两胁窜痛，肝气入络也，不寐遗泄，血不养心，肾气不固也。惟湿热甚重，治宜兼顾。

金铃子三钱 炒秫米三钱 石莲肉三钱 抱木神三钱 远志肉八分

莲子心八分 南芡实三钱 生苡仁四钱 竹沥夏二钱 酒螵蛸三钱

代饮

绵黄芪三钱 党参二钱 制首乌四钱 黑料豆四钱 南芡实三钱

煎代饮。

◉ 湿热

◎ 林宝宝

四诊 五月十二日

虚热时有起伏，头额微汗，嘈杂思食，大便带溏，每日一行，脉来濡数，舌根白。阳明空虚，余湿留恋，仿泻白法，参以运脾。

米炒南沙参三钱 原金斛三钱 莲子心四分 地骨皮三钱 抱木神三钱 米炒荷蒂三只

扁豆花三钱 须麦芽四钱 冬瓜子三钱 生熟苡各四钱 淮小麦五钱

◎ 王先生

一诊 五月十四日

感冒引动湿热。发热头痛，已得畅汗，筋脉酸楚，脉濡数，舌黄腻。急为表里两顾，勿转湿温。

清水豆卷四钱 桑寄生盐炒，三钱 酒炒丝瓜络三钱 蔓荆子三钱 钩钩二钱，后下

焦麦芽五钱 清炙桑叶一钱八分 生熟苡各四钱 采芸曲四钱 连翘壳二钱 通草八分

二诊 五月十六日

表热已净，头胀，泛恶苦水，脉滑数，舌黄腻略薄。宜化饮和中，兼理湿热。

川郁金一钱八分　焦麦芽五钱　蔓荆子三钱　竹沥夏三钱　赤苓三钱　清炙桑叶二钱

左金丸八分，包　采芸曲四钱　薄橘红一钱　佛手花八分　冬瓜子三钱

◎ **吕夫人**　五月十八日

经居三月，厥阴内旺，湿热不化。口淡胃呆，胸痞闷，项酸筋绊，中脘作痛。宜两和肝胃，佐以化湿。

黄郁金一钱二分　野稆豆三钱　丝瓜络三钱　福橘络一钱　金毛脊二钱

佛手花八分　生熟苡四钱　金铃炭一钱半　白蔻壳八分　焦谷芽四钱

◎ **蔡太太**　五月廿日

额热肢冷，胸闷咳嗽，痰多耳窍重听，舌苔黄腻。湿热夹风犯肺凌窍，先进宣解。

清水豆卷四钱　象贝母三钱　二竹茹二钱　黄郁金一钱八分　净蝉衣一钱　冬桑叶二钱

九节菖蒲四分　整光杏三钱　采芸曲四钱　嫩前胡二钱　生熟苡各四钱　焦麦芽五钱

◎ **郭右**

一诊　五月廿一日

发热头痛，咳嗽痰多，胸闷，脉濡数，面黄舌黄。湿热熏蒸，风邪外袭，宜湿祛风之法。

冬桑叶二钱　旋覆花一钱八分，包　嫩前胡二钱　蔓荆子三钱　海浮石三钱　象贝母三钱

清水豆卷四钱　瓜蒌皮水炙，三钱　冬瓜子三钱　川郁金一钱八分　生熟苡四钱

二诊　五月廿三日

热午后始发，发时头痛，咳嗽有汗，胸微闷，嘈杂不欲食，脉数，舌黄。风湿交阻，类疟之象，宜治肝脾。

冬桑叶一钱　浙贝母三钱　生苡仁四钱　香豉三钱　炙姜虫二钱　整光杏三钱

白菊瓣一钱半　银花三钱　鲜竹茹二钱　前胡二钱　连翘二钱

三诊　五月廿五日

阳明内热夹感外风。龈肿上颚，碎痛身热未清。防变疳症，宜里清外解。

薄荷叶一钱八分　天花粉三钱，包　芦尖一尺　金银花三钱　肥知母三钱

竹叶廿片　连翘壳二钱　黑元参三钱　大贝母三钱　桑叶二钱

◎ **贾先生**　五月廿一日

舌属心脉，脉湿心火熏蒸，苔黄腻，有时且灰，口味苦淡，便行不畅，脉濡滑数。宜化湿清热，略参芳香祛浊。

佩兰叶一钱　金银花三钱　鲜金斛打，三钱　川雅连四分　去心连翘二钱　淡竹叶廿片

生熟苡各四钱　赤苓三钱　冬瓜子三钱　白菊瓣一钱半　野蔷薇一钱

◎ **陈太太**　五月廿二日

风湿入于营分。皮肤瘰发糙痒，颈项为多，身热蒸蒸，脉濡滑，舌干黄。宜清血息风，佐以退热。皮脂解毒。

桑寄生三钱　生苡仁四钱　丝瓜络三钱　细生地四钱　路路通一钱

海风藤三钱　荆防炭各一钱　海桐皮二钱　金银花三钱　杜赤豆四钱

◎ **黄君**

初诊　五月廿五日

喉口干燥，便少溲赤，腰部酸楚，脉细数，舌尖绛，苔白。气阴不足，湿郁化热，宜标本兼顾。

元金斛三钱　川郁金一钱半　干枇杷叶三钱，包　玄参心三钱　厚杜仲二钱　白菊瓣一钱半

生苡仁四钱　金银花三钱　丝瓜络三钱　天花粉三钱，包　火麻仁研，三钱

二诊　五月廿七日

入夜气升，撑咽作嗳，腑不行，溲赤肢楚。书云上升之气出于肝，肝气夹湿熏蒸，肺不降而胃不和，脉濡不畅，舌尖绛，拟两和土木，顺气化湿。

元金斛三钱　生熟苡各四钱　干枇杷叶去毛，三钱　旋覆花二钱，包　麸枳壳一钱半

佛手花八分　代赭石四钱　全瓜蒌炙，研，五钱　竹沥夏一钱八分　刀豆子三钱　采芸曲四钱

三诊　五月廿九日

嗳气不爽即胸痞，大便多嘈杂，不能多食，小溲短赤，口渴思饮。湿遏热蒸，中宫不和，肺胃二气失降，再进宣廓。

炒扁衣二钱　白茯苓三钱　冬瓜子皮各三钱　白蔻壳一钱　香橼皮一钱　佛手花八分

旋覆花三钱，包　炒苡仁五钱　焦麦芽五钱　竹沥夏二钱　刀豆子三钱

四诊　六月一日

嗳气较减，口喉干燥，大便不畅，小溲赤，舌尖绛略淡，苔黄，诊脉左三部渐畅，食后有酸味。湿浊少降，清阳少升，痹阻气机，拟助胃腑之消化，平肝脏之逆行，参以理湿清热法。

鲜金斛三钱　陈柿蒂四两　谷麦芽各四钱　旋覆花一钱八分，绢包　全瓜蒌醋炙，五钱

麸枳壳一钱　佩兰梗一钱　白蔻壳一钱　陈香橼八分　竹沥夏二钱　焦苡仁五钱　赤苓三钱

五诊　六月四日

无形之气火痞阻中宫，湿痰承之，嗳不爽，朝起胸膈似有物梗，脉左弦右濡滑。上升之气出于肝，再以和化。

整光杏三钱　姜山栀三钱　鲜枇杷叶去净毛筋，三片，绢包　生熟苡各四钱　白蔻壳一钱

生枳壳八分　竹沥夏二钱　旋覆花一钱八分，包　枸橘李一钱半　佩兰梗一钱半

◎ **张太太**

一诊　廿七年四月十八日

表热已净，里湿不化，舌苔梢糙，溲尾作痛，向有肝阳之证，口味酸苦。拟清心肝以化脾湿。

广藿梗二钱　生苡仁四钱　抱木神三钱　通天草三钱　竹沥夏二钱　莲子心四钱

炒泽泻二钱　白菊瓣一钱半　野善薇一钱　竹卷心廿支　元金斛二钱

二诊 四月十九日

伏邪新风，兼夹湿热，蕴伏肺胃。夜热咳嗽，背部伴痛，脉数带紧，舌黄作恶。湿温支轻者也，再以宣透。

桑叶二钱 清豆卷四钱 象贝母三钱 桑寄生三钱 整光杏三钱 川郁金一钱半

酒淡芩一钱 炒竹二青二钱 炒麦芽五钱 丝瓜络三钱

三诊 廿一日

胃纳较开，溲痛未除，口味仍带酸苦，舌苔黄揹，心肝火旺。湿热不化，前法加减。

元金斛三钱 车前子三钱，包 川萆薢三钱 茯苓神各二钱 生苡仁五钱

益元散四钱，包 带心连翘二钱 甘草梢五分 谷麦芽各五钱 黛拌灯心两尺

◎ 王少奶奶

一诊 廿七年四月十一日

湿热风邪内闭。干呛少痰，发音不亮，且有鼻衄，头痛肢酸，夜有盗汗。先为开肺活痰，佐以退热。

净蝉衣一钱 整光杏三钱 大力子炒，三钱 白茅根去心，三钱 浙贝母三钱

凤凰衣八分 冬桑叶二钱 蔓荆子三钱 鲜梨皮四钱 浮小麦五钱 抱木神三钱

复诊 四月十五日

音稍亮，烦躁面浮，经逾期，乳房作胀。肝气火不泄，肺胃内热，先为疏肝肃肺，兼清胃热。

青橘叶一钱半 酒桑枝四钱 浙贝母三钱 玉蝴蝶三对 川郁金一钱半 整光杏三钱

白菊瓣一钱半 抱木神三钱 干枇杷叶三钱，包 辰灯心两尺 淡竹叶廿片

◎ 张太太

一诊 廿七年四月十一日

形寒发热，头胀肢酸，鼻塞脓涕。风邪湿热，兼夹肝气，宜表里兼清。

淡香豉三钱 象贝母三钱 冬桑叶二钱 白菊瓣一钱半 净蝉衣一钱 连翘壳二钱

蔓荆子三钱 生苡仁四钱 桑寄生三钱 采芸曲四钱 丝瓜络炒，二钱

复诊 四月十五日

表热已退，形寒畏风，头胀鼻塞，胁痛肢楚，脉紧数，舌中裂。心肝气火内旺，外邪未解。

冬桑叶二钱 净蝉衣一钱 象贝母三钱 炒牛蒡三钱 黄郁金一钱半 橘络一钱

光杏仁三钱 旋覆花一钱八分，包 鲜竹茹二钱 生苡仁五钱 焦麦芽四钱

◎ 施先生

一诊 廿七年四月九日

阳明内热，感冒时邪。前晚身热微壮，肢体酸楚，牙龈起疱肿痛，口腻无味，脉濡数，舌白。宜清里解外。

清水豆卷四钱　鸡苏散四钱，包　桑寄生三钱　连翘二钱　象贝母三钱　生苡仁四钱

金银花三钱　采芸曲四钱　丝瓜络炒，三钱　酒桑枝四钱　焦麦芽五钱

二诊　四月十一日

身热肢楚已痊，牙龈起疱作痛，精神倦怠。阳明湿热熏蒸，宜清胃络。

金银花三钱　天花粉三钱，包　鸡苏散四钱，包　肥知母三钱　土贝母三钱

连翘二钱　炙僵蚕二钱　生苡仁四钱　淡竹叶廿片　丝瓜络三钱

◎ 李少爷

一诊　廿七年四月九日

湿热内蕴，时行风燥外感，风湿相搏，肺失清肃，上熏清窍。鼻塞咳呛，痰不易咯，晨起鼻有黏黄之涕，脉形濡滑数，咽关微有赤肿。拟清热化湿，佐以祛风。

霜桑叶二钱　连翘二钱　净蝉衣一钱半　生苡仁四钱　浙贝三钱　鸡苏散三钱，绢包

鼠黏子三钱　嫩前胡二钱　冬瓜子三钱　整光杏三钱　雪梨膏四钱，冲　二竹茹二钱

复诊　四月十一日

身渐热，咽痒咳嗽。风燥犯肺，再以清透。

桑叶二钱　前胡二钱　金银花三钱　整光杏三钱　连翘二钱　炒牛蒡三钱

象贝母三钱　冬瓜子三钱　蜜麻黄三分　玉泉散五钱，包

三诊　四月十三日

身热未退，咳嗽痰涕作黏，咽喉发痒。流行感冒，肺变风燥，桑菊饮加法。

桑叶二钱　天花粉三钱　白菊瓣一钱半　前胡二钱　连翘二钱

金银花三钱　整光杏仁打，三钱　白茅根去心，五钱　鲜竹茹二钱

四诊　四月十七日

身热极微而不退净，风邪夹湿所致，喉缘微肿如有物梗，脉数较畅，舌黄。有转湿温之象，再以化湿祛风，兼清血热。

水炙桑皮三钱　整光杏三钱　金银花三钱　蝉衣一钱半　地骨皮二钱

连翘二钱　象贝母三钱　二竹茹二钱　白茅根去心，五钱　生苡仁四钱

五诊　四月廿一日

表热已净，鼻有黏涕，口唇干燥，喉间似有物梗。风燥热留恋膜原，再进清散。

浙贝母三钱　清炙橘红一钱半　金银花三钱　水炒竹茹二钱　净蝉衣一钱

生苡仁四钱　净钩钩二钱，后入　冬瓜子三钱　苏薄荷五分，后入　整光杏三钱

◎ 袁先生

初诊　五月廿六日

湿邪蕴伏，痰饮中阻，晡后潮热，中夜即退，汗出不解，周身，腹胀胸痞，大便时觉后重，脉濡弦滑。气阴不足之质，宜和中化饮，以宣湿邪。

银柴胡八分　抱木神三钱　谷麦芽炒，各五钱　米炒党参二钱　炙甘草五分　冬瓜子皮各三钱

酒芩一钱半　焦白术枳壳八分拌炒，一钱半　陈香橼一钱　仙露夏一钱八分　稆豆衣一钱半

二诊　五月卅一日

热仍潮汗略松，眉心重痛，昨投升清降浊，后重渐松，小溲渐黄，脉濡滑数，舌苔黄透绛。脾虚湿胜，肝木独旺，前法加减。

银柴胡鳖血炒，八分　竹沥夏一钱八分　绿萼梅八分　地骨皮三钱　稆豆衣一钱半　谷麦芽各五钱

米炒党参二钱　生熟苡各四钱　佩兰梗一钱　焦白术一钱半　白菊瓣一钱半

◎ **李旭翁**　五月廿九日

表热已净，汗出太多，气阴虚，湿不易化。胸脘如有阻格，脉滑数，舌灰腻，中心微绛，口淡胃呆。脾湿熏蒸，宜升清降浊，以理枢机。

稆豆衣一钱八分　赤苓三钱　浮小麦五钱　焦苡仁四钱　佩兰梗一钱半

大红枣三枚　白蔻壳一钱　焦麦芽五钱　扁豆花三钱　竹沥夏一钱八分

◎ **刘女士**

一诊　五月卅日

发热头昏，胸痞胃呆，溲尾作痛，脉濡数，舌白。湿遏热蒸，兼感风邪，宜表里兼顾。

清豆卷四钱　连翘壳三钱　车前子三钱　冬桑叶二钱　生苡仁四钱　淡竹叶二十片

采芸曲四钱　川郁金一钱八分　金银花三钱　广藿梗一钱半

◎ **朱世兄**　五月卅日

胸痞闷，精神欠振，脉濡数，舌根黄腻。湿郁热蒸，治以疏化。

清豆卷四钱　桑寄生三钱　谷麦芽五钱　黄郁金一钱八分　生熟苡各四钱

佩兰梗一钱　黑山栀三钱　采芸曲四钱　连翘壳二钱　清炙陈皮一钱半

◎ **吴先生**　六月一日

脉濡数，舌深黄厚腻，头昏胃呆，大便不畅，溲赤。心火脾湿相阻不化，拟升清降浊，佐以开泄。

抱木神三钱　生苡仁五钱　谷麦芽炒香，各五钱　广藿梗一钱半　福泽泻一钱

莲子心四分　鸡苏散四钱　采芸曲四钱　金银花三钱　整光杏三钱

◎ **王先生**

一诊　六月一日

微有潮热，汗不出，夜不安睡，左耳鸣响，脉小弦滑，舌薄黄。肺主皮毛，胃主津液，肺胃内热津少，不能托湿达表，拟增液以清心肝法。

原金斛二钱　天花粉三钱，包　淮小麦五钱　嫩白薇一钱半　生苡仁四钱

夜交藤四钱　抱木神三钱　带心连翘二钱　滁菊二钱　黑料豆三钱

二诊　六月八日

日晡潮热，热虽不高，耳鸣心惕，睡不安神，脉形小滑数。阳明湿热沾黏伏邪，宜标本兼顾法。

银柴胡八分　生苡仁四钱　炒秫米三钱　地骨皮三钱　白蒺藜去刺，三钱　夜交藤四钱

抱木神三钱　淮小麦五钱　朱灯心一尺　香白薇一钱半　竹沥夏一钱八分

◎ 胡元翁

一诊　六月一日

感风停滞，身热头重，大便溏泄，脉形滑数，舌黄腻。宜解表疏里，勿令缠绵为佳。

苏藿梗各一钱半　蔓荆子三钱　赤苓二钱　采芸曲四钱　炒香豉三钱　生苡仁五钱

连翘二钱　焦麦芽六钱　麸枳壳一钱半　酒炒丝瓜络三钱　扁豆花三钱　泽泻二钱

二诊　六月四日

着寒之后，食积湿热痹阻不化。昨日传经呕吐，吐止咳嗽，精神疲倦，频作呃逆。清浊升降失职，宜助消化以祛风湿。

黄郁金一钱八分　清水豆卷四钱　洗腹绒二钱　蔻壳一钱　嫩前胡二钱

谷麦芽四钱　炒焦苡仁四钱　浙贝母三钱　桑寄生三钱　采芸曲四钱

◎ 赵宝宝

一诊　六月三日

痧后湿浊，留于肺金，下传大肠。大便四五日一通而仍带溏，咳嗽痰不多，潮热不清，脉小数，舌黄。拟宣湿以助消化。

扁豆花三钱　绿豆衣一钱半　浙贝母三钱　白薇一钱半　酒条芩八分

青蒿梗一钱半　佩兰梗一钱　焦麦芽五钱　赤苓三钱　生熟苡四钱

二诊　六月五日

头额热势未净，大便先结后溏，色带深黄，鼻流清涕。伤风，风客清窍，热伏肠胃，再以表里兼顾，能避风、留意饮食为要。

霜桑叶一钱八分　炒黄银花三钱　谷麦芽各四钱　蝉衣一钱　生苡仁四钱

饭蒸荷叶一钱半　象贝母三钱　赤苓三钱　整光杏三钱　保和丸四钱，包

◎ 罗老太爷　六月十日

表热虽退，汗出肤不温，湿热余邪未从气化也。胸膈犹闷，大便虽解不遂，诊脉数滑，舌苔较薄。宜理肠胃以宣脉络。

广藿梗一钱半　竹沥半夏一钱　焦麦芽五钱　黄郁金一钱八分　炒薏仁五钱　酒炒丝瓜络三钱

赤苓三钱　桑寄生三钱　鲜佛手八分　白蔻壳一钱　采芸曲四钱　清水豆卷三钱

◎ 梁太太　六月十一日

四肢疲倦，不思饮食，勉食则作吐，湿热熏蒸，脉濡数，舌根腻，头湿重，口苦。宜渗湿宣络，参以芳开。

西茵陈一钱半　生苡仁四钱　佛手花八分　佩兰叶一钱半　白蒺藜去刺，三钱

丝瓜络三钱　广藿梗一钱半　采芸曲四钱　杜赤豆四钱　赤茯苓二钱　谷麦芽各五钱

◎ **孙梅林兄**

初诊 六月十六日

风夹湿热交阻。太阳穴筋跳，头额发热，鼻塞，咯痰，脉数滑。伤风时感，勿令缠绵变证为佳。

蔓荆子三钱 嫩前胡二钱 焦麦芽五钱 清水豆卷四钱 浙贝三钱 生熟苡仁各四钱

蝉衣一钱 整光杏三钱 冬瓜子三钱 连翘壳二钱 桑叶二钱

复诊 八月廿九日

肺热缠绵将近二月，胃呆，舌黄腻，大便秽浊。足见肠胃湿热未清，所以余邪不净尽。气阴不足之质，还以标本兼顾。

青蒿梗一钱半 连翘壳二钱 焦麦芽四钱 地骨皮三钱 黑山栀三钱

赤苓三钱 扁豆花二钱 肥知母三钱 生苡仁四钱 佩兰梗一钱半

◎ **胡太太** 七月三日

气火湿热交阻。大便郁结，嘈杂思食，小溲留尾作痛，脉来濡弦，舌黄腻，咯痰不爽，肝气窜痛。宜清热里湿，宣通为主。

广藿梗一钱半 炒银花三钱 焦麦芽五钱 益元散四钱，包 川萆薢三钱

莲子心四分 生苡仁五钱 陈香橼一钱 梗通八分 赤苓三钱 洗腹绒二钱

◉ **湿温**

◎ **李寥**

一诊 五月九日

温邪挟湿。身热咳嗽，红痧初布，尚未畅发，腑气不通，脉滑数。急与透解肺胃脾，俾胸背四肢续布为佳。

桑叶六钱 前胡二钱 方通草一钱 香豉三钱 二宝花三钱 蝉衣一钱

浙贝三钱 连翘二钱 茅根去心，五钱 光杏仁三钱 采芸曲四钱 竹叶五钱

◎ **杜先生**

二诊 五月十日

思食而不能食，欲吐而吐不出，腑气二日不通。三焦阻隔，消化不良，脉郁数日，再进通宣。

藿梗一钱半 清炙橘红一钱 麸枳壳一钱半 黄郁金一钱八分 竹沥夏一钱八分 鲜佛手八分

采芸曲四钱 尖槟榔打，一钱半 谷麦芽各五钱 白蔻仁一钱 炒竹茹二钱

◎ **吴先生**

二诊 五月十日

表热渐退，溏泄，腹微痛，尚觉畏风，诊脉渐畅，舌黄带糙。宜理湿滞，以化余邪。

清炙桑叶二钱 福泽泻炒，二钱 制川朴五分 青防风八分 生熟苡各四钱

梗通八分 洗腹绒一钱 采芸曲四钱 赤苓三钱 炒麦芽五钱

◎ 顾君

三诊 五月十日

湿温廿五朝，身热稍淡，溏泄已止，自觉胸次发热，夜寐不熟，脉数滑，舌右方独腻。肺湿邪虽未内传，留恋不退。再以和胃运脾，兼清肠热。

清炙桑叶二钱 抱木神三钱 干枇杷叶三钱，包 象贝母三钱 扁豆花二钱

朱灯心二尺 鲜金斛二钱 地骨皮三钱 绵茵陈二钱

◎ 熊宝宝

初诊 五月十日

身热泄泻，热度颇高，泄出如涕，且间红白，唇焦舌黄，脉濡数。湿滞内伏，温邪外感，湿温兼痢之症，拟理阳明以透表邪。

香豉三钱 尖槟榔打，一钱半 焦麦芽五钱 扁豆花三钱 采芸曲四钱 炒黄银花三钱

青防风八分 生苡仁五钱 赤白茯苓各二钱 洗腹皮二钱 广藿梗一钱半 煨木香八分

二诊 五月十二日

身热将次一候，滞下红白，每日尚有七八次，溲小色深黄，不思饮食，口渴引饮，唇干舌黄。外邪裹湿，交阻肠胃，郁伏化热，清浊升降失调，痢以通为要，参以透解阳明法，政。

生苡仁四钱 莱菔甲一钱八分 煨葛根一钱半 荠菜花三钱 香莲丸八分，包煎

酒芩一钱半 炒红曲二钱 车前子生用，三钱，包 青防风一钱 银花炒，三钱

藿香梗一钱半 赤白苓各二钱 花槟榔切片，一钱半 焦楂二钱

三诊 五月十五日

手指发冷转热，热度较前略减，下痢次数稍稀，红少杂白，神疲嗜卧，脉两部均带濡数，舌老黄。痰湿郁伏，肠胃表邪犹未尽解，拟前法，参以芳香化浊运脾枢。

莱菔子一钱半 细青皮一钱半 清豆卷四钱 炒黄银花三钱 焦麦芽五钱

炮姜三分 广藿梗一钱半 扁豆花二钱 佩兰梗一钱 黄郁金一钱半

生苡仁四钱 炒泽泻二钱 九节菖蒲四分 采芸曲四钱 抱木神三钱

四诊 五月廿六日

痢近三候，身热不退，利出黄色，带青不多，次数仍勤，泛泛作恶，日间嗜卧，夜不安寐，脉细数，舌光。邪湿挟滞伤中，阳明不和，有噤口之象。

白头翁一钱半 酒白芍一钱 谷麦芽炒香，各四钱 北秦皮八分 扁豆花三钱 荠菜花三钱

姜川连四分 枳术丸四钱 米炒荷蒂三只 青防风一钱 米炒党参一钱半

◎ 雷先生

二诊 五月十日

发热夜甚，根龈肿，咽关亦肿，小溲热赤，腿股酸软，舌苔黄腻。湿邪郁伏肠胃，兼窜经络，湿温时症，邪热交阻，宜芳淡清解。

香青蒿一钱半 桑寄生酒炒，三钱 丝瓜络三钱 二宝花三钱 生苡仁四钱

杜赤豆四钱　天花粉三钱，包　淡香豉三钱　连翘壳二钱　冬桑叶二钱

◎ **王先生**

十诊　五月十四日

热退复来，且有形寒，嘈杂思食，脉濡弦。虑其食复，再助消化，以清余邪。

老苏梗八分　赤苓三钱　方通草八分　采芸曲四钱　炒苡仁四钱　麸枳壳一钱半

冬桑叶一钱八分　连翘壳二钱　焦麦芽五钱　香青蒿一钱半

十一诊　五月十六日

食复，表热未退，今日大便已得畅行，脉濡数，舌苔犹觉黄腻。热势三日未解，宜以表里兼治，导滞退热。

清水豆卷五钱　采芸曲四钱　谷麦芽各五钱　青蒿梗一钱半　赤苓神各二钱

益元散四钱，包　清炙桑叶二钱　生熟苡各四钱　连翘二钱　广藿梗一钱

十二诊　五月十八日

额热肢酸，舌左偏黄腻，放空热浊，足见湿热积滞犹未宣化，脉右部略畅。湿温之后，食复将及一候，拟泻白法参化湿滞。

银柴胡八分　元金斛二钱　炒银花三钱　地骨皮三钱　保和丸四钱，包煎　炒桑枝四钱

生苡仁五钱　谷麦芽各四钱　干枇杷叶三钱，包　茯苓神各二钱　通草梗八分

十三诊　五月廿一日

表热已净，午后虚热仍潮，病久气阴两虚所致。脉濡数，舌苔渐薄。宜理肠胃，以化脾湿。

银炒柴胡八分　生苡仁四钱　谷麦芽各五钱　酒芩一钱半　抱木神三钱　干枇杷叶去毛，三钱

元金斛三钱　黑山栀三钱　丝瓜络三钱　米炒南沙参三钱　白菊瓣一钱半

十四诊　五月廿三日

午后潮热，头额为多，肢软无力，大便带溏，脉小数，舌黄。肺胃阴虚，脾湿不化。

水炙桑皮二钱　生苡仁四钱　谷麦芽炒香，各五钱　青蒿梗一钱半　抱木神三钱　干枇杷叶去毛，三钱

地骨皮三钱　连翘壳二钱　黑元参三钱　原金斛三钱　冬瓜子皮各二钱

◎ **毕小姐**

三诊　五月十五日

温邪一候，热度极高，头项微见白痦，小溲次少，腑气不通，脉滑数，舌尖绛，肌肤有汗。湿温重症，拟轻清分解，候政。

香豉三钱　银花三钱　白茅根去心，五钱　连翘一钱　生苡仁四钱　丝瓜络三钱

鲜沙参三钱　桑叶二钱　抱木神三钱　益元散三钱　象贝母三钱

◎ **吴夫人**

一诊　五月卅日

身热五天，咳嗽痰多，肠秘不通，牙龈肿痛，头痛作恶，有汗热不解，脉束濡数。阳明内

热，外感乘之，治以两解。

香豉三钱　炒枳壳一钱半　焦苡仁四钱　前胡二钱　黄郁金一钱八分　鲜佛手八分

桑叶二钱　浙贝三钱　连翘壳二钱　全瓜蒌炙，研，六钱　整光杏三钱　采芸曲四钱

二诊　六月一日

身热仍壮，头痛胸闷口苦，大便七日不通，四肢酸楚，脉形濡数，舌腻厚，尖红。邪湿郁伏阳明肠胃，必先通腑，然后湿邪再达，湿温时症，拟透解佐以开泄法。

香青蒿一钱半　广藿梗一钱半　生苡仁五钱　连翘二钱　清水豆卷五钱

采芸曲四钱　尖槟榔一钱八分　全瓜蒌炙，研，六钱　冬桑叶一钱八分

黄郁金一钱半　炒枳壳一钱八分　炒黄银花三钱　省头草一钱　抱木神三钱

三诊　六月三日

表热较减，咳嗽咽痛有痰，腑气已通，脉数略畅，舌前半黄腻已化。湿邪有宣之象，宜清肺燥，化湿浊。

桑叶一钱八分　清豆卷四钱　蜜枇杷叶三钱，绢包　前胡二钱　黑山栀三钱

净银花三钱　清炙蒌皮三钱　连翘二钱　二竹茹二钱　浙贝四钱　生苡仁五钱

四诊　六月九日

表热已退，头昏痛，咳吐白沫，口黏作嗳，二便不调，脉数滑，黄苔渐松。肝气湿痰交阻，清肠不利，宜以宣化，以净余邪。

川郁金二钱　黑山栀三钱　全瓜蒌炙，研，六钱　整光杏三钱　蔓荆子三钱　竹沥夏二钱

生熟谷芽各四钱　冬瓜子三钱　香橼皮八分　水炙竹茹二钱　象贝母三钱　佛手花八分

五诊　六月十二日

头额额汗，热尚未退清，咳吐白沫，大便已通，脉滑数，舌白糙。风邪客于清道，湿饮伏于中州，宜表里兼顾。

桑叶一钱八分　连翘二钱　焦麦芽五钱　蔓荆子三钱　苦整杏三钱

冬瓜子三钱　竹沥夏二钱　炒苡仁四钱　清水豆卷四钱　浙贝母三钱

◎ 崔君

一诊　六月四日

内伏湿热，外感时邪。身热甚高，汗多热不解，口腻腿酸，脉濡数，舌黄揞。湿温时症，先以透解。

清水豆卷四钱　焦苡仁四钱　焦麦芽五钱　香青蒿一钱半　赤苓三钱　采芸曲四钱

银花三钱　方通草一钱　鲜佛手八分　广藿梗一钱半　大腹皮二钱

二诊　六月五日

身热仍高，汗出不解，口黏腰腿酸楚，大便未行。温邪湿热交阻，湿温五天，再为透解。

清水豆卷四钱　赤苓三钱　焦麦芽五钱　黄郁金一钱八分　焦苡仁四钱　丝瓜络三钱

广藿梗一钱半　海桐皮二钱　佛手八分　制川朴六分　大腹皮二钱

◎ **俞先生**　六月六日

风邪夹湿。咳嗽白痰，入夜为甚，舌根黄腻，脉滑数不畅。湿伏邪郁，治宜开泄。

冬桑叶二钱　前胡二钱　海浮石三钱　蝉衣一钱　生苡仁四钱　莱菔甲一钱半

鼠黏子炒，三钱　冬瓜子三钱　整光杏三钱　水炒竹茹二钱

◎ **毕宝宝**　六月八日

湿温之后，感冒停食，身热后作，且热度颇高，脉数，舌黄。仍虑转时症，急进消滞退热。

淡豆豉三钱　方通草一钱　大腹绒二钱　连翘二钱　桑叶一钱八分　生苡仁四钱

采芸曲四钱　蔓荆子三钱　广藿梗一钱半　焦麦芽五钱　浙贝母三钱

◎ **梅世兄**

一诊　六月九日

干呛颇勤，瓜果伤脾，滑肠致于痛泻，顷泻已止，脉见数滑。先为化风清燥，以肃肺金。

冬桑叶一钱八分　炒牛蒡子三钱　干枇杷叶三钱，绢包　蝉衣一钱　整光杏三钱

生苡仁五钱　浙贝母三钱　冬瓜子三钱　净连翘二钱　前胡二钱　清炙橘红八分

二诊　六月廿一日

顿咳有痰，风客肺金，近感心寒，肢冷额热，时作头痛，诊脉濡滑数，舌黄措。防痛，时行湿温，急为透解。

清水豆卷四钱　前胡二钱　川木通一钱　老苏梗一钱　整光杏三钱

冬瓜子三钱　蔓荆子三钱　桑叶一钱八分　浙贝母三钱　生苡仁四钱

三诊　六月廿三日

身热昨退，今日复来，头额更热，咳嗽胃呆，小溲起沫，脉数，舌光。风邪郁伏化热，防转症，再为宣运。

桑叶二钱　蔓荆子三钱　益元散四钱，包　青防风八分　洗腹绒二钱

炒麦芽五钱　清水豆卷四钱　前胡二钱　连翘壳二钱　象贝母三钱

四诊　六月廿六日

身热未退，咳嗽转剧，脉滑数，舌苔泛黄，旧湿新邪互阻。防转时症，再透邪清燥化湿法。

清水豆卷四钱　整光杏三钱　生苡仁四钱　嫩前胡二钱　冬瓜子三钱　炒竹茹二钱

桑叶一钱八分　连翘二钱　白茅根去心，五钱　浙贝母三钱　鼠黏子炒，三钱

五诊　六月廿八日

表热已退，咳嗽咯松，咯痰黏腻，大便二日未通。外邪渐解，肺热传肠，再以清理。

桑叶二钱　象贝母三钱　冬瓜子二钱　白薇一钱半　金银花三钱　整光杏三钱

火麻仁炒，研，三钱　连翘二钱　嫩前胡二钱　生苡仁四钱

六诊 七月二日

祛风清热，佐以化痰咳渐减，大便曾经通过，又两日不行，舌前半已净，根犹带腻。肺热肠湿，治宜兼顾。

全瓜蒌炙，研，五钱 冬桑叶一钱八分 蜜枇杷叶三钱，绢包 象贝母三钱 白菊瓣一钱半

茅根去心，五钱 炒银花三钱 整光杏三钱 鲜竹茹二钱 生苡仁五钱 前胡二钱

◎ **赵小姐**

二诊 六月十日

泄泻止后，身热复作，脉数舌黄，根龈脓肿。肠胃内热，或受外邪，治宜两解。

淡豆豉三钱 鸡苏散四钱，包 焦麦芽五钱 连翘壳二钱 冬桑叶二钱

川方通八分 浙贝母三钱 生苡仁四钱 金银花三钱 炙姜虫二钱

三诊 六月十二日

根龈肿痛，发热朝轻暮重，昨日大便腑已通，脉见滑数，舌黄。肠胃湿热郁，似时邪外盛，防转湿温，急为开透。

焦山栀三钱 炒麦芽五钱 香豉三钱 清炙桑叶一钱八分 采芸曲四钱

炒银花三钱 赤苓三钱 白茅根去心，五钱 连翘二钱 益元散四钱，包

青竹叶二十片 天花粉三钱 生苡仁五钱 白菊瓣一钱半

◎ **谭瓶翁**

一诊 六月十一日

湿热内蕴，时邪外束。表热虽退，头昏肢酸，大便注泻，溲赤，胃呆，脉濡数，舌灰腻。宜开泄渗化法。

西茵陈一钱半 炒黄银花三钱 丝瓜络三钱 广藿梗一钱半 生苡仁五钱 鲜佛手八分

赤苓三钱 炒泽泻二钱 焦麦芽五钱 大腹皮洗，二钱 佩兰叶一钱半

二诊 六月十六日

肢倦纳呆，头昏痛，便难作恶，大便水多粪少，此脾清不升，湿热熏蒸也。脉小弦数，舌腻带掯。拟利升降以宣湿浊法。

广藿梗一钱八分 麸枳壳一钱半 野蔷薇瓣一钱 赤茯苓三钱 飞滑石三钱，包 丝瓜络三钱

鲜佩兰一钱半 炒泽泻一钱八分 枯赤豆四钱 焦苡仁五钱 焦麦芽五钱 绵茵陈一钱半

◎ **胡太太** 六月十一日

汗出当风，风客于表。形寒发热，胸胁郁，咳嗽痰不清。仿清湿温，宜化湿解邪。

清豆卷四钱 清炙桑叶二钱 蔓荆子三钱 黑山栀三钱 整光杏三钱

连翘壳二钱 生苡仁四钱 嫩前胡二钱 焦麦芽五钱

◎ **冯宝月** 六月十二日

伤风闭塞，咳嗽，舌苔黄。时邪夹湿，宜清解法。

桑叶二钱 前胡二钱 焦麦芽五钱 蝉衣一钱 整光杏三钱 双钩藤二钱，后入

老苏梗八分　生苡米四钱　二竹茹二钱　象贝母三钱　益元散四钱，包

◎ **陆兄**　六月十二日

湿热内伏，时邪外受。乍寒乍热，一候未退，汗出不解，脉濡数，舌白。湿温时症，先为宣透。

淡香豉三钱　佩兰叶一钱半分　丝瓜络酒炒，三钱　连翘二钱　生熟苡各四钱

焦麦芽五钱　桑叶一钱八分　采芸曲四钱　赤苓三钱　金银花三钱

◎ **焦世兄**

一诊　六月十三日

发热颇高，头昏胸闷，脉濡数，汗出不解。防变时症，先以透解。

清豆卷四钱　蔓荆子三钱　焦麦芽五钱　广藿香一钱半　黄郁金一钱八分

丝瓜络三钱　赤苓三钱　连翘二钱　采芸曲四钱　佩兰叶一钱半

二诊　六月十五日

发热日晡渐高，腹部作痛，便不畅，汗出怕风。湿邪郁伏，食滞未化，宣表里兼湿温时热，甚防缠绵。

清豆卷四钱　腹皮子各一钱半　鲜佛手八分　黄郁金一钱八分　采芸曲四钱　焦麦芽五钱

鲜佩兰一钱半　新会皮一钱半　麸枳壳一钱半　广藿梗一钱半　焦苡仁四钱

三诊　六月十七日

表热较减，中焦气分不宣，烦躁泛恶，大便行而不畅，诊得脉①小滑数，舌根黄腻。拟宣中化湿，能得微汗与畅便为佳。

鲜藿梗一钱半　清水豆卷五钱　鲜佛手八分　黄郁金一钱八分　炒枳壳一钱半

焦麦芽五钱　黑山栀三钱　尖槟榔一钱半　方通草一钱　连翘壳二钱　生苡仁五钱

四诊　六月廿日

湿温，热度时有起伏，牙龈浮肿，大便不畅。阳明内热与外邪交搏，再理肠胃。

清豆卷四钱　连翘壳二钱　淡竹叶廿片　全瓜蒌炙，研，六钱　青蒿梗一钱半

生苡仁四钱　黑山栀三钱　酒条芩一钱半　金银花三钱　赤苓三钱

◎ **吴夫人**

三诊　六月十五日

额热未尽，有汗絷不解，舌苔黄揩。肺胃内热，湿邪留恋气分，宜表里两解。

炒香豉三钱　鲜佩兰一钱半　广藿梗一钱　清炙桑叶二钱　生苡仁四钱　嫩前胡二钱

白菊花一钱半　白蒺藜去刺，三钱　鲜竹茹二钱　黑山栀三钱　钩藤二钱，后下

四诊　六月十七日

表热较减，咯吐白沫，口黏头痛，大便不爽，脉濡数，舌揩腻。湿邪郁伏肠胃，浊热不降，拟苦辛温开泄法。

---

① 得脉：原文缺，据文义补。

淡香豉三钱　生苡仁五钱　浙贝母三钱　酒芩一钱半　鲜佩兰一钱半　麸枳壳一钱半
制川朴八分　桑叶一钱半　洗腹绒二钱　银花三钱　焦麦芽五钱

五诊　六月十九日

湿温二候有余，身热时低时高，汗出极，胸口黏，吐沫，脉小数，舌揩较薄。邪湿尚未透达，再以前法进治。

清豆卷四钱　生苡仁四钱　方通草八分　香青蒿一钱半　赤苓三钱　焦麦芽五钱
鲜藿梗一钱半　连翘二钱　炒银花三钱　酒芩一钱半　竹沥夏一钱八分

◎ **吕夫人**　六月十五日

发热胸闷，大便渗泻。湿胜风邪交阻，治宜两解。

清香豉三钱　洗腹绒三钱　焦麦芽五钱　黄郁金一钱八分　扁豆花三钱　方通草八分
广藿梗一钱半　生熟苡四钱　桑寄生一钱　采芸曲四钱　蔓荆子三钱

◎ **李六小姐**

一诊　六月十五日

头痛发热，大便秘结。感风伏湿，兼夹食滞，治宜兼顾。

广藿梗一钱半　蔓荆子三钱　焦麦芽五钱　清香豉三钱　冬桑叶一钱半
鲜佛手八分　采芸曲四钱　连翘二钱　象贝母三钱　洗腹绒二钱

二诊　六月十七日

日晡潮热，便仍不畅，身微形寒。邪湿郁伏肠胃，时行温病，再以宣解。

青蒿一钱半　益元散四钱，包　炒黄银花三钱　清水豆卷四钱　鲜佩兰一钱半
焦麦芽五钱　酒芩一钱　生苡仁四钱　连翘壳　清炙桑叶一钱八分　采芸曲四钱

◎ **蒋宝宝**　六月十七日

发热有汗不解，肌肤已布红疹，大便渗行，脉濡数，咳嗽烦躁。邪湿郁伏阳明，湿温时症，急为透解。

淡豉三钱　采芸曲四钱　抱茯神三钱　方通草一钱　连翘二钱　前胡二钱　焦麦芽五钱
洗腹绒二钱　浙贝母三钱　黄郁金一钱半　桑叶一钱八分　生苡仁四钱　鲜佩兰叶一钱半

◎ **杜世兄**　六月十七日

内伏湿滞，外感风邪。头痛发热口苦，大便泄泻，诊脉滑数。湿温夹滞，以宣两解。

淡豆豉三钱　生熟苡仁各四钱　赤苓三钱　大腹皮二钱　广藿梗一钱半　炒枳壳一钱半
蔓荆子三钱　焦麦芽五钱　新会皮一钱半　采芸曲四钱　冬瓜子三钱

◎ **许仲基**

一诊　六月十八日

湿热中阻，新凉外袭。络气不虚，身热有汗不解，腹部嘈杂，诊脉濡数，舌黄揩。防成湿温，急为开透。

清水豆卷四钱　大腹绒二钱　佩兰梗一钱半　藿香梗一钱半　扁豆花三钱

焦麦芽五钱　生苡仁五钱　采芸曲四钱　赤苓三钱　连翘二钱　方川通一钱

二诊　六月廿二日

身热已尽，湿留肠胃，腑腹蕴痛，大便溏泻，四肢疲倦。再以化湿消滞，兼理气分。

老苏梗一钱半　采芸曲四钱　丝瓜络三钱　洗腹绒二钱　白茯苓三钱　藿香梗一钱半

青防风六分　扁豆衣二钱　谷麦芽四钱　生苡仁四钱　福泽泻一钱

◎ 何右

一诊　六月十九日

形寒发热已有三日有余，大便溏泄，咳嗽少痰，睡醒口燥，脉数，舌根带黄。肺湿郁伏，将由气分以迫营分致。癸汛不行，延防换法，勿轻视之。

银柴胡一钱　原金斛二钱　干枇杷叶三钱，包　酒芩一钱半　浙贝母三钱　前胡一钱半

生熟苡各四钱　冬瓜子三钱　采芸曲四钱　整光杏三钱　炒谷芽五钱

二诊　六月廿二日

表热已退，胸闷便溏，中脘作痛。湿阻气滞，土木不和，癸汛不行，已经数月。先以宣湿理气，兼助消化。

黄郁金一钱八分　洗腹绒二钱　蜜枇杷叶三钱，包　陈香橼八分　酒白芍一钱半

嫩前胡一钱　炒扁衣二钱　焦甘草五分　生苡仁四钱　焦谷芽五钱

◎ 杨左　六月廿一日

发汗一候有余，腹痛便泄多风沫而不爽，胸痞泛恶，脉濡数，舌粉白带糙。邪湿郁伏夹滞不化，互阻肠胃，防成漏底，非可轻视，急为透邪导滞，候高明改。

淡豆豉三钱　大腹绒洗，二钱　焦麦芽五钱　鲜藿梗一钱半　采芸曲四钱　益元散四钱，包

黄郁金一钱八分　扁豆花三钱　鲜佛手八分　赤苓三钱　生苡仁五钱　佩兰叶一钱半

◎ 麦右

一诊　六月廿一日

形寒发热，有汗不解，头痛肢漐，咳嗽有痰，脉滑数，舌灰腻。伏邪夹湿，兼感新风，湿温时症已历数日，拟透解法，勿再扰表为要。

清水豆卷四钱　生苡仁五钱　嫩前胡二钱　整光杏三钱　鲜藿梗八分

抱木神三钱　桑寄生三钱　冬瓜子三钱　淮小麦五钱

二诊　六月廿二日

夜热仍剧，头痛胸闷，汗不周身，脉数欠畅，舌中灰糙。再透湿邪，小理肠胃。

鲜藿梗一钱半　黑山栀三钱　黄郁金一钱八分　香青蒿一钱半　清豆卷四钱

鲜佛手八分　金银花三钱　益元散四钱，包　青竹叶廿片　连翘壳二钱　赤苓二钱

◎ 宣小姐

一诊　六月廿三日

热伏于内，寒束于外，清浊升降不调。身热头痛，泛恶吐水，饮食不节，腹蕴痛，大便溏

泻，脉濡数。先理肠胃，兼助消化。

苏藿梗一钱半　采芸曲四钱　鲜佛手八分　黄郁金一钱八分　焦麦芽五钱　白蔻壳一钱

姜半夏二钱　鲜佩兰梗一钱半　赤茯苓三钱　薄橘红一钱　麸枳壳一钱半

二诊　六月廿四日

呕恶已止，便泄四次，头额发热。外邪未解，里湿亦盛，再进疏解。

清水豆卷四钱　连翘二钱　方通草八分　冬桑叶二钱　藿香正气丸三钱，包煎

象贝母二钱　洗腹绒二钱　焦麦芽五钱　赤苓三钱

◎ 陈世兄

一诊　六月廿五日

身热头晕，咳嗽胸闷，脉来濡数，舌中心腻。湿热内蕴，时邪外束，防转湿温。

清水豆卷四钱　生苡仁四钱　焦麦芽五钱　嫩前胡二钱　冬瓜子三钱

竹茹二钱　连翘壳二钱　象贝母三钱　冬桑叶二钱　整光杏三钱

二诊　六月廿八日

咳嗽未瘥，心头额发热，面色萎黄。湿遏热蒸，时邪外束，肺胃失宣，防转湿温时症，急为透湿解邪。

淡豆豉三钱　鼠黏子三钱　粉方通一钱　桑叶二钱　生熟苡各三钱　嫩前胡二钱

浙贝母三钱　整光杏三钱　酒桑枝四钱　连翘二钱　保和丸四钱，包煎

三诊　六月卅日

发热已退，咳嗽有痰，昨日早晚泄泻，病次舌现薄黄白。新凉伏湿交阻，阳明上蒸肺金，再以分理法治之。

嫩前胡二钱　轻蝉衣一钱　梗通八分　洗腹绒二钱

焦麦芽五钱　鲜荷叶一角　生熟苡各四钱　冬瓜子三钱

◎ 高太太

一诊　六月廿七日

湿阻中宫，三焦通降失职。胸痞闷，大便秘结，头昏潮热，胃呆不思食，舌苔黄腻。宜宣湿降浊，兼通腑气。

广藿梗一钱半　炒枳壳一钱半　佛手花八分　大腹皮洗，一钱　焦苡仁四钱　谷麦芽各五钱

尖槟榔一钱半　扁豆花二钱　佩兰梗一钱　全瓜蒌炙，研，六钱　清豆卷四钱

二诊　六月三十日

腑气已得畅通，湿邪仍未透达。乍冷乍热，日有三次之多，胸宇痞闷气机上逆，头部眩晕，脉濡滑数，苔白揹。湿热蒸蒸，时邪盛，受湿温时症也。

清水豆卷四钱　生苡仁四钱　焦麦芽五钱　香青蒿一钱半　冬瓜子三钱

鲜荷梗一尺　黄郁金一钱八分　连翘壳三钱　嫩前胡二钱　清炙桑叶二钱

三诊　七月二日

冷渐止仍潮，心脉震跳，小便极少，脉濡数，舌根揹腻。湿伏肠胃，尚未宣达，证虚气

滞，不宜过按表散。

广藿梗一钱半　清炙桑叶一钱八分　朱灯心一尺　酒条芩一钱半　清水豆卷四钱

鲜荷叶一角　抱木神三钱　西茵陈一钱半　生苡仁四钱　冬瓜子二钱

◎ **周世兄**　六月廿八日

温邪夹湿。痛楚身热，风疹夹块渐发，色赤作痒，肢面蔓延，诊脉数滑。拟祛风湿，兼清血热。

清水豆卷四钱　荆芥炭八分　丝瓜络酒炒，三钱　忍冬藤四钱　枯芩一钱半　白茅根去心，五钱

连翘二钱　酒赤芍一钱八分　杜赤豆三钱　豨莶草三钱　冬桑叶一钱八分

◎ **柯先生**　六月廿九日

发热颇高，头昏怕风，便清不畅，肠蕴痛，脉数。湿热内乘，时邪外感，急为透解，防转时症。

蔓荆子三钱　连翘二钱　花槟榔一钱半　桑叶二钱　赤苓三钱

炒枳壳一钱半　香豉三钱　大腹绒二钱　炒银花三钱　生苡仁四钱

◎ **程世兄**

一诊　六月廿九日

内伏湿热，外感风邪，风湿交阻。身热极高，气哮胸闷，脉紧数，舌白。童年热其，防其生风。

淡香豉三钱　象贝母三钱　鲜藿梗一钱半　黑山栀三钱　采芸曲四钱　生熟苡各一钱

连翘二钱　焦麦芽五钱　方通草一钱　黄郁金一钱八分　抱木神三钱　桑叶二钱

二诊　七月一日

身热有汗，瘖从汗布，胸宇颇畅，脉形数滑，舌转黄苔。邪湿从气分外达，再以清解，勿伤津液。

清水豆卷四钱　益元散四钱，包　丝瓜络三钱　银花三钱　浙贝母三钱

抱木神三钱　连翘二钱　粉方通八分　鲜金斛三钱　清炙桑叶一钱半

三诊　七月三日

白瘖续布，头痛，午后发热，咳痰不爽，脉滑数，舌黄。邪湿热留恋气分，再清肺胃以葆津液，湿温重症，勿轻视之。

清水豆卷四钱　抱木神三钱　白茅根去心，五钱　连翘二钱　生苡仁四钱　丝瓜络酒炒，三钱

鲜沙参三钱　整光杏三钱　水炒竹茹二钱　浙贝三钱　清炙桑叶二钱

四诊　七月六日

身热嗽淡，白瘖未回，脉数较缓，舌黄大便已行，下溲甚少，手心发热。再化余邪。

清炙桑叶二钱　生苡仁四钱　丝瓜络三钱　连翘壳二钱　整光杏三钱　须谷芽五钱

益元散四钱，包　抱木神三钱　通草梗八分　金银花三钱　白菊瓣一钱半

五诊 七月九日

痦中夹疹，气血两感湿邪也，热度已减低，诊脉数滑。余邪湿热留恋肺胃，拟辛甘凉清解，兼葆津液。

清炙桑叶一钱八分 连翘壳二钱 须谷芽四钱 鲜生地六钱 生苡仁五钱 益元散四钱，绢包

清水豆卷三钱 浙贝母三钱 杜赤豆三钱 粉甘草五分 银花三钱 丝瓜络酒炒，三钱

◎ **沈太太**

一诊 七月一日

日晡形寒转热，子夜始退，继续三日如此，湿热夹风，留恋阳明。脉数，舌黄，便不行。防成湿温类疟。

炒香豉三钱 生苡仁四钱 鲜佩兰一钱 象贝母三钱 方通草八分 焦麦芽五钱

连翘壳二钱 炒枳壳一钱半 白蒺藜去刺，三钱 冬桑叶二钱 采芸曲四钱

二诊 七月三日

昨日寒热未作，今日见风凛凛，手心发热，脉见数滑。邪湿中阻，宜理手足阳明。

清水豆卷四钱 清炙桑叶二钱 方通草八分 香青蒿一钱半 鲜佩兰一钱半

甘露消毒丹一钱，包 黑山栀三钱 生熟苡各四钱 连翘壳二钱 抱木神三钱

三诊 七月五日

潮热未已，大便四日未通，阳明伏阳，所以手心作烧，见风凛凛，脉数，舌花白。解表清里以化湿热。

香青蒿一钱半 连心连翘二钱 鲜荷梗一尺 鲜金斛三钱 益元散四钱，包

淡竹叶廿片 火麻仁研，四钱 炒枳壳一钱半 抱木神三钱 冬桑叶一钱八分

四诊 七月七日

寒热已退，便不通畅，手心发热，舌中心光剥透白。气阴虚，心火湿热不化。

鲜金斛三钱 火麻仁四钱 淡竹叶廿片 抱木神三钱 带心连翘二钱

香谷芽五钱 生苡仁四钱 银炒柴胡八分 清炙桑叶二钱 酒条芩一钱

◎ **邹梅翁** 七月一日

身热不高，舌边咽关俱见焮赤黄腻，大便注泻三次，脉形濡滑数。内湿夹滞，兼感时邪，拟两解法。

清水豆卷四钱 整苦杏三钱 白僵蚕二钱 象贝母三钱 生苡仁四钱

雪参三钱 采芸曲四钱 炒麦芽五钱 净连翘二钱 粉方通一钱

◎ **杜世兄**

一诊 七月三日

形寒发热，头痛唇燥，脉数白，舌腻。时邪湿热交阻，先以透解。

香豉三钱 蔓荆子三钱 大腹皮二钱 黑山栀三钱 采芸曲四钱 鲜荷叶一角

连翘二钱 生苡仁四钱 焦麦芽五钱 桑叶二钱 金银花三钱

二诊　七月五日

身热略淡，溏泻止，便有三日不通，舌黄唇燥。热伏肠胃，邪客肌表，再以清解湿温重症，切戒多食。

香豉二钱　连翘二钱　益元散四钱，包　酒芩一钱半　炒枳壳一钱半　鲜荷叶一角

采芸曲四钱　方通草八分　桑叶一钱半　焦麦芽四钱　生苡仁四钱

◎ **梁世兄**　七月三日

发热三日，头垂腹痛，入夜热盛，目唇俱绛，脉数欠畅。里湿外风互阻不达，时行湿温，先与表里两解。

香豉三钱　洗腹绒二钱　益元散四钱　冬桑叶一钱八分　采芸曲四钱　川方通一钱　蔓荆子三钱

黑山栀三钱　焦麦芽五钱　白蒺藜去刺，三钱　净连翘二钱　鲜枇杷叶去毛，三片，绢包

◎ **赵**　七月四日

已刻形寒，寒已转热，热渐高，头晕湿不行，脉数，舌黄掯。湿邪郁伏阳明，再与宣泄。

香豆豉三钱　生苡仁五钱　焦麦芽五钱　连翘二钱　赤苓二钱　广藿梗一钱半　香青蒿一钱半

鲜佩兰叶一钱半　青□□五钱　银花三钱　霜桑叶一钱八分　丝瓜络三钱

◎ **陈奶奶**

一诊　七月四日

午后形寒发热，经出断迟，头痛不日便入痉挛，足心热甚，肢痛，脉来濡滑数，舌苔黄，质绛。邪深郁伏阳明，时入行湿温，先与清解。

香豉三钱　洗腹绒二钱　鲜荷叶一角　冬桑叶一钱八分　采芸曲四钱

川方通八分　连翘二钱　生苡仁五钱　蔓荆子三钱　炒银花三钱

二诊　七月六日

表热已退，手心发热，腹中痛，大便微溏，脉数，舌根黄。外渐热，里湿未清，再以运脉理湿，兼化余邪。

广藿梗一钱半　扁豆花三钱　生苡仁四钱　洗腹绒二钱　嫩前胡二钱　焦麦芽五钱

青陈皮各一钱半　连翘二钱　鲜荷叶一角　炒银花三钱　浙贝母三钱

◎ **冯左**　七月六日

湿温三日，发热渐高，汗出不解，且有形寒缠绵之恼。姑与透解。

青蒿一钱　银花三钱　方通一钱　荷叶一角　清豆卷四钱

浙贝三钱　藿梗二钱　连翘二钱　生苡仁五钱　赤苓三钱

◎ **俞先生**

一诊　七月七日

湿伏于内，风客于外。身微热，胸脘嘈杂，手心发热，咳痰不爽，脉濡数，舌黄滑。宜宣解肺胃，化湿于风。

桑叶二钱　蝉衣一钱　鲜荷叶一角　象贝母三钱　前胡二钱

焦麦芽五钱　整光杏三钱　生苡仁四钱　连翘二钱　银花三钱

二诊　七月十日

头晕额热，汗多神疲，舌根黄腻。湿热未清，余邪留恋，再以宣湿祛风。

清豆卷四钱　焦麦芽五钱　鲜佛手八分　连翘二钱　赤苓三钱　白蒺藜去刺，三钱

清炙桑叶二钱　采芸曲四钱　生苡仁四钱　广藿梗一钱半

◎ **张左**

一诊　七月八日

热度颇高，汗出不解，胸闷，睡不安神，脉濡滑，耳听不聪。邪湿郁伏，阳明湿温重症，急为宣解，防发疹痞疾，裁。

清水豆卷四钱　鲜藿梗一钱半　鲜荷叶一角　黄郁金一钱八分　连翘二钱　焦麦芽五钱　抱茯神三钱

冬桑叶一钱八分　省头草一钱半　炒银花三钱　生苡仁四钱　白蔻壳八分　川方通八分

二诊　七月十日

身热大减，耳窍仍聋，二便不利，胸宇痞闷，气机上逆。湿温重症，再以宣解。

清水豆卷四钱　银花三钱　焦麦芽五钱　黄郁金一钱半　连翘二钱　鲜佛手八分

广藿梗一钱半　梗通一钱　野蔷薇瓣八分　生苡仁五钱　赤苓三钱

◎ **吴右**

一诊　七月十一日

发热近三候，二便不利，入夜热甚，脉数，舌白腻。邪湿郁伏，阳明湿温时症，防发白痞。

香豉三钱　黑山栀三钱　鲜藿梗一钱半　连翘壳二钱　益元散四钱，包　焦麦芽五钱

桑叶一钱八分　银花三钱　荷梗一尺　川郁金一钱八分　车前子三钱，包　佛手八分

二诊　七月十三日

表热略淡，手心发热，言语气浅，舌中剥透白，恙过三候。气阴内虚，湿邪不化，再以宣解。

清炙桑叶二钱　生苡仁四钱　鲜荷梗一尺　鲜金斛三钱　金银花三钱　佛手八分

川郁金一钱半　抱木神三钱　丝瓜络三钱　带心连翘二钱　莲子心四分

三诊　七月十五日

湿温已过三候，胸痞闷，手足心热，饮冷则腹胀。湿阻气滞，余邪郁伏化热，非可泛视，拟清气分邪热，稍佐芳开。

银柴胡八分　扁豆花三钱　鲜荷梗去刺，一尺　酒芩一钱半　带心连翘二钱

焦麦芽五钱　冬瓜子皮各二钱　赤苓三钱　洗腹绒三钱　生苡仁四钱

四诊　七月十七日

额热汗多，胸闷，大便干结，口渴不多饮，脉形濡滑，舌中光，根腻。湿温将近四候，湿邪痰气交阻，尚防发痞。

香豆豉三钱　抱木神三钱　鲜荷叶一角　鲜生地与豆豉合捣，八钱　竹沥夏一钱八分

焦麦芽四钱　连翘壳二钱　生苡仁四钱　佛手八分　川郁金一钱八分　香橼皮八分

五诊　七月十九日

日晡微有潮热，腹部畏冷，便复不通，脉濡软，舌中光边白。肺胃内热，其燥传肠，气被湿热所郁，进茶水作膨。恙延多日，宜标本兼顾。

银柴胡八分　生熟苡各四钱　焦麦芽五钱　酒芩一钱　新会皮一钱半　鲜荷梗一尺

大腹皮二钱　全瓜蒌炙，研，一钱半　番泻叶三分　梗通八分　炒枳壳一钱半

六诊　七月廿一日

日晡之热仍不能退，都由大便不行，肠胃之热不能下达，食物易胀，精神疲软，口味觉甜。湿温缠绵，宜分理三焦。

广藿梗一钱半　焦麦芽五钱　鲜荷梗一尺　大腹皮二钱　大腹子一钱半　生苡仁四钱

方通草八分　清水豆卷四钱　全瓜蒌六钱　采芸曲四钱　炒枳壳一钱半

七诊　七月廿四日

日晡发热未退，腹部作冷，二便不利，脉来濡滑。湿温时症，宜以宣解。

银柴胡八分　生苡仁四钱　炒枳壳一钱半　酒芩一钱半　梗通八分

赤苓三钱　鲜藿梗一钱半　大腹绒二钱　冬瓜子皮各三钱

◎ 刘世兄

一诊　七月十三日

感冒饮凉，身热腹痛咽痒，咳嗽脉濡数。表邪未解，湿滞内留，治宜两解。

广藿梗一钱半　采芸曲四钱　鲜荷梗一尺　清水豆卷四钱　新会皮一钱半

净蝉衣一钱　连翘壳二钱　佩兰叶一钱半　洗腹绒二钱　焦苡仁四钱

二诊　七月十五日

身热忽起忽伏，大便不通，腹中如有水声，舌苔黄揹。湿遏热伏，邪恋气分，时湿温，再以宣透。

香豉三钱　车前子三钱，包　鲜荷梗一尺　黑山栀三钱　生苡仁四钱

赤苓三钱　连翘二钱　银花三钱　大腹皮二钱　鲜藿梗一钱半

◎ 罗少奶奶

一诊　七月十四日

身热颇高，胸闷作吐，手足发麻，脉数舌白。时邪肝气交阻，防其缠绵，急为疏解以降阳明。

清水豆卷四钱　白蔻壳八分　丝瓜络三钱　黄郁金一钱八分　采芸曲四钱

鲜荷梗一尺　干藿梗一钱半　生熟苡各四钱　佛手八分　浙贝母三钱　连翘二钱

二诊　七月十六日

身热渐减，胸痞闷，腹痛，便不爽，脉濡数，舌黄腻。时邪渐解，肝气湿热互阻，再以

疏解。

清水豆卷四钱　生熟苡各四钱　鲜荷叶一角　香青蒿一钱半　麸枳壳一钱半

玫瑰花二朵　连翘壳二钱　大腹皮二钱　青陈皮各一钱半　扁豆花二钱

◎ 邹妪

一诊　七月十五日

湿温十二天，先寒后热，头昏胸痞，大便不解，小溲热赤，脉濡数，舌黄腻。时邪夹湿郁伏阳明，急为宣解。

清水豆卷四钱　连翘二钱　鲜荷叶一角　黄郁金一钱八分　赤苓三钱

丝瓜络三钱　象贝母三钱　生苡仁三钱　整光杏二钱　冬瓜子三钱

二诊　七月十七日

湿温二候，昨夜仍然形寒，汗不出，二便不行。湿伏邪郁，高年勿泛视之。

广藿梗一钱半　连翘二钱　竹沥夏一钱八分　鲜佩兰一钱半　赤苓三钱

鲜荷叶一角　冬桑叶二钱　前胡二钱　清水豆卷三钱　象贝母三钱

三诊　七月廿六日

热退能食，惟早起目眵，二便不利，舌苔白滑。食化热未清，拟通理三焦，两清肺肠。

霜桑叶一钱八分　赤苓三钱　淡竹叶廿片　白菊瓣一钱半　焦麦芽三钱

鲜枇杷叶去毛，三片，绢包　生苡仁五钱　冬瓜子三钱　肥知母三钱　带心连翘一钱半

◎ 陆三少爷　七月十六日

沐洗当风，风客于表。发热颇高，头胀便秘，脉数，舌黄腻。里湿外风，防转时症。

蔓荆子三钱　藿梗一钱半　方通草八分　豆豉二钱　赤苓三钱　焦麦芽一钱

连翘二钱　采芸曲四钱　荷梗一尺　桑叶二钱　生熟苡各四钱

◎ 李右　七月十七日

湿热伏邪，交阻阳明。身热四日不退，汗出胸痞，大便不畅。湿温类疟，先为宣解。

香豉三钱　鲜佩兰一钱　绵茵陈一钱半　藿梗一钱半

焦麦芽五钱　鲜佛手八分　生苡仁四钱　赤苓三钱

◎ 唐世兄

一诊　七月十七日

身热汗少，胸闷肢软，脉紧数，舌薄黄。暑湿热交蒸，防其内闭，急为透解。

香青蒿一钱半　鲜藿梗一钱半　青荷叶一角　黄郁金一钱八分　赤苓三钱

丝瓜络三钱　清水豆卷四钱　生苡仁四钱　连翘二钱　佩兰叶一钱

二诊　七月十九日

身热不降，缠绵不退，睡汗仍少，精神疲软，脉数，舌干黄。时行湿温，宜为宣解。

桑叶一钱八分　鲜佩兰一钱　焦麦芽五钱　白薇一钱半　赤苓三钱

鲜荷叶一角　清水豆卷四钱　炒银花三钱　生熟苡各四钱　扁豆花二钱

◎ **马左** 七月十七日

感冒暑风引动湿热。身热，汗出不解，畏风，头胀。湿温时症，治宜开泄。

藿梗一钱半 生苡仁四钱 荷梗尺许 制川朴八分 清炙桑叶二钱

焦麦芽五钱 清水豆卷四钱 黑山栀三钱 赤苓三钱 方通草八分

◎ **袁女士**

一诊 七月廿七日

先寒后热，咳嗽胸闷，两胁作痛，已将两候。温邪上犯肺胃，湿温时症，治宜清解。

香豉三钱 旋覆花一钱八分 丝瓜络三钱 前胡二钱 川郁金一钱八分 莱菔甲一钱半

象贝母三钱 冬桑叶一钱八分 鲜荷梗去刺，一尺 整光杏三钱 连翘二钱

二诊 七月廿九日

湿温已过两候，咳嗽痰艰，两胁窜痛，胸闷头痛，大便溏泄。肠胃内热，肺受风燥，湿热乘之。再以化湿退热，两理肺胃。

桑叶一钱八分 连翘二钱 丝瓜络三钱 象贝三钱 黄郁金一钱八分 鲜枇杷叶去毛，三片，绢包

整光杏三钱 旋覆花一钱八分，包 炒银花三钱 清豆卷四钱 冬瓜子三钱 抱木神三钱

◎ **孙先生**

一诊 七月卅日

感冒时邪，肠胃内热，身热不清，大便结燥，便后肛门发热，脉形濡数，舌黄。防转时症，急为透解。

香豉三钱 鲜佩兰一钱二分 鲜荷叶一角 连翘壳二钱

冬桑叶一钱八分 丝瓜络三钱 生苡仁五钱 二竹茹二钱

二诊 八月一日

暑湿郁伏阳明。身热虽低而不退，便结肛热，不思饮食，脉濡数，舌黄腻。湿温时症，宜为清解。

香青蒿一钱半 生苡仁四钱 鲜荷叶一角 酒芩一钱半 肥知母三钱

焦麦芽五钱 炒银花三钱 鲜藿梗一钱半 连翘壳二钱 赤苓三钱

◎ **邹世兄** 八月一日

暑湿内伏，新凉外受。腹痛溏泄，脉濡数，舌黄腻。先为芳香开泄，佐以消导。

苏藿梗各一钱半 制川朴八分 焦麦芽五钱 洗腹绒二钱 生苡仁四钱

鲜荷梗一尺 尖槟榔一钱半 范志曲二钱 赤茯苓三钱 炒枳壳一钱半

◎ **黄宝宝**

一诊 八月十八日

感风停滞，身热汗出，腹痛注泻，昨日达廿余次之多，今日次数较少，热仍未退，脉数滑，舌黄。表里两解之治。

清水豆卷四钱 焦麦芽五钱 新会皮一钱半 广藿梗一钱半

车前子三钱　浮小麦五钱　采芸曲四钱　生苡仁四钱

代饮

浮小麦五钱　红枣五枚　生晒桂圆七粒

二诊　八月廿日

发热三日未退，昨低今高，腹泻次数较少，干热带汗，脉紧数，不寐，烦躁。孩提质薄，虑有枝节，宜以透解。

淡豆豉三钱　大腹皮二钱　车前子三钱，包　黑栀皮一钱半　楂炭二钱　方通草八分

川郁金一钱半　赤苓三钱　鲜荷梗一尺　抱木神三钱　采芸曲四钱

三诊　八月廿一日

发热四日，大便溏泄，泄次颇勤，胸闷呻吟，汗多热不解。暑湿伏邪，兼挟食积，防转温病漏底，宜透邪清滞，候高科正。

炒香豉三钱　抱木神三钱　荷蒂鲜，三只　广藿梗一钱半　生苡仁四钱　焦麦芽五钱

黄郁金一钱半　浙贝母三钱　连翘二钱　扁豆花二钱　采芸曲四钱　清炙桑叶一钱八分

四诊　八月廿二日

泄次渐少，身热未退，气急神疲，面带青白，脉数，舌白腻。泻多脾虚，肝木蠢动，肺气少降，急为温运脾阳，退热降气，症重，候明政。

旋覆花一钱八分，包　抱茯神三钱　焦谷芽四钱　黄厚附块一钱半　紫贝齿四钱　梗通八分

炮姜炭四钱　仙半夏一钱半　九节菖蒲三分　黄郁金一钱八分　浮小麦六钱

◎ **刘夫人**

二诊　八月十八日

湿温已逾两候，红疹兼夹白痦，热不高而烦躁，不安寐，头昏肢酸，胸闷形寒。邪湿郁伏，表里皆病，宜理肺胃，宣脉络。

清水豆卷四钱　生苡仁五钱　丝瓜络三钱　黑山栀三钱　银花三钱　鲜荷梗一尺　抱木神三钱

连翘二钱　浮小麦五钱　黄郁金一钱八分　清炙桑叶一钱八分　白茅根五钱

三诊　八月廿日

表热渐淡，疹痦尚未回清，口燥作咳，胀着气升，大便二日未行，早晨口有血水。肺胃内热，大肠湿郁不化，时症当须注意。

冬桑叶一钱八分　瓜蒌皮三钱　鲜竹茹二钱　净连翘二钱　桑寄生三钱　白荷花露四两，分两次冲服

银花三钱　生苡仁五钱　丝瓜络三钱　浙贝母三钱　白茅根去心，五钱　抱木神三钱

四诊　八月廿七日

疹痦已回，表热渐退，入夜内热火升，面部发烧，停滞不化，经水逾期，腹部刺痛，脉数，舌黄揩。尚宜导滞通经，以尽解邪。

苏梗一钱半　青陈皮各一钱半　麸枳壳一钱半　大腹绒二钱　煨木香八分　焦苡仁四钱

采芸曲四钱　茺蔚子三钱　鲜佛手八分　焦麦芽五钱　燀桃仁打，一钱半

◎ **刘太太**

二诊 八月十八日

肝胆气火升浮。头胀痛，烦躁不安，经行未尽，泛泛作恶。拟熄火和阳，清养营血。

潼白蒺藜各三钱 野稆豆三钱 浮小麦五钱 酒炒桑枝四钱 竹沥夏二钱 生枳壳六分

钩藤二钱，后入 左金丸八分，包 三角胡麻三钱 紫贝齿五钱 干枇杷叶三钱 鲜莲藕二两

◎ **洪先生**

四诊 八月十八日

午前热度减低，未刻以后渐升，大便日解，惟稍干结，舌粉白已转黄糙。阳明邪湿渐见，宣达肺胃，尚留伏热，诊脉濡数，可以参用清热化湿，速退表证。

清炙桑叶一钱八分 益元散四钱 鲜荷叶一角 酒芩一钱半 天花粉三钱 白茅根去心，一束

银花三钱 生苡仁五钱 淡竹叶廿片 带心连翘二钱 梗通八分

五诊 八月廿日

今日温度不够，汗布上身，脉见数滑，右胁挫痛。气阴不足，肝气入络，宜和表里以固腠理。

水炙桑叶一钱八分 生苡仁四钱 糯稻根须四钱 白菊瓣一钱半 浮小麦五钱 鲜荷叶一角

抱木神二钱 冬瓜子三钱 香谷芽四钱 炒银花三钱 旋覆花一钱八分

六诊 八月廿二日

热久气阴受伤，热度不彀①，理所当然也。肝气入络，右胁痛，脉小弦滑，舌黄糙。湿郁化热，热恋阳明，拟增液化湿，兼理肠胃。

清炙桑叶一钱八分 抱木神三钱 生熟谷芽各四钱 元金斛三钱

京川贝去心，一钱半 鲜枇杷叶去筋毛，三片，绢包 旋覆花一钱八分，包

炒黄银花三钱 酒炒丝瓜络三钱 香新绛八分 生苡仁五钱

七诊 八月廿六日

热净，便行，胁痛亦减，惟舌尚黄糙，手心觉热。气阴不足，湿热留恋，湿温之后拟调节肠胃，宣通经络。

清炙桑叶二钱 莲子心五分 生熟谷芽各四钱 白蒺藜去刺，三钱 生熟苡各四钱

干枇杷叶三钱，包 元金斛二钱 丝瓜络三钱 稆豆衣一钱半 抱茯神三钱

八诊 八月廿九日

脉搏重取已较有力，惟舌苔尚嫌白腻，胁痛虽瘥未除，少溲色黄。气阴虚则湿浊留恋，拟标本兼顾法。

南沙参三钱 原金斛三钱 生熟谷芽各四钱 元参心一钱半 冬瓜子三钱 竹沥夏一钱八分

抱木神三钱 生熟苡各四钱 炒秫米三钱 稆扁豆衣各一钱半 泽泻二钱

---

① 彀(gòu，音够)：古同“够”。

◎ **洪太太**

一诊 八月十八日

伤风发热，起见头痛胀，鼻流黏涕，咽关渐见红肿，脉数滑，舌根腻。火风夹湿，唇烁口渴，清解表里。

蔓荆子三钱 香豉三钱 鲜竹茹二钱 冬桑叶一钱八分 黑山栀三钱 白通草八分

浙贝母三钱 二宝花三钱 炙姜虫二钱 连翘二钱 生苡仁五钱

二诊 八月廿日

诸恙均见轻，适逢癸汛，微见热度，口燥舌黄。营血内热，余邪不净，宜进调养。

清水豆卷一钱八分 生苡仁四钱 鲜藕二两 茺蔚子三钱 抱木神三钱

丝瓜络三钱 白菊瓣一钱半 远志肉八分 前胡二钱 连翘二钱

三诊 八月廿一日

脉小数，舌黄腻，经行未净，潮热已退。肝湿熏蒸，宜以清化。

清炙桑叶一钱八分 稆豆衣一钱半 茺蔚子三钱 生苡仁四钱 谷麦芽各四钱

整光杏三钱 冬瓜子三钱 浙贝母三钱 鲜藕二两 白蒺藜去刺，三钱 扁豆花二钱

◎ **姚少爷**

一诊 八月十八日

出门辛苦，热必增加，平日有一至二分之热，然大便通行，精神当振，大肠湿热，逐渐宣化。惟热经一月，气阴必伤，仍拟清肺胃之热，佐以轻解余邪。

南沙参三钱 银花三钱 鲜枇杷叶去毛，三片，绢包 水炙桑皮二钱 生苡仁四钱

须谷麦四钱 地骨皮三钱 连翘壳二钱 炒竹茹二钱 鲜金斛三钱 益元散四钱

二诊 八月廿一日

烦劳必增热，饮食溲便均有进步，脉重取带数，恙起一月。仿吴氏青蒿鳖甲汤法加减。

青蒿梗一钱半 生苡仁四钱 鲜枇杷叶去毛，三片，包 淡鳖甲三钱 炒丹皮一钱半

野稆豆三钱 南沙参三钱 茯神三钱 陈香橼六分 金银花三钱 谷麦芽各四钱

三诊 八月廿四日

潮热仍未尽退，溲便如常，饮食已觉滋味。病久气阴受伤，肝阳上升，入暮唇红口燥，脉小数。拟苦兼微降，育阴潜阳，勿留余邪也。

西洋参一钱，另炖冲 野稆豆三钱 鲜枇杷叶去毛筋，三片，绢包 元金斛三钱 天花粉三钱，包

连翘壳二钱 鲜生地六钱 生苡仁四钱 金银花三钱 谷麦芽各四钱

◎ **王小姐**

二诊 八月十八日

胃纳略开，咳嗽，二便不利，脉弦，牙龈浮痛。肝胃火湿夹感外风，宜开肺以清燥火。

桑叶一钱八分 炒泽泻二钱 白茅根去心，五钱 银花三钱 瓜蒌仁炒，研，四钱

通天草三钱 大贝母三钱 炒枳壳一钱半 整光杏三钱 炙姜虫二钱 嫩前胡二钱

◎ **王先生** 八月十八日

潮热虽微而不净，口味甜苦已除，舌黄较化，胃纳略起。内热夹湿蒙蔽清窍阳，宜以渗化。

清水豆卷四钱 赤茯苓 茯神各二钱 冬瓜子三钱 地骨皮三钱 炒竹茹二钱
鲜荷叶一角 生苡仁四钱 连翘壳二钱 白蒺藜去刺，三钱 谷麦芽各四钱

◎ **华先生** 八月十九日

感凉停滞，身热注泻，腹痛胸痞，脉濡滑，舌中黄腻，急为疏导，勿转痢疾。

苏藿梗各一钱半 黄郁金一钱八分 鲜荷梗一尺 赤苓二钱 车前子三钱，包 佛手八分
大腹皮二钱 焦麦芽四钱 清水豆卷四钱 采芸曲四钱 炒枳壳一钱半 前胡二钱

◎ **朱少爷**

一诊 八月廿日

感冒风邪，身热极高，前年湿温之后，体质迄未复原，脉少健运。湿痹经络，宜急清表邪，兼退身热。

香豉三钱 桑叶一钱八分 赤苓三钱 苏梗一钱半 生苡仁四钱 焦麦芽五钱
象贝母三钱 桑寄生酒炒，三钱 丝瓜络三钱 蝉蜕一钱 连翘二钱 采芸曲四钱

二诊 八月廿二日

发热指尖作冷，形寒畏风，大便不畅，汗出热不解。感冒夹湿，防转湿温，宜以清解。

香青蒿一钱半 藿香梗一钱半 丝瓜络三钱 清水豆卷四钱
生苡仁四钱 象贝母三钱 清炙桑叶一钱八分 焦麦芽四钱

三诊 八月廿四日

发热渐淡，汗大出，腑气不通，口味发甜。脾湿熏蒸，兼感时邪，前法进退。

藿梗一钱半 佩兰叶一钱 鲜荷梗一尺 赤苓三钱 生苡仁四钱 辛夷花一钱
蝉衣一钱 焦麦芽四钱 清炙桑叶一钱八分 连翘壳二钱

◎ **刘宝宝**

一诊 八月廿一日

身热一候，汗出烦躁，入夜热高，大便渗泄，脉来数滑。湿温时症，急为表里两解。

香豉三钱 焦麦芽四钱 方通草八分 洗腹绒二钱 冬瓜子三钱 荷梗一尺
赤苓三钱 象贝母三钱 采芸曲四钱 藿梗一钱半 生熟苡各四钱

二诊 八月廿二日

身热八日，风瘖已有，肢面汗出，热不解，大便溏泄。伏暑夹感，兼停湿滞，症犯轻浅，宜治表里。

炒香豉三钱 水炙桑叶一钱八分 鲜荷梗一尺 茯苓茯神各三钱 象贝母三钱 炒银花三钱
连翘壳二钱 方通草八分 丝瓜络三钱 生苡仁四钱 焦麦芽四钱 淮小麦五钱 保和丸三钱

◎ **李先生** 廿一日

拟方

头胀，身热，胃呆，夜寐不安，四肢酸郁。治宜兼顾。

广藿梗一钱半　赤苓三钱　生熟苡各四钱　香青蒿一钱半　蔓荆子三钱　丝瓜络三钱

省头草一钱半　连翘二钱　杜赤豆四钱　清水豆卷四钱　桑寄生三钱　夜交藤四钱

◎ **邓少奶奶**

二诊 八月廿三日

身热仍高，腰酸肢郁，少腹作胀，二便不利，胸宇痞闷。湿热伏邪，兼夹积滞，脉数，舌黄腻。湿温时症，最为缠绵。

香豉三钱　焦麦芽五钱　荷梗一尺　陈青蒿一钱半　生熟苡四钱　丝瓜络三钱

洗腹绒洗腹子各一钱半　桑寄生三钱　炒枳壳一钱半　采芸曲四钱　炒泽泻二钱　赤苓三钱

三诊 八月廿四日

表里皆病，身热犹高，胸痞满，头胀犯恶，脉数欠畅，大便未通。先是曾投热药，肠胃内热引动肝气，兼挟湿滞，湿温时症，宜以两解。

香豉三钱　藿梗一钱半　鲜佛手八分　黑山栀三钱　生熟苡各四钱

蔻壳八分　黄郁金一钱八分　采芸曲四钱　银花三钱　尖槟榔一钱半

陈香橼八分　全瓜蒌六钱　连翘二钱　炒枳壳一钱半　车前子三钱

四诊 八月廿五日

身热渐退，大便溏泄，腰胁绊痛略瘥。邪湿下达，宜以疏化。

藿梗一钱半　焦苡仁四钱　鲜佛手八分　香豉三钱　扁豆花二钱

丝瓜络三钱　洗腹绒二钱　炒枳壳一钱半　采芸曲四钱　赤苓三钱

五诊 八月廿六日

身热已净，头微昏痛，汗多，中脘不舒，腰至腿膝行动酸楚。肝气犯胃，湿热痹阻，治当宣化。

白蒺藜去刺，三钱　酒防己一钱半　陈香橼八分　川郁金一钱八分　续断肉二钱　谷麦芽各四钱

洗腹绒二钱　稆豆衣一钱半　抱木神三钱　生熟苡各四钱　采芸曲四钱　夜交藤四钱

六诊 八月廿八日

脘中痛，食不易化，屏结胸膈，大便不通，肩背腿肢均觉酸郁。表邪微解，气肝湿热互阻，拟两和肝胃，通便化湿。

桑寄生二钱　扁豆衣二钱　谷麦芽各四钱　生熟苡各四钱　陈香橼一钱　番泻叶五分

炙内金二钱　路路通八分　枸橘李一钱　采芸曲四钱　九香虫一钱

七诊 八月三十日

表热渐退，沐浴受冷，湿郁经络，腰软，步履无力，饮食屏结胸脘，大便不通。宜以宣化。

清水豆卷四钱　洗腹皮二钱　焦麦芽五钱　桑寄生三钱　全瓜蒌六钱
番泻叶五分　川郁金一钱八分　炒枳壳一钱半　采芸曲四钱　路路通八分

◎ **何老太爷**

四诊　八月廿三日

大便已通，胸次湿火，尚作热痒，精神疲软，由于湿火伤及气阴也。脉濡滑，舌黄，肛门便时热辣。能将肺胃之热从大肠排泄最佳，拟凉膈散加法。

鲜生地一两　炒丹皮一钱半　大贝母三钱　银花四钱　黑山栀三钱　枯芩一钱半　豨莶草三钱
生苡仁五钱　丝瓜络三钱　杜赤豆四钱　稆豆衣一钱半　天花粉三钱　凉膈散三钱，包

五诊　八月卅日

头昏睡，乃湿火化风上升也。大便解而不畅，肛门热辣，胸次渐收，臂胛脱皮作痛。阳明肠胃内热未清，进及营分，宜以添血化湿，清泄阳明。

桑麻丸四钱，包　大贝母三钱　炒苡仁四钱　鲜生地六钱　白蒺藜去刺，三钱
香谷芽五钱　银花三钱　紫贝齿打，四钱　肥知母三钱　带心连翘二钱

◎ **赵传翁**

一诊　八月廿三日

湿热内蕴，新风外感。身微热，舌苔黄腻，脉濡数。拟先散风化湿，和络宣窍。

清水豆卷四钱　浙贝母三钱　薄荷尖五分，后入　冬桑叶二钱　生苡仁四钱　冬瓜子三钱
蝉衣一钱　蔓荆子三钱　鲜茅根去心，五钱　连翘二钱　焦麦芽四钱

二诊　八月三十日

身热已退，头微痛，咳嗽咽痒，稍有鼻水。风客清窍，湿恋肺金，脉形数滑，舌腻略薄。前法损益，治之速去表证为要。

霜桑叶一钱八分　蝉衣一钱　茅根去心，五钱　象贝母三钱　连翘二钱　炒竹茹二钱
整光杏三钱　生苡仁五钱　焦麦芽五钱　鼠黏子三钱　冬瓜子三钱

◎ **陈小姐**　八月廿四日

足肿虽退，湿留经隧，腿部酸软。近感风邪，身热颇高，脉紧数，舌白。防其风湿相搏，转为湿温。

冬桑叶一钱半　蔓荆子三钱　酒炒丝瓜络三钱　香豉三钱　生苡仁五钱　桑寄生三钱
连翘二钱　方川通一钱　飞滑石三钱，包煎　广藿梗一钱半　采芸曲四钱

◎ **朱世兄**

一诊　八月廿四日

身热午后渐高，舌白腻，咽喉赤痛，脉紧数，有汗热不解。外风邪而内湿热，防转湿温。

香豉三钱　银花三钱　白茅根五钱　黑山栀三钱　连翘二钱　方通草八分
炙姜虫二钱　生苡仁四钱　大贝母三钱　轻马勃一钱

二诊　八月廿五日

风火上乘，热随之发。热不退，耳痔出水肿痛。宜清肝胆以化风热。

桑叶一钱八分　连翘二钱　夏枯草一钱半　酒芩一钱半　黑山栀三钱　白菊花二钱

银花三钱　生苡仁五钱　大贝母三钱　香豉三钱　苦丁茶二钱　炙姜虫二钱

◎ **戎小姐**　八月廿四日

内湿外风互阻。身热夜甚，咳嗽，便不行，脉形小数，舌黄。防转时症，急为开透。

淡豆豉三钱　浙贝母三钱　炒枳壳一钱半　连翘二钱　整光杏三钱　粉方通八分

清炙桑叶二钱　生熟苡各四钱　焦麦芽五钱　前胡二钱　银花三钱

◎ **巢右**　八月廿五日

身热有痦，胸痞便结。湿温两候，邪湿虽逆，虑伤津液，拟增液达邪之法。

清水豆卷四钱　连翘二钱　丝瓜络三钱　清炙桑叶二钱　抱木神三钱

白茅根五钱　浙贝母三钱　方通草一钱　金银花三钱　益元散四钱，包

◎ **王先生**　八月廿七日

薄暮微有潮热，口苦，舌不消化，夜睡不安。阳明湿热熏蒸，气火仍炽，拟清肝胆，兼泄心火，以和肠胃。

青蒿梗一钱半　炙内金二钱　香谷芽四钱　淡鳖甲三钱　生熟苡各四钱　夜交藤四钱

抱茯神三钱　黑山栀三钱　黛拌灯心两尺　竹沥夏一钱半　浮小麦五钱

代饮

金针菜一钱　夜交藤四钱

◎ **胡太太**

一诊　八月廿七日

胃肠消化不强，多食腹部胀痛，甚则便泄，烦节引饮，心惕，舌苔黄滑。阳明湿热熏蒸，脾枢少运，宜和解肝脾，以宁心神。

稆豆衣　扁豆衣各一钱半　香橼皮八分　洗腹绒二钱　抱茯神三钱　竹沥夏一钱八分

炒秫米三钱　炒苡仁四钱　冬瓜子皮各三钱　首乌藤四钱　炙内金二钱　谷麦芽各四钱

◉ 伏邪

◎ **刘宝宝**

一诊　五月廿九日

身热十一日，热势不扬，气急鼻扇，痦布不畅，今日痉厥六次，啼落涕泪，神气呆滞，脉紧数，小溲极少。邪湿郁伏化热，肺胃内闭鼓动，肝风木极重之症，拟开解法，候政。

霜桑叶二钱　象贝母三钱　益元散四钱　黄郁金一钱半　连翘壳二钱　抱木神三钱　鲜石菖蒲五分

净蝉蜕一钱　紫雪丹四分，另用开水送吞　清水豆卷五钱　双钩钩二钱，后下　通天草三钱

二诊　五月卅日

热势较扬，白痦渐布至脘，咳嗽气急略平，大便溏秽，脉滑，舌黄透白。伏邪夹湿，内闭

不宣，再以前法加减，症重，候裁。

前胡二钱　旋覆花去毛，一钱八分　蝉蜕一钱　象贝母三钱　竹沥夏一钱八分　抱木神三钱

清炙桑叶二钱　采芸曲三钱　九节菖蒲三分　扁豆花三钱　焦麦芽四钱　白菊瓣一钱半

三诊　五月卅一日

身热咳嗽，痰气急，鼻扇目泪不多，二便尚通，白瘖稀布。邪郁伏化热，热蒸肺胃，痰阻胸膈，犹在险途，拟轻开清泄，达邪外出，引热下行，候正。

焦麦芽四钱　黑山栀三钱　白菊花二钱　嫩钩钩二钱，后下　清水豆卷四钱　嫩前胡二钱

白茅根去心，五钱　鲜金斛三钱　浙贝母四钱　鲜竹茹二钱　带心连翘一钱八分

旋覆花一钱八分，绢包　紫贝齿打，四钱　抱木茯神三钱　竹沥夏一钱八分　益元散四钱

四诊　六月一日

身热虽减，额汗甚多，知觉渐复，欲哭似有不遂之象，仍现气逆鼻扇，痉厥多次。气阴大伤，心肝火旺，肺为痰热熏灼，清降失职，脉弦滑，二便深黄，稚年症重，尚须格外留心。

清水豆卷四钱　九节菖蒲三分　浮小麦五钱　炒黄银花三钱　竹沥夏二钱　酒芩八分

黄郁金一钱半　焦山栀三钱　竹卷心廿支　旋覆花一钱八分，包　浙贝母三钱　元参心三钱

五诊　六月二日

身热气急渐减，大便带褐色，小溲深黄，清窍发痒，曾经呕痰，脉来滑数。内热化风未尽，平息肺肝不降，前法加减。

清豆卷四钱　酒条芩一钱　嫩钩尖二钱，后下　炒黄银花三钱　扁豆花三钱　浮小麦五钱

酒桑枝四钱　浙川贝各一钱半　白菊花一钱半　旋覆花二钱　玄参心三钱　生车前子三钱

六诊　六月三日

身热未平，气似上逆，耳内出脓，嘈杂思食，大便溏，色老黄。肺气不宣，肠胃内热，肝火挟湿不化，再清里火以熄风木而退表热。

香蒿梗一钱半　扁豆花二钱　紫贝齿盐炒，四钱　酒芩一钱

川郁金一钱半　鲜枇杷叶去毛，三片，绢包　炒银花三钱　前胡二钱

白菊花一钱半　抱木神三钱　旋覆花一钱半，包　竹沥夏一钱半

七诊　六月四日

呼吸有痰声，干呛频作，大便色深黄，稍有气逆，耳窍作痒，眠食尚可，脉虚数。肺热肝旺，痰浊不净，余邪留恋，拟肃肺清胃，平肝化湿法。

清炙桑叶一钱八分　扁豆花三钱　炒银花三钱　白菊瓣一钱半　整光杏三钱

鲜枇杷叶去净筋毛，三片，绢包　野稆豆衣一钱八分　海浮石三钱　酒芩八分

川浙贝去心，各一钱半　旋覆花一钱八分，包　淮小麦五钱　香谷芽五钱

八诊　六月五日

身热渐退，头汗太多，稍有气急，小溲不行。热结不降，肺胃心肝皆旺。拟固表止汗，肃肺平逆，兼通水逆。

冬瓜子三钱　干竹叶一钱　清炙桑叶一钱半　车前子三钱，包　浮小麦五钱
白菊瓣一钱半　茯神三钱　糯稻根须三钱　川浙贝去心，各一钱半　川郁金一钱半
香谷芽四钱　稆豆衣一钱八分　旋覆花一钱八分，包　扁桃干三钱

九诊　六月六日

热退汗多，气急略平，小溲通行两次，大便仍秘，嘈杂思食。恙起二旬，阳明空虚，内热乘之，再清肝。

水炒南沙参三钱　水炙桑叶一钱　黛蛤散四钱，包　浮小麦五钱　嫩前胡二钱　连翘心一钱半
糯稻根须三钱　象贝母三钱　金银花三钱　香谷芽五钱　整光杏三钱　车前子三钱，包　干竹叶

十诊　六月七日

腑气已通，小便尚少，气微急，咳嗽，喉有痰声，脉来滑数，舌薄白。肺肝之热，阳明之湿，前法加减。

水炙桑皮二钱　水炒瓜蒌二钱　车前子生用，二钱，包　嫩前胡二钱
抱木神三钱　莲子心四分　象贝母三钱　旋覆花一钱八分，包
香谷芽四钱　炒黄银花三钱　瓜蒌皮三钱　淮小麦五钱　南沙参一钱半

十一诊　六月八日

昨晚得便甚畅，汗止，头额微热，夜不安眠。痉厥之后，气阴大伤，余邪留恋，肺肝内热，阳明脉络不和，再平虚热，降气宁神治法。

谷麦芽各四钱　竹沥夏一钱半　银柴胡八分　抱木神三钱　干枇杷叶三钱，绢包
酒芩一钱　熟枣仁三钱　淮小麦五钱　原金斛二钱　旋覆花一钱八分，绢包
夜交藤四钱　川郁金一钱半　稆豆衣一钱半　辰灯心两尺

十二诊　六月九日

额热渐清，二便亦通，惟咳嗽平，微有鼻扇，脉小数，舌根黄。扶气阴以清肺胃之治。

川浙贝去心，各一钱半　炒竹茹二钱　干枇杷叶三钱，绢包　清炙桑叶二钱　冬瓜子三钱
香谷芽四钱　整光杏三钱　生苡仁四钱　玄参心三钱　蜜款冬二钱　抱木神三钱

十三诊　六月十日

下午稍有汗出，入夜潮热，二便尚利，闭口则鼻微扇。肺肝胃余热未清，前法加减。

西洋参片一钱八分　整光杏三钱　干枇杷叶三钱，包　清炙桑叶一钱八分　生苡仁四钱　炙谷芽五钱
川浙贝母去心，各一钱半　白薇一钱　青蛤壳打，四钱　稆豆衣一钱半　抱木神三钱

十四诊　六月十一日

清养气阴，以肃肺胃之治。

西洋参片五分　黛蛤散四钱，包　香谷芽四钱　稆豆衣一钱八分　生苡仁四钱
淮小麦五钱　通天草三钱　冬瓜子三钱　抱木神三钱　川浙贝去心，一钱半

十五诊　六月十二日

燥矢已下，肺胃之热已降，咳嗽鼻扇亦减，唯额汗未止。气阴内虚，宜标本兼顾。

南沙参三钱　抱木神三钱　香稻芽五钱　稆豆衣一钱半　生苡仁四钱　浮小麦五钱

甜川贝去心，二钱　炙款冬一钱半　干枇杷叶三钱，包　整光杏三钱　瘪桃干三钱　炒泽泻二钱

十六诊　六月十三日

大腑日通，鼻扇已减。肺胃积热已有下达之象，宜扶气阴以清湿热。

南沙参三钱　稆豆衣一钱半　香豆芽一钱　川贝母二钱　生苡仁四钱　干枇杷叶三钱，包

白扁衣一钱半，包　炙款冬一钱半　棘红枣三枚　整光杏三钱　浮小麦五钱

十七诊　六月十四日

风积湿浊，逐日排泄，佳境也。气急汗出，亦见平复，胃气渐醒，惟尚有完谷不化之象。脾枢转运不灵，消化之力薄弱。拟益气培阴，运脾和胃，参以清肺。

南沙参三钱　生熟苡各四钱　香谷麦芽五钱　川贝母去心，二钱　黑料豆三钱　干枇杷叶三钱，包

炒扁衣二钱　蜜款冬一钱半　拣红枣四枚　五谷虫一钱半　冬瓜子皮各二钱

十八诊　六月十五日

热潮转瞬即退，阳明虚热，大便干结，小溲色黄，脉细数，舌根腻。助消化兼清内热。

南沙参三钱　益元散四钱，包　干枇杷叶三钱，包　炒银花三钱　生熟苡仁各四钱　白菊瓣一钱半

地骨皮二钱　谷麦芽炒，四钱　拣红枣四枚　京川贝二钱　冬瓜子三钱　莲子心四分

十九诊　六月廿七日

头项白痦，后见身微热，大便未结，脉见数滑。余邪湿热不清，再治肺脾胃。

清豆卷四钱　水炙桑叶二钱　淮小麦五钱　益元散三钱，包　焦小麦芽四钱　象贝母三钱

抱木神三钱　生苡仁四钱　梗通草八分　丝瓜络酒炒，二钱　冬瓜子皮各二钱

◎ **冯宝宝**　六月十六日

发热已经一候，经得汗而未退，大便渗行，脉数右濡，舌中白光绛。伏邪湿热夹滞不化，时行湿温，拟透邪化湿，消滞豁痰。

淡香豉三钱　采芸曲四钱　鲜佩兰叶一钱　广藿梗一钱半　焦麦芽五钱　麸枳壳一钱半

赤苓三钱　生苡仁四钱　炒银花三钱　浙贝母三钱　方通草一钱　连翘二钱

◎ **温先生**

一诊　六月十八日

伏邪湿热未清。热退复作，且有形寒、目倦、胸闷，日晡热高。时行湿温，宜透解，参以开泄法，表里兼治。

清水豆卷四钱　生苡仁五钱　酒芩一钱半　鲜藿梗一钱半　益元散四钱，包

香青蒿一钱半　黄郁金一钱半　银花三钱　鲜佛手八分　赤苓三钱　连翘二钱

二诊　六月廿一日

夜热未净，头微昏，小溲热赤，睡着似有磨牙之象。阳明伏湿化热，与新风互阻，再以清解。

青蒿梗一钱半　生苡仁五钱　炒焦麦芽五钱　清水豆卷四钱　带心连翘一钱半　梗通八分

赤苓三钱　益元散四钱，包　鲜藿梗一钱二分　银花三钱　白菊瓣一钱半

三诊　六月廿四日

夜热已汗，咳痰艰，多食后胸膈觉屏，睡不易着，着不易醒。湿饮中阻，阳明脉络不和，风热上犯肺金，拟分理中上。

嫩前胡二钱　抱木神三钱　干枇杷叶三钱，绢包　浙贝母三钱　冬瓜子皮各二钱

清炙陈皮一钱　整光杏三钱　生苡仁五钱　清炙桑叶一钱八分　谷麦芽各四钱

◎ 詹左　六月廿一日

着寒郁伏化热，湿滞乘之。肢冷身热，神疲泄泻，并不腹痛。肠胃皆病，急为疏解表里。

清水豆卷四钱　扁豆花二钱　大腹绒二钱　苏藿梗各一钱半　生苡仁五钱　丝瓜络三钱

鲜佩兰一钱　焦麦芽五钱　鲜佛手八分　采芸曲四钱　香青蒿一钱半

◎ 俞先生　八月四日

脾湿熏蒸，郁伏化热。湿癣愈而内窜，经络腰腿发酸，汗少，微觉畏风。此内热外风互阻，络气不宣，急为透解，佐以清络法。

清水豆卷四钱　酒桑枝四钱　桑寄生三钱　鲜藿梗一钱半　带皮苓二钱　香独活八分

海桐皮二钱　钩尖二钱，后入　杜赤豆四钱　生熟苡各四钱　丝瓜络三钱

◉ 温热

◎ 陈宝宝　六月廿九日

发热三四日，朝轻暮重，小溲甚少，咳嗽不爽，微有恶心，吸乳口热，指纹色紫。风邪束热，热郁不达，时行温病，常以透解兼助消化。

香豉三钱　采芸曲三钱　整光杏三钱　嫩前胡二钱　抱木神三钱　焦麦芽五钱

冬桑叶一钱八分　益元散四钱，包　净蝉衣一钱　浙贝母三钱　方川通八分

◉ 痧秽

◎ 潘宝宝

一诊　五月十日

大便未通，咳嗽已减。痧子二候，气阴必虚，营分内热，宜清肺肝，且解痧毒。

银花二钱　鲜金斛三钱　淡竹叶廿片　细生地四钱　土贝母三钱　须谷芽五钱

整光杏三钱　淡炙桑叶一钱八分　天花粉三钱　白菊瓣一钱半

二诊　五月十二日

痧子出于肺胃热，易传肠腑，胆气仍未通行，咳嗽渐止，舌根尚黄。宜升清降浊，通腑兼胃。

全瓜蒌酒炒，研，六钱　天花粉三钱　丝瓜络三钱　银花三钱　肥知母三钱

杜赤豆四钱　火麻仁炒，研，四钱　粉甘草五分　绿豆衣一钱半　抱木神三钱

◎ 王世兄

一诊　五月十五日

丹痧遍布，身热不高，咽喉哽痛。肺胃内热，温邪外布，急为透解。

香豉三钱　川郁金一钱八分　白茅根去心，五钱　连翘二钱　马勃一钱　丝瓜络三钱
桑叶一钱八分　银花三钱　金锁匙八分　浙贝母三钱　蝉衣一钱

二诊　五月十六日

时痧已畅，身热仍高，肌肤发痒，惟咽痛已止，稍有咳呛。温邪内热交阻肺胃，再以清温达邪。

桑叶一钱八分　象贝母三钱　白茅根去心，五钱　蝉衣一钱　整光杏三钱　大力子炒，三钱
连翘二钱　清水豆卷四钱　丝瓜络酒炒，三钱　银花三钱　黑山栀三钱

三诊　五月十七日

风痧面部渐回，四肢密布，身热未退，脉紧数，舌尖绛。再清透温邪，以清血热。

清水豆卷四钱　连翘壳二钱　白茅根去心，五钱　霜桑叶二钱　紫草八分
方通草八分　象贝母三钱　银花三钱　整光杏三钱　益元散四钱，包

四诊　五月十九日

热退，红痧渐回，惟四肢尚留。脾湿余邪未净，宜以清解。

霜桑叶一钱八分　生苡仁五钱　丝瓜络三钱　连翘二钱
赤苓三钱　白茅根去心，五钱　浙贝三钱　杜赤豆四钱

五诊　五月廿二日

痧回热退，舌见光绛，大便两日一行。肠胃内热未清，再以清理。

银花三钱　酒桑枝四钱　丝瓜络三钱　大贝母三钱　生苡仁四钱
淡竹叶廿片　连翘二钱　小生地五钱　甘中黄五分　杜赤豆三钱

◎ **周右**　廿七年四月廿二日

痧后失调，感风停滞，身热颇壮，头痛呕吐，大便溏泻，干呛无痰，唇燥起皮，舌尖绛，中黄腻。肺胃同病，非轻症也。

清水豆卷四钱　采芸曲四钱　浙贝母三钱　嫩前胡二钱　清炙桑叶一钱八分
冬瓜子三钱　扁豆花三钱　焦麦芽五钱　炒银花三钱　连翘壳二钱

◎ **顾宝宝**　六月廿五日

身热极高，肌肤焮赤，不分颗粒，头眩，二便均少，脉数滑。时行风痧，宜透风邪以清湿热。

桑叶二钱　生苡仁四钱　丝瓜络三钱　清水豆卷四钱　益元散四钱，包
白茅根五钱　金银花三钱　益元散四钱　白茅根五钱　连翘壳二钱　赤芍二钱

◎ **赵左**　七月二日

由痧转热，热未退，头眩不知饥，舌苔黄揞。里湿外风郁伏不化，先与开解。

蔓荆子三钱　采芸曲四钱　丝瓜络酒炒，三钱　藿梗一钱半　桑叶一钱八分　象贝母三钱　香豉三钱
黄郁金一钱八分　炒枳壳一钱半　连翘壳二钱　焦麦芽五钱　生苡仁五钱　佛手八分

◉ 兼邪

◎ 叶小姐

一诊 五月廿日

发热颇高，头痛腹疼，脉见紧数，舌白。时邪感冒，内夹湿滞，先为透解，佐以消导。

香豉三钱 象贝母三钱 焦麦芽五钱 桑叶二钱 整光杏三钱

丝瓜络三钱 蔓荆子三钱 大腹皮二钱 连翘二钱 采芸曲四钱

二诊 五月廿二日

身热四日不退，腹痛便结，作嚏流涕。新受感冒，夙滞不消，宜表里两解。

净蝉衣一钱 采芸曲四钱 焦麦芽五钱 象贝母二钱 大腹皮二钱 清炙陈皮一钱半

冬桑叶二钱 淡豆豉三钱 麸枳壳一钱半 连翘壳二钱 赤苓三钱

◎ 沈宝宝 五月廿日

时邪夹湿上犯。肺胃红痧已布，项后焮肿作痛。身热不清，防成痧毒，先以清解。

冬桑叶一钱八分 象贝母三钱 制姜虫二钱 清水豆卷四钱 净蝉衣一钱 炒竹茹二钱

金银花三钱 清炙橘红八分 丝瓜络三钱 连翘壳二钱 嫩前胡二钱

◎ 焦世兄 六月二日

伏风未净，后感新邪，兼传食积。身热颇高，头昏涕黏，脉形濡数，舌黄。拟表里两解，勿任转，为时症法，政。

炒香豉三钱 蔓荆子三钱 焦麦芽五钱 藿香梗一钱半 蝉衣一钱 麸炒枳壳一钱八分

采芸曲四钱 腹皮子各一钱半 广郁金二钱六分 焦苡仁四钱

◎ 陈世兄

一诊 六月三日

畏冷发热，饮食作吐，汤水不解渴，大便不通畅。中焦寒食交阻，清阳少布，拟透邪消积治法。

苏藿梗各一钱半 竹沥夏二钱 佛手花八分 黄郁金一钱半 云苓三钱 淡豆豉三钱

姜川连四分 薄橘红一钱 炒枳壳一钱半 乌梅炭三分 采芸曲四钱

复诊 六月四日

畏寒发热，头重胀，大便不畅，腹部热痛，脉濡数欠畅。里湿外风，宜分理法，勿酿时症为要。

蔓荆子三钱 冬桑叶一钱半 粉川通八分 清水豆卷四钱 净连翘二钱 生熟苡四钱

洗腹绒二钱 益元散四钱，包煎 蝉蜕一钱 浙贝母三钱 采芸曲四钱

复诊 六月八日

形寒发热，头痛胀，咳嗽胸痛，鼻窍微寒。流行感冒，表邪未解，里湿熏蒸，先为透解。

蔓荆子三钱 连翘二钱 陈辛夷一钱 蝉衣一钱 前胡二钱 粉通草八分 浙贝三钱

桑叶一钱八分 白茅根去心，五钱 淡香豉三钱 整光杏三钱 生苡仁四钱

◎ **范奶奶** 六月五日

感冒风邪发热，头痛胸痞，咳嗽不畅，脉数，舌黄光绛。内停湿滞，与邪相搏，防成时行湿温，当先两解表里。

嫩前胡二钱 川郁金一钱半 麸枳壳一钱八分 象贝母三钱 苦甃杏三钱 焦麦芽五钱

桑叶一钱八分 连翘壳二钱 清炙橘红八分 炒香豉三钱 采芸曲四钱

◉ 疟疾

◎ **许先生** 八月廿八日

间日疟发，寒少热多，热时头痛。湿邪挟痰，郁伏少阳阳明，先为和解。

春柴胡八分 生熟苡各四钱 黄郁金一钱半 酒芩一钱半 焦麦芽五钱 藿梗一钱半

仙露夏一钱八分 云苓三钱 鲜佩兰一钱二分 浙贝母三钱 煨草果八分

◉ 惊悸

◎ **张小姐** 五月廿五日

心房震惕，乃气阴不足，足厥阴风木上干太阴，脉数舌黄。湿热中阻，宜养血以治本，清热以治标。

西洋参一钱半 川雅连四分 熟枣仁三钱 辰灯心二尺 连心麦冬二钱 远志肉三钱

生苡仁四钱 苍龙齿四钱 抱木神三钱 焦山栀三钱 野稆豆三钱 淡竹叶廿片

◎ **瞿宝宝** 六月廿六日

睡不安神，肢震谵语，稍有泛恶，大便不畅，脉濡数。肠胃湿滞交阻，脉络不和，治宜清理。

抱木神三钱 连翘带心，二钱 朱灯心二尺 远志肉八分 炒银花三钱 焦麦芽五钱

钩藤二钱，后入 生苡仁四钱 淡竹叶廿片 桑叶二钱 竹沥夏一钱八分

◉ 咳嗽

◎ **黄宝宝**

一诊 廿七年四月十八日

发热十朝，入夜烦躁不寐，吸乳作恶，大便溏泻，小溲热少，脉紧数，咳嗽汗出伏。兼夹湿滞，防发时痧，先为清解。

香豉三钱 桑叶二钱 抱木神三钱 浙贝母三钱 黑山栀三钱 嫩前胡二钱

连翘壳二钱 蝉蜕一钱 焦麦芽五钱 川方通八分 生苡仁四钱

复诊 四月十九日

发热未退，咳嗽不爽，气急鼻扇，小溲极少，大便溏泻，气味秽浊，抬纹色紫。邪热及痰内闭，症殊危险，再为开降，候正。

嫩前胡二钱 象贝母三钱 旋覆花一钱八分，包 冬瓜子三钱 竹沥夏二钱

车前子三钱，包 蝉衣一钱 黄郁金一钱八分 白蒺藜去刺，三钱

钩钩二钱，后下 焦麦芽五钱 清炙桑叶一钱半 净连翘二钱

三诊 四月廿日

热度较淡，咳嗽转剧，日晡以后，热复高，气急鼻扇，大便溏泻。风温邪伏化燥，燥干肺胃，尚在险境，拟方候政。

清豆卷四钱 冬瓜子三钱 嫩前胡二钱 金银花三钱 象贝母三钱 连翘壳二钱

茯苓神各二钱 旋覆花一钱八分，包 焦麦芽五钱 鲜梨皮四钱

四诊 四月廿一日

发热十三刻，吸乳作吐，咳嗽气急，溲少便溏。风痰滞郁伏肺胃，心肝之气火偏炽，稚年病重未可泛视，宜进通宣。候政。

黄郁金一钱八分 象贝母三钱 冬桑叶二钱 大豆卷二钱 玉泉散五钱，包

梗通二钱 竹沥夏二钱 保和丸四钱，包 焦麦芽五钱 鲜竹茹二钱

五诊 四月廿二日

表热已淡，咳嗽气急，便溏溲少。外邪虽减，里热仍炽，再以清肺理脾，顺气化痰，望其转机。

嫩前胡二钱 车前子三钱，包 冬桑叶一钱八分 福泽泻炒，二钱 香白薇一钱半 抱木神三钱

川郁金一钱八分 浙贝三钱 旋覆花二钱，包 焦麦芽五钱 干荷蒂三只

六诊 四月廿三日

身热已退，气急较平，咳嗽转剧，便溏溲少，吸乳作吐。肺热传肠，膀胱气化不宣，注意于起居饮食，可望脱离险境。

清炙桑叶二钱 蜜橘红一钱 玉竹条二钱 冬瓜子三钱 川浙贝去心，一钱半

益元散四钱，包 水炒竹茹二钱 通草梗一钱 地粟苗三钱 谷麦芽蒸，各五钱

七诊 四月廿五日

身微热，咳嗽夜甚，吸乳作吐，便溏已正。宜清风痰热，俾使咳减。

嫩前胡二钱 浙贝母三钱 蝉衣一钱 整光杏三钱 蜜麻黄三分 蜜橘红一钱

玉泉散六钱，包 炒竹茹二钱 清炙桑叶二钱 冬瓜子三钱 焦麦芽五钱

◎ **胡太太** 六月廿二日

虚热起伏，咳嗽痰不活，大便不畅。肺受燥火，伏邪不清，宜标本兼治顾。

清炙桑叶二钱 地骨皮三钱 干枇杷叶三钱，包 象贝母三钱 抱木神三钱

淮小麦五钱 清炙款冬一钱八分 冬瓜子三钱 蜜蒌皮三钱 炒竹茹二钱

◎ **刘宝宝**

三诊 七月廿日此病接前十数次①

入暮热仍潮，咳嗽微有气急，大便溏行。积年肺热，恙恋阴伤，急为标本兼顾。

清炙桑叶二钱 清炙款冬花一钱半 鲜荷梗去刺，一尺 香白薇一钱 生苡仁四钱 谷麦芽炒，各四钱

---

① 原书未见前案。

前胡二钱　炙枇杷叶一钱半　银柴胡八分　川浙贝各一钱半　冬瓜子三钱　酒芩八分

◎ **林女士**

一诊　五月九日

风燥上犯，肺失清肃。干呛无痰，胸膺微痛。久咳防痿，急以滋降。

蜜桑叶六钱　霜款冬六钱　旋覆花一钱八分，包　水炒丝络二钱　川浙贝各一钱半　嫩前胡二钱

整光杏三钱　玉泉散五钱，包　清炙枇杷叶去毛，三钱　白菊瓣一钱半　玉竹条三一钱半

二诊　五月十二日

燥咳多日，昨投滋降，咳较稀，胸痛无减，饮食二便为常，脉来滑数，舌黄带糙。风郁化热，热燥肺金，再以清燥救肺汤加减。

蜜桑叶二钱　嫩白薇一钱　清炙枇杷叶三钱，包煎　大麻仁炒，三钱　天花粉三钱，包

雪梨膏四钱　肥知母三钱　前胡二钱　冬瓜子三钱　川浙贝母去心，各一钱半　整光杏三钱

◎ **吴女士**

二诊　五月十一日

咳嗽夜甚，咽喉作痛，甚则恶吐痰沫，舌黄较薄而未化。风燥上犯肺金，清肃失职，拟滋燥化饮，佐以顺气。

冬桑叶一钱八分　嫩前胡二钱　水炙苏子八分　牛苡仁　竹沥液三钱　清炙橘红一钱　蝉衣一钱

象贝母三钱　鲜竹茹二钱　干枇杷叶三钱，包　整光杏三钱　蜜姜皮三钱　冬瓜子三钱

三诊　六月廿日

内热外风交阻不化。咳嗽不畅，舌苔薄白，头部觉胀。宜开泄肺金。

桑叶二钱　光杏三钱　炒竹茹二钱　蝉衣一钱　前胡二钱　清炙橘红八分

大力子三钱，炒　水炙蒌皮三钱　象贝母三钱　冬瓜子一钱

◎ **曹少奶奶**

一诊　五月十七日

咽哮咳嗽，乃风热上犯膜原也。湿阻气滞，膀胱、小肠宣化失司，小便频数不畅，兼有痛胀之象，脉形濡数，胃纳不香。拟清燥化风，渗湿理气。

冬瓜子皮各二钱　干枇杷叶去毛，三钱　嫩前胡二钱　全瓜蒌炙，研，四钱

细青皮一钱半　桑叶一钱八分　炒泽泻二钱　车前子生用，三钱，包煎

象贝母三钱　生苡仁五钱　灯心两扎　整光杏三钱　飞滑石三钱，包

二诊　五月廿日

咳嗽较松，肢酸气坠，大便时患干结。湿阻气滞，肺肠内燥，宜宣通气机，化湿清热。

川萆薢三钱　桑叶一钱八分　浙贝母三钱　天台乌八分　前胡二钱　整光杏三钱

生苡仁四钱　炒泽泻三钱　淡竹叶廿片　赤苓三钱　冬葵子三钱

◎ **王女士**　五月十八日

咳嗽声重，朝轻暮剧，时行风燥犯肺，肺失清肃也。脉滑数，癸行不准，舌苔黄，中微

绛。气血不调，湿热中阻，先理标病。

嫩前胡二钱　水炙瓜蒌皮三钱　蜜枇杷叶三钱，绢包　冬桑叶二钱　整光杏三钱

水炒竹茹二钱　浙贝母三钱　生苡仁四钱　香白薇一钱半　冬瓜子三钱

◎ **汤右**　五月廿二日

咳嗽旬日，甚则恶吐涎水，身热胃呆，脉数，舌中光。风燥犯肺，痰饮停中，宜祛风清燥，兼和阳明。

清水豆卷四钱　清炙橘红一钱　焦麦芽五钱　嫩前胡二钱　姜竹茹二钱

冬瓜子三钱　冬桑叶一钱八分　整光杏三钱　浙贝母三钱　生苡仁四钱

◎ **何宝宝**

一诊　五月廿三日

风燥犯肺，肺失清肃。咳嗽夜甚，痰多白沫，脉滑数，大便带溏。时行感冒，治宜清解。

嫩前胡二钱　蝉蜕一钱　蜜枇杷叶去毛，三钱　桑叶二钱　天花粉三钱，包　冬瓜子三钱

象贝母三钱　清炙橘红一钱　带皮鲜梨去心，盖，二个　整光杏三钱　炒竹茹二钱

二诊　五月廿七日

入夜顿咳，头汗多而小溲少，咳多则气升少降也，脉濡滑数，舌黄。风火痰交阻，肺失清肃之职，肺娇脏，拟清燥化风、顺气豁痰之法。

清炙款冬一钱八分　前胡二钱　旋覆花一钱半，绢包　霜桑叶一钱八分　蜜蒌皮二钱

蜜枇杷叶三钱，绢包　浙贝母三钱　生苡仁五钱　炒麦芽五钱　嫩白薇一钱半　冬瓜子三钱

◎ **赵女士**　五月廿四日

风燥犯肺，肺失清肃。咳呛间或带红，脉数，舌中光。宜清内热，以解外风。

经霜桑叶二钱　整光杏三钱　白茅根去心，五钱　天花粉三钱，包　蝉衣一钱

二竹茹二钱　浙贝三钱　炒牛蒡三钱　前胡二钱　连翘二钱

◎ **刘小姐**　廿七年四月十六日

风燥犯肺，肺失清润。咳呛，中脘痛，痰不多，癸行未尽。宜先清肺化燥，活痰顺气。

冬桑叶二钱　象贝母三钱　香白薇一钱半　整光杏三钱　净蝉衣一钱　炒竹茹二钱

嫩前胡二钱　枇杷叶去毛，一钱半　白茅根去心，五钱　蜜蒌皮三钱

◎ **瞿宝宝**　廿七年四月十六日

时行风热，上犯肺金。咳嗽旬余不瘥，脉见滑数，入夜为甚。宜清肺化痰，佐以祛风。

桑叶二钱　蜜橘红一钱　竹沥夏一钱八分　水炒竹茹二钱　浙贝母二钱　蝉衣一钱

整光杏三钱　天花粉三钱，包　白茅根去心，五钱　嫩前胡二钱　鲜梨皮四钱

◎ **周右**

初诊　五月廿七日

咳嗽痰多，气急有汗，夙有此症，劳动即发，脉形滑数不畅，舌黄腻。湿痰内蕴，新寒外受，拟顺气豁痰，宣湿祛风法。

旋覆花二钱，包　生苡仁五钱　蜜苏子八分　海浮石三钱　全瓜蒌炙，研，五钱

焦麦芽五钱　整光杏三钱　前胡二钱　竹沥夏二钱　浙贝三钱

二诊　五月廿八日

痰出较顺，气急较平，咳嗽，便不畅，脉来数滑。外寒束热，湿痰中阻，前法进治。

旋覆花二钱，包　整光杏三钱　生苡仁四钱　海浮石三钱　冬瓜子三钱　焦麦芽五钱

嫩前胡二钱　清炙橘红一钱　象贝母三钱　竹沥夏一钱八分　姜竹茹二钱

◎ **陈先生**

一诊　五月廿八日

干咳无痰，气机上逆，腹胀肢倦，脉濡数，舌黄腻，小溲赤少。湿热熏蒸，金失肃降，拟降肺运脾，宣湿理气。

旋覆花二钱，包　生熟苡各四钱　焦麦芽五钱　浙贝母三钱　整光杏三钱　车前子生用，三钱，包煎

洗腹绒二钱　嫩前胡二钱　干枇杷叶去毛，三钱　冬瓜子皮各二钱　清炙广皮一钱半

二诊　五月卅日

风湿痰热熏蒸。咳嗽少痰，行动气急，便少溲赤，脉数，舌黄揩。宜治脾肺。

前胡二钱　旋覆花一钱八分　水炙瓜蒌皮三钱　象贝母三钱　冬瓜子三钱

炒焦麦芽五钱　竹沥夏一钱八分　益元散四钱　大腹皮　生苡仁四钱　福泽泻二钱

◎ **宴子**　六月三日

咳嗽少痰，喉痒胸痛。风燥犯肺，宜辛凉开泄治法。

蜜麻黄五分　蝉衣一钱　炒竹茹二钱　生石膏八钱，轧扁　桑叶二钱　白茅根去心，五钱

粉甘草五钱　前胡二钱　冬瓜子三钱　整光杏三钱　浙贝四钱

◎ **冯宝宝**　六月九日

风燥犯肺，肺失清润。咳呛阵作。宜清燥化风法。

冬桑叶二钱　前胡二钱　玉泉散四钱，包　蝉衣一钱　整光杏三钱

二竹茹二钱　炒牛蒡三钱　天花粉三钱　白茅根去心，五钱　连翘二钱　浙贝母三钱

◎ **家宝宝**

一诊　六月十日

咳痰，呕吐涎沫，似风夹饮食而不化，脉浮数，喉有水鸡声。拟辛开肺金，袪风豁痰。

白前二钱　竹沥夏二钱　霜桑叶一钱八分　浙贝母三钱　莱菔甲一钱半　冬瓜子三钱

整光杏三钱　清炙橘红一钱　焦麦芽五钱　蝉衣一钱　姜竹茹二钱　糯稻根须三钱

二诊　六月十三日

阵咳痰多，汗出不已。表疏邪恋，肺受燥气，宜豁痰清燥法。

清炙桑叶二钱　整苦杏三钱　莱菔子一钱八分　马兜铃一钱八分　天花粉三钱

炒竹茹二钱　嫩前胡二钱　生苡仁四钱　浙贝母三钱　冬瓜子三钱

三诊 六月十八日

自汗盗汗，表热未清，咳嗽气急，腠理不密。肺伏风燥，症非轻浅。

嫩前胡二钱 生苡仁四钱 干枇杷叶三钱 浙贝母三钱 瘪桃干三钱

须谷芽五钱 旋覆花一钱八分 整光杏三钱 稆豆衣二钱 浮小麦五钱

浮小麦一两、大红枣五枚，煎代茶。

◎ **浦女士** 六月十五日

经未减少，咳嗽未已，脉弦舌黄。宜治脾肺。

嫩前胡二钱 整光杏三钱 白茅根五钱 香白薇一钱半 蜜款冬二钱 生苡仁四钱

象贝母三钱 细生地四钱 须谷芽五钱 茺蔚子三钱 冬瓜子三钱

◎ **田左** 六月十七日

咳嗽，咽喉发痒，两胁作痛。湿火并蒸，风燥来袭，防其伤络失红。

桑叶一钱八分 炒牛蒡子三钱 玉泉散五钱，包 嫩前胡二钱 整光杏三钱 鲜竹茹二钱

浙贝母三钱 蜜蒌皮三钱 白茅根去心，五钱 蝉衣一钱 生苡仁四钱 冬瓜子三钱

◎ **吴先生** 六月十五日

咳嗽，胸背作痛，痰多能咯。伏风化肺，湿热乘之，先当开泄。

蜜麻黄五分 蝉衣一钱 炒竹茹二钱 嫩前胡二钱 玉泉散六分，包

焦麦芽五钱 光杏仁三钱 生苡仁四钱 象贝母三钱 冬瓜子三钱

◎ **林女士** 六月廿日

酒体助热，咳嗽复作，胸痞痛，少痰，舌黄，白带腻。外风里束内热，拟清解肃化法。

冬桑叶二钱 浙贝母三钱 鲜茅根去心，五钱 蝉衣一钱 炒竹茹二钱 冬瓜子三钱

清炙蒌皮三钱 整光杏三钱 水炙枇杷叶三钱，绢包 前胡二钱 生苡仁五钱

◎ **蒋小姐**

一诊 六月廿五日

风燥犯肺，闭而不宣。咳嗽痰艰，咽喉胸膈痒痛，脉紧数，咽间焮赤。宜辛凉开泄，清肃肺金。

蜜麻黄六分 前胡二钱 白茅根去心，五钱 生石膏六钱 桑叶二钱

炒竹茹二钱 粉甘草五分 象贝母三钱 光杏仁三钱 炙姜虫二钱

二诊 七月一日

喉痒咳呛，痰咯甚艰，自觉胸宇干燥，手心发热，脉紧数，舌黄。风燥上犯，肺金清降失职，专投辛甘凉开泄，未见大效，拟祛风清燥，活痰顺气。

桑叶一钱八分 浙贝三钱 蜜枇杷叶三钱 白薇一钱半 鼠黏子炒，三钱 茅根去心，一束

旋覆花一钱八分，包 整光杏三钱 冬瓜子三钱 蝉衣一钱半 嫩前胡二钱

◎ **胡先生** 六月廿八日

内蕴湿热，外感时邪。咳嗽痰黏，胁背微觉不舒，诊脉濡数，舌黄苔☐。天时潮闷，肺气不能清肃，拟里清外解之法，佐以豁痰。

嫩前胡二钱 霜桑叶二钱 竹沥制夏一钱八分 浙贝三钱 生苡仁五钱

水炒竹茹二钱 整光杏三钱 冬瓜子二钱 海浮石三钱 清炙橘红一钱

◎ **赵小姐** 七月五日

入夜咳嗽，目白发黄。肺阴不足，湿热上升，宜清肃泄化法。

浙贝二钱 生苡仁四钱 干枇杷叶三钱，包 前胡二钱 冬瓜子三钱

白薇一钱半 炒竹茹二钱 杏仁三钱 炙款冬二钱

◎ **金右** 七月六日

咳嗽咽痒，胸痛。风热犯肺，甚防失红。

桑叶二钱 浙贝三钱 前胡二钱 大力子酒 蝉衣一钱

生苡仁四钱 炒竹茹二钱 清炙款冬一钱 茅根五钱

◉ 喘逆

◎ **陈先生** 五月十七日

面浮脚肿，咳嗽气急，大便溏而少，脉来紧数，舌中光，色黄，不能平卧。风湿交搏，脾肝两伤，喘肿重症，先为分理，平气降逆治之。

旋覆花二钱，包 生薏米五钱 蜜枇杷叶去毛，三钱 海浮石三钱 冬瓜子皮各三钱

蜜炙苏子一钱 前胡二钱 竹沥夏二钱 炒焦麦芽五钱 整光杏三钱 浙贝母四钱

◎ **钟先生**

初诊 五月廿六日

气急痰白，勤劳益甚，恙起多年。金水不能相生，湿痰熏蒸，转瞬火令①，先与纳气降气，乙癸同源法。

旋覆花一钱八分，包 野稆豆四钱 蜜枇杷叶去毛，三钱 代赭石打，四钱 生熟苡各四钱

血燕根三钱 竹沥夏二钱 尖川贝去心，二钱 香谷芽五钱 整光杏三钱 款冬花炙，二钱

◉ 嗳气

◎ **冯老太太** 七月三日

食物无味作嗳，头部发木，舌苔黄腻，两胁犹痛。天时潮霉，湿热与肝气互阻，宜湿平逆，以化风阳法。

黄郁金一钱八分 白蒺藜去刺，三钱 干枇杷叶三钱，包 旋覆花一钱半，包 钩藤二钱，后下

丝瓜络酒炒，三钱 绿萼梅八分 香橼皮八分 夜交藤四钱 生熟苡各三钱 谷麦芽各四钱

---

① 火令：夏季。

◎ **黄兄**

六诊 六月十六日

食后消化迟钝，气上升则作嗳，嗳之不爽，大便干结欠畅，脉左小弦，舌黄。木土虚，输运不灵，湿热易阻，宜以宣通泄降为要。

火麻仁炒，研，四钱 枸橘李一钱 干枇杷叶三钱 麸枳壳一钱半 焦苡仁四钱 刀豆子三钱
扁豆衣二钱 竹沥夏二钱 谷麦芽五钱 白蔻壳一钱 炙内金二钱 抱茯神三钱

◉ **呕吐**

◎ **陈**

二诊 六月廿六日

食后似觉痞梗，呕吐，惟大便艰结，三两日解，自通畅，胃则降，胸胁有恢复之机。阳明气火尚未泄化，牙龈肿痛，颊车不利，身肢晨起不温。拟仿喻氏进退黄连汤意。

姜半夏二钱 云苓三钱 佛手花八分 制黄附块一钱半 枸橘李一钱半 谷麦芽各五钱
姜川连五分 旋覆花一钱半，包 黄郁金一钱八分 生赭石轧碎，四钱

◎ **宣小姐** 七月五日

胃呆作恶，头眩肢软，脉弦濡数，舌黄腻。湿热熏蒸，清阳不布，法当宣化。

鲜藿梗一钱半 炒苡仁四钱 谷麦芽炒香，四钱 赤苓三钱 橘红络各一钱 青荷叶一角
黄郁金一钱八分 炙桑寄生三钱 鲜佛手八分 竹沥夏二钱 焦扁衣二钱

◎ **曹三太太** 七月廿六日

腥寒最易伤脾胃，致于呕吐泄泻，腹中痛，眉棱酸楚，脉濡滑，舌黄腻。宜升降清浊，化湿导滞。

苏藿梗各一钱半 炒枳壳一钱半 鲜佛手八分 黄郁金一钱八分 制川朴八分
青防风八分 赤苓三钱 焦苡仁四钱 采芸曲四钱 洗腹皮二钱

◉ **痞满**

◎ **邹太太**

三诊 四月廿一日

表热已净，胸痞作恶，肢惫腿软，精神未复。温邪渐解，里湿犹留中脘，清阳失于敷布，宣湿以和降阳明治法。

白蔻壳一钱 桑寄生酒炒，三钱 赤苓三钱 竹沥夏一钱八分 藿香梗一钱半
采芸曲四钱 炒苡仁五钱 清炙陈皮一钱半 丝瓜络酒炒，三钱 香谷芽五钱

四诊 四月[1]廿二日

诸恙均松，口淡神惫，早起头部作痛，脉濡滑数，舌黄带腻。脾湿熏蒸，脘阳不利，消化未复，食后胸宇微胀。再用芳开淡渗法，兼理肠胃。

---

① 四月：原文未注明月份，据原书前后文添加。

元金斛二钱　稆扁衣各一钱半　白蒺藜去刺，三钱　冬瓜子皮各三钱　生熟苡仁各四钱　银花三钱

抱木神三钱　酒炒桑枝四钱　谷麦二芽各四钱　新枇杷叶去毛，三钱　杜赤豆十二钱　整光杏三钱

◎ **游宝宝**

一诊　六月廿三日

身热汗多不解，喉有痰声，少腹软膨，大便白黏，寒滞互阻，时作何欠，目视少神。拟祛寒宣窍，化痰导滞。

鲜藿梗一钱半　香豉三钱　九节菖蒲五分　黄郁金一钱半　连翘二钱　采芸曲四钱

莱菔甲一钱半　浙贝三钱　焦麦芽五钱　竹沥夏二钱　整光杏三钱　姜山栀三钱

二诊　六月廿四日

热退未清，大便用手术而解，胸脘痞阻，时作嗳气，脉濡数。夙滞未净，余邪留恋，再解表里。

清水豆卷四钱　采芸曲四钱　鲜佩兰梗一钱　黄郁金一钱半　新会皮一钱半

鲜佛手八分　大腹皮洗，二钱　焦麦芽五钱　尖槟榔打，一钱　钩藤二钱，后入

三诊　六月廿五日

内闭已开，表热未退，闭塞作嚏，且流黏涕，痰多不能吐，脉数滑。宜清痰火以解表热。

冬桑叶二钱　蝉衣一钱　白茅根去心，五钱　炙白薇一钱半

钩藤后入　焦麦芽五钱　整光杏三钱　连翘壳二钱

◎ **范女士**　六月廿四日

湿阻气滞。消化不良，不食则嘈，食则胸痞，胸痞似有欲恶之象，脉濡滑。宜和胃化滞，宣湿理气法。

黄郁金一钱半　炙内金二钱　焦麦芽五钱　广藿梗一钱半　炒扁衣二钱　香橼皮八分

蔻壳一钱　洗腹绒二钱　绿萼梅一钱　焦苡仁四钱　采芸曲四钱

◎ **张老太太**　六月廿四日

少腹作胀，不食则嘈，早起恶出酸苦，痰咳不治，神疲嗜卧。湿困脾胃阳微，痰饮中阻，消化不良，天时潮闷，宜参芳开辛通之法。

藿香梗一钱半　蔻壳一钱　谷麦芽各四钱　洗腹皮二钱　焦苡仁五钱　糯稻根须三钱

竹沥夏二钱　云茯神三钱　旋覆花一钱半，包　冬瓜皮三钱　炒扁衣二钱　苦整杏仁三钱

◎ **谈女士**　八月一日

嘈杂，胸脘痞隔，不思饮食，大便不通，尻骨酸痛，脉濡滑。气机上逆，寒热起伏，经居半月，宜宣廓中焦，理气化湿。

广藿梗一钱半　炒枳壳一钱半　焦麦芽四钱　清水豆卷四钱　腹皮子各一钱半　连翘壳二钱

白薇壳八分　生熟苡各四钱　冬瓜子二钱　黄郁金一钱八分　陈香橼八分

◉ 脘腹痛

◎ 许太太

一诊 五月廿二日

经居四旬，左小腹痛胀，中脘亦时作痛，四肢发麻，胃呆便不畅，脉细弦，舌透白。湿热中阻，气火偏炽，宜两和肝胃，化湿宣中。

茺蔚子三钱 陈香橼八分 谷麦芽各五钱 细生地四钱 生苡仁四钱 冬瓜皮二钱

金铃子一钱 南芡实三钱 稆豆衣一钱半 黄郁金一钱半 抱木神三钱 桑寄生三钱

二诊 五月廿五日

酸胀中脘作痛，脾虚肝旺，输运不灵，脉弦涩。湿热阻气，气血不调，经阻五旬，宜调冲任以运脾土。

全当归一钱半 陈香橼八分 茺蔚子三钱 酒白芍二钱 稆豆衣一钱半 香谷麦芽五钱

春柴胡八分 炒苡仁四钱 炒扁衣一钱半 酒芩一钱半 新会皮一钱

三诊 五月廿八日

潮热肢木，左腹角作痛，经阻不行，体倦无力。血虚肝旺，湿热固脾，再进通宣。

春柴胡八分 生熟苡四钱 谷麦芽炒香，各五钱 酒芩一钱半 茺蔚子三钱 月季花二朵

旋覆花一钱八分，包 新红花一钱半 左金丸八分，包 桑寄生三钱 怀牛膝二钱

四诊 五月卅一日

不食杂食，则胸脘痞闷，左腹角痛，经仍不行，头重痛，怕烦忮恼。血虚气滞不通则病，前法加减。

银柴胡八分 藏红花八分 谷麦芽各炒，五钱 酒芩一钱半 陈香橼八分 路路通一钱

茺蔚子三钱 生熟苡各四钱 潼白蒺藜各三钱 抱木神三钱 整光杏三钱

五诊 六月三日

嘈杂则乃气火犯胃，无以食则痞满不舒，脉细弦，经不引，头重胸跳。血亏肝旺，土木不和，宜前法参调冲任。

逍遥丸三钱，包 抱木神三钱 月季花二朵 川郁金一钱八分 远志肉四分

路路通八分 陈香橼一钱 谷麦芽各四钱 焦栀子三钱 稆豆衣一钱半

◎ 周君

一诊 六月十五日

疟愈之后，湿痰未净，一经劳动，寒热复作，小腹痛，面目萎黄。再理湿热，兼助清化。

酒茵陈一钱半 生熟苡仁四钱 丝瓜络酒炒，三钱 广藿梗一钱半 新会皮一钱半

黑山栀三钱 赤苓三钱 制川朴一分 大腹皮二钱 焦麦芽五钱

二诊 六月十七日

少腹发胀且拒按，湿阻气滞，再以宣化。

苏藿梗一钱半 赤苓三钱 炒泽泻二钱 大腹皮二钱 焦麦芽五钱 车前子三钱，包

生熟苡仁各四钱　酒茵陈一钱半　青陈皮各一钱半　采芸曲四钱

◎ **周右**　六月四日

腹胀将近两月，中脘作痛，食不易化。肝气窜扰，湿浊中阻。脉濡弦，舌黄，大便燥结。宜扶土和木，升清降浊。

广郁金一钱八分　陈香橼一钱　冬瓜皮三钱　带皮苓三钱　炒苡仁五钱　炒焦麦芽五钱

大腹绒洗，二钱　全瓜蒌炙，研，五钱　饭蒸荷叶一钱半　蔻壳一钱　采芸曲四钱

◎ **赵先生**

一诊　六月十八日

湿痹经脉，清阳不布。神倦，腰背作拌，腹微痛，诊脉濡数，舌黄揹。拟宣痹通络，兼清肺胃。

鲜藿梗一钱半　生苡仁五钱　杜赤豆四钱　洗腹绒二钱　橘络八分　丝瓜络三钱

桑寄生三钱　绵茵陈一钱八分　赤苓三钱　晚蚕沙三钱　焦麦芽五钱　白菊瓣一钱半

二诊　六月廿一日

腹胀微疼，每食蔬菜，便出不化，是脾阳不运，消化失职。此脉濡数，舌仍黄揹。湿阻气滞，治以分消。

带皮苓三钱　炙内金二钱　金毛脊去毛，盐炒，二钱　陈香橼一钱　苡仁五钱　丝瓜络酒炒，三钱

冬瓜子皮各二钱　新会皮一钱半　扁豆花二钱　陈葫芦一钱半　焦麦芽五钱

◎ **周右**

一诊　六月二十二日

身热头痛，脘腹亦痛，便行不畅。风邪外感，湿滞内停，法以疏解。

老苏梗一钱半　青陈皮一钱半　炒香豉三钱　蔓荆子三钱　细麦皮一钱半　连翘壳二钱

大腹皮二钱　炒枳壳一钱半　浙贝母三钱　采芸曲四钱　生苡仁四钱

三诊　六月廿六日

脘腹胁肋窜痛，妨碍动作，身热退而未净，便通不畅。湿滞阻气，外邪乘之，宜表里兼顾。

旋覆花一钱八分，包　生熟苡仁四钱　丝瓜络一钱　左金丸八分　生香附一钱半

采芸曲四钱　炙内金二钱　生新绛八分　焦麦芽五钱　陈香橼八分　瓦楞子打，二钱

◎ **王(黄)右**

一诊　六月廿二日

胃脘痛，食入作胀，大便难解，头目见光胀痛。血虚肝旺，消化失职，先理中焦。

陈香橼一钱　沉香曲一钱半　谷麦芽各五钱　旋覆花一钱半，包　白扁衣二钱

绿萼梅八分　生瓦楞三钱　洗腹绒三钱　生香附一钱半　枸橘李一钱　白蒺藜三钱

二诊　六月廿四日

胃脘痛胀较减，经来延期，头目不清。血虚血热，肝木侮土，前法参以调营。

当归炭一钱八分　海螵蛸三钱　生香附一钱半　茺蔚子三钱　枸橼李一钱　谷麦芽各四钱
陈香橼一钱　酒白芍二钱　白菊瓣一钱半　白蒺藜去刺，三钱　甘草炭五分　干藕节五枚

三诊　六月廿六日

多食则脘闷，午后神疲形肿，头目昏胀。脘阳不利，湿浊肝气中阻，脉小弦，肿已净，潜阳和中之治。

蔓荆子三钱　炙内金二钱　绿萼梅八分　白蒺藜去心，三钱　冬瓜子皮各二钱　干枇杷叶三钱，包
香橼皮八分　焦麦芽五钱　生枳壳八分　左金丸八分，包　白菊瓣一钱半

◎ **陈宝宝**　六月廿三日

泄泻以后，身热四天，入夜为剧，腹中痛，脉数舌黄糙，口渴引饮。湿邪夹滞，郁伏肠胃，先为透解。

香豉三钱　扁豆花二钱　焦麦芽五钱　洗腹绒二钱　采芸曲四钱　鲜佩兰一钱
鲜藿梗一钱半　生苡仁四钱　炒黄银花三钱　赤苓三钱　粉川通一钱

◎ **濮右**　六月廿七日

湿阻气滞，浊不通降。少腹痛胀，咳嗽牵引，便秘不解。宜疏肝运脾，宣化湿浊。

洗腹皮二钱　陈香橼八分　谷麦芽炒焦，各五钱　冬瓜子皮各二钱　麸枳壳一钱半
饭蒸荷叶一钱半　全瓜蒌炙，研，六钱　青陈皮各一钱半　生苡仁四钱　整光杏三钱

◎ **劳先生**其章　六月廿七日

脾不行健生湿痰，新凉来袭，清阳不运。肢体疲倦，晨起微有潮热，胃呆便艰结，脉形濡弦滑，舌腻中剥。先拟宣湿痹以化痰热，请法家正之。

干藿梗一钱半　生熟苡仁各四钱　竹沥皮一钱八分　清水豆卷四钱　采芸曲四钱　焦麦芽五钱
绵茵陈一钱半　赤苓三钱　酒炒丝瓜络三钱　整光杏三钱　省头草一钱半

◎ **梁左**

一诊　七月六日

湿阻气滞，中脘消化失职，不食则阳明空虚而作痛，食则气机上逆，闷痹不舒。脉形濡滑欠畅，舌黄。拟升清降浊，以助运化而利气分。

旋覆花一钱八分，包　沉香曲一钱半　生香附一钱半　新会皮一钱半　生瓦楞打，三钱
焦麦芽五钱　九香虫炒，一钱　炙内金二钱　陈香橼八分　黄郁金一钱八分

二诊　七月八日

湿阻阳明，气失流利。消化不良，脉络不和，便秘两日，中脘气逆，虫腹作痛稍瘥，进食不觉痞痛，脉小弦数，舌黄。通则不痛，宜用苦辛甘合法。

上川连四分　甘草炭五分　广藿梗一钱半　淡吴萸上川连合炒，二分　旋覆花一钱半　佛手花八分
竹沥夏二钱　全瓜蒌炙，研，六钱　谷麦芽四钱　生瓦楞三钱　采芸曲四钱　生熟苡仁各四钱

◎ **蔡太太** 七月十九日

脘痛较瘥，气滞胸膈胀闷，脉小弦。湿阻肝气，升多降少，宜以前诊加减①。

黄郁金一钱八分 大白芍一钱半 陈香橼八分 旋覆花一钱八分 焦甘草五钱

玫瑰花两朵 生瓦楞三钱 生熟苡各四钱 金铃子二钱 焦麦芽五钱

◎ **戎太太** 七月廿五日

气火留中。脘中作痛，饥饿及劳动更甚，晨起面浮，脉来弦滑。阳明中虚，宜和胃平肝，以泄气火。

川郁金一钱八分 酒白芍一钱八分 焦麦芽五钱 旋覆花一钱八分 焦甘草八分 干枇杷叶三钱，包

生瓦楞三钱 枸橘李一钱半 丝瓜络三钱 生香附一钱半 生苡仁八分

◎ **吴世兄** 七月六日

胃呆不思食，前常水泻，腹中痛，精神疲倦，脉来濡滑。湿困脾阳，消化不良，宜化湿运脾，以理胃纳。

广藿梗一钱半 生熟苡仁四钱 白茅花二钱，包 赤苓三钱 枳术丸四钱，包 鲜荷叶一角

扁豆衣一钱半 采芸曲四钱 通天草三钱 洗腹绒二钱 谷麦芽各四钱

◎ **叶太太**

一诊 七月十七日

热闭气不流通，脘腹痛，痛势颇剧，脉弦舌黄。宜和肝胃，佐以疏泄。

金铃子二钱 左金丸八分 绿萼梅八分 元胡索一钱半 生瓦楞二钱

川郁金一钱八分 白蔻壳八分 枸橘李八分 生香附一钱半

二诊 七月廿一日

肝气犯胃。脘痛痛甚，则上冲胸膈，便行不畅，诊脉细弦，舌黄。血不养肝，宜柔泄法。

瓜蒌仁炙，研，五钱 焦甘草五分 枸橘李一钱 旋覆花一钱八分，包 左金丸六分

谷麦芽各炒，五钱 生香附二钱 川楝子二钱 抱木神三钱 大白芍二钱 元胡索一钱半

三诊 七月廿四日

脘痛较瘥，气不接续，便行不畅，脉弦，舌白腻。气火不泄，湿滞少降，前法加减。

旋覆花一钱八分，包 枸橘李二钱 谷麦芽 酒白芍二钱 采芸曲三钱

焦甘草五钱 抱木神三钱 火麻仁炒，研，三钱 佛手花八分

四诊 七月廿九日

肺肾之气不续，都由中虚肝旺，升多降少。脉形细弦，舌黄。拟清金平木，和中理湿。

旋覆花一钱八分，包 抱木神三钱 竹沥夏一钱半 东白芍二钱 川郁金一钱半

代赭石生轧，四钱 甘草炭五分 白蒺藜去刺，三钱 生瓦楞三钱 干枇杷叶三钱，绢包

五诊 七月卅一日

气不接续，心房震动。血虚弱，左升太过，右降不及，姑为调养。

---

① 原书本案未载前方。

抱木神三钱　野稆豆三钱　干枇杷叶三钱，包　熟枣仁三钱　细生地五钱

首乌藤三钱　旋覆花一钱八分，包　远志肉八分　海贝齿四钱　浮小麦四钱

六诊　八月二日

厥阴气火，内逼迫心包。心房震跳，睡不安神，肠气不利，气机撑塞，时逆。血虚肝旺，宜静以制动法。

紫贝齿五钱　竹沥夏二钱　朱灯心三尺　远志肉八分　北秫米三钱

白蒺藜去刺，三钱　抱木神三钱　浮小麦五钱　黑山栀三钱　熟苡仁三钱

七诊　八月四日

气机较平，心惕亦减，惟劳动则头当肿昏，舌苔黄腻。气阴不足，湿热中阻而不能化，以致清阳浊阴失其升降之职，拟前法参息风化湿浊。

白蒺藜去刺，三钱　野稆豆三钱　首乌藤四钱　钩尖二钱，后下　生熟苡各四钱　炒秫米三钱

紫贝齿打，六钱　远志肉八分　干枇杷叶三钱，包　茯神三钱　竹沥夏二钱

◉ 泄泻

◎ 曹妹妹

一诊　五月十三日

伤风起见，风宣入肠，夹滞石化。溏泄特泻，烦躁腹痛，溲小身热，脉濡数，舌黄。治宜运脾利水，兼化风积。

老苏梗一钱半　扁豆花二钱　抱木神三钱　大腹皮二钱　福泽泻炒，二钱　冬瓜子三钱

香豆豉三钱　采芸曲四钱　青防风一钱　车前子三钱，包　熟苡仁四钱

二诊　五月十四日

热退身安，大便溏而秽浊，次数仍多。表已解，滞未清，再以疏化。

花槟榔八分　生熟苡各四钱　前胡二钱　采芸曲四钱　清豆卷四钱　大腹绒二钱　扁豆花三钱

麸枳壳一钱半　新会皮一钱半　茯神三钱　莱菔子炒，一钱半　浮小麦五钱

◎ 王少奶奶

一诊　五月廿九日

身热之后，继以泄泻，脘腹作痛，经一月再行，四肢酸软，脉濡数，舌根黄腻。风湿交阻，肠胃厥气不宣，宜标本兼顾。

广藿梗一钱半　生苡仁四钱　清炙陈皮一钱半　洗腹绒二钱　沉香曲一钱　梗通八分

福泽泻炒，二钱　老苏梗一钱半　车前子生用，三钱，包　焦麦芽五钱

二诊　五月卅一日

泄泻已止，神疲嗜卧，谷纳少，中脘微痛，脉濡，左小弦，舌深黄，口渴引饮。泄泻伤脾，脾虚则肝旺，且多湿热，宜健脾和中。

炒扁衣二钱　清炙陈皮一钱半　香谷芽五钱　广藿梗一钱　川续断二钱

丝瓜络三钱　生熟苡四钱　金毛脊二钱　赤苓三钱　忍冬藤三钱

三诊 七月七日

背胀胸宇痞闷，肺气入络，肺失清肃，脉小弦，大便溏泻。天时潮闷，木失调达。法当疏化。

旋覆花一钱八分，包　丝瓜络三钱　酒桑枝四钱　苦整杏三钱

生苡仁四钱　谷麦芽五钱　冬瓜子皮各二钱　白菊瓣一钱半

四诊 七月十一日

胸脘背心作胀，大便或溏或结，环胁作痛，诊脉弦细。木失调达，犯肺窜络，再以清金平木，理气和络。

左金丸八分　枸橘李八分　谷麦芽各五钱　旋覆花一钱八分　生香附一钱半　干枇杷叶三钱，包

土炒白芍二钱　稆豆衣一钱半　丝瓜络三钱　黑甘草五分　橘络八分

五诊 七月廿四日

经来色紫而稠，背部甚胀，胸脘痞闷。肝脾不和，营血内生，宜调冲任。

茺蔚子三钱　酒赤芍二钱　月季花两朵　制香附一钱半　归身一钱半

丝瓜络三钱　大丹参一钱半　新红花八分　泽兰一钱半　陈香橼一钱

◎ **马先生** 六月十日

前昨腹痛注泻，今泻止而腹鸣，食入腹中不适，脉来濡滑，舌黄。湿与风交阻，消化失其常度，气机不宣，拟理气祛风，恢复运化。

洗腹绒二钱　扁豆花三钱　焦麦芽五钱　枣儿槟一钱半　采芸曲四钱　麸枳壳一钱半

青防风一钱半　赤苓三钱　生熟苡仁四钱　青陈皮各一钱半　车前子三钱，包煎

◎ **周少爷**

一诊 六月十七日

受寒湿，与气交阻肠胃。胸脘痞格，大便注泄，诊脉濡滑不畅，舌根腻，小便甚少。急为通理三焦，理气化湿，毋使发热为佳。

广藿梗一钱半　福泽泻炒，二钱　梗通八分　赤苓三钱　采芸曲四钱　炒麦芽五钱

紫苏梗一钱　麸枳壳一钱半　鲜佩兰八分　大腹绒二钱　生熟苡仁四钱

二诊 六月十八日

泄泻转为溏泻，头额有汗，小溲甚少。宜理湿和中，佐以固表。

枳术丸三钱，包　炒薏仁四钱　谷麦芽各五钱　赤苓三钱　稆豆衣一钱半　新会皮一钱半

扁豆衣炒，一钱半　福泽泻二钱　冬瓜子皮各三钱　通天草三钱

◎ **张右** 六月二十二日

感寒伤滞，腹痛泄泻，腿腹有转筋之势，顷泻已止，腹脘痞痛。法当疏化。

老苏梗一钱半　晚蚕沙四钱，包　焦麦芽五钱　大腹皮洗，二钱　赤苓三钱

川朴制，八分　采芸曲四钱　焦苡仁四钱　新会皮一钱半　丝瓜络三钱

◎ **袁先生** 六月廿三日

腹鸣注泄且作痛，四肢酸倦，食后欲泛。内停湿滞，外感新寒，急各疏解。

藿苏梗各一钱半 青陈皮各一钱半 桑寄生酒炒，三钱 赤茯苓三钱 焦苡仁五钱

鲜佩兰梗一钱 洗腹绒二钱 车前子二钱 麸枳壳一钱半 采芸曲四钱 焦麦芽五钱

◎ **张** 六月卅日

形寒发热，腹胀泄泻每日约四五次。表邪里湿交阻不化，治宜两解。

老苏梗一钱半 采芸曲四钱 制川朴八分 鲜藿梗一钱半 扁豆花二钱

车前子三钱，包 大腹绒二钱 生苡仁五钱 香豉三钱 焦麦芽五钱

◎ **梁三弟** 七月二日

腹痛溏泻，食则中满，睡着惊惕，脉濡滑，舌黄。感冒新凉湿滞不化，拟疏化法治之。

苏藿梗各一钱半 青陈皮各一钱半 谷麦芽各四钱 赤苓三钱 焦苡仁五钱

鲜荷梗一尺 大腹绒二钱 楂炭二钱 采芸曲四钱 麸枳壳一钱半

◎ **金少奶奶**

一诊 七月二日

身热未退，食后腹中痛，溏泻五次，乍寒乍热。恙延五天，表未清而湿滞内阻，急为消积解表，两理肠胃。

藿梗一钱半 腹皮子各一钱半 鲜荷叶一角 香豉三钱 连翘壳二钱 焦麦芽五钱

黄郁金一钱八分 新会皮一钱半 莱菔子一钱半 采芸曲四钱 赤苓三钱

二诊 七月四日

腹痛已止，泄泻不减，不致转痢矣，每日尚有乍寒乍热。再理肠胃湿热以祛外风。

清水豆卷四钱 桑寄生酒炒，三钱 谷麦芽各四钱 洗腹绒二钱 丝瓜络三钱

新会皮一钱半 保和丸四钱，包 赤苓三钱 扁豆衣三钱 生熟苡各四钱

◎ **叶媪**

一诊 七月十五日

感受燥邪，水泻十余次，泛泛作恶，并不腹痛，惟胸痞气浅，见风凛凛，脉小滑舌黄。防转干霍乱，急为疏解。

苏藿梗各一钱半 车前子三钱，包 鲜荷梗去刺，一尺 赤苓三钱 采芸曲四钱

佛手八分 黄郁金一钱八分 生苡仁四钱 焦麦芽五钱 炮姜炭四分 薄橘红一钱

二诊 七月十六日

身热已净，注泄已止，坐则腹痛，脉来濡弦滑。泻伤脾土，肝气内旺，宜清暑化风，两和土木。

洗腹皮二钱 赤苓三钱 炒苡仁四钱 陈香橼八分 藿梗一钱半 鲜荷梗一尺

扁豆花二钱 焦谷芽四钱 青陈皮各一钱半 采芸曲四钱

◎ **张右**

一诊 七月十六日

呕吐泄泻，头痛腹痛，今日且有鼻衄。肺胃内热，感寒停滞，防变霍乱。

广藿梗一钱半 采芸曲三钱 鲜荷梗一尺 大腹皮二钱 焦麦芽五钱 佛手八分

蔓荆子三钱 白茅花二钱，包 黄郁金一钱八分 生苡仁四钱

二诊 七月十八日

呕吐已止，自觉胸宇烦热，口渴引饮。暑热内闭，肺胃清肃失职，再当开泄，兼清暑热。

银花三钱 黑山栀三钱 鲜荷叶一角 鲜藿梗一钱半 生苡仁五钱 丝瓜络三钱

连翘二钱 益元散四钱，包 炒竹茹二钱 浙贝三钱 前胡二钱

◎ **戎右** 七月十七日

水泻，腹中痛，泛泛欲恶，舌苔黄腻。防其转痢，急为透解。

鲜藿梗一钱半 生苡仁四钱 焦麦芽五钱 黄郁金一钱八分 车前子三钱 荷梗一尺

鲜佩兰一钱 尖槟榔一钱半 佛手八分 青陈皮各一钱半 采芸曲四钱

◎ **冯老太太** 七月廿三日

腹泻已止，肠鸣，头眩。风挟湿热，窜扰上中，酷暑，宜清理阳明，以熄风阳。

白蒺藜去刺，三钱 生熟苡各四钱 鲜荷梗一尺 炒桑枝四钱 大贝母三钱 谷麦芽各四钱

炒银花三钱 炙姜虫二钱 滁菊瓣一钱半 陈香橼八分 竹沥夏一钱半

◎ **陈小姐**

一诊 七月廿四日

湿滞交阻，兼受新凉。腹痛，溏泄不畅。防变痢疾，急为通导。

藿梗一钱半 采芸曲四钱 焦麦芽五钱 洗腹绒二钱 楂炭二钱 生苡仁四钱

花槟榔一钱半 扁豆花二钱 炒枳壳一钱半 赤苓三钱 青陈皮各一钱半

二诊 七月廿六日

腹痛较瘥，泄次亦减。肠胃湿滞未化，尚防转痢。

苏藿梗各一钱半 采芸曲四钱 炒枳壳一钱半 赤苓三钱 生苡仁四钱

荷梗一尺 洗腹绒二钱 扁豆花二钱 尖槟榔打，一钱半 炒泽泻二钱

◎ **张衡翁** 七月廿八日

泄泻断续，腹愠痛，思食而食不舒适，脉来濡滑数，舌黄揹，根有麻点。恙起一月余，拟分理暑湿、运化肠胃法。请政。

苏藿梗各一钱半 扁豆花二钱 生熟苡仁各三钱 洗腹皮二钱 花槟榔一钱半

谷麦芽各四钱 青防风一钱半 煨木香八分 鲜荷叶一角 赤苓三钱 采芸曲四钱

◎ **陈宝宝** 八月廿九日

恙起一月，腹中溏泄，数日多次，进食作吐，痰色苍，稍有身热。脾胃两虚，湿浊不化，延防增剧。

潞党参二钱　姜半夏二钱　佛手八分　焦白术一钱半　新会皮一钱半

陈伏龙肝二钱，包　云苓三钱　黄郁金一钱八分　炙甘草五分　谷麦芽各四钱

◎ **唐少奶奶**　七月四日

泄泻之后，脾湿熏蒸，阳明胃络不和。胸宇痞胀，肌肉作痛，经来略少，昨晚未得安睡，头微胀，脉濡弦，舌黄。拟两和土木、理湿热以助消化法。

黄郁金一钱半　陈香橼一钱　夜交藤四钱　抱木神三钱　茺蔚子三钱　炙内金一钱半

扁豆花二钱　采芸曲四钱　绿萼梅一钱八分　生熟苡各四钱　谷麦芽各四钱

◎ **刘先生**　七月五日

腹部蕴痛，昨日便泄三次，背部不适。风湿窜扰肺肠，气机不利，宜助消化，以宣脉络。

大腹皮洗，二钱　扁豆花二钱　焦麦芽五钱　青防风一钱　采芸曲四钱

金毛脊去毛，切，二钱　新会皮一钱半　炒苡仁四钱　浙贝母三钱　橘络一钱

◎ **王先生**

一诊　七月六日

着凉腹疼，注泻泛泛欲恶，脉来小滑欠畅，舌薄黄。防变霍乱，急为疏解。

广藿梗一钱半　花槟榔切片，一钱半　鲜佛手八分　大腹皮二钱　麸枳壳一钱半　薄橘红八分

老苏梗一钱半　楂炭二钱　诸葛行军散一分，另吞　赤苓三钱　焦麦芽五钱

二诊　七月七日

表热已解，腹痛泄泻均止，手心发热，见风头微痛，脉濡数。再为清理肠胃。

广藿梗一钱半　扁豆花三钱　采芸曲四钱　赤苓三钱　谷麦芽各四钱

鲜荷梗去刺，一尺　连翘壳二钱　佩兰叶一钱半　生苡仁四钱　鲜佛手八分

三诊　七月八日

头抽筋暴，肝阳夹风也。胸脘痛，湿滞交阻，胃不消化也。脉数，舌黄。拟疏风消积，宣湿理气。

蔓荆子三钱　保和丸四钱，包　荷梗去刺，一尺　清豆卷四钱　冬桑叶一钱八分

佛手八分　黄郁金一钱八分　蝉衣一钱　焦麦芽五钱　麸枳壳一钱半

四诊　七月九日

自解畅便，神志已清，额热未退，小便极少，脉滑数，舌根腻。表邪渐减，里滞渐化，惟湿热留恋阳明，脉络不和，再以清解。

桑叶二钱　生苡仁四钱　鲜荷梗一尺　黑山栀三钱　冬瓜子皮各二钱

通天草三钱　鲜藿梗一钱半　焦麦芽五钱　炒泽泻二钱　象贝母三钱

五诊　七月十日

身热不高而热亦不退，小便仍少，舌苔黄糙，脉数滑。内湿热而外风邪，再当开泄。

清水豆卷四钱　焦苡仁四钱　鲜佛手一分　车前子三钱，包煎　方通草八分

鲜荷梗一尺　桑叶二钱　广藿梗一钱半　黄郁金一钱八分　冬瓜子三钱

◎ **邹小姐** 七月七日

泄泻未已，幸不腹痛，胃呆少味。湿热在肠，消化不良，治以疏解。

鲜藿梗一钱半 采芸曲四钱 丝瓜络二钱 赤苓三钱 炒泽泻二钱

香谷芽五钱 扁豆花二钱 焦麦芽五钱 生苡仁四钱 鲜荷梗一尺

◉ 痢疾

◎ **郭宝宝** 六月十八日

痢后阳络湿滞未清。能食而不易消化，面黄神疲，脉小数。脾不运化，严防疳积，拟理湿疏气，以利消化。

炒扁衣二钱 洗腹绒二钱 饭蒸荷叶一钱半 枳术丸三钱，包 赤苓三钱

米炒红枣五枚 炙内金二钱 焦麦芽五钱 五谷虫炒，一钱半 采芸曲四钱

◎ **谢先生** 七月三日

湿热积滞，兼感风邪。畏寒发热，下痢白冻，诊脉濡数，舌黄腻。宜通利疏解治之，以痢无止法，以通为止也。

鲜藿梗一钱半 白茯苓三钱 焦麦芽五钱 香豉三钱 扁豆花二钱 制川朴八分 花槟榔一钱半

生苡仁五钱 荷梗去刺，一尺 莱菔子炒，一钱半 采芸曲四钱 焦楂肉二钱

◎ **贾幼** 七月四日

腹痛，便色如酱，汗出额冷。湿伏大肠，气机不利，消化失职，防成屏积，理肠胃以化湿浊。

洗腹绒二钱 煨木香四钱 焦麦芽五钱 炙内金二钱 采芸曲四钱 清炙陈皮一钱

扁豆花三钱 生熟苡各四钱 使君子八分 五谷虫一钱半 胡黄连四分

◎ **金先生** 七月十一日

湿滞为痢，红白兼下，神疲胃呆，脉数，舌白糙。宜以通为止法。

广藿香一钱半 花槟榔一钱八分 焦麦芽五钱 赤白苓各二钱 香连丸八分，包 鲜荷梗去刺，一尺

扁豆花三钱 赤白芍酒炒，一钱八分 焦楂五钱 大腹绒二钱 采芸曲四钱

◎ **胡太太** 七月十七日

痢疾红白冻已止，溏泄腹痛，身热头痛，胃呆懈纳，脉数，舌黄。邪湿滞交阻阳明，宜以宣解。

煨葛根八分 赤苓三钱 鲜荷梗一尺 酒条芩一钱半 生苡仁四钱 焦麦芽五钱

防风炭一钱 扁豆花二钱 广藿梗一钱半 大腹皮二钱 采芸曲四钱

◎ **冼先生** 七月廿一日

湿滞互阻肠胃，兼感时邪。曾经发热，红痢腹痛，脉小数，舌黄揩。宜以通止，勿延噤口。

苏藿梗各一钱半 酒赤芍二钱 焦麦芽五钱 香连丸八分，包 炒红曲二钱

鲜荷梗一尺 花槟榔一钱半 条芩炭一钱半 生苡仁四钱

◎ **朱先生** 八月廿九日

暑湿积滞为痢，利红积，腹痛后重，肛旁作痒，脉小数，舌灰糙，头额发热，泛泛欲恶。宜通曲肠，以宣胃浊。

清水豆卷四钱 香连丸八分，包 焦麦芽五钱 洗腹绒二钱 扁豆花二钱 酒芡实一钱半

黄郁金一钱半 炒银花三钱 鲜佛手八分 花槟榔切片，一钱半 采芸曲四钱 青陈皮各一钱

◉ 积滞

◎ **荣太太** 五月十二日

身热咳伏，食不消化即脘痛，腑气不通，舌光剥，饮不解渴，脉细弦。气火犯胃，浊热不降，宜增液退热，两和肝胃，兼助消化。

原金斛三钱 连心麦冬二钱 鲜枇杷叶去毛，三片，绢包 黄郁金一钱半

陈香橼八分 水炒竹茹八分 火麻仁炒，研，四钱 谷麦芽各四钱 酒芩八分

◎ **李旭翁**

一诊 廿七年四月廿二日

形寒，脘腹按之有声且痛，便行不畅，发音微闪，停饮夹滞，气不利。先与通宣。

紫苏梗八分 采芸曲四钱 竹沥夏一钱八分 川郁金一钱八分 洗腹绒二钱

赤苓三钱 象贝母三钱 整光杏三钱 焦麦芽 冬瓜子皮各三钱

复诊 四月廿八日

注泻不畅，舌苔黄滑，头昏形寒，脉濡数，湿痰内蕴，清肠不利，咳痰不爽，胃纳呆钝。宜宣畅中焦，分理清浊。

大腹子一钱半 大腹皮三钱 生苡仁四钱 冬瓜子皮各三钱 川郁金一钱八分 清炙陈皮一钱半

保和丸四钱，包 扁豆花二钱 仙半夏一钱半 焦麦芽五钱 佛手花八分

三诊 四月廿九日

湿浊不化，脾枢转运不灵。午后腹泻，大便注泄黄水，胃纳不香，脉濡滑数，舌黄腻。宜分理清浊，以调脾胃。

赤苓三钱 生熟苡各四钱 炒泽泻二钱 半夏曲一钱半 洗腹绒二钱 扁豆花二钱

冬瓜皮三钱 枣尖槟榔打，一钱半 浙贝母三钱 谷麦芽各四钱

四诊 四月卅日

五心烦闷，夜不安睡，手心热而无汗，大便溏行，小腹微胀。心肝之火不泄，肠胃湿热熏蒸，脉濡数，舌腻，再清君相以助消化。

川郁金一钱半 炙内金二钱 带心连翘二钱 生熟苡各四钱 抱木神三钱 洗腹绒二钱

扁豆花一钱八分 黑栀皮一钱半 谷麦芽五钱 朱灯心二尺 采芸曲三钱

◎ **王宝宝** 五月廿五日

四肢不温，汗多夜啼，神疲嗜卧，脉濡数，舌白。脾虚肝旺，湿滞交阻，防变疳积。

五谷虫炒，一钱半 冬瓜子三钱 饭蒸荷叶一钱半 抱茯神三钱 谷麦芽四钱 朱灯心二尺

炙内金二钱　大腹皮二钱　采芸曲三钱　使君子一钱半　新会皮一钱半

◎ **王夫人**　五月卅日

表热已净，天癸已行，腰部作酸，咳嗽便溏，脉小弦，舌黄。夙滞已行，宜调脾胃。

前胡二钱　酒赤芍二钱　香谷芽五钱　浙贝母三钱　清炙陈皮一钱半

炒苡仁四钱　整光杏三钱　陈香橼八分　茺蔚子三钱　新红花八分

◉ 疳积

◎ 汤宝宝

一诊　抗敌一周年①

少腹软膨，小便极少，汗多在头，咳嗽气浅。脾肺为防成疳积。

大腹绒二钱　生熟苡各四钱　焦谷芽五钱　车前子三钱　五谷虫一钱半

新会皮一钱半　冬瓜子皮各二钱　浙贝母三钱　带皮苓三钱　旋覆花一钱八分，包

二诊　七月九日

烦躁不安，便溏，腹软膨，胀痛稍有紫纹。脾蕴积湿，肝木乘土，疳证，宜两和土木，宽膨止痛法，延防慢惊。

青陈皮各一钱半　焦甘草五分　谷麦芽各四钱　炙内金二钱　五谷虫炒，一钱半　采芸曲三钱

洗腹绒二钱　焦苡仁四钱　使君子一钱半　酒白芍二钱　抱木神三钱　泽泻炒，二钱

◉ 肝胃气

◎ 载太太

一诊　六月十三日

肝木侮土，湿热乘之。腹痛抽痛，痛即便泄，日五六次，舌苔黄滑。宜和化②肝脾以助消化。

青防风一钱　蜜木香八分　枸橘李一钱　枳术丸三钱，包　生熟苡仁各四钱

采芸曲四钱　新会皮一钱半　陈香橼一钱　酒白芍一钱半　焦麦芽五钱

二诊　六月十五日

腹痛较缓，便泄尚有二次，食后肠鸣。肝木未和，脾土为健，再以和化。

旋覆花一钱八分，包　新会皮一钱半　焦麦芽四钱　酒白芍一钱八分　枸橘李一钱

饭蒸荷叶一钱半　焦甘草五分　扁豆衣二钱　陈香橼一钱　鸡金炭二钱

◎ 张老太太　六月廿七日

胸宇痞闷，乃肝气夹痰也。多食则胀，脾失运化也。脉细弦，舌根腻，行动气哮，头眩，耳窍出脓。先理肝气，以化湿痰。

旋覆花一钱八分，包　白蒺藜去刺，三钱　干枇杷叶三钱，包　竹沥夏一钱八分

生苡仁四钱　生枳壳八分　枸橘李一钱　绿萼梅八分　生瓦楞三钱　陈香橼八分

---

① 抗敌一周年：指1938年7月7日。

② 和化：原脱，据后文补。

◎ **袁太太**

一诊 七月八日

神疲，胸宇撑塞，两腿发软，胃脘作痛，脉弦滑，舌黄糙。湿热，肝气驱痰上升，升多降少，拟通利三焦祛风湿。

黄郁金一钱八分 生苡仁四钱 佛手花八分 陈香橼一钱 泽泻二钱 炙姜虫二钱

旋覆花一钱八分 橘叶一钱 左金丸八分 桑寄生三钱 生瓦楞三钱

二诊 七月十日

胸宇气撑，胃脘作痛，饮食减少，便欲解不遂。湿阻气滞，肝胃不和，先理中宫。

九香虫一钱半 旋覆花一钱八分，包 尖槟榔一钱半 采芸曲四钱 枸橘李八分 黄郁金一钱八分

淡吴萸一分半 上川连四分，合捣 大贝母三钱 香橼皮一钱 竹沥夏一钱八分 马勃八分

按：五香豆吃太多之故。

◎ **冯老太太** 七月廿八日

脉左弦数，舌黄揹，头眩，口味作酸，左腹角、右腰部窜痛。肝气湿热，互阻不化，宜柔肝运脾，理气通络。

白蔻壳六分 焦苡仁四钱 鲜荷梗一尺 川郁金一钱半 扁豆花二钱 谷麦芽炒，各四钱

藿梗一钱半 金铃子酒炒，一钱半 老苏梗一钱 左金丸八分，包

◎ **高太太** 八月廿一日

湿热内盛，肝气复旺。非胸痞则腹胀，大便不畅，饮食不易消化，脉小弦。宜宣肺气以柔肝木，佐以通调腑气。

旋覆花一钱八分 陈香橼八分 焦麦芽四钱 白蔻壳八分 冬瓜子皮各二钱 整光杏二钱

全瓜蒌六钱 生熟苡各四钱 川郁金一钱半 洗腹绒二钱 麸枳壳一钱半 火麻仁四钱

◎ **张老太太** 八月廿四日

肝气窜痛，足酸痰多，舌腻质绛，音带嘶。宜化痰平肝，佐以理湿。

川续断二钱 焦苡仁五钱 谷麦芽炒，各四钱 桑寄生三钱 冬瓜子三钱

丝瓜络三钱 竹沥夏一钱八分 带心连翘二钱 大贝母三钱 莲子心五分

◉ 肝风、肝阳

◎ **冯老太太** 六月十五日

手心发热，少腹抽痛，头额作木。气火化风，痰当中宫，宜清肝胃以化风热。

酒桑枝四钱 左金丸八分，包 旋覆花一钱八分，包 钩藤二钱，后下 整光杏三钱

陈香橼八分 蔓荆子三钱 炒竹茹二钱 竹沥夏三钱 冬瓜子三钱

◎ **马老太太** 六月廿三日

头晕舌糙，两胁微痛。霉雨潮湿，清阳不能流利而上浮，肝气窜络，拟潜阳化湿，和络疏肝。

元金斛二钱 酒桑枝四钱 干枇杷叶三钱，包 白蒺藜去刺，三钱 旋覆花一钱八分，包 生枳壳八分

滁菊花瓣二钱　生苡仁四钱　忍冬花三钱　黑料豆三钱　九孔石决打，六钱　绿萼梅八分

◎ **冯老太太**　七月一日

身支强硬，头偏痛，漱口有血丝，胸胁绊胀。风热兼夹肝气，阳明脉络不宣，拟息内风以通肝络，参以化痰。

青防风一钱　黑山栀三钱　谷麦芽四钱　钩藤二钱，后下　整光杏三钱　鲜枇杷叶三钱，包

酒桑枝四钱　左金丸八分，包　二竹茹二钱　旋覆花一钱八分，包　抱木神三钱

◎ **殷先生**　七月六日

头偏胀痛，左肋骨呼吸牵痛，舌苔黄，中心微灰。湿热中阻，肝阳上升，宜疏泄肝木以化湿热。

白蒺藜去刺，三钱　生苡仁四钱　丝瓜络三钱　清蛤壳五钱　白菊瓣一钱半　干枇杷叶三钱

蔓荆子三钱　旋覆花一钱八分，包　谷麦芽各四钱　左金丸八分　绿萼梅八分　香橼皮八分

◎ **王奶奶**　七月十五日

前后心大热，胃呆已久，头昏肢酸，中宫气痞，脉弦舌黄。心肝火郁，湿热不化，宜标本兼顾。

白菊花一钱半　双钩藤二钱，后入　香谷芽四钱　酒川连三分　紫贝齿四钱　炒扁豆衣一钱半

抱木神三钱　黑山栀三钱　新会皮一钱半　陈香橼八分　干枇杷叶去毛，三片，绢包

◎ **周太太**　七月十七日

肝气火凌窍，湿痰入络，耳窍气闭颊车，诊脉举痛，夜不安动，脉弦滑，舌黄腻。宜泄肝化风，佐以理湿。

桑叶三钱　酒条芩一钱半　鲜枇杷叶去毛，三片，绢包　白蒺藜三钱　炙姜虫二钱

夏枯草一钱半　钩藤二钱，后下　大贝母三钱　夜交藤四钱　连翘二钱　白菊瓣一钱半

◎ **冯尧太太**　八月廿一日

头痛耳闭，舌腻且糙，腹胀胃呆，脉小弦数。肝气火上升，湿热中阻，治以宣化。

蔓荆子三钱　夏枯花一钱半　焦麦芽四钱　白蒺藜三钱　生苡仁四钱　鲜枇杷叶去毛，三片，绢包

桑叶一钱八分　洗腹绒二钱　采芸曲四钱　白菊瓣一钱半　茯神三钱

◎ **唐太太**

一诊　八月廿三日

面浮略愈，头部眩晕，脉小数，右腹角不时抽痛。风阳上升，肝气窜扰，拟息风柔肝之治。

钩藤二钱，后入　滁菊瓣二钱　黑山栀三钱　蔓荆子三钱　生苡仁四钱　整光杏三钱

酒贝齿打，四钱　陈香橼八分　竹沥夏一钱八分　白蒺藜去刺，三钱　干枇杷叶三钱，包

二诊　八月卅日

临便时少腹作痛，昨日亦曾头眩。湿阻气滞，肝阳化风上升，亦运脾以化湿，养血以息风。

白僵蚕二钱　左金丸八分，包　谷麦芽各四钱　滁菊瓣一钱半　桑寄生酒炒，三钱

干枇杷叶三钱，包　刺蒺藜去刺，三钱　细青皮一钱半　饭蒸荷叶一钱半

香橼皮八分　白扁衣二钱　生熟苡仁各四钱

◉ 眩晕

◎ 王弟弟　七月廿四日

头眩。肝阳湿热上升脑，治宜清降。

紫贝齿打，四钱　钩藤二钱，后下　生枳壳八分　白蒺藜去刺，三钱　生苡仁四钱

煨天麻五分　九孔石决打，六钱　白菊瓣一钱半　鲜枇杷叶三钱，包

◉ 胁痛

◎ 龙太太

六诊　五月十一日

舌苔虽较狭，仍现深黑色，夜寐已安，两胁仍不时窜痛，诊脉濡弦滑。阳明胃络渐复冲和，心火、湿浊与肝气交阻不降，养液化湿，疏肝宣络之治。

连心麦冬三钱　黛蛤散四钱，包　绿萼梅八分　鲜金斛打，三钱

抱木神三钱　生苡仁五钱　竹沥液二钱　旋覆花一钱八分，包

干枇杷叶三钱，包　整苦杏三钱　陈香橼八分　生枳壳五分

加莲子心四分。

◎ 欧　五月廿五日

左胁作痛，痛牵腋下，胸膺咳嗽浓痰。气火风燥犯肺入络，拟肃肺平肝，佐以和络。

旋覆花一钱八分，包煎　生瓦楞打，三钱　酒炒丝瓜络三钱　真新绛八分　浙贝母三钱　生香附一钱半

左金丸八分，包煎　整苦杏三钱　炒麦芽五钱　前胡二钱　燀桃仁去皮，炙，一钱半

◎ 冒太太

一诊　八月十九日

肝气入络。左胁肋窜痛，胁部且作麻木，数日前先有咳嗽胸痞不舒，诊脉不畅。拟柔肝和络，佐以肃肺祛风。

旋覆花一钱八分，包　前胡二钱　枸橘李八分　香新绛八分　象贝母三钱　丝瓜络三钱

左金丸八分，包　整光杏三钱　二竹茹二钱　生瓦楞三钱　川郁金一钱半

◉ 淋证

◎ 谭瓶翁　七月十五日

拟方

小溲热赤。心火下趋，膀胱湿热乘之便发，拟清营理湿法。

益元散四钱　泽泻二钱　淡竹叶廿片　炒银花三钱　酒芩炭一钱半　藕节炭五枚

带心连翘二钱　檀根皮炙焦，二钱　生苡仁四钱　扁豆花二钱

◎ **戈君**

一诊 八月一日

气虚湿热，发为淋证，近日湿火伤及胞宫。淋色带红，溲时作痛，脉濡数。宜分理清浊，以清血热。

细生地六钱 银花炭三钱 藕节炭五枚 山蓟根二钱 熟蒲黄二钱

血珀屑五分，饭丸另吞 酒赤芍二钱 生苡仁五钱 甘草梢八分 黑山栀三钱

二诊 八月三日

血淋未已，小溲仍痛。湿火内伤胞宫，清浊升降不调，宜以前法加减，以通为止。

川萆薢三钱 蒲黄炭二钱 藕节炭五枚 黑山栀三钱 茜草根三钱 血珀屑五分，饭丸另吞

甘草梢八分 生地黄四钱 车前子三钱 生苡仁五钱

◎ **陆奶奶** 八月廿一日

心火内炎，湿热乘之。身热腿重，少腹胀，小溲作痛，大便不畅，脉濡数，舌黄。先进分清理浊，兼去表邪。

清水豆卷四钱 青麟丸三钱，包 丝瓜络三钱 洗腹绒二钱 桑寄生三钱

莲子心四分 川萆薢三钱 酒防己一钱 车前子三钱 生熟苡四钱

● **肿胀**

◎ **渭长弟** 五月十六日

肝气湿滞交阻。腹部作胀，便利粪水，步履足重。宜利水消积，宣湿理气。

带皮苓三钱 楂炭二钱 焦麦芽五钱 老苏梗一钱半 新会皮一钱半 麸枳壳一钱半

陈葫芦一钱半 金铃子酒炒，三钱 冬瓜皮三钱 洗腹绒二钱 采芸曲四钱 生熟苡四钱

◎ **张先生** 六月廿一日

足背肿消，腿肚发硬，腹部膨胀，胸宇不舒，鼻衄，小溲刺疼，脉濡数，舌苔白腻。湿遏热伏，清浊升降失调，拟分理三焦，兼助消化法。

洗腹绒二钱 黄郁金一钱八分 白茅花二钱，绢包 带皮苓三钱 香橼皮一钱 冬瓜子皮各二钱

生苡仁五钱 川萆薢三钱 丝瓜络三钱 炒泽泻二钱 焦麦芽五钱 杜赤豆四钱

◎ **陈先生**

一诊 六月廿四日

少腹麻木，且有绷急之象。湿阻气滞，脾运不灵，防延单腹，宜助和土，末理气化湿。

炒扁豆衣二钱 陈香橼一钱 焦麦芽五钱 洗腹绒二钱 佩兰梗一钱半

青防风一钱 带皮苓三钱 新会皮一钱半 冬瓜子皮各三钱 生熟苡四钱

二诊 六月廿六日

理气化湿，兼助脾运，腹部麻木未瘥，大便通而不畅。清浊升降失其常度，气机不克流利，前法加减治之。

腹皮子各一钱半 炒泽泻二钱 焦麦芽五钱 带皮苓三钱 生苡仁五钱 冬瓜子皮各二钱

陈香橼八分　清猪苓二钱　炙内金二钱　青防风一钱　陈葫芦二钱

三诊　六月廿八日

湿困脾阳不运。腹部麻木，窜及四肢，腿足微肿，入夜略有潮热。浊气在下，则生䐜胀，宜化风湿以利升降，兼宣络痹。

清防风一钱半　冬瓜子皮各三钱　焦麦芽五钱　酒防己一钱半　桑寄生酒炒，三钱　茯苓皮三钱

洗腹皮二钱　怀牛膝二钱　丝瓜络炒，三钱　生熟苡仁各四钱　车前子二钱　杜赤豆四钱

四诊　六月卅日

潮热已尽，背部作绊，日间腿足发肿，腹仍麻木，便行不畅。风湿交扰，脾枢少运，阳气被困于阴浊。脉左濡弦，舌白带腻。拟五苓五皮合法。

连皮苓三钱　结猪苓二钱　新会皮一钱半　薄官桂五分，后入　炙桑皮二钱

洗腹绒二钱　火麻仁炒，研，四钱　怀牛膝二钱　陈香橼一钱　焦麦芽五钱

泽泻炒，二钱　三妙丸三钱，包煎　冬瓜子皮各三钱

五诊　七月二日

腹部麻木为风湿，胀为气滞，连带足肿背绊，脉右关濡滑，舌黄，大便通而不畅。脾清不升，浊热不降，消化失职，拟消运兼施法。

炙内金二钱　瓜蒌仁炙，研，四钱　五谷虫一钱半　青防风一钱半　茯苓皮三钱　焦麦芽五钱

干蟾皮一钱半　桑寄生酒炒，三钱　麸枳壳一钱半　洗腹绒二钱　陈香橼一钱

◎ **马先生**　七月三日

少腹急胀，便不通畅。湿热阻气，气不宣化，防变单腹，先为疏化。

洗腹绒二钱　生熟苡各四钱　炙内金二钱　冬瓜皮三钱　制香附二钱　焦麦芽五钱

陈葫芦二钱　怀牛膝二钱　带皮苓三钱　车前子三钱，包

◎ **丁君**　七月十三日

肝郁侮土，气机失于流畅。腹胀及脘，嗳不松，饮食不思，脉弦舌黄。拟两和肝脾，化湿理气，防重成胀。

陈香橼一钱　生香附一钱八分　陈葫芦一钱半　大腹绒二钱　左金丸八分，包

金铃炭二钱　带皮苓三钱　新会皮一钱半　焦苡仁五钱　焦麦芽五钱

◎ **严右**　七月十四日

湿浊下趋。脚肿上窜腿肚，溲少便结，胃呆懈纳，脉濡数，舌滑腻。拟五苓五皮合法。

带皮苓三钱　新会皮一钱半　丝瓜络三钱　清猪苓二钱　藿梗一钱半　怀牛膝二钱

泽泻炒，二钱　生熟苡各四钱　车前子三钱，包　冬瓜子皮各三钱　黑牵牛二钱　杜赤豆四钱

◎ **刘弟弟**

一诊　七月十八日

腹饱膨，面浮腿肿，能食，不易消化。脾虚湿伏，防变疳积。脉濡数，舌白。宜助消化以醒脾阳。

黄郁金二钱　洗腹绒二钱　鲜荷叶一角　青防风一钱半　冬瓜子皮各二钱
米炒红枣四枚　五谷虫二钱　生熟苡各四钱　扁豆盐炒，二钱　谷麦芽各四钱

二诊　七月廿一日

感暑新风。昨有寒热，腿肿面浮，胃口不佳，脉小数，舌黄。湿阻气滞，消化不良，前法加减。

清水豆卷四钱　大腹皮二钱　丝瓜络酒炒，三钱　青防风一钱　广藿梗一钱半　杜赤豆四钱
带皮苓三钱　二妙丸四钱，包　采芸曲四钱　车前子生用，三钱，包

三诊　七月廿四日

肢肿面浮，头额发热。上风下湿，风湿相搏，防变河白。

香豉三钱　生熟苡各四钱　焦麦芽五钱　防风一钱　酒防己二钱
带皮苓三钱　冬瓜子皮各二钱　酒桑枝四钱

四诊[①]　七月廿八日

足肿过胫，少腹软膨，入夜步履不便。湿浊不化，脾运不灵，防变肿疮。

藿梗一钱半　冬瓜子皮各三钱　佩兰梗一钱半　赤苓三钱　陈葫芦二钱
新会皮一钱半　焦苡仁四钱　焦麦芽五钱　洗腹绒二钱　米泔水炒茅术一钱半

◉ 腰痛

◎ 许姑奶奶

二诊　五月廿三日

腰俞酸痛略减，惟中部督经未痊，胃呆舌黄，日来伤风流涕。里湿不宣，脉络不和，再以祛风化湿，佐以宣络。

金毛脊去毛，炒，二钱　生苡仁五钱　路路通八分　桑寄生酒炒，三钱　酒桑枝四钱　丝瓜络三钱
青防风一钱　川独活四钱　谷麦芽各四钱　川断肉三钱　厚杜仲二钱　轻蝉衣一钱

◎ 胡先生　六月十九日

湿阻气机不利。背部绊紧，大便欲解不遂，胃纳亦减，脉数，舌白带糙。拟宣气利湿伏以通络。

炒桑寄生三钱　鲜藿梗一钱半　焦麦芽五钱　晚蚕沙包　赤苓三钱　丝瓜络三钱　北赤豆四钱
焦苡仁五钱　大腹皮洗，二钱　酒桑枝四钱　新会皮一钱半

六月二十日

腰酸致妨碍转侧，带注夹瘀。气血不调，湿热留恋带脉，拟参温摄督带。

鹿角霜一钱半　稆豆衣一钱半　干藕节五分　金毛脊去毛，切，三钱　稆豆衣一钱半
干藕节五个　石莲肉三钱　川杜仲二钱　黑谷芽五钱　生苡仁五钱　续断三钱

◉ 厥证

◎ 赵先生　七月五日

湿痰体质，风阳上升则发痉厥，先是头眩，气坠似有欲便之状，脉弦滑，舌白。宜宣扩中

---

① 四诊：据前后文以及医案内容，此即四诊，原文误记为“三”。

宫，俾清阳升降得调。

白蒺藜去刺，三钱　云苓三钱　紫贝齿打，六钱　钩藤二钱，后下　浙贝三钱

干枇杷叶三钱，包　竹沥夏一钱八分　白菊花一钱半　光杏仁三钱　生苡仁四钱

血证

◉ 咳血

◎ 俞女士

一诊　十九日

肺热感风。咳嗽咯血，右目珠焮赤，经后期腰痞酸痛，带脉不固。先清风热，佐以凉血。

前胡二钱　浙贝三钱　小生地四钱　桑叶二钱　苦杏仁三钱　白菊二钱

枯芩一钱半　蝉衣二钱　黑山栀三钱　茅根去心，五钱　莲藕二两

二诊　五月廿一日

目赤已退，咳嗽未减，甚则胁痛，鼻寒头重，防甚。咳伤阳络，复有失血之虑，拟肃肺清营，豁痰顺气。

旋覆花一钱八分，包　浙贝母三钱　干藕节五枚　冬桑叶二钱　整光杏三钱

生炒新绛八分　黛蛤散四钱，包　参三七五钱，研末，另吞　嫩前胡二钱

◎ 张太太

一诊　六月十日

咳嗽带红，亦有盈口者，表热未去净，大便六七日未通，诊脉弦滑数，舌黄腻。湿热黄蒸，肺受惊，气陷，络受伤，拟肃肺清燥，润肠祛风。

霜桑叶一钱八分　黛蛤散四钱　茅根去心，五钱　嫩前胡二钱　连翘二钱

藕节炭三枚　浙贝母三钱　火麻仁四钱　参三七七分，研枣一分，用开水炙

二诊　六月十一日

痰红已止，大便不畅，舌边光绛。肺胃内热，余邪不净，宜表里兼顾。

桑叶二钱　鲜生地土炒，六钱　藕节炭四钱　黑山栀三钱　肥知母三钱　白茅根五钱

全瓜蒌炙，研，六钱　白菊瓣一钱半　嫩前胡二钱　象贝母三钱　生苡仁四钱

三诊　六月十三日

昨日形寒发热，微有汗出，脉濡数，舌黄腻。失血之后伏邪湿热不化，防变时症，治宜清透。

清豆卷四钱　生苡仁四钱　白茅根去心，一钱　桑叶二钱　云苓三钱

广藿梗八分　浙贝三钱　连翘二钱　整光杏三钱　益元散四钱，包

◎ 伦老太太　八月四日

咳伤阳络，咳不剧见红，胸痞，气痞，脉数，舌黄腻。宜肃肺顺气，清营理气。

前胡二钱　冬瓜子三钱　藕节炭五枚　象贝母三钱　生苡仁五钱　鲜荷梗一尺

旋覆花一钱半　侧柏炭三钱　整光杏三钱　黛蛤散四钱，包　白茅根去心，五钱

◉ 肠风便血

◎ 吴耀翁

二诊　六月三日

表热已净，肠热便血，舌中心黄腻罩灰。拟和中化浊，兼理肠胃。

炒银花三钱　藿香梗一钱　野蔷薇瓣一钱　连翘心二钱　黑山栀三钱　藕节炭五枚

生熟苡各四钱　条芩炭一钱半　谷麦芽各四钱　扁豆花三钱　赤苓三钱

三诊　六月四日

便尾犹带红不多，溲仍赤，舌黄揹略薄。肠胃湿火熏蒸，清阳不利，再助消化，以清营热。

酒赤芍一钱八分　槐花一钱半　干藕节四枚　生熟苡各四钱　炒麦芽五钱　酒黄炭八分

扁豆花三钱　省头草一钱　云赤苓三钱　银花炭三钱　采芸曲四钱

◎ 张太太　六月十三日

肠胃湿热。肛痛出水，头偏痛，牙龈肿胀，脉小弦，舌白腻。宜清肠风以化湿热。

炒银花三钱　白菊花一钱半　淡竹叶廿片　肥知母三钱　抱木神三钱

蔓荆子三钱　生苡仁四钱　天花粉三钱　焦槐角一钱半　鲜竹茹二钱

◉ 失血

◎ 贾世兄

一诊　六月九日

涎唾带红，每于睡醒时则见根龈微肿，并不作痛。胃阴不足，肝胃火旺，拟玉女煎加法治之。

生地炭五钱　连心麦冬二钱　干藕节炭五枚　黑元参三钱　生石膏轧碎，六钱

淡竹叶廿片　怀牛膝二钱　黑山栀三钱　肥知母三钱　蒲黄炭二钱

二诊　六月十一日

吐血唾未见增减，龈肿已平，肢体疲软，唾中起坐，脉象两寸数，舌中微绛，伤风鼻塞。阳明内热，肾水不能制，大宜表本兼顾。

黄柏炭一钱半　侧柏叶三钱　藕节炭五枚　炙生地五钱　抱木神三钱　淡竹叶廿片

肥知母三钱　紫贝齿四钱　白茅根去心，一钱半　炒丹皮一钱半　黑山栀三钱

◎ 吴世兄

一诊　六月十四日

咳痰中带红点，呼吸左胁微痛。书曰：阳络受伤，血从外溢。宜和血络，清肺益肾。

乌元参三钱　生地炭四钱　藕节炭五钱　真新绛八分　野稆豆三钱　十灰丸三钱，包

黛蛤散四钱，包　茜草根三钱　甜川贝去心，三钱　旋覆花一钱八分，包

二诊 六月十八日

痰血较少，大致午前，则见所谓阳络受伤，此右脉重按小数，气阴不足，肺肝火升，再以清肝和络以肃肺金。

鲜生地八钱　野稆豆三钱　清炙草五钱　旋覆花一钱八分，包　侧柏炭三钱　干枇杷叶三钱，绢包

紫元参三钱　黛蛤散四钱，绢包　藕节炭五枚　甜川贝去心，二钱　东白芍二钱　丝瓜络三钱

三诊 六月廿五日

痰红已止，干咳似作，午后潮热，稍觉畏风，脉濡数，舌黄，面带华色。肺金虚弱，感冒时邪，极宜注意。

清水豆卷四钱　整光杏三钱　白茅根去心，五钱　地骨皮三钱　冬瓜子三钱

须谷芽五钱　浙贝母三钱　生苡仁四钱　蜜款冬二钱　连翘二钱

◎ **周少爷** 七月三日

肺风肝热互迫营分。鼻衄举发，兼作喷嚏，大便不畅，头部摇动则痛，脉弦数，舌薄黄。宜清肝肺，泄风热，佐以润肠。

清炙桑叶一钱八分　白菊瓣一钱半　藕节炭四枚　黑山栀三钱　细生地五钱

白茅根去心，五钱　侧柏叶三钱　黛蛤散四钱，包　白蒺藜去刺，三钱　野稆豆三钱

◎ **田左**

一诊 七月十二日

风邪燥于阻肺胃，身热弥散，胸痛脉数，便不行，头昏痛，初有失红之症。驱邪清透以化风燥。

香豉三钱　前胡二钱　白茅根去毛，五钱　连翘二钱　浙贝母三钱　蝉衣一钱

桑叶一钱八分　整光杏二钱　二竹茹二钱　白薇一钱半　黑山栀三钱

二诊 七月十四日

额热未清，咳痰不爽，咳甚带红，肋骨作痛，脉紧数，头昏痛。燥火夹风，侵犯肺肝，再以清化。

清豆卷四钱　象贝母三钱　白茅根去心，一钱　侧柏叶炙炭，三钱　鲜竹茹二钱

藕节炭五枚　黑山栀三钱　冬瓜子三钱　嫩前胡二钱　黛蛤散四钱，包

三诊 七月十六日

身热已退，咳嗽白痰，胸胁微痛，口角痱疮，鼻有血干。肺胃内热，肠络受伤，宜清肺化风，兼和血络。

桑叶清炙，二钱　白茅花二钱，包　鲜枇杷叶去毛，三片，绢包　香白薇一钱半　黑山栀三钱

鲜竹茹二钱　浙贝母三钱　天花粉三钱　真新绛八分　整光杏三钱　黑元参三钱

四诊 七月十七日

表热方退，复感新邪，身热又高，胸痞头胀，气升咳嗽，脉紧数，舌白滑，进食太骤，与湿相搏，此谓食伤。宜为表里两解。候明正。

陈香橼三钱　采芸曲四钱　丝瓜络三钱　蝉衣一钱　前胡二钱　茅根五钱　桑叶一钱八分
生苡仁四钱　浙贝母三钱　连翘壳二钱　焦麦芽五钱　蔓荆子三钱　整光杏三钱

◎ **赵太太**　八月廿三日

气火上升，兼夹外风。咳不爽，咽哮，痰艰咯，今日觉见痰红，胃呆，心惕，脉形数滑，舌黄。拟清肺顺气，佐以化风，豁痰祛湿。

前胡二钱　生苡仁五钱　干枇杷叶三钱，包　浙贝母三钱　冬瓜子三钱　干藕节五枚　整光杏三钱
黑山栀三钱　白茅根去心，五钱　蜜蒌皮三钱　抱木神三钱　蝉衣一钱　霜桑叶一钱八分

◎ **钱女士**

一诊　八月廿五日

肝热犯肺，阳络受伤。咳痰带衄，精神委顿，大便不畅，脉弦数，舌黄。拟清肺肝以和血络。

鲜生地打，六钱　参三七研末，六分，另用开水送　藕节炭五枚　元参三钱　火麻仁炙，研，四钱
生苡仁四钱　侧柏尖三钱　黛蛤散四钱　茜草根三钱　枇杷叶去毛，三钱，绢包

二诊　八月廿七日

痰血未已，便不通畅。气火犯肺，肺失清肃，宜以和化。

黑元参三钱　炒丹皮一钱半　十灰丸二钱，包　侧柏炭三钱　黑山栀三钱
白茅根五钱　京贝母二钱　鲜生地八钱　全瓜蒌炙，研，八钱　冬桑叶二钱

三诊　八月卅日

血已止，错杂不已，汗出怕风，头额微热。阳明内热，血去阴伤，宜表里兼治。

冬桑叶一钱八分　元参心三钱　鲜荷叶一角　鲜金斛打，三钱　冬瓜子三钱　白茅根去心，一束
黑山栀三钱　碧玉散四钱，包　藕节炭五枚　生苡仁四钱　白菊瓣一钱半

◉ 痰饮

◎ **冯老太太**　五月廿六日

肝气火上升，湿痰随之。胸痞撑塞，头鸣再响，食不消化，诊脉弦滑，舌黄糙，中脘痛。宜清降兼助消化法。

旋覆花一钱八分，包　白蒺藜去刺，三钱　干枇杷叶三钱，包　白菊瓣一钱半　采芸曲四钱
陈香橼八分　九孔石决六钱　清炙橘红一钱　谷麦芽各四钱　苦整杏三钱　炒竹茹二钱

◎ **游筱翁**

一诊　五月廿九日

肺肝内热，外风裹束。鼻流清涕，咳嗽胸痞，间有气逆，脉紧数，舌黄揹。拟肃肺豁痰，祛风顺气，兼廓中宫。

霜桑叶一钱八分　嫩前胡二钱　旋覆花一钱八分，绢包　浙贝母三钱　蝉衣一钱　生苡仁四钱
整光杏三钱　清炙橘红八分　冬瓜子三钱　竹沥夏二钱　炒竹茹二钱　佛手花八分

二诊　教师节[①]

天时郁闷，湿与痰堵碍清阳。咳不爽，胸闷嗜卧，脉数滑，舌中心灰黄。宜开中清上。

象贝母三钱　川郁金一钱八分　生苡仁四钱　莱菔甲一钱半　竹沥夏四钱　干枇杷叶三钱

整光杏三钱　清炙橘红一钱　鲜竹茹二钱　海浮石三钱　白蒺藜去刺，三钱

◎ **陈右**　六月四日

大便曾通颇畅，肝胆气火与湿浊交阻，多升少降，恶吐清涎，胸宇作梗，脉左细弦，舌黄腻，小溲仍少。再以升清降浊，化饮和中。候政。

姜半夏二钱　旋覆花一钱八分，包　乌梅安胃丸三钱　云苓三钱　左金丸八分，包

谷麦芽炒香，各五钱　黄郁金一钱八分　黑牵牛二钱　黄厚附块一钱半　海浮石三钱　生瓦楞三钱

◎ **许太太**

一诊　六月八日

感冒湿痰内蕴，身热数日不退，咳嗽痰不活，气机时逆，胸脘气痞，脉弦滑数，舌中光亮透白腻。气阴两亏之质，拟清解表邪，豁痰顺气。

嫩前胡二钱　蝉衣一钱　连翘壳二钱　浙贝母三钱　冬瓜子三钱　炒麦芽五钱

清水豆卷三钱　香橼皮八分　清炙蒌皮三钱　旋覆花一钱八分，包　整光杏三钱

二诊　六月十一日

咳吐白痰沫，胸宇痞闷，唇绛便秘，手心发热。心肝胃三经内热，余邪不清，中宫痞极，宜通宣三焦，祛风理湿。

嫩前胡二钱　生苡仁四钱　干枇杷叶三钱　浙贝母三钱　二竹茹二钱　谷麦芽各五钱　整光杏三钱

水炙蒌皮三钱　佛手花八分　带心连翘二钱　白蒺藜去刺，三钱　川郁金一钱八分

三诊　六月十五日

脾土不健则土不生金，金燥则咳多沫痰，消化力弱，饮食不易下膈，诊脉小弦滑，舌微光。气阴两亏之质，拟顺气豁痰，兼助消化。

旋覆花一钱八分，绢包　清炙桑皮三钱　整光杏三钱　川浙贝各一钱半

采芸曲三钱　干枇杷叶三钱，包　稆豆衣一钱半　生苡仁四钱

清炙款冬一钱半　原金斛二钱　谷麦芽各四钱　嫩前胡二钱

◎ **冯二宝宝**　六月十二日

咳嗽有痰，胃不开。风燥上犯，湿热内蒸，宜兼顾法。

嫩前胡二钱　蜜蒌皮三钱　炒竹茹二钱　象贝母三钱　冬瓜子三钱　霜桑叶二钱

整光杏三钱　谷麦芽炒香，各四钱　粉甘草五分　生熟苡仁各四钱　鼠黏子三钱

◎ **张太太**　六月十五日

寒热已止，咳嗽多白痰。伏风在肺，湿饮在中，宜化痰顺气，祛风理虚。

---

① 教师节：1931年6月6日，邰爽秋、程其保、李廉方、蒙文通等三百五十二人发文《提倡六月六日为教师节敬告同胞》，拟定每年公历6月6日为教师节，即“双六教师节”，但始终未得官方承认。至1939年，中华民国教育部才正式以每年农历八月二十七日孔子诞日为教师节，即“八二七教师节”。本案之“教师节”即此日。

嫩前胡二钱　冬瓜子三钱　蜜枇杷叶三钱，包　象贝母三钱　生苡仁四钱
海浮石三钱　莱菔甲一钱半　炒竹茹二钱　光杏仁三钱　清炙橘红一钱

◎ **李旭翁**　六月廿五日

天时潮闷，湿痰内闭。咯痰不出，鼻窍不利，胸膈饱闷，额热畏风。宜通理脘阳，以宣清窍。

经霜桑叶二钱　整光杏三钱　冬瓜子三钱　浙贝母三钱　莱菔甲一钱半
清水豆卷四钱　净蝉衣一钱　川郁金一钱八分　鼠黏子三钱　生苡仁四钱

◎ **张太太**

一诊　六月廿五日

痰多便结，头眩目胀，胸宇痞闷，脉弦滑，舌中剥根腻。湿痰内阻，心肝火旺，治宜开泄。

象贝母三钱　生苡仁四钱　丝瓜络三钱　川郁金五钱　整光杏三钱　黑山栀三钱
冬桑叶二钱　淡竹茹二钱　淡竹叶廿片　抱木神三钱　焦麦芽五钱

廿七日改

蔓荆子三钱　保和丸三钱，包

◎ **吴老太太**

一诊　七月十九日

咳唾痰艰，气急胸痞，脉来弦数，舌中光。尊年气液两虚，湿痰蕴阻，兼感外风，风郁化燥，拟祛风清燥、平气顺痰法。候正。

旋覆花一钱八分　竹沥夏一钱八分　全瓜蒌炙，研，五钱　前胡二钱　水炒竹茹二钱
浙贝母三钱　香白薇一钱半　焦麦芽五钱　整光杏三钱　炙款冬一钱半

二诊　七月廿日

咳嗽痰中带红，脘腹痞闷，表热较淡，舌光略减。燥伤肺胃，痰火中阻，外风未化，治宜兼顾。

冬桑叶二钱　整光杏三钱　鲜藕二两　嫩前胡一钱　旋覆花一钱八分　白茅根去心，五钱
象贝母三钱　鲜竹茹二钱　抱木神三钱　黑山栀三钱　竹沥夏二钱

三诊　七月廿二日

表热已退，痰红亦止，咳嗽气急，咳甚左胁作痛，二便不利。宜清肺肝，以平痰逆。

嫩前胡二钱　黛蛤散四钱　鲜枇杷叶去毛，三片，绢包　旋覆花一钱八分　瓜蒌皮三钱
鲜竹茹二钱　象贝母三钱　冬瓜子三钱　丝瓜络三钱　生苡仁四钱　整光杏三钱

四诊　七月廿四日

身热已退，痰饮中阻，进饮作冷，大便不利。高年肺燥停饮，宜兼顾法。

前胡二钱　海浮石二钱　旋覆花一钱八分　清炙橘红一钱　竹沥夏二钱
火麻仁炙，研，四钱　炒苡仁四钱　冬瓜子三钱　焦麦芽五钱

五诊 七月廿八日

热退，腹部觉热，嗳气则冷。停饮挟湿，脾胃升降失常。

竹沥夏二钱 旋覆花一钱八分 焦苡仁四钱 海浮石三钱 抱木神三钱

冬瓜子三钱 整光杏三钱 焦麦芽五钱 丝瓜络酒炒，三钱 杜赤豆四钱

◎ 张女士

一诊 七月廿八日

午后神疲，不思饮食，大便六七日不通。湿浊不降，清阳不利，脉数，舌黄揩。宜运脾理湿，佐以导腑。

全瓜蒌炙，研，六钱 扁豆花二钱 鲜荷梗去刺，一尺 炒枳壳一钱半 藿香梗一钱半

清水豆卷三钱 焦苡仁四钱 焦麦芽五钱 竹沥夏二钱 冬瓜子各二钱

二诊 七月卅日

晡后泛恶，头眩，少腹作胀，便已通而不畅，胃呆无味，精神疲软。肝气脾湿交阻，胃浊不降，宜以升降法治之。

黄郁金一钱八分 清炙橘红一钱 荷梗一尺 佩兰叶一钱半 冬瓜子三钱

佛手八分 生熟苡各四钱 西茵陈一钱半 竹沥夏一钱八分 焦麦芽五钱

三诊 八月一日

入夜沫涎极多，咯吐后胸宇快怀，不思饮食，近一月矣，脉细弦滑。脾气不通，痰饮肝气停留中宫，清阳少布，化饮宣湿，开泄中焦，以降浊热。

竹沥夏二钱 旋覆花一钱半，包 脾约麻仁丸三钱，包 莱菔甲一钱半 海浮石三钱

佛手花八分 白蔻壳八分 黑山栀三钱 左金丸八分，包 陈香橼八分

四诊 八月三日

怏怀未已，不思饮食，薄暮吐出沫痰极黏，似较松动，脉弦滑，舌黄较化。痰饮肝气尚未泄化，宜以宣廓中焦。

旋覆花二钱 全瓜蒌炙，研，六钱 黄郁金一钱八分 生赭石四钱 刀豆子三钱

番泻叶五分 姜半夏二钱 薄橘红一钱 黑山栀三钱 姜竹茹二钱

◎ 张老太太

二诊 八月十八日

前恙较轻，呼吸喉有痰声，大便已经复原，脉小弦，舌根黄腻。再治肺肝，以理脾土。

旋覆花一钱半，包 海浮石三钱 谷麦芽四钱 大贝母三钱 白菊瓣一钱半 干枇杷叶三钱，包

白前一钱八分 整光杏三钱 夏枯草一钱二分 生苡仁四钱 冬瓜子三钱 忍冬花三钱

◉ 汗证

◎ 姚世兄 六月十八日

身热已退，表虚汗出。宜固腠理以实阳明。

稆豆衣二钱 浮小麦五钱 扁豆花四钱 香谷芽四钱 生苡仁三钱

冬瓜子三钱　抱木神三钱　瘪桃干三钱　糯稻根须四钱　红枣四钱

◉ 头痛

◎ 赵小姐

一诊　五月廿九日

暴热阳升夹感。外风头痛颇剧，身热泛恶，腑气不通，脉来紧数，舌白。先以散风泄热。

蔓荆子三钱　黑山栀三钱　广藿梗八分　冬桑叶二钱　连翘壳二钱　采芸曲四钱　白菊瓣一钱半　白蒺藜去刺，三钱　生苡仁四钱　黄郁金一钱八分　鸡苏散四钱，包　清水豆卷四钱

二诊　五月卅一日

头府痛，甚则面浮，表热已清，癸汛适呛过多。肝不藏血，肠胃内热，外风裹束，拟息风潜阳，兼清血热。

嫩蒿本八分　白菊花一钱　茺蔚子三钱　蔓荆子三钱　炒丹皮一钱半　鲜枇杷叶去毛筋，三片，绢包　白僵蚕二钱　青防风一钱　炒枳壳八分　刺蒺藜去刺，三钱　霜桑叶一钱八分

◎ 曾太太[①]　六月廿六日

肝火湿热上升。左耳窍抽刺作痛，痛牵头部。

◎ 焦小姐　八月廿二日

感受表邪。身热头痛，两腿作酸，起坐心惕，脉数滑，舌黄。外风夹湿，脉络不和，先以轻透。

桑叶一钱八分　清水豆卷四钱　丝瓜络三钱　蔓荆子三钱　抱木神三钱　连翘壳二钱　桑寄生三钱　炒苡仁四钱　川续断二钱　浮小麦五钱

◉ 痿痹

◎ 吴先生　六月九日

手腕及腿膝痿软酸楚，此湿热入络，将为痹阻，脉濡数，舌薄黄，大便欠畅。拟宣痹汤加减。

桑寄生三钱　香独活一钱二分　酒防己一钱半　川续断二钱　路路通八分　两秦艽二钱　原蚕沙三钱，包　橘络八分　杜豆花四钱　生苡仁五钱　酒桑枝四钱

◎ 沈君

二诊　八月十一日

汗多蒸似退，脊左酸痛，脉滑数，舌黄。指邪湿郁伏不宣，痹于经脉，再用宣痹汤加减。

清豆卷四钱　晚蚕沙三钱　杜赤豆四钱　西茵陈一钱半分　生苡仁四钱　三妙丸四钱　川续断二钱　赤苓三钱　海桐皮二钱　丝瓜络三钱

◎ 万先生

初诊　六月廿七日

红疹退而未净，肢软无力，头昏眩，舌苔黄揹，脉濡数，便引不畅。湿热余邪留恋肠胃，再以宣痹和络。

---

① 原书本案无方。

桑寄生三钱　象贝母三钱　杜赤豆四钱　赤苓二钱　橘络八分　扁豆衣二钱

清炙桑叶二钱　路路通一钱　川郁金一钱半　谷麦芽炒香，各四钱

二诊　六月廿九日

表热未净，中脘不舒，腿部酸楚，便解不畅，气机下坠，红疹回而未净。余邪湿热交阻，气机不解，流利再以宣透。

青防风一钱　尖槟榔打，一钱半　焦麦芽五钱　炒牛蒡三钱　焦苡仁四钱　鲜佛手八分

连翘壳二钱　采芸曲四钱　丝瓜络三钱　洗腹绒二钱　方通草八分

三诊　七月二日

红疹渐回，表热将净，大便尚觉通畅，诊脉濡滑数，舌薄黄。恙延三候，湿热余邪留恋于肺胃肠，拟两清表里，勿留痧火。

清炙桑叶二钱　生苡仁五钱　丝瓜络酒炒，三钱　银花炒炭，三钱　冬瓜子三钱　谷麦芽各四钱

连翘壳二钱　杜赤豆四钱　鲜荷叶一角　整光杏三钱　梗通一钱　益元散四钱，包

四诊　七月十六日

湿郁热伏留恋。阳明蒸热有汗，便行不畅，情志欠适，诊脉濡滑数，舌黄带揞。阳明为一身之纲，烦躁则伤液，凉则渐湿，芳淡渗泄，佐以清宣。

银花三钱　丝瓜络三钱　鲜荷叶边一圈　清水豆卷四钱　火麻仁炒，研，三钱　淡竹叶廿片

酒桑枝四钱　肥知母三钱　杜赤豆四钱　生薏仁五钱　原蚕沙三钱，包

◎ **陈先生**　六月廿八日

背脊至腰绊紧，风家督脉曾已湿泻，湿滞交阻，消化未复，口淡不知饿，便出不畅，脉数，舌黄揞。外风里束裹湿，治宜宣解。

酒桑枝四钱　保和丸四钱，包　鲜荷叶一钱半　赤苓三钱　川羌活八分

梗通八分　鲜藿梗一钱半　焦麦芽五钱　焦苡仁四钱　麸枳壳一钱半

◎ **龚右**　七月七日

乍寒乍热，面部发疹作痒，四肢酸软，便欠通畅。恙起多日，防转时症，治宜宣解。

清水豆卷四钱　蔓荆子三钱　丝瓜络三钱　连翘二钱　银花三钱　杜赤豆四钱

桑寄生三钱　生苡仁四钱　黑山栀三钱　橘络八分　桑叶二钱

◎ **李旭翁**

一诊　七月十日

风客清窍，内袭肺金。鼻塞，咳嗽痰白不畅，脉滑数，舌黄腻。宜分理法，使风湿相搏。

前胡二钱　象贝母三钱　青防风八分　炒牛蒡子三钱　带叶苏梗一钱

生熟苡仁三钱　桑叶一钱八分　连翘壳二钱　净蝉衣一钱　整粒杏仁三钱

二诊　七月十二日

拟方

右腿面筋惕作痿，胸极闷，鼻窍不利。内伏肝气，湿热外感风凉，清窍经脉俱为风袭，湿

不外达。

桑叶二钱　桑寄生三钱　蔓荆子三钱　蝉衣一钱　连翘二钱　竹沥夏一钱八分

浙贝母三钱　前胡二钱　整光杏三钱　生苡仁五钱

三诊　七月十三日

风寒湿三气杂合为痹，右腿面麻木酸痛。此为着痹，表证渐解，宜宣络以祛风湿。

酒桑枝四钱　路路通八分　整光杏三钱　晚蚕沙三钱，包　生苡仁五钱　川续断二钱

川胡麻三钱　海桐皮二钱　丝瓜络酒炒，三钱　桑寄生酒炒，三钱　茯苓皮二钱　嫩前胡二钱

◎ 陈文翁

一诊　七月十四日

小溲色带灰暗，大便四日一通，尚不畅，脉滑舌腻。宜健脾化湿，润肠燥兼通膀胱。

粉萆薢三钱　扁豆花二钱　鲜荷叶一角　赤苓神各三钱　连翘心二钱

谷麦芽各五钱　肥知母三钱　生苡仁四钱　炒银花三钱　火麻仁四钱

二诊　七月十九日

小便渐清，足微肿。湿留经隧，脉络不和。脉濡数，舌黄腻。五苓三妙合法。

带皮苓三钱　冬瓜子皮各三钱　香谷芽五钱　炒白术一钱半　焦麦芽五钱

二妙丸四钱　福泽泻二钱　海桐皮二钱　生熟苡各四钱　怀牛膝二钱

三诊　七月廿三日

湿留经隧。足部肿，步履痿软。仿三妙法加味。

饭蒸茅术一钱半　川牛膝二钱　五加皮二钱　带皮苓三钱　酒防己一钱半

焦麦芽五钱　川草苏二钱　丝瓜络三钱　生苡仁五钱　饭赤豆四钱

◎ 曾女士　八月廿日

腿软，胸痞，晨起头昏，潮热晌午始退，经先期有时逆行，诊脉濡弦，舌黄。脾湿熏蒸气火，不主疏泄外里，束络，痹不宣，拟运脾化湿，柔肝调营。

桑寄生三钱　黄郁金一钱八分　丝瓜络三钱　川续断二钱　厚杜仲二钱　谷麦芽各四钱

生苡仁五钱　川胡麻三钱　杜赤豆四钱　金毛脊去毛，盐炒，二钱　二妙丸四钱，包

◎ 闵君

一诊　六月廿七日

呕吐难止，身热极高，两足麻木，不能步足。湿留经隧，并感外邪，防成痿痹。先拟宣透，症重候裁。

香豉三钱　酒秦艽二钱　怀牛膝二钱　象贝母三钱　独活一钱　丝瓜络三钱　桑寄生酒炒，三钱

带皮苓三钱　路路通一钱　酒防己一钱半　生熟苡仁各四钱　络石藤三钱

二诊　七月一日

身热渐减，咳嗽，进饮作呛，足部发木，痿软不能步履，脉濡滑。湿流经隧，郁则化风，防成痿痹。

清水豆卷四钱　威灵仙一钱　桑寄生酒炒，三钱　酒防己一钱半　晚蚕沙三钱，包
丝瓜络酒炒，三钱　带皮苓三钱　怀牛膝二钱　香独活一钱　生苡仁四钱　酒秦艽二钱

三诊　七月三日

表症全退，惟进饮作呛，二足麻木，痿软不能步立。肝肾内亏，风湿入络，痿痹重症，宜疏补兼施。

晚蚕沙三钱，包　怀牛膝二钱　健步虎潜丸另吞　桑寄生三钱　生苡仁四钱
整苦杏三钱　香独活一钱　橘络八分　青防风一钱　云茯苓三钱

四诊　七月八日

拟方

痿证未瘥，略可迟立。湿痹经络，气机不利，值此霉令，尤宜注意。

桑寄生三钱　防风己各一钱半　丝瓜络三钱　香独活一钱二分　路路通八分　酒桑枝四钱
怀牛膝二钱　晚蚕沙三钱　杜赤豆四钱　生苡仁四钱　酒秦艽二钱　川续断二钱

五诊　七月十日

身热未退，音嘶不亮，便秘不行，足痿无力，脉数滑。表里兼病，症情棘手，姑为退热通络。

清水豆卷四钱　海桐皮二钱　全瓜蒌六钱　蝉衣一钱　桑寄生酒炒，三钱
炒枳壳一钱半　象贝母三钱　大腹皮洗，二钱　生苡仁四钱　酒防己二钱

六诊　七月十二日

拟方

身热胸闷，肢麻足痿，二便不利。伏邪风湿，再和清透肺金，以理阳明。

蜜麻黄四分　桑寄生三钱　车前子三钱，包　生石膏轧碎，八钱　怀牛膝二钱　清水豆卷四钱
整光杏三钱　生苡仁五钱　酒炒桑枝四钱　粉甘草五分　酒防己一钱半　丝瓜络三钱

◉ 痹症

◎ 吴太太　五月十二日

风热客于太阳。后项右方筋肿剧痛，脉数舌白，头部牵痛，身微热。急以疏风，兼清络热。

川羌活一钱　九孔石决打，八钱　钩钩尖二钱，后下　白菊花三钱　象贝母三钱
酒桑枝四钱　蔓荆子三钱　冬桑叶一钱八分　鲜枇杷叶去毛，三片，绢包
炙姜虫三钱　白蒺藜去刺，三钱　丝瓜络酒炒，三钱

◎ 庄女士　五月廿日

两腿酸楚，形寒发热，胸闷腹胀，舌薄白，脉数不畅。风湿入络，气滞交阻，宜表里两解。

桑寄生酒炒，三钱　大腹皮二钱　丝瓜络酒炒，三钱　黄郁金一钱八分　采芸曲四钱
新会皮一钱半　香豆豉三钱　续断二钱　焦麦芽五钱　象贝母二钱　酒防己一钱半

◎ 章先生

一诊　六月一日

湿邪郁伏不宣，痹于经络。身热颇高，胸痞干恶，两肢发木，步履乏力，脉濡滑数，舌白

糙，中多裂纹。湿温两候，有转痹之象，拟宣湿达邪通络之法，防其缠绵。

清水豆卷五钱　银花三钱　炒桑枝四钱　酒防己一钱半　带皮苓三钱　杜赤豆四钱

原蚕沙三钱，包　生熟苡仁各四钱　丝瓜络三钱　黄郁金一钱半　路路通八分　佛手八分

二诊　六月三日

午后热增，腿股软木，口渴作恶。湿邪痹络，肺胃二气不宣，拟宣痹汤加法。

清豆卷四钱　蔻壳一钱　丝瓜络酒炒，三钱　佩兰梗一钱　生熟苡四钱　路路通八分

黄郁金一钱八分　西秦艽酒炒，二钱　杜赤豆四钱　桑寄生三钱　晚蚕沙三钱，包　焦麦芽五钱

◎ **陈女士**　七月二日

腿筋缩而陟[①]后欲跌。湿痹经脉，气血失其流利，防成挛证。

酒防己一钱半　西秦艽二钱　丝瓜络三钱　怀牛膝二钱　晚蚕沙三钱，包　伸筋草二钱

川独活一钱　生苡仁四钱　续断二钱　桑寄生三钱　酒桑枝四钱

◎ **邢女孩**　八月三日

风湿痹络，暑邪外感。身热极高，肢体肿痛，痛不能按，脉紧数，舌黄。湿温且兼痛痹，拟宣痹汤加减法。

香豆豉三钱　川独活一钱　丝瓜络三钱　原蚕沙三钱，包　海桐皮二钱　制僵蚕二钱

桑寄生三钱　忍冬藤四钱　杜赤豆四钱　生苡仁五钱　连翘二钱　茯苓皮二钱

◎ **郭先生**　八月廿日

湿阻气滞，脉络不宣。肌肉发生热疖，窜发无定处，手指肿强，便结溲赤，步履腿重。宜芳香淡渗，理气通络。

酒桑枝四钱　生苡仁五钱　二妙丸四钱，包　忍冬藤四钱　省头草一钱半　丝瓜络三钱

细生地四钱　飞滑石三钱，包　防风防己各一钱　带皮苓三钱　杜赤豆四钱

◉ 虚损

◎ 叶太太

四诊　五月十日

夜热不清，头痛胸闷渐平，气虚呃逆，脉细弦。血亏肝热，气火偏炽，再以滋养。

白蒺藜盐炒，三钱　野稆豆三钱　陈柿蒂五只　细生地四钱　金银花三钱

干枇杷叶三钱，包　滁菊瓣一钱半　制女贞三钱　抱木神三钱　紫贝齿打，四钱

五诊　五月十四日

血虚生风，风湿入络。膝部酸痛，目倦慵开，脉濡数，舌黄糙，少寐，精神不振。拟养血理湿，防成风痹。

怀牛膝二钱　川续断二钱　酒防己一钱　桑寄生三钱　生苡仁四钱　炒桑枝四钱

细生地四钱　抱木神三钱　丝瓜络三钱　晚蚕沙三钱，包　稆豆衣一钱半

---

① 陟（zhì，音治）：登高。

六诊 五月十八日

手心头额潮热，胸宇偶然作痛，脉细弦常数，舌黄。营血内亏，气火偏炽，宜标本兼顾。

银柴胡八分 生苡仁四钱 焦谷芽五钱 川郁金一钱八分 香橼皮五分 抱木神三钱 稆豆皮一钱半

◎ **叶太太**

一诊 六月廿日

日晡前后发冷，数小时蒸不转热，阳虚气弱，疏布不灵，脉细弦，舌黄腻，便不畅。气弱则湿不化，拟玉屏风法，固腠理以运阳气治之。

川桂枝四分，后入 生熟苡仁四钱 丝瓜络酒炒，三钱 酒白芍二钱 川郁金一钱半

白蔻壳一钱 生芪皮二钱 清炙橘红一钱 青防风一钱 焦麦芽五钱

二诊 六月二十二日

敛肝和阳，佐固表形寒已止，潮热未清，胸有微痞，夜不安睡。再和阳明以退虚热。

银柴胡八分 甘草炭五分 首乌藤四钱 酒芩一钱半 川郁金一钱八分 须谷芽五钱

抱木神三钱 远志肉八分 淮小麦五钱 酒白芍二钱 稆豆衣一钱

◎ **唐先生** 七月二日

肾阴不足，肺金内热，天时潮霉，添补恐碍湿气，拟清理法。

生首乌四钱 京川贝去心，二钱 干枇杷叶三钱，绢包 云茯神三钱 野稆豆三钱

干竹叶一钱半 生苡仁四钱 扁豆衣一钱半 淮山药三钱 香谷芽四钱

◉ **调理**

◎ **文甫老哥** 七月十一日

诸恙均瘳，舌心较净，脾胃窍关紧要，拟健运参以理纳法。

炒扁衣二钱 竹沥夏一钱八分 青荷叶一角 云茯神三钱 新会皮一钱半 香豉芽四钱

冬瓜子三钱 火麻仁炒，研，四钱 夜交藤三钱 焦苡仁四钱 采芸曲三钱

◎ **文甫老兄** 八月廿六日

运脾阳以化湿，兼调肠胃。

稆豆衣一钱半 生熟苡各四钱 莲子心四分 火麻仁炒，研，三钱 元金斛二钱

饭蒸荷叶一钱半 象贝母二钱 炙内金二钱 抱木神三钱 谷麦芽各四钱

外科类

◉ **疮**

脓窠疮

◎ **楼小姐** 八月廿五日

脓窠疮，灌脓作痒，窜及肢体。宜化湿毒，以宣脉络法。

银花三钱 鲜生地五钱 丝瓜络三钱 连翘二钱 枯芩一钱半 杜赤豆四钱

大贝母三钱　荆芥穗一钱　益元散五钱，包　豨莶草三钱　路路通八分

耳痈

◎ **孙右**　五月十一日

肝火挟风上升。耳痈肿痛，势将作脓。法将清散。

银花三钱　杭菊瓣二钱　白蒺藜去刺，三钱　冬桑叶一钱八分　苦丁茶一钱半　九节菖蒲四分

连翘二钱　生苡仁五钱　干枇杷叶去毛，三钱　大贝母三钱　夏枯草一钱半　生枳壳八分

◎ **夏君**

一诊　七月十五日

耳痈出水，肝火湿热上升也。肝邪下趋，膀胱气化不宣，疝发在右。宜疏肝化湿，理气宣窍。

冬桑叶一钱八分　生苡仁四钱　夏枯花一钱半　白蒺藜去刺，三钱　金铃子二钱

野蔷薇瓣八分　金银花三钱　橘核一钱半　鲜荷叶一角　大贝母三钱　白菊瓣一钱半

二诊　七月十八日

耳痈，入夜出水作痒，内疝发均在右。乃湿热气火入络凌窍，再为清泄。

金铃子二钱　甘草节八分　左金丸八分，包　元胡索一钱半　大贝母四钱　苦丁茶八分

荔核二钱　生苡仁四钱　夏枯花一钱半　白菊瓣一钱半　九孔石决一钱半　昆布二钱

黄水疳疮

◎ **金奶奶**　五月十六日

黄水疳疮，发于环口，出水作痒。宜清阳明，以化湿毒。

银花三钱　大贝母三钱　绿豆衣二钱　连翘一钱　鸡苏散四钱，包

丝瓜络酒炒，三钱　甘中黄八分　黑山栀三钱　细生地五钱　生苡仁四钱

湿疳

◎ **张弟弟**

一诊　六月十四日

痧子之后，余毒未清，复感风邪身热。舌腻，项后疳，痰疱发出水作瘰，蔓延肢体。宜祛风化湿，佐以达邪。

清水豆卷四钱　生苡仁四钱　整光杏三钱　银花三钱　豨莶草三钱　丝瓜络一钱

连翘三钱　前胡二钱　路路通一钱　酒桑枝四钱　象贝母三钱

二诊　六月十七日

湿疳较收，其色鲜红，腰部两处孔深起缸，防变臁疮。宜化湿脱毒。

银花三钱　青防风一钱　甘草节八分　连翘二钱　枯芩一钱半　丝瓜络三钱

大贝母四钱　生苡仁四钱　杜赤豆四钱　飞滑石三钱，包　细生地四钱

◎ **张世兄**　六月十九日

湿疳蔓延，起缺出脓。法宜清化。

金银花三钱　细生地五钱　甘草节八分　连翘壳二钱　粉丹皮一钱半

香谷芽五钱　大贝母三钱　黑山栀三钱　生苡仁四钱　天花粉三钱

◎ **汪先生**　七月二日

湿疮四肢已收，背部独多，色赤作痒。背为肺部风湿留恋逼营，治宜清化。

细生地五钱　银花三钱　杜赤豆四钱　荆芥炭一钱　生苡仁五钱

丝瓜络三钱　枯芩一钱半　茯苓皮三钱　豨莶草三钱　苦甏杏三钱

七月五日

肌肤生湿疮，色带焦黯。湿热有减退之象，宜清营血，以化风湿。

生地五钱　豨莶叶三钱　丝瓜络二钱　荆芥炭一钱　丹皮炒，一钱半

杜赤豆四钱　枯芩一钱半　生苡仁四钱　赤芍二钱　茯苓皮三钱

◎ **姚先生**

一诊　七月廿七日

湿疮在指，出水无脓，肿势不退，起时红晕，从结毒处直至腋下，时有寒热，舌腻，脉欠畅。湿毒熏蒸，兼感时邪，拟内外兼顾法。

清水豆卷四钱　连翘二钱　丝瓜络三钱　赤苓三钱　大贝母三钱

荷梗去刺，一尺　生苡仁四钱　白僵蚕二钱　银花三钱　鲜藿梗一钱半

二诊　七月廿九日

疮口未敛，出水带脓，胃呆便不畅，舌黄垢腻湿，胃热，消化不良。宜以托毒化湿。

西茵陈一钱半　赤苓三钱　丝瓜络三钱　生熟苡仁各四钱　大贝母三钱

香谷芽四钱　金银花三钱　炙姜虫二钱　荷梗一尺　省头草一钱　连翘二钱

三诊　八月一日

疮口出水，肿虽小犹有，肛口臀上红晕，出汗不布，气血不和所致，脉小数，舌中心仍腻。阴虚肝旺之质，暑湿熏蒸，内外两方兼顾法。

广藿梗一钱半　连翘壳二钱　杜赤豆四钱　西茵陈一钱半　赤苓三钱

鲜荷叶一角　金银花三钱　生苡仁四钱　香谷芽五钱　大贝母三钱　橘络八分

◎ **陶先生**　八月廿二日

足趾湿疮，作脱皮痒痛，步履不便。湿热下趋，宜以清化。

银花三钱　鲜生地五钱　丝瓜络三钱　连翘二钱　大贝母三钱

杜赤豆四钱　寒水石三钱　川牛膝二钱　生苡仁四钱　二妙丸四钱，包

豨莶草四钱　银花三钱　地肤子三钱　茯苓皮二钱　细生地六钱

煎水，候稍温，洗之。

◎ **梁三世兄**

一诊　八月廿五日

湿热下趋。足趾生疮，痒痛，起疱出水。防其蔓延，治以清化。

银花三钱　川牛膝二钱　丝瓜络三钱　大贝母三钱　生苡仁四钱　小绿豆三钱

连翘二钱　带皮苓三钱　泽泻二钱　赤芍酒炒，一钱八分　飞滑石三钱，包

复诊 八月廿九日

湿疳出脓，痒痛兼发不已。湿热下趋，宜理脾土，以宣络热。

带皮苓三钱 豨莶草三钱 丝瓜络三钱 车前子三钱，包 益元散四钱，包

杜赤豆四钱 生苡仁四钱 细生地五钱 杭菊花一钱半 银花三钱

猴疳

◎ **李宝宝**

一诊 五月卅日

风燥上犯，痰火乘之。咳嗽溏泄，猴子疳焮。孩提质薄，宜清燥化风，运脾理气。

前胡二钱 焦麦芽五钱 生苡仁四钱 象贝三钱 川郁金一钱八分

干荷蒂三只 蝉衣一钱 采芸曲四钱 桑叶二钱 冬瓜子三钱

二诊 六月一日

咳嗽作恶风，痧发头额，猴疳已淡。再化风燥，以清营热。

前胡二钱 连翘二钱 冬瓜子三钱 象贝母三钱 赤苓二钱 生苡仁四钱 冬桑叶二钱

蝉衣一钱 谷麦芽炒焦，各四钱 香白薇一钱半 益元散四钱，包 金银花三钱

搭手疮

◎ **金宝宝**

二诊 七月廿四日

搭手，脓成未溃。湿毒拟结，治宜托化。

银花三钱 赤芍二钱 丝瓜络三钱 连翘二钱 甘草节五钱

大贝母三钱 生苡仁四钱 皂角针八分 炙姜虫二钱

三诊 七月廿八日

搭手，脓成未溃。宜和营托毒之治。

银花三钱 甘草节八分 丝瓜络三钱 连翘二钱 炙姜虫二钱 大丹参一钱

大贝母二钱 赤芍一钱半 皂角针八分 清水豆卷四钱

疮后

◎ **妇**

未处方[①]。

五诊 五月十二日

用海浮散、二宝丹渗于疮上。

◉ **痈**

胫痈

◎ **游世兄** 七月一日

瘀凝湿聚。足胫经变，皮厚色紫，脓成未熟。治水以行瘀托毒法。

---

① 未处方：原书作“未处方”三字，意为未开具内服方。后同。

归尾二钱　银花三钱　丝瓜络三钱　大贝母三钱　甘草节八分

新会皮一钱半　川牛膝二钱　炙姜虫二钱

肠痛

◎ 吴先生

一诊　七月十四日

大肠湿热，肛内肿痛，肺与肠相表里，湿火上蒸。今日失红数口，脉见濡数，舌黄。宜清肺肠，以化湿热，勿生疽毒为计。

炒黄银花三钱　大贝母三钱　莲藕二角　条芩炭一钱半　黑山栀三钱

鲜茅根去心，一束　生苡仁五钱　白薇一钱半　炙姜虫二钱　侧柏炭三钱

二诊　七月十六日

肛内坠胀，大便时非常艰苦，按之作痛，肠头内肿，防至作脓。大肠湿热蕴伏，热转内溃，治宜清托。

炒银花三钱　京赤芍一钱八分　樗根皮炙焦，二钱　制僵蚕二钱　黑地榆三钱　生苡仁五钱

大贝母四钱　白薇一钱半　瓜蒌仁炒，四钱　连翘二钱　甘草节八分　条芩炭

三诊　七月十八日

肠头肿消则痛止，□多重语，则咽喉有物梗，先是曾经吐瘀。气阴不足，肺肠内热，拟标本兼顾法。

大贝母三钱　白薇一钱半　鲜藕三两　旋覆花一钱八分　野稆豆三钱　焦谷芽五钱

黛蛤散三钱　生苡仁五钱　干枇杷叶三钱　炒芸豆衣三钱　冬瓜子三钱

四诊　八月廿三日

寒热脚肿，头眩神疲，腹部胀，脉小数，舌腻。清不升浊不降，宜进宣湿浊，兼和肝脾。

洗腹绒二钱　新会皮一钱半　焦麦芽五钱　陈香橼一钱　带皮苓三钱　干枇杷叶三钱

白蒺藜去刺，三钱　生熟苡各四钱　麸枳壳八分　稆豆衣一钱半　冬瓜皮三钱　沉香曲八分

五诊　八月廿五日

头眩腹胀，舌苔黄腻。湿热熏蒸，清浊升降失调，防成肿胀，拟通阳泄湿浊。

白蒺藜三钱　茯苓皮二钱　煨天麻四分　炙内金二钱　生熟苡各四钱　陈香橼八分

洗腹绒二钱　冬瓜子皮各二钱　焦扁豆衣一钱半　全瓜蒌炙，研，六钱　焦谷麦芽各四钱

六诊　八月廿八日

脘痛之后腹胀，神疲嗜卧，脉数，舌苔黄糙，大便不畅。湿阻气滞，肝胃不和，宜以通宣。

绵茵陈一钱半　生熟苡各四钱　左金丸八分，包煎　九香虫炒，一钱

制香附一钱八分　清炙陈皮一钱半　枸橘李一钱　冬瓜子皮各二钱

绿萼梅八分　洗腹绒二钱　炒焦麦芽五钱　火麻仁炙，研，四钱

◉ 疽

腹皮疽

◎ 曹先生

一诊 五月十七日

湿热熏蒸。发生疽毒，目白发黄。宜理脾胃以清金。

西茵陈一钱半 金银花三钱 小绿豆四钱 猪赤苓各二钱 连翘二钱 丝瓜络三钱

福泽泻二钱 大贝母三钱 二妙丸四钱，包 生熟苡四钱 省头草一钱半

二诊 五月十八日

腹皮疽已溃，溃脓未畅，小溲热赤，身热形寒。湿热酿毒，治宜清托。

清水豆卷五钱 赤苓芍各一钱八分 丝瓜络三钱 连翘三钱 甘草节五分

杜赤豆四钱 银花三钱 天花粉三钱，包 土贝母三钱 冬桑叶一钱八分

三诊 五月廿一日

腹皮疽溃，脓尚未大畅，阴癣随发，舌根厚腻带糙。湿热蕴结，治宜清化。

金银花三钱 甘草节八分 丝瓜络三钱 炙姜虫三钱 生苡仁四钱

小绿豆三钱 土贝母三钱 白鲜皮二钱 皂角针一钱 连翘壳二钱

井疽

◎ 樊左 五月廿二日

井疽袋脓在下，天下无逆流之水不由溃口出。脓恐聚而后溃，宜托毒消肿。

桔梗一钱 甘草节八分 银花三钱 赤芍一钱半 新会皮一钱半

大贝四钱 皂角针一钱 连翘二钱 天花粉二钱 功劳叶一钱半

脑疽

◎ 朱先生 六月十三日

太阳膀胱湿热上升为脑疽，已经溃脓。治宜托化。

青防风一钱 甘草节八分 全归八分 银花三钱 皂角针八分 丝瓜络三钱

连翘二钱 炙姜虫三钱 生苡仁四钱 大贝母三钱 天花粉三钱

耳疽

◎ 李小姐 七月三日

痰气瘀结。右耳后结硬，按之作痛。防成疽毒，治宜宣化。

制僵蚕二钱 橘络八分 甘草节一钱八分 大贝母三钱 昆布三钱

海藻二钱 夏枯花一钱半 元参三钱 整光杏三钱 生石决八钱

阴疽

◎ 陈右

二诊 七月五日

股阴疽边红中紫，似已经成脓之象。治以托化。

归尾一钱半　姜虫二钱　丝瓜络三钱　丹参一钱半　皂角针三钱

怀牛膝二钱　金银花八分　大贝母三钱　连翘二钱

三诊　七月七日

盖化毒膏，外敷金黄散。

腹阴疽

◎ **吴宝宝**

一诊　七月廿一日

腹阴疽，焮赤发热，尚未成脓。痰凝湿聚冷，宜托化。

归尾一钱半　连翘二钱　丝瓜络三钱　燀桃仁一钱半　大贝母三钱

新红花八分　甘草节八分　皂角叶八分　银花三钱　赤芍一钱半

二诊　七月廿四日

腹阴疽已溃。治宜化托。

银花三钱　皂角针八分　丝瓜络三钱　大贝母三钱　炙姜虫二钱

功劳叶八分　连翘二钱　大丹参一钱半　甘草节五钱　新红花八分

◎ **吴世兄**　七月十八日

腹阴结块，焮赤作痛，根磐如杯，防生瘀毒，脉数，身微热。姑为消散。

归尾一钱半　川牛膝二钱　甘草节八分　连翘二钱　清豆卷四钱　犀黄醒消丸八分，包

银花三钱　燀桃仁一钱半　大贝母三钱　酒赤芍一钱半

◉ 疔

指疔

◎ **归世兄**

四诊　五月九日

指疔余肿未消，脓出不及。余毒不泄，瘀阻湿凝，仍须托化，勿留疔根。

大丹参一钱半　甘草节八分　新红花一钱半　酒赤芍一钱半　连翘二钱

丝瓜络三钱　忍冬藤四钱　炙姜虫二钱　儿角针一钱　土贝母四钱

◎ **王右**　八月三日

手大指湿毒疔疮，出水带脓，肿势未消。宜托毒消肿。

紫地丁三钱　连翘二钱　丝瓜络三钱　大贝母三钱　甘草节八分

皂角针一钱　制姜虫二钱　杭菊一钱半　银花二钱　赤芍酒炒，二钱

眼角疔

◎ **王先生**

一诊　七月廿一日

眼角片溃脓不透，焮肿作痛，湿火熏蒸。防其走散，脉数，舌白，头偏引痛。拟托毒消肿法。候政。

炙姜虫二钱　连翘壳二钱　甘草节八分　大贝母三钱　杭菊花二钱

丝瓜络三钱　紫地丁三钱　生苡仁五钱　银花三钱　京赤芍酒炒，一钱半

二诊　七月廿三日

疔疮在左眼角，脓出肿渐消，耳门筋脉引痛，按之微硬。宜清少阳阳明湿毒法。

银花三钱　炙姜虫二钱　丝瓜络三钱　连翘二钱　黑山栀三钱

杭菊一钱半　大贝母四钱　生苡仁五钱　甘草节五分　酒芩一钱半

◎ **盛先生**　七月廿九日

湿火上升结为疔疮，在左太阳旁焮肿溃脓。防其走散，急为托毒消肿。

大贝母三钱　生苡仁四钱　丝瓜络三钱　炙姜虫二钱

赤芍二钱　银花三钱　甘草节八分　连翘二钱　紫地丁二钱

鼻疔

◎ **杨世兄**　七月廿五日

鼻孔结硬作痛。肺经温热上升，防热气冲疔疮，治以清化。

银花三钱　连翘二钱　丝瓜络三钱　紫地丁二钱　天花粉三钱，包　鲜竹茹二钱

杭菊二钱　甘草节八分　炙僵蚕二钱　大贝母三钱　生苡仁四钱

◉ 疖

热疖

◎ **徐宝宝**

一诊　七月廿七日

热疖疱发眉心，眼胞皆肿，身热颇高。暑湿熏蒸，肠胃内热，治宜清化。

香豉三钱　制姜虫二钱　青竹叶廿片　大贝母三钱　甘草节八分

丝瓜络三钱　连翘二钱　香青蒿一钱半　银花三钱　益元散四钱，包

二诊　七月卅日

身热暮甚，口渴引饮，舌苔光绛，热疖未已。暑湿风热弥漫三焦，宜以清解。

香豉三钱　生苡仁四钱　鲜荷叶一角　黑山栀三钱　益元散四钱，包

丝瓜络三钱　银花三钱　赤茯苓三钱　连翘二钱　鲜佩兰一钱

◎ **秦世兄**　八月三十日

暑湿热熏蒸头面。热疖疱发作痛，身热，溲头数①，舌苔黄揞。拟清暑化湿。

银花三钱　清水豆卷四钱　丝瓜络三钱　大贝母三钱　杭菊花二钱　小绿豆三钱

连翘壳二钱　生苡仁四钱　飞滑石三钱，包　桑叶一钱八分　甘草节八分

乳痈、乳疽、乳疖

◎ **李右**　五月十四日

新产九朝，身热颇高，左乳焮赤作痛，乳头脱肛。防其作脓成毒，治以消疏。

---

① 溲头数：即小便频数。

春柴胡八分　橘叶络各一钱　新红花一钱半　酒芩一钱半　银花三钱　泽兰叶一钱半　大贝母四钱
炙姜虫二钱　大丹参一钱半　蒲公英三钱　茺蔚子三钱　连翘一钱　全瓜蒌六钱

◎ 罗小姐

四诊　五月十八日

乳块未消，皮肤肿起，似有作脓之象。肝气夹痰入络，用柴胡清肝散加减。

春柴胡八分　甘草节八分　丝瓜络酒炒，三钱　酒芩一钱半　昆布二钱　蹲鸱丸[①]四钱，包
当归二钱　整光杏三钱　大贝母三钱　酒白芍二钱　橘皮叶各八分

五诊　五月廿二日

乳块略消，乳头之旁尚出血水，察重症象，似可望消，适届癸汛，便秘鼻衄。宜清营化痰，肃肺疏肝。

茺蔚子三钱　炙姜虫二钱　丝瓜络三钱　怀牛膝二钱　甘草节五分　干枇杷叶去毛，三钱
青橘叶一钱　全瓜蒌炙，研，六钱　细生地四钱　大贝母三钱　小青皮一钱半

六诊　五月卅日

胸闷咽喉撑塞，大便带溏，乳块较消而未净。湿滞停中，肝气入络，治宜兼顾。

川郁金一钱八分　大贝母四钱　丝瓜络三钱　抱木神三钱　焦麦芽五钱
逍遥丸三钱，包煎　采芸曲四钱　广藿梗一钱　橘叶络各八分　冬瓜子三钱

七诊　六月九日

乳块未消，皮肤焮赤，有作胀之象。肝火湿痰凝结，防其成疟，宜治肝脾。

当归一钱半　橘叶络各八分　煅石决六钱　炒白芍二钱　光杏仁三钱　银花三钱
昆布二钱　甘草节八分　黄郁金一钱八分　炙姜虫二钱　海藻二钱

八诊　六月十一日

乳疡已溃，内块未消。肝气夹入络，宜疏肝化痰，佐以托表。

净银花三钱　甘草节八分　淡昆布二钱　大贝母四钱　橘络八分　青橘叶一钱
炙姜虫二钱　陈香橼一钱　海藻二钱　连翘壳二钱　整光杏三钱　蹲鸱丸四钱

九诊　六月十五日

乳疡较收，稍有脓水，口热常黏，舌苔黄滑。肝气湿热夹痰入络，治宜兼顾。

大贝母三钱　生苡仁四钱　清昆布二钱　整光杏三钱　忍冬花三钱
甘草节五钱　炙姜虫二钱　连翘二钱　福橘络八分　冬瓜子三钱

十诊　六月二十日

右乳外疡将收，内块尚未尽化，便结唇疳。阳明里热，拟润下泄热法。

全瓜蒌炒，研，八钱　甘草黄五钱　丝瓜络三钱　大贝母四钱　橘叶络各八分

---

① 蹲鸱丸：出《济世养生集》，以香梗芋艿十斤，竹刀切极细片，晒极燥为末，开水泛丸。早晚每服三钱，甜酒送下。不吃酒者米汤送下，或吃燥片，酒过亦可。治男女大小颈项、颏下、耳之前后结核，垒块连珠疡串，不疼不痛，或破微疼，皮赤溃烂，久不收口者。

茺蔚子三钱　炙姜虫二钱　淡昆布二钱　银花三钱　元参心三钱

◎ **李奶奶**　六月二日

湿痰凝结。乳头下方结块为卵，按之作痛，乳汁受阻，大便旬日不通，咽喉燥痛。宜导腑通络，化痰软坚。

瓜蒌仁炒，研，五钱　淡昆布二钱　整光杏三钱　炒枳壳一钱半　黑元参三钱

蹲鸱丸四钱，包　大贝母四钱　甘草节八分　炙姜虫二钱　橘络八分

◎ **张先生**　七月一日

左乳旁结块，按之微痛。肝火湿痰入络，延防成为奶疬之属，宜通络化坚、消痰理气法。

橘叶络各一钱　整光杏三钱　酒炒丝瓜络三钱　大贝母三钱　甘草节八分

小金丹一粒，包煎　细青皮一钱半　银花三钱　制僵蚕二钱　全瓜蒌炙，研，四钱

◎ **马太太**

一诊　七月五日

乳头痈已溃口，黄且腻，一身热不清。治以托化。

冬桑叶二钱　新会皮一钱半　丝瓜络三钱　土贝母三钱　生苡仁四钱　皂角针八分

银花三钱　赤苓三钱　瓜蒌炙，研，四钱　连翘二钱　清豆卷四钱

二诊[①]　七月七日

三诊　七月十一日

乳头疽，毒脓水未净。右偏肝气入络，频作痛郁，宜内外兼顾。

全瓜蒌炙，研，六钱　银花三钱　小青皮一钱半　大贝母三钱　炙姜虫二钱　甘草节八分

橘叶一钱　炙内金二钱　左金丸六分，包　旋覆花一钱半，包　新会皮一钱半

◎ **章右**

一诊　七月廿五日

左乳溃腐如杯口大，脱皮作痛，根盘更巨。此非寻常之症，宜和营托毒治之。

细生地五钱　甘草节八分　整光杏三钱　大贝母三钱　昆布二钱

嫩前胡二钱　忍冬藤三钱　连翘二钱　橘叶络一钱　当归一钱半

二诊　七月卅日

奶疽硬块渐消，新渐长，惟脓水未净。余毒稽留，宜以清化。

银花三钱　甘草节八分　丝瓜络三钱　连翘壳二钱　当归一钱半

青皮八分　大贝母三钱　大丹参八分　炙姜虫二钱　功劳叶一钱半

◎ **张奶奶**　五月十二日　太保丹[②]

痰气支阻，右乳结硬，按之作痛。防成奶痹，急为消疏。

---

① 本案二诊仅有时间，未见具体内容。

② 太保丹：疑即“十三太保丹”。近代苏沪一带外科常用药，由露蜂房、公丁香、荜茇、细辛、百草霜组成。功能消肿散瘀止痛。主治附骨疽毒、湿痰流注、瘰疬、乳疽乳癖、一切阴性肿疡，寒性牙痛、风寒头痛等。

全瓜蒌炙，研，六钱　仙半夏一钱半　福橘络八分　蒲公英三钱　青陈皮各一钱半

青橘叶一钱半　鹿角霜一钱半，包　大贝母四钱　甘草节八分

◉ 发颐

◎ 金先生　五月十一日

温邪上受，阳明内热。身热，牙龈肿痛，颐下结核，红痧先布四肢，咽关肿痛。急为透解。

冬桑叶二钱　净蝉衣一钱　白茅根炒，去心，五钱　清水豆卷四钱　马勃一钱

丝瓜络三钱　连翘壳二钱　炙姜虫二钱　浙贝母三钱　金银花三钱

◉ 痰核

◎ 胡女士

一诊　五月十二日

温邪挟痰上犯阳明。两颐发肿，按之微硬，且有身热，脉数滑，舌白带糙。防成痰毒，治以清疏。

桑叶二钱　整光杏三钱　生苡仁四钱　浙贝母三钱　连翘二钱　谷麦芽各四钱

炙姜虫三钱　清水豆卷四钱　鲜竹茹二钱　银花三钱　白菊瓣一钱半　板蓝根三钱

二诊　五月十三日

颐肿较消，身热亦退，鼻孔干痒，焮赤，里热分达是为佳法。脉数，舌黄，腑气未通，再理阳明。

霜桑叶三钱　鸡苏散四钱，包　鲜竹茹二钱　金银花三钱　大贝母三钱

丝瓜络三钱　连翘壳二钱　白菊花一钱半　炙姜虫二钱　黑山栀三钱

三诊　五月十五日

身热六日，热不高而不退，自汗不少，夜不安寐，脉濡数，舌苔黄。温邪挟湿，治以宣解。

清水豆卷四钱　抱木神三钱　朱灯心二尺　连翘壳二钱　生苡仁四钱

鲜竹茹二钱　香青蒿一钱二分　梗通一钱　夜交藤四钱

◎ 唐小姐

四诊　五月十二日(平安散盖痰块膏)

痰疟渐见软消，咽喉蛾肿未平。再清肺肝，兼化痰湿。

春柴胡八分　白芥子炒，一钱半　整光杏三钱　酒芩一钱半　生牡蛎八钱　夏枯草一钱半

大贝母四钱　九孔石决明盐炒，八钱　蹲鸱丸四钱，包　制姜虫二钱　淡昆布二钱

◎ 冯小姐

十二诊　五月十三日

脓出不多，结块不小。湿痰挟瘀凝经，宜进托化。

全当归一钱半　甘草节五钱　功劳叶一钱半　酒赤芍二钱　炙山甲一钱半

橘络八分　炙姜虫三钱　连翘壳二钱　燀桃仁一钱半　净银花三钱

十三诊　五月十九日

痰毒两边稍软，惟□伏，脓出不多，故欲化较迟。拟清痰托毒，活瘀化湿。

全当归二钱　黑元参三钱　功劳叶一钱半　土贝母三钱　忍冬藤三钱

红枣四枚　炙姜虫二钱　燀桃仁一钱半　九孔石决六钱　甘草节八分

◎ **赵小姐**

一诊　五月十八日

马刀痰疟焮肿作痛，按之紧硬。防其成毒，姑为消散且退身热。

春柴胡八分　连翘二钱　生牡蛎六钱　酒芩一钱半　昆布二钱

蹲鸱丸四钱，包　土贝母三钱　甘草节八分　炙姜虫二钱　海藻二钱

二诊　五月廿九日

马刀痰瘰，范围略小，根仍坚硬，稍有咳嗽，面色萎黄。湿痰拟结，肝火乘之。脉滑带弦，身热退而未清。再以消痰软坚，兼解表邪。

春柴胡八分　前胡二钱　芋艿丸四钱，包煎　酒芩一钱半　浙贝三钱　九孔石决六钱

整光杏三钱　淡昆布二钱　黑元参三钱　白僵蚕二钱　橘络八分

◎ **孙先生**

一诊　五月廿日

两颐结块，甚则痛妨，饮食今虽较平，然根株未绝，项后督经筋收。脾虚则生湿痰，肝旺则多气火，拟标本兼治法。

竹沥夏二钱　元参二钱　甘草节七分　大贝母四钱　金毛脊去毛，盐炒，二钱　云茯神三钱

炙姜虫二钱　野秙豆三钱　香谷芽五钱　昆布二钱　海藻二钱　拣红枣五枚

二诊　五月廿九日

阴虚痰气入络。烦劳则两颐结核，按之作酸。防成痰瘰，宜化坚痰，补脾和肝。

大熟地四钱　福泽泻三钱　甘草节五分　炒淮药三钱　炒丹皮一钱半　淡海藻二钱

陈萸肉一钱半　大贝母三钱　制女贞三钱　云苓三钱　淡昆布二钱

◎ **李宝宝**　五月廿一日

腋下痰块未处方，用阳消平安散。

◎ **潘先生**

三诊　五月廿一日

痰毒已溃，脓寒未出，口苦舌黄。治宜清托。

白蒺藜去刺，三钱　生苡仁四钱　丝瓜络三钱　金银花三钱　白菊瓣一钱半

整光杏三钱　大贝母三钱　甘草节五分　连翘二钱　橘络八分

四诊　五月廿二日

痰毒溃后，脓出肿渐消，胃口不减如常。宜托毒化坚，佐以和络。

大贝母三钱　生苡仁四钱　功劳叶一钱半　僵蚕二钱　淡昆布二钱　拣红枣四枚

甘草节五分　大丹参一钱半　丝瓜络三钱　福橘络一钱　整光杏三钱

五月廿五日

溃口未敛，尚有脓出，肝阳上升，头部作痛。宜内外兼顾。

白蒺藜去刺，三钱　忍冬藤三钱　炙僵蚕二钱　清炙桑叶六钱　大贝母三钱

干枇杷叶去毛，三钱　九孔石决六钱　橘络八分　生枳壳八分　蔓荆子三钱　昆布二钱

六月四日

痰毒渐平，脓水不多，侯筋梗见软，可图收功矣。宜平肝热，和气血，以化湿痰。

忍冬藤四钱　当归一钱半　香谷芽四钱　炙姜虫二钱　酒白芍一钱半　功劳叶一钱半

土贝母三钱　生苡仁四钱　拣红枣四枚　橘络八分　甘草节六分

六月十一日

未处方，用□脓药，盖化毒膏。

六月十八日

九一丹盖痰块膏。

◎ 冯宝宝

十四诊　五月廿六日

痰毒脓出不多，肿硬未化。托毒消肿之治。

当归一钱半　银花三钱　功劳叶一钱半　大贝母四钱　皂角针一钱　大红枣五只

炙姜虫二钱　甘草节八分　香谷芽五钱　白芷八分　新会皮一钱半

十五诊　六月一日

痰毒固脓不畅而硬化，软迟。体质不足，气血流行失职，宜托毒化坚，俾能早日收口为望。

全归一钱半　燀桃仁去皮，打，一钱半　淡昆布二钱　大贝母四钱　白僵蚕二钱

白芥子炒，一钱半　新红花一钱　甘草节八分　忍冬藤四钱　橘皮络各八分

◎ 潘太太威海卫路四七一号　五月廿八日

痰毒脓出渐软，头痛亦减。拟托毒和营，佐以疏肝。

大贝母四钱　忍冬藤四钱　炙姜虫二钱　稆豆衣一钱半　白蒺藜三钱　橘络八分

新红花八分　生熟苡各四钱　谷麦芽炒，各五钱　大红枣五枚　功劳叶一钱半

◎ 文世兄

一诊　六月五日

两颐结块椭圆形，按之坚硬，并不甚痛。此体虚湿痰入络，防成痰疟，姑为消疏，软坚化痰之法。

炙姜虫二钱　元参三钱　芋艿丸四钱，包煎　大贝母四钱　淡海藻二钱

海浮石三钱　昆布二钱　橘络八分　甘草节八分　九孔石决六钱

二诊 六月八日

结核肿势渐消，坚块如指面大，左甚于右。阴虚痰入经络，肝火乘之，痰疰之渐，再以消坚化痰治法，肝邪下趋，膀胱偏坠疝发，宜兼顾法。

柴胡梢八分 橘核一钱半 橘络八分 川楝子酒炒，三钱 酒芩一钱半 昆布二钱 荔枝核两枚

大贝母四钱 甘草节八分 整苦杏三钱 炙姜虫二钱 海藻二钱 丝瓜络三钱

三诊 六月十七日

结核未消，天时不正，感寒发热，大便不畅，湿痰瘀结经络。防变痰疬症，发未愈，治宜兼顾。

清豆卷四钱 橘核络一钱半 橘络八分 芋艿丸四钱，包 象贝母三钱 昆布二钱八分

桑叶一钱半 炙姜虫二钱 海藻二钱 整光杏三钱 甘草节七分

◎ **沈太太** 六月八日

肝火夹痰入络。项侧结核，劳动则发酸。防成痰疰，拟养血平肝、化痰软坚治法。

生首乌四钱 元参三钱 淡海藻二钱 大贝母三钱 橘络八分 夏枯草一钱半

炙姜虫二钱 昆布二钱 细生地四钱 生牡蛎六钱 甘草节八分

◎ **冯小姐** 六月九日

痰疰硬块渐消，有脓不多。日来肝旺易恼，外疡日久亦伤气阴，宜补虚托毒之治。

南沙参三钱 甘草节八分 功劳叶一钱半 细生地五钱 当归一钱半

红枣五枚 大贝母四钱 京赤芍一钱半 炙姜虫二钱 忍冬藤三钱

六月十八日

痰毒尚有余硕，脓水不多，肝胆易怒。拟化坚败毒，兼泄心肝。

白芥子炒，一钱 橘络八分 谷麦芽各四钱 大贝母三钱 黑山栀三钱 莲子心四钱

白僵蚕三钱 皂角针八分 功劳叶一钱半 忍冬藤三钱 路路通八分

六月廿九日

溃疡，肤起细□作痒，硬块略软而根盘微大。湿痰夹瘀，凝滞经络，不易骤化，此再以软坚败毒。

银花三钱 橘皮络各八分 甘草节八分 燀桃仁一钱半 整光杏三钱

大贝母三钱 京赤芍酒炒，一钱八分 制僵蚕二钱 连翘二钱

八月廿日

感冒停食，身热颇壮，项侧痰块已收，复肿，脉紧数，舌黄。宜表里两解。

香豆豉三钱 炙姜虫二钱 鲜竹茹二钱 象贝母三钱 金银花三钱 橘络八分

连翘壳二钱 冬桑叶一钱八分 焦麦芽五钱 采芸曲四钱 整光杏三钱

八月廿二日

痰毒未清，因发热而酿脓，已经溃窜二孔，脓出肿渐消，身热未清。宜以内外兼顾。

清水豆卷四钱 炙姜虫二钱 整光杏三钱 金银花三钱 甘草节五钱

昆布二钱　连翘壳二钱　生苡仁四钱　大贝母三钱　橘络八分

◎ **游太太**

一诊　六月十一日

腹里结核，筋挛及于足背，肿兼有红丝。湿火入络，延防流火。脉濡数，苔黄腻，目倦神疲。宜渗湿通络。

广藿梗一钱半　黑山栀三钱　丝瓜络三钱　赤苓三钱　大贝母三钱　杜赤豆四钱

生苡仁五钱　白僵蚕三钱　细生地四钱　三妙丸四钱，包　桑寄生盐炒，三钱

二诊　六月十四日

复感发热，幸热即退，肢酸胸痞，胃呆无味，脉数，舌黄揩。湿热留中，杂寒袭络，宜通宣渗化法。

清水豆卷四钱　焦苡仁五钱　酒炒丝瓜络三钱　藿香梗一钱半　谷麦芽各四钱　冬瓜子皮各二钱

赤苓三钱　洗腹绒二钱　酒炒桑枝四钱　桑寄生酒炒，三钱　炒扁衣一钱八分　整光杏三钱

三诊　六月十八日

表热已净，经来极多，腰酸头胀，胃呆不思食，脉数带芤。气虚不能摄血，肝脾不和，急以调营固揉，勿成崩漏为佳。

当归炭一钱八分　稆豆衣一钱八分　藕节炭五枚　茺蔚子三钱　抱木神三钱

震灵丹二钱，包煎　海螵蛸三钱　炒黑丹皮一钱半　蒲黄炭二钱　陈棕炭二钱

◎ **张小姐**　六月十二日

两腮结核。阴虚，痰入经络，防其成毒，先为消散。

大贝母三钱　生石决六钱　山慈菇八分　炙姜虫二钱　海藻二钱

蹲鸱丸四钱　乌元参三钱　甘草节五分　淡昆布二钱　橘络八分

◎ **姜世兄**

一诊　六月十五日

风痰入络。老疤之内，结硬作痛，身微热。防成痈毒，先为消散。

桑叶二钱　昆布二钱　炒竹茹二钱　芡实三钱　甘草节八分

丝瓜络三钱　炙姜虫二钱　银花三钱　黑元参三钱　海藻二钱

二诊　六月十七日

痰毒老疤复起，肿硬，有作脓之处，感冒时邪，身热不退。宜内外兼顾。

香豉三钱　整光杏三钱　淡昆布二钱　大贝母四钱　银花三钱　甘草节八分

炙姜虫二钱　连翘二钱　采芸曲三钱　桑叶一钱八分　橘络八分

◎ **忝先生**

一诊　七月卅日

咳嗽，项起痰疬，窜发三枚，颏下一处最为硬大。肺燥湿痰凝结，宜清肺化痰治法。

前胡二钱　昆布二钱　橘络八分　象贝母二钱　黑元参三钱　炙款冬二钱

整光杏三钱　海藻二钱　竹沥夏一钱八分　甘草节八分

二诊　八月一日

咳嗽日间为甚，目白发赤，晡后潮热。目白属肺，肺燥炼湿为痰，痰气入络传为瘰疬，拟先清暑化风以退表热，佐以清燥宁嗽，豁痰软坚。

清水豆卷四钱　整光杏三钱　干枇杷叶三钱，包　浙贝母三钱　淡昆布三钱　冬瓜子三钱　前胡二钱　桑叶一钱半　白茅根五钱　二竹茹二钱　香白薇一钱半　炙姜虫二钱　甘草节八分　淡海藻二钱

◎ 张右

一诊　七月卅一日

颏下结核。湿痰凝结成猢狲痰毒，姑为与消退。

大贝母三钱　海藻二钱　蹲鸱丸四钱，包　炙姜虫二钱　甘草节五分

昆布二钱　整光杏三钱　橘络八分　石决明六钱

二诊　八月四日

猢狲痰较为软消，痰吐甚多。湿痰凝结，似可消散，前法加减。

大贝母三钱　炙姜虫二钱　橘络八分　整光杏三钱　甘草节五钱

蹲鸱丸四钱，包　竹沥夏二钱　淡昆布二钱　海浮石三钱　海藻二钱

◎ 刘女士

一诊　八月二日

气阴两虚，肝火湿痰入络。发为痰瘰，窜发十余处，泄泻腹痛，且作起矣。防延损怯，姑为清金平木，化痰托毒治之，未能短期收效也。

大贝母三钱　甘草节八分　香谷芽四钱　淡昆布二钱　海藻二钱

竹沥制夏一钱八分　橘络八分　野稆豆三钱　海浮石三钱　炙款冬一钱八分

六诊　八月十八日

流痰窜溃，焮肿□□。痰感湿毒不化，宜标本兼顾。

南沙参三钱　生黄芪二钱　甘草节五分　细生地四钱　青防风一钱　香谷芽四钱

白姜虫二钱　竹沥夏一钱半　功劳叶一钱半　大贝母三钱　焦苡仁四钱

七诊　八月廿二日

痰□窜溃，见风咳嗽，虚热不清，溃口太多。气阴两亏，湿痰凝结，当宜补托。

生黄芪二钱　白芥子八分　香谷芽五钱　大贝母四钱　甘草节八分　功劳叶一钱半

炙姜虫二钱　炒苡仁四钱　蜜款冬一钱八分　整光杏三钱　淡昆布二钱

八诊　八月廿六日

膺前一块焮赤作痛，又有灌脓之象，□害窜溃多处。元气不支，湿痰内化，标本兼顾。

生黄芪二钱　云苓三钱　谷麦芽各四钱　生熟苡各二钱　甘草节八分　红枣四枚

土贝母三钱　白僵蚕二钱　蜜枇杷叶三钱，包　竹沥夏八分　炒苡仁四钱

◉ 流痰

◎ 沈先生

一诊 六月七日

身热牙痛，牵引右太阳穴，风热客于阳明也。左腰俞酸楚，转动不便，胯里结核，按之坚硬。湿热瘀血互结，经络防其久聚成疽，宜宣解兼疏散法。

清水豆卷四钱 川续断二钱 桑寄生酒炒，三钱 大贝母四钱 生熟苡各四钱 丝瓜络酒炒，三钱 青防风一钱 原蚕沙三钱，绢包 蔓荆子三钱 连翘壳二钱 制僵蚕二钱 燀桃仁去皮，打，一钱半

二诊 六月九日

热已退，脊左近腰酸痛，皮色不变。防湿痰聚成为流痰之原，宜疏壅化痰法。

川续断二钱 白苏子炒，一钱半 丝瓜络三钱 金毛脊二钱 橘络八分 小金丹一粒，包，同煎 炙姜虫二钱 生苡仁酒炒，五钱 大贝母四钱 桑寄生三钱

◎ 曹世兄 七月廿五日

腰俞作痛微肿。痰气湿相搏，凝结不散，防成肾俞流痰，非细故也，姑与疏散。

川续断二钱 大贝母三钱 厚杜仲二钱 仙露夏一钱半 橘皮络各一钱 丝瓜络三钱 云苓三钱 桑寄生三钱 香独活八分 炒苡仁四钱 金铃子二钱 小金丹一粒，包煎

二诊 七月廿六日

拟方

风块畅发，腰俞肿痛略瘥。宜祛风化湿，宣表和络。

酒桑枝四钱 防风一钱 茅根去心，五钱 蝉衣一钱 生苡仁五钱 冬瓜子三钱 浙贝三钱 整光杏三钱 杜赤豆三钱 豨莶草三钱 丝瓜络三钱 瓜蒌仁研，三钱

三诊 七月廿八日

身热较高，腰部结块肿硬，按之作痛。湿阻气滞，脉络不宣，防其成毒。

香青蒿三钱 香豆豉三钱 生苡仁四钱 连翘壳二钱 大贝母三钱 抱茯神三钱 丝瓜络三钱 炙姜虫二钱 甘草节八分 忍冬藤四钱 橘络八分

四诊 八月三日

脓成皮厚，未能速溃，由于气虚不能外托也。身热已退。拟参补托。

生黄芪二钱 新红花一钱 新会皮一钱半 皂角刺八分 川牛膝二钱 香谷芽五钱 当归尾一钱半 大贝母三钱 燀桃仁一钱半 制僵蚕二钱

◉ 狐疝

◎ 李宝宝

一诊 五月十日

狐疝偏坠在左，时起时平，腹角筋梗。气虚湿邪下趋膀胱，前疏肝理湿，愈而后发参补脾阳，宣通膀胱。

绵黄芪一钱半 川楝子炒，二钱 青橘叶 云茯苓二钱 小茴香一钱半 荔子核二枚

野稆豆三钱　昆布二钱　橘核一钱半　焦甘草五分　福泽泻二钱

二诊　五月十一日

红痧畅布，身热犹高，干咳落痰，大便稀水，脉数滑，舌中白。温邪外盛，肠胃内热，再以清解，兼滋肺燥。

冬桑叶二钱　象贝母三钱　丝瓜络三钱　清水豆卷四钱　嫩前胡二钱　炒麦芽五钱

连翘壳二钱　冬瓜子三钱　抱木神三钱　金银花三钱　方通草八分

◉ 偏坠

◎ 李宝宝　五月廿日

偏坠时起时平，幸质软不硬。肝邪湿火下趋膀胱，体肥中虚，宜标本兼顾。

库伦芪一钱半　柴胡梢八分　荔枝核二枚　淡昆布二钱　生苡仁五钱

川楝炭二钱　甘草节一钱　橘核二钱　酒白芍二钱　新会皮一钱半

◉ 流火

◎ 曾少翁　五月十九日

流火夙恙举发。形寒发热，咳嗽痰多，气机上逆，两胁窜痛。肺燥肝旺，肝气入络，拟清湿火以肃肺肝法。

清水豆卷四钱　嫩前胡酒炒，二钱　酒炒防己一钱半　旋覆花一钱八分，包　忍冬藤四钱

炙姜皮三钱　浙贝母三钱　生苡仁五钱　冬瓜子三钱　浮小麦五钱　整光杏三钱　鲜竹茹

◎ 蒋左　六月十八日

流火焮赤发肿，且有寒热胸痞，泛恶。湿热时邪交阻，三焦不通，拟宣湿透风，泄热通络结。

清水豆卷五钱　鲜佩兰一钱半　带皮苓三钱　广藿梗一钱半　焦麦芽五钱　杜赤豆四钱

黄郁金一钱八分　忍冬花三钱　丝瓜络三钱　生苡仁五钱　连翘三钱　梗通八分

◉ 肤痒

◎ 王少奶奶霞飞路

三诊　七月二日

胸前背后作痒，乃肺受风燥，清肃失司也。前期经行二日即止，拟肃肺化风，兼顾冲任。

清炙桑叶一钱八分　香白薇一钱半　干枇杷叶三钱，绢包　象贝母三钱　蝉蜕一钱　炒竹茹二钱

旋覆花一钱八分，包　冬瓜子三钱　谷麦芽各四钱　整光杏三钱　生苡仁三钱

◎ 刘小姐　七月十五日

肌软，风斑痒痛交作。风湿热内迫营分，拟清解肺胃。

防风一钱半　细生地五钱　枯芩一钱半　豨莶草三钱　酒桑枝四钱　银花三钱

炒丹皮一钱半　生苡仁五钱　白薇一钱半　丝瓜络三钱　杜赤豆四钱

◉ 风块

◎ 许太太

一诊　七月廿五日

血虚血热生风，面目发浮痿，风块时发作痒。去年产亏不复，湿热燥之，宜养血息肝风，清肝运脾。

嫩钩藤二钱，后下　豨莶草三钱　白僵蚕二钱　桑寄生三钱

忍冬藤三钱　杜赤豆四钱　小胡麻三钱　丝瓜络一钱

二诊　七月廿八日

风块潮发作痒，口鼻呼吸觉热，脉来濡数，舌薄黄，牙龈浮肿。肺肝内热，兼感时邪暑湿，宜兼顾法。

清水豆卷四钱　鸡苏散四钱　丝瓜络三钱　忍冬藤　生苡仁四钱　杜赤豆四钱

银花三钱　豨莶草三钱　方通草八分　连翘二钱　黑山栀三钱

三诊　七月卅一日

风块较平，牙痛亦减，食甜咽酸。阳明内热未清，风湿熏蒸，宜以表里兼顾。

酒桑枝四钱　象贝母三钱　莲子心四分　川郁金一钱八分　银花三钱

炒竹茹二钱　生苡仁四钱　香橼皮八分　炙姜虫二钱　采芸曲四钱

◉ 紫云风

◎ 冯宝宝　六月廿七日

痰毒皮肤焮紫，已有成脓之象。宜托里化坚透脓之治。

大贝母三钱　新会皮一钱半　丝瓜络三钱　忍冬藤三钱　青防风八分

功劳叶一钱半　制姜虫二钱　酒赤芍二钱　皂角针八分　甘草节五分

◉ 痘毒

◎ 戎右童　七月十九日

痘毒发为杂癖，赤肿作痛热，将溃脓渗。宜托化。

大贝母三钱　甘草节八分　丝瓜络三钱　银花三钱　皂角叶二钱

杜赤豆四钱　姜虫炙，二钱　连翘三钱　生苡仁四钱　酒赤芍二钱

◉ 葡萄疫

◎ 赵君　七月廿三日

葡萄温毒发于上身，窜发多处，色紫作痛。宜清解血毒，佐以化湿。

清水豆卷四钱　黑山栀三钱　淡竹叶廿片　银花三钱　生石膏轧碎，八钱　丝瓜络三钱

连翘二钱　甘中黄一钱　杜赤豆四钱　鲜生地八钱　大贝母四钱

◉ 鹅口疮

◎ 张宝宝　六月廿日

雪口满布，舌腭不能吸乳，且有表热。稚龄邪湿熏蒸，症情殊重。

薄荷一钱，后下　生苡仁五钱　炒竹茹一钱　银花三钱　带心连翘二钱　清炙橘红八分
藿梗八分　抱木神三钱　清豆卷四钱　野蔷薇一钱　佩兰八分

◉ 天疱疮

◎ 徐右

一诊　七月廿五日

风湿上乘头面。天疱疮溃出滋水，蔓延不已，脉数滑。宜祛风化湿，清络泄热。

桑叶一钱八分　生苡仁五钱　丝瓜络三钱　银花三钱　防风一钱　绿豆衣一钱半
大贝母三钱　枯芩一钱半　豨莶草三钱　连翘二钱　益元散四钱，包

二诊　七月廿七日

湿疮蔓延不已，疮痛交作。风湿热弥漫三焦，拟三石汤加法。

豨莶草三钱　生石膏六钱　酒桑枝四钱　寒水石三钱　甘草节五分　淡竹叶廿片
细生地六钱　生苡仁四钱　丝瓜络三钱　飞滑石三钱，包　银花三钱

三诊　七月卅日

脓疱出水，痒痛蔓延不已，蛇丹之类，脉失，舌黄，肌肤发热。拟清解湿毒。

银花三钱　荆芥穗一钱二分　丝瓜络三钱　连翘二钱　枯芩一钱半
小绿豆四钱　细生地六钱　生苡仁五钱　天花粉三钱　寒水石三钱

◉ 跌仆外伤

◎ 杨宝宝　七月廿五日

跌仆伤络，暑热乘之，右额生疖，肿及面目。拟和络托毒，速其溃脓。

银花三钱　青防风一钱　丝瓜络三钱　炙姜虫二钱　甘草节八分　鲜荷叶一角
大贝母三钱　皂角针一钱　生苡仁四钱　连翘三钱　京赤芍酒炒，一钱八分

◉ 沿皮蛀

◎ 谢女士

一诊　七月廿五日

沿皮蛀焮赤疮痛。少阳湿火入营，缠绵四月，宜清血热，以泻少阳。

细生地四钱　酒芩一钱半　丝瓜络三钱　黑山栀三钱　生苡仁四钱
夏枯草一钱半　银花三钱　桑叶一钱半　连翘二钱　白菊花一钱半

二诊　八月三日

沿皮蛀色赤未退，环耳发作。乃少阳阳明湿火逼营，宜以清化。

细生地五钱　枯芩一钱半　黑山栀三钱　炒丹皮一钱半　杭菊花一钱半　天花粉三钱，包
银花三钱　大贝母三钱　肥知母二钱　连翘二钱　桑叶一钱八分　夏枯草一钱半

◉ 结毒

◎ 王先生　八月三十日

火灼伤引起湿热结毒。左目下焮肿不消，脉来数滑。拟清阳明以解湿毒法。

银花三钱　连翘二钱　紫花地丁三钱　炙姜虫二钱　甘草节八分　杜赤豆四钱
大贝母三钱　京赤芍一钱八分　丝瓜络三钱　青防风一钱　生苡仁五钱　杭菊花一钱半

妇人

◉ 月经病

◎ 梁太太

四诊　五月十日

经行已净，每届月汛，头必作痛。血不养肝，气大内旺，宜养营清肝，参以凉血。

炙生地四钱　白蒺藜去刺，三钱　黑山栀三钱　东白芍二钱　潼沙苑三钱　干枇杷叶三钱，包
清炙甘草八分　小胡麻三钱　炒丹皮一钱半　紫贝齿四钱，先煎

五诊　五月十五日

气虚血热，厥阴肝旺，宜凉血清肝治之法。

生地炭四钱　炒丹皮一钱半　莲子心八分　炙甘草五分　侧柏叶三钱　鸦胆子八分　小胡麻三钱

◎ 言女士　五月十二日

血不养肝，气火偏炽。经先后不定，来必头痛，肢麻，饮食胸梗，脉细弦。宜调肝脾胃，以平气火。

茺蔚子三钱　路路通八分　旋覆花一钱八分，包　川郁金一钱八分　潼沙苑三钱　陈香橼八分
蔓荆子三钱　赤白芍酒炒，各一钱半　生香附一钱半　白蒺藜去刺，三钱　甘草炭七分

◎ 张少奶奶　五月十二日

经来一二日即止，少腹下坠作酸。瘀阻气滞，肝脾不和，治以通导理气调营。

当归尾一钱半　泽兰叶一钱半　月月红二朵　新红花一钱半　酒赤芍二钱　大丹参一钱半
燀桃仁去皮尖，打，一钱八分　制香附一钱半　茺蔚子三钱　怀牛膝一钱　青陈皮各一钱半

◎ 陈夫人

一诊　五月廿四日

经居三月，腹痛气坠，脉来濡数滑，舌黄腻。肝气湿热交阻，冲任失调，宜和肝脾，宣湿理气。

全当归二钱　泽兰叶一钱半　川郁金一钱八分　赤白芍各一钱半　清炙陈皮一钱半　佛手花八分
制香附一钱八分　陈香橼一钱　左金丸六分，包　茺蔚子三钱　怀牛膝二钱

二诊　五月廿六日

经三月不汛，腹痛腰酸。气为血帅，血虚行气不调，脉来小弦，宜调营理气，和肝运脾之治。

当归二钱　茺蔚子三钱　京赤芍一钱半　抚芎八分　大丹参二钱　青陈皮各一钱
泽兰一钱半　川杜仲二钱　月月红二朵　新红花一钱半　制香附一钱半　怀牛膝二钱

◎ **龚夫人** 五月廿九日

经居三月，肝阳上升，犯胃凌窍。头眩作恶，不思饮食，脉来弦数。宜和胃平肝。

左金丸八分，包 桑寄生三钱 姜竹茹二钱 春砂壳一钱 白蒺藜去刺，三钱

清炙橘红一钱 苏藿梗各一钱 冬桑叶二钱 清豆卷四钱 白菊瓣一钱半

◎ **刘女士**

二诊 六月四日

经居将近五月，腹痛带疼，近感时邪，头痛发热，胸闷胃呆，脉濡弦数，咳嗽咽痛，脉不见滑，未可断为娠象。先解表证，兼清肺胃。

桑叶一钱 炙姜虫一钱 干藕节五枚 象贝三钱 轻马勃一钱

白茅根去心，五钱 整光杏三钱 金银花三钱 前胡二钱 生苡仁四钱

◎ **叶女士** 六月十日

经来旬余，淋漓不止，腹痛腰酸，头部眩晕，脉小弦，舌黄。肝脾不调，湿热中阻，宜调冲任以理气机。

黑当归二钱 生地炭四钱 焦麦芽五钱 茺蔚子三钱 清炙陈皮一钱八分 藕节炭五枚

制香附一钱八分 白蒺藜去刺，三钱 赤白莲须炙，一钱半 川杜仲二钱 稆豆衣一钱半

◎ **陈女士** 六月十日

血不养肝，肝气火失于疏泄。经先期，腹胀，净后头、两胁作痛，食后脘腹无痰，脉细弦，舌灰糙。中挟湿热，宜调肝脉，以平气火。

生首乌四钱 白蒺藜去刺，三钱 左金丸八分，绢包 小胡麻三钱 紫贝齿四钱 谷麦芽各四钱

滁菊瓣一钱半 清炙陈皮一钱半 干枇杷叶三钱，包 陈香橼一钱 炒扁衣一钱

◎ **李太太** 六月十五日

发热适逢癸汛，头目不清，浑身绊紧，脉濡弦，舌苔掯腻。湿浊中阻，时邪外感，治宜宣透。

冬桑叶二钱 清豆卷四钱 川方通八分 象贝母三钱 生熟苡仁各四钱 采芸曲四钱

川郁金一钱八分 桑寄生三钱 佛手花八分 蔓荆子三钱 整光杏三钱 丝瓜络三钱

◎ **金女士** 六月十七日

腹皮痛，经逾期旬月，舌苔黄腻。湿阻气滞，冲任不调，脉来濡弦，宜和肝脉以理湿气。

茺蔚子三钱 焦苡仁四钱 月月红二朵 洗腹绒二钱 赤茯苓三钱 焦麦芽四钱

细青皮一钱半 煨木香八分 泽兰叶一钱半 酒赤芍一钱半 黄郁金一钱八分

◎ **王夫人**

二诊 六月廿五日

癸汛向来后期，腰腹作酸。气血不调，肝火内旺，宜调冲任。

全当归二钱 茺蔚子二钱 桑寄生酒炒，三钱 制香附一钱半 甘草炭五分 川杜仲二钱

延胡索一钱半 金铃炭二钱 月季花两朵 酒白芍一钱半 川续断二钱

◎ **王少奶奶**马浪路

一诊 六月廿五日

经阻二年返，日行二日，即心脘腹作胀，胀剧时神志忽昧。肝气内阻，觉血不调，调冲任以和土木。

茺蔚子二钱 陈香橼八分 左金丸八分，包 制香附一钱半 金铃子二钱

月季花二朵 赤白芍酒炒，各一钱半 新会皮一钱半 洗腹绒二钱 焦麦芽五钱

二诊 六月廿九日

经行二日即净，腹仍胀。肝木侮土，气血不调，宜和肝脾理气化湿。

制香附一钱半 甘草炭五分 焦麦芽五钱 延胡索一钱半 青陈皮各一钱半

洗腹绒二钱 陈香橼一钱 冬瓜皮三钱 左金丸八分 酒白芍二钱 炒薏仁四钱

三诊 七月二日

经潮渐毕，腰部酸郁，头微胀。湿阻气滞，冲任不调，再和肝脾。

西全归一钱八分 大丹参八分 鸡血藤一钱 制香附一钱八分 泽兰一钱半

川续断二钱 炒苡仁四钱 清炙陈皮一钱半 杜仲二钱 杜红花一钱二分

◎ **曹女士** 六月廿九日

经逾期色暗不解，有时腹痛，脉小弦。血虚血热，肝脾不和，宜调冲任。

归身二钱 新红花一钱半 月季花两朵 茺蔚子三钱 延胡索一钱半

小青皮一钱半 大丹参一钱半 佩兰叶一钱半 小生地四钱 怀牛膝二钱

◎ **范少奶** 七月九日

经来色淡而多，腹胀腰酸。肝木侮土，脾不疏血，治宜和化。

茺蔚子三钱 元胡索一钱半 抱茯神三钱 制香附二钱 酒赤芍二钱 老苏梗三钱

川杜仲二钱 全当归一钱八分 番泻叶四分 金铃炭二钱 抚芎一钱半 焦麦芽五钱

◎ **焦小姐** 七月廿一日

用心过度，心营暗颓，肝脾亦失调和，湿热上蒸脑络。鼻流腥涕，经一月三至，腹痛腰酸①，脉来细弦。拟养营柔肝，两调冲任。

归身一钱八分 茺蔚子三钱 鲜莲藕二两 乌贼骨三钱 制香附二钱 月季花两朵

厚杜仲二钱 元胡索一钱半 白莲须一钱半 炙松生地五钱 新会皮一钱半

◎ **李太太**

一诊 七月十二日

经来八日，淋漓不净，有痰难咯，头昏咳嗽，中脘觉冷，昨晚形寒作热，舌苔厚腻，脉滑数。风痰湿互阻，法当理。

广藿梗一钱半 桑叶二钱 带心连翘二钱 象贝母三钱 冬瓜子三钱 炒竹茹二钱

---

① 原文“腰酸”后有“母注带”三字，疑为衍文，删去。

整光杏三钱　焦麦芽五钱　鲜藕二两　焦苡仁五钱　仙露夏一钱半

二诊　七月十三日

经来已净，口味苦甜兼作，脾湿心火留恋不化，似有燥矢而不能解。宜理脾清心，芳淡渗化治法。

鲜佩兰一钱　赤苓三钱　荷梗一尺　火麻仁四钱　冬瓜子三钱　鲜藕二两

炒枳壳一钱半　整光杏三钱　佛手八分　生熟苡四钱　焦麦芽五钱

三诊　七月十五日

晨起口苦，手足心热，舌前化，根腻，便仍不通。湿浊不降，心肝火炽，治宜兼顾。

碧玉散四钱，包煎　白菊瓣一钱半　黑山栀三钱　香橼皮八分　带心连翘二钱

焦麦芽五钱　抱木神三钱　佛手八分　生熟苡仁各四钱　辰灯心一尺

◎ **李小姐**　七月十四日

脾虚生湿，虚则不能流血，湿热阻气。经逾期二月不行，面带萎黄，脉濡弦。宜调冲任，以和肝脾。

全当归一钱半　抱木神三钱　月季花两朵　酒赤芍一钱八分　新红花一钱半

细生地四钱　茺蔚子三钱　制香附八分　怀牛膝二钱　大川芎八分

◎ **梁太太**

一诊　七月廿一日

经逾期旬日，脉来弦滑欠畅。气滞血不行，宜调冲任。

全归二钱　新红花八分　月月红两朵　川芎八分　怀牛膝二钱　路路通八分

茺蔚子三钱　泽兰叶一钱八分　大丹参一钱半　新会皮一钱半

二诊　七月廿三日

经逾期不行，腹渐痛，脉见弦滑。肝气湿热内阻，宜进通调。

当归尾一钱八分　泽兰叶一钱半　月季红两朵　燀桃仁一钱半　怀牛膝二钱

焦麦芽五钱　新红花一钱半　制香附二钱　茺蔚子三钱　大丹参一钱半

三诊　七月廿五日

经居四十七天。气滞血不行，宜以通调理冲任。

西全归二钱　泽兰叶一钱半　赤芍酒炒，二钱　大川芎一钱　茺蔚子三钱　怀牛膝二钱

燀桃仁一钱半　制香附一钱半　新红花一钱半　青陈皮各一钱半

四诊　七月廿七日

经仍未行，舌中心黄腻。湿阻气滞，营血不调，宜以通调。

当归二钱　怀牛膝二钱　新会皮一钱半　大川芎八分　泽兰叶一钱半

京赤芍一钱八分　王不留行二钱　燀桃仁一钱八分　鸡血藤一钱

五诊　七月廿九日

通调气血，经尚未行，神疲嗜卧，舌根仍腻。湿阻气滞，宜进前法加减。

西全归二钱　鲜藿梗一钱半　路路通八分　大川芎八分　燀桃仁去皮尖，打，一钱半　大丹参一钱半
生苡仁四钱　怀牛膝二钱　焦麦芽五钱　赤苓三钱　新红花一钱半　鲜荷梗一尺

◎ **王夫人**　七月廿八日

经后期，少腹作酸，必经净始已。肝气脾湿交阻，宜调冲任，以和气血。

当归一钱八分　元胡索一钱半　怀牛膝二钱　制香附二钱　新红花一钱半
月月红两朵　赤白芍各一钱半　茺蔚子三钱　金铃子二钱　泽兰叶一钱半

◎ **叶小姐**　七月廿九日

经来先腹痛。血热肝旺，冲任失调也，拟疏泄肝木，以调营血之治。

归身一钱八分　金铃子酒炒，二钱　陈香橼八分　赤白芍各一钱半　陈蕲艾六分
炙生地四钱　制香附二钱　大川芎八分　炒麦芽五钱　元胡索二钱　茺蔚子三钱

◎ **周小姐**　八月四日

前次行经，色淡夹瘀，腹微痛，脉形小滑。宜调营理气，兼化湿热。

全归二钱　燀桃仁去皮尖，打，一钱半　细生地四钱　大丹参一钱半　制香附二钱
月月红两朵　泽兰叶一钱半　怀牛膝二钱　新红花一钱半　川续断二钱

◎ **冒太太**　八月廿三日

经先期，血不养肝，肝气窜扰。腹胀腰痛，右颊似肿。上焦有风，气火内旺，营血不调，宜调营醒气，两和肝脾。

茺蔚子三钱　金铃子酒炒，二钱　酒桑枝四钱　制香附一钱八分　川续断二钱　路路通一钱
燀桃仁去皮尖，打，一钱半　厚杜仲二钱　延胡索一钱半　赤白芍各一钱半

◎ **许太太**　八月廿九日

经后期，少腹作痛，延期不净，胸微痞闷，胃纳不旺，脉小弦，舌黄。肝气湿热交迫营分，宜调营柔肝，佐以化湿。

茺蔚子三钱　制香附一钱八分　鲜藕二两　乌贼骨二钱　藏红花五分
谷麦芽各四钱　抱木神三钱　延胡索一钱半　生苡仁四钱　陈香橼八分

◎ **范少奶奶**　八月卅日

经来半月余，淋漓不净，色带紫黑。气虚血热，冲任不调，今日伤风作□，宜调营肃肺之治。

当归炭一钱半　香白薇一钱半　鲜莲藕二两　茺蔚子三钱　浙贝母三钱
炒黑丹皮一钱半　细生地四钱　嫩前胡二钱　乌贼骨二钱　整光杏三钱

◉ 带下

◎ **张奶奶**

一诊　六月八日

湿痹带脉不固。腰酸，白带频频，尻骨作痛，脉濡数，舌黄揩，经已净。宜宣湿通络，涩以固脱。

金毛脊去节，二钱　生熟苡各四钱　白莲须一钱半　石莲肉二钱　酒白芍二钱　剪芡实四钱
稆豆衣一钱八分　焦甘草五分　金樱子三钱　乌贼骨三钱　南杜仲二钱

二诊　六月十一日

化湿固脱，腰酸注带，较四肢无力，头眩。前法加减。

藿梗一钱半　生熟苡仁各四钱　乌贼骨三钱　省头草一钱半　南芡实三钱
白莲须一钱半　鹿角霜一钱半　赤白苓各二钱　石莲肉三钱　稆豆衣一钱半

◉ 妊娠

◎ 程奶奶　五月廿日

经居月余，湿热熏蒸，口燥，舌苔黄揩，胃纳不佳，脉见濡滑，咳嗽有痰，妊娠之脉象。宜调营以理脾胃，兼化湿热。

黄郁金一钱半　陈香橼二钱　干枇杷叶三钱，绢包　酒芩一钱半　抱木神三钱　清炙陈皮三钱
白菊瓣一钱半　桑寄生三钱　白蔻壳八分　厚杜仲二钱　香谷芽五钱

◎ 郭少奶奶　六月廿一日

怀麟七月，湿阻气滞，腹痛便不行，甚则气升，脘膈胎为震跳，脉弦滑，舌黄。肝脾不调，拟疏肝理气，通则不痛。

煨木香一钱　炒苡仁五钱　左金丸八分，包煎　陈香橼八分　青陈皮各一钱
焦麦芽五钱　老苏梗一钱半　采芸曲四钱　洗腹绒二钱　麸枳壳一钱半

◉ 产后

◎ 张太太

一诊　六月四日

半产之后，气血两虚，四肢无力，今日复见红潮，心房跳动，脉形细弦数，根苔白腻。肝不藏血，脾不统血，宜和肝脾，扶气摄血之法。

大有芪三钱　抱茯神三钱　炒苍术一钱半　西归身炒黑，一钱八分　稆豆衣一钱八分
香谷芽五钱　川杜仲二钱　生地炭四钱　新会皮八分　续断肉二钱　乌贼骨三钱

炖汁代茶：

别直参一钱半　连心麦冬二钱　细生地四钱　红枣四枚　生晒桂圆三粒

二诊　六月八日

益气扶脾，佐以固摄，经行未正，劳动腰肉酸，诊脉细数，舌根白。气血两亏，再涩以固脱法。

大有黄芪三钱　黄龙齿三钱　阿胶珠蛤粉炒，三钱　炒冬术一钱半　野稆豆三钱
乌贼骨炒，三钱　生地炭四钱　蒲黄炭三钱　震灵丹二钱，包煎
黑归身二钱　抱茯神三钱　藕节炭五枚　厚杜仲二钱　大红枣四枚

◎ 陈奶奶　八月廿二日

产后一年，经来行少，腹作胀痛，胃纳不佳。湿阻气滞，冲任不调，治宜通调。

当归一钱半　泽兰叶一钱半　新会皮一钱半　大丹参一钱半　制香附一钱半

路路通一钱　茺蔚子三钱　怀牛膝二钱　酒赤芍二钱　大川芎八分

◎ **董夫人**　八月廿九日

产后脱力劳伤，曾经感风咳嗽，精神疲倦，面萎黄，脉来细数，舌白中剥。肝肺两亏，防延损怯。

生首乌四钱　云茯神三钱　香谷芽四钱　潞党参二钱　象贝母二钱

拣红枣五枚　炙甘草五分　小胡麻三钱　天生术一钱　野稆豆三钱

五官类

◉ **脑漏**

◎ **楼夫人**

三诊　五月十六日

风湿上乘脑络。鼻流腥凝之涕，右额作痛，胃纳不佳，脉数，舌黄腻。防变脑漏，宜息风化湿，佐以辛凉宣发。

陈辛夷一钱　生苡仁六钱　鲜枇杷叶去净毛茎，三片，绢包　薄荷尖八分，后下　黑山栀三钱

鲜竹茹二钱　白蒺藜去刺，三钱　牡丹皮一钱半　鲜金斛三钱　黛蛤散五钱，包　双钩钩二钱，后入

◉ **喉痈**

◎ **沈世兄**　五月十六日

风火痰涎上升。颊中不利，咽喉右偏肿突，蒂丁歪斜，脉数身热。防成喉痈，宜散风化痰清热。

苏薄荷八分，后下　大贝母三钱　金锁匙八分　青防风一钱　冬桑叶二钱

炒竹茹二钱　炙姜虫三钱　轻马勃一钱　金银花三钱　白菊花二钱

◉ **喉风**

◎ **李太太**　五月廿九日

风燥上犯。咽喉焮赤发痒，左咽白点如米，咳嗽声重，脉数滑。肺金痰火夹风，先为清解。

冬桑叶二钱　白菊瓣一钱半　白茅根去心，五钱　净蝉衣一钱半　嫩射干八分

鲜竹茹二钱　炒牛蒡三钱　前胡二钱　竹沥夏一钱半　象贝母三钱　整光杏三钱

◎ **李太太**

一诊　六月三日

风燥上犯，痰蒙肺窍。畏风微热，咳嗽音嘶，太阳穴痒痛，右咽焮赤，有两小孔。肺热则炼液为痰，外邪裹束，先须开泄以化痰热，勿令内闭为要。

霜桑叶一钱八分　连翘二钱　冬瓜子三钱　蝉衣一钱　浙贝三钱　凤凰衣八分

黍黏子炒，三钱　整光杏三钱　白茅根去心，四钱　清水豆卷四钱　蜜麻黄三分

二诊　六月五日

内湿热而外风燥，交凌清道。音嘶，目眩，耳窍作痒，手心发热，诊脉滑数，二便皆通。恙在上焦，拟轻开清泄法，透风化痰。

嫩前胡二钱　桑叶二钱　二竹茹二钱　蝉衣一钱半　白菊瓣一钱半　冬瓜子三钱　象贝母三钱

净连翘二钱　玉蝴蝶三对　整光杏三钱　银花三钱　莱菔甲一钱半　双钩藤二钱　焦山栀三钱

三诊　六月九日

咳嗽发嘶，涕黏，舌苔黄措，咽喉作痒。风热痰交阻膜厚延，防肺萎，再前法加减。

冬桑叶二钱　制姜虫二钱　鲜梨膏四钱，冲　玄参心三钱　连翘壳二钱　白茅根去心，五钱

净蝉衣一钱　蜜款冬二钱　象贝母三钱　鲜竹茹二钱　轻马勃一钱

四诊　六月十一日

痰蒙气管，风客膜原，咳嗽痰黏，音较亮，咽喉鼻目作痒。一派风热留恋上焦，还当清散。

桑叶二钱　鼠黏子三钱　玉泉散五钱，包　白菊瓣一钱半

连翘壳二钱　炒竹茹二钱　象贝母三钱　天花粉三钱

◉ 喉痹

◎ 家大少奶奶

一诊　五月廿三日

肺胃内热，感冒外风。身热头痛，咽喉焮肿作痛，不食不便，防变喉风，有壅塞之虑。

桑叶二钱　连翘二钱　金锁匙八分　炙姜虫二钱　香豉三钱　大贝母三钱

马勃二钱　甘草节八分　银花三钱　鸡苏散四钱，包

二诊　五月廿四日

身热渐退，喉肿较平，右鼻流涕。风燥上犯，肺胃内热，再以清化。

桑叶二钱　银花三钱　采芸曲四钱　炙姜虫二钱　连翘二钱　金锁匙八分

大贝母三钱　清豆卷四钱　轻马勃一钱　整光杏三钱

三诊　五月廿五日

大便秘传，牙龈肿痛，小溲发热，夜不安睡。肠胃内热，夹感外风，拟清热化风法。

瓜蒌仁炒，研，五钱　鸡苏散四钱，包　炙姜虫二钱　风化硝一钱半，冲　连翘壳二钱　马勃一钱

大贝母四钱　抱茯神三钱　夜交藤四钱　银花三钱　天花粉三钱，包　青竹叶廿片

四诊　五月廿七日

咽喉吞咽犹梗，右牙龈肿痛，痛连头目，便秘溲热。肺胃气火偏炽，热不下达，宜清手足阳明。

香谷芽五钱　生苡仁五钱　川升麻三分　银花三钱　桑叶一钱八分　大生地六钱　连翘二钱

白菊花二钱　黑元参三钱　肥知母三钱　芦尖一尺　炙僵蚕二钱　抱木神三钱　辰灯心二尺

◉ 牙痛

◎ 温太太

一诊　六月七日

气虚血热，阳明胃络不和。牙部不时作痛，并不焮肿，脉来小弦数，舌黄糙。虚火偏赤，湿热不化，宜标本兼顾。

炙姜虫二钱　生苡仁四钱　怀牛膝二钱　元参心三钱　盐水炒黄柏一钱半　真珠母四钱　大贝母四钱

肥知母二钱　谷麦芽五钱　生首乌四钱　钩钩二钱，后入　绿萼梅八分　旋覆花一钱八分，包

◉ 牙痈

◎ 浦世兄　五月十九日

风火上乘，阳明络热。牙疮焮肿，内脓已成，势将出毒。宜散风清热，佐以托毒。

桔梗六分　炙姜虫二钱　赤芍三钱　连翘二钱　清豆卷四钱　银花三钱

桑叶一钱八分　甘草节八分　条赤乌一钱六分　天花粉三钱，包　丝瓜络三钱

◎ 邵小姐　五月廿八日

身热颇高，胸闷头痛，恶出涎扬，牙痈已经出脓，便秘溲赤，脉紧数，舌黄。内湿热而外风邪，治宜透解。

桑叶二钱　银花三钱　炒枳壳二钱　清水豆卷四钱　连翘二钱　鲜竹茹二钱

象贝母三钱　川郁金一钱八分　采芸曲四钱　炙姜虫二钱　鸡苏散四钱

◎ 邹小姐　六月一日

表热已净，大便畅通，惟舌苔黄垢，牙龈焮赤出脓。肠胃湿热熏蒸，防成牙痈。

银花三钱　天花粉三钱，包　淡竹叶廿片　大贝母四钱　连翘二钱　香谷芽四钱

扁豆花三钱　赤苓三钱　白僵蚕二钱　生苡仁四钱　清炙桑叶一钱八分

◉ 牙咬痈

◎ 朱少奶奶　七月卅日

阳明风火。牙咬痈，发热左偏，身热作痛。防其成毒，治宜清散。

苏薄荷六分，后下　炙姜虫二钱　芦尖一尺　金银花三钱　天花粉三钱

青竹叶廿片　连翘壳二钱　肥知母三钱　大贝母三钱　清豆卷四钱

◉ 龈肿

◎ 邹小姐　六月三日

热净胃开，龈肿渐平，舌苔根腻。感冒停滞身后，宜清理肠胃。

银花三钱　生苡仁四钱　淡竹叶廿片　炒扁衣二钱　鸡苏散四钱，包

黛炒灯心两尺　抱茯神三钱　天花粉三钱，包　大贝母三钱　炒谷芽五钱

◎ 胡先生　六月四日

肾阴不足，阳明湿火熏蒸。右根龈肿。上牙有孔流黄水，此牙痈也。齿为肾之余，宜泻阴火以降湿浊法。

薄荷六分，后下　白僵蚕二钱　天花粉三钱　盐水炒黄柏一钱半　土贝母四钱　九孔石决四钱
肥知母三钱　生苡仁四钱　淡干竹叶一钱半　忍冬藤四钱　元参心三钱

◉ 牙漏

◎ 胡先生

二诊　六月六日

牙漏，乃阴虚火升，湿浊不降，病在阳明而根本在少阴，宜兼顾法。

生首乌四钱　炙姜虫二钱　野稆豆三钱　炙生地四钱　生苡仁四钱
生谷芽四钱　银花三钱　肥知母三钱　大贝母三钱　天花粉三钱

◉ 眼

◎ 李宝宝

一诊　六月廿八日(敷金黄散)

风湿入络。左眼稍起瘤，旋肿，目胞上下皆肿，色常亮，似含水分，微有潮热。此皆时气湿毒之类，防久蔓肿，拟祛风化湿，佐以宣络。

白僵蚕二钱　飞滑石三钱，包　丝瓜络三钱　霜桑叶一钱八分　生薏仁五钱
净连翘壳二钱　杭菊花二钱　清水豆卷三钱　菉豆衣一钱半　大贝母三钱　银花三钱

二诊　六月卅日

眼角湿瘰有头，目胞上下皆肿，潮热已退。风夹脾湿上蒸，尚宜托毒消肿。

青防风一钱　炙姜虫二钱　丝瓜络三钱　大贝母三钱　甘草节八分
冬桑叶一钱八分　银花三钱　生苡仁四钱　连翘二钱　杭菊二钱

附：常见舌苔脉象的临床意义[①]

舌苔

白滑：湿痰。

白腻：寒气。

白揹：湿包热。

黄糙：实火。

黄腻：有食夹湿。

黄厚腻：肠胃有食不消化。

剥：伤津液。

舌剥乳猪腰：完全是阴虚证。

绛，望而有芒刺：心火。

---

① 本节原为插于医案中的部分，今移至末尾，原无标题，今由整理者自拟。

灰腻，即灰滑：阳虚。

黑糙：热证。

脉

数：热。

迟：寒。

小数，数而无力：热而身不健。

紧：邪未解。

弦：肝旺。

滑：痰，尺脉大而实者为喜。

濡：湿热。

左手：

寸：心包络。

关：膈、肝、胆。

尺：小肠、膀胱。

右手：

寸：胸、肺。

关：胃、脾。

尺：大肠、肾。

◎丁门医书一种

丁氏处方轨范

校记

《丁氏处方轨范》

《丁氏处方轨范》，一册，不分卷，民国郑培根抄本。郑培根(1916—?)，字文达，浙江嘉善县天凝镇人，师从丁甘仁之孙丁济万，曾在丁济万创办的华隆中医院学习工作。其家为嘉善天凝镇郑氏世医，其父郑静山曾为陈莲舫再传弟子，民国十四年(1925年)时即在天凝镇西庄港开设诊所，在当地颇有影响。郑培根继承父业，又师从同乡儿科名家张厚夫，培根子郑克平，亦承祖业。

本书成书于1934年，最初为罗绳祖受业师丁济万嘱咐，将日常用方编集珠联，以便贯彻，此事未成。后郑文达、裘沛然、石声三等人参与其中，在师门同道的共同努力之下，最终得以编成。其编纂方式乃将丁济万日常诊案融合、提炼，分列病原、病状、治法、加减等，形成便于学习师法的成例，颇具临床价值。然郑氏自言其方多用门诊编成，轻症多而重症相对不足，因此在部分条目后有所假设增补。其中外疡门部分由丁甘仁弟子萧之常纂集，喉科部分据郑氏所言，方法尚有缺。

本书自成书后未见刊刻，今为南京中医药大学中医药文献研究院教职工自藏，今以此为底本整理点校。

丁氏处方轨范

编集　郑培根　罗绳祖　裘沛然　石声三等
点校　王露凝　王家豪

自序

盖闻大匠诲人，能与人规矩，不能使人巧，是故巧也。此千变万化，遂心所欲，心领而神会之也。规矩绳墨，匠事之能也。运斤成风，匠者之巧也。是故不有其常，安有其变？不明其势，焉能知巧是？可知学问可授，而敏资乃天所赋也。至于奇巧，经纶之处不能传，亦不可传，可遇而不可求，可暂而不可常也。技固如是，医亦宜然。余等套方之作，岂偶然哉？初是书为学兄罗绳祖承业师之嘱命，将日常所用方编集珠联，以便贯彻，故藏于心者久矣。后及裘沛然、石声三诸学兄之助得以编集成。漏夜工作，旁搜远绍，用心亦良苦矣。然方多用门诊编成，轻症固备，重症殊缺，此余之所以续貂附骥，以随其后也。书成未敢自引属满，盖鄙见浅蠡，愚者所及，尚不及我师之等耳。吾等追捉病情，时多瞻前顾后之消。仰观师道益具仰高钻坚之辞，愿与诸同学急起直追，共勉所学。由此，书而进，知其常，守其变，明其本，运其巧，则医道不难矣。此所谓，知其要者，一言而终；不知其要，流散无穷也。

时中华民国廿三年岁次甲戌十月二十日

嘉善郑文达志于沪上

凡例

病各有治疗，有某症必用某药，故此书之作也。取业师日常治病之大法立而为案，或以便记忆。

治病套方挂一漏万在所不免，故除看此书方，更须参阅诸家医案及业师出诊方案，庶有随心会通、左右逢源之妙。兹当持此数方冀图幸中而以。古圣先贤之书并未寓目，则吾不知其可也。

外感不外六经，故丁师治感证，悉以六经为依归，不更分三焦也。此书外感门初视之似太散漫而芸集，然细细縪[①]之，则井然不紊。丁师治外感有特长，此书果只能聊备一格，其所以不能尽列及。遗忘此劣，多更须参致医案，时时加以更正，则庶乎其可矣。

案同病源、病状、方药，悉自业师方案录出，不敢谬自主张，此所谓“游夏不能赞一辞”[②]。稍有郑见则加按于后，此乃丁师之成法，不然反失庐山真面目矣。

外科一门为前师兄萧之常所编。萧为丁甘仁老先生之弟子，故法中有一二味相异之处，然仍不失其真，现一仍其旧用者，自加减之可耳。

书中喉科一门方法不全，殊为遗憾。丁氏治喉科有专长，而使之殊缺，兹此益自惭学问之浅薄矣。愿诸同学兄随时加入，集成全璧，匡我不逮则幸甚矣。

---

① 縪(bì，音毕)：缝著。古时指帽冠上的接缝处，此处引申为串联，联想。

② 游夏不能赞一辞：游夏，指孔子的徒弟子游、子夏，合成游夏；不能赞一辞：提不出一点儿意见；形容文章非常完美。出自《史记·孔子世家》：“至于为《春秋》，笔则笔，削则削，游夏之徒不能赞一辞。”

◉ 风温痰热蕴肺案

病原： 风温痰热蕴蒸，肺气不清。

病状： 寒热咳嗽，咽喉作痒，咯痰不爽，咽干口燥。

治法： 祛风宣肺，和胃化痰。

嫩前胡　云茯苓　象贝母　净蝉衣　江枳壳　光杏仁

清水豆卷　苦桔梗　冬瓜子　薄荷叶　荷梗

加减： 或加水炙桑叶。

◉ 风温痰热肺闭案

病案： 风温痰热蕴蒸于肺，肺气闭塞不宣。

病状： 气急鼻扇，喉中痰声漉漉，哭泣涕泪不得。

治法： 麻杏石甘汤加味。

蜜炙麻黄　赤茯苓　象贝母　煅石膏　江枳壳　冬瓜子

光杏仁　苦桔梗　鲜竹茹　生甘草　天将壳[①]　地枯萝

加减： 去石膏、天将壳、地枯萝，加水炙桑叶、连翘、黄郁金。

小儿痧疹，俱遵风温条例，重则亦用麻杏石甘，或此方加鲜沙参，或加羚羊，或加浮萍。当各随症用之。

◉ 风温咳嗽案

病原： 风温挟痰热逗留。

病状： 咳嗽，咽喉作痒，咯痰不爽。

治法： 祛风清肺而化痰热。

嫩前胡　抱木神　瓜蒌皮　蝉衣　生甘草　象贝母

水炙桑叶　苦桔梗　冬瓜子　光杏仁　干芦根一钱

◉ 伏风挟痰湿咳嗽案

病原： 伏风挟痰湿逗留。

病状： 咳嗽痰多，泛泛欲恶。

治法： 祛风清肺，和胃化痰。

嫩前胡　抱木神　象贝母　净蝉衣　江枳壳　冬瓜子

仙半夏　苦桔梗　炙冬花　薄橘红　清炙枇杷叶

◉ 风寒包热肺金案

病原： 风寒包热于肺，肺气不宣。

病状： 咽喉作痒，声音不扬，咽喉干燥不润。

治法： 祛风清润而化痰热。

---

① 天将壳：即天浆壳，为萝藦科植物萝藦的果壳，性味咸平，清肺化痰。

嫩前胡　抱木神　光杏仁　净蝉衣　生甘草　象贝母

嫩射干　苦桔梗　炙斗令[①]　轻马勃　干芦根一钱

加减： 去杏贝，加凤凰衣、玉蝴蝶。

按语：言乃心之声，赖肺金以宣扬。

◉ 风燥痰热蕴肺案

病原： 风燥痰热逗留。

病状： 咳嗽，咽喉干燥，口干不润。

治法： 清燥润肺而化痰热。

桑霜叶　抱木神　炙斗令　光杏仁　江枳壳　冬瓜子

川象贝　玉桔梗　鲜竹茹　瓜蒌皮　活芦根

加减： 或加天花粉。如胁肋疼痛，加海蛤壳。

◉ 燥气袭肺案

病原： 天时亢燥之气袭肺，肺津不布，肝火上升。

病状： 咳呛，声音不扬，咽喉肿痛，舌黄腻，脉濡数。

治法： 清燥救肺汤加味。

天花粉　冰糖拌石膏　瓜蒌霜　鲜沙参　光杏仁

鲜竹茹　活芦根　炙桑叶　蜜炙麻黄　淡黄芩

加减： 或加生甘草。

◉ 痰热袭肺伤阴案

治法： 育阴清肺而化痰热。

米炒南北沙参　朱茯神　冬瓜子　饭蒸桑叶　生甘草

炙斗令　光杏仁　瓜蒌皮　北秫米　川象贝　枇杷叶露

◉ 肺阴伤而咳嗽案

治法： 育阴清润。

蛤粉炒阿胶　抱木神　冬瓜子　蜜炙马斗令　川象贝

北秫米　饭蒸桑叶　瓜蒌皮　血藤根　光杏仁　枇杷叶膏

加减： 米炒南北沙参、野百合、琼玉膏。

◉ 肺肾阴伤咳案

病原： 肾水不足，肺阴亦虚。

治法： 养肺益肾。

南北沙参　抱木神　盐水炒橘红　大生地　光杏仁　带子丝瓜络

京元参　象贝母　鲜竹茹　饭蒸桑叶　干芦根

---

① 斗令：即马兜铃。

◉ 咳嗽肺脾并伤案

病原：一损于肺，再损于肾，三损于脾胃。

病状：咳嗽日久，形瘦色萎，夜寐盗汗，腹痛便溏，动则气急。

诊断：营卫两损，中土败坏，脉症参合，诚恐鞭长莫及。

治法：仿《金匮》薯蓣丸法，培土生金。

淮山药　云茸神　炒黄川贝　山萸肉　浮小麦　煅龙骨　清炙枇杷叶

炒於术　冬虫夏草　盐水炙芪皮　北沙参　川桂枝　炒白芍

◉ 劳嗽案

病原：病有五劳七伤六极，七情不调谓之七伤。忧郁伤肝，肝阴虚而肝火亢，火来刑金，肺受金制。

病状：潮热，颧面红赤，时咳嗽频频，甚且泛恶，形瘦色萎，脉弦小而数。

诊断：恃草木无济于事。当怡养性情，摒除一切思虑，而后药石调理，方可奏效。

治法：鲜沙参　朱茯神　生白芍　炙鳖甲　酸枣仁　海蛤粉

青龙齿　淮小麦　川贝母　原金斛　女贞子　琼玉膏

礼按：此症殆近，所谓劳病者也。此病门诊案，业师自诊与师兄代诊固不可及。然迴按病情，似伏风未逆之象。近日时症，治咳嗽稍久，即用一派养阴滋腻，壅遏邪气，不及宣泄固法，日久反铄真阴，以致盗汗、痰内黄红。此时又大投滋补，不知滋腻太过，易伤脾胃。而病大便溏泄，以致十劳九死，弄伤成真，可概也夫。故近日西医发明用火油内服治肺病。中医有干芦根内扎入麻黄及细辛、紫菀、冬花之温宣，治伏风痰湿之法亦有一二可救者。

◉ 潮热盗汗案

治法：育阴潜阳，固表敛汗。

炙鳖甲　桂枝炒白薇　抱木神　淮小麦　川贝母

银柴胡　地骨皮　水炙远志　碧桃花　冬瓜子

◉ 经闭咳嗽便溏案

治法：健脾保肺，养血通络。

南沙参　全当归　清炙草　北秫米　紫丹参　生白术

大白芍　淮山药　川贝母　益母草　茺蔚子

◉ 伏风痰饮咳嗽案

病原：伏风痰饮逗留肺胃，肃降失司。

病状：咳嗽痰多，甚则气急。

治法：顺气化痰而和肺胃。

苏子霜　抱木神　瓜蒌皮　旋覆花　光杏仁　冬瓜子

竹沥夏　象贝母　炙冬花　橘红络　清炙枇杷叶

加减：兹气急不平，喉中漉漉有声者，加蜜炙麻黄。

◉ 痰饮咳嗽案

治法：宣通气机而化痰湿。

炙白苏子　黄郁金　炙冬花　橘红络　白芥子　抱木神

瓜蒌皮　清炙枇杷叶　莱卜子　光杏仁　象贝母

加减：络痛，加全福[1]、新绛、薤白（拌、秋、五分[2]）、砂壳（洗，为末）、仙半夏。

◉ 痰饮三阴亏损案

病原：肺脾肾三经并亏，肃化健运乏力。

病状：气急不平，更兼痰红，面目虚浮。

诊断：脾肾为生痰之源，肺胃为贮痰之器。

治法：培脾益肾而化痰饮，或肃肺和胃。

米炒南北沙参　云茯苓一分　光杏仁　生白术　水炙远志

象贝母　苏子霜　炙冬花　橘红络　旋覆花　肾气丸

加减：如咳久肺寒，加鹅卵石。

◉ 风寒痰饮咳嗽案

病原：肺属娇脏，位居上焦，风邪袭之，气闭不宣，痰浊中阻，肃降无权，肺有清稀之水，膈有胶固之痰。

病状：咳呛气急，咯痰不爽，咽喉作痒，形胀骨楚。

治法：款冬花散加味。

蜜炙麻黄　炙桑皮　橘红络　白芥子　川桂枝　赤苓　光杏仁

广郁金　清炙枇杷叶　炙冬花　苏子霜　象贝母　仙半夏

◉ 伏风痰饮哮嗽案

病原：伏风痰饮逗留，气机有升无降。

病状：哮喘咳嗽，气急痰多。

治法：小青龙汤加味

川桂枝　淡干姜　橘红络　光杏仁　鹅卵石　蜜炙麻黄　云茯神

炙冬花　象贝母　枇杷叶　五味子　姜半夏　全福花　白芥子

加减：或去杏仁、象贝、全福、冬花、白芥子、鹅卵石，加清炙草、细辛、龙骨、补骨脂、合桃肉二枚。

◉ 肾虚气喘案

病原：肾气已虚，下元失于摄纳。咳甚伤肺，肺气不能肃降，神不守舍，虚风乘势而动，痰浊上干，一时未易开豁。

---

① 全福：即旋覆花，吴语方言音近之词。

② 指拌秋季的薤白五分。

病状：咳嗽痰多，汗多喘逆，不能平卧，神迷思卧，舌灰，脉弦小带滑，重按无神。

诊断：脉症参合，虑有汗喘而脱之变。

治法：养正纳肾，顺气化痰。

吉林参　云茯神　川象贝　炒补骨脂一钱　煅龙骨　仙半夏　苏子霜

蛤蚧尾一对，晒洗　淮小麦　橘红络　五味子　医门黑锡丹干吞

◉ 肺痈案

病原：燥邪痰热逗留，引动木火升腾，肺络损伤，肺炎叶举。

病状：咳嗽，痰黄腥臭之味，甚则气急。

诊断：肺痈重症。

治法：拟《千金》苇茎汤合葶苈泻肺汤加味。

甜葶苈　竹沥夏　生苡仁　鲜竹茹　苏子霜　抱木神　水炙桑白皮

冬瓜仁　活芦根　全福花　苦桔梗　黛蛤散　桃仁泥

◉ 肺肾阴伤咳嗽案

病原：肺阴已伤，肾水亦亏，痰热逗留，清肃失司。

病状：咳嗽久而不止，痰内带有血丝，动则气急，左胁疼痛，舌苔黄腻，质红，脉象弦小而数。

诊断：虑其肺痿。

治法：养阴润肺，益肾和胃，或麦门冬汤加味。

米炒南北沙参　血藤根　炒黄川贝　浙麦冬　抱木神

浮小麦　清炙枇杷叶　竹沥夏　光杏仁　煅龙齿

◉ 脾不摄涎案

病原：涎乃脾之所摄，味乃津之所化。脾虚不能摄涎，津虚乏于输布。

病状：时吐涎沫，久而不止。

治法：运脾肃肺，参以收摄。

米炒北沙参　云茯苓　酸枣仁　米炒野於术　五味子　柏子仁　清炙枇杷叶

砂仁末拌炒松熟地　炙乌梅　炙甘草　炒淮山药　赤石脂　淡干姜

◉ 外风内湿案

病原：风邪外袭，湿热内蕴。

病状：形寒身热，头痛胸闷。

治法：疏解宣化。

清水豆卷　蝉衣　苦桔梗　炒黑荆芥　赤苓　象贝母　采芸曲　薄荷叶　枳壳　佩兰叶　荷梗

加减：如挟湿，加广藿梗；如胸闷，加黄郁金、枳壳；如红汗鼻衄，加桑叶、丹皮、竹茹、冬瓜子，去薄荷、蝉衣；如口渴，去佩兰叶、六曲、荷梗，加竹茹、芦根；如骨楚，去佩兰、六曲，加秦艽、蚕沙、桑枝；如咳嗽，去佩兰、六曲，加杏仁、冬瓜仁、芦根。

◉ 湿热太阳阳明案

病原：伏邪挟湿热蕴蒸。

病状：身热四天，有汗不解，形痛骨楚，或大便溏泄，口干引饮。

诊断：太阳阳明四同病。

治法：解肌达邪。

前方[①]去荆芥，加葛根。

加减：如舌苔黄腻、口渴，加黄芩；苔腻，加川朴、蔻仁。如身热不退，未曾发汗，神迷嗜卧，痰滞内蕴，肺气不宣，清窍为痰浊所蒙，虑主闭厥。拟本方加入涤痰宣窍，如黄郁金、九节石菖蒲、枳壳炭、鲜竹茹、嫩勾勾。

礼按：阳明经邪，丁派必用葛根。时师多不用说者，谓至竭胃汁。不知外感在太阳宜疏解，在少阳宜和解，在阳明此身壮热，表不扬，里甚炽，口渴烦闷，苔黄腻，斯时不用葛根以解肌，更待何药。况本草载有葛根鼓胃气升腾而上津液滋生，则知葛根有生津之功，而非竭液之药也。然于营血素亏及肝阳重者宜少用，咳嗽气急者禁用。普通通用葛根，亦只两三剂而止矣。

葛根于咳嗽气急则禁用之，以其究属升提药，用之反效，引邪入门而致内阻气急。又有分等。若苔黄边红，咳嗽，痰内黄红，此乃风温风燥之咳嗽，自在禁用之例。若苔黄腻，身热烦闷而致气粗，正宜葛根之解肌发散。表邪盖湿蕴成痰，与风温风燥之痰热自异。

然而冬温夹湿初起，大便溏泄色黄，虽有咳嗽，胁肋疼痛，舌苔黄腻而灰，日晡寒热，故师断其阳明疼痛，湿酿成痰，初服清水豆卷等。浊痰不退，暂用葛根一剂即知。故用药贵在权变，万不可拘泥。若小儿之麻瘄[②]溏泄，亦可仿葛根芩连之例，每著奇功。

◉ 伏温失表内陷案

病原：伏温挟湿热蕴蒸阳明为病，阴分本虚，津少上乘，湿在气分，热在营分，还虑内陷、痉厥之变。

病状：湿温十几天，热势朝轻暮重，未曾发汗。腹内响鸣，按之则痛，鼻孔干燥，曾出鼻红，舌黄腻，脉濡滑而数，入夜神谵模糊，神迷嗜卧。身热壮，肌肤愈按愈热，舌色光，口渴，头尚痛。

治法：生津清解，宣气清营，清神泄热。

天花粉　朱茯神　金银花　粉葛根　川象贝　带心翘

冬桑叶　嫩白薇　海蛤壳　炙竹茹　鲜茅根

加减：或加黄郁金、炒枳壳、干芦根、甘露消毒丹。如谵语，加神犀丹或至宝丹。

◉ 漏底伤寒案

病原：温伏邪挟湿热滞蕴蒸。

---

① 前方：即前文“外风内湿案”方。

② 瘄（cù，音醋）：疹子。

病状：骨蒸十余天，热势朝轻暮重，汗泄不畅，胸闷泛恶，大便溏泻色黄，苔黄腻，脉濡数。

诊断：太阳阳明同病，或阳明经府同病，阴分暗伤，虑有变端。

治法：清解达邪，和胃宣化。

粉葛根　赤茯苓　象贝母　清水豆卷　枳实炭　大腹皮

淡黄芩　黄郁金　采芸曲　银花炭　干芦根

加减：如胸闷泛恶，甚则入夜谵语。舌质光，去清水豆卷，加水炒川雅连、花粉、竹茹、翘壳、佩兰，或去腹皮、采曲，加甘露消毒丹。是病有内转募原之势，如便不溏，可去银花，加竹沥或加杏仁、竹茹、蔻壳、米仁。

◉ 少阳阳明同病案

病原：温伏邪挟湿，热滞中阻，少阳阳明同病。邪郁不及外达，湿蒙不及开泄。

病状：身热十余天，热势朝轻暮重，胸闷便溏，胸次白㾦布而较多，神迷嗜卧，苔黄腻，舌质红，脉濡细。

诊断：病势正在转传，虑其缠绵增剧。

治法：和柴葛解肌法，清解达邪，宣化湿热。

银州柴胡　焦山枝皮　炒竹茹　佩兰梗　活芦根　淡炒黄芩　朱赤苓

银花粉　黄郁金　粉葛根　江枳壳　象贝母　连翘壳　甘露消毒丹

加减：如泛恶口渴，不多饮者，去山枝，加竹沥，变芦根用干；如呕，恶寒头痛，更属太阳，是三阳同病也，宜加清水豆卷。

阳明见证为身壮热，便溏或结。

少阳见谵为寒热往来，口苦咽干。

◉ 太阳少阳同病案

诊断：太阳少阳同病。

治法：清解宣化。

清水豆卷炒　朱茯神　象贝母　银州柴胡　江枳壳　光杏仁　淡炒黄芩

黄郁金　冬瓜子　薄荷尖　佩兰叶　生苡仁　干芦根

◉ 少阳病案

诊断：少阳。

治法：清解宣化。

鳖血拌银柴胡　光杏仁　黄郁金　冬瓜子　嫩白薇　赤苓

象贝母　干芦根　水炙桑枝　江枳壳　生苡仁

加减：如潮热咳嗽，口渴引饮，舌质光红，脉象弦数，治宜育阴清解，再加鲜沙参、银翘之类。

◉ 湿温营气并病案

病原：湿乃黏腻之质，乃氤氲之气，二者相合如烟如雾，清旷之区不及开展。湿在气分，热恋营分。

病状：湿温四候余，身热不退，白痦布于胸次，色欠透明，神迷思卧，舌边淡红，脉左弦小，右濡数，而耳欠聪。

诊断：湿将化燥而未透。惟素体阴虚，津液易于耗伤。然甘寒滋养之品虑其助湿，香燥化湿之品更防伤阴，顾此失彼，殊为棘手。

治法：为今之计，拟清解宣化而托其痦，肃肺和胃化其痰。冀望痦能透达，湿离于热，其邪不致胶固而热自减，肺气乃宣，痰热自能开豁不致蒙蔽清窍也。

清水豆卷　鲜石菖　黄郁金　鲜竹茹　鳖血拌银柴胡　川贝母　朱赤苓

鲜枇杷叶　带心连翘　海蛤壳　粉丹皮　淡黄芩　神犀丹　白荷花露

◉ 失表经腑同病案

病原：风温伏邪挟湿热蕴蒸，经邪不从外达腑，浊尚未下行，伏温渐有化燥。

诊断：虑其内陷，神昏动风，痉厥。

病状：身热之候，余溢未及汗，口渴喜冷饮，舌灰腻，根黄而厚，脉濡滑带数。入夜神谵模糊，目红。

治法：一面生津，一面达邪。

鲜沙参　朱茯神　带心翘　海蛤壳　天花粉　水炙桑叶　黄郁金　栝蒌皮

鲜茅芦根　清水豆卷　炒银花　川贝母　鲜竹茹　枇杷叶露

加减：如有汗或服此方后汗出，加青蒿；如大便数日不通，加凉膈散；如烦渴大汗出，此白虎汤证也，或去豆卷、桑叶，加益元散、白薇。

◉ 湿温化燥伤津案

病原：伏温化热，湿化燥，蕴蒸气营之间。

病状：身热而候余，表不扬而里热炽，口干引饮，白痦布于胸次，大便溏泄，舌质红绛，脉象濡数，神谵，有时模糊。

诊断：阴液大伤，津少上承。

治法：亟宜生津清解。

鲜铁皮石斛　炒白薇　鲜竹茹　银花炭　朱茯神　青蒿梗

水炙桑叶　带心连翘　川贝母　炒丹皮　干芦根

加减：服药后便泄止而两耳欠聪，是少阴津涸。肾开窍于耳，肾水涸竭，无以上承也。宜用元参、知母、龙齿加入此药中。清热化痰，加蛤壳、沙参、枇杷叶露之类。然有湿温之耳聋乃是邪由少阳转出，是谓病将愈之兆。症或见口苦，而不见以上舌光神迷之见证，盖耳聋与鼻衄，此邪之出路，是又可知。症有顺逆，当细审之，庶无谬矣。

按：诊温病，全视其舌。苔如黄厚腻而揩紧，此即属邪热内伏而未外达之兆；投以药而泛起糙厚腻布，此是邪热欲达也。凡治湿温，不可性急贪功，只须静待时机，随变转变。更须劝告病家，节其饮食，切弗汤药集投，朝三暮四。待时机一到，从此迎而夺之，则邪杀矣。

盖外感不外六经，六经之中以三阳经病言之，各有周身之病以及局部之病。周身之病以气而言，局部之病以经而言。例如，太阳之气主表，三分之恶寒发热，周身之病也。太阳之经行于颈项，故头痛经强，乃局部之病也，少阳病亦然。故耳聋口苦者，少阳经脉局部之病。寒热往来者，少阳司半表半里之气故也。故耳聋者，谓少阳经病则可，谓为邪达则不可。盖少阳之耳聋，犹太阳之头痛项强也。而谓之邪达也，可。并且舌苔腻，病魔安能遂解。证之实验。病属少阳，如疟一样，多不传变。寒热数次之后，逐渐而愈。然则病至少阳，谓邪欲外达则可。而耳聋者，特其一端者也。质之高明，以为然否。

此所谓病见耳聋，邪由少阳转出，病将愈，此证今日见耳聋，明日即起床，其谓前说甚是。证之《湿热经纬》第三章云：气病不传血分，而邪留三焦，亦如伤寒中少阳病也。因其仍在气分，犹可望其战汗之门户，转疟之机括，此乃气机通逆，病乃化疟。转疟之后，邪势方定，不再传变，可不致逆入血分之危境矣。是则耳聋而疟疾具化燥，逆入血分而神昏狂躁，此奚殊霄壤，故回转出亦须经数发之后，邪后清彻逐渐而愈。前说乃裘沛然师兄所论，后此为郑文达所辩。

◉ 暑湿化热伤津案

病原：伏温暑湿蕴蒸，少阳阳明同病。暑为阳邪，湿原浊气，二者皆易化火以致。湿亦化燥，熏灼肺胃之间。肺失清肃，其令胃乏降和之权。

病状：身热十余天，热势甚壮，舌光红起刺，脉左弦滑，右濡数，小溲浑赤，口渴引饮。

诊断：阴液大伤，津液无以上承。还虑津液枯竭而致昏厥之变。

治法：勉拟生津清润而清伏热。

鲜生地　朱茯神　肥知母　西瓜翠衣一钱，煎汤　鲜铁皮石斛　清黄芩　川贝母

或百合花露二瓶代水　鲜沙参　带心翘　青蒿梗　京元参　天花粉　采白薇

按：温病初起，误服热药，亦能致此。或怀麟数月，则回胎火内炽，热伏不达，更防胎堕，乘虚内陷，治同上法。

◉ 温病入营动风案

病原：此症大都由气分转变成阳明经邪内陷，热不溢表，逆而反而内陷，内蕴之湿热，暗有化燥之机，阴液暗伤，肝风乘势而动，风乘火势借风威，两则交煽，燎原莫制，挟痰热蒙蔽清窍神明，无以自主。胸中清旷之区，有如云雾之乡。湿在气分，热在营分。营分之热重于气分之湿。

病状：身热，热势甚灼，神谵，时明时昧，日晡则剧，手足抽搐口角，蠕动且有谵语，舌根黄腻，边尖红绛，脉象郁滑带数。红疹白痦满布，气粗不平而耳失聪，频频发笑，鼻鼾迷睡，且有痰，声小，溲自遗。

病理：日晡之后，正虚阴盛之时，入于阴则略剧，势所必然。

诊断：还虑子丑之时，风势增刮势。虑痉厥而致内闭外脱。

治法：犀角尖　京赤芍　黄郁金　灵磁石　羚羊尖　朱茯神　川贝母　青龙齿　鲜生地　水炒远志　鲜石菖　生石决明　粉丹皮　天竺黄　海蛤壳　嫩钩藤　鲜竹叶　活芦根　辰灯心

加减：如邪未深入营分者，可去犀角、羚羊、生地，加神犀丹、竹沥、麦水炒雅连，或加一二生津之品，如花粉之类。如热极尸厥，可用至宝丹、牛黄丸等。如喉中痰声漉漉者，用珍珠粉、猴枣粉、淡竹沥炖，温冲。

◉ 湿温案

病原：路途奔波，邪热早伏。风温挟湿热，蕴蒸少阳阳明同病。

病状：初起寒热往来类症，今则热反不退，已有十天。红疹白痦满布，起浆，舌苔黄腻，脉弦滑带数，夜寐不安。病势非轻，还虑缠绵变端。

治法：芳香宣化，清解淡渗。

清水豆卷　朱赤苓　佩兰叶　黄郁金　江枳壳　黄芩酒炒　光杏仁

连翘壳　滑石　白蔻仁　冬瓜仁　苦桔梗　甘露消毒丹

◉ 湿温蕴结中宫案

病原：伏邪湿热蕴蒸，湿遏热伏，气机不宣，胸中清旷之区遂为云雾之乡。

病状：湿温廿二天，亟投宣气化湿，汗痦均不获畅。热势早轻暮重，肤表不扬，时而肢冷不温也。胸闷懊侬，口干不欲饮，热蒸则渴，而湿究内踞，便泄虽稀未止。此《内经》所谓“湿胜则泄”也。神清呆钝，舌苔淡黄掯腻，脉象郁滑带数。

诊断：脉症参合，防有蒙蔽之变。

治法：亦以辛以开，苦以泄，芳香以破浊，淡渗以引湿下行。

藿佩梗　朱赤苓　生苡仁　竹沥夏　炒香豉三分　淡干姜五分

广陈皮　白蔻仁　上川朴　姜炒川连五分　广郁金　川通草

按语：利恒先生[①]云：温邪有散漫三焦，此宜三仁之类；有蕴结中宫，此宜泻心汤。盖胃脉络心包，无形之邪与有形之湿蒸腾弥漫于胸中清旷之区，遂成云雾之乡，故而神情呆钝，似糊非糊，似昏非昏，时或带有谵语也。与热扰神明，灵机被塞，昏愦谵狂，此大相悬殊。况湿蒙心包，苔必淡黄掯腻或厚，犹如热入心包，其舌必红绛也。

加减：兹时带错语，可加九节石菖蒲。

按：此症与张聿青医案治杨右湿温同当参考。先生为治湿温宗，丁师用药有时亦与先生同。

◉ 病后阴伤调理案

治法：育阴生津。

京元参　天花粉　瓜蒌皮　川石斛　抱木神　光杏仁

① 利恒先生：即谢观（1878—1950年），字利恒，江苏武进人，曾任商务印书馆编辑、上海中医专门学校校长等职，还创办过“中医大学”。编有《中国医学大辞典》，在祖国医学的发展和传播方面有一定贡献。

鲜竹茹　冬桑叶　江枳壳　象贝母　香稻叶露

加减：或去杏仁、象贝、竹茹，加冬瓜仁、橘络、佩兰叶。

◉ 病后理气化邪案

治法：和胃理气而化湿热。

水炙桑叶　抱木神　象贝母　橘皮络　江枳壳　采芸曲

光杏仁　苦桔梗　炒谷麦芽　瓜蒌皮　荷梗

病后调理亦如初起，状须各随其病之转变。如伤气阴，加吉林参头须补偏救弊，存乎其人耳。

◉ 湿温伤阳案

病原：此症面色苍白，口角及手指蠕动，神疲不振，舌苔淡白。

病状：湿温十几天，热势退后，温度反而不显。神疲肢软，胸闷未舒，渴不引饮，反而喜烫，苔糙腻浮白兼灰，脉象虚弦，重按无神。未病之前，曾经遗泄。

诊断：下元已虚，肾阳早伤而湿遏不化，脾阳亦衰，脾不能为胃行津液输布于上，非津伤者可比。神不守舍，虚风乘势而动，正不御邪，虚中夹实，目下最虑汗多呃逆而致喘脱之变。

治法：今拟七分养正扶阳，三分宣化湿浊，尽人力以望转机。

熟附片一分　仙半夏一钱　淮小麦四分　吉林参头须一钱另煎汁，冲　广陈皮一钱

五味子五分　香稻叶露一瓶，代水煎药　上茅术米泔水浸炒，五分　制川朴八分

去须谷芽四钱　煅龙骨一钱　云茯苓三钱　白蔻花一钱

此方从十一月四日丁师诊黄先生案录出。

人之一身本贱阴而贵阳。阴液虽伤，犹可挽回；元阳一败，无能为力矣。夫湿属阴类，最易伤阳，此乃聊备一格。而已有湿温后，须用别直参、参附龙牡全方。若有阴结，须用半硫丸者，宜为随其症而施治也。

近日华隆医院中有一男子年十九，初因风温已一月余五，只日前缓，因气郁劳动遂致复发。与前证极雷似，询之果亦曾遗精，可谓无独有偶矣。急投此方，然而已不能咽物，是以鞭虽长而不及焉。腹药虽中而难达病所，虽然丁师之方诚金科玉律矣。

◉ 伤寒两感案

病原：伤寒两感，寒湿下袭，气滞瘀阻，肝脾不调。

病状：少腹疼痛，甚则形寒战栗，舌白腻，脉濡滞迟。

治法：温通经气。

川桂枝　上川朴　黄郁金　采芸曲　淡吴萸　赤苓　老苏梗　佛手柑　小茴香　陈皮　大砂仁

按：此病外用白鸽子一只，带毛，将竹片或碗片以肚破开，放入麝香少许，安扎脐上亟臭，疗之。

◉ 伏邪瘀阻案

病原：伏邪挟湿热逗留。

病状：寒热七天，形痛骨楚，胸闷不舒，舌苔黄腻，脉象濡滑带数，少腹左角疼痛，大便溏泻不多。

诊断：症势非轻。

焯桃仁　炒丹皮　黄郁金　金铃子　制川军　炒枳壳　藏红花

延胡索　嫩桑枝　银柴胡　全瓜蒌　青砂壳　泽兰叶

按：此病者，乃一妓女。

◉ 湿秽直中案

病原：受寒挟湿停滞。

病状：胸闷腹痛，纳少便溏。

藿香梗　制川朴　大腹皮　仙半夏　赤茯苓　六神曲

炒谷麦芽　新会皮　江枳壳　焦楂炭　干荷叶

加减：如少腹胀痛，频频嗳气，去川朴、楂炭、荷叶，加金铃、砂壳、蔻壳、佛手。如大腹膨胀，腹中寒冷，加茅术、附块。如大便溏泄，日夜二三十次者，去半夏，加炮姜炭、附块、炙黑草，兼用通利小便之药，如猪苓、车前之类。

按：肝木横逆，气机失于疏泄。脾胃为病，运化乏其常度。

◉ 霍乱吐泻案

病原：时邪疫疠之气挟湿热，蕴蒸中宫，清浊不分。

病状：泛泛呕恶，脘腹作胀。

治法：辛开苦降。

姜炒川连　竹沥半夏　黄郁金　焦楂炭　清吴萸　朱赤苓　炒竹茹

大腹皮　佛手柑　藿佩梗　江枳壳　六神曲　新会皮

加减：若陡然腹痛，大便溏泄，四肢逆冷，自利汗多，急加上桂心、炮姜炭、上川朴、大砂仁，甚者加熟附块。

◉ 土弱腹胀案

病原：脾土薄弱，积滞未楚。

病状：大便膨胀。

治法：消补兼施。

焦白术　连皮苓　采芸曲　象贝母　焦白芍　陈皮

春砂壳　佛手柑　麸枳壳　仙半夏　炒谷麦芽

加减：大便溏泄，加炮姜炭、焦楂炭等品。如小儿疳积，加五谷虫、使君肉之类。

在此，应加入痛泻要方。脾肾双亏，应温肾益脾，益火生土；中虚气陷，应补中益气。

◉ 暑湿外感案

病原： 暑湿外感。

病状： 寒热无汗，形痛骨楚。

治法： 清暑祛风。

陈香薷　鲜佩兰　鲜竹茹　薄荷叶　赤苓　六一散　连翘壳　鲜藿香　江枳壳　净银花[①]

加减： 或用绿豆衣、活芦根、白荷花露。

◉ 暑湿寒热往来案

病状： 寒热往来，有汗不解，形痛胸闷，苔黄。

治法： 清解宣化。

清水豆卷　黄郁金　苦桔梗　青蒿梗　赤苓　鲜藿香

冬瓜仁　制川朴　江枳壳　鲜佩兰　干芦根

加减： 如寒热朝轻暮重，加银柴胡、炒白薇。

◉ 湿温案

病原： 暑乃阳邪而必挟湿温。暑热气易以化火，暑湿温伏邪挟湿交蕴，肠胃同病。虽有化热之象，而湿未燥透，湿阻气机，清旷不展，热搏大肠，传道失司。

病状： 身热减而复盛，四肢欠温，汗多阵出，胸中烦闷，渴喜热饮，之后腹胀，苔薄黄腻，舌质红，脉濡滑带数，大便溏泄黄水。

诊断： 还虑正不支持，更防内陷。

治法： 清暑湿，化湿浊。宣气机，和肠胃。

制苍术一钱，拌生石膏　朱赤苓　乳滑石　白荷花露　盐水炒知母　炒银花

黄郁金　上川朴　带心翘　蔻壳　淡芩炭　青蒿梗　白薇

加减： 兹气阴伤此，加鲜沙参；如大便不溏泄，或去炒银花及淡芩炭；或热重此，虽用此二味，可用金银花、淡炒黄芩，因二味炒炭则清肠中之热也。

其厚朴与黄芩合用，亦辛开苦降之意，与黄连干姜泻心汤同。

◉ 赤白痢案

病状： 身热不清，腹痛痢下赤白相杂，里急后重，苔黄腻，脉濡数。

治法： 和中化浊，通利肠胃。

炒黑荆芥　炒赤白芍　苦桔梗　银花炭　青陈皮　六神曲

大腹皮　酒炒黄芩　江枳壳　焦楂炭　干荷叶

加减： 若口渴引饮，便出臭秽，加白头翁、秦皮；腹痛甚，加木香、槟榔；后重甚，加全瓜蒌、姜制川军；若兼形寒头痛，胸闷，乃风邪上受，挟湿热交蕴，表里同病；肠胃不和，加炒黑防风、清水豆卷，此所谓先治其表之解而里自和也。

---

① 净银花：指经过挑选的纯白色的银花，非黄白双色的金银花。

养胃阴化胃浊。此方乃补充下面噤口痢之方所用。

西洋参　川石斛　扁豆衣　银花炭　刀豆壳　川雅连

酒炒黄芩　戊己丸　石莲子　柿蒂　荠菜花炭

轻清醒胃，芳香化浊。此方乃噤口痢，阴虚极不能用苦化，而一时权宜之法。

鲜莲子　鲜谷芽　鲜佩兰　野蔷薇花瓣　香稻叶露

鲜黑豆　鲜藿香　鲜荷叶　鲜建兰叶　鲜扁豆花

◉ 噤口痢案

病原：湿热滞互阻，肠胃同病。

病状：痢下赤白相杂，里急后重，日夜次数无度，延今半月迩日。频频呃逆，腹痛不止，舌质红，苔黄，脉左弦细，右濡数。

诊断：下既不通，而反上逆。脾阳胃阴暗伤，清浊不分，噤口痢之重症，防增喘逆口糜。

治法：急宜三分养正，七分攻积，理脾和胃而化湿浊，冀望转机。

米炒西洋参　姜川连　炒黄川贝　瓜蒌皮　银花炭　公丁香　广橘皮

制军炭　香稻叶露　酒炒黄芩　柿蒂　炮姜炭　炒赤白芍

加减：若痢久气阴两虚，脾胃薄弱，津液乏于上潮，舌光红，脉弦细，宜调益气阴而理脾胃，可加石斛、石莲、朱神、谷芽、川贝之类；如自汗多者，加龙骨、淮小麦；引药可加荷蒂、枇杷叶等品。

按：洋参、炮姜、川连，即黄连理中汤法也。

◉ 痢久脾阳胃阴伤案

病原：脾阳胃阴亦亏，清浊升降失常。

病状：腹痛便溏，似痢赤白相杂，延今半月余。泛泛呕恶，形瘦色萎，舌黄腻且有糜点，脉濡数。

治法：理脾和胃，而化湿浊。

土炒当归　炮姜炭　麸枳壳　扁豆衣　炒白芍　云茯苓

干荷叶　焦白术　清炙草　淡芩炭　戊己丸　焦楂炭

按：治木旺脾虚之清气下陷亦用此方。治同扶土抑木，升清化浊。

◉ 休息痢案

病原：年高，脾阳不足，健运乏力，浊垢凝于大肠。

病状：休息痢时发时止，腹痛阵作，所下之物紫黑黏腻。痰多胸闷。

治法：《千金》温脾饮加味。

炒潞党参　云苓　戊己丸　乌附块　仙半夏　陈广皮　制军炭

大砂仁　漂油当归　干荷叶　炮姜炭　炙黑草　炒赤白芍

加减：或加於白术以健脾；夹红，加地榆炭；夜寐汗多，加龙骨、淮小麦，或加小温中丸。

◉ 远血案

病原：肝脾并亏，血失藏统之所；气滞不和，肠乏变化之权。

病状：粪后带血。

诊断：是属远血。

治法：归脾汤加味，或温肾运脾，引血归经。

潞党参　抱木神　蒲黄炭　炙黄芪　土炒归身　阿胶珠　野於术

炒白芍　炮姜炭　清炙草　干荷叶　或用灶心黄土

加减：或加槐花炭、地榆炭、条芩炭、杜赤豆，其法则同调和肝脾，清化湿热。如血痢里急后重，加驻车丸或加熟附块。

◉ 近血案

病状：粪前便血。

诊断：近血。

治法：育阴清化。

川生地　抱木神　蒲黄炭　粉丹皮　侧柏叶　肥知母

杜赤豆　全当归　地榆炭　脏连丸　京赤芍

◉ 疟疾案

病原：秋凉外袭，痰湿内蕴，太阳少阳同病，营卫不调，枢机不和。

病状：午后形寒怯冷，逾时汗多发热，舌苔腻，脉弦滑带数。

诊断：丹溪云“无痰不作疟，二不离少阳”。

治法：和解枢机，宣化湿热。柴桂各半汤加味。

银柴胡　酒炒黄芩　黄郁金　白蔻壳　川桂枝　赤苓

象贝母　嫩桑枝　竹沥夏　江枳壳　采芸曲

加减：或去半夏、采芸、象贝，加厚朴、陈皮、腹皮。

◉ 疟母为疟案

病原：素有疟母根株。今安又发疟，截止而复作。

病状：形瘦色萎，先寒后热，口干引饮，舌苔黄腻，脉象滑数。

诊断：痰湿逗留，募原邪阻，少阳枢机，正虚脾弱，缠久不解，正益虚而邪益甚。

治法：扶正和解而化痰湿。或柴桂各半合达原饮加味。

潞党参　云苓神　煨草果　银柴胡　陈广皮　肥知母　干芦根　川桂枝

仙半夏　常山　鳖甲煎丸　酒炒赤芍或炒黄芩　熟谷芽　带皮槟榔

加减：如口不渴苔灰，去知母，加苍术；如病不十分重，可琢去常山、槟榔、鳖甲煎丸，加腹皮、芸曲、生熟米仁之类。

◉ 间日疟案

病原：伏邪挟湿热蕴蒸，少阳阳明同病。湿热之伏，气机不及宣泄。

病状：间日疟先寒后热，热多寒少，胸闷不舒，舌苔黄腻，根厚，脉濡滑。

诊断：症势渐轻。

治法：柴葛解肌合桂枝白虎加味。

银柴胡　赤茯苓　冬瓜仁　粉葛根　江枳壳　连翘壳　干芦根

川桂枝　黄郁金　采芸曲　熟石膏　大腹皮　丝瓜络

◉ 疟后伤阴案

病原：伏邪止后，外达湿热尚未尽化。脾胃不和，中宫运化失权，阴伤难复，津液乏于上潮。

病状：疟疾截止之后，胸闷潮舒，口渴引饮，大便已行，心悸未定，舌边光，苔薄腻，脉弦小带数，苔带微黄。

诊断：邪退正虚，仍是紧要关头，还虑虚而不复横生枝节。

治法：扶正养阴，理脾和胃。

米炒南沙参　盐水炒橘络　炒蒌皮　冬瓜仁　川石斛　朱茯神　水炙远志

熟谷芽　枇杷叶露　饭蒸桑叶　海蛤壳　稆豆衣　炒白薇

◉ 疟后脾胃两弱案

病原：脾胃薄弱，健运未能。循常痰湿逗留，一时不及清彻。

病状：间日疟截止之后，苔薄腻已化，脉濡小带滑。

诊断：湿温方愈，正元日虚。

治法：养正运脾，和胃宣化。

麸炒枳壳肉捣　米炒野生於术　云苓神　冬瓜仁　仙半夏　炒黄川贝

陈佩兰　新会皮　去头须谷芽　水炙远志　米炒西洋参　香稻叶露

加减：兹少腹痞块撑胀，加鳖甲煎丸；如寒热往来勿用柴桂，或加入使君、金铃、砂仁之类，以理气消痞；兹正虚脾弱，邪痰交阻，气滞瘀凝，肝脾不调，阳气不能运行者，必用附块、龙骨、炮姜、吴萸，以温通理脾。

◉ 湿热黄疸案

病原：湿热蕴蒸脾胃为病。

病状：面目一身尽黄，小水浑黄。

治法：茵陈四苓加味。

西茵陈　广陈皮　六神曲　连皮苓　枳实炭　生熟米仁

粉猪苓　黄郁金　冬瓜子皮　福泽泻　车前子　荷梗

加减：如大便燥结，合栀子大黄汤，即加制川军、生黑山枝；如身热不清，加清水豆卷、黑山枝皮。

◉ 肝肺热吐血案

治法：清肝肺而祛瘀。

冬桑叶　黛蛤壳　鲜竹茹　川象贝　粉丹皮　茜根炭

白茅花　旱莲草　石决明　侧柏炭　白杏仁　蚕豆花露

加减：一法为育阴清润，去丹皮、茜草、石决、侧柏，加元参、茯神。

◉ 燥邪肝火乘肺吐血案

病原：肺阴耗伤，木火易升，燥邪痰热逗留，清肃失于下行。

病状：吐血难减，未止，咳呛气急，痰多白沫，胸膺牵痛。

诊断：势虑入损。

治法：清金抑木，育阴和络而化痰热。

北沙参　十灰丸　抱木神　京元参　川贝母　青龙齿　黛蛤散

旱莲草　栝蒌皮　煅花蕊石　鲜竹茹　蚕豆花露

◉ 燥火狂血案

病原：《内经》云“阳络伤，则血上溢阳络”。此阳明三大络也。阳明为多气多血之乡。丹溪云：气有余便是火气，火冲激，载血上行，血随气沸，伤乎食道而上逆。

病状：吐血盈盏成盆，脉芤，舌苔薄，烦闷异常。

诊断：所虑者，质素阴虚，虚则生内热。际此秋燥之令，燥泛火化。

治法：乌犀尖捣冲　番降香　粉丹皮　藕节炭　鲜生地　碱秋石　生石决明

鲜藕汁　京赤芍　黑山枝　黛蛤散　参三七生打　茜草根　旱莲草

按：此犀角于属实热之大吐血时必用之，以其能凉营清血也。兹两胁肋疼痛，瘀血内阻，加全复、新绛；剧痛，加桃仁、红花之类，或加刘寄奴；清胃火，则加生石膏、知母、花粉、元参，或加怀牛膝引血下行，或加花蕊石、十灰丸；兹血止阴伤，加丹参、沙参、连心、麦冬、石斛；养胃加橘白、谷芽、茯神；血证中，加黄郁金以降逆清气散形甚效，或炒炭用。

◉ 阳明蓄血案

病原：阳明蓄血。

病状：呕吐紫瘀凝衃，气逆神惫。

治法：燀桃仁　元红花　花蕊石　怀膝炭　大黄炭　参三七

茜草根　碱秋石　藕节炭　番降香　赤芍炭　左金丸　川郁金

◉ 吐血脱证案

病原：高年肝肾本虚，素有吐血根株，迩日复发。肾虚冲气上逆，木火犯肺，阳络损伤则血外溢。血离于经，虚阳上越。

病状：陡然气喘吐血，盈盏成盆，响鸣漉漉有声，则血成口而来，尽是鲜红，舌薄腻，脉弦小带滑，咳呛频频，吐时气喘汗多。

诊断：血脱。益气，古之成法。

治法：顺气纳气，柔肝清肺。

大山吉林参另取汁，盈盈灌之　煅龙齿　十灰丸　川贝母　浙麦冬

京元参　旱莲草　苏子霜　五味子　北沙参　蚕豆花露

按：此病者系曹姓男性吐血发过达七八次，合年发过四次，前次均治而后愈。

此方为投早，晚复往诊。据云：下午又大吐，开方甫毕，觉气往上冲，又复大吐咳逆殊甚。吐血尽是鲜红，反复之状，殊属恻然。又觉腹饿，虽当命急与黑枣食之，又命急用酸醋烧热浸足心，然血去过多，恐气亦随之而脱，危在旦夕耳。

晚方中用医门黑锡丹三钱、炮姜炭。

明日往诊，加阿胶珠三钱、甘杞子三钱、侧柏炭三钱、全当归三钱、蒲黄炭三钱，去元参、沙参、旱莲、贝母、苏子等药。

◉ 肝气腹胀痛案

病状：泛恶胸闷，少腹胀痛。

治法：温通理气。

上桂心　炒川楝子　春砂壳　炒谷芽　小茴香　云苓神

六神曲　佛手柑　淡吴萸　制乌附　大腹皮

按：肝气初步方药，即与前湿秽之中之方大同小异，亦不复载。

肝气既久，服刚药不效，自宜用柔养之法。此所谓达中，所以平木宜养肝，而不宜伐肝也。

◉ 肝郁案

病原：肝郁。木失调达，气滞湿阻。

病状：大腹膨胀，面目虚浮，寒热往来，舌质光，脉弦滑。

治法：逍遥散加味。

全当归　薄荷叶　黄郁金　金铃子　大白芍　抱木神

炒丹皮　白夕利　银柴胡　橘叶络　生白术　佛手柑

◉ 肝病治法

（一）酸温敛肝

上桂心　白归身　云苓　甘杞子　乌梅炭　清吴萸　炒枣仁　山萸肉　焦白芍

（二）柔肝泄汗

大白芍　川贝母　抱木神　金铃子　乌梅　左金丸

瓜蒌皮　川郁金　瓦楞子　山栀　绿萼梅　紫降香

（三）健益中气

上桂心　清炙草　仙半夏　潞党参　大枣　煨姜　大白芍　云苓　新会皮　土炒白术　饴糖

◉ 胸痹案

病原：肝气挟痰湿中阻，清阳之气不宣。

病状：胸痹食入作胀。

诊断：无形之厥气与有形之痰湿交凝。

治法：滑利气机而化痰湿，或覆赭瓜蒌薤白合四磨饮。

薤白头　抱木神　采芸曲　煨金铃子　制川朴　栝蒌皮　江枳壳　乌药片　陈广皮

代赭石　旋覆花　黄郁金　洗香片　春砂壳　大腹皮　炒谷麦芽　佛手柑　陈香橼皮

加减：治法中或加栝蒌薤白合赭二陈汤加味。

按：噎膈反胃与上膈下关见证均殊，用药亦异，今人往往集论，当细审之。

治膈之法曰：启膈通关。

◉ 肝气挟痰瘀入络案

病原：肝气挟痰瘀入络，络道窒塞不利。

病状：脘痛连胁，夜寐发热痛甚，汗多肢冷。

治法：泄肝理气，通利络道。

全福花　橘叶络　黄郁金　制川朴　真新绛　云苓神　煅瓦楞子

制香附　肉桂心一分　炒白芍　带壳砂仁　煨金铃子　大腹皮

加减：或加藏红花、桃仁泥、海蛤壳，或仿启膈散尤效。

◉ 肝气夹痰案

治法：平肝理气，和胃化痰。

全福花　云茯苓　金铃子　代赭石煅　江枳壳　白蒺藜

陈广皮　春砂壳　采芸曲　仙半夏　佛手柑

加减：症见频频气升，属寒，加川桂枝、淡干姜、淡吴萸。

◉ 呃逆案

治法：达中祛寒，温胃降逆。

全福花　柿蒂　大砂仁　姜半夏　煅代赭石　云苓

刀豆壳　清炙枇杷叶　公丁香　水炙远志　白蔻壳

◉ 反胃案

治法：苦辛通降，芳香宣化。

淡吴萸　陈广皮　大砂仁　姜川连　赤茯苓　黄郁金

佩兰梗　仙半夏　江枳壳　上川朴　佛手柑

加减：若大便不通，可用脾约麻仁丸、瓜蒌皮。

◉ 营虚肝阳化风案

病状：筋惕肉瞤，头脑眩晕。

治法：养血平肝，镇心安神。

杭白芍　珍珠母　潼沙苑　夜交藤　或白归身　青龙齿

冬青子　嫩勾勾　稆豆衣　朱茯神　池菊花　荷叶边

加减：或加桑麻丸；土虚加野於术；肾水亏加大生地、京元参。一法曰：养血平肝，和胃潜阳，前方去珍珠母、龙齿、谷芽、夜交藤，加橘白络、桑寄生。

此病妇人经事所得，患者最多。

◉ 水亏肝阳化风案

病原：心营与肾水并亏，肝阳化风上扰。

诊断：潜阳宜益水，水足木能涵。

治法：调益肝肾，而潜风阳。

大生地　煅龙齿　冬青子　稆豆衣　京元参　抱木神

桑葚子　炒池菊　山萸肉　潼夕利　甘杞子　嫩勾勾

加减：头眩心悸，去枸杞、萸肉，加珍珠母、灵磁石。

◉ 肝阳阴伤土弱案

病原：阴液本亏，肝阳易升，脾土薄弱，运化乏力。

病状：头眩眼花，舌中光剥，屡屡便泄。

治法：育阴健脾，而柔肝木。

原金斛　云苓神　冬青子　土炒当归　扁豆衣　熟谷芽

生白术　潼夕利　野稆豆衣　炒白芍　荷叶边

◉ 寒热盗汗案

病状：寒热阵作，且有盗汗。

治法：调和营卫，而敛虚汗。

川桂枝　淮小麦　橘白络　大白芍　云茯苓　野稆豆衣

佩兰叶　煅龙齿　水炙远志　去头须谷芽　嫩桑枝

加减：去青龙齿，加白薇。

◉ 痰湿不眠案

病原：痰湿逗留中都，阻隔心肾交通之路。

病状：夜寐不安，脘中嘈杂，胃不和则卧不安也。

治法：平肝和胃，而化湿痰。

炒白芍　北秫米　稆豆衣　采芸曲　竹沥夏　良茯神

大砂仁　佛手柑　橘白络　水炙远志　佩兰叶

加减：或加枳实、竹茹、夜交藤、忘忧草。

◉ 失眠阴盛阳浮案

治法：引阳入阴。

上桂心　竹沥夏　云苓神　酸枣仁　柏子仁　熟谷芽

川雅连　北秫米　水炙远志　煅龙齿　猪心血炒丹参

失眠阴不敛阳。育阴潜阳，交通心肾。

蛤粉炒阿胶　青龙齿　朱茯神　酸枣仁　炙乌梅　川雅连

真珠母　水炙远志　杭白芍　夜交藤　琥珀多寐丸

◉ 怔忡治法

治法： 养血潜阳，镇心宁神。

玳瑁片　朱茯神　猪胆汁炒枣仁　杭白芍　猪心血炒丹参

柏子仁　真珠母　青龙齿　水炙远志　嫩勾勾　天王补心丹

◉ 脏燥案

治法： 甘麦大枣汤合养液汤，两方甚效。

◉ 狂病案

治法： 宜用羚羊角散。不效，用生铁落饮合虎睛丸，两方甚效。

羚羊角散

乃《太平圣惠方》之中。

羚羊角屑　囊荷叶各一两　栀子　赤芍　丹皮　黄连　犀角屑一钱

生铁落饮(《张氏医通》方)

生铁落一升　石膏二两　龙齿　白茯苓　防风　元参　左秦艽

虎睛丸(刘河间方)

虎睛　犀角　远志　栀子　大黄

◉ 癫病案

治法： 宜用导痰汤合苏合香丸。痫者用化痰法。

◉ 偏枯案

病原： 气行于右，血行于左，谓之循常。气虚血耗，行于右者不能环行于左，行于右者不能回归于右，谓之逆常。偏枯一症起因盖自此也。气血之运行失常，痰湿乃乘源入络。

病状： 偏左麻木，手足不仁。

治法： 益气祛风，平肝涤痰。

玉屏风散　仙半夏　炒赤芍　煅石决　西秦艽　良茯神　薄荷叶

陈木瓜　嫩桑皮　晚蚕沙　春砂壳　煅龙齿　炒滁菊　指迷茯苓丸

◉ 中风案眩

病原： 体丰之质，湿痰素盛，肝阳升腾，痰湿逗留，胃气不和。

病状： 头眩眼花，甚则手足发痉，或手指麻木，胸闷纳减，泛泛作恶，舌质红，苔薄腻，脉弦滑。

诊断： 丹溪云“无痰不作眩也”。

治法： 息风潜阳，化痰通络。

明天麻　炒滁菊　黄郁金　川象贝　煅石决　朱茯神

稆豆衣　嫩勾勾　荷边　竹沥夏　九节菖　海蛤壳　潼夕利

◉ 肝风偏枯案

病原： 肝阳化风，挟痰上扰清空，横窜络道，风乘火势，火借风威，两者交煽，津液被劫。

病状：右半身不用，舌强謇塞，涩不能言语，小溲自遗，唇卷麻木，舌黄腻而厚。脉弦小带数。

治法：息风潜阳，涤痰开窍。

羚羊尖　黄郁金或白金丸　海蛤壳　天竺黄　生石决　朱茯神

淡竹沥　嫩勾勾　九节菖　川贝　竹沥夏　生姜汁

◉ 类中偏枯案

病原：花甲逾二三年，气阴早亏于未病之前。风阳上扰清空，痰湿阻于廉泉，气血乏于流通，营卫不调。麻是气虚，木是湿痰败血。

病状：头脑眩晕，言语謇涩不利。舌根强硬，苔薄腻，根灰，四肢麻木，形寒怯冷。

诊断：形寒怯冷，阳虚明微，类中偏枯，不易速效。

治法：温通阳气，而化湿痰。

竹节白附子　化橘红　制川朴　大砂仁　潼白夕利　煨天麻　云苓神

上茅术　熟谷芽　竹沥逆痰丸　竹沥夏　煅龙齿　栝蒌仁

加减：参入益气和血。气虚加生黄芪八钱、防风钱半，玉屏风散法也。

若血虚，更加全当归，是又当归补血汤法，取阳生阴长之道也。

◉ 中风案

病原：气虚血亏，风邪挟痰湿横窜络道，上阻廉泉，体质太虚，阳分素弱，阳不通达，浊阴弥漫。

病状：颊中左半身不用，口角流涎。舌根强硬，言语謇涩，几日未更衣，舌白腻，脉弦小带滑，重按无力。

诊断：虽属中腑而兼中络，汗多喘脱之变不可不虑。

治法：小续命汤加味。

川桂枝　化橘红　酒炒赤芍　酒炒当归　煅龙齿　熟附块　云茯苓　生黄芪

汉防已　公丁香　姜半夏　青防风　制南星　别直片　干柿蒂

按：迩时中风往往热中多而寒中少，如已前诸方是也。然而寒热两法本属对峙，上方俱在，法不可泥。此案乃虹口一沈姓老者患此，录于此帖备一格也。然须对症用药，非认定是症不可轻用也。

投本方病状内见证似应略加修改。

◉ 风湿骨痛案

病原：风湿入络，营卫不及流通。

病状：遍身疼痛，痛无定处。

治法：独活寄生汤加味，或祛风化湿，和营通络。

川独活　怀牛膝　川续断　丝瓜络　桑寄生　云苓

陈木瓜　嫩桑枝　西秦艽　原杜仲　木防已

加减：或痛甚，加川桂枝、片姜黄、海桐皮，或加黄松节，或加当归、赤芍，盖治风先治血，血行风自灭也。或加炒黑荆芥、蚕沙、伸筋草、络石藤、海风藤。

◉ 气虚络痛案

治法：益气祛风，化湿通络。

生黄芪　京赤芍　陈木瓜　青防风　云苓　生苡仁

带子丝瓜络　全当归　怀牛膝　木防己　嫩桑枝

◉ 历节风痛案

病原：风湿热稽留阳明之络。

病状：历节风，肿红疼痛在于关节之间，入夜寒热，朝轻暮重。

治法：清解宣化，通利络道。

川桂枝　粉丹皮　连翘壳　炙僵蚕　煅石膏　朱赤苓　丝瓜络

大贝母　或加小活络丹　苍术皮　忍冬藤　晚蚕沙　嫩桑枝

按：此病分寒热虚实，总将此方加减用之。

若外寒重者，症见形寒怯冷，则治宜去石膏；纵有内热，只可加黄芩；或热盛口渴，苔黄，用石膏加姜知母；如湿重口不渴，苔腻者，加半夏、陈皮之类；若流走疼痛，风重也，加大地龙三钱、姜黄之类；若大便不通，阳明经腑同病也，加制川军、瓜蒌皮之类。此症外用鬼箭羽一两、桑枝一两、红花三钱、丝瓜络五钱、木瓜五钱、陈酒一两，葱汤洗痛处，可助汤药之不及也。或更加桂枝、寻骨风、钻地风。

◉ 痿证案

（一）寒痿

益气助阳。

熟附块　清炙芪　云苓　上茅术　虎胫骨　川桂枝　酒炒当归　半夏　干地黄　赤芍　片姜黄

（二）热痿

清阳明，养肺阴。

南沙参　川石斛　云苓　肥知母　大麦冬　生地　川百合

川贝母　乌梅　络石藤　制黄精　怀牛膝　虎胫丸

（三）湿痿

崇土化湿。

苍白术　酒当归　云苓　陈皮　晚蚕沙　指迷茯苓丸

带皮苓　怀牛膝　木瓜　秦艽　酒炒赤芍

◉ 风水肿案

病原：上肿曰风，不肿曰水，风水泛滥，脾肺同病。

病状：面浮足肿。

治法：祛风分消，或祛风肃肺，运脾渗湿。

生白术　木防己　冬瓜子皮　川牛膝　带皮苓

猪苓　生熟米仁　枇杷叶　青防风　泽泻　陈木瓜

加减：兹有咳嗽，加冬花、象贝、水炙桑叶皮、光杏仁。

◉ 肿喘案

病原：脾肾阳虚，运纳乏力，水湿泛滥，虚气横逆。

病状：气逆不平，遍身隐肿。

诊断：喘肿重症。

治法：温运分消。

熟附块　连皮苓　汉防己　冬瓜子皮　上官桂　猪苓

大腹皮　济生肾气丸　生白术　泽泻　炙款冬

加减：或加医门黑锡丹一钱五分，以镇摄导纳。或加陈皮、半夏、牛膝、木瓜，或加五味、苏子霜。

◉ 水犯高原案

病原：病久脾阳不复，内胀外肿，由气积水，肺失化气，脾失堤防，肾失蒸腾，惟是病久不复，水不化气，气积属水。

病状：肢肿囊浮，肿势渐上，上逆咳嗽气急，两便不利。

诊断：温阳顺气，通利水道。

控涎丹一钱五分　川桂枝八分　地枯萝一钱　沉香片八分　黑白丑片二钱　连皮苓一两

炙鸡金二两（腹胀）　花槟榔一钱　熟附块一钱　车前子一钱　甜葶苈一钱

冬瓜子皮各一钱　陈蒲壳三钱　将军干[①]二对　土狗[②]一枚（小便不通）　西珀末五分，另冲

◉ 脾湿足肿案

病状：足肿半载，渐行渐上，日晡为甚，清晨则退。

土炒白术　天仙藤　冬瓜子皮　川牛膝　带皮苓　猪苓　生熟米仁

川萆薢　忍冬藤　泽泻　川椒目　五茄皮　制川朴　车前子

◉ 脚气案

病原：湿泛下受，由下而上。

病状：两足浮肿，妨于步履，胸闷腹胀，四肢麻木，舌苔薄腻，脉象濡滑。

诊断：虑其冲心，宜速回家乡调和水土，迟恐不及。

治法：宜鸡鸣散加味，逐湿下行。

紫苏梗五钱　陈广皮　川牛膝　生熟苡仁　苦桔梗　陈木瓜

花槟榔　连皮生姜三片　连皮苓　木防己　淡吴萸

河水煎，鸡鸣时冷服。

---

① 将军干：即蟋蟀别名。

② 土狗：学名“蝼蛄”，性味咸寒，能利水通便。

加减：或加上官桂。

◉ 脑漏案

病状：鼻内时流浊涕。

治法：辛夷清肺饮加味。

陈辛夷　薄荷叶　连翘壳　鲜竹茹　净蝉衣　生甘草

夏枯花　黑山枝　冬桑叶　苦桔梗　象贝母　活芦根

◉ 牙痈案

病原：胃火循经上升，风热之邪外束。

病状：牙痈或牙龈肿红焮痛，并治牙槽风。

治法：清胃火而疏风热，辛凉清解法。

薄荷叶　煅石膏　连翘壳　青盐　熟牛蒡　生甘草　大贝　活芦根　川升麻　苦桔梗　炙僵蚕

加减：或加淡黄芩、黑山枝、京赤芍、卷心竹叶。

◉ 口舌破碎案

病原：舌属心之苗，脾脉络。舌本心火，脾湿蕴蒸。

病状：口舌破碎。

治法：清心火而渗脾湿。

京元参　京赤芍　连翘壳　黑山枝　川雅连　生甘草

大贝母　活芦根　细木通　苦桔梗　炙僵蚕

加减：去大贝、炙蚕、生草、苦桔梗，加甘中黄、银花、竹茹、黄芩。

◉ 耳疳案

病原：肝火挟湿热蕴蒸清窍。

病状：耳疳流脓，头痛眩晕。

治法：清肝火而渗湿热。

银柴胡　京赤芍　连翘壳　鲜竹茹　粉丹皮　生甘草

大贝母　夏枯花　黑山枝　苦桔梗　真炙僵蚕

加减：加嫩勾勾、荷边、桑叶、菊花。

◉ 疝气案

病原：厥气失于疏泄，挟湿热下注。

治法：泄肝理气而化湿热。

柴胡梢　延胡索　春砂壳　路路通　京赤芍　青陈皮

荔枝核　丝瓜络　金铃子　制香附　陈橘核　炙枸橘

◉ 淋浊案

治法：清理瘀积，淡渗湿热。

粉萆薢　细木通　海金沙　连翘壳　瞿麦穗　生甘草

生苡仁　金银花　川雅连　飞滑石　萹蓄草　肥石苇

◉ 毒浊案

病原：毒火下注，湿热瘀积，逗留中途。

病状：下部肿红，小溲夹浊。

治法：肥皂子七粒　金银花　粉萆薢　萹蓄草　皂荚子七粒　肥知母　制川军

粉丹皮　炙僵蚕　仙遗粮　海金沙　瞿麦穗　生苡仁　生炒绿豆衣

◉ 瘀精浊案

病原：精溲虽属两窍，实则同出一源。精离于关，则属败精，此白浊也。留滞中途，膀胱宣化失司，肾阴暗虚，水道不利。

病状：小溲夹浊小半年余，溺时发痛，海底亦痛。

治法：滋肾清利，而祛瘀积。

川生地　冬葵子　粉萆薢　剪芡实　上西珀　抱木神　生苡仁　白莲头须

分清泄浊丸一瓶　盐水炒知母　淮小麦　瞿麦穗　海蛤粉

◉ 梅毒案

病原：肝木横逆，阳化风而上升，余毒未清，挟痰浊交蕴。

病状：头痛如劈，时轻时剧，大便不行，舌根腻而厚，脉濡滑带数。

治法：息风潜阳，降火豁痰。

龙胆草　胆汁炒山枝　稆豆衣　全瓜蒌　仙遗粮　朱赤苓　黄郁金　制川军

川雅连　淡黄芩　淮菊花　石决明　五宝丹六分，吞　羚羊尖三分，磨冲

加减：若神谵时明时昧，而痰火蒙闭清窍，神明不能自主可用白金丸。兹形痛甚，可用桑叶、菊花、荆芥，煎水熏之。

按：余曾见一妇人患杨梅风，遍身俱发红斑。

◉ 溲血膏淋案

病原：肝肾两亏，湿火下注，肾气不固，津液随之而下。

病状：溲血成块，或紫或鲜，并有作痛，有时夹有胶黏之物，苔薄白，脉弦细。

诊断：病属溲血膏淋，二症同病，虑其延久入损。

治法：培益肝肾，固摄精关。

大生地　煅龙齿　小蓟根　川黄柏　湘莲肉　鲜沙参　侧柏炭

盐水炒川连　剪芡实　藕汁　京元参　粉丹皮　肥知母　炒条芩

◉ 癃闭案

病原：膀胱者，州都之官，津液藏焉，气化则能出矣。肾开窍于前阴，而司二便。肾藏不足，肾气乏于蒸腾，湿热下注膀胱，气化不及州都。

病状：小溲癃闭已有二年，时轻时剧，迩来胸腹胀痛，甚则气急，舌质光，苔薄腻，脉弦细而滑。

诊断：膀胱为水之下源，肺为水之上源，肺气亦虚，不能通调水道下输膀胱，上源不清，下源不洁，症属缠绵，一时不易速效。

治法：滋肾通关而宣气化，参以肃肺和胃之品。

米炒南沙参　朱赤苓　冬瓜仁　苦桔梗　炒黄川贝　橘白络
光杏仁　海蛤壳　通天草　瓜蒌皮仁　将军干　滋肾通关丸

◉ 溲数案

病原：中气不足，湿热下注膀胱。

病状：小溲频数，苔薄腻，脉濡滑。

治法：补中益气，而化湿热。

潞党参　苦桔梗　炒白芍　陈广皮　盐水炙黄芪　抱木神　荷叶蒂
佩兰梗　蜜炙升麻　全当归　生熟谷芽米仁　滋肾通关丸

◉ 肠痈案

病原：宿垢凝滞，气机不通，肠胃同病，通导无权，不通则痛。

病状：初起腹痛，今则移于少腹左旁，拒按，五日未更衣，舌黄腻。

诊断：虑其转成肠痈。

治法：桃仁承气汤加味。

燀桃仁　元明粉　春砂壳　大腹皮　藏红花　小青皮　上川朴　制川军　瓜蒌仁　南楂肉

◉ 脱肛案

治法：补中益气。

清炙黄芪　抱木神　炒淮山药　炒潞党参　厚杜仲　枸杞子　米炒於术
川续断　山萸肉　干荷蒂　炒松熟地　炙升麻　橘白络

加减：若头眩者，乃肾水亦亏也，可加熟女贞、淮沙苑、嫩勾勾。

◉ 遗精案

病原：肾为封藏之本，精之处也。肾虚封藏失司，精关不固。

病状：夜寐梦遗，腰骨酸楚。

治法：培养脾肾，固摄精关。

明天冬　抱木神　厚杜仲　潞党参　金樱子　川续断
大生熟地　剪芡实　白莲须　淮山药　金锁固精丸

加减：如相火下迫，去潞党参，加京元参、知母、盐水炒川柏，或去天冬、熟地因滞胃，加龙骨、牡蛎；或大便溏泻，再加补骨脂、荷蒂；若健忘、心悸、寐欠安宁，或加山萸肉、女贞、龙骨、首乌、猪脊髓。

按语：肾者主蛰，封藏之本，精之处也。脑为髓之海，髓为骨之余，骨为肾之所司。肾虚封藏失司，精关不固，髓不充而脑不强。

◉ 消渴案

病原：消渴一症，多属津液干耗，肺阴也虚，脾土亦弱，上焦化源乏力，下元收摄失司，金水不能相生，津液无以上供。

病状：口渴引饮，饮一溲二，中脘嘈杂，频频饥饿，小溲浑浊不清，带有甜味，舌质光红，脉弦细，形肉消瘦。

诊断：养肺益肾，补中运脾。

鲜沙参　天花粉　淮山药　煅龙齿　炮麦冬去心　清炙芪　北五味　煅牡蛎

京元参　野於术　枸杞子　归金斛　清炙枇杷叶　金匮肾气丸四两，分十天干嚼

加减：上消者，去脾肾药，加鲜生地、冬桑叶、肥知母、海蛤壳粉。

上消多饮，养肺阴。

西洋参　天花粉　抱木神　川贝母　冬青子　肥知母　鲜沙参

黑元参　瓜蒌皮　川石斛　五味子　大生地　活芦根

中消多食，不属肌肤，清胃热而养胃阴。

川石斛　淮山药　肥知母　水炙远志　制首乌　生石膏

扁豆衣　生甘草　淮小麦　白莲子　炙乌梅

下消多溲，育肾阴。

大生地　西洋参　抱木神　大白芍　五味子　黑元参　左牡蛎　肥知母

淮山药　盐水炒萸肉　猪脊髓　冬青子　肥玉竹　地黄丸

◉ 时毒案

病原：温邪湿火蕴蒸，引动阳明微热升腾。

病状：大头瘟毒，漫肿焮红，痒痛异常。

治法：普济消毒饮加味，清胃火而疏风热。

淡黄芩　生甘草　大贝母　小川连　苦桔梗　炙僵蚕　薄荷叶

连翘壳　黑山栀　活芦根　熟牛蒡　金银花　板蓝根

◉ 鹤膝风案

病原：肾虚筋骨不强，风温入络，营卫不及流通。

病状：腿足膝盖肿胀，疼痛皮色不变。

诊断：此鹤膝风也。

治法：史国公换骨丹加味，益肾和营。

淮牛膝　云茯苓　陈木瓜　制苍术　枸杞子　陈广皮　木防已

嫩桑枝　元武板　仙半夏　带子丝瓜络　黄松节

加减：或加羌独活、寄生、秦艽、防风、赤芍、苡仁等，祛风化湿。

◉ 喉风案

病原：肝胆之火上升，风热之邪外乘。

病状：喉风肿红焮痛，妨于咽饮，略有白点。

治法：辛凉清解。

京元参　冬桑叶　连翘壳　大贝母　荆芥穗　生甘草

鲜竹叶　炙僵蚕　薄荷叶　苦桔梗　京赤芍　活芦根

加减：或去荆芥加山栀。若初起无白点，可去元参；若大便不行，则曰膈上有热，风火痰瘀交凝肺胃，肺胃门户不利，加凉膈散、熟牛蒡。

◉ 喉风案（白点）

治法：育阴清降。

京元参　抱茯神　川象贝　天花粉　生甘草　冬瓜子

冬桑叶　苦桔梗　鲜竹茹　京赤芍　活水芦根

加减：去花粉、苦梗、冬瓜子、竹茹，加丹皮、连壳、瓜蒌、山栀。

◉ 烂喉丹痧案

病原：风温疫疠之邪引动肝胆之火上升，蕴郁肺胃之门户。

病状：烂喉丹痧，痧子布而未透，咽喉白腐肿痛，妨于咽饮。

诊断：书所云“喉痧，重痧不重喉，痧透喉自愈”。

治法：表里双解，而清热毒。

鲜生地　淡豆豉两味同捣　薄荷叶　连翘壳　炙僵蚕　生甘草

鲜竹叶　黑山栀　京元参　金银花　川象贝　活芦根

加减：若舌红绛，壮热频渴，乃血热鸱张，加犀角尖、铁皮石斛、甘中黄、丹皮、大青叶。

◉ 喉痹治法

（一）热蕴上焦，气火上攻。生津清热

天花粉　黑元参　生甘草　鲜竹茹　川贝　芦根

鲜沙参　霜桑叶　瓜蒌皮　焦山栀　银花　竹叶

（二）肾阴亏耗，虚阳独亢。育阴清肺

西洋参　元武板　生甘草　川贝母　翘壳　竹叶

京元参　川雅连　瓜蒌皮　知母　藏青果　灯心

按：白喉宜用郑氏养液清肺汤，锁喉风、缠喉风以吐痰解毒为主。

◉ 恶阻案

病原：恶阻浊气上干，胃失降和之权。

病状：胸闷泛恶，脊背恶寒。

治法：芳香宣化，和胃降逆。

炒黑荆芥　抱茯神　佩兰叶　左金丸　广橘皮　熟谷芽　荷边　炒条芩　炒竹茹　桑寄生

加减：若有寒热，加清水豆卷，呕吐加半夏，预防小产用苎麻根。

◉ 调经案

病状：少腹膨痛，经来不多。

病原：肝气横逆，宿淤逗留。

治法：泻肝理气，和营调经。

全当归　青陈皮　台乌药　京赤芍　制香附　藏红花

金铃子　春砂壳　泽兰叶　延胡索　青橘叶

加减：如经闭而腹痛剧拒按，重用理气、祛瘀之品，如桃仁泥、失笑散、两头尖、制小朴、佛手柑等类，或去金铃、乌药、陈皮、橘叶。

◉ 经闭案

治法：和营通经。

全当归　抱茯神　台乌药　大白芍　制香附　藏红花　大丹参

春砂壳　泽兰叶　青橘叶　茺蔚子　月月红　桃仁泥

◉ 又[①]经闭案

治法：和营通经。

当归身　抱茯神　茺蔚子　炒赤芍　厚杜仲　月月红

大生地　川续断　桑寄生　大川芎　鸡血花

◉ 血热崩漏案

病原：血虚冲任有热，奇经不调。

病状：经来若崩，且带血块，头胀眩晕，四肢麻木，脉弦细。

诊断：阳浮于上，血脉之间少血液之营养。

治法：荆芩四物汤加味，养血和营，调摄冲任。

炒黑荆芥　抱茯神　煅龙齿　震灵丹　炒条芩　川续断　生地炭

全当归　桑寄生　蒲黄炭　大白芍　炒丹皮　金铃子

加减：或去龙骨、丹皮、金铃、震灵丹，加陈棕炭、干荷蒂，属轻一步之治法也。若经事淋漓，一月两三至，此去震灵丹、龙齿，加抚川芎。

◉ 血不归经之崩漏案

治法：引血归经，调摄冲任，归脾汤合胶艾四物汤加味。

潞党参　抱茯神　生地炭　蜜炙芪　阿胶珠　蒲黄炭

米炒野於术　酸枣仁　牛角腮　当归身　龙眼肉　荷蒂

加减：如大便夹血甚多，面色萎黄，神疲不振者，亦有用此方加炮姜炭、灶心黄土，此乃肝旺脾弱，血失藏统之所；气滞不和，方曰“归脾合黄土汤”。

◉ 又调经案

治法：和荣调经。

---

① 为免标题重复，“又”字为整理者加。下同。

全当归　炒条芩　桑寄生　熟谷芽　大白芍　抱木神

稆豆衣　佩兰叶　生白术　川续断　佛手柑

加减：如白带加乌贼骨、愈带丸。

案曰：带脉属于冲任，冲任亏损，而带脉不固。

◉ 倒经案

诊断：倒经。

治法：引血归经祛瘀。

制军炭　抱茯神　泽兰叶　怀牛膝　丹皮炭　京赤芍　桃仁泥　茺蔚子　全当归　杜红花

◉ 时痘案

病原：风温时邪，引动先天伏毒，蕴蒸气荣之间，由里逆外，肺胃同病。

病状：时痘见点四五天，布而不多，身热不退。

治法：清解宣化，而托痘毒。

清水豆卷　抱茯神　连翘壳　紫草茸　江枳壳　象贝母　干芦根　净蝉衣　苦桔梗　鲜竹茹

凉营活血方

全当归　紫丹参　生甘草　甘中黄　桃仁　炒赤芍　炙军片　连翘壳　炒丹皮　红花　板蓝根

尚有红花蛤壳汤，甚效。

益气疏化

生黄芪　川桂枝　云茯苓　全当归　紫丹参　潞党参

清炙草　酸枣仁　赤白芍　杜红花　红枣

◉ 走马疳案

病原：阳明结火熏蒸。

病状：走马牙疳，腐烂臭秽，流涎带红，苔薄腻，脉弦数。

治法：芦荟消疳饮加味。

真芦荟　京元参　连翘壳　鲜竹茹　甘中黄　朱茯神

细木通　活芦根　川雅连　金银花　直僵蚕　大贝

加减：去芦荟加鲜生地，重症用元武板、仙遗粮、山枝、丹皮、五宝丹。

按语曰：毒火挟阳明积热熏蒸。若痧之后，肺阴已伤，言哑无声，热毒出于阳明之经，急拟前方合麻杏石甘汤，或可救万一。

◉ 急惊案

诊断：急惊。

治法：息风降火，涤痰开窍。

羚羊尖　紫贝齿　带心翘　黄郁金　鲜石菖　朱茯神　川贝母

淡竹沥　炙蝎尾　煅蛤壳　天竺黄　嫩勾勾　救苦玉雪丹

◉ 慢惊案

病原：时邪挟湿挟滞，蕴蒸中道，脾胃为病，升降失司。

病状：昨起陡然吐泻，有十五六次之多，烦躁不安。

诊断：阳分已伤，防成慢脾。

治法：连理汤加味。

姜汁炒川连　云茯苓　大砂仁　淡吴萸　陈广皮

香谷芽　生白术　仙半夏　藿苏梗　炮姜炭　干荷叶

按：此慢脾将成未成之时也。小儿乃稚阳之体，阳气不充，久病伤阳，无论痘后、疹后，皆有转慢惊之可能。重症额门低陷，眼凹昏睡露睛，小溲清长，大便稀清，是为阳虚极证，急当重用乌附块、煅龙齿、活磁石，以温潜升清，当或可救。若大便稀白，或纯下黑色，是为命门火衰，阳光不能蒸腾，当急用上肉桂、煨益智、补骨脂、灶心黄土(炒)。若呃逆加丁香、柿蒂之类。或此症加入别直参，或加白芍汤中存阴亦佳。

◉ 瘄后慢惊案

病原：痧子之后曾经呕吐。

病状：陡然两目上视，项颈牵强不利，舌苔薄腻，脉象濡小。

诊断：胃阳已伤，和降乏权，正气抵御，虚风易动，慢惊重症。

治法：拟逐寒荡惊汤加味。

开口花椒七粒　云茯苓三钱　生白芍三钱　丁公香八分　炙黑草四分　制厚附块三钱

淡干姜八分　土当归三钱　煅龙骨一两　上桂心三分，研细末冲　嫩桑枝一钱

按：此症前医用附龙、益智、补骨、巴戟之类。师曰：此症但吐而不泻，故但用温胃中之阳足矣，故不需补骨、益智之温补脾肾也。盖吐伤胃而泻伤脾也。此病初起项强，时且有身热。师云：此时惜欠用一步治法，宜仿柔痉、刚痉，用葛根桂枝例。

◉ 脾泄案

病状：大便清水，面色萎黄。

治法：温运和中。

熟附块　云茯苓　煅龙齿　生白术　炮姜炭　采芸曲

炒潞党　扁豆衣　熟麦芽　炙黑草　干荷叶

◉ 脾肾泄案

病原：火不生土。

治法：温肾运脾。

乌附块　云茯苓　陈广皮　煅龙齿　诃子肉　大砂仁

煨益智　御米壳　肉桂心　破故纸　清炙芪皮　干荷叶

加减：或加入潞党参、大生熟地之类，盖刚聚须驾驭而行也。

◉ 痉病案

病原：春温时疫之邪，由口鼻而入，不从表达而反内陷，复感暴寒束于外。夫疫浊蒙蔽清窍，神明不能自主，邪郁于经不能泄越于外，则为痉厥之状。

病状：四肢痉厥，面色晦滞，舌苔薄腻，左脉郁滑，右脉已伏。

治法：解肌疏透，宣窍涤痰。

粉葛根一钱半　赤茯苓三钱　光杏仁　至宝丹一粒　清水豆卷一两　江枳壳一钱半　象贝母
干菖蒲一钱半　苦桔梗一钱半　净蝉衣　薄荷尖八分　竹沥半夏三钱　广郁金

加减：此症治法乃仿刚痉用葛根汤之意，虽有痉厥，不可照肝经热痉治之，其辨证全在舌苔。若肝经热极木火鸱张者，舌必光红或红绛，一则舌苔黄腻或薄黄而腻；一则邪郁于经；一则伤津劫液，故治法一当羚羊及生津息风之品，一则葛根等解肌达邪足矣。即用羚羊，当与川桂枝同用，仿《金匮》刚柔痉例。

◉ 又痉病案

（一）

病原：此症大多伏温数日，或陡然而起，如脑膜炎，皆能致亡。如伏温见此，则邪闭至深，已临厥阴，虚风乘势而动，痰浊蒙蔽清窍也。

病状：两目上视，陡然发厥，不能言语，或四肢抽掣，如角弓反张状，苔白腻，为一定之见证。

治法：息风清神，芳香开窍。

川桂枝　竹沥半夏　黄郁金　羚羊尖　朱茯神　嫩勾勾　化州橘红　九节石菖蒲　至宝丹一粒

加减：如伏温虚寒者，加粉葛根、广藿根；痰热重则加淡竹沥一两；如食厥亦有此状，必暴起见腹痛拒按，是加消导药。

眉批：两症分别，壮热无汗，葛根、薄荷、蝉衣；四肢抽搦甚剧，头痛，神迷尸厥，至宝丹。

（二）

病原：风温时疫之邪挟滞积化燥，蕴蒸阳明之府，府浊不下，经邪不达。

病状：身热廿五天，表不扬，里甚炽，齿垢唇焦，神识模糊，略有咳嗽频频，呻吟不能言语，手足发痉，舌焦糙而灰，脉弦数。

诊断：《金匮》痉症咬牙龂齿，本云大承气汤下之，今宗此法出入。

治法：通腑通滞，涤痰宣窍。

生川军三钱，缓下　天竺黄二钱　粉葛根一钱半　元明粉二钱，冲　带心连翘三钱
薄荷叶八分　生枳实五钱　金银花五钱　九节石菖蒲一钱半　救苦玉雪丹一粒

效果：服药后得便一次，色黑而硬，诸恙均减，惟仍不能言语，复诊加生石膏、海蛤壳、黄郁金。

◉ 外疡门

◎ 大凡外疡属阳，治法不外祛风、祛瘀、化痰、利热、利湿、散之在上者用桔梗，在下者用牛膝。甘草并能解毒药，外科之要药；草节于外征均可用之，惟泛恶不可用。

◎ 祛风形症以寒热为易辨。若病在头面，发即无寒热，亦可用祛风之法消散之；恙在两耳左右上下者，可加药柴胡，引入少阳，否则不必用之。方列于后。

荆芥穗 熟牛蒡 轻马勃 炙僵蚕 青防风 生甘草

连翘壳 万灵丹 薄荷叶 苦桔梗 大贝母

按：有时加祛瘀之品，如生蒲黄三钱、京赤芍二钱、当归尾二钱。

◎ 祛瘀则外征在头面者虽可用，而在身半以下及外征坚硬者，宜重用之方附于后。

当归尾 生甘草 泽兰叶 京赤芍 大贝母 黑白丑

杜红花 炙僵蚕 生蒲黄 桃仁泥 苏木一钱半

按：有时用淮牛膝一钱半、炙军片一钱半。将溃未溃之前加皂角针化痰，亦外征所必用，加祛瘀之品以消散之。如外征漫肿而不硬，此纯属痰凝气滞，则宜重用之方，即祛瘀之品加山慈菇片、陈皮、半夏、白芥子，则至重者用之。

◎ 清热如痈症未溃者所必需，红肿而痛及热结，系气血不和也，寻常仅用二三味足矣。兹患疔者宜重用之方列后。

甘菊花 生甘草 连翘壳 地丁草 苦桔梗 大贝 京赤芍 金银花 制僵蚕 草河车三钱

按：如毒症若横痃，宜重用祛瘀之品，大便不通者，加大黄。

◎ 下疳以清火为要，宜加入龙胆草、黄连、大黄均可。

属肝火如身疳之类，则宜加丹皮、黄芩、山栀、夏枯花。

属气滞如乳疖之类，则宜加解肝郁之品，如香附一钱半、蒲公英三钱、全瓜蒌三钱、青橘叶等品。

◎ 利湿为主，于腿足浮肿而红如流火之类。

清水豆卷二钱 生甘草 福泽泻 当归尾 款冬花 泽兰叶

赤芍药 连翘壳 丝瓜络 杜赤芍 怀牛膝 生薏仁 川通草

◎ 如通体湿疮，宜清营祛风。

净蝉衣 茯苓皮 制苍术 肥知母 粉丹皮 川通草

肥玉竹 绿豆衣 京赤芍 六一散 苦参片

按：阴血亏者，加小生地；风重者，加祛风之药，如前胡、薄荷、牛蒡、桑、菊之类；热重者，加银花、连翘；风寒湿重者，加地肤子、豨莶草等品。

◎ 阴证必坚硬漫肿，皮色不变，消散之法宜于阳证之治法中去清热利湿之品，加入温通之药，如麻黄三分、熟地三钱同捣，肉桂、炮姜、白芥子、生草节、鹿角胶，为阳和净之制，惟不宜早用。

◎ 凡外征溃后，不论阴阳，均宜和营托毒，不宜寒凉，方列于后。

全当归　生草节　炙僵蚕　京赤芍　陈皮　云茯苓　夏枯花　紫丹参　大贝　香白芷

若阳证加连翘。

◎ 如脓水不多，或脓水清稀，此病久。此宜兼补气，前方加入生黄芪、红枣、生姜、生白术，甚则加西潞党参。祛风如荆芥、防风、僵蚕兼化痰、薄荷、牛蒡、柴胡。祛瘀如归尾和营用全当归、川芎、桃仁、红花、赤芍兼清血热、蒲黄、泽兰、苏木、黑白丑、丹参兼能生新。化痰如大贝、山慈菇、陈皮、半夏、白芥子。清热如银花兼能解毒、连翘、丹皮、菊花、黄芩、山栀、花粉。利湿如通草、滑石、泽泻、车前子、生苡仁、猪苓、赤豆。如温化更可用鹿角霜、淡茯苓、泡姜、肉桂、附子。寒痈加乳香、没药、白芷兼能祛风。化发宜加象牙屑。

◉ 熏洗法（外治法）

大凡病症，除服药外，常有洗法、熏法、熨法，皆可佐侍药之不及，而收速痊也。

风温厉节痛

鬼箭羽一两　嫩桑枝一两　红花三钱　木瓜五钱　丝瓜络五钱

陈酒四两煎，汤洗之。

伤风鼻塞熏方

冬桑叶　杭菊　荆芥　薄荷　蝉衣陈辛第①鼻渊方用

少腹弦痛，气块攻撑，熨

生香附末二两　麸皮二两　食盐二两　酒醋炒，布包熨

上热下寒，两足冷用

生熟附子各五钱　龙眼肉十枚共捣烂

加麸粉一两，酸醋调炖，温敷两足心。

夹阴伤寒方

生白鸽一只，活剖开放入麝香少许，禁对脐上，立效。

① 陈辛第：即陈莘田，苏南吴语“田”“第”音近。

阴虚口生糜点用

龙齿研　薄荷一枚，野蔷薇花露煎水，青布刷口，另用蔷薇花露漱口

脱肛方

蛇床子　菖蒲根　枯矾

湿疮洗方

地肤子　豨莶草　百部　明矾　苦参片

轻者用红茶、明矾。

小便不通

胡葱一个，煎汤涂腹上即利。

沙氏医书三种

医原记略

疡科补苴

沙氏医案

校记

沙氏世医家族原籍常州府武进县孟河镇，与常州法氏同为孟河医派早期世医家族。同治年间，族裔分成几支，除少部分仍定居孟河外，一支迁江苏北部淮阴，大部分迁至镇江大港行医，形成著名的“大港沙派”。

大港沙派精擅内、外、喉科，尤其是早期的大港沙派在外科方面有其独到之处。大港沙派外科的第一个特点就是在外疡初起时强调用内服药消散。由于大港沙派在内科方面擅长治疗温病，因此，对外疡初起也强调要用治疗温病的辛凉清解剂以“内消”。

《医原记略》

《医原纪略》，不分卷，沙书玉撰。沙书玉（1802—1887年），字石安，祖辈孟河世医，其祖父沙晓峰、父沙景韶皆乾隆年间孟河名医。沙石安承家学，擅治温病，宗法叶香岩，善用辛凉、甘寒之剂，用石膏多至半斤许，亦常用西瓜治疾。以仲景急下存阴法治温病之胃家实，尤有心得。更以鲜生地、鲜石斛甘寒救阴。力主阴疽非寒证，于外证善用清凉散火内消、火针透脓，一反前人温补之说。其著述有《医原纪略》《疡科补全》，阐发“热蕴六经为温病，毒聚一处为外疡”“火毒出脏为疽，热毒出腑为痈”之旨。另据说沙石安行医于乡镇，代有传人，子用圭（字桐君）、孙承桢（字献庭），皆世其业。

《医原记略》正文内容由三部分组成，其一为沙石安著《医原纪略》正文，包括先天后天阴阳五行论、《洪范》五行五味解、血液汗津咸淡总论、痛痒麻木讲、男女阴阳体用不同论、须发黑白讲、常变赘言、育嗣讲、寒暑应人背腹阴阳论、五味同心论、鸦片赘言、六淫论，共十二篇。其二为余鉴序中所提及其父余春山的《六气论》，包括余春山先生气独重燥湿论、燥气论、湿气论、风无定体论、暑病论、寒与燥同治论、燥证误作湿治论，共七篇内容。其三是广陵陈天祥《望色略》，包括广陵陈天祥先生说略、说略补遗及占验十三部神气色脉图、支子六神面部图、脏腑肢节色见面部图。

该书今存光绪三年（1877年）大港培元堂石印本，藏于上海中医药大学图书馆，南京中医药大学图书馆藏该本复印件。抄本藏于中国中医科学院，另有石室丛抄医书本。

《疡科补苴》

《疡科补苴》，不分卷，同为沙书玉撰。卷首开宗明义：“我朝诸多名医，较先贤既精且细，惟外科一门，不明内科，贻误至今多错，余宗经旨火热以证之。”继而对自《内经》至《圣济总录》，共十七条历代有关外科的论述，逐一进行评述。其后配以外疡无阴证有假阳证、痈疽部阴阳总论、痈疽部位恶寒发热论、痈疽阴阳论、腐肉脓水腥秽论、外疡顾阴论、痈疽坚硬论、误治不如不治、痈疽艾灸不如汤药洗、刀针说、刀针禁宜讲、误药遗害致人死地病案，计十二篇论，以全其说。

该书现存光绪三年（1877年）洪溪书屋刻本（残）及石室丛抄医书本，均藏于上海中医药大学图书馆。南京中医药大学亦有抄本一种，内容较上海中医药大学图书馆藏洪溪书屋本为全。故今以洪溪书屋刻本为底本，以南京中医药大学图书馆藏抄本补配及参校本整理点校。

上海中医药大学图书馆藏《医原记略》有序二，余一徐一。余序中所及《六气论》与正文内容对应，故该序应无误。但徐兆英序撰于光绪五年，远晚于《医原记略》的刊刻时间，且序中提及“京江沙石安先生……既著《医原记略》……又著《疡科补苴》历叙外证治法……此乃发前人未发之蕴……则是书之必传也决矣。”显然重在言后者。与南京中医药大学图书馆藏抄本对比，则徐序确属《疡科补苴》，并且其后参与评校的友人、门人名单一并在此，故今整理便依此判断调整。同时，上海中医药大学图书馆藏二书中，俱有广陵陈天祥《望色略》，既附于《医原记略》后，则《疡科补苴》之中不再重出。

《沙氏医案》

《沙氏医案》又名《沙桐君医案》，不分卷，民初抄本，由沙用圭的诊案汇辑而成。沙用圭，字桐君，沙书玉之子。克承先志，有乃父遗风，术擅内科。

该医案集抄录于红色格本上，格本印有“丹徒县小学堂”。医案共十九则，用药精当，少则一诊，多则十余诊，尽管案数少，但病涉内外诸科，且不乏诸如张之洞、江蓉舫等大员之诊案。诚如《丹徒县志摭余》所言：“名噪一时，公卿争延致之。”

今以上海中医药大学图书馆藏本整理点校，整理时按案情新取标题，以便阅读。

医原记略

原著　清·沙书玉

点校　赵君谊

余序

昔贤云：医通于易。诚以易之理，不外阴阳，由阴阳而衍为五行。医之理亦不外阴阳，由阴阳而分为六气，坎离艮震巽兑，皆两仪所生也。风寒暑湿燥火，皆二气所化也。善言医者，必先于阴阳之理反复推究，何者为动而生阳，静而生阴；何者为阴根于阳，阳根于阴；何者为阴中求阳，阳中求阴；何者为阴极复阳，阳极复阴。一一格致，务了然于胸中，然后推诸五行，求诸六气，以之治病，未有不桴鼓相应者，非为俗医见病治病已也。

京江沙石安先生，医学深粹，确有根柢。平日于河洛之学思考究既，已得其要领。及其辨证治病，莫不于阴阳二气求之。所谓知其要者，一言而终是已。近著有《医原记略》，发明阴阳之理，百病几无遁形。复著《疡科补苴》，又于阴阳二证辨析，疑似多发前人所未发，洵后学之金针济世之宝筏。或疑《医原》一书其说过高，非浅学所能领取；《疡科》一书诸多创解，亦与时学不同。不知医学在澈其源，源头一清，则一切支离蔓衍之说皆不足道，亦岂能曲为之说而徇时尚哉？书成后，复取先君子《六气论》一篇附刊，以传益征。先生好善之心有加，无已学者苟取是书而三复之，其于阴阳之理，穷源竟委，必有一旦豁然贯通者，然后信先生之学，本诸河洛[1]，实与易理相表里，若徒以医门著述目之，浅矣！刊既竟，先生以弁言属余，余盖心折[2]者久之，故不辞而为之序。

赐进士出身候选道翰林院编修

愚弟余鉴谨撰

---

① 河洛：河图洛书，是中国古代流传下来的两幅神秘图案，蕴含了深奥的宇宙星象之理，被誉为“宇宙魔方”，是中华文化、阴阳五行术数之源。语出《周易·系辞·上传》，“河出图，洛出书”，河，黄河。洛，洛水。

② 心折：折服，佩服。《明史·文苑传三·茅坤》：“坤善古文，最心折唐顺之。”

先天后天阴阳五行论

乾为天为阳，朱子曰：天顶气顶严寒，诚坤阴承阳于天，代天简能，斯真阴在上，肃令日光下照，有金水二星，或前或后，镇束太阳圆实。按：日光圆实之火，阳降阴随，一团生气。火光尖锐之火，阳亢无阴，全是死气，今古名医失察尖锐之火。太阳阳之精，火之母，阳主动，动极夏至一阴生。午后热盛，甚至酷暑，日炽物而不枯，反生蓄息，以阳上有阴，上寒下热之天气，即河图之天生而地成。本乎天者亲上，亲其承上之阴，阳无阴不降，纯阴在上，阳得阴清。人以至阴之精，上固脑髓，曰元阴，曰性根。按：元阳在丹田，医家都晓。元阴在脑，医家罕知。象天者阴先而阳后，阳用阴也。坤为地为阴，阴不擅专，诚乾阳健用于下，代地繁衍。真阳潜藏地底，俾火土烝余，升腾雨露，太阴月缺之虚，半明半魄。太阴阴之精，水之母，阴主静，静极冬至一阳生。子后愈寒，履霜坚冰至，肃杀物而不绝，以阴下有阳，下热上寒之地气，地生而天成。本乎地者亲下，亲其潜下之阳，阴无阳不升，纯阳在下，阴得阳浊，至阳之气下守丹田，曰元阳，曰命蒂。象地者阳先而阴后，阴随阳也。按：性在脑，命在肾。

阴阳互根，无声无臭，先天对待为体，经也，神也，明也，地天泰也。自古阴阳二字倒置，概本诸此。按：阴阳二字，陈氏为口顺之说，错未读此。四时迭运，少阳之气，阳从下进于阴为生；太阳之气，阴从上入于阳为长；少阴之气，阳施阴受为收；太阴之气，阴凝阳秘为藏。生长收藏，一岁犹一日，后天流行为用，纬也，悠也久也，坎离交也。经纬相摩，阴阳交错，阴阳错则音律生，音声和而物成，理气行矣。如不降之火，上热下寒，尖锐歪斜，焰烈声轰，阴精灼尽，物无不毁。不升之水，沉寒冰冻，凸洌声滂，阳气泄尽，物无不死。金木本交并，不交，震之阳不安于阴，欲出不得出，奋激为雷，木震金而霹雳。巽之阴不和于阳，欲入不得入，旋转为风，金随木折而声厉，土不阜，山崩地裂。大抵物生于无声，成于和声，败于不正之声。凡火上阴下阳，涵之则圆，上阳下阴，露之则尖。病物不病物，在涵露分之，上寒下寒，以尖圆分之。太初出阴始圆，毁物则尖，火熄隐，阴复圆。再以先天生卦竖观之，乾兑金，天应白，艮坤土，地应黄。远观天地尽被木之青气蔽其黄白。天地定位，以三生万物。三生万物，即一水二火三木是矣。坎月水黑，离日火红，震巽木青，红合青，天色苍，黑合青，天色晦，天地日月代明之中，尽是雷风相搏，恒益起义，义者物之宜也。人生于寅，木也。天以一为○，地以二为□，人以三为△，方圆勾股，亿兆晷景，惟人良知。木在天为风，在地为雷，在人为仁。仁者善之长也，木之义大矣哉。经以风为百病之长，善行而数变，是八风之不正，气之爽也。人受戾气，病从外受，风寒暑湿燥火六气，随时变迁。果谷木也，呼吸亦木也，得木之仁为生，合木之义为成。饮食失节，不谙调息，病从内起，起于喜怒忧思悲惊恐。情不中节，灾害并至，存亡却在仁义之间。可不慎诸！胚胎随母呼吸，以息相依，阳含阴而无声。邵子曰：气盈于外则无声，纯阳浑而无知。胎在腹蠕动无知。太极未分，无为为始，兆生后，需于食，食为阴，阴涵阳而有声。又曰：气盈于内则有声。阴纯充而有智，阴阳判，有为为终。脑为元阴，肺为柔金。肺体刚，其气柔。金水之阴，束心火下降，火圆归窟，阴镇于上，阴之清也贵焉！丹田为元阳，肝为刚脏。肝体柔，其气刚。脾为厚土，约肾水上升，胸中如雾，阳守于下，阳之浊也富焉！先天精气根于胎元，后天精气生于水谷。盖食从火化为酸，木火之水，曲直作酸，火从土变为甘，金土之水，稼穑作甘，酸甘生阴，化精微以敛气，气敛则神藏。按：饮食入胃，先变酸甘，后化阴液。是故味归形，形归气，气归精，精归化，木不离土，枢机默运，用中之道焉。抑又思之，五行有制，互藏其宅，各得其所安。心火得水，乃神乃明。肾水得土，乃智乃强。肝木得金，乃谋乃断。肺金得火，乃润乃柔。脾土得木，乃疏乃运。后天命先天，以制为息，气之纯而合也。若夫五行不制，胜负相攻而阻隔，寒水克心火，阴剥阳而阳消于内。湿土克肾水，腰痛骨痿不能起于床。燥金克肝木，胸肋暴痛而吐逆。相火克肺金，咳嗽音哑而咽烂。风木克脾土，腹膨胀而飧泄。后天不辅先天，以克为消，气之偏而散也。

五脏各有先后天，五行亦各有性命。水之性，承命于中央之土，土生金，金生水，金为水之先天，土制水，土为水之后天，又为水之夫。火之性，承命于北方之水，水生木，木生火，木为火之先天，水制火，水为火之后天，又为火之夫。木之性，承命于西方之金，金生水，水生木，水为木之先天，金制木，金为木之后天，又为木之夫。金之性，承命于南方之火，火生土，土生金，土为金之先天，火制金，火为金之后天，又为金之夫。土之性，承命于东方之木，木生火，火生土，火为土之先天，木制上，木为土之后天，又为土之夫。如女无夫则不育，三气相含，犹斗柄之三合焉！经云：火位之下，水气承之，亢则害，承乃制。如金不生水，水不生木，如斯金伐，无根之木多败。他脏如之，能调先后，固守天真，则养生之道得矣。《仙经》云：分阴未尽则不仙，分阳未尽则不死。修养务以元精为至宝，精也者，阴也，分阴未尽，乃后天有形之沉阴，死阴未尽，非先天无形之真阴，升阴尽也。分阳未尽，乃先天无形之真阳，降阳一毫未尽，尽于后天有声之亢阳也。是故炼先天，脱后天，补坎填离，以复其初而为真人。正是阳滞阴，阴活阳亦活，阳亢阴，阳死阴亦死。前贤以阳为贵，此处言阴为要，亦是至理。经又曰：至阴虚，天气绝，至阳盛，地气不足。譬如饮过量酒，耗脑髓即时昏昧，伤其阳上阴也，晦淫藏疾而成蛊[1]，损其阴下阳也。平人之外，又有二焉，终身好嗜辛热，阴实之躯，以阳通阴，禀乎地气者多；常嗜清寒，阳实之躯，以阴固阳，禀乎天气者多。大都天地体凉，阴易阖以太阳为开，人身体温，阳易开以太阴为阖。凡有血气者，天生地成，成于阴也，体物而不遗者，地生天成，成于阳也。至于天理人事，以阳为体，阴为用，阳纯为善，阴险为恶。人身则不然，以阴为体，阳为用，阴纯为善，阳亢为恶。天地人，各有攸分，天地之元阳，一周复，阴易至，阳难到也。人身元阳，不还复，阳易至，阴难养也。专析言经旨阴阳之要，阳密乃固，阳强不能密，阴气乃绝，阴平阳秘，精神乃治，阴阳离决，精神乃绝。总之二五之精妙含而凝，一失妙含即天地之大亦难乎息矣！

天包乎地，天即气也，动也，天行七曜，历算无差，动中静也。地依乎天，地即块也，静

① 晦淫藏疾而成蛊：指沉迷女色，房劳致肾精亏竭，而生蛊疾。“蛊”此处引申为惑害、蛊惑。

也，地理精微，反难测度，静中动也。空处为天，实处为地，一实一空，天地自相依附，太极之象也。

河图体动，动则变，一水二火，易爻体静，静则化，一阳二阴，一而二，二而一者也。水火者，阴阳之征兆也。动静者，阴阳之变化也。在天成象，在地成形，刚柔之道也。天地专以金土实外为体，天地由外而内。以日月水火，半虚半实为运，雷风虚中为用。虚中为气。人专以水火虚内为体，人以心肾由内而外。以风木半虚半实为运，谷与气为木。金土实外为用。有土此有财，有财此有用。运用之大原，起于震巽之初爻，一阴一阳，乾坤之始也，本义乾一而实，坤二而虚，阳易实，阴易虚也。凡物静而能动，震之阳也，阳卦为阴，阴多阳闢①，阳闢阴纯，阳直阴曲，不阖②阴大阳死，动而能静，巽之阴也。阴卦多阳，阳多阴阖，阴阖阳纯，阴直阳曲，不阖阳大阴死，物之生成败亡，都在阖闢曲直间也，曲直阖闢无声，日中光明为闢，夜中暗昧为阖，日闢之物则夜阖，夜闢之物则日阖，犹一岁之物，春生死于秋，秋生死于夏也。

阴阳位正，君一臣二。一为阳，阳体刚，其用也大，乾纲独振，君率臣也。二为阴，阴体柔，其用也小，坤道顺承，臣辅君也。刚柔得济，天下和平。人得阴阳五行之正，头向上生，受天命为圣为贤，不受天命为不肖与下愚，气驳多动而夭，贤者不寿乃先天阴少，虽君子之不幸，闢运可与天地并立为三。气纯多静而寿，不肖者，寿乃先天阴足，是小人之侥幸，没没无闻，或遗矣将来。受阴阳五行之偏。禽兽之头横生，偏阴多静而阳密，可活几百年。阴多阳密龟象之类，阳多阴固鹤鹿之属。偏阳多动而躁，则为蚤休。昆虫阳浮，速则朝生暮死。阴小难固，阳多易散。植物阴多阳秘，头向下生，得阳之浮，易花易谢，根浅易萎，阴愈浅，阳愈露，阴密阳固，根坚木结，松柏之类。能植千年，阴愈固，阳愈密矣。

《洪范》五行五味解

友人陆希涛问曰：《洪范》五行之五味，东方应辛散，而反酸收，西方应酸收，而反辛散，何也？

曰：先天太极未分，混然无味，河出图，五行生，体也。后天洛出书，错综互变，而不离，五五行交，而五味出，以应四时，而成五事，用也。东方木曰曲直，曲直作酸，酸味主收。西方酸收本性，交易于东，缘先天坎位居西，四九金为体，坎下爻阴，交感离上，应变东方后天震，震属木，木从金化为用，金固木皮，曲而直，直而曲，阴蒙阳，抑郁盘曲作酸，酸收气味，敛其春气，收其涣散，使东方生不遽生，春生以秋寒为征，仁宜义成，即敛材就范之义也。西方金曰从革，从革作辛，辛味主散。东方辛散本性，交易于西，缘先天离位居东，三八木为体，离上爻阳，交感坎下，应变西方后天兑，兑属金，金从木化为用，木恋金随，故曰从，阳破阴，故曰革，革则震动，震动作辛，辛散气味，从西革去固闭不生之气以为生，秋收

① 闢：同“辟”，打开、开启之意。《说文》：“辟，开也。”

② 阖：关闭之意。《说文》：“阖，门扇也。”闢阖：即开合。

以春燠[1]为征，义宜仁全，以通治塞之义也。南方火曰炎上，炎上作苦，苦味主寒。北方苦寒本性，交易于南，缘先天坤位居北，一六水为体，坤中爻阴，交感乾中，应变南方后天离，离属火，火从水化为用，亢则害，承乃制，制则火明，火就燥而炎上，焦黑作苦，苦寒气味，阳得阴清，夏长以冬雨为征，礼宜智明，肇于夏至阴生之姤[2]。北方水曰润下，润下作咸，咸味主火。南方咸火本性，交易于北，缘先天乾位居南，二七火为体，乾中爻阳，交感坤中，应变北方后天坎，坎属水，水从火化为用，阳陷阴，水流湿而润下，阴得阳浊，水浊成卤而作咸，咸火气味，冬藏以夏阳为征，智宜礼达，肇于冬至阳生之复。理数一生一成，五十居中，虚中为正，中央土爰稼穑，稼穑作甘，甘之味，和之谓也。土缘木而稼，稼而穑，谷实作甘，甘味出于土木，木为风，木不离土，土征为风，风土气和，和缓性平，厥中自立，不假他味，且四方易味，全赖中和调剂，全始全终，土之信也。《中庸》言：致中和天地位，而万物育，寒火散收，卦爻交易，天气对待而流行，酸苦甘辛咸，阴阳互根，地味实质而著五行者也。

《素问·宣明五气篇》曰：酸入肝，辛入肺，苦入心，咸入肾，甘入脾。言后天交易之味，而入五脏者矣。辛走气，气病无多食辛；咸走血，血病无多食咸；苦走骨，骨病无多食苦；甘走肉，肉病无多食甘；酸走筋，筋病无多食酸。言自胜之病，味不可加也。

《五味篇》曰：肝病禁辛，心病禁咸，脾病禁酸，肾病禁甘，肺病禁苦，言脏衰之病，禁其味不可克也。

《脏气法时论》曰：肝苦急，急食甘以缓之。肝为将军之官，过急则病治以甘缓。心苦缓，急食酸以收之。心为君主之官，过缓神疲治以酸收。脾苦湿，急食苦以燥之。脾为仓廪之官，过湿脾满治以苦燥。肺苦气上逆，急食苦以泄之。肺为相傅之官，气过于上治以苦降。肾苦燥，急食辛以润之。肾为作强之官，过于寒燥治以辛温。言顺其性，缓其急也。

《五脏生成篇》曰：心之合脉也，其荣色也，其主肾也。肺之合皮也，其荣毛也，其主心也。肝之合筋也，其荣爪也，其主肺也。脾之含肉也，其荣唇也，其主肝也。肾之合骨也，其荣发也，其主脾也。是故多食咸，则脉凝泣而变色；多食苦，则皮槁而毛拔；多食辛，则筋急而爪枯；多食酸，则肉胝䐢[3]而唇揭；多食甘，则骨痛而发落。此五味内克受伤，显于外也。

血液汗津咸淡总论

天气东升而西降，以日为权，地道西峙而东卑，以水为衡。《阴阳应象六论》曰：清阳为天阳得阴清，浊阴为地阴得阳浊，地气上为云火土气升，天气下为雨金水气降，雨出地气雨水属阴地类，云出天气云气属阳天类。盖雨露之水，甘而淡，得地气上升而施，海水苦而咸，得天气下降而伏。天以甘淡之水，生长万物，地以海水润下，不能升天，以其苦得咸而降。若咸水升天泽

---

① 燠（yù，音玉）：热，暖。
② 姤（gòu，音够）：相遇。
③ 肉胝䐢（zhī zhù，音知祝）：皮肉粗糙皱缩。胝，皮厚；䐢，皮肤皱缩。

物，则物槁矣。人之津液，亦犹是也。荣高者，以肺为天，以心为权。卑下者，以脾为地，以肾为衡，以肝为用。肺主呼，肾主吸，吸则金水生液，呼则津朝百脉。津根于液，液升舌下廉泉之穴，甘淡时浸，又名“华池之水”，乃人身之真液，敷布五脏，洒陈六腑，润宗筋，主东骨，而利机关。夫咸者，注膀胱而溺焉，润下作咸，咸主漏泄而出表，出表之血咸，而汗亦咸，咸火之余，汗溺频泄而无恙。如病汗有羶甘气味者，为有生气，羶为肝阴有余。甘为脾元尚存，未失中也，能食而汗出者，谷气也，不能食而汗出者，精气也。冬令营气固秘而无汗，乃血分有咸火以御寒，夏令卫气常疏而有汗，阴液助津以御暑。冬有汗，夏无汗，病也。仲景以尺中迟，汗家咽干，淋家少阴不足、疮家身痛痈疽身痛，亡血虚家失血无汗，腹中动气太阴脾败，风暑湿温阴液不足，总当禁汗。外疡有颤振而汗，毒从阴分骤出，液来助血之汗，最为美事。又曰：汗多液耗，禁利小便，汗多则小便少，利则伤阴。凡阴液不足之人，虽有液而口燥，津胜于液，即有液生，热浊而口秽，或蓄热煎液为淡痰，淡痰多吐肺损，煎津为咸痰，咸痰出于胃而无害，生身液，淡而清甘而和，如幼稚之口，芳春而润。阴液不足，反被火劫，呕吐酸黏，甚至腥红水，服温燥，呕吐愈剧，阴虚滋阴乃释，实则苦寒泄之。脾肾虚寒，呕吐无气味之清水，服清寒，呕吐更甚，温补方安。如暑湿下迫，热痢粘衣，濯之难洁，虚寒粪痢，一洗即净，虚实寒火，以此辨之无讹。肝藏血，心主血，脾统血，守脏之血液，淡血也，走窍之津血，咸血也。是以涕泪皆咸，惟脾之涎液不咸，土能制咸，化百味斡旋为甘为淡。观夫淡水东流，海水逆涨，比乎人之汗液，犹天地咸淡之水，一逆来，一顺受，灌溉而无穷已。

《礼》曰：凡饮养阳气也，凡食养阴气也。阴阳之气，皆赖饮食以资之，化精微，奉生于脾胃，脾为阴土，以升为健，胃为阳土，以降为和。先天以胎元立体，后天以饮食升降出入为运用。心生血于脾，血为阴，阴升而阳固，肺生气于胃，气为阳，阳降而阴坚，血随气升，气随血降，两不相离，离则阳升阴降，立见消亡。入脏之血液，鲜红甘淡而清，其血静，养精神，交魂魄，保脏之血液，每多不足而易损。出腑之津血，紫赤咸腥而浊，其血动，走脉络，实腠理，津汗咸，咸汗有余，频出无害。元阴不足于上，又得温热之病，神易昏，肢虽冷而胃热，面垢喜凉，脉数沉细，或浮数无力，阴不护阳，阳自浮而畏冷，误用辛散耗阴，使淡汗直泄，阳逐阴液，汗出如雨，斯为亡阴绝汗，救阴不起，阴难养也。元阳不足于下，又患直中阴经之寒证，神清面白，肢冷身凉，脉紧沉迟，或浮洪而缓，面赤戴阳，误用寒凉克伐，使阴阳离脱，阴凝逼阳，汗出如珠，兹为亡阳脱汗，急救回阳，每得生者，阳易复也。然亡阴汗多于亡阳，人多不察，咯咳呕吐之血，淡血也。血从脏出，如守脏血出，不粘手者毙，吐血微甜，乃初生之胃血无虞。初吐血咸，虽为络血，终非佳兆。若呕吐咸血倾盆，因屡吐淡血，脏血吐尽，乃络血陷脏，犹寇入都国败。牙衄鼻衄、刀伤溲血便血之类，乃脉络之咸血，偶出无妨。有积热留络，七孔流血，与外伤咸血出尽，复出脏内之淡血，方为血尽而亡。

气为阳，阳中有阴，气内阴液也。阴液轻清而淡，液随呼吸而不显，以手掩口，呵气微潮，是以液随气生。气根肾水，鼻息通元，天元阴承，水之气也。气为水母，气聚则水聚，肺气生肾水，气散则水散。肾气不固则头汗，夏令肌疏，阴液布散，汗频多而易出，冬令肌固无汗，逼气液从口鼻出而如雾，无论老少静坐，不食不劳，口鼻之气如重雾者，衰之象也。严寒口鼻无雾气者，液守阳藏，寿之征也。至于卧病，被头潮湿不堪，其病必笃而多败。衾被不潮，勿药有喜，如真阴内蓄，肾水必足，上升于舌下濂泉，润喉咙，养心液，固肺气，秘阳精，鼓阴精上归于脑。经云：谷入气满，淖泽注于骨，骨属屈伸泄泽，补益脑髓，皮肤润泽是谓液。又曰：阴精所奉其人寿，阴精确是阴液之淡，上升阳主寿。《易》曰：阳卦多阴，阴多阳藏，所谓阳潜阴，阴活阳亦活。

血为阴，阴中有阳，血内阳津也，阳津重浊而咸，津随血生，血根心火，口食地味，地黄土厚而阳潜，土之职也。五味舌分，捷应在心，五气入鼻，捷应在肺，咀嚼气味，肺心合灵，鼻塞闭肺，香臭不分。如胃热涸阴，阳陷阴内，口干不渴，脾寒生涩，蔽心之阳，皆能致食味，不得甘旨者也。心生血，脾统血，染红着黄，血鲜红，火土之色也。咸血随津，由胃阳走络出表而为汗。经云：汗出溱溱①是谓津，咸津外泄为有余。若操劳思虑，酒色抑郁，贪味炙煿，皆不可过，过则助阳，领阳津，耗脑阴，上无阴降，斯为上实下虚，为头眩聋聩，或咳嗽瘘疮，阴精被劫，阳津多漏，缘阴精不能静阳精，下守丹田，阳精反化为火，经以阳精所降其人夭，阳精确是阳津之咸②，下陷阴主夭。《易》曰：阴卦多阳，阳多火露。所谓阳出阴，阳死阴亦死。

痛痒麻木讲

《素问·阴阳应象大论》曰：阴阳者，天地之道，万物之纲纪，变化之父母，生杀之本始，神明之府也。人之神明，藏于心肾，寂然不动，感而遂通，痛痒又属魂魄魂知痛，魄晓痒，知觉确在神明。《灵枢·论勇》篇云：夫人之忍痛，其心端直，肝大以坚，胆满以横，怒则气举，自古忠烈，触刑不惧，精之充，气之壮，神之申也。平人惧痛，血胜气，精之馁，神之挠也。宵小受刑，强忍不痛，努气之偏，貌不整肃。此三者，痛与不痛，自各不同。又曰：肝藏血，又藏魂，肝病善痛，肺主气，而藏魄，肺病善咳而不痛，痛在血，而不在气明矣。魂魄系气血之精灵。试以皮厚肉蹇之处，以刀修之，未尝痛也。手指疔，小儿牙疳痘毒，骨槽风多骨疽，与服轻粉之梅疮结毒，每有烂筋骨露，医者刮骨剪筋，亦未尝痛也。剪腐见血则痛，知痛者，确乎血也。刀斧砍破，皮开肉绽，损筋着骨，不知痛也。不知痛者，气先出也，知痛者，血后至也。斯时气血从刀口，前后而出，出气气离，出血血离，离则神昏，莫知所之，俟气苏神归，方才知痛。刃破出气之时不痛，见血则痛，痛属血又无疑矣。若液随血脱，液不濡血，甚至身热脉洪，阴不守而多败，伤之深者也，甚至液涸，血热而烂，俟气液充复，血得滋方能定痛。

① 溱溱：形容出汗的样子。

② 阳精确是阳津之咸：沙氏认为“阴液淡”“阳津咸”。又《素问·五常政大论》云：“阴精所奉其人寿，阳精所降其人夭。夫阴精所奉者，上奉于阳，谓春夏生长之气也；阳精所降者，下降于阴，谓秋冬收藏之气也。”根据文义及引文，“阴精所奉其人寿，阴精确是阴液之淡，上升阳主寿”“阳精所降其人夭，阳精确是阳津之咸，下陷阴主夭”意思分别为“阴精滋养，人长寿，阴精上奉于阳，阳主生，故寿”“阳精耗散，人短命，阳精下降于阴，阴主杀，故夭”。

针刺之见血则痛，血止痛已，气内充而未泄，伤之浅者也。蛇虫螫蜂芒刺痛者，先伤血，后伤气，先痛而后肿，毒散痛除，毒之小者也。犬狼啮，先伤形，后伤血，先肿而后痛，腐烂不堪，毒之大者也。撞跌之痛，血壅气滞，即时高肿，血和痛止，其肿亦消。烫火痛而起疱，疱内有水，乃阴液外护以救表，如液被火劫，液涸血枯之痛难当，此皆有形之伤于外者，痛也。大抵肌表之痛，证多属热，筋骨间痛，证多属寒。筋骨之寒，阴虚可以化热，乃阴常不足于里。肌表之痛，阳多不能变寒，乃阳常有余于表也。外疡内痈，壮火食血内之液，耗血外之津，惧按畏热之痛，所为实痛。内外诸证，喜热喜按，为虚寒之痛，又风伤卫外之血，寒伤营内之血，寒湿寒燥，凝血而涩血，火燥温毒，烁血耗液，总能致痛。六淫之中，惟暑湿不痛，暑伤气，湿濡血，凡水肿与外疡，不红不痛者，湿也，非寒也。疝痛，乃肾气不能柔肝之血，宗筋失其和矣。气痛气滞血，血痛血阻气。又有一种酸痛，液虚不得涵养营血，血不自安之痛。经云：头痛曰厥头痛。厥头痛者，厥阴风木病也。头痛属三阳经居多，暂来风寒风火而易解，阴虚阳横之头痛难疗。经以手足冷至节，为真头痛，死不治。乃浊血直犯清静之府也。心痛有五，若厥阴，血逆心宫，逐神难身则死。《六十难》曰：手足青者，真心痛也，旦发夕死，夕发旦死。手足青乎，手足厥阴，淡血死也。又医家每言筋骨疼痛，筋骨疼痛，诚营血附于筋骨之外，且筋骨坚实，内无营血，所言痛者，仍是附筋骨之血痛也。有跌伤咸血渗入骨内，骨内咸血退清，方能定痛，筋骨如木石，不痛可知，此皆无形可见，伤于营血者也，或问前言见血则痛，吐血、鼻衄、血箭、便血、女子血崩，皆不痛何也？此乃气血齐出，并行不悖，无所前后，血虽出而不痛也。

痒因微阳动而漏泄，阴液固，阴和阳，将和而未和，则为痒矣。一搔痒定，阴之应，阳之少也。搔之不定，阴不和阳，是必搔破，微出血出水而后已，热从血液而透泄，阳较多也。凡一切外证，初起作痒，阳微证轻，痒而痛，火胜血，痒而麻，气散血，痒而木，血闭气，斯为重症。疡将愈而痒，气血得其和也。疥痒风湿热淫，搔之出水，湿多于热，搔之起燥，风多于湿，搔起脓颗，热多于湿，搔破溃烂而疼痛，湿假火威而伤血。癣癞之人，得病即时不痒，邪并传经，将愈复痒，仍归旧也，痒急如毛虫刺痛，乃燥火余气，扰血而外泄，使毫毛刚直，偶有胸内隐痒，损之不及，胆之余热，堕射募原之间，是肺阴不降，微阳扰之，微阳扰喉，则咽痒咳嗽，降魄门，则肛痿。蚊虫蚤虱吮血，微阳吸其营液之痒，是以单痒为轻，兼麻兼木为重，当细心察焉。

丹溪云：麻是气散，木是湿痰死血。余曰：木是血闭，大抵气散之麻，麻在肌肤，血散之麻，麻在经脉。凡肢体之麻，属气多之经，气多易散。多气之经，以血为主，血不守气则麻，二少太阴常少血，麻患居多，少阳多气尤甚于太阴，少阳行身之侧，触之气散易麻，或被捆搏，或跏趺[①]顿久而麻，因经屈血阻，卫气必来冲突，逼气从毛孔中而散泄，捆搏之麻，松捆麻止，麻之浅也。有不困捆搏而麻，病之深也。经云：营气虚则不仁，卫气虚则不用，营卫俱

① 跏趺：佛教中修禅者的坐法，泛指静坐、端坐。

虚则不仁且不用，肉如故，此为血气俱散者也。

木由血多易闭，闭则木，多血之经，以气为主，气不行则血闭。太阳厥阴多血少气，少气易木。疔疽初起，气散于外则麻，血闭于内则木，多致败也。阳明多气多血之经，麻木证少，麻木先后不同，小试之。如冬令面北风吹，面冻则木，木则血闭，避风气散微麻，先木后麻，气和麻止木除，先重而后轻也。疠风之麻，先麻后木，由轻入重。痧胀之麻木，顷刻齐至，血闭气散，霍然乱矣，甚至转筋吐泻，绞肠腹痛，寒痧不欲饮冷，当温通闭结。大痧嗜冷，收其散气，至于中风痹证麻木，皆一理也。

阳气先至，阴气不到为火痛。阴气先至，阳气不到为寒痛。阳气先至，阴气后至为痒。阳气先感，阴气不应为麻。阴气先感，阳气不应为木。

禽兽蛟龙，麟凤鱼螽，凡有气血皆知痛痒。若有气无血，则不痛矣。如吮血虻虫水蛭，蚊蚤壁虱，非生来自有，假借之血，即便损破出血，不能致痛。至于无血昆虫化生，但觉麻与木而已矣。无血之毒虫，蜈蚣斑蝥蜂蝎，阳多阴少则气散，气散则麻，麻则毒，毒则动人之气血，且质轻易逃，非畏痛之逃，偷生之逃，麻胜木也。无血无毒，蛤蚌海参淡菜之属，阴多阳少则气闭，气闭则木，木则无毒，质重难逃，生于水底之木，助人血气，生于陆路之木，外可捣敷，木胜麻也。以人之痛痒麻木，察诸灵蠢，理一致也。

男女阴阳体用不同论

男体阳，阳专用阴，体天道而不违，阳用阴，阴先而阳后，阴上阳下之谓也。阴既上用，阴必下虚，阴下虚，是以男尺恒虚，阴虚于下，阳必下实，阳下实，则茎囊挺。体阳于下，冬令上半身畏冷，有甚于足，震之象也。阳在下，生疮不能速瘥，有数十年之臁疮不愈，不致殒命者，下部有阴浸也。若阴损于下，如痿疮、肾岩、穿踝疽、水鹤膝之类，阳精降而多夭。如男子易躁易动，聪明外露，阳浮于上，不能用阴藏阳，每多败事，体虽男，而用事女，非真男子之气也。

女体阴，阴必随阳，体地道而不悖，阴随阳，阳先阴后，阳上阴下之谓也。阳既上用，阴必下实，阴下实，是以女尺恒盛，阴虚于上，阳必上实，阳上实，则两乳峙。体阴于下，冬令足冷，有甚于下，巽之象也。下体生疮易愈，以其阴多，无数十年之臁疮，上半身之乳岩、瘰疬多致殒命者，重阳于上也。经以妇人之生，有余于气，不足于血，以其数脱血也，气余于上，阳浮多躁，阳不下潜，易怒而多郁。若能用阴于上，立事有丈夫气也。

须发黑白讲

《素问·六节脏象论》曰：肾之华在发，肾属水，发黑者，肾之色，阴之升也。阴升则脑足，脑足则发乌，阴升发从竖生。又曰：足阳明之上，血气盛，则美眉而横生。男子二八肾气足，天癸至，乃精足血气盛，上升极而复下，阴随阳降，髭须液阴毛皆顺下而生无须之人，与女子皆冲脉不能荣于唇，上生横生者，血之余。《灵枢·五音五味》篇云：血独盛，则澹渗皮肤生毫毛。澹渗者，气之余；顺生者，精之余；乌而有光彩者，神之余。夫阴精涵养气血，则须发黑。若阴精不能荣养，使金不生水，水不济火，火灼精亏而血枯，精血枯，则须发白，白属肺，火克金，毁伤之色也。肺主皮毛，肺不泽，则须发易于落矣。金色外露，金不固矣。水不上承，脑髓减矣。脑阴不足，健忘至矣。阳上阴下，斯为老矣。有胎生白毛者，气余血少之征。阳多于阴，智亦减矣。

常变赘言

天道左旋，地道右转，阴阳枢纽，四时代谢，理之常也。冬行春令，夏行冬令，气之变也。经曰：春夏养阳，秋冬养阴。心从其根，春衣单而夏裸体，食瓜果而饮冷，益其阴，阳以阴为根也。秋衣冬絮，食暖火坑，助其阳，阴以阳为根常也。竟有严寒好嗜生冷，炎暑好啖辛热，有年壮火体，老变寒躯，年壮寒躯，老变火体，寒火之变也。虚寒阴证，治以辛热温补；实火热病，投以苦寒甘寒为正治，治之常也。经云：寒因热用，热因寒用，实因实用，通因通用，法之变也。诸痛痒疮火证常也，亦有虚寒，疡之变也。男抱母产，女孕反是常也；男面北，女抱母生，胎之变也。男子膀胱厚渗孔小，溲反短于女子脬厚则滞；女子膀胱薄渗孔大，溲反长于男子脬薄则舒。女子交阳病，粪从前阴出，脬薄易泻，亦由情乖气变，或肾气不固为阴吹。男脬厚，癃闭多；女脬薄，癃闭少。妇人小便不通，多由大便胀塞，或妊娠转胞压窍，间有癃闭。妇脬厚，男脬薄，亦可粪从前出，脬之变也。总之膀胱有下窍而无上窍，气化始运。根原于肺，试观牡兽脬厚，牝兽脬薄明矣。

育嗣讲

司徒褚氏澄言：血先至里精则生男，精先至里血则生女。《易》曰：男女构精，万物化生，未曾言血，已失经旨。阴阳均至，非男非女之身。此为良气乘远，若阴阳均至，有太极象，何得为非男、非女之身。精血散，分骈胎①、品胎②之兆。此为精有断续，精气散分，不能成胎。《道藏经》曰：月水止后，一三五日成男，二四六日成女。常有一胎二三男者，今日男，男日女，亦不甚对。《圣济经》言：因气而左动，阳资之则成男；因气而右动，阴资之则成女。此言虽然近理，亦未得当，大抵一则阳专多男，阴专③多女。盖胚胎之兆，犹混沌之始，阳施阴受，孳孳以精气神全。精气神，人身之三宝，又兹三合，男女各三，合而为六，即“天一生水，地六成之”之数，然六者缺一而不孕。精气神，

① 骈胎：是指一次怀孕并分娩两个孩子，即双胞胎。
② 品胎：是指一次怀孕并分娩三个孩子，即三胞胎。
③ 专：此指阳刚之气或阴柔之气在体内占主导之意。

有真有假。精之真者，灵根之元精也；气之真者，宗动之元气也；神之真者，虚灵不昧之神也。精之假者，元精薄也；气之假者，元气衰也；神之假者，游魂之神也。得其真，生后天年不衰；受其假，或胎堕褴褓难存。有失调护而夭折者，不在兹也，受胎之时，父母神藏不正，生后必为不轨之人。古者以胎教为先，达天德，受天命，为圣为贤，为富为贵。不胎教，受七情之偏，为不肖与下愚；然胎教，情性偏正有多寡之分，优劣亦从而有多寡之别。别荣辱寿夭，其在兹乎。补先天之性，后天之命，先不胎教，后不蒙训，听其自败，将来救其及矣。人之始也，精；物之始也，水。水者月之精，男女构精，精气神合，而后胎成。父为天体属阳，母为地体属阴，取月之水在中为用，爻用交，而男女岁。如父岁与月数双，而母岁单为震，为长男。如父母岁双，而月数单为坎，为中男。如月数与母岁双，父岁单为艮，为少男。若父岁与月俱单，为乾之本体男，女生反是，巽为长女，离为中女，兑为少女，坤为本体女。女子常以经后受胎，以其咸血去、淡血存而精易至，当此之际，精自帅之。西医言：胎之始，有精珠相应成胎。有无病之女子，一世月事不到而生男女，曰暗经；有孕月事行，曰垢胎；有经事乱行而胎不堕，为漏胎；又有妊娠临产，生下血块肉块，为鬼胎。经云：两神相搏，合而成形，常先生身是为精。是胎成于精，不成于血也，明矣。气护胎，血养胎，俗说以血成胎者非也。又有“转女为男，转男为女”之说，余细审之，实有可凭。男发内向左旋，外向右转；女发内向右转，外向左旋。左右者，阴阳之道路也。若男发右转，女发左旋，即女转男，男转女，验之屡屡。孙真人《千金方》云：妊娠未满两月，以斧一柄，于孕妇卧床下置之，刃向下，勿令人知，则生男。如不信者，待鸡抱卵时依此置于窠下，匹雏尽雄。盖斧得金气之雄，而胎应之乾为金，欲女以雌黄佩之坤为黄。天生地成，以五为合，五日为一候，三候为一气，三气男女分，再加十日为气余，男女分，正合河图天地之数，五十有五，所谓成变化，而行鬼神者也。或曰：人为万物之灵，兽之牡牝，交则胎生；禽之雌雄，交则卵生；人之夫妇，生育较难于禽兽，何也？曰：禽兽之心，自不知交，得天之性，气感方知，蠢动之性，无心之感，而成于有心。人情有心之感，而胎成于无心，嗟乎天地无私，以无心为生物，人有私心是以生育反难于禽兽多矣。

乾坤，父母也，爻易交而男女生，男阳专，女阴互则生男；女阴专，男阳互则生女[①]。阳卦多阳，阴卦多阴故也。阴阳舛错，男女虽成而体异，或鬼胎，或产异类阴阳和然，后乾坤定矣。

寒暑应人背腹阴阳论

地在天中，毫无凭着，乃大气举之也。天以阴阳五行，化生六气。燥以干之，暑以蒸之，风以动之，湿以润之，寒以坚之，火以温之。故六气出入于地中，阴阳之显著，莫过于寒暑。

---

① 据文义，“专”应指强盛优势。“互”应指相互化生，与“阴阳互根”同理。

如冬至严寒，阳藏地内，泉水温，雷电隐，潮汐涸，阴极于上，阳生于下，复之象也。夏至酷暑，阴守地中，泉水寒，雷电见，潮汐溢，阳极于上，阴生于下，垢之象也，人亦应之。经以背为阳，腹为阴，冬令腹暖而背凉，腹暖阳藏为壮。若腹畏冷，有甚于背，乃阳不内守，阳之怯也。阳藏食暖，阳为阴根。孟子曰：冬日则饮汤，所以养其阳也。夏令服冷而背温，腹冷阴伏为实。若背畏凉风，有甚于腹，乃阳不外充，阳之弱也。炎暑腹冷，扇凉风于胸腹为快，食生冷于腹内为乐，阴伏食冷，阴为阳根。孟子曰：夏日则饮水，所以养其阴也。腹热食暖，腹冷食凉。《五常政大论》所谓“气温气热，治以温热，气寒气凉，治以寒凉”，从其类也。

五味同心论

五行立，五味出，前言详矣，此言五味之好恶，人情大率相同。人性之初本善，食亦善，善即淡也，就以生母乳汁言之，乳汁多从谷气变化，黄白之色，甘淡之味，子哺之，化赤为血，命之曰“赤子”。甘淡中和之味，无偏倚也，咸苦酸辛为偏助，以偏救偏为用，好食偏味，习相无矣，雨露之甘淡，淡乃天之清，甘乃地之正，万物得以生长收藏，人身不可以一日无也。上古专食淡，寿也，今人多食咸，损也。嗜甜为中虚，不好甜食，脾有湿，胃有热，或脾胃满。老年多嗜甜，乃血肉受咸之困，以甘胜咸，和而乐故也。人多食咸不厌，咸之味，阳下阴，且咸能润下，犹受贿也。经云：多食咸，则脉凝滞。痈疽多起于咸，浊也。苦味人多恶食，苦为炎上，苦先入心，犯上之味，人多畏之，食亦畏之。阳散之人，好食酸，酸为固敛人心，酸之味以梅为最，望梅止渴，梅酸敛阴，液生舌下，借阴液暂止渴也。阴闭之人，好食辛辣，通阳开闭，阳和阴为舒畅也。人之饮食，本多食淡。人性本善，未尝忘也，忘本之食多败。《圣训》云：肉虽多，不使胜食气，此之谓也。

鸦片赘言

从来鸦片之害，废时失业，荡产亡身，不待言矣。尝读《大学》右传之七章，有所好乐，则不得其正，今吸烟人多从好乐，或因治病而起，余深探其原，盖阿芙蓉与罂粟异。罂粟花开千瓣而叶萎，取汁清稀，不能成膏，水有余而无火，味酸涩，性温无毒。阿芙蓉花单瓣而红紫，其叶了义，挺然直上，聪而视之，火之象也。其罂老时，取汁先白，膏干如漆，味苦酸涩，火蓄其中，性窜气烈，不辣有大毒，生食令人肠断，得火则炎，其气上升，盐火下降，其性相反，是以入盐即不成膏。外洋再用毒鸦与蛊药，掺和其中，鸦片之称所由来也。此毒深入阴分，隐不及觉，瘾者，隐也，吸烟人多疑不能戒，即惑蛊之疾也。内地之阿芙蓉，无蛊无鸦毒，戒之易。

总之，烟多卧吸，其气无微不入，入脾主信，应时不移，左卧则走串右半身，若不掉边①，则左闭而无汗，势有偏枯之象。坐吸炎上不快，不如卧吸之安也。惟苦入心，心生血，心内有真阴，酸涩入肝，肝藏血，血内有阳津，窜烈入肺，肺主气，气内有阴液，尤能提摄肾中之阴气上潮，取快一时，如蜜中置砒，人第贪其蜜之甘，而转忘其有砒之毒也。吸烟人昼夜夜不离火，尖锐之火为死气，近死气，暗损真阴，人不之察，非天降之灾，乃自招之耳。

或问吸烟人有寿有不寿，何也？其人身体重滞，脉必迟涩，是死阴多。假借死火以通死阴，是故寿元不损，非烟之可以益寿也，此种人千万中一人而已。亦有阳旺之躯，不受烟提，然而阴少之体者恒多，资死火以耗真阴，阴亏身懒，提阴于上，寤多不寐。初吸烟时，阴动阳随，阳举而强，自鸣得意，即至肾亏，阴不藏阳，阳痿绝嗣何辜？冤哉！

至于治病吸烟，其病即解，实提真阴以制小邪，终必损身，是犹制小寇，用倾国兵以荡之，贼去城空，非正治也。及至成瘾病反不除，乃里阴提尽，而不能应病，瘾亦病而不能戒，如斯病上加病，悔之晚矣。又吸烟畏冷，是阴少阳浮之冷，非寒也。寻死食烟，其毒迅速，急提真阴护救心肺，里阴全到，都不能济，里阴亦绝，诚杯水车薪之说矣。是以腐烂肠胃，即时吐水而暴亡，凡人善终，身温而体软，死阳未尽，身冷体僵，死阴存焉，僵而复软，得天阳之气，旋转于外，是以夏日易于腐烂，若阳入阴则活，阳不得入阴则烂，得阳则软，得阴则僵。间有阴多之僵尸，可以三年不化，如僵蚕然，真阴去而易烂，死后然也。犹痈疽发背，腐烂肉僵，乃无阴之僵也。阳亢阴之僵，三十日后，腐僵不脱则死，若腐僵易脱则生，生前言也。吸烟死后，身冷肢体软，死阴之内，有阳毒存焉，故软耳，生前死后，软与僵不同如此。然鸦毒流传海内，始害一身，继害家国，显系毒药，仍日日吸之而不知痛戒，亦民生之不幸然耶！亦气运然耶！吾终不解也。

六淫论

昔秦医和为晋侯治疾，论有阴淫寒疾，阳淫热疾，风淫末疾，雨淫腹疾，晦淫惑疾，明淫心疾，此六淫从内伤者多。风暑湿燥寒火，此六淫从外感者多。淫者邪也，邪害正也。春曰风，夏曰暑，季夏曰湿，秋曰燥，冬曰寒，此五者乃四时之正气，生长收藏赖焉，不得其正，则淫荡而为害矣。五气多火一气，火有尖圆之别，火藏阴内为圆火，一团生气，温而不热，到老无恙。经云：少火生气是也。少火者，阳动阴静，若阴不静，火出阴，无根之火，则为尖锐火，尖锐之火，致成燎原之势，无物不毁，又为病人之火，尽属死气。经又云：壮火食气。壮火者，阴不静阳，身灼热，老幼病焉，所谓气有余便是火。又曰：六气皆从火化，火又为元气之贼，贼人之阴，病从火起，曰：风湿、暑温、湿温、燥火、秋温、冬温、伤寒，传经变为热证，直中阴经，方为寒证，寒证闭热身烧，皆火之偏邪害正，名曰“六淫”。是故温病居多，

① 不掉边：据文义，此处“不掉边”应指翻身、转侧。

果能善调则生，调之不当则死，阳绝阴不固，阴绝阳无依皆死。黄帝问曰：有病温者，汗出辄复热，而脉躁疾，不为汗衰，狂言不能食，病名为何？岐伯曰：名阴阳交，交者死也。叶香岩曰：交者阴液外泄，阳邪内陷也，故人以阴为宝。尤拙吾曰：交非交通之谓，乃错乱之谓也，此证先受内伤之六淫，复感外来之六淫，犹两感病故死。如受四时不正之杂气，沿门逐户之病，曰“瘟疫”。身温加热，名曰“温热”，温热结聚为外疡，火之为害，皆气之淫也。

跋

余幼气阴虚，血阳虚常鼻衄，目羞明，久立腰痛，足跟疼，间咳痰血遗精，又兼妄念，虑身早衰，二十岁，始悟以思无益，不如学也。发愤用慎独之功，祛逐尘烦，革去复来，笃行以养志，功就两月，性静无为，一日闭目冥心静坐，自觉无我，悟觉精气神聚，肢体舒泰，颇得仙机，读《易》习医，每多心得。功深，神睡多，体睡少，食淡坦然，老而健。孟子曰：守身为大是矣。贤者体健，能习前功，终身之乐，有胜于吾。

岁次癸未，时年八十有二，复补后焉

附：六气论

◉ 余春山[①]先生气独重燥湿论

太极判而天地生。既有天地，即有形象可察。六气迭运，生杀万物，其机更可默会。虽有六气之名，不外燥湿二气所化。天属金为乾，即燥金之象也，日得坤之中交成离为火，上丽乎天，故曰火就燥。地属土为坤，月得乾之中交成坎为水，潮湿之气行乎地，故曰水流湿。同气相求，自然之理。热之极，名曰暑。热极则湿水相须而承乘，是以暑中有湿也。风者，即六气之先，乃化生初动之机，摩荡天地之间，化生万物，一有太过即能为害，而独重燥湿二气者。如一岁之中，偏干偏水，苗物必伤，而成歉年，未见冬多寒，夏多暑，而损岁也。人之感气受病亦然，夫燥湿二气，各主半年。冬至阳升地中，湿气已动，交春渐出于土，故地土易于潮湿，万物含汁萌芽，交夏湿蒸之气更盛，万物繁茂，湿盛水生，故多雨，化刚为柔，水生于冬，长于夏者，物生微时，杀理生恩之理也。夏至阴从天降，燥气已动，交秋燥降至地，万物渐干，枝枯叶落，交冬之气，干燥更剧，地圻[②]水冰，湿化干象，雨化雪，露化霜，柔化为刚。燥盛于冬，亦犹湿旺于夏也。古人独忽燥邪，惟嘉言喻氏，独补前人之未及，至叶天士、柯韵伯、缪仲醇均有发明者焉。

◉ 燥气论

古谓秋伤于湿，发为咳者，指初秋尚多暑湿，故仍以暑湿治。秋分以后，天之乾金渐降至地，即燥气也。燥降则湿潜，其时西风常至，霜飘叶落，万物渐枯，地土渐圻，大地均呈燥象。盖燥盛炎夏之后，火之余气，烘成干枯之境，故曰火就燥，物类同气相感而成。夫人方经夏月之炎蒸，液为汗枯，干涸之际，再调摄失宜，更至水涸金枯，易于感燥。燥从天降，肺金先受，故多从肺家见证，干咳胸满，气逆，牵引胸脘作痛，不能转侧，喘急呕吐，鼻干唇燥，咽疼嗌干，舌燥少液，皮肤皱裂，寒热身痛。肺主一身之气，气燥则血枯，血燥脉络不和，机关不利，一身尽痛，肺主皮毛，甚至肌肤痛不可扪。肺燥不能运布水精，中宫[③]水液既难四布，直注下焦为泄泻，或外溢为肿。脉多细涩而动，或兼数多，有不利之象，发于秋冬之间，或天干少雨，虽冬末尚多燥邪，有似风寒为病。误投辛温发散，或见痛泻，进以温中香燥之品，理气止泻，多致不救。每见误用温燥止泻，不但泻不能止，大便必反下血，色似血料，见此必危。盖燥极不但气滞，而血亦瘀败，由上焦波及中下，气分走入血分，往往不救。燥属干涩之象，治之必用润滑之品，刚以柔治，微微用苦辛之味，苦以泄之，辛以润之，甘以和之，宜为配也。

◉ 湿气论

湿之为病最多，人多不觉湿来，但知避寒、避风，而不知避湿者，因其为害最缓最隐而难

---

① 余春山：即余国珮（一作佩），新安医家。著有《医理》《痉疠辨证》。

② 地圻：指大地的边际、界限。圻，通“垠”。

③ 中宫：此处应指脾胃。

觉察也。其初但见地转潮，墙转湿，再升腾化雾、化云、化露、化雨，方见其象。微则万物滋润，太过被其腐烂矣！人受其气亦然，自下得热而升，故曰：因于湿者，下先受之。其渐升高，则口鼻亦能吸入，传三焦为害。在经多见足肿而冷，或腰背强，头重如裹，或肢节作困，为疮为疡，湿烂缠绵，或寒热身疼、浮肿、痹证、痿躄，种种为病。入里则气机壅塞，为胀为痞，或湿温寒热，湿痰泄泻，为病不一。凡病之有形者，非痰则血，亦由湿瘀也。湿病脉必遏而软，模糊不清，或沉细似伏，或数滞断续不匀，最是虚寒之脉。误治害人甚速，医家切宜细究。舌必生胎[①]，病深必板贴不松。白者湿在气分未化，初时可用苦辛温，佐淡渗，或苦辛平、苦辛寒，临时制宜。色黄已化热矣，沉香色热又甚矣，焦枯热极伤阴也。实证可下，虚者必用养阴最稳。今时多此证，不可轻下，必见苔浮脉松，日内必得汗解。亦有苔渐去者，亦有数日后，得胃气渐苏方去者，必得旧苔去，两旁渐生淡薄新白苔，方无他虞，将作汗脉必浮数，汗后脉转沉细无妨。此因邪去正虚之象，得谷数日，脉渐浮圆也。凡时邪为病皆如此，不可误进温补，余焰复炽，热病重来，病解莫妙淡食静养最好。虚甚者，甘平之剂调之亦可。湿病必用苦辛之品者，以其能通能降，开泄湿壅，佐淡渗者，淡味得天气之全，淡即甘之微者，淡薄无味，得天清肃之燥气，故能胜湿也。夫天地之间，其机用如橐籥[②]之开阖，时时不息，故能变化万物。其机一停则病，一偏亦病，一息则死。六气中，寒湿偏于阖，燥火偏于开，风与暑有开有阖。风兼寒湿则阖，兼燥火则开。暑气宜分别热多、湿多之偏。开阖之病，再能分别气味、温凉、升降、补泻之剂，投之得当，其应如响。苦辛之味多开，咸酸之味多阖，甘味属土居中，用开则开，用阖则阖。气之温者多开，气之凉者多阖。性之升者多开，性之降者多阖。厚味多阖，淡味多开[③]。补多阖，泄多开。味淡者得天之全多开，而又能升能降，以此改变五味，无所不可。如白色染五色，同一理也。涩味，即酸之微者，多阖。用药之法，但能分别五味、温凉、升降、补泻，以偏救偏，投之立应。然物物各具一太极，阴阳匀两齐，开中有阖，阖中有开，不过分别开阖之多少耳。紫阳真人曰"草木阴阳亦两齐，若还缺一不芳菲"，即此谓也。治病之理，用开必少佐阖，升必参以降，用降必少升，用温佐凉，用补佐泄，其机方即阴阳相须之道也。然湿邪为病最多，不能尽述也。

◉ 风无定体论

古谓风属阳邪，善变而数动，此是不定中之定论。物物各一太极，静属阴，动属阳。前以燥湿二气为纲，余皆是从风气化出。盖燥湿为先天之体，变水火者，乃后天之用。此四者，未动处皆属阴，既动即是风而属阳。故曰风属阳邪，燥动则曰燥风，湿动则曰湿风，热动则曰热风，寒动则曰寒风，湿热动则曰暑风，故又曰善变，变即动也。予谓风无定体，且无专体也。今人见外感，辄曰风寒，或曰伤风，皆未究风之源也。或曰四时之风，吹面皆凉，虽在夏月，扇动生风，亦觉凉快，岂非是风皆寒乎？殊不知风之气虽凉，而体实阳，无体之体皆阳也，此

---

① 胎：即舌苔。

② 橐籥（tuó yuè，音陀月）：指古代鼓风吹火用的器具，比喻肺主气，司呼吸，调节气机的功能。

③ 淡味多开：此四字处原文缺损，照前后文增补。

又阳气含阴象耳，亦善变之谓也。夏令之热风，人一感冒，立时热证叠见甚重，热极似寒，如今时之霍乱，麻脚、吐泻交作、肢冷、脉厥，误以寒治，往往立刻告变，皆不明热极似寒。人之营卫太和，元气充足，何疾之有？设有所伤，里气一亏，邪乘虚入，一分虚则感一分邪以凑之，十分虚则感十分邪。故曰："邪之所凑，其气必虚"，诚哉至论也！既有所感，必得汗解者，邪从表来，须从表出。汗者，人之气液津血所化，则是正复邪退之理。其不能得汗者，治法去其阻遏，阴阳气血之邪，燥者润之，湿者燥之，寒者温之，热者清之，皆能得汗解也。不足者，必兼补托，切不可一见客邪，率用发散。寒湿之邪，虽然不悖，今时伤阴之质极多，尤虑劫液亡阴，难以作汗。况其燥热之邪，一经温散，无不须臾告毙，难免喻氏医杀之律矣。业医者，亟宜猛省，必察风之来源也。

◉ 暑病论

暑即湿与热，二气互相为害，热者在天为暑，在地为火，即燥气所化者也，必须分别湿多、热多，治最不易。古有阴暑[①]、阳暑[②]之称，最能混入耳目，往往暑月恶寒，吐泻腹痛，身头均疼等症，误以阴暑为治，投以温剂，遗害甚多，殊不知前之见证，皆湿病耳，非寒邪也。问[③]有投热剂而解者，湿未化热也。或平素气虚之辈，苦辛温偶为胜湿，未尝不可，但不可误认为寒，屡进必误，为害必速。盖六气皆从火化，况值夏令化火甚速，如大顺散之类，湿盛未化热者，偶用之方，勿认寒邪，屡施多进必误。设是湿多者，莫妙予之湿论[④]中，诸法最稳而效。苦辛通降必佐养液，夏月时时出汗，最易亡阴。热多者，全宜救液，莫妙于清肺一法，肺气得其清肃之权，自然化湿于无何有之乡[⑤]，或从膀胱而出，从汗而解，"热湿治在肺"，千古确论也。热多者，予前《燥气论》中诸法，均可择用。热易化湿也，昔孙真人夏月以生脉散为主方，极有妙义。夏火之炎，肺金受困，麦冬保金生水，人参益气生金，最妙五味子，敛其散越之阳，俾之内聚，以助生水之源，即前所谓燥与火多开机，故宜用阖剂。今之生脉、六味、八仙、长寿，予所制甘雨汤[⑥]之类，暑热之证，皆称神品，即无病时，不时服数剂，可免中暑伏暑之类。暑之热邪多上吸属阳，暑之湿从下受属阴，阴阳相遇，混交于身中，不但入与寒热交作，故暑病最多疟，然此疟却与少阳无涉。今时用小柴胡法，固然罔效。伏暑晚发，亦寒热日作，似疟非疟，初时微寒，继之发热，热甚于夜，次早微汗，汗出热少退，但胸腹之热不退耳。往往匝月不退，以疟法治之固不效，即以时邪法治亦少应。盖伏暑之病，由于夏月伤液，素多阴虚之质，内舍空虚，阳浮于外，热湿之邪，深踞募原，犹如人家主人浮越于外，贼寇得以深入堂奥。夏月伏阴在内，阳邪交于阴所，故能相安于无事。虽曰无事，然必有焦烦、少寐、少食、面少精华之象，及至深秋，阳气渐敛，邪与正拒而病作矣。邪之浅者发之

① 阴暑：指夏季因气候炎热而吹风纳凉，或饮冷无度，中气内虚，以致暑热与风寒之邪乘虚侵袭而为病。是由于静而得之，故名"阴暑"。
② 阳暑：夏季感受暑热之邪所致的病证。
③ 问：据文义，此处应为"间"。
④ 湿论：据文义，此处应指《湿气论》。
⑤ 无何有之乡：指空无所有的地方。《庄子·逍遥游》："今子有大树，患其无用，何不树之于无何有之乡，广莫之野？"
⑥ 甘雨汤：余国珮先生方，组成为生地、麦冬、玉竹、知母、梨汁、蔗浆、龟板、鳖甲，具有滋阴增液的功效。

速，九月以后，晚发必深而病剧，凡遇此证，医家、病家勿求速效之方。若初起时误行发散，继之以清热，再或清之不解，投以攻下，往往亡阴，变成痉厥神昏诸症，而危者多矣。治法须分别湿多、热多，莫妙于清金化湿最效。热多者，或进桂枝白虎加麦冬、北沙参、生地、玉竹之类。或寒已除而热不退，全以育阴救液为重，前之燥证门中诸法，日日进之。甚者服旬余，而后渐得胃开脉浮，日内可冀汗解，或发白痦，多在二候、三候之外方愈。湿多者，苔必厚。白者[①]，湿邪在气分，苡仁、滑石、芦根、杏仁、白蔻、通草、沙参、半夏、知母之类；已转黄者，湿走营分，湿证门中，半夏泻心汤法苦辛宣之，一二剂后热仍不解者，亦惟育阴为主，或参苦辛以除伏湿，然津回液复，其伏湿亦可化矣。又必须分别地卑山高，尤当留心察焉。予制静上丸，不问热多湿多，或暑入心包、神昏谵语、寒热不退等症，服之以代至宝丹、紫雪丹，尤觉神效。阴虚甚者，再用北沙参、大生地，秋露煎服，暑之深伏者，藉此秋露清化，稍用芳香内走，由深达表，表后仍当育阴为要。盖暑之能深伏者，必因阴液之亏，故救阴内托为得当之法，多服方能有济，最怕中途更方，往往误事者多矣。

◉ 寒与燥同治论

寒虽属水，冬至初交，水湿之气尚在地中，极微未著，惟燥气最旺。燥者干象，不但草木均枯，雨水化雪、化霜成冰，故大地皆成干象，当以润为主，惟景岳之理阴煎[②]，诸柴胡饮，皆用润药佐辛温，润能胜燥，辛亦润燥。景岳虽未言及，实与燥之未化热者适相符合。但辛热之品不可多投，六气皆从火化，寒化火最易者，寒月即燥火正旺于内。今时伤寒极少，吴又可《瘟疫论》云："今之伤寒，千百人中一人而已，阴证亦然，有恶寒发热，实热病多，诚哉至论。"叶氏《指南》言治寒之法详矣。此二公已窥破伤寒之误，且论治皆以口鼻吸入，深居募原，用里达表方解，论治在里者不外□焦之法，全与伤寒治法迥别，诚补千古之未发。江白仙之湿热论，治法立论皆妙。治湿诸法最精，但燥邪俱混在热证门中，未能分别燥与热，似是而不同。燥邪未偏寒热之际，但用平润为治。兼寒时，须用温润，故阳邪当剔出燥字为纲。阴以湿字为领，故曰：六气以"燥湿"二字为纲领也。疫证即湿热之甚者，湿从地升为浊邪，汗出必臭。湿邪易走营分，故有攻下涤荡之法。浊由浊解，里气一通，清邪仍从汗法去，时人每治阴亏，间有可下之证，必佐养阴，须防邪去正空之虞。叶氏用芳香化浊，不若用清金化湿最妙。肺为人体之天，天气既降，浊邪焉有不降之理。治客邪不外燥湿二气，无非制胜之理。治阳以阴，治阴以阳，知其要者，一言而终，纷纷议论，反能炫人耳。医家必须返博为约，既得统绪，胸中自有成见。注伤寒书，不下数十家，均未参透仲景心法，故不切于时用。惟柯韵伯，以伤寒杂病为一家，六经见证，与百病同，非专为伤寒而设。切痉证属燥，实补前人缺典，实仲景之功臣也。

◉ 燥证误作湿治论

乾为天，天主燥，坤为地，地主湿。风寒暑火四气，包括二气之中，实天地二气所由化。

---

① 者：此字原文缺损，照前后文增补。

② 理阴煎：出自《景岳全书》，组成为熟地黄、当归、炙甘草、干姜、肉桂，具有益肾健脾、活血调经的功效。

六气为病，前贤皆有治法，惟燥气略耳。喻嘉言补出“秋伤于燥”经文，乃千古不易之论。自制清燥救肺汤方，可为后世表。然燥气虽自秋始，实由夏至之阴生，是以性理论[①]有“燥属次寒”之旨。寒燥，系燥之胜气；燥火，乃燥之复气。六气都从火化也，素热论[②]曰：“今夫热病者，皆伤寒之类也。”人之伤于寒也，则为病热，寒之袭于人身，人体常温，遏郁蒸变，寒从热化也。其不化而为直中者必死，以其阴气虚，邪入之深也。近来医者不辨六气之治，一见咳嗽，便云风寒。悉用辛温升散，不顾其阴，化为燥火，损其肺络，脏真日漓，而成劳瘵[③]者多矣。燥气属金，同气相求，肺易受之。肺失清肃之令，谷化之精微，由脾输肺，肺为燥搏，水精不能四布，气化不行，津液留结，有似于湿，而为浮肿。医者仍以寒湿治之，以燥投燥，伤阴耗气，多致不救，不知阴来救护(譬如火烫起疱，疱内之水，阴液也，非湿也)。所以液被火烫，不能返其脉络，而为肿者有之。但症见口燥咽干，便结溲赤，谷食不减，脉象濡数，其肤面浮，囊肿足肿，俱是因燥致湿之肿，服温燥可乎。此证莫妙于仲圣之猪苓汤，滋阴利水，而升津液(周禹载加入人参保肺生液尤妙，余常以二冬加入为治燥之用，取效更捷)。然则苓桂术姜、金匮肾气治寒湿之肿胀，岂可同日语哉！即如湿肿始于脾运无权，水湿内停，气虚又夹寒者亦复不少，久之湿郁化热，肺失奉生之本，即失治节之职。肺主一身之气，气为湿困，肃降乏力，喘咳渐加，一身之津液阴营，悉化为湿。试问此是，从外受者乎？抑由水谷内生者乎？卤[④]者皆曰：如此之肿胀，非燥脾利水而何，不知阴液被热化为湿，再进燥劫，鲜有不败者。但此证亦现口干、便结、脉数之象，治以清肺。肺得清化之源，自能通调水道，化湿热于无何有之乡。即以猪苓汤治之，未有不桴鼓相应者。余治此证极多，故并志于篇末，以为初学者告。

附：望色略

◉ **广陵陈天祥先生说略**受业程金堂子羽谨录

《略》曰：冬至一阳生，天道南行，夏至一阴生，天道北行。其面上中下十三部之界限，各有所司部。骨陷者，必不免于病，惟病从内出，病虽不甚则死，加以阴阳、华盖、命门、悬壁，细观地才、水口、明润，白光上冲，自有良方解救，了然于心，以候切脉，有起死回生之功也。其年月日时，南方三气火部，以天庭额部天中为亥月，天庭又名王宫，又称文昌宫，骨部气好，得文昌之力化解，察看生死，司空为子月，中正为丑月，此乃冬季。中央五部，以知堂为寅月，山根为卯月，又名月孛，乃疾厄宫，看病之生死，年上为辰月，乃土王之宫，此乃春季。寿上为巳月，准头为午月，乃面王也，人中为未月，亦名月孛，与山根同断生死，此乃

① 性理论：据文义，此处应指《性理大全》。
② 素热论：据文义，此处应指《素问·热论篇》。
③ 劳瘵：病名，劳病之有传染性者。一作“痨瘵”。
④ 卤：通“鲁”，鲁莽。

夏季。北方四部，水星为申月，承浆为酉月，地阁为戌月，此乃秋季。明此周围月令，兼看干支图合用，男子阳左旋，女子阴右转。凡属气色分季，四大推断，春青定向三阳取，夏白还当印内求，秋令只观年寿上，冬看地阁白光浮。气色有盈晦盛衰、去来浮沉之变化，赤色肉里，火气皮上，青气如雾，青色由准而发，黑白色由耳门前而发，红黄色由天庭印丰而发，发在分明，占验无差矣。凡人秉天地阴阳之气色生，先以五岳为根基，后以气色定祸福，要分南北东西，金木水火土，五行八卦方位，天干地支六兽，生克治化，分别吉凶生死。察看气色，以应脉候浅深；知病之阴阳内外，观其形神，以定刚柔有别。男女异位，气壮性刚者，多生外证，血气充盈者，痈毒，体弱而性刚者，多生内证，气弱者成痨，五行生克治化，生扶拱合，刑冲克害，旺相休囚。医经云：子母之气，夫妻之理，诀法占神气，对脉候攻取，病在某部，分阴阳以治之。病以山根青黑为生死，不知眼神走脱者病必亡，有病而目光脱者，以瞳子之定者为死兆，神脱口开，天柱倾欹者死，奈气色者，色在皮里气在血，脉聚作成多喜悦，动则成忧静则安，吉凶部位皆有诀。大概气观一体，精细色看分毫，细则如春蚕吐丝之微微，是丝粒如粟米次第而观，或如梅花点巨鹿斑方为妙用，众心注目徐徐视，妙理无过细察之，青黑多凶，黄明广福，黑色若穿五窍，身陷幽冥，决死生之期，先看形神，定吉凶之兆，莫逃气色。一要辨明五行根本，二须观五色生扶，三审参神血内外，四要详四吊宫庭①。明此略按合神仙之理，生生克克，变化无穷矣。

◉ 说略补遗

盖天地有风寒暑湿燥火六淫之气，人身有眼耳鼻舌声意之六欲。内犯七情之气，则伤心肝脾肺肾，触动外感而灾至。譬如乾坤日月，在人为目，无病而目光脱者，则病所发也，以瞳之动定别存亡。眼眶灰煤如炭，痰饮生灾。胞下黑似湿灰，崩中带下之灾。如荔枝色疝气，凡风木之气青色，随宫分部，化火成病，风火燥，进于天中天庭、司空中正、印堂山根，横生至年寿上，以及命门脐上，风不动，故不燥，燥则火起，此乃火就燥也。天庭青气，主瘟疫疟疾等症。命门玄角华盖青气如雾，为外邪乘袭，主伤风头痛之症。印堂青扛直下，主疯痰，兼火发狂，山根青黑为肝病。准赤为肺痈等症，亦主痔疮。由上至准头有青赤色下降，主肝脾之病。气色上升，主头晕胀闷气疼咳嗽之症。准头青黑主泄泻。年上青黄黑色主臌胀。寿上青赤主便血。印堂青点至寿主鼻衄。印堂中正青黑主咽喉痛。带赤燥者皮破，鼻柱两旁，小肠部位，青黑主腹痛串疝气疼等症，带赤燥主癃闭，火结不通，观乃大肠部位，红色主腰背痛，乃曰：阳虚，兼青黑气为阴虚，筋骨腿足疼痛，青赤色主便血，或大便火结不通、肠痈等症。耳门为命门之位，青黑者阴亏，红者火旺，乃主痨病，命门脐下外感风邪，青雾黑色，腰背腿足，寒湿凝筋。凡天庭诸部，无论青红黑，内有青点如麻子者，有火燥之气色，气旺者，鼻衄便血，气衰者，吐血痨病，以及妇女干血、痨瘵倒经等症，脐居年宫部位，黄明一岁平安，凡脐为经络之源，包万物而独化，帅六腑以中轮，关乎往来升降之门户，青雾暗恶，承天下降而灾，厥阴

---

① 四吊宫庭：为面相学术语。"四吊"在面相学中通常指的是吊梢眉、吊梢眼、吊眼梢和吊眉等特征。此处指通过观察人的面部特征，尤其是额头至眉心的区域（常称为"宫庭"），来推测个人的疾病、运势等。

之湿气上升，以为病，地才水口白光上冲，病方巳，年寿上黄赤之气为风，青黑为痛，白为虚寒，主心胃皮腹之疾。气强血旺性刚者，年寿赤色燥起，主痈毒、发背、乳岩外证，由年寿至下部地阁，寒湿串痰、鹤膝脓水等症。印堂青雾兼黄赭色，主气虚中满，兼黑色，主痰饮哮喘咳嗽，加赤色，主怔忡心虚之症。年寿青黑者，主噎隔，赤燥者，呃逆之象。人中系妇人子处，青黑色主痛经，两旁赤有红丝，男子遗精白浊，妇人赤淋白带、面色熏黄、经水不调等症。脐下即年寿下至准头，乃湿土之部位，再下平命门至承浆地阁，乃寒湿之气进于水口部位，曰寒湿。此乃水流湿也，上通于下为降，下冲于上为升，其面部中央不动为无病，至眉上不明而暗为阳虚，人中以下暗而不明为阴虚。凡暑病气色，准上湿上升至天庭，由寒湿之气化火，为阳暑，热极似寒，霍乱麻脚、痧症吐泻、肢冷脉厥等症。地阁有寒湿之气上升，暗而不明、青如黑雾者，为阴暑，亦有霍乱等症，此乃阴阳暑湿之谓也。

◉ 占验十三部神气色脉图

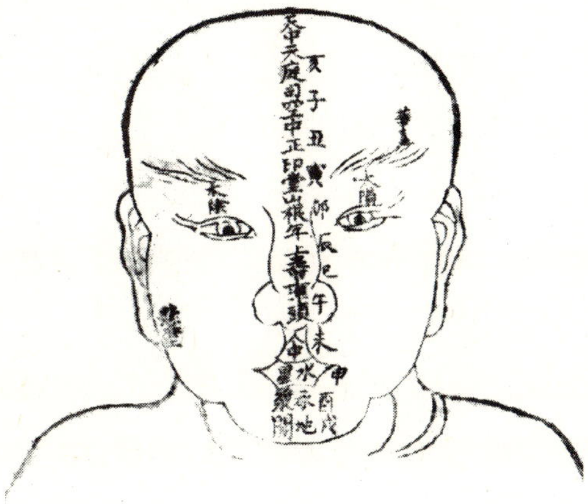

◉ 支干六神面部图

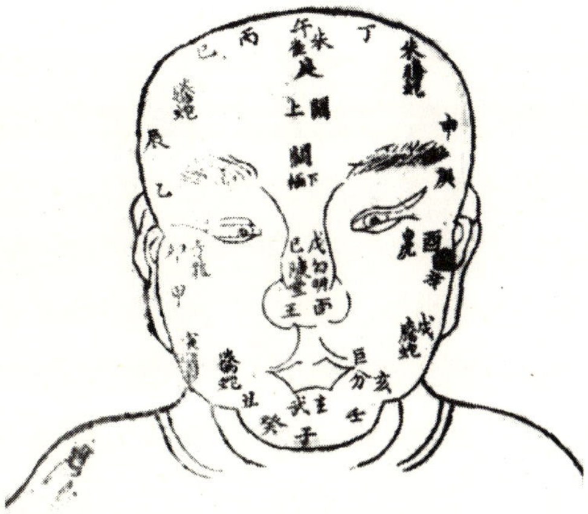

◉ 脏腑肢节色见面部图

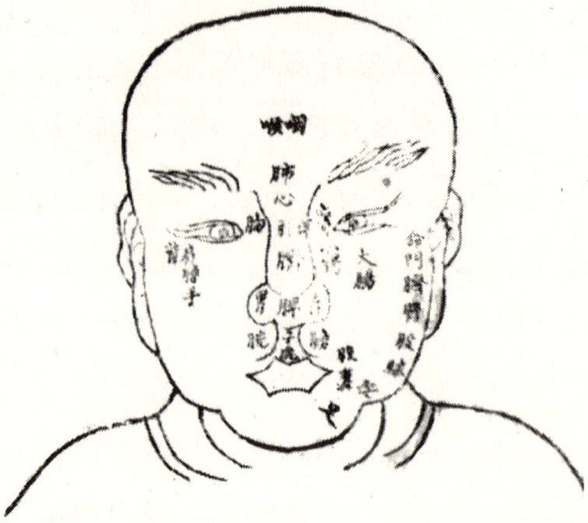

疡科补苴

原著　清·沙书玉
点校　赵君谊

徐序

医学启自轩岐灵素诸书，率多幽奥难解。自汉仲圣出，而后医学始有门墙可窥。惜所著《卒病论》未入金匮，毁于兵火，故其说多详于伤寒。后贤代出，各有发明，皆足补前人所未备。如刘河间著《病机一十九条》[①]补出热证治法；李东垣著《脾胃论》补出升阳治法；朱丹溪著“阳常有余，阴常不足”之论，补出滋阴治法；吴又可补出瘟疫与温病不同治法；喻嘉言补出秋伤于燥一节，而立清燥救肺治法；近代叶天士又补出温病逆传手经，不似伤寒遍传足经治法。《灵》《素》妙义，抉发无遗，医学始灿然大备矣。然皆详于内证，而略于外证，外证古今相传以高肿疼痛者，为阳证易治，平塌亦痛者，为阴证难治。相沿固执，牢不可破，而外证之死于温补者不知凡几矣。惟徐灵胎先生有云：外病阴证千不得一，非平塌即为阴证也。然是说但引其端，未竟其绪，后学仍无所遵循。

京江沙石安先生邃于医学，既著《医原记略》，发明天地阴阳五行之理，格致精渐，无所不到。又著《疡科补苴》历叙外证治法，辨晰精透，得未曾有，其尤属紧要关键则在补出外证之平塌不痛者，有火伏湿中一证，仍当甘寒清热渗湿，不得用温补升托，此乃发前人未发之蕴，其有功司命，岂浅鲜哉！以视昔之河间诸贤，自出手眼，各补精义者，殆不多让，则是书之必传也决矣。

光绪五年岁次已卯荷月

中浣乡晚徐兆英拜序

---

① 《病机一十九条》：此指刘完素著《素问玄机原病式》，阐发了《黄帝内经》“病机十九条”的内容。

自序

轩岐问难，注在《灵》《素》。合天纪，察地理，调摄阴阳，分六经，辨六气，备九针，疗疾病，无微不至。古训深邃难明，自汉儒以书礼合经旨，疏明精奥，而文义始畅。张长沙①依经发明论治，立方立法，言简意赅，为医中圣。迨唐宋分十三科，则各看专司，使之易明而反昧。即如外科一门，二千年来，外疡初起，不离辛散，继用温补辛热也。温亦热也，外疡属火，最忌辛温，医不知助阴托毒为善举，此一端，医道之难可知矣。《内经》原有“始寒化热”之句，后医宗寒忘热，皆曰痛属阳，不痛属阴。皆不知火烁血脉，血生于心，心通灵而知痛；火烁筋骨，肉犹木石，土而无知则不痛。痈疽火伏阴中，名为“阴疽”，非寒证也。世医不解，直以“阴”字作“寒”字讲，多误于此。外疡本属湿、温、燥、火、食、色之毒，伏聚脏腑，出络而成，亦非外感证也。即有寒结之疽，终必化热，则寒者甚属几希。温热病与外疡，大同而小异，余治外疡，多从经旨温热发明其义，以补前贤之未言者，曰《疡科补苴》。自抒管见，质之当世有道君子，以为何如？

光绪四年九月

沙书玉书于润东大港镇，时年七十有七

① 张长沙：即张仲景，曾做过长沙太守，因此也称“张长沙”。

友人　评

润州

赵彦俩　君举

赵邦彦　绥之

郭宝青　柘农

邗江

陈步瀛　侣樵

海宁

张炳

婺源

汪时深　竹溪

门人

邗江

高燧生　雨农

润州

范仁厚　宽夫

王明琛　兰谷

王澍棠　雨郇

赵□□　如川

袁光轸　静山

真州

尹德坤　莘农

婿花誉春　杏农

姻再侄花锡甲　韵午

武进

姻侄马醴龄　静甫

门人　评

扬州

高燧生　雨农

镇江

范仁厚　宽夫

王明琛　兰谷

徽州

汪时深　竹溪

真州

尹德坤　莘农

花锡甲　韵午

武进

马醴龄　静甫

邵伯

刘　　　卓斋

润东沙书玉石安　辑
男用圭桐君　校

祖晓峰公世医毗陵[①]，先君继之，入籍丹徒，载入县志。我朝诸多名医，较先贤既精且细，惟外科一门，不明内科，贻误至今多错，余宗经旨火热以证之。[②]

◎《灵枢·痈疽》篇曰："夫血脉营卫，周流不休，上应星宿，下应经数。寒邪客于经络之中，则血泣泣与涩通，血泣则不通，不通则卫气归之，不得复反，故痈肿。寒气化为热，热胜则腐肉，肉腐则为脓。脓不泻，则烂筋，筋烂则伤骨，骨伤则髓消，不当骨空，不得泄泻，血枯空虚，则筋骨肌肉不相荣，经脉败漏，熏于五脏，脏伤故死矣。"

血脉营卫，周流不休，应乎天地，营行脉中，卫行脉外，血为阴，得阳则通，阳通血曰营，气为阳，得阴则固，阴固气曰卫，营卫者，人身之阴阳也。太古无衣衾而野处，易受寒凉，寒客络而入营，使血涩不通，卫气阻塞不得复反。初无肿硬，日久化热肿硬，曰痈曰疽，化火腐肉为脓，脓不泻则烂筋，筋烂伤骨枯髓，此不当骨空之谓也。若当骨空要穴，通脏之处，更当泄泻其脓，不得泄泻其脓，久则穿破流脓不已。如脏未伤，尚可治疗；若脏伤气血不相荣，败漏日深则死。经所谓"冬伤于寒，春必病温"，夏为热病，寒久化热，内外诸证，同一理也。

◎《灵枢·刺节真邪论》曰：热胜其寒，则烂肉腐肌为脓，内伤骨，内伤骨为骨蚀。○[③]以手按之坚，日以益大，则为骨疽，有所结，中于肉，有热则化而为脓，无热则为肉疽。

骨蚀，即今之多骨疽也。骨疽即名"附骨疽"，肉疽即肉内坚硬之疽，初起言也，后医更名，有遵经穴为名，有象形比类立名，名虽繁衍，总不外"表""里""寒""热""虚""实"六字而已。人性静躁不同，静生阴，躁生热，古名将多发背疽而死，为将性暴，火郁生疽，外疡属热，燥火证也。

◎《灵枢·脉度》篇曰：六腑不和，则留结为痈。

火毒出脏为疽，疽者，沮也；热毒出腑为痈，痈者，壅也，皆温毒壅沮留结者也。热蕴六经为温，病结聚一处为外疡，能治温病，即能治痈疽，理相通也。时医不察经旨，以痈疽初起，皮色如常，肌肤不热为寒证，其实伏热在内，一用温药，引动伏热化火，腐肉为脓，甚至烂筋蚀骨，莫此为甚，莫若用潦[④]滋营，毋使热生，使营清静而不溃，最为捷径。

---

① 毗陵：常州古称。沙氏原籍常州府武进县，后迁居镇江府丹徒县。
② 本书第一部分无篇名。
③ ○：原书以此符号为前后引文隔断，两句俱出《灵枢·刺节真邪论》，但非接续之文句，故以此隔之。
④ 潦（lào，音酪）：古同"涝"，此处应指阴液。

◎《素问·病机十九条》曰：诸痛痒疮，皆属于心。

诸字总括外疡内痈，属心，心肾交则为既济，不交火从心生，湿从肾起。痈疽初起如粟，故曰疮，痒轻而痛重，燥火灼营则痛，火微动血则痒，痛痒关心，同气相求，痈疽属火，不曰火而曰心，义有在也。心为君主色赤，肺为相傅色白，宰傅以白素之精，辅助心君，由白化赤，逆来顺受，助成赤心，统制一身，肢体完固，痈疽莫能起。设心君不受白素之精以循营，势必阳孤聚结而蚀阴，阳蚀阴，如火熟肉，煎血变白为脓，赤变白，火克金，毁伤之象，亦白错综，损益可知。有不痛不痒，与微痛之痈疽，皆属于湿，湿润血而不痛，其气缓，湿与水，同源而异名，上承清静水，为生物水，下沉污浊水，为腐烂水，大抵外疡，痛于燥火之烈，溃于湿火之浊。刘河间曰：清水为煎，则为浊矣，湿之为病，犹小人浸润而不觉，以其不关痛痒，然湿之微小，可以润血滋营。张石顽曰：湿热体，以湿为生，湿尽则死。若湿胜血，血为阴，使阴柔化血为水，为湿，为水肿，水肿之症未见有疼痛之苦，湿之征也。

◎《素问·生气通天论》曰：汗出见湿，乃生痤痱，膏梁之变，足生大疔，受如持虚。

痤痱乃外感暑湿而作，膏梁之变，热从内生，热生暗耗阴精，久则变生大毒，受如持虚。持虚者，器也，器皿，阴质也，阴质空虚，易于受纳，诸医皆以气虚受毒而补气，非也；间有久溃阴虚，气亦虚者，补气可也。如娄金善，治一男子肿疡，手足厥冷，诸药不效，服独参汤而止。此气寒作冷，血热发厥，人参补气兼补血，非专宰气而效也。足见外证虚寒者甚少，若泥外科书，偏于补气，非其治也。

◎《五常政大论》曰：少阴司天，热气下临，大暑流行，甚则痈疡燔灼。

经言：痈疡皆为热证无疑，然间有筋骨着痛不定，外喜热按，敷以热药，服以温散温补，阳和汤之类而愈者，此乃寒胜之痛痹，湿胜之着痹，实非骨疽肉疽。若服温药而痛不除，诊脉沉小而数，寒久亦可化热，湿久亦可化毒，变成疽证，甚至经年累月，着骨而溃，每成漏管，积脓煎干，致成多骨而难疗，此识之不真，治之失当，致人有易治之症，反罹终身之患，甚致殒命，医之咎也。

◎《灵枢·本神篇》曰：五脏主藏精者也，不可伤，伤则失守，失守则阴虚，阴虚则无气，无气则死矣。

经旨专言：藏精于脏，以真阴之元精，固守真阳之元气，为元运之宗，实为生身之根蒂。若有所伤，使藏精不藏，命曰阴虚。如果损伤真阴，则气无依，气无依，势必阴阳离脱，所谓阳藏阴内，阴活阳亦活，阳出阴外，阳死阴亦死矣。即以外疡重症言之，属阴虚者居多，何也？阴虚则气有余。丹溪以“气有余便是火”，又为无气之贼。经云：气食少火，少火生气，化为壮火散气，气无精则死矣。

◎《素问·阴阳应象大论》曰：年四十而阴气自半也，起居衰矣。

人生于阳，而成于阴，阴为人生之根本。人至中年，阴气就衰，每发脑疽发背重症，以其阴衰于内，阳盛于外，易成败证。若未至强仕，虽生前证，可保无虞，以其阴气未颓也。

◎《灵枢·五味论》曰：天地之精气，其大数常出三入一，故谷食不入，半日则气衰，一日则气少矣。

天地之精气，施之于人。精气者，阴气也，谷食补其阴，以保其阳，阳气固方能鼓阴，化精微以奉生身，无如人事烦劳，阴精暗耗，其大数所存留者，几希之一。其所不存留者，大便汗溺常出其三，是故绝水谷，阴不敛，阳必散，是以半日则气衰，一日则气少矣。再加痈疽腐烂流脓，精气外泄，可不惧哉！是以外疡以食为要，且疡科“疡”字，疡者，阳也，当补阴托毒，能固真精，斯为良矣。谚云：饿不死的伤寒。石芾南以“饿”字须作一读，乃是不死的伤寒，以其胃气尚存，故不死也。此论最确，与吃不死的痢疾同。

◎《五脏生成篇》曰：多食咸，则脉凝泣而变色。

五味土涵水而甘生，得地之中，水承上而淡生，得天之和，惟五谷得中和之气，资生五脏。以交易言，木火革金而辛生，金寒曲木而酸生，水制火而苦生，火涸水而咸生，此四者为偏助之资。过偏则害，如多食咸，损伤血脉。《书·洪范》：“水曰润下作咸”，经疏水性本甘，久浸其地，变而为卤，海水是矣。卤人造曰盐，卤味苦，火初蓄，盐味咸，火终结，火毁物，死气也，水养物，生气也，火粹水沸，冷定养鱼不活，水得死气然也。咸火涸血，变血凝紫而腥，凝涩脉络生疮，变血为脓。久食咸，血亦咸，血出凝，兽食淡，血亦淡，血出稀。投盐则凝，家畜禽兽，间食咸，尚生疮癞，咸之征也。兽穴居野处，食其食，寒冷淡，未见有肿硬生疮，淡之和也。时医疗石疽乳岩，与阴疽之坚硬，皆作寒凝治之，未获一效。阴疽之名，实咸火伏阴而害阴，知其火伏阴，而以顾阴之法治之，得之矣。阴之一字，前医误作寒字讲，至今不悟，冤哉！病者受其荼毒而无告，譬如冰冻之坚，得温则释，人兽体温，似不得与冰寒比，若冰寒则气绝矣。人死肉硬，血肉咸也，禽兽死肉软，淡也。淡肉腌之亦硬，是以肿硬之疽，皆属咸火烧坚，食淡无之。

◎ 仲景先师曰：阳强者热自发，阴弱者汗自出。

阳强自当发热，阳胜阴必弱矣，阴弱营不能守，则汗自出。然外疡每有身热，汗出热平。此种汗，能食助胃之汗，汗出必咸，津汗咸火之余也。咸火从汗泄去，是以热平，如发汗用银翘散，辛凉微汗可也。经以汗之则疮已，言在表之疮疡也，如内伏突出之痈疽，又当禁汗，若用辛温发汗，汗出淡，耗阴液，毒愈盛，犹劫兵饷而助寇。师又曰：疮家忌汗，此之谓欤，“疮家”二字，痈疽之总称耳。

◎ 仲景先师又曰：诸浮数脉，应当发热，而反洒淅恶寒，若有处，当发其痈。

洒淅恶寒，脉当浮紧，寒证也。不浮紧而反浮数，热病也。当审的身痛不身痛，风寒热病之身痛，周身皆痛。痈疽疼痛，结聚一处。寒胜之疽，寒闭营内之阳津而恶寒发热，以寒胜为重，发热为轻，阳不胜阴之热；热胜之疽，热耗卫内之阴液，以热胜为重，恶寒为轻，阴不胜阳之寒。寒热在《伤寒论》中，以六七日解者，传经言也。外疡之寒，以五日解者，一候言也。寒从表受，汗之即解；寒从里出，温之即退；热从表入，清之即平；热从里出，凉之即除。初起言也，风湿风火之疮，多发于肌肤之间，脉数微浮；寒湿寒燥，痛在筋骨，脉多迟紧；暑湿湿温，溃脓必稀，形多平漫，脉多濡数；燥火灼营之溃，红焮高尖，脓多稠厚，脉多滑数，此为外疡六淫之大概也。如烦劳思虑，耗其心阴，炙煿厚味，损其脾土，抑郁动肝火，涸其阴液，色欲伤肾之精，七情六欲之中，此四者所关最重。惟色欲之精，乃后天饮食所生之精，有节制无妨，无节制，损先天真阴之元精，如斯内外诸证蜂起而难疗。凡外证未有不本诸内，而形诸外也。

◎ 刘河间曰：热生痈疽而恶寒者，由邪在表，不可汗也。

痈疽恶寒，乃阳毒结聚，突然出表，是热极生寒，邪热伤阴，阴不得不与阳争，寒不胜阳之假寒，是故阴少之人不可汗也，汗则伤阴，使痈疽化热为重也。

◎ 刘河间又曰：人近火者，微热则痒，热甚则痛，附近则灼而为疮，皆火之用也。或痒痛如针轻刺者，犹飞迸火星灼之然也。或疑痒疡皆属火热，而反腐烂出脓水者，何也？犹谷肉果菜热极则腐烂，而溃为污水，火热过极，反兼水化也。

此言阳极生阴，在人身犹火烫疱，疱中生水，火灼之处，阴液必来护救，护救之阴，即是水也。

◎ 徐灵胎曰：千年之木，往往自焚，阴尽火炎，万物皆然。误汗胃阴亡，亦能结胸。

木能生火，火胜仍自焚其木，六气从火化居多。徐氏以木气久郁津枯，即从火化，喻以误汗劫其肺胃之阴，致成结胸之症。然痈疽，每有结胸干呕之症，因燥火湿温，酿成热毒，消耗胃阴，胃阴涸而不降，势必呕逆，书所谓“火曰炎上”是也。余常用甘寒润降泄热化毒，胸闷自宽，呕逆自止，而谷食进，阴生而阳亢自平矣。如湿温化火未透，微加苦辛以泄之，如此治法，痊愈者不知凡几矣。前医不察火燥、湿温二气，一见呕闷，便言寒证，或用温燥宣中，以燥投燥，如斯火焰阴中，阴来救护，口反不渴，甚增泄泻，或吐苦酸黏水，酸乃郁热之象，苦系炎上之征，若燥火结胸之干呕，误作寒治，阴亡必败。

◎ 孙一奎曰：颤振有谓作诸禁鼓慄者，非也。诸禁鼓慄，乃门牙战摇，似寒而实热也，颤振乃兼木气而言，惟手足肘前战动，外无懔慄之状。

颤振如寒状，覆被寒不减，不履被冷，亦不加，热之振也。

◎《总录》谓：消渴末传能食者，必发脑疽背疮，皆为不治之症。

消渴病，乃阴虚阳亢之证，肺消肾消，饮一泄二，中消消谷，由阴精内夺，壮火食气内之液，液不能存，暴注溺多，引饮救阴，急食救胃，阳强不能密，阴气乃绝，已属难疗，况发脑背之疽乎，因其谷气与热相薄[①]，热藏于中，而遗于外，其必死也明矣。

外疡无阴证有假阳证

人之始生，即易之咸，无心之感为太极。太极动，男女分，孕母腹包藏极热之躯，生来秉赋纯阳，全凭纯阴胞浆之水以涵之。阴阳和，方能存命于胎中，斯为先天，阴不固则胎堕。谚云：胎前宜凉是矣。丹溪曰：人身阳常有余，阴常不足，诚哉斯言也。产生时“囫[②]”的一声为后天，哺乳需于食，乳食阴也，阳生而阴长，是以饮食不可以一日无也。上古饮水以养气阳，食淡以养血阴，清净无为，精神内守，寿终天年。今人不然也，以酒为浆，以妄为常，动阳损阴，所以半百而衰。如血内阳津少，气内阴液多，瘟疫不染，外疡几希；若气阴虚，血阳甚，易患湿热病与外疡。外科以“疡”字立名，诚有义焉，易字加□音床，□丁火阴火，灼血液于阴中，痛缓之痈疽，漫肿易消，阴多故也。易丙火阳火，灼津血疼痛速，有颗粒之痈疽，易溃而难消，阳多故也。液助血，不痛之症多不溃，气颈、肉瘤、枯筋箭之类，阴多终身无害。人气根于肾，肾虚火动，灼气液湿无形，灼筋骨肉有形，俱不痛。痛痒，《医原记略》痛痒麻木论。经云：诸痛痒疮，皆属于心。血根于心，知痛者惟心与血。前医以痈疽肿硬，皮色如常，不痛为阴证，痛为阳证，后医宗之，贻误深矣。

且夫不痛之症有五。火烧肉硬不痛，一也；火从阴出，皮色不及变不痛，二也；火灼气液湿，未灼血不痛，三也；有对口发背，腐烂根脚软而痒，按之不痛，此为生机之不痛，四也；如前证流脓败秽，腐硬如石，重按不痛，此种不痛，乃血死无知，方为死证之不痛，五也。世医因不痛，不知毒火陷阴，名曰“阴疽”。误认阳入阴为寒，未识用清凉败毒法为正治，反言忌用寒凉，概用温补热药，使阴精告匮，阳无依而离脱，至死不痛，冤哉！纵有阴足之人，治以温补完功，必须百日，且温燥服多，阴液被涸，寿源暗促，是有形之证痊于外，无形之病伏于中，阴损于内，数年内阴亡病作，虽虚扁无药可救，余治重险痈疽，用顾阴法，先使之不痛，痛定则饮食便可多进，顾脾阴正所以养脏阴也。较前法完功折半，愈后饮食倍常，精神不惫，使累身之疾病祛尽，不为有损，反可延年。盖未损脏阴，余用此法补阴液，活人无算，岂虚语哉！夫天地主静，阴多于阳，人身主动，阳多于阴，阳多火易生，由是观之，外疡属火，其无阴证可知。女子外疡更无阴证，左史云：女阳物也，女体阴，何为阳物？女确是阴卦，

---

① 薄：据文意，此处应为“搏”。

② 囫（huò，音货）：表示用力之声。

《易》曰阴卦多阳故也。业医者有终身难遇之假阳证。

余三十岁时，夏六月额生暑疽数粒，二三日间，疽发满额而红焮，以小恙未药饵，洗面时，以热手巾按之觉快，敷寒凉其痛异常，自诊脉象虚缓，溲清不浊，阳浮寐不安寝，斯时方悟有形之戴阳证，至晚即用桂附八味重剂，凉服而卧，卧觉忺侬，乃阳降阴之机，即时便寐，寤觉时，额疮似若全无，不日痂落。谚云：证属阳则痛。虚寒证亦痛，痛与不痛分阴阳，非也。未几，友人赵东里亦发此患，服前方一剂初解。从此以后，未见有此证，又有里阳不藏，阴多逼阳于上，阴内之阳上乘太阳经，或督脉经，发出偏正小脑疽，脑属阴，阴多疮根收束而不大，坐避风处，揭膏觉有寒风到脑，脑疽畏凉如此，诊脉虚缓，乃营卫之阳不能固，服十全大补以固阳气，其效甚速，阳易复也。治阳虚之对口，五十余年，只遇数人而已。丁未年，广行烂喉痧，有徐姓者，年三十二，邀余诊视，脉象虚涩，喉内不红，坐卧不安，亦不语言，面红目赤，他医作烂喉痧治，用犀角地黄一剂较重，以极热手巾试面甚喜，试以冷手巾，恶而弃之，此乃虚阳上冒之证，非烂喉痧也。服参附都气一剂神定，面目红退，三剂乃安。此证只遇一人，人生于世，阴证少，阳证多也。有腿足腰髀畏冷而痛，脉沉迟，阳不降，致成寒燥之痛，无寒热，服阳和汤即解。或问寒证反无恶寒发热，又何言哉？乃寒胜阳，阳不振，不能相争于表，阳主静也，有寒热，外疡痛而非寒，阳能胜阴，阴不固，阳气争胜于表，阳主动也。以上虚寒证，不可误用寒凉，用之必致内戕也。

痈疽部阴阳总论

头为诸阳之会，肾之阴精，上承脑髓，神灵出此。四肢为诸阳之本，手三阳，阳气坚筋骨，动则轻娇。手三阴，阴血润肌肤，静则坚实。头脑之实，内阴外阳，手足之实，内阳外阴，地块坚实，实处属阴，阳气聚而阴精凝，腹为诸阴之总。心之阳气下潜丹田，寿考在兹，背为阳，脏阴系于背脊之内。足三阴，循于胸腹之外，背内空，外阳内阴，胸腹空，内阳外阴。天气虚空，空处属阳，阴气会而阳气洽，阳处反实，阴处反空，诚阴阳互根而不离，离则病矣。凡脑项眉鬓耳后肩背之痈疽，口鼻之疔，暴起有颗粒者重，阳重于外，无颗粒者轻，阴循于内。胁肋胸腹手臂股髀腿足之痈疽，以漫肿内溃，皮色如常者重，阳重于里，有颗粒红焮者轻，阴循于外，内痈尤重，毒溃脏腑，反是而重者，乃阴虚阳亢于先也。

人身阳经循于外，肌肉硬，疽多痈少。阴经循于内，肌肉软，痈多疽少。医言痈轻疽重，未明前义。邹树学曰：疡科浑言，痈轻疽重。《灵枢·痈疽》篇，有名痈而深重，名疽而轻浅。痈疽之名，不必泥浅深之致，适事为故也。总之，阴液足，虽溃无妨，阴液不足，不溃亦能神昏毒陷唇疔、夭疽、锐毒之类。

痈疽部位恶寒发热论

脑项眉鬓肩背之疽，口鼻之疔，外阳内阴之处，疮颗未显，先有寒热者轻，阴来争阳，一寒热即罢，里阴能制外阳，是故疮颗不能速出。虽有外溃无坊，里阴是也，若先见颗粒，后有寒热者重，阴不守阳，阳毒直出之颗，外阳反来争里之阴，阴不胜阳，则为瘅热不寒，为外溃不堪之险逆症也。如前部位漫肿之痈疽，先有寒热者重，阳毒久伏，阴营未显，阳争阴之热，热多不退，肿痛内溃而势大，里阴不能胜阳。如先现漫肿之疽，后有寒热者轻，里阴能任表阳，即有寒热而易解，溃脓为易治之症。

胁肋胸腹手臂股髀腿足，内阳外阴之处，疮颗未出，先有寒热者重，后有寒热者轻。漫肿之疽未现，先有寒热者轻，后有寒热者重，与前实为对峙之义。

痈疽每有将溃发颤振者，因服清热以助阴液，火毒不得存留，阴来骤复之机，最为佳兆。如石灰得水而燔，煤得水而焰，乃阴助阳，伏火直出之象，当此之时，不可惊慌，乱投他药，以致误也。又有外疡久不完功，时寒时热，咳嗽骨蒸，为败漏之疮痨，亦由误治致此，而无救矣。

痈疽阴阳论

痈疽初起如粟，俗云“未老先白头”，较疮颗轻浅之白头有异。痈疽疔疮之白头，颗粒如珠而高突，捏之有根，细视四围毛孔似闭而不松，如发背将起，背如负重，或作蜂芒木刺，猝痛彻心，痛定毒已至矣。此为最烈之毒火，从毛孔中突然而出，以理言之，谓之火眼。此等颗粒骤发，不能消散者，以表为阳，阳从阳，为阳中之火证，火性急也。漫肿附骨疽，皮色如常，每得消散者，以里为阴，阴胜则阳毒解，为阴中之火证也。寒邪伏于筋骨之间，血凝而痛者，得暖即瘥，得冷更痛，寒乘阴，为阴中之寒证也。外肿气浮热，不受寒凉敷贴者，为阳中之寒证也，有先实火而后虚寒者，先火而后寒也，有先寒而后热者，先寒而后火也。有经寒络热，经热络寒，俱宜随证施治，惟湿重液多之证，起发完功，全不知痛，溃则脓水易生，腐烂腥秽，腐肉易脱，火灼经，不灼血，阴湿多，为不死之证。火得液养，液护血而不痛，惟湿水多，不可误作寒治，作寒治者多败。湿温不痛，较火重灼营而痛者易治。若无湿而溃烂，脓稠不痛者，虽得完功，终非佳兆，五年内防病多危。盖由血败于前，气伤于后，至于燥火湿温蕴毒，藏于精血，血本咸而有火，精本静而不热，色欲过度，使精化火，膏粱炙煿，毒火入阴，此皆为毒之原也。老子曰：亭之毒之[1]。淮南子曰：味者甘立而五味亭，亭毒者，化育之谓也。师古曰：味厚者为毒久，人之生也食，食离久而为毒，毒即害生成之性，食色原是天性，不可使之过，以过养生，实足以戕生也。阳孤为独，系火焰独行，不与阴为耦。又有阳毒阴毒之说，阳并阳燔灼盛，则成阳毒，阳害阴，聚结阴，则为阴毒。凡内证冒烂于内，发斑于外，死后发斑，或青或紫，毒火陷阴，为害如此，若以阴毒“阴”字作“寒”字讲，误矣。

---

① 亭之毒之：此处应指化育痈疽，成熟痈疽。“亭”和“毒”分别被解释为“成”和“熟”。源自《老子》：“长之育之，亭之毒之。”

腐肉脓水腥秽论

外疡腐由肉化，脓由血变，水为阴液护救。如内溃者，放脓宜早，外溃为脱腐为先，脓腐易出、肿硬易消者易治，阴辅阳也。痈疽无论大小肿硬，外溃内溃，过二十朝，腐肉不脱者，真阴亡也。用降灵丹烧枯之，黑肉多日不脱不在此例。服大剂益阴败毒，阴液生而腐脱者，犹有生机，若腐仍不脱者，肿硬处与好肉交会不清，虽华陀莫能治，譬如禽兽宰杀之后，夏秋用井水连毛水浸，不时换水浸至极冷，春冬冻硬，再用滚水挦毛，入釜煨之，其肉糜烂，肉得阴而易腐。若未冷，用滚水挦毛，肉煨撒而不糜烂，乃阳无阴不化。再试以鸡蛋生时，乘热煨之则僵。重阳者刚，如甑酒吊锅之上，用冷水凉之，酒浆自淋，热则淋止。阳得阴生，以物理言，略见一斑。如脓出，微有腥气者吉，血虽伤，液未损也，腥而兼秽者，半凶半吉，血液耗，阴渐伤也。败秽之气，如酒浆气者多凶，毒火重，阴液败也。真阴之体，本清静而不秽，真阴之气，本运动亦不秽，火灼血，阴不能守，阴伤秽自出矣。然腥秽之脓水，形状有表里大小之别，部位穴道，有险顺不同，即如口内生痈、手指蛀节疔、肛痈，小至疥疮脓颗，足疔破烂，易溃易秽，乃阴遏阳而小。阴主收束，是以根盘不大，虽有秽气，阴束之秽，秽中有生气，不致伤身者，疮小而在表也。肺痈，肠痈，流注，对口，发背，囊痈，败秽气多者死。阳亢阴亡之秽，以其大而从里发也，腥秽之中，有生气存焉，有败气蓄焉。试以咸蛋验之，如蛋外咸泥潮润，虽数月之久，蛋黄变黑而秽，黑秽之中，有生气存焉，食之而觉美。若蛋外泥干，蛋黄未及变黑而秽，其气秽而败，人多恶食，从此以求，可知有阴无阴之秽矣。又有脓水不腥不秽，其症浅，水多为阴液足，无大溃也。痈疽重症，内溃外溃，未有不热腥气者，正当腐烂大溃之际，未有不腥秽者。腥秽气，正是阴与阳争，阳重则秽亦重，阳微则秽亦微，用滋阴败毒，阳毒解，腥秽除，而完功速。如腐烂不堪，反无腥秽气者死，毒火内陷，阴亡而阳无附，阴自阴，阳自阳，阴阳离脱，无熏蒸变化之机，其死速，无阴之速也。阳毒重，阴亦足，而脓厚，若阴不足，其脓涸，死更速。又漏疡、乳岩、瘰疬、蝼蛄串，脓水微腥，而有滃气①者，火从脏出，液从肝泄，肝阴泄尽乃死，其死缓，有阴之缓也。若乳岩、瘰疬等症，转得稠厚脓者，阴从里托，毒从胃化，方可完功，完功亦缓。一得水生而不秽，阴阳和也，阳从阴化；一得水死，而有滃气，阴从阳耗，阴将绝也；一得稠厚脓而生，阴助阳也，阳毒外泄；一得脓涸不秽而死，阳毒内戕其脏，脏阴亡也。辨脓水腐烂，以腥秽不腥秽而定死生，可该其余矣。

外疡顾阴论

外疡属火，阴液必伤。凡燥火灼血之痈，上半身多；湿火灼血之痈，下半身多。误服温

① 滃气：形容痈疽腐肉脓水腥臭的一种状态。

补，使胃阳燔，增呕恶，或热郁煎阳津而泄泻，不可利，利则伤阴，不可止，止则毒火内遏，又损其阴；仍宜顾阴为治，使燥湿之火下行，秽浊去，泄其外势，热郁尽化，泻自止矣。阴液复，脾土生肺金，疮口起白边，白属肺，肺主皮毛，脾主肌肉，新肉生如石榴子淡红色，高凸处，即肌肉之腠理汗孔，完其旧也，外用凉润以滋之。若用燥火之升药，劫阴液，肌受燥火灼津为厚脓。如斯燥火从肉入胃，发牙疳，致牙龈腐烂而秽臭，外用温燥尚如此，内服温燥，更可知矣。如现肉色深红而光亮，不痒而痛，阴液涸，每多暴脱，阴液救里难支，救表更为不及，用寒凉而痛甚，得温暖而痛定，方为虚寒的证。如此虚寒者，千百中难得一二，究属阴虚证多。若腐烂不堪，或内溃势大，用益阴败毒，谷食不减而反增，是阴生而阳成；虚寒证，得温暖而谷食多，是阳生而阴成。阴多补阴而食减，阳多补阳食亦减，是实其实也。疡毒已伤其阴，再服温补，诸恙蜂起，是虚其虚也。是以疡证，总以顾阴为主，顾阳者审而辨之。每有胃家燥火搏血之脘痛有据，口燥漏泄便结，服凉润，脘痛除根而无后患。服辛香温燥，火郁发之，暂可定痛，终不除根而有后患。久服辛温，阴被火吸，直与服丹石同，阴精暗耗，发毒必重，可不慎欤。

痈疽坚硬论

痈疽坚硬，灼热高尖圆满，阳有余，阴亦足，肿硬歪斜势大，阴不足，阳有余，譬如砖坯之土，土干则硬，未经火烧，得水则柔。生物如故，犹痈症得凉则解，若土坯经火烧砖，其硬如石，入水不柔，不能生物，土阴全绝。就如石疽岩症之坚，肉虽属土，肉内之硬，不比无水之土烧坚，肉中尚有微阴，得凉即软，软则火微，以其阴液未绝，犹可救疗。如火燔灼不已，使阴涸尽之坚，方为死证。至寒凝之硬，乃气不足以充实腠理，温之则和，如冰得温释而为水，复能生物。火灼树本半时，得水不活，火炕则枯矣。如患痈疽之人，素有痹气寒湿，或体质虚寒，间有用温补者，比补阴具效更速，阳易复也。如不能效，火尚伏而未能外现，但阴已暗耗，燥结不解，其硬不能速消，还是补阴，阴难养也。亦有温补而愈者，此人阴精未亏，假借完功，然精神委顿，致成未济，虽活已属行尸，一朝有故，莫之能救矣。不如借阴收纳阳气，炼成既济，以享天年。若完功竟有迁延，乃阴不足，以生肌凑合，仍宜育阴为治。经云：阳得阴藏，阴平阳秘，精神乃治。此之谓也。

误治不如不治

对口发背，初起无甚根盘，轻浅之颗，本不足为害，一经庸医，温散温补，转轻为重，酿成溃势，侥幸完功，而病者受痛，为已深矣。医不以为过，反以为功，犹诩诩自矜曰：痛属阳者不死，不痛属阴者必死，非我治之之善，必致属阴而成不测。不知者竟受其愚，皆命之曰神手，医者适借旁人口而得名，一遇重险之症，火灼阴亡，败象迭出，仍用温补，病势日重，乃告病家曰：如此补托，不能起发脱腐，又加泄泻不食，非我之药不能疗也。不知热泻用温补之壅塞不能食，仍委之于命，即延他医，亦复如是，众口同声，决其必死，病家信以为真，呜呼！如此而死，非死于证，实死于医之不精，不明阴阳证治。余尝见穷民患对口发背，不经医治，食不过藜藿，外不过汤洗膏贴，自愈者亦复不少，岂真不服药为中医欤？盖重症误治，不如不治，不治或有生机，误治断无生理焉。

痈疽艾灸不如汤药洗

痈疽初起，古法用艾灸神灯照等法，以火治火，阴鲜不伤当！五朝将溃之际，莫妙于用辛凉败毒之药，煎汤熏洗，以火煎水，火存水中，假水中之火，兼药性以通营液，较前用无阴之死火为善。在表之血，喜温畏凉，表和里阴至，疽得阴而痛减，假阳生阴，从治之法，理当然也。平人气血无内伤外感，自然融和，气阳血阴，稍有不和，阴性滞而累阳。如温水沐浴，阳动阴随，气和血运，肌体松爽，冷水浴身，阴胜血滞，血滞则阳争于表，阳争则肌体反烧，伤败之象也。凡外疡从六淫表受者易治，七情里发者难疗。七情疡从里出，透膜穿经，其发也不拘时节，有缓有急，急则暴亡，缓则经年累月而毙，实系阴阳交错，错尽乃亡。六淫惟暑湿燥火，夏秋最多，风寒气候疡少，疡科立名繁冗，徒令眩人耳目，知其要者，一言而终，不知其要，流散无穷。余治外疡，择其要者言之，轻证亦可类推矣。

外疡初起，无论有无寒热，但知服蟾酥丸、梅花点舌丹、黍米寸金丹之类，以毒攻毒之说，毒即火之别名，以毒助火，可乎否乎？或服万灵丹，一派温燥劫里阴，风药泄汗耗表，均非正治。近来皮色如常，漫肿不红之流注，医者皆误认为阴证，悉服阳和汤、托里温中汤，外贴亦用阳和解凝膏，温散之类，渐次阴伤阳发，终难消散，每至深溃伤筋，灼热烦渴，疼痛不安之象，外科仍终身用之不悟，伤哉！不知此证，始由湿浊之气凝滞经络，遂致郁热酿毒，随阳气之流行走串，以致流者注，而注者复流，或三或五，甚至于九，数单属阳，不过半月间即溃，溃则脓毒稠浊而腥，如系阴证，何溃有如此之速也。疡科所谓疽属阴证，前论中已备述之矣，疽则从阴中发出，气化最缓，是以皮色不变，非寒也，兹则皮色不变者，由火伏湿中，血被湿混，不及外灼使然，即溃之时，色亦转红，血肉蒸成脓腐，试问寒为之乎？寒证不过为筋骨痹痛，本属无形，并无肿硬之象，温之则消，皆由疡科之不深讲究，以致自误误人者多矣。即至溃脓，仍惯用补托，使脉络阻滞，毒难外泄，然虚则补矣，而毒蕴未化，难免有壅遏锢结之害，所以溃久不完，经络败漏，幻为劳瘵者有之。此证初起，宜宣络化湿，溃即烙针泄毒，治宜清化，阴来毒解，完功速矣。至于敷贴，亦宜辛凉通化，破溃即插撚上药，切不可用升提，以劫阴液，灼成厚脓，且疼痛又易消烁营液也。

刀针说

古者燧人氏，钻木取火，钻取尖金，木取四时。夫庚金长生在巳，巳为火，火生金主降，金火静而内闭，乙木是生在午，午为火，火隐木主升，木火动而外越，坚金钻急，致静为动，木受金钻，致静而不动，动静相争，则火出而木燃，阳燧火也。至于水晶石，精而明，通乎阳也，晶琢圆而厚中，厚中则阳聚，阳聚则火聚，是以日照晶光而火施，亦阳燧火也。论烹调，以此火助脏腑；论祭祀，以此火通神明；论针灸，以此火通经络。今也取火以铁石，铁金坚，石金脆，以坚击脆，金石之气不能闭，不能闭，则星星之火出于石矣。此火较阳燧有微毒，昔以砭石治痈疽，今以刀针代砭石。凡刀针之尖锐属火，刀之锋利，其利又在火煅水粹之功，逼火藏金，金借火威，锋芒不可胜言也已。凡痈疽皮色如常，外皮顽厚而内脓成，此等症，外阴内阳，用火针烙开，使外阴解而内阳泄。如不烙针，内脓无出，阳蚀阴于里，损筋蚀骨，日久自破，致成败漏不治，悔之晚矣。且脓出阳微，完功最速者，火针之功也。如痈疖皮薄，阳蚀阴于外，脓成，刺以眉刀，或铍针，用刀尖刺破，通阴于表，使阴液外达，解阳毒于肌肤。阴长则阳毒解，不致腐烂不堪之苦，斯为至要。《素问·五脏别论》曰：拘于鬼神者，不可与言至德，恶于针石者，不可与言至巧。病不许治者，病必不治，治之无功矣。然而刀针手法，分寸有度，当此之际，务要慎重，刺之毋使太过，太过损膜，毋使不及，不及内脓不出。用之得当，转重为轻，可以起死回生；用之不当，转轻为重，置人死地，死生反掌，可不惧哉！试以刀针诸式于左以明之。

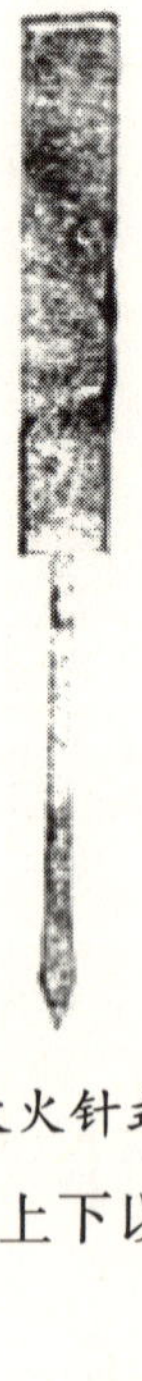

大火针式

火针柄圆，用坚木为之，长一寸五分，上下以铜箍管定，针梢钉入木中如锥式，针头微粗，长一寸三分。

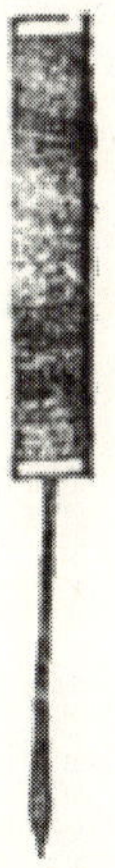

小火针式

针式如前，柄长一寸三分，针长一寸，较前稍细，皮坚根脚小而顶软者，如瘰疬近骨之间，刺二三分为准。

火针烙刺痈疽，按视皮之厚薄，脓之浅深，套以铜丝管，不致太过不及之弊。点灯用茶麻豆油烧针，无烟煤滞针之患，烧红刺入疽内，手法出入要速，速则痛少，即用硬纸撚插入针孔。皮薄者，脓即畅流。皮厚者，不但脓不出，连硬纸撚，竟不能插入，乃皮厚夹层，稍移则针孔不对，或内坚紧皱，仍用冷火针缓缓撚入原孔。停片刻起针，当按定无移，出针插撚膏贴，待明日拔撚出脓。或脓仍不出者，必有腐肉堵塞针孔，必须用银针管插入，脓从管出，放脓数日，肿消痛定。俟脓水日少，即可完功矣。

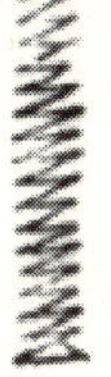

铜丝管式

用粗铜丝，缠成套管，管针之长短，刺附骨、环跳等疽。肥人肉厚，近骨之脓，针尖当露六七分，多至寸许，肌肉浅薄处三四分，量浅深用套管以定准。

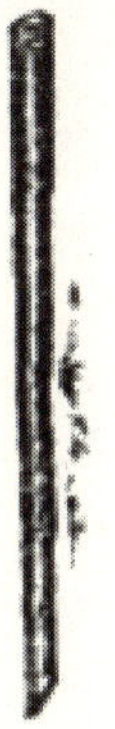

银针管式

针管用铜银做管，如麦秸式，上微粗，下微细，做成尖斜口，利于插入针孔，长三寸。

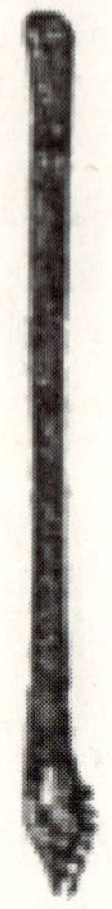

三棱针式

三棱针，刺皮厚有脓，或用火针烙开无脓，复用此针透之亦可。

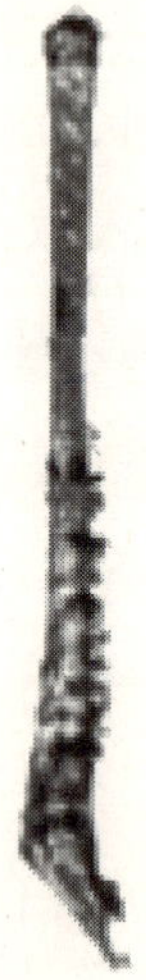

眉刀式

眉刀之利，泻一切皮薄之痈疽。

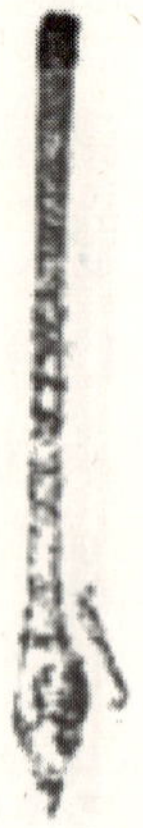

铍针式

铍针中间厚如剑脊，尖利两边锋，用如眉刀泻脓，长至四寸者，名喉枪，刺咽喉之脓血。

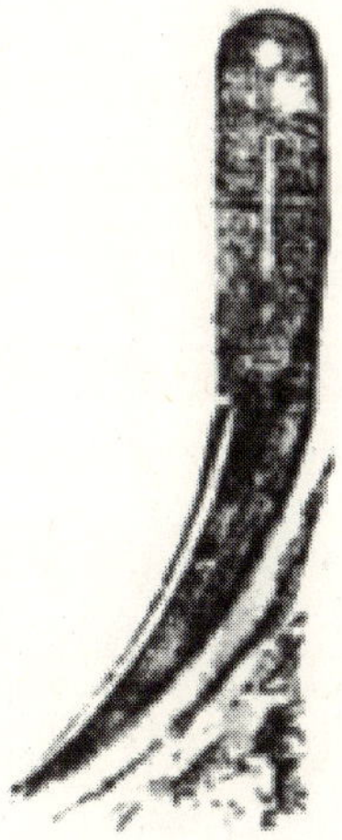

铜钳式

铜钳，钳痈疽之脓腐，拔木刺鱼卡之类。

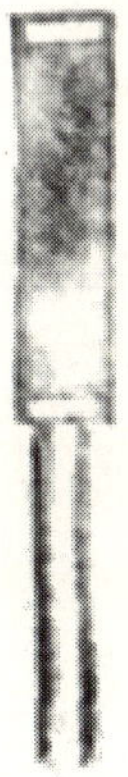

双火针式

双火针，烧红刺阴凝，消散横痃瘰疬之类。

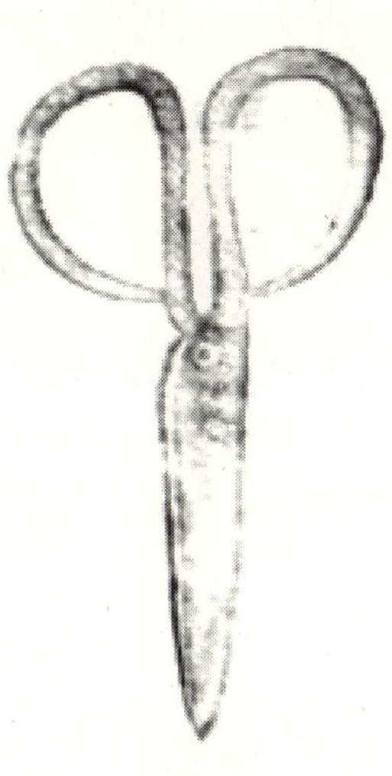

钢剪式

剪痈疽之腐肉、肛门之漏管、头顶之鳝攻、小便之皮包。纯钢者佳。

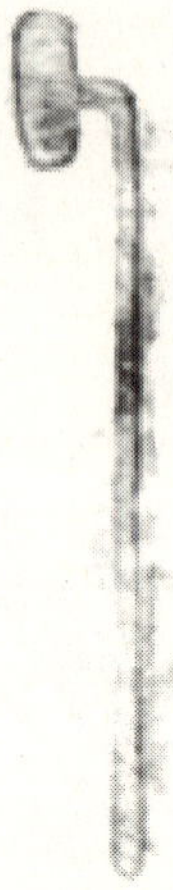

火烙式

火烙如西瓜子式，造以真金，金得火而内闭，烙之不溃。铜铁之烙，火从外泄，烙之必溃。用麻油灯烧，急拭烟煤，烙头顶之肉刺宜烙焦，烙喉痹宜速。

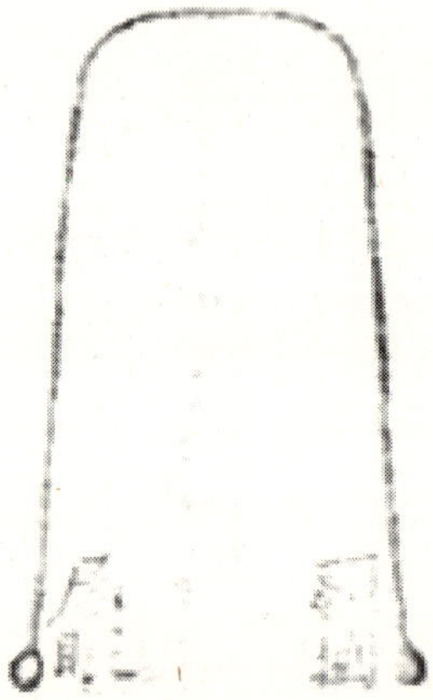

银丝式

银丝圆其头，以免刺痛，试漏管之浅深，尾其眼，穿药线以挂痔漏之管。

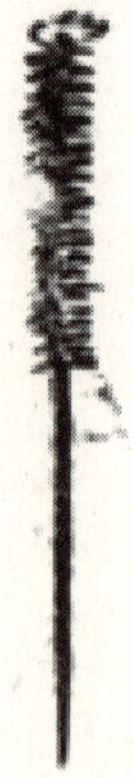

毫针式

毫针以铜银造之，取其滑利。上用铜丝缠之，以便炷艾。针之长短不一，谅浅深用之。炷艾灸散寒痹腹痞，冷针泻皮水。至于针法，又在针灸科求之。

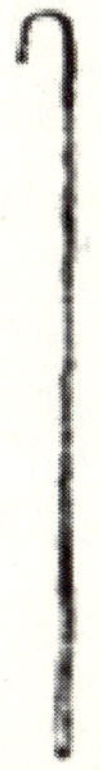

铜钩式

钩用响铜，或用纯钢造之，或双钩亦可，钩腐肉以剪之。

前式择其要者置之，至于吹喉风鼓捺舌，砭礁之铜条，双火针，刺瘰疬不移之铜圈，一切零星造用得当者，添之可也。

刀针禁宜讲

痈疽为无形之火，而害于有形。刀针以有形尖锐之火，而功成于无形。刀针之利，全在手法，而手法有缓有急，又宜心小而胆大。如肉厚皮坚，肿高之处，宜仔细按索，用左手按定肿处，以右手中指探之。若皮厚坚硬，不松者为无脓。有一处空软，按之随指而起者为有脓，软处用墨笔画圈为准。烙针之处，宜下而忌兜，兜则复串，反难完功。皮薄之脓，用眉刀铍针，一刺脓出，总宜急刺，急刺则痛少，缓则痛多。毫针之刺，刺水疱。鸡肫瘖之水肿，足肿之水胀，此用刀针之当也。缓刺之处，宜施之于水疔，手指之端，手指阳也，疔火也。未溃之前，误用刀针与急刺，是火上加火，反增疼痛，甚至有脱指之虞。必待阴生有脓有水，方可用卧刀缓刺，而指不损，阴未损，筋未伤，此刀针之用，又在半禁半宜之间也。如乳岩玉茎肿硬，血瘤肉瘤，石疽失荣，膝盖疵痈，误用火针刀刺，其败更速。或肉凸翻花血脱之变，致成不治，是刀针之禁用者也。缓刺禁宜，皆当慎之于始，毋悔于终也。

误药遗害致人死地病案

◎ 正烁宸，尝复后渐贫，心绪纷烦，脏阴就涸，已有失精之症。因无子，服种子方，又服玉壶丹，未几生子，玉壶丹未尝一日离也。不知阴精被劫，至五十二岁，硫火毒发，生藕包毒于右臂，服参茸无效。邀余诊时，神昏不语，殓衣已着。据云：肩臂臑肿硬如石，黑腐不化，乃阴亡不能托毒，肌肉干枯之败，是日即终。

◎ 许梅坪母，肝阳素旺，易生嗔怒。年少时有脘痛疾，每服苦辛温燥，用火郁发之之法，希图脘痛暂平。如系胃寒之痛，得温即释，何致痛不能除？奈治不合法，是以频发不已，年深月累，痛较前重，久则化火，肝主脏血，火灼血痛也。脉弦数有力，化成刚象。余治肝热燥火之痛，用柔养肝液，无不除根。世人每以痛属寒，竟不知脘痛有九种，医又不深究其源，燥火之证，服温燥药，如服丹石，犹种毒也。至五十七岁，深秋时，燥气当令，发出下发背于腰下硬骨处。邀余诊时，已延十余朝，外溃板硬不腐，即用甘寒补阴败毒，阴稍至而似腐，其中黑腐过二十余朝，仍未脱，无秽气，脏阴亡，不得托毒于外，真阴已绝，三十余日而终。

◎ 詹耀明，邀余诊时，年已六十，起连珠发背，有二十余朝，言怯委顿，细问病由，素嗜酒茹荤。在阴多之人，尚不足为患，若阴少之人，不惟无益，而反暗耗其阴，阴液不足，易招暑湿温邪。季夏暑湿交加，触引外邪，与内伏之热交相为病，寒热似疟，始用小柴胡，继用柴葛解肌，胸口不宽，用枳朴槟榔，二陈汤出入为治。因便泄臭秽，方用淡渗苦泄，四苓芩连之类。假以小愈，苦辛燥湿。皆是劫阴之法，不知阴愈虚，邪愈伏。譬如孕妇有病，一产病去，非解也，伏而不动也，正稍复而病复出，同一理也。耀未几，背出两小疮如粟，相去三寸许，始延医时，不用顾阴法治，初起又不问前因，即用发散耗其表阴，溃用参芪归术，助其内火，日以益大，疼痛不安。病家问能定痛否？余告以不日痛可定，而证不治矣，何也？此种不痛，乃火灼血死之不痛，非湿润血之不痛也，遂辞去，未几而亡。

◎ 赵盛佩，仅存一子，十四龄，患热郁腹痛，医作寒积治，火郁发之而痛止。未几大腹生痈，溃脓虽愈，阴尚未涸，然里热未除，又苦于服药。溃脓时，如多服甘寒，可无后患。初秋时，又招风暑，寒热往来，作寒疟治，服青皮饮，草果槟榔苍朴之燥药，邪热愈重，热郁化毒，直出手阳明经，上窜于牙齿之络，发出走马牙疳。邀诊时，齿落无血，下颏骨露，不可救也。骨液皆枯，尚能食粥，非能食也。是邪火杀谷之食也，未数日而夭。

◎ 宫保丁稚璜三公郎，二十一岁，始因丧偶，情志抑郁，继又失恃，悲悼愈常，以致肝阳内炽，引动相火，相火内寄于肝胆也。渐之营气不从，逆于肉理，生下石疽于腰左。余诊时，延已载余，卧床不起，䐃肉已脱，脉象数涩不调，谷食甚微，腰腹臀背皆肿硬漫大，坚如顽石。恙系火伏阴内，阴伤气败之象。按肤灼热不红，火伏阴内之征，便结不通，肠液已涸，已成劳损坏证。医认阴疽论治，前服之药，尽是桂附川乌草乌蜈蝎硫黄之品，阳和汤已服三百余剂，便结不通，进备急丸，始得更衣，时在中秋，阴液枯绝，不可救也，出见宫保，告以不治之由，遂辞归。复遇孟浪之辈，仍服峻剂而终噫。医道之不讲也久矣，学者可不慎诸。

◎ 京卿朱显臣，五十二岁，安徽合肥县人也，学邃品优，胸罗韬略，从事戎幕，屡著贵谋，而志安淡泊，不慕荣利，洵肝胆有余之人也。肝胆之气属木，通天之气。书云：木曰曲直，直则气伸，不为屈曲。但过直，则性少涵养而气旺生火，木火内生，化出燥气，反伤肝木，左肋下，致成隐痛之疾。默素不知医，虽有疾，抱药未违不敢尝之戒。去秋胸肋痛剧，不得已而尝药石，当此之时，医如知其肝燥刚痛之病，用柔养肝阴，则得之矣。奈所服之药，洵是温燥香通之剂，是以痛终不除，复常服理中丸，丸内有党参甘草之缓，其痛间平。但久服温燥，又涸肾水，肾恶燥也。肾水不能生肝木，次年春季举发，时下榻于邗江。因病未除，又服玉壶丹三钱，麝香数分同服，连服三日，忽然不省人事，左肋下，现出一块，坚硬如覆盆。邀余诊曰：乃温燥热药香散过剂，酿成肝痈绝症，难以挽回。谷不能进，肝脾阴败，勉用救阴法，外敷旱莲草膏，内用血肉有情之品，海参鳖蚌煎汤，煮稀粥饮之。数日人事似苏，硬处暂消，未几复硬，竟不能起，可不悲夫！近来脘腹痛，筋骨疼，不审血虚热痛，误作寒治者，不一而足，致人夭亡，可慨也，夫所以喻氏有医门法律之戒也。

◎ 制军吴中仙夫人，乐善好施，因周急未遂其志，以致烦郁内生，壅遏营脉之气，久之肝阳内炽，发出中石疽于胸右，坚硬如石，皮色如常，医皆曰阴疽之症。服阳和汤，敷贴亦系热药，但不知火伏肝脏，久必暴发。木得火而自焚，由是窜肿乳肩臂指，现出红色漫肿，坚硬犹火烧土之坚，手及肩后皮破出血，疼痛食少。邀诊时，溃破不堪，脉数虚涩不调，真阴已夺，初夏之交，阳气升腾之际，已现脱象，不可治也，因告辞。伊仍坚留，未久仙去。

◎ 文澧帅家丁李海，年四十余，烦心过度，左肋腋下，发出中石疽，延已半载余，日增其重，坚硬如石，根盘有八九寸径过，溃烂可纳鸡卵一枚，时流腥秽败腧[①]之水，火灼肉败血败之秽。秋令买棹就诊，余曰：石疽本属不治之症，现破溃，其死速矣。防血出之变，复又乘舟游玩苏杭，至上海，在舟次忽然血崩数日。复逼我求救，余用生地汁人参补阴益气，服五日到淮，途中亦未出血。回署后，又血崩气脱而毙。

◎ 颜姓年三十八，为杂货生理，肝胆不足，由肾水不充。经云：肾为作强之官，技巧出焉。肝为将军之官，谋虑出焉。胆为中正之官，决断出焉。自好谋而作技巧，无如胆经不足，不能决事于前。厥少之火，直出于右额，发出上石疽，初起如棋子大而不痛，日渐长大。延医用白降药烂之后渐翻花，溃烂不堪，大如手掌，下挂眼胞，出血两次，边高红突，阴难约束收口，已成不治。虽服药养肝阴，外用珍珠凉血油膏润养亦无效验。后复来就诊，又流血两次，精神渐败，此症不久必亡。

◎ 郭监泉妻，年四十八，因肝郁生火，右乳先出小核，初起坚硬如石，时常隐痛。初诊畏服甘寒，经年势大而溃。凡乳岩石疽，溃则不救，以阴伤气，火内灼通于血管也。腐烂三年，臭

① 腧（wěng）：臭貌。

秽气败，出血而终。

◎ 余治乳岩破溃，皆在三十余岁，有二妇，服大剂犀羚育阴，得稠厚脓而完功。有初起即服前药亦消散数人，冰冻坚，火烧坚，当细察之。又牙岩、舌岩、玉茎岩，名肾岩，皆在不治之列。

◎ 王学章妻，年五十，性素焦躁，生牙岩，余用柴雪丹擦牙，内服甘寒膏滋，后性气平和而愈，然虽愈，亦几希矣。

◎ 仙女庙开设米行之王姓者，年四十三，酷暑时患中发背，适余在庙便邀诊视。疽根散大，势如蜂窝，与好肉交会不清，腐不甚痛。如湿重之证，本不甚痛，不痛当有脓才时流为妙，视疮脓水反少，腐肉板贴，已成干陷，气血已败，阴阳无相争之势，且败秽牖臭，已无生气。延今三十四朝，尚能饮食如常。外疡，以食为要，无如自救之食，非养阴之食，生之少，耗之多也。他医进参芪归术，余曰：此种治法，虚寒者宜之，实火者忌之。此症再延六日，至四十日八候时必败。众皆曰能食能坐，语言尚强，断其必死，众皆不信。又延他医，复增协热泄泻，医用肉果补骨脂温补止泻。或告余曰：现在疮根收小，将欲愈乎。余曰：非欲愈也，乃干陷也。至四十日辰刻，复邀余诊，气喘神呆，斯时方送回家，登舟行十里许，疽忽流血，殇于半途。

◎ 陈芝泉年近古稀，四月间，起肾腧发于腰左。余诊已十四朝，疮形平塌，黑腐腥秽有生气，仰卧不知痛，疮形长斜径七寸，右少腹又腐烂斜长四寸，此处黑腐已脱，两处出水无脓，谷食少进。老年人因不痛，亦未经医自用膏贴，身微热，脉象虚濡而微数，濡为湿，数为热。寐则神糊，醒来神气清爽，此症尚有生机。外用九宝丹，提去黑腐，汤药日洗二次，内服育阴渗湿之剂。三日后，上掺以红灵珍珠败毒散，二十余朝完功无恙。但火伏湿重，以湿为生，湿重之躯，得燥火之气，易生外疡。二年后，又生中发背，余适远出，延请他医云：以年老宜参芪补托。未几而西去。

◎ 王松山母，年五十七，孀居多载，抑郁热蒸肺胃，嗜食而胖。热蓄上焦，致成消渴多年，值癸酉阳明燥金司天，少阴君火在泉，又当夏暑秋燥之时，暑入心，燥入肺，生背疽于肺腧穴，对心偏右。初起一粒疡小渐大，不数日连发小暑，痱甚多。旬日内邀子桐君医治，已言消渴发疽难疗，十二朝延余诊视，根脚红焮，肿硬有五寸径过，脉数少神，内溃无脓，只有一孔，插撚内有腐阻不入，近反不渴，热已陷，阴暗耗。然不能不救药石，外敷洗辛凉，内服甘寒，数日阴稍至，痛减，根守，似有阳得阴液化脓之象。但脓内有细油珠出，乃阳亢损膜，油从内出。五日后，遇丙丁日干，夜半昏，热不语，诊脉疾大无伦。阳气独发，投大补阴煎，次日乃苏，出撚又得红黄稀水，早晚各出一茶钟，有酒浆败气。邀他医用轻剂，不日出稀红水，少而秽，日见沉重，念七朝又逢丁巳复热，因疽疼饮桂圆汤六枚，烦热不寐，间有呓语，昼夜勉啜稀糜三小盅，卧难身起，败证叠现。复投犀角地黄汁，羚羊鲜石斛日二服，胃阳假降，阳似降，日啜厚粥五六盂，夜进四五碗。皆称得谷者昌，余曰：中气已除，此为食谷自救。而脉反静，又犯人病脉不病之旨，况现出外溃黑腐，剪开又无脓秽，脓亦不多，已犯干陷，断以丁卯日必亡，后果是日气喘言怯而逝。孙真人曰：日消渴之人，虑患大痈必卒。许学士曰：愚亲见友人邵任道患消渴数年，果发痈疽而死。是故圣人不治已病，治未病是也。

◎ 赵慎修妻，年五十，起中发背，他医腐溃时，皆用温补内托。至十八日邀余诊，外溃腐烂，疮形有七寸径过，干溃无脓，日夜大痛不止。斯时医议用参附，余止曰不可服。外溃无脓，火灼液枯，火灼血痛，幸脉数大有神，言壮体轻，此不死之证。外用前法，大剂甘寒，且大便燥结，可加瓜蒌仁。夫曰：此药一服，岂不是变成不痛之阴证乎？余曰：素与慎翁无仇，又何用此害汝乎？服与不服，与余何干。若不依此治法，必无救矣。执方与前医评论，皆曰不明此等治法。主人翁曰：他医皆言已成不治，痛死不如不痛死，立意已定，方继服此大寒之剂，明日痛仍如昨。又邀诊，仍用前方，日服两剂，日换膏两次，至三日得大便燥粪，解后原方去蒌仁。四日疼痛稍定，调治二十余日完功，寿得八十有六而终。

◎ 陈子芹年六十八，痰火入络之类中风，因火旺又生对口，横长六寸，脉数微弦。上膏敷贴，洗皆前法，内服六味地黄加川贝母、羚羊、淡竹沥而完功。

◎ 花芸台封翁，余之亲家也，年逾古稀，夏患正脑疽，腐烂横长六十许，仰卧枕疮不痛，寐醒神志不清，片刻神气方得如常，是湿蒸心肺之象。按脉虚数而有神，此乃阳重湿亦重之证。初延余甥周子山诊治，即用甘寒败毒之品。复招余往视，余用加倍写法，即嘱其每日食西瓜一大瓯，以清邪热，匝月而痊。古书云：凡对口发背，仰卧不知痛，皆称死证，竟不知湿重之不痛也。

◎ 花虎卿总戎，年五十三，生平善饮，湿自内生，但酒性慓悍，标热本寒。饮酒之人，阳易上升，气渐难于下达，以致足时畏冷，乃酒热之性从上而升，酒质之湿日注于下，湿郁化热，陷入阴分，阴伤火发，致生足疮。医不顾阴化湿，徒以温补渗利为事，然温补阴不能复，而又恶恋湿热，渗利尤易伤阴，是以终年不愈。后进育阴始得完功，惟阴耗于前，加以心绪纷烦，何能来复。厥少生机不振，未数月，又发耳门听会穴疽，不知疼痛，坚硬如石，阴已败矣。仍邀治足之医，用大剂参芪术附，以亢其阳而涸其阴，面肿神昏，甫旬日而大去。近来医家抱温补之法，统治外疡不痛之症者，不知凡几，可不辨哉！虎卿弟余之婿也，为予缕述其详，故知之审，并志此为擅用温补者戒。

◎ 周汉池年五十八，素本心绪纷烦，常食炙煿厚味，燥火内蓄，结于足太阳督脉二经，发出偏脑疽。初起，他医即用普济消毒饮、神授卫生丹，溃用参芪补托。皆系耗阴助火之法，且又阳刚之体，是以日增势大。邀余诊时，已二十余朝，横长项肿，腐烂一尺有余，脓水毫无，间有血出，不知疼痛，已成大险之症。如系湿不知痛，应有脓水，既无脓水，乃被热药内耗有干陷之变，勉用犀羚生地银花大剂甘寒，服后明日即得稀水之脓。此证阴液未绝，尚可救药，命男桐君调治二十余日完功。愈后自失调养，阴营未复，越二年，秋令又得温疟而亡。因阴损在先，正不胜邪故也。

◎ 陈新甫年五十七，体素丰，好啖浓厚，生湿生痰，兼有思郁。经云：思伤脾。又云：脾恶湿。由湿郁生热而嗜寐，因内生热，而好食梨果，湿浊之热混溷于中，移湿移热于太阳膀胱经，湿蕴化毒，上升项左。初起如粟，六朝后始有寒热，延医服表散，幸而轻剂，殊不知此为阳胜争阴之寒热，非外感风寒之恶寒也。热从里出，与湿温门之伏邪同，可表也乎？仲圣云：疮家忌汗。忌汗者，耗营内之液也。如斯脑疽根脚日渐走开，前论中项背之疽，先有颗粒，后有寒热者重。且太阳经从头走足而入阴，热邪耗阴最速。至十三朝，邀余诊视，神志模糊而不食，脉象数大而弦滑，舌苔嫩白而厚布，疮形坚硬漫肿，如蜂窝状，项肿不堪，溃左右长有尺余，上下有四寸许，不知疼痛，又无腥秽，干烂无脓。余曰：湿温毒火太重，防四候有变，速用大剂甘寒育阴，兼清痰火渗湿，以保脏阴。日服两剂，外用药水蒸洗，上九宝丹膏贴，日换两次。三日后，阴液争阳，阳毒外出，胃阴先至，舌苔退尽，里阴生，神志清，脓出腥秽，时流不已。至十日，稀糜频进。至二十朝，晚换膏时，忽流血不已，亟以冷水漫纸，更换二十余次血止。自此之后，湿火之毒，从血而泄，脉数渐减，腐脱新生前后共五十日完功，精神如旧。前贤作阴证治，在三十日必死，此证统计鲜生地用四十余两，后用干生地六十两，银花三斤，羚羊十八两，犀角六两，鲜石斛二十余两，川贝、天竺黄、淡竹茹数两，食梨藕汁无算。时在深秋，越三年后晤时，精神充足，体健如常矣。

◎ 张选青年三十六，素本阴精不足，初起脑后发际，本有癣患，癣上生小颗。初不甚觉，未数日，日增势大，方才寒热往来，溃势有八寸，疼痛不堪。进大剂生地、犀角、羚羊、银花十余剂，日渐痛减，上珍珠散一月完功。此证因湿化燥，清其燥火而毒自化矣。

◎ 邵铭山年三十余，托业商贾，烦心过度，起锐毒于右耳后。初起高突如豆大，此种颗粒，毒大最烈之颗。二十余日，溃烂势大，诸药罔效，项肿不堪。阴不守阳，血随火升，将近三十日，血流不已而亡。

◎ 夏厚联年五十，困于境遇，忧虑日深，于无聊时以博弈自适。因啖膏粱厚味，日久火炽，致发锐毒。初起高突，但热不寒而痛，脉象数大无伦，肿势散漫，神渐昏沉。余曰：毒已内陷，证难治矣。延至二十日而亡。凡脑后生疽，内通髓海，不比对口部位，起于项后不同。或问，有终身嗜酒，常食辛辣厚味，热病稀少、痈疽不生者，何也？余应曰：其人必能寡于情欲，无甚扰动心阳以助肝火。此种人肌体属寒，气内阴多，胜于阳气，血内阳少，伤于阴血。气内阴多，则气易敛，血内阳少，则血易滞故也。亟宜温暖以助营卫之阳。然而此等人，患温热外疡病者，百中难得一二，不可以指一二人言。凡外疡温热属阳旺者诸多，阳多之人，有内外证者，亟宜助阴守阳以固营卫之阴，阴阳二体不同又知此。

◎ 殷汝昌与李姓者，二人皆四十余岁，起偏脑疽，延十余朝，根盘不过二寸，疮不见风而亦畏冷，疽小疼痛异常。诊脉虚小微弦，弦为阴脉，此脏寒遏阳上露之疽，假阳证也。阴主收束，是以根脚不大，阳不胜阴之增寒，身虽热而喜暖。余用十全大补汤，以肉桂易附子，越三十日而完功。又有汪姓亦生脑疽，形证如前，庸医以毒火治之，服寒凉十余剂，变成直中之阴证，吐泻肢冷而卒。又有赵姓者，患寒证而服凉剂，使阳浮于外，遍体作烧，身虽热，尚欲拥衾而卧，阳脱于外而死。诸医书皆云痛属阳证，非也。然此种阴证，乃阴多逼阳于外之假阳证，用寒凉者必败，不可不察此等证，千中难一。阳亢湿溃之证，根脚未有不散大者，散大者红焮者，皆为阴虚火实，是阴虚不能收束根脚。误用温补者死，人多忽略，每以痛属阳，不痛属阴，而定死生者，是道听途说，胸中无主之谓也。

沙氏医案

原著　清·沙用圭
点校　刘昊辉

◉ 张之洞口疮案

代湖北总督张之洞诊

尊体禀素阳刚，燥烦过度，以致心火上炎，寤多寐少，阳旺于内，阴必不足，而湿亦随之，经以君火之下，水气承之是也。贵恙始由食指肿溃流水，食指乃手阳明大肠之经，延久未化，流入脉络，由右及左，筋掣不和为患。际此愈后，湿热蕴伏，仍未尽化，又涸结于阳明大肠之腑，发为痔患，于是图治经久，犹未刈根，遂氤氲内窜于小肠脾胃之中，不得下泄，势必上蒸，心火亦由此而生升，此口疮之所由来也。迩来口舌破溃，时流黏水，或又干燥脱津，系湿火蕴极，反从燥化，津液暗耗，浊热之气蒸腾不降，湿乃胶黏浊腻之气，郁久化热，伏遏于中，所以大便燥结，非苦不降，气化既乏通降之权，肺金亦失清肃之职。肺主天气，与胃相连，天气既得肃降之令，地气自能通调水道，化湿热于无何有之乡，湿化则清气暗生，脏腑即得淖泽之权，浊降清升，口患可已。但蕴酿已非朝夕，湿与浊热相合，必化为毒，即腐陈之气，又为火也。一火兴而五火炽矣。譬如火灼肌肉，立时起疱，疱中有水，此即火所提吸之也，亦阴随阳至之意也。恙本结之久而伏之深，非得秋凉之肃性不能解化，必俟阴液暗生，湿火之毒渐化，使炎上而退为润下，则肠胃廓清，诸恙自已。又云安静片刻，则干而且痛，若言语稍多又不痛，此系阴伤燥结，动甚则阴来救护，是以又不痛也。管见如是，叩请宫保大人电鉴裁之。

元参五钱　玉露霜[①]三钱　黑山栀四钱　飞滑石六钱　鲜铁斛五钱　鲜遗粮二两
净连翘三钱　寒水石八钱　白知母三钱　风化硝三钱　银花四钱

天地之气，固以生为生，莫不以克为成，经所谓君火之下，水气承之；湿土之下，燥气承之，亢则害，承乃制也。如洪范五行，东方之气应辛散，何以木曰曲直，又主酸收；西方之气应酸收，何以金曰从革，又主辛散；此天地交易之道，是以以克为成者也。此理甚明，人多不觉耳。惟人之生机，全在阴阳交纽之中，寤则阳藏于阴，以相交生气，生阴即寓乎其中，否则神疲气馁矣。但人与天地为对待，天地以阴为体，以阳为用；人身以阳为体，以阴为用。是以动作云为[②]，固属阳气，而谋虑皆从阴中而来。西医以智巧在脑，脑之足则慧，其属阴也明矣。

原法加减。

经以阳邪之至，害必归阴，五脏之伤，穷必及肾。阳邪者，气阳之中，无阴液以相辅而行者也。是以四时之气，阳生阴长，阳杀阴藏，一阴一阳之谓道。道也者，不可须臾离也，否则阳燥上蒸，阴难承润，即乾之九三，重刚而不中，上九亢龙有悔之象也[③]。今湿浊化为毒火，涸结于中，非一朝一夕之故，其所由来者渐矣。经又云，鬲肠不便，上为口糜。因肠鬲之中，为浊热熏蒸，久之阴伤，阴化燥，二肠不能淖泽，所以大便易结，浊热从胃上升于口而生糜，

---

① 玉露霜：方出《婴童类萃》，由天花粉、绿豆粉、桔梗、贝母、柿霜组成。功效：清肺化痰。此外，将天花粉浸透取出，带水磨粉，漂洗晒干所得干粉，亦名“玉露霜”。功效：益胃生津。又，荔枝实产自广东新会崖门山者，亦名“玉露霜”。

② 云为：出自《抱朴子》，意指言行。

③ 此句引自《易经》，形容处境艰难。

糜浅而疮深。今且锢结不化，已为痞矣。若能因循怠治，恐延及喉舌，即难为力矣。且人之生阴生气，全在阴阳交纽之中，如洪范五行，东方属木，木曰曲直，应辛散，何以酸收；西方属金，金曰从革，应酸收，何以辛散。至于苦寒咸火，无不皆然。此即阴阳交易之道，不交不生，不制不成，所谓“亢则害，承乃制”也。是以阳出于阴即寤，阳入于阴即寐，阴平阳秘，精神乃治。阳为阴之使，阴为阳之守，互为其根，生生不已矣。况阴阳抱负，如权衡之平，不可稍有偏倚，偏则为害。今阴虚于下，火浮于上，未济之象已成，心肾不能交通，浊热深伏不解，延今半载，必使阴生燥化，浊自下降，清乃上升，腐去新生，现薄白之苔，则金固肌生，其患自除矣。

其方未录。

◉ 江蓉舫阴部痈疡案

代盐运江蓉舫诊

质本阳刚，气火有余，津液为其蒸灼，化成湿浊，易以凝结营分，频生疡患。今因湿热又注于腹，图治未能廓清，复又凝注囊胯毛际，破流黄水，肤赤燥痛，谨防溃烂之害。近来湿从火化，火重于湿，痛甚，尚有阴阳交争之寒热，舌苔焦黄而燥，燥及咽痛，阴不上承，皆为湿火耗灼也。脉象弦数搏指，右大。亟以清渗解化、定痛消肿。管见然否，尚祈酌之。

元参三钱　南花粉二钱　粉丹皮一钱五分　鲜藕二两　赤苓三钱

地肤子三钱　泽泻二钱　天门冬三钱　鲜生地八钱　忍冬藤四钱

阳气有余之质，转运失常，津液遂易留连，化为湿热，下注脾肾之部，睾丸肿破，坠痛不安，两胯筋尚微硬，皆湿火凝结未化所致。始服清渗之剂，心阳仍未克畅，夜寐未适。观其疡患，红肿较平，痛尚未已。良由阴分已为湿火所耗，气化未即清肃耳。今拟前意再加清降，以化氤氲之湿，是为至要。俾得阳秘阴平，其精神自治矣。

元参三钱　北沙参四钱　天门冬三钱　海桐皮二钱　黑山栀二钱　细生地六钱

旱莲草三钱　赤茯苓三钱　川牛膝一钱五分　忍冬藤四钱　乌扇一钱　鲜藕二两

天地以阴为体，以阳为用；人身以阳为体，以阴为用。人之日服汤饮，系食入于阴，而后长气于阳者也。今气阳有余，必阴精不足，所以默运之枢机易于窒滞，此湿热暗伏营分，而每患疮疡之所由来也。兹复注于少腹，以及囊胯肿坠痛甚，皮破流水，浸淫为患。两进清化渗理，势已较定，而湿火涸结，仍未能解，且津液为湿火所耗，乏其承润，是以咽干微痛，夜来少寐，呛咳有痰，亦系积湿生热、积热生痰使然。今诊左脉已软，右部重按仍弦而大。胃肺为亢阳之气所乘，再以前方加以滋降，佐清脉络。速冀解化，无使结伏为患，是为至要也。

北沙参四钱　鲜石斛四钱　细生地六钱　青蛤壳三钱　天门冬三钱　茯神三钱

旱莲草三钱　女贞子三钱　玉露霜一钱五分　冬葵子二钱　忍冬藤四钱　莲子心一钱

经以地之湿气，感则害人，皮肉筋骨，是以又为浊腻之邪，最难脱然而化。今注下部，肿溃为害。叠进清渗解化，囊之坠痛较减，惟玉茎之下，又似鸡肫之象，尚未能消。但湿热即津液之不得其正而生，湿火虽化，阴已暗耗，是以虚阳上越，头眩咽干，夜仍少寐。今诊脉之弦大稍数软，舌前焦黄之苔亦渐腐退。原从清渗解化，佐以柔调为主。

北沙参四钱　茯神三钱　黑山栀一钱五分　旱莲草三钱　莲子心一钱　天门冬三钱　青蛤壳四钱　细木通一钱　细生地六钱　鲜石斛四钱　石决明八钱　海金沙三钱　忍冬藤四钱

湿由脾运之失健而生，郁而生热，热极又从燥化，阴随阳至也。昔贤以寒湿温脾，湿热清肺。肺为水之上源，赖以通调水道，下输膀胱者也。是以天气病，地气亦因而不调，且宿有疾疟之患，营卫失和。今湿火较前虽化，而气运究未能循其常度，日晡神疲，怯寒内热。脉象仍现弦大。今拟和运，佐以渗理。即祈酌之。

南沙参三钱　杏仁泥二钱　青蛤壳三钱　炒芩一钱五分　秫米一钱五分　紫苏子一钱五分　川贝母二钱　茯苓三钱　半夏曲一钱　忍冬藤三钱　净连翘一钱五分　黑山栀一钱五分　佩兰叶一钱

湿之化与不化，在小便之利与不利，是以治湿热者，不利小便，非其治也。且足太阳循背上行，为寒水之经，湿遏其气，以致日晡怯寒为患。昨进和解，今又较减，惟腑浊不得下行，三日不更衣矣，此又湿从燥化之征也，所以津不上承，夜来口干欲饮，下部悬处，水仍浸淫。余氛骤难豁然于一旦，今拟清浊通调，俾浊降清升，气化自能和洽矣。

南沙参三钱　整瓜蒌四钱　银花三钱　鲜石斛四钱　更衣丸二钱　青蛤壳三钱　天花粉二钱　茯苓三钱　白通草一钱　川贝母二钱　焦山栀一钱五分　橘络七分　火麻仁三钱

湿热下注，前为燥火所化，叠进清渗解化，肿消痛减，水之浸淫，亦渐稀少，惟营卫素为大疟所伤，稍有不和，即寒从背起，热亦随之。且湿注下部胯肾，申酉气注之时即发，气为所困，蹇滞不调。今既湿火已平，又当调和营卫为主，昨因大便燥结，今已更衣三次矣。但溺后窍络仍痛，气运尚未能流畅也。拟和解营卫为主。

南沙参三钱　当归一钱　大白芍三钱　冬瓜子三钱　柴胡七分　茯苓三钱　川贝母二钱　荷叶包生谷芽四钱　半夏曲一钱五分　橘络一钱五分　白通草一钱

脾为营之本，胃为卫之源，营卫之流行，全赖中枢为之斡旋，是以经云“少阳为枢”。枢机失洽，营卫即为之不和，此寒热有似于疟之所由也。调治已经湿从下泄，疡患亦渐减少。但贼去城空，气未能健，清不升展，眉棱两额眩胀。今大便又经溏泄，仍有秽浊之气，湿从下化。惟冀培调气运，以循其常度，不致他歧为患。

南沙参三钱　宋半夏一钱　杭白芍三钱　夜交藤三钱　扁豆衣三钱　白归身一钱五分　茯苓神各二钱　刺蒺藜三钱　粉甘草五分　橘络一钱　池菊炭八分　生谷芽荷叶包，四钱

湿之中人也，下先受之，湿本胶黏浊腻之邪，最难脱然而化。前因溷结少腹毛际以及睾丸，浸淫破溃为患，复又内蕴大肠，是以便结难行。多方图治，外疡渐次痊可，而腑络之余焰未清。昨又卒然熏灼痛甚，肛门如烙，犹是湿火尚未化尽之征，即日晡怯寒，亦属气为湿困之象。原拟清渗解化，俾腑气通调，脉络清净，诸恙自除矣。

北沙参三钱　茯苓神各二钱　槐米三钱　丝瓜络三钱　莲子心七分　冬葵子三钱　柏子仁三钱　贝母二钱　忍冬藤四钱　天花粉一钱五分

经以上气不足，头为之眩，中气不足，溲便为之变，下气不足，胫为之瘦削。今湿火已

化，气虚显然，且兼之质禀阳刚，温补又非宜。当培阴中之气，是为正治。况二便仍未调畅如常，余氛未尽所致。夜来呛咳少寐，痰热亦未尽化，是以默运尚未能健也，前方进步图之。

西洋参二钱　柏子仁三钱　冬葵子二钱　北沙参三钱　槐米三钱　怀山药三钱　杭白芍三钱

刺蒺藜三钱　粉甘草五分　天麦冬一钱五分　川贝母二钱　合欢花一钱五分　茯苓神各二钱

人之饮食入胃，输精于脾，脾气散精，上归于肺，通调水道，下输膀胱，自能化湿热于无何有之乡。今因气化不和，湿火燥火，浸淫下部，破痛且肿。叠进清化，诸恙渐次减退，而余氛尚或聚而作痒，如火烙之象。仍是阴营暗亏，骤难淖泽也。且二便仍觉欠适，渗化之机未畅，前方加清理之品图之。

西洋参一钱　天麦冬各二钱　柏子仁三钱　茯苓神各二钱　火麻仁三钱　制豨莶三钱

北沙参三钱　大生地四钱　槐米三钱　冬葵子二钱　旱莲草三钱

饮食入胃，输精于脾，精足则生气，气旺则生神。然则精也，气也，神也，一而三，三而一者也。全赖阴液之交通，交则万物生矣。图治以来，邪气已化，阴正暗亏，默运之机，欠健化之职。痰咳频频，仍觉倦怠乏神。今又便溏二次，但脉舌均和。惟宜培运中州，以调阴气，俾得循其常度而已。

孩儿参三钱　大白芍三钱　怀山药四钱　宋半夏一钱　北沙参三钱　川贝母二钱

甘草八分　熟枣仁三钱　云茯神三钱　冬瓜子三钱　扁豆衣二钱　秫米一钱五分

厥阴之络，络阴器，过毛中，湿浊之邪所归。前化燥火，溃破为患，图治已较痊可，而脉络之纵缩，仍若刺痛不和，此余湿与气仍未得通调之力。夜来痰仍咳呛，咽干燥痛，阴液之耗，亦未来复。幸眠食较前已和，脉舌亦均调洽，宜乎缓缓培调，以冀气化得健运之机，诸恙自已。

潞党参三钱　茯神三钱　冬瓜子三钱　怀山药四钱　橘红一钱　北沙参三钱

川贝母二钱　文蛤壳不是五倍子，五钱　泽泻一钱五分　车前子一钱

气以阴为归附，阴以气为运用，是以气为血帅，血乃气航也。今恙后湿火均化，而睾丸之纵缩，仍未和洽如常，时有刺痛，如火烙之象。此即气之乏，以温分肉、实腠理也。幸胃纳已调，而脾运尚未健化，仍或咽干咳呛。高年痰热有之，仍以前方加培运之品调之。

潞党参三钱　茯神三钱　怀山药三钱　橘络一钱　川楝子二钱　於白术米泔水浸，陈壁土炒，一钱

冬瓜子三钱　炙甘草八分　川贝母二钱　荷叶络一钱五分

恙后阴气之耗仍难和洽，循其常行之度，以致睾丸仍收纵隐痛，夜来或烦扰不安，此乃痰热之留伏尚未化之以尽。舌苔之黄腐已化，已生淡黄新苔。胃气渐次来复，即二便亦渐次调畅。恙延日久，亏耗难以骤复，尚宜丸剂缓缓培调为要。

潞党参三钱　大白芍三钱　冬瓜子三钱　怀山药三钱　川贝母二钱

白归身一钱五分　茯神三钱　络石藤二钱　橘络一钱　荷叶络二钱

湿之化与不化，由小便之利与不利，亦因脾运乏以健输也。调治以来，诸恙悉减，惟气阴暗亏，骤固难复，而余湿热仍或下注于囊，是以尚未和洽如常。而痰仍咳呛频频，此高年脾肺

之虚也。以致多食，仍难健化。前方再加培运之品，以缓图之。

潞党参三钱　杭白芍三钱　冬瓜子三钱　川贝母二钱　橘络一钱

白归身一钱五分　茯神三钱　怀山药三钱　络石藤二钱　干荷叶络二钱

乾为天主燥，坤为地主湿，湿能化燥，燥亦能致湿，经所谓“燥极反兼湿化”是也。惟贵体阳刚，加之慓悍之性，蕴蓄于中，气化易于蹇滞，湿即暗伏营分之中，隐而不觉，每易发为疡患。医治未能清化，郁火化热，热极又化燥火，浸淫下部，破溃肿痛，几酿囊疡之患。叠经表里图治，湿火化之殆尽。但湿即津液，被燥灼而生，湿去阴气未有不耗，以致络气尚欠调洽，痰热未清。然久药有苦于胃，拟丸缓缓培之。

潞党参焙，三两　川贝母去心，二两　炒苡仁三两　柏子仁炒，二两　北沙参三两

法半夏一两五钱　冬瓜子炒，四两　大麦冬二两　怀山药炒黄，三两　杭白芍二两

生地炭五两　橘络烘，八钱　槐米二两　茯神人乳拌蒸，三两

煎汤泛丸，每早晚用开水送下各二钱。

◉ 黄翼升夫人不寐案

水师提督黄翼升夫人戊戌杏月廿七日诊

质本血液暗亏，肝失荣养，客秋疟后，调治未得其宜，以致气乏阴涵，化为亢燥之气，升扰脉络。始从掌心如烙，继则五心及肋灼热，竟夜不寐，心肾欠以交通。惟人身之生气，全在交纽之中，如东方本属辛散，何以曲直作酸，即西方交易于东，而成既济之功也，西方酸收亦然。贵恙延已两月，心肝肾三脏之阴，固失淖泽之权，且气运亦少健输之力，仍恐害及脾肺，下损及上，势有过中之患。诊脉软数无神，神为胃气，百病俱以胃气为本也。舌苔淡黄，质地色赤。入暮阳不潜藏，必致浮越于上，为亢龙有悔之象，即重刚不中，阴亏不能以济之耳。亟宜屏虑静摄，当思静则养生之意。管见然否，尚祈酌之。姑拟许学士珍珠母圆法以化亢燥而益阴营，俾得阴平阳秘，精神自治矣。

石决明先煎，一两　彩龙齿先煎，四钱　北沙参四钱　潼蒺藜三钱

阿胶珠藕粉炒成珠，三钱　犀角片先煎，三分　灵磁石煅，先煎，二钱

云茯神三钱　中生地五钱　莲子心一钱　杭白芍三钱　柏子仁三钱

人之食饮入胃，游溢精气，以输于脾，脾气散精，上归于肺，其清者上禀心君，化赤而为血；浊者通调水道，下输膀胱，阴阳揆度以为常也。今谷化之精微，脾肺为燥所遏，至此即留伏不行，被气火冲激，是以化为痰沫，沫即津液之扰乱混淆也，非痰也，亦非饮也。饮乃水聚不行所致，痰系稠厚黏浊之形，与沫迥异，经所谓咳出白血者是也。以致恙久营液亏耗已极，不能和调五脏，洒陈六腑，所以阳不入阴，阴不潜阳，夜来心烦少寐之所由来也。但气乏阴涵，则为燥气，少火之生气亦化为壮火之食气矣。且有形之阴，亦难骤期其来复。当静心屏烦，缓以图之，方有裨益。恙现胁热指空，皮毛不泽，乃营渐枯涸之明征也。原以前意进步培调，王道无近功也。

石决明一两　彩龙齿四钱　抱茯神三钱　女贞子三钱　生熟谷芽荷叶包，四钱　犀角片三分

北沙参四钱　柏子仁三钱　鲜铁斛五钱　丝瓜络三钱　阿胶珠藕粉炒，三钱　中生地五钱　潼沙苑三钱

人身之阴阳抱负，如权衡然，无少偏倚，偏则阳盛生热、阴盛生寒，理之常也。今恙由血液亏耗，燥火充斥于内，灼津幻为痰沫，误以湿痰论治，脏真日漓，心肾不得交通，竟夜不寐，《内经》以阳入于阴则寐。刻因阴虚已极，阳不能藏，即藏片刻，或惊而暴出，烦扰不安矣。且渐至脉络失荣，筋强掣痛，系阴液失以涵养所致。惟久病必虚，虚不能复，即谓之损；损不能益，即谓之劳。古人以二火着力为劳，是以火炎于面也。昨春分节令，气稍更变，阳仍未克潜藏，夜仍不寐。况燥火久则气亦涩，是以膹郁在胸，而欲太息以伸之也。兹议以前意，加柔肝清化燥气之品，以冀阳亢之气速为肃降。是否？仍祈酌之。

羚羊角先煎，二钱　地骨皮三钱　抱茯神三钱　潼沙苑三钱　生谷芽四钱

石决明先煎，一两　犀角片先煎，一两　大生地五钱　生石膏一两　鲜藕一两

怀山药四钱　北沙参四钱　彩龙齿先煎，四钱　柏子仁三钱

三月初一日诊

前方加味：合欢皮、龟板胶开水另炖化和服。

人身之阴阳，行阳二十五度，行阴亦二十五度，日夜一万三千五百息，五十度周于身。今阴虚阳盛，阳不入阴，是以目难瞑而不能寐。但目为阳气出入之门，目闭则阳藏，目开则寤矣。惟阳入于阴，阴得潜藏，方能安寐。贵恙气乏阴涵，化为燥火，充斥三焦，心肾既难以交通，肌肤亦为其耗灼，以致表里总失淖泽之机，气易于膹郁。如以理气，又嫌其燥矣。叠进清柔降化之剂，亢害之象，稍为减退。肌为热灼较平，唾沫亦已，夜寐稍安。足征阳亢于上，阴不下潜，显然可掬。入暮脉之弦大亦减，舌前腐黄之苔亦薄，均渐入佳境之象，但阴难骤复，仍防虚火复萌之害。原以前意略为增易，缓缓图之。

犀角片先煎，五分　连心麦冬三钱　生石膏先煎，一两　抱茯神三钱

元参四钱　羚羊片先煎，二钱　彩龙齿先煎，四钱　大生地五钱

柏子仁三钱　合欢皮二钱　龟板胶开水另炖化和服，三钱　鲜藕一两

初三日诊

前方加生鳖甲一两、天门冬三钱。

虚火复焰，不能安寐，原以前方加味，如能潜降即作罢论。否则以阿胶鸡子黄汤治其阳不入阴、心烦不寐之虑。

清阿胶开水另化和服，三钱　杭白芍四钱　生鸡子黄打碎临服和入，一枚

真川连三分　粉甘草五分

此方未服，因服前方已能寐矣。

坤道以肝为先天，肝乃藏血之脏，妇人以血为用也。且为将军之官，其性刚直善怒。恙久误以痰饮论治，营液暗亏已极，气遂化为燥火，升腾莫制，于是一火兴而五火炽矣。脏真日见销铄，胸胁如焚，指空肤燥，面如火烙，势有燎原之象。进大剂清降，燥火较平，夜渐可寐。阳亢之气，渐可得阴以涵藏。入暮脉左弦大亦减，舌根之黄苔亦薄。际此仍冀阴能来复，方有

生化之机。

羚羊片先煎，一钱五分　彩龙齿先煎，四钱　大生地五钱　龟板胶开水另烘化和服，二钱　北沙参四钱

青果五个　白藕一两　生鳖甲一两　怀山药三钱　茯神三钱　寒水石五钱　女贞子三钱　旱莲三钱

丹溪云：痰有十种。今医但知寒湿之为痰，不知痰之所甚夥，鄙意烟痰，尚未列入。此乃津管被阴虚之燥火冲迫而出，是以为沫，盖非黏浊之痰，亦非清浊之饮，以致愈化而阴愈耗，一水不能胜二火，充斥于中，升越于上，七窍均为之蒙蔽。叠进清柔降化，亢害之气已得承制之力，但心仍懊侬，夜来虽较能寐，尚欠安稳。总之气阳易复，阴亏难养，非旦夕所能化生也。原意前方加酸甘化阴一法佐之。

羚羊片先煎，一钱五分　彩龙齿先煎，四钱　生鳖甲先煎，一两　大生地五钱

龟板胶开水另烘化和服，一钱五分　熟枣仁研，三钱　抱茯神三钱　寒水石先煎，四钱

北沙参四钱　乌梅肉烧，一钱　玉露霜三钱　灯心一丈　鲜白藕一两

人身以阳为体，以阴为用，阴赖水谷之精微以生化者也。兹因情志之火内扰，较六淫之火尤为亢逆，是以七般阴物均为销铄，周身乏淖泽之机，干燥之象，莫可言喻。叠进滋柔之品，否象已转为泰，亢害较平，亏自渐复。惟煎剂汤以荡之，不如熬炼之膏滋可以培补。前方加易调之耳，再佐以膏剂。

羚羊片先煎，一钱　抱茯神三钱　潼沙苑三钱　彩龙齿先煎，四钱　北沙参四钱

生鳖甲先煎，一两　元武胶开水另化和服，一钱五分　肥玉竹三钱　大生地三钱

乌梅肉烧，一钱　熟枣仁三钱　钗石斛一两　鲜白藕一两

初七日诊

前方去乌梅肉，加厚杜仲三钱、络石藤三钱。

肝木赖肾水以滋荣，虚则补其母也。心火又藉木以生，实则泻其子矣。惟阴有咸寒之别，则精液之淡以荣五脏，津血之咸以濡六腑。所以脏阴之伤，最难来复，阴虚阳必凑之。适因时令之暴亢，昨又阳扰不寐，舌根之苔黄又布，幸脉尚未现数大，仍从前意清降柔调为主，膏剂须宜早服，朝斯夕斯，久久自足，元气元精，一朝来复。

羚羊角一钱五分　彩龙齿四钱　元武胶开水另烘化和服，八钱　北沙参四钱

天门冬三钱　生鳖甲先煎，一两　大生地八钱　抱茯神三钱　淡秋石三钱

丝瓜络三钱　潼沙苑三钱　金石斛三钱　枇杷叶露一两

初九日诊

加犀角片四分、净连翘二钱。

昨日之方，系清柔降化，以平心烦亢扰之害，可服数帖，俾阳得归藏，阴即可渐次充复矣。如燥火已平，姑拟柔养培调、补而不腻之方，可多服数帖。

北沙参　天门冬　彩龙齿　柏子仁　钗石斛　生谷芽

石决明　茯神　女贞子　怀山药　旱莲草　鲜白藕

服数帖后，精神渐振，胃气亦强，即可停煎剂，以服膏滋为妙。如嫌补腻，可加数味煎汤

和服，以开于下。

炙鳖甲　橘络　生谷芽　川贝母　瓜蒌仁　金橘叶

如有时燥之气相加，心烦不寐，或服十日之方，或加清化煎汤服膏亦可。

羚羊片　净连翘　天门冬　元参　石决明　莲子心

或者稍有微感，以及胸闷食滞为患，即宜停膏，另服疏化之剂。不宜辛温过散，以耗其气，是为至要。只得清疏降化以和之，姑拟一方，酌服可也。

南沙参　炙苏梗　神曲　瓜蒌皮　贝母　麦芽　茯苓　白茅根

管见所拟，是否？尚祈质之，高明裁酌。

十九日再诊

经以诸气膹郁，皆属于肺。肺主一身之气化，又为百脉之宗，赖清肃之令，以行治节之权。今营液未能涵养，肝阳不时升越肺金之部，以致胸胁热灼如焚。叠进清柔降化，燎原之势已减，而气机每易膹郁，郁则亢害之象复萌。考经旨五郁之治，惟木郁喜达，达则流行和畅，心肾自易交通，夜即能寐，虚损固不待言，而气运终未调治如常也，前方增易培之。

北沙参四钱　茯神三钱　炙紫菀一钱　彩龙齿三钱　石决明一两　淡竹叶十卷

羚羊片一钱五分　天冬三钱　刺蒺藜三钱　大生地四钱　合欢皮一钱五分　白藕一两

二十日诊

犀角片四分　北沙参四钱　羚羊片二钱　石决明一两　茯神三钱　淡竹叶心十卷

大生地开水泡，捣汁和服，五钱　柏子仁三钱　彩龙齿四钱　天麦冬各三钱　广郁金开水磨汁和服，一个

经以诸气膹郁，皆属于肺。肺主得清肃之令，以行治节之权，则肝阳不致上侮。惟恙由情悒郁而来，久之阴液暗亏，气火不时上越，遂失交通之道，所以不寐也。迩来燥火已较前平，而气运终未能调畅，稍有疑虑不适，即烦闷不安。但气运不和，素有之湿，亦乘而燥痒为患。拟清降中佐和运之品调之。

羚羊片一钱　北沙参四钱　大麦冬三钱　彩龙齿四钱　茯神朱砂染，三钱

广郁金开水磨汁二三分和服，一个　石决明一两　槐米一钱五分　柏子仁三钱

冬瓜子三钱　瓜蒌皮一钱五分　川贝母一钱　生谷芽三钱

二十三日诊

加兰草根。

调治以来，燥火较平，营液之亏耗自可渐次有来复之机。惟气运每易膹郁不和，以致胸脘微作胀闷之象。幸数日来尚能得寐安神，寤后仍觉虚燥失降。犹是阴液未克调和于五脏，洒陈于六腑也。但气机之欠畅，又非辛化之所宜，原议甘平柔养，佐敛心神，以期调治，是为至要耳。自当屏烦静扰，尤为要着。

羚羊片一钱　大生地三钱　柏子仁三钱　彩龙齿四钱　川贝母二钱　兰草根一钱五分

北沙参四钱　生谷芽三钱　茯神三钱　川贝母三钱　冬瓜子三钱　浮小麦四钱

燥火已平，阴液自渐来复，惟脉络尚欠和洽，脾运仍未健化，神疲乏力，又当培益为要。

北沙参四钱　彩龙齿四钱　熟枣仁三钱　扁豆衣二钱　冬瓜子四钱　生谷芽三钱

茯神朱染，三钱　阿胶珠蛤粉炒，二钱　怀山药四钱　夜交藤三钱　川贝母一钱　浮小麦四钱

噙化丸

犀角尖磨，五分　西牛黄五分　硼砂一钱　玉露霜三钱　羚羊尖磨，一钱

大珍珠五分　真血珀二钱　淡秋石三钱　寒水石四钱

昨因天时之燥，复加疑虑，心阳复亢，夜又少寐，且肤痒不适。原拟前方加以清柔降化调之。

北沙参四钱　彩龙齿四钱　天门冬三钱　焦山栀一钱五分　扁豆衣二钱

熟枣仁四钱　茯神朱染，三钱　怀山药四钱　阿胶珠蛤粉炒，二钱

连翘一钱五分　冬瓜子三钱　生谷芽四钱　浮小麦四钱

昨加清柔降化之品，夜较得寐，惟虚燥之气仍不时上越内扰，耳鸣肤燥，脾胃尚欠健输之力。增易调之。

北沙参四钱　彩龙齿四钱　冬瓜子三钱　天门冬三钱　炙桑皮一钱五分

磁石三钱　阿胶珠蛤粉炒，三钱　茯神朱染，三钱　怀山药四钱　扁豆衣二钱

连翘一钱五分　黑芝麻二钱　生谷芽四钱　浮小麦四钱

恙久阴气之耗，固不待言，而中土之输运，亦乏健化之机，是以易于膹郁，且药力亦赖胃气以行。原拟培调中佐理中州为主。

北沙参三钱　彩龙齿三钱　鲜石斛五钱　生谷芽四钱　冬瓜子三钱　黑芝麻三钱

阿胶珠蛤粉炒，二钱　茯神朱染，三钱　怀山药四钱　浮小麦四钱

五味子七粒　大麦冬三钱　冬桑叶三钱　潼沙苑三钱

三十日诊

去冬桑叶，加玫瑰花一朵。

膏方。经以阳之所至，阴必随之。是以阳愈亢则阴愈耗。因循日久，未克培养，仍误以痰饮为有余之治，几至阴不潜阳，化为壮火，有燎原之势。叠进清柔降化，尚有复灼之时，皆有形之精，一时难以充复，以致夜寐欠安，不寐则虚火上炎，懊侬烦热之象，莫可言状。幸数日来阳降阴生，仍未能退藏于秘，脉象已较和滑，舌根厚苔亦薄。际此阴平阳秘，精神自治，仍拟膏代煎，缓缓培之。前膏嫌于腻补，停服为妥，俟运较健，再进可也。尚宜屏烦静养，当思静则阴生之意。管见然否？即请裁之。

北沙参四两　鲜石斛四两　柏子仁三两　石决明八两　淡竹叶心五十卷　白茅根八两

羚羊片一两五钱　彩龙齿四两　女贞子二两　天麦冬各三两　梨藕肉各一斤　灯心十丈

茯神朱染，三两　阿胶珠蛤粉炒，二两　生谷芽四两　怀山药四两　潼沙苑三两　青果二两

上药煎取尽汁化胶，如白冰糖二两收膏，每早晚化服各三四钱，加至六七钱为度。

前方仍可服数帖，即以膏代之可也。如燥火复燃，前有犀角羚羊石膏之剂可再服。若仍不减，即拟人参白虎汤治之。

人参须四分　白知母二钱　生石膏一两　甘草八分　粳米五十粒

◉ 张左虚劳案

张左，二天素孱，精关欠固，肺易就燥，脾运亦少健输之力，谷化之精微遂易留伏为痰。每交节令，气候转移，即发咳呛之患，曾带红缕。络已暗伤，加以虚气下坠，睾丸乏约束之机，甚至腰胀如冰为患，延久防入损途。以膏缓缓廓调为要，咳时尚宜煎剂图之。

孩儿参三两　青蛤壳三两　制黄精三两　川贝母二两　橘络一两　怀山药五两

南沙参三两　金樱子三两　马兜铃一两五钱　清阿胶二两　甜杏仁去衣尖，三两

制半夏一两　茯神三两　冬瓜子三两　厚杜仲三两

上药加生谷芽四两、枇杷叶廿片共煎。汁尽溶胶，入白冰糖十二两收膏。每早用白开水服五六钱。

如交节令，发咳呛胸闷有痰之恙，即宜煎方，专以肃肺和降调之。

南沙参　青蛤壳　瓜蒌皮　冬桑叶　前胡　茯苓

旋覆花　甜杏仁　象贝母　北苏子　白茅根　枇杷叶

◉ 张右痔疮案

张右，素本胃为生冷所伤，气运失于健化，迩来产育频多，血液暗已亏耗，加之肝脾乏以统藏，肠澼之患频发。经以筋脉横解，肠澼为痔，痔血不时下渗，且宿有虚里穴动，宗气失阴以束，寐时口角流涎。此乃胃家伏热，皆由气乏阴涵，遂为燥火所化。日前肝阳暴出，热极生风，以致厥搐。调治虽减，窃恐劳即复萌之咎，尚宜膏剂缓缓调之。

大生地五两　稆豆衣二两　旱莲草三两　大麦冬二两　石决明六两　茯神三两

钗石斛四两　川百合三两　柿饼五两　白蒺藜三两　清阿胶二两　地榆炭一两

北沙参三两　怀山药四两　女贞子三两　柏子仁三两　槐米三两　鲜藕一斤

上药煎取汁尽去渣，溶胶，入川白蜜一斤收膏。每早晚开水服四五钱。

◉ 王右经期新感案

王右，宿有痛经之患，调治已减，又加感冒风邪，气为所困，身倦怯寒，鼻塞怕风，又当先以疏化为主。

紫苏梗一钱　象贝母二钱　杏仁泥二钱　六和曲三钱　生谷芽三钱　玫瑰花二朵

前胡一钱　冬桑叶二钱　橘络一钱　茯苓三钱　陈佛手五分

前进疏化，风邪已减，而气运仍乏和畅之机，素有之气瘕，仍不时攻串于腹。前方加减培调，继以丸剂缓缓图之为要。

紫苏梗一钱　橘络一钱　大丹参三钱　延胡索二钱　瓦楞子八钱

象贝母二钱　茯苓三钱　杭白芍三钱　玫瑰花二朵　陈佛手五分

血虚肝燥之气瘕，攻冲作痛，痛在先期，服柔调之剂，颇适机宜。但腹尚撑胀，舌苔黄腻，脾运亦蹇，前方加易调之。

瓦楞子八钱　茯苓三钱　杭白芍三钱　甘草五分　冬瓜子三钱　玫瑰花二朵　益母花二钱

延胡索二钱　阿胶珠二钱　橘络一钱　川贝母二钱　陈香橼皮八分　紫丹参三钱　金铃子一钱五分

复诊

加黄荆子一钱五分。

昔贤以气聚为瘕，血积为癥。今腹中攻痛不定，经前尤甚，其气失和畅，血少营柔所致。服煎剂痛减食增，肝脾疏运已得其权，尚宜丸剂缓缓培调，以杜其患。

紫丹参炒，二两　茯苓二两　当归身一两五钱　杭白芍二两　柏子仁二两　金铃子一两五钱

延胡索醋炒，一两　川贝母一两五钱　橘皮络各八钱　紫石英二两　炙草四钱　玫瑰花廿朵

上药为末，加瓦楞子五两、荞饼二两煎汤，溶化清阿胶二两，量入蜜为丸。每早晚用开水送下三钱。如届经期前，用益母膏四钱代开水和服。

◉ 陆右呕血案

陆右，人身以阴阳抱负，如权衡之平，不可偏倚者也。偏则阳虚生外寒，阴虚生内热，理之常也。贵恙由情志郁结，肝脾久失疏通之权，内已郁热化燥，伏而未现，遂致里气戕络，血从上溢。且上升之气自肝而出，必及于胃，胃为阳土，最喜和降。今被气火冲逆，金失清肃之令，津液为其激迫而成白沫，实非黏厚之痰，亦非稀水之饮。所以唾之愈多，津液愈耗，心胃均乏淖泽之机，此烦嘈口苦，气臭阻痛之所由来也。昔贤以六淫之邪俱从火化，况情志之火，其性尤为亢烈，不仅在气，而已入于营分，古人所谓暴病非热，久病非寒也。昨进清柔和降，佐调中胃，今汤饮有时可纳，仍未得清降之机。尚拟再进一筹，仿景岳玉女煎法，以清气血两燔之治，佐柔降和中之品，俾燥火之气，消于无何有之乡，方有生化之源。然否意见？即请裁之。

小生地八钱　瓦楞子八钱　北沙参三钱　天门冬三钱　元参三钱　瓜蒌皮二钱　莲子心七分

生石膏一两　生石决明一两　川贝母二钱　鲜石斛四钱　生白芍三钱　生谷芽四钱　白芦根八钱

人身以阴为体，以阳为用，阴阳生长之机，全赖饮食为之主宰。经以饮以养阳，食以养阴，此饮食固不可一日废也。惟饮食之化精微，以奉生身，又赖脾胃之输运得宜。脾以升为健，胃以降为和，升降之权，尤须中枢为之斡旋，以主生化之源。是以有出入废则神机绝灭，升降息则气立孤危之经旨也。贵恙由肝胃气痛而来，久则入营，当此春令木旺土衰之际，木固不能疏泄于土，愈形克制之权，以致胃逆气阻，汤水难纳，纳即吐出。王太仆所谓食入即出，是有火也。况津液煎为白沫，胃阴告涸，亢害炎燥之性，升腾莫制。值此乾卦纯阳之候，重刚不中，亢龙有悔，是以有血战于野之象。医者徒以痰湿寒气之痛为治，不知虚燥亦能致痛，是以按之较松也，更加以燥投燥，其不至络伤血溢也几希矣。前日尚血溢一次，复以冲信适来，血去阴虚，所以灼热心烦。且冲脉肆于阳明，冲脉之为病，亦能里气上逆，但逆气不降，则胃终不能纳。前既现燎原之势，不得不以清柔降化，复治以气血两燔。炎上虽已较平，口仍黏苦，脘痛频频不已。今又气较不和，原从前方增易，俾气降能纳，以冀痛减，是为至要。否则生机日惫，症属棘手矣。

北沙参三钱　瓜蒌皮二钱　鲜石斛五钱　淡秋石三钱　灵磁石三钱　生谷芽四钱　柿蒂五枚

生石决明一两　川贝母二钱　生白芍三钱　瓦楞子八钱　沉香曲一钱　海参肠五条　炙草八分

胃为水谷之海，众污所归，全赖脾运之中枢以升清降浊者也。今为肝木所克，横制于中，动则瘕聚攻冲而痛，食入仍复反出，口内或甜或苦，皆由气运被燥热所遏而不解。是以大便近两旬未行，肠胃之失和降，必致从上而逆也。两日来药已较受，有形之谷仍未能纳。含清润之丸而能稍生津液，脉涩较数，是燥火外现之象。前方加润降和之。

北沙参三钱　川贝母二钱　杭白芍三钱　海浮石三钱　香白薇一钱　藕节三枚

羚羊片一钱　整瓜蒌三钱　天花粉二钱　鲜石斛四钱　兰草根三钱

经以六经为川，肠胃为海，九窍为水注之气，气中有水，方为生生不已之气。今阴营耗伤已极，生气化为燥气，结伏于中，以致不通则痛，且喜重按，又属于虚。昔贤以九窍不和，都属胃病，胃失降纳之权，已非朝夕。况推陈方能致新，陈不去则新不能纳，是以稍失调护，则气仍阻逆。两日来已转矢气，仲景以不转矢气者为不可下之戒，且通则不痛。拟润下存阴、调中降逆为主。

元参四钱　整瓜蒌二钱　杭白芍三钱　火麻仁三钱　甘草五分　川贝母二钱

生箱黄[①]一钱　海浮石三钱　鲜石斛四钱　青荷叶包生谷芽三钱

人身之脾与胃，以膜相联耳。而能为胃行其津液者，赖中气之冲和也。今汁沫吐去已多，且阳络大伤，血从上溢，已非一次。肠胃固乏淖泽之机，肝气从胃上逆，动则内已先阻，是以饮之即出。少火生气，化为壮火食气，结则攻冲作痛。昨议润下存阴之法，腑仍未通者，固药力之进缓也。今诊脉数且燥，心烦气撞，犹是阴不潜阳，阳亢之为害也。今既燎原之势已现，原拟育阴清降，以冀潜阳为要。

鲜生地五钱　寒水石三钱　川贝母二钱　海浮石三钱　火麻仁三钱　射干一钱

鲜石斛三钱　大麦冬三钱　整瓜蒌三钱　生谷芽三钱　柏子仁三钱　淡竹茹一钱五分

古人以攻病在乎药力，行药赖乎胃气。今中枢升降之权，久废其默运之职，食饮稍进稀微，汤药亦不过两羹之多，进之既久，已为燎原所劫，胃之下脘以及二肠干涸不泽，且脉气尚不能独行，必禀于胃，乃变现于寸口。否则真脏之脉，孤危之象，可立而待矣。况胃气伤残已极，生化之源日形孱惫。昔贤以虚不复谓之损，损不能复谓之劳。劳损之象已著，姑拟背城一战之法，以冀腑得通调，是为要着。但胃关不纳，棘手之至，尚祈多酌高明，或冀吉人天相耳。再拟调胃承气，加清降之品治之。

生箱黄四钱　川贝母二钱　北沙参四钱　鲜生地四钱　元明粉二钱

生甘草五分　寒水石五钱　整瓜蒌三钱　川白蜜四钱

宗旨立二蛟之方[②]，本调治阳水肿胀之症，今借以和中润下调营，俾大便通调，或可下行为顺之力。

① 箱黄：即大黄。

② 二蛟之方：即二蛟散。方出《外科正宗》，由芒硝、陈米组成。主治因“生冷恼怒伤脾，致胸膈不宽，小便不利，面目四肢浮肿”。

元明粉拣正者研末　晚米炒黄研粉，半酒杯

上二味和匀，分三包，每服一包，开水和砂糖少许服之。

吊露方

谷饮重浊之气，不能下纳，因胃损肠枯，不得下送。拟露饮从天气下降，或地气亦因之而调也，以此代茶水亦无不可。

大生地四两　鲜石斛三两　象贝母二两　生谷芽三两　冬瓜子二两　枇杷叶十五片

天门冬四两　天花粉二两　怀山药三两　玫瑰花十朵　白芦根四两　粳米一百粒

北沙参二两　瓜蒌皮二两　地骨皮二两　石菖蒲一钱　茯苓三两　车前草一两

上药吊露，随时可饮，或凉或温，多饮为佳。

胎前冒暑，产后伏而外发，肺胃之气为邪热所遏，膹郁不和，以致灼热无汗。徒以表治，气愈失畅，且暑为阳邪，但热不寒，系阳明之病，非寒热往来少阳之象也，加之产后百脉空虚，邪易从内陷，是以徐氏灵胎有产后阴伤、孤阳独灼之文。即理气解郁，亦恐其燥，盖阳不得阴，此汗之所以无由来作也，系《内经》“阳加于阴谓之汗”之旨也。前加悲哀过甚，阳以引阴，所以汗泄热减。今诊右脉滑数，至数不清，胸仍痹闷，四肢作麻。营气之流行，固未和畅，余氛之留伏，亦未廓清。身热未靖，舌苔淡黄渐退，质尚色绛。恙延十二朝，腑浊仍未下行，盖浊不能降，清无以升。上部虽较前舒，和运之机，仍然蹇滞。惟冀气化开展，腑得通调，邪热不致复萌，是为至要。毋云产后宜温也。

元参三钱　南花粉二钱　鲜石斛四钱　射干一钱　象贝母三钱　整瓜蒌三钱　焦山栀二钱

川郁金磨汁，三分　赤苓三钱　火麻仁三钱　海蜇头泡淡，五钱　荸荠五枚

暑温之恙，从口鼻而入，肺胃受之，流布三焦，尤易内袭心包。暑为阳邪，同气相求也。加以产后之阴气均伤，滞与邪结，郁而不达，气化乏流畅之机，腑浊仍结而未行。延今两候，表虽较减，里热仍灼，口黏心烦，膹郁咽阻，似有物哽。此三焦失宣降之职也。惟中脘之食滞已化，渣滓结于二肠，腑以通为调，今大便燥结不行，加以恶露未尽，此少腹之痛所由而作也。但阴气已耗，余氛未能尽化，复以产后之变幻多端，亟冀腑得通畅之机，郁热之气自可豁然于一旦，且津液亦能灌溉周流，即麻痹亦可自减矣。惟产后阴伤，又非大下所可骤进，今诊脉仍数大不静，舌赤苔化不绛，仍议苦辛佐甘寒保阴，解其郁气，即所谓“启上闸、开支河”之意也，速以解化为要。然否？酌之。

元参四钱　整瓜蒌四钱　焦山栀二钱　粉丹皮二钱　益母草三钱　淡竹叶心二十卷

鲜生地八钱　象贝母三钱　净连翘二钱　花粉二钱　旋覆花二钱　鲜白藕二两

经以诸气膹郁，皆属于肺。肺主一身之气，赖清肃下降，通调水道者也。今暑温之恙，加以产后阴伤气郁，腑浊两候未行，肠胃坚满燥实，郁火上炎，烦闷谵语，五心烦热，津液煎为白沫，口黏作干，小溲短少，一派阴虚燥火充斥三焦之象。且阳明之病，恶人与火，闻木声则惕然而惊，甚至狂妄为患，窃恐腑失通调，引动厥阳上扰之害。今诊右关较大，脉系腑实，非下不得流畅。惟产后暑邪燔灼，营液已耗，又非急下所能胜任，且防有他歧之变。议以增液保

阴，调胃承气，以化燥润坚缓下之法，俾浊去而正不伤，是为要着。

元参四钱　象贝母三钱　生军绞汁和服　甘草八分　焦山栀三钱　淡竹叶心廿卷

细生地五钱　瓜蒌皮三钱　元明粉冲服　麦冬三钱　海参肠三条

产后阴液暗伤，暑邪化燥，阳明腑实，肠胃乏淖泽之机。昨进调胃承气、保阴却邪之法，夜得更衣黑酱一次。腑气虽通，渣滓仍未尽去，胸痹较舒，气尚阻逆未畅，恶露仍行，少腹之痛已减，脉现虚缓之象，舌以布生新苔，胃有生化之机。惟肢体之麻痹，手指之燥窠犹在，尚未得营液以滋荣，皆前之遏热熏灼所致，是以骤难和洽也。但气化仍欠调畅，谷食尚未多进，燥火与虚阳骤难潜降。姑拟清化余氛，佐和中胃，俾生机勃然以兴为要。

南沙参三钱　天花粉一钱五分　火麻仁三钱　天门冬三钱　柿蒂五梗　川贝母二钱　代赭石三钱

灵磁石三钱　青蛤壳三钱　瓜蒌皮三钱　旋覆花一钱五分　柏子仁三钱　枇杷叶二片

产后气机膹郁，谷食少进，便仍燥结，皆阴液不能淖泽所致，原从柔降调之。

北沙参三钱　沉香曲一钱五分　柏子仁三钱　紫石英三钱　射干一钱

瓜蒌皮四钱　火麻仁三钱　旱莲草三钱　旋覆花一钱五分　陈佛手八分

暑滞蕴结于里，胁热下痢，亟宜清通宣化，乃为正治，而扶正解表，恐有虚虚实实之戒。姑拟一方，仍祈多酌，且吸烟之质，非所宜也。

前胡一钱五分　炒黄芩一钱　焦山栀一钱五分　广木香一钱　广皮一钱　烟泡[1]和服，一个

赤苓三钱　焦楂肉三钱　莱菔子一钱五分　整滑石五钱　生熟谷芽荷叶包，三钱

适进宣解之剂，汗出热解，痢亦渐稀，寐仍未稳，脉闷稍起。气化有流畅之机，惟脘闷为邪热熏蒸，神识未清，再能苏醒则吉。

前方去前胡、楂肉，加杏仁泥三钱、大贝母二钱、净连翘二钱、佩兰叶二钱、白通草一钱。

汗出蒸蒸，尚未至足，脉仍数闷不扬，寒渐化热，郁遏胸脘，是以神仍昏迷，防其闭脱，又当议以辛凉清膈，以冀豁然而解。拟银翘加减化之。

银花三钱　赤苓三钱　青蛤壳三钱　黄芩一钱五分　青荷梗一尺　焦山栀二钱

连翘二钱　象贝母二钱　乌扇一钱　飞滑石三钱　白通草一钱

暑滞由蕴伏之深，而发之亦暴，是以表里两病，昏蒙欲闭，痢下浊滞甚多，灼热无汗。叠经多方图治，日晡表热较减，而汗泄下痢尚未能已，天时生气发泄之候，神识方苏。刻诊脉象较弦无神，右仍细滑不静，舌苔黄中裂满布未化。中气大伤，输化之机骤难和畅，余氛仍难廓清，犹恐日晡之热有复萌之咎。但神气消索，固宜培补，而中枢未洽，仍难骤进。拟奠安中气，佐以流畅运机，不致再生陷变为要。

於白术一钱五分　茯苓三钱　广皮一钱　范志曲一钱五分　焦苡仁三钱

孩儿参一钱五分　炒白芍二钱　扁豆衣三钱　炙甘草五分　生谷芽荷叶包，四钱

---

① 烟泡：将鸦片烟膏就烟烧成的圆形小泡子。

大邪虽退，而阴正已伤，虚烦汗仍频泄，脉软而涣散不收，亟以培调气阴，而防脱变，因苔厚已化，灰白不泽也。

吉林参一钱　炙甘草八分　茯神三钱　左牡蛎八钱　生地炭三钱

於白术一钱五分　米炒麦冬三钱　五味子三分　彩龙齿三钱　浮小麦四钱

前因邪滞内陷，势有闭脱之险，昨早苏醒后，气仍蹇滞。正已大伤，进异功加味，和运中州。日晡后复诊，脉细且散，又进四君合生脉，噫气虽较前敛，而阴又不得承润，是以再加复脉救逆法。今诊脉已软滑较和，惟中州仍乏砥柱之力，便仍溏泄，津液不能上承，舌焦不泽而强。盖气虽复，而阴失于淖泽，小水全无，痰结于咽，胶黏难咳。吃烟之质，痢固非宜，今痢已转泄，昔贤所谓肾传于脾也。仍冀中枢得奠安之职，而升降自可循其常度矣。仍拟益气生阴，佐调中胃。俾谷饮得以入胃，输精而达脾肺，则生化之机方能勃然以兴也。然否？仍请酌之。拟生脉地黄加味为主。

吉林参一钱　米炒麦冬三钱　生白芍三钱　鲜铁石斛四钱　生谷芽四钱

大生地八钱　五味子十四粒　茯神三钱　川贝母二钱　荷叶蒂三个

前因气虚陷脱，服培补之剂，气回太暴，而阴未能承润，是以阴气先伤，阳气独发，但热不寒，如瘅疟之状，舌焦脱津且强，右脉洪数无力，五心烦热，惊惕不安，颇有离魂之象。户外之事，反能知之，系阳失阴藏，肝不能自藏其魂也。症势仍在险途，先拟咸寒滋降、甘寒育阴，仿犀角地黄加味，以冀天相。仍祈酌服为要。

犀角片一钱　北沙参四钱　白知母二钱　连翘二钱　大麦冬三钱　藕汁一酒杯

细生地八钱　焦山栀二钱　淡秋石三钱　益元散三钱　淡竹叶廿卷

《内经》以有病温者，汗出辄复热，而脉躁疾，不为汗衰，狂言不能食，此为何病？岐伯曰：病名“阴阳交”，交者阴阳交尽而亡也。且汗出而脉宜静，今躁疾者，阴已伤也，症属不治。昨夜烦渴欲冷，舌焦不泽，惊惕离魂，亢灼不已。因食天生白虎，随即得汗热减，而舌仍强硬不和，津不上承，皆系阴阳消尽所致。与其坐以待毙，莫若一决以出再生之路。原议二甲复脉大剂，以救其耗散之气阴。即祈多酌。

生鳖甲一两　左牡蛎一两　鲜石斛四钱　北沙参一两　大麦冬四钱

阿胶珠二钱　生白芍四钱　炙甘草五分　大生地一两　荷叶包饭一团

伤寒伤人之阳，温病伤人之阴，是以保一分阴，即有一分之命。今暑温内伏，因新凉激而外发，表里双传，流布三焦，欲串入心包，由气及营，燔灼不已，势有阴阳交尽之象。昨进二甲复脉加味，佐以西瓜蚌水，保阴以却邪热。虽身热得汗较减，而阴液大耗，骤难调和五脏，洒陈六腑。里仍郁热未靖，舌尚焦燥而强，惟边尖渐生白苔，胃气稍有生发之机，但便仍溏泄，夹以白冻。二肠之传变失职，尚未得泌别清浊之权。脉象洪数较□□□□□□□□之候，热不复萌。亟以甘寒育阴，保其胃液，是为至要。前方减去滋调，加以和里二肠，冀其得减为要。

左牡蛎二两　鲜石斛八钱　大麦冬三钱　生谷芽四钱　甘草八分　青荷梗二尺

北沙参八钱　生白芍四钱　扁豆衣四钱　茯苓三钱　车前草五茎

恙延一候，气阴俱伤。无形之气易于来复，是以古人有血脱者，急固其气之论。惟有形之阴，最难调养，全赖水谷之精微，输脾达肺，以敷布于一身。今谷食未进，且下痢频频，肠膏日剥，仓廪不藏，门户不约，渐有脱肛之象。皆二肠传变失常，不能分清浊于前后之所致也。今诊脉软数，仍欠神气，舌强较和，灰焦之苔边尖已化，底生罩白之苔，即火已化之象。但冀胃阴苏醒，痢止纳谷，是为至要。再加调摄之品。

左牡蛎二两　北沙参五钱　银花炭一钱　禹余粮四钱　茯苓神各三钱　炙粟壳一钱

杭白芍四钱　怀山药四钱　扁豆衣三钱　甘草八分　生谷芽荷叶包，四钱

大恙新瘥，气阴之耗，固难骤期来复，而下痢不已，加以吸烟之质，昼夜尚有数十次之多。肛门失约，乃系洞泄之象。皆气化之亏馁，不能分清浊于前后也。亟宜调固，以冀渐减为要。惟脉象较和，胃亦稍醒，舌苔之焦已化三四，强亦较和，均属佳兆。亟望下焦得约束之机，是为至要。前方加培健之品以调之。

孩儿参三钱　怀山药四钱　禹余粮五钱　乌梅肉一钱　炙甘草八分　生谷芽荷叶包，四钱

左牡蛎二两　茯苓神各三钱　炙粟壳一钱五分　彩龙骨三钱　车前子一钱

人身之阴阳，如权衡之平，不可偏倚，偏倚以致阴虚生热，热又灼津，最易有燎原之势。前经燔灼，叠进甘寒，佐以咸降，燥火较平，阴仍未能承润于廉泉，是以仍欲饮冷方适。今舌之灰苔均化，底之白苔亦腐起欲退。惟夜间或有呃忒之声一二次者，此胃阴未复，气尚不能和降所致，胃以降为和也。而大便仍溏泄甚多，幸小溲尚调，以冀小便利而大便自实。再以前方加滋降之品以调之。

西洋参一钱五分　左牡蛎一两　怀山药四钱　禹余粮五钱　生谷芽五钱　柿蒂五枚

大麦冬三钱　云苓三钱　诃子肉二钱　刀豆子炒，三钱　车前子一钱

恙延旬日，洞泄未已，而脾胃之升降，固未得生化之机，中枢仍乏奠安之力。今浊热之气仍上布于舌，苔灰已退，糜又内生，虚热仍或内扰。今诊右脉较虚而大，先以清化虚热，以冀清升浊降，幸小便尚利，大便仍迤逦而下，皆气阴耗伤已极也。

北沙参四钱　生白芍三钱　怀山药四钱　黑山栀一钱五分　生谷芽四钱　车前子一钱

鲜石斛五钱　茯苓三钱　明天冬三钱　甘草梢五分　淡竹茹一钱

质本素孱，加以温病气阴大伤，邪浊仍逗留于中。不得从气化而解，是以大便如洞泄之状。胃中之郁热仍未肃清，以致熏蒸上出，糜发于舌，满布甚厚，上颚亦现，此乃阴已暗伤，清浊混淆，生机惫矣。身热亦退净，口尚黏燥不泽，犹是热灼于中，津液不能承润也。今大便又有血缕，系营络被郁火之灼所致。症颇棘手之至，拟景岳玉女煎加减，以清气血之两燔，为挽救于万一之法。尚祈多酌是幸。

大生地一两　鲜石斛五钱　明天冬三钱　人中黄一钱　白茅根一两

云茯苓三钱　黑山栀二钱　白知母一钱五分　淡秋石四钱　淡竹叶廿片

◉ 肛痈案

肛为肾之使，又为魄门，与肺相为表里，肺络大肠也。恙由先天元阴不足，气化偶失其正，湿热即易内缊，下注肛右，以致生痈溃串，近于悬处，僵硬一条，复破两头，时沿脓水，左亦红焮，按痛不和。湿浊之气盘踞涸结，不能通化，势有管漏之患，且脓水即津液之所化，阴分未有不伤，阴虚则阳愈失藏。时有浊热之气，坠胀为患，恙延半载，骤难杜患。脉来虚涩，涩为血少阴伤，虚乃正亏。姑拟培养阴中之气，以化湿热之锢结，或捣巢穴，方可奏功。然否？尚祈酌之上工。

北沙参三钱　女贞子三钱　槐米二钱　寒水石三钱　杭白芍三钱　柿蒂八钱

茯神二钱　旱莲草三钱　鲜石斛三钱　生龟板八钱　象牙屑一钱

次日加天冬三钱。

肛痈串溃，日久不完，阴阳湿热凝结不化，肉理难以腠合，即成管漏之害。两日来图治，渐已宣发欲化，再加去管之法以通化之。

北沙参三钱　女贞子三钱　鲜石斛三钱　槐米二钱　天门冬二钱　银花一钱五分　细生地四钱

旱莲草三钱　茯苓三钱　生龟板八钱　花粉一钱五分　甘草五分　象贝母一钱五分　柿饼

人身之阳，赖坎卦上下之阴以藏蓄，否则阴虚而阳露，即化为火矣。火旺而阴愈耗，默运之转输，不得循其常度，于是津液不归正化，化为湿热，凝结于下为害。兹发肛门之右，溃串不定，湿因蕴伏不化，正已暗亏，管漏可虑。且肛门之肌肉空罅最多，难以完实，一经溃害，易成漏戹。皆质本二天素孱，阴液不能淖泽涵养所致。亟宜膏剂培调，俾得阴平阳秘，湿亦自易化矣。

北沙参五两　鲜石斛四两　肥玉竹四两　制黄精四两　女贞子三两　旱莲草三两

槐米四两　大生地八两　茯苓三两　元武胶三两　怀山药三两　藕节十个

天门冬三两　生苡仁三两　泽泻二两　梨肉二斤　冬瓜子四两

上药煎取汁尽溶胶，入川蜜十二两收膏。每晚开水化服六七钱。

肛漏亦已豁开，湿热仍涸结未清，二便尚欠通利。素本孱弱，气化未能循其常度也。姑拟清培佐渗化之。

北沙参三钱　茯苓三钱　生苡仁三钱　槐米三钱　甘草五分　藕节二个

肥玉竹四钱　旱莲草三钱　天门冬三钱　花粉一钱五分　车前子一钱五分

◉ 久喘肿胀案

咳喘之患，延已载余，未能休息，而肿胀从其咳喘伤其气运传变而来，又与土不制水、水溢高原者有关。此乃单腹胀之渐，按之仍板硬不和。气既耗馁，湿浊亦从而凝结，仍是虚中夹实之象。虚则宜补，实则宜泻，不得二者相兼。今拟消补兼施之法，一以理气，一以消结，但默运得健输和洽之机，其肿胀自消，腹软自能收束矣。

太子参二钱　大腹皮二钱　旋覆花一钱五分　海藻洗，一钱五分　於白术二钱

霞天曲二钱　莱菔子一钱　云苓五钱　冬瓜子四钱　川贝母二钱

鸡内金一钱五分　瓜蒌皮三钱　醋头泥一块，和水澄清煎药

肿胀之症，加以咳喘，肺失宣降之权，脾乏健输之力，且由传变而来，非肿胀本有之病。况单腹胀，昔贤均以土衰气馁为论，重培则痰湿易凝，渗化必耗其阴气。质素阳刚，燥亦不受，刻又痰黄溲浊，气化愈失肃降之机，加以嘈杂烦惊，身有微热，皆默运郁而不和之象。当此土旺四季之候，方冀自得其位而起。若仍不振，殊属棘手之至。勉拟清渗和理之剂，屏虑调之。

北沙参三钱　猪苓二钱　天门冬二钱　泽泻一钱五分　茯苓三钱　瓜蒌皮二钱　川贝母二钱

冬瓜子一钱　薤白头三钱　旋覆花一钱五分　阿胶珠二钱　飞滑石四钱　童子发洗净，先煎，一团

◉ 过劳类中案

操劳过度，默运机迟，络脉即为之蹇滞，以致痰湿暗生，输转不力，致发类中之恙。调治已较前减，而步履未健，肢络未畅。营气固耗，痰湿亦未尽化。拟膏培调，缓缓养之。

北沙参　川贝母　天门冬　杭白芍　淡竹茹　生苡仁　茯神　石决明

青蛤壳　杭菊花　远志肉　白蒺藜　橘络　桑叶尖　柏子仁

上药煎取汁尽熬，调入川蜜一两收膏。每早晚用开水和服各五六钱。

气赖营液以涵濡，方能淖泽脉络，以利机关。惟产育频多，加以操劳过度，遂致气涩不行，易于膹郁，是以心失所养，夜来少寐，脉络蹇滞，结核遍体，气乏流畅，胸脘作痛，诸恙纷纭，难以缕述。脉小而涩，涩为血少气滞之脉。症属缓调，尤当节劳屏烦，方克有济。拟膏缓缓培调为法。

孩儿参二两　橘皮络各一两　制香附一两五钱　远志肉一两　茯神三两　熟枣仁三两

夜交藤三两　金毛脊一两　甘草八分　杭白芍三两　当归身二两　络石藤二两

清阿胶三两　桂圆肉四两　柏子仁三两　彩龙齿三两　刺蒺藜三两　桑枝尖八两

上药煎取汁尽溶胶，入川蜜一两收膏。每早晚用开水化服各三钱。

◉ 痰厥案

人身食饮之精微，输脾达肺，以敷布四傍者也。惟气机蹇滞，津液不归正化，遂幻为痰，痰阻窍络，郁而为热，引动肝阳，蒙蔽清灵，以致卒然作厥，头怯心烦，阳失阴藏，少寐便结。延已数载之久，骤难杜患，拟膏代煎，缓缓图之。如肝阳上越，痰阻不安之候，又当丸剂以通化为先。

石决明八两　生白芍三两　海浮石二两　瓜蒌皮二两　陈胆星一两　元参四两　旋覆花一两五钱

天花粉二两　淡竹茹一两五钱　羚羊片一两五钱　抱茯神三两　天门冬四两　柏子仁三两

白蒺藜三两　青蛤壳四两　鲜石斛四两　橘络一两　川贝母二两

上药加海蜇头八两、荸荠十枚、莲子心七钱、松罗茶叶五钱，煎取汁尽入文冰十二两收膏。如痰阻气闷、头晕发时，即进控涎丸三分，否则服礞石滚痰丸一钱五分，开水送下。

◉ 思虑伤中案

恙由思虑过度，脾运易蹇，加以慓悍之性，尤易伤及中气。经云：中气不足，则溲便为之

变。遂致呕逆频频，溺血或紫，由气病而及于营也。舌苔焦黄，肌黄乏神，延非宜也。亟以慎调。

孩儿参三钱　当归身二钱　远志肉甘草水浸，炒，一钱　枳椇子三钱　黄荆子炒，二钱

炒白芍三钱　炒苡仁三钱　秫米二钱　茯苓三钱　葛花二钱　冬瓜子三钱

◉ 伏暑新感如疟案

伏暑之邪，感新凉夹滞，而发于上中二焦。始寒热如疟状，继则呕吐泻利不止，亢热无汗，烦闷神迷，势防闭脱之险。亟以辛通开化，速解为要，症勿轻视。

广藿香　杏仁泥　赤苓　枳壳　紫苏梗　大腹绒　白通草　香薷　法半夏　芦穄秸[①]

阴阳水煎药。

◉ 哮喘案

宿有天吼之恙，肺金久乏宣降之机，以致谷化之精微不归正化，变成痰浊，每易阻结胸中，频发哮喘之患。气机膹郁，久失和降之权。前因季夏招暑，袭伏少阳阳明之间，致发间疟，食瓜遂解，而痰滞未能尽化，复幻为痢。迩来痢已较减，仍属溏泄脱肛，气乏约束，中无砥柱。惟恙久气阴大耗，液化为痰，气化为火，痰火充斥于中，胸为之痹，以致喘逆烦闷，神馁音嗄，内热少寐。气阴不能交通，生机日惫，最防脱变之忧。脉象寸关虚洪而数，尺软无根，舌苔黄燥满布，溲赤且热，痰带红缕。虚燥之痰火升扰于上，不得降化，症已延入损途，调治匪易易也。姑拟清燥救肺，佐以固金化其痰火，俾胸宽气降，方得豁然。管见是否？尚祈多酌为要。

鲜生地五钱　寒水石四钱　川贝母二钱　川百合三钱　淡天冬三钱　鲜石斛四钱　青蛤壳三钱

乌扇一钱　茯神三钱　枇杷叶三片　北沙参四钱　诃子肉二钱　海蜇头泡淡，五钱　大荸荠三钱

人身之阴阳，如权衡之平，无少偏倚，偏则为害。是以阳虚生外寒，阴虚生内热，热即燥火之渐，阴精不足以潜藏也。且质本胎元不足，肺金娇脏，褓褓时即为痰热所结，不得行其治节之令，遂发哮喘之患。迄今三十载，或作或较，皆不克刈其根。迩来阴气先伤，阳气独发，少火化为壮火，一水尚不能胜二火，况五志之火又从内灼乎？所以金不生水，心肾欠交，升降均失其常行之度，皆气乏阴涵，而先天淖泽之生气，遂化为燥火肃杀之气也。此症总冀金能肃降，津液不为燥火劫灼成痰，脾胃之生机勃然以兴，方能金水相生，金为水之上源，赖以周还百脉者也。否则气阴均耗，生化之机惫矣。昨进清燥救肺，固金化痰，胸次稍宽，脉之洪数较平，舌边之苔较化，气促稍定，仍觉肛坠，便又燥结，口干欲饮，津不上承。但久恙宜屏虑静调，当思静时则养阴之意。再以前意增易，俾阴复阳强，是为至要。仍祈多酌。

鲜生地五钱　冬瓜子四钱　川贝母二钱　瓜蒌皮三钱　乌扇一钱　鲜石斛四钱　北沙参四钱

青蛤壳三钱　生白芍三钱　茯神三钱　淡天冬三钱　甘草五分　枇杷叶三片　稻根须二两

方书以脾为生痰之源，肺为贮痰之器，痰浊皆由脾肺之宣运失司所生。然而痰之为病者夥

---

① 芦穄秸：古代高粱称为芦穄，吴方言中称收取子实作为粮食者为芦穄，芦穄秸即其茎，功效与芦根相似。

也。丹溪曰：痰有十种。皆知寒湿之痰为患，非温非燥不克。不知此乃阳气素弱之质。痰如稀水，自有一派阴霾之象。今则胎阴不足之体，气最易从燥化。气有余便是火，六气俱从火化也。且黏厚难咯，或而被气火冲为痰沫，阻结胸中，遂即哮喘为祟，因循日久，阴阳气亦渐馁，是以气阴失守。惟人之生机，全在阴阳交纽之中，所以交则生，不交则败。如天地东西气味相交然也。昔贤以虚不能复谓之损，损不能复谓之劳，劳之字，两火着力，皆火浮于上，阴亏于下之谓也。夜来烦梦少寐，心督不安，食少神疲，肛脱难敛，脉象虚数而空。一派虚燥之火充斥于中，非咸寒清降不能解其燎原之势。且《难经》云：上病及下，过胃难治。今中已乏砥柱之力，是以养阴中而不得不兼顾脾胃也。但滋腻窃恐阻滞其流动之机，以待后进，仍拟昨日意中加味调之。

乌犀角磨汁服，四分　鲜石斛四钱　冬瓜子四钱　川贝母二钱　杭白芍三钱

大生地泡，绞汁服，一两　北沙参四钱　怀山药四钱　生苡仁三钱

柏子仁三钱　天麦冬各三钱　生谷芽五钱　枇杷叶去毛，三片

◉ 虚劳水肿案

少阴者，肾也。肾者，至阴也。肾为胃为关，关门不利，故聚水而泛其类也。恙由烦劳过度，阴不敛气，气阳无根，浮越于外，不能上蒸脾胃，于是默运之枢机，亦为之蹇滞。以致四肢浮肿，痿软乏力，左甚于右，囊亦渐肿，气化不得通调，溲少便结。诊脉浮大，按之而空。气失阴涵，谨防上逆喘眩之虞。《内经》以四时百病，胃气为本。胃气者，神也。有之则生，无之则败。今神色脉均少胃气，阳在外不能为阴之使，一派浊阴窒蹇于中，胸痹如冰，谷食少进。刻因馨翁进通阳化湿以和阴气，颇是法程，胃以较醒，仍冀浮阳内敛下达，方有生化之机。然恙势已深，奏功匪易易也。议以通阳化湿中，佐以降纳真阳。俾水化阴生，是为至要。即祈多酌为幸。

瓜蒌皮四钱　法半夏三钱　冬瓜子五钱　薤白头五钱　黄荆子炒，二钱

煎汤，服《金匮》肾气丸三钱、黑锡丹一钱五分。

人之饮食入胃，输精于脾，脾气散精，上归于肺，地气上升也。肺气通调水道，下输膀胱，天气下降也。升降之机，全赖中枢为之斡旋，良由默运之权，不能敷布谷化之精微以为正用，以致痰伏于中，水溢于外，左之脉络为之壅滞。此恙系属虚劳类中，因气以生寒，不能收束，遂使气阳浮越于外，非实有履霜坚冰至之象也。始进和中镇降兴阳，昨又壮阳化水以调中气，肺火已敛，二便亦调，神色稍振，日有佳境。惟阴亏已极，无形之气固易可复，有形之阴最难涵养。际此以冀阳得阴藏，阴平阳秘，精神乃治。仍望中州运和，谷能多纳，方可复其耗散之气阴，尚宜慎为调理是要。仍候馨翁酌之。

太子参二钱　抱茯神三钱　法半夏二钱　白蒺藜二钱　福橘络一钱五分

大白芍四钱　炙小草一钱　柏子仁三钱　於白术二钱　生谷芽四钱

◉ 肝气拂逆案

素有肝气拂逆，左肋疼痛为患，仲春已有足浮微肿，不甚觉察。此即木旺横制于土，土失

健运之机所致，经所谓逆春气则少阳不生，肝气内变是也。但肝之疏泄，赖肾水以滋荣，烦劳过度，阴精暗损，气乏阴涵，以致浮越于外，不能约束。人之所以日用者，阴也、气也，气以阴为归窟。今阳已上冒，上实下虚，最易脱变，前之所以温纳者此也。今阳已较减，而阴仍不能潜藏，肝气复又逆而不和，势有掉眩心烦之象。肝藏于左，此左肢所以痿软者也。昨因劳动，左脉有乍大乍小之象。亦气少阴束，是以游移不定，或通或塞也。早又二便欠利，今拟气阴双培，佐以柔养，俾气阴和洽，方有生化之源。仍祈慎为调护勿怠，亦请多酌是幸。

东洋参一钱五分　茯神三钱　柏子仁三钱　石决明八钱　於白术米泔水浸，陈壁土炒，一钱五分

北沙参三钱　甘枸杞三钱　杭白芍四钱　白蒺藜三钱　炙甘草五分

火麻仁三钱　橘络一钱　生谷芽荷叶包，刺卅六孔，五钱

经云：水火者，阴阳之征兆也；左右者，阴阳之道路也。肝脾从左而升，肺胃从右而降，是以升降息则生机化灭，出入废则气立孤危。无阳则阴无以生，无阴则阳无以化，阴阳互交，不可须臾离也。前经谷化之精微，不归正用，遂致水溢遏其离照之阳。叠进温培镇纳，始得退藏，刻又偏于亢害。经以亢则害，承乃制。当益水之源，以收既济之功。今诊肝已较柔，左肢之浮亦消，脉亦较和。但亏耗已极，有形之阴骤难来复，所以津乏上承，口仍干燥，气失通调，小水短少，阳冒汗泄。仍宜善持调理，王道无速功，缓缓图之可也。仍祈酌之为要。

别直参另煨兑服，一钱　茯神二钱　潼沙苑四钱　火麻仁二钱　怀牛膝一钱五分

福橘络一钱　北沙参四钱　柏子仁三钱　於白术米泔水浸，陈壁土炒，一钱五分

冬葵子一钱五分　杭白芍四钱　生谷芽荷叶包，刺卅六孔，五钱

◉ 中风脱证案

经云：风为百病之长，善行而数变。昔贤有气火痰三种，招风之人为害，景岳以非风名之。此风系气阳施转，内化为风，非六淫之气也。况此乃气阴不足，偏胜于左，营行脉中，卫行脉外，不能循其常度，所以脱肿早消，其为无形之气可知。且津液不能流走，有似于水湿之象，前以渗利愈剧者所由来也。刻二气不能敛阴，陷脱已著，且肢冷汗泄，脉浮无根，危在旦夕，非药饵所能奏功。勉拟益气救逆，以冀天相而终人事。尚祈多酌高见裁夺为要。

人参另煨兑服，一钱　茯神三钱　左牡蛎一两　大麦冬三钱　甘草八分　煨姜一片　制附片一钱

彩龙齿五钱　杭白芍四钱　浮小麦一两　於白术米泔水浸，陈壁土炒，二钱　南枣三枚

精神藏乎坎府，运用应乎离宫，水升火降，方成既济之功，阳秘阴平，斯无滑泄之患。惟气生于精，神生于气，气乏流畅之机，以致神疲倦怠。或嗳泄方通，但肾关欠摄，延久非宜。窃恐亏难来复之虞，幸脾胃尚强，生机尚旺。拟膏缓缓培调为治。仍祈静养为要。

北沙参五两　莲心须各三钱　云茯苓三两　缩砂仁八钱　女贞子四两　制黄精四两

怀山药四两　钗石斛三两　元武胶三两　熟枣仁四两　墨线胶四两

左牡蛎八两　彩龙齿三两　金樱子四两　潼沙苑五两

上药拣取汁尽去渣，入二胶加川蜜收膏。每早服五六钱。

◉ 类中风案

类中者，有类于中，非真中也，是以景岳以非风名之。始即有头晕之患，经以诸风掉眩，皆属于肝。肝开窍于目，目不能视，系属障蔽在内，乃精不能上达于窍也。现左肢能举动，舌之灰苔较前已退，痰浊亦渐化。惟气运仍未如常，脉尚和滑，阳仍不时上扰，尚宜节调静养，不致复前为要。然否？即祈酌之。

潞党参三钱　潼沙苑四钱　远志肉一钱　杭菊炭一钱　橘络一钱五分　半夏曲一钱五分　抱茯神三钱

柏子仁三钱　甘枸杞二钱　生白芍三钱　灵磁石三钱　秫米二钱　石决明八钱　稆豆衣三钱

类中不离乎厥阴一脏。宿有头眩之恙，阳已久乏阴涵，即至旋扰化风，夹痰上升，左肢之络，为其蒙蔽，阴精亦乏上承，遂致两目失明。调治较减，惟阴液久耗，骤难来复。拟膏慎为培调，不致复前为要。

潞党参五两　潼沙苑六两　石决明八两　甘草五钱　川贝母二两　灵磁石三两

抱茯神四两　甘枸杞三两　杭菊炭一两五钱　生白芍三两

於白术米泔水浸，陈壁土炒，二两　稆豆衣三两　决明子三两

◉ 肝郁痰滞痢下案

操劳过度，默运之机素蹇，宿有带下阴虚，湿浊之气遂得以凑袭深伏。惟肝阳不时上扰，而脉络总乏流畅之机，是以头晕时发，遍体酸楚异常，久久肝必横利于胃，胃求助于食，似有消谷之象。延已一载，前又痰滞内积，以致痢下腹痛，坠胀腰酸。图治较减，气化仍欠输健之权。肌黄面浮，脉象沉涩不扬，舌苔白腻根厚，尤是阴霾湿浊凝聚于中，不得通调和运耳。幸真元未馁，际此节调屏虑，尚可怡养天年。先拟和健中枢，俾气化流行，再商调理。

太子参一钱　茯苓三钱　大白芍三钱　青木香八分　真茅术米泔水浸，芝麻拌炒，五分

扁豆衣二钱　刺蒺藜三钱　焦苡仁三钱　冬瓜子四钱　生熟谷芽荷叶包，各二钱

初九日复诊

加宣木瓜一钱五分、砂仁壳七分。

肝气从左而升，肺气自右而降，升降之机，全赖中枢为斡旋，以为健运之常。始由阴虚阳扰，不得不以清柔降化之治，但气郁既久，必有偏胜之害，所以湿扰于中，每难觉察。惟骤以湿化，窃恐不受，以余亢之气，尚未尽退也。刻加滞下坠胀，气机愈形蹇窒，一派阴霾之象积聚中州，以致遍体酸楚，惟腰尤甚。舌根之苔仍厚腻不化，滞虽较化，便仍溏粪。两日来气运较已和畅，仍未可以为常，必肝脾疏运得权，方可豁然于一旦。再以前意增易，缓缓怡养调之。

太子参一钱　茯苓三钱　缩砂仁七分　橘络一钱　生谷芽三钱　真茅术米泔水浸，土炒，五分

刺蒺藜三钱　宣木瓜一钱五分　宋半夏一钱五分　冬瓜子四钱

复诊

加大腹绒一钱、煨木香八分、大白芍（川桂枝三分拌炒）三钱、鸡内金一钱、煨姜一钱。

恙延日久，土运固乏健化之权，加以肝木不能疏泄，反为制克，遂致生机日困，湿浊即隐

伏于中，积而后发，是以幻为痢症。古人以理为滞下，系胶黏浊腻之邪结于肠胃之间，传变失常。宜通因通用为法，切忌先涩，涩则滞结于曲肠之旁，骤难通化。图治虽已较减，而根仍未刈，红冻或有或无，早尚坠胀，仍圊二三次。续以培健理气化湿未应，再加和营以调之。症属缓图，莫计速功可也。

潞党参三钱　云茯苓三钱　白归身一钱五分　饴糖四钱　大白芍粗桂枝木炒，四钱

稆豆衣三钱　鸡内金炙，一钱　益智仁一钱　於白术米泔水浸，土炒，一钱五分

槟榔用开水磨汁和服，五钱　炮姜五分　煨木香一钱　煨姜一片　红枣三枚

经以诸湿肿满，皆属于脾。脾其坤顺之德，而有乾健之功。素本气机悒郁，久乏和畅之职，湿之暗伏于中，已非朝夕。刻因肝木横制，运机日蹇，湿滞蕴蓄于曲肠之中，因固涩而胶结难化。叠进温宣通畅，仍痢下红冻，腹中坠胀，或作或辍。此乃休息之象，加以五更一次，昔贤以五更为肾泄，况系痢乎！李士材以脾传肾之所致也。两进温健中州，以宣湿滞，恙仍如昔。当脾肾两调为主，先以和中，佐治休息之法。小试之亦为何如。

潞党参三钱　云茯苓三钱　於白术米泔水浸，土炒，一钱五分

鸦胆子桂圆肉包，十枚，三十粒　缩砂仁一钱　煨木香一钱　炙草八分

湿浊胶黏之滞，结于二肠之中，气化失其常度，传变自乏输健之权，遂致肠膏日剥，下利红白之冻，每日仍有数次，圊则坠胀。惟溏泄仍爽然若失，皆由滞结于中，渐已倾囊下泄，是以胃渐能纳，舌之厚苔较化，脉亦较和，此其征也。昔贤以湿之化与不化，在小便之利与不利。今湿又夹滞，又非陡利所宜。仍当和运肝脾，以化积滞，速冀廓清，方保无虞。调补仍未可骤达也。

潞党参三钱　於白术米泔水浸，土炒，一钱五分　煨木香一钱　稆豆衣　云茯苓三钱

大白芍四钱　益智仁二钱　炒槐米　地榆炭三钱　红枣三枚　煨姜一片

晚服方

宋半夏一钱五分　橘皮一钱　生福曲二钱　茯苓三钱　枳实开水磨五分和服，一个　炒谷芽三钱

钱氏医书二种

医津

钱心坦医案

校记

常州钱氏世医由钱祥甫开创于明清鼎革之际，起初悬壶武进南夏墅，其后医名日盛，迁郡城西郊，尤擅儿科。钱氏子孙克绳祖武，累世不替，渐闻名于东南。谢观《中国儿科学·序》亦赞：“城乡之民众抱疾就诊者，如水赴壑。”第八世钱心荣曾因其医绩和医德，获民国大总统曹锟特赠“懿德可风”题匾。至十世同增、同高投身中医救亡运动，分别创设武进医药研究会、中央国医馆武进支馆。十一世同增之女钱宝华发起组织“中国女医学社”，首创中国第一种女中医杂志《中国女医》。同增之子钱今阳曾编著出版《中国儿科学》，创办全国第一本中医杂志《新中医药》。今钱氏已至十三世，仍有医名。民国张惟骧《清代毗陵名人小传稿》曰：“武进医界素分城乡二派，乡派多在孟河之滨，巢氏及费马两家为著，城派则钱氏居首。”

《医津》

《医津》，二卷，著者为钱氏第八世钱雄万。钱雄万，字心荣。清代常州府武进县人。书稿于心荣生前辑著完成，底本由当时本邑书法大家吕景端书检，惜未及付梓。1922年，由其子钱宗尧（祝唐），孙钱镒（同高）、钱钧（同增）、钱铨（同琦）校订出版。并请八位东南名流作序：姚浚（1878—?），字绍枝，安徽贵池县（今属池州市贵池区）人，时任武进县知事。金武祥（1841—1924年），原名则仁，字溎生，号粟香，又号菽香，别署一芉山人、水月主人等，江苏常州府江阴县（今江阴市）前周镇大岸村（今属璜土镇）人，藏书家、刻书家、诗人，生平详见《粟香行年录》。其《遍游桂林山岩》曰：“桂林山水甲天下，绝妙漓江秋泛图。”一句脍炙人口。恽彦彬（1838—1920年），字次远，号樗园老人，江苏阳湖（今属常州市）人。书法家，同治十年传胪，累官至工部右侍郎。诗文书画俱能，书工分隶，画工折枝花卉，盖其取法寿平而能得其秘奥，尤精铁笔。薛念祖，武进（今属常州市）人，生平见刘鲁瑛《薛怀远行状》。沈保宜（1852—1939年），字祉臻，晚号饴斋，武进（今属常州市）人，光绪八年举人，能诗工书。朱承先、褚德勤、过镜涵三位著序者生平暂不详。

本书体例清晰工整，首论脉法，举二十六种脉象（无散脉），析二十七种脉象主病；次论六经脉症；再次论四十八种疾病证治，上卷自中风至痞满，下卷自疸至结核。诸病证的论述简明精要，病因、病机、鉴别、治法、方药次第，长不过七百余字，短则一百余字。书之体例诚如褚序中言：“以脉法冠其首，病情治法次之，持之有故，言之成理，而六经形证脉治一章剖析入微，戛戛独造。”洵足为初学之津梁。

该书现存1922年、1923年钱氏贻直堂铅印本，今以1922年7月贻直堂本为底本整理点校。原书末附校勘表一张，整理时已对照修正，并以脚注标明，故今不附。

《钱心坦医案》

《钱心坦医案》，不分卷，民初抄本，为钱氏第八世钱心坦诊案。钱心坦，本名屏万，后改育万，号三山，为常州钱氏世医。天资卓越，有“神童”之誉。好读书，工词翰，长攻家学，融汇古今，于诸科疑难无不得心应手，左右逢源。尤擅幼科及湿温时症，其方规则，群医皆奉楷模。薛逸山尝叹曰："旅沪三十年，阅海内医家多矣，求其处方能合乎规矩而泛应曲当着，其维吾常钱氏乎！"

本书无序跋，载案近百则，涉及外感时症、内伤虚损等计三十余症。故知常州钱氏今虽以儿科名世，却内外男妇兼善。本书原书医案散乱，今将复诊案一一连缀，并按所主病证归类，以便阅读。

此钱氏医书二种，论、方、案俱备，可为互参。囿于整理者水平所限，错漏难免，冀高明政。

医津

原著 清·钱心荣

点校 薛昊 吉冬 顾珂溢

武进钱心荣先生辑

同里吕景端书检

壬戌七月

贻直堂刊

姚序

武进钱氏以良医名于世者，代不乏人，而心荣先生医名尤噪一时。生平著有《医津》一书，首论脉法，作诊脉主病等篇五十有四[①]，附以治法于阴阳偏正之理、刚柔进退之道、虚实攻守之法、培养利导之势，无不旁征博引，缕析条分。殆鉴夫近世医道之不明，慨然发救世之婆心，乃有是书之集也。先生文孙同增昆季，将寿之梨枣，以垂不朽，属余序之。余虽不知医，然因是而有感焉。夫临证犹临民也，必察其情志真伪、弊之隐见、事之缓急、患之轻重，然后绳以法而济以恩，鲜有不治者。若夫用药与用人同，去其所短而用其所长，以此之有余而补彼之不足，恕其细行而责其大节，雷霆以威之，雨露以润之，范以驰驱，知其好恶，因势利导，庶几始克有功。非然者，施之过宽，法令则或有所穷，处之太严，属吏则相隐以恶。小过不赦，大过不闻，猥欲侈谈上理，不綦难乎！是以良医不治癣疥之疾，以其所患者小而无伤于大体也。是篇以脉法列首，旁及于四肢五脏血脉连络，虽细微末节，言之无不详尽。使弊无可隐，患无可伏，提纲挈领，探本穷源，可谓知所务矣。方今世道日漓，纪纲不振，譬之于人，风邪外袭，元气内亏，五官失其司，百体弛其职。苟遇和缓，投以峻剂，立起沉疴。所虑者，惟患无良医，不患无良药，不在无治法，而在无治人。先生以经世之才，抱济人之术，是篇之作，不特为治病之准绳，亦且为治国之圭臬，金针度世，洵医学之津梁也。愿后之学者，小则以之寿人，大则以之寿世。毋负先生著书之旨也可。古语云：医不三世，不服其药。今同增亦以医名于时，知其渊源家学，克绳祖武，先生之贻谋远矣。故乐得而为之序。

民国十一年十一月

贵池姚浚叙于武进官廨

---

① 四：原作“三”，据原书末校勘表改。

金序

自古医学之书，传之为经，黄帝《素问》、张机《伤寒论》，大抵学医者皆手置一编，惟其文辨析精微，词致简远，读者不能遽晓。至国朝叶天士、徐灵胎两先生所著《叶氏医案》《临证指南》两书出，一则纯主性灵，一则似多泥古，如诗人之李杜、文字之韩苏也。毗陵素产名医，孟河费伯雄、马培之两君，均以医闻于世，而郡中钱氏则祖孙相继累世俱以医著一乡。虽妇人孺子，莫不知钱氏为当世和缓，至今弗替。盖钱氏承其家学，固不止“医不三世”也。钱子同增，医之杰出者，日者出其先德心荣先生所著《医津》示余，并乞为之序。余向不知医，今读其书，首脉诀，次病情，终治法，觉所言但论病源，不载方药，盖犹《素问》《伤寒论》之例欤。方今欧化东渐，竞尚西法，古人医药精理，迨将衰歇。钱君今刻此书，实初学之津梁、救世之宝筏，亦岂止显亲扬名，惟求传世而已哉！

癸亥十月

江阴金武祥时年八十有三

恽序

有学力而无天资，未免流于固执；有天资而无学力，每多自悮聪明。伊古以来，羿之射、僚之丸、秋之弈[①]、嵇之琴，以及刘褒图画、张旭草书，罔不各尽其天然之资、当然之理，以成一艺之名。故至今犹叹，啧啧人口。若夫医虽云小道，而有功于世，非他可拟。况味药始于神农，素问肇自黄帝，至汉张长沙集医药之大成，遂敻乎莫及。盖医以仲景为宗，犹儒之师法宣尼也。吾友钱君同增以先德心荣先生所著《医津》一书索序于予，予于先生往还极稔。今阅此书，卓[②]然想见其为人，且益信先生固别有可传者，在初不待，藉此以传。然是书洵足为初学之津梁，救世之宝筏也。扁鹊云："人之所病，病疾多；医之所病，病道少。"吾窃叹良医不数觏而庸医举目皆是。彼业医者偏自信为良，而不自知其庸，且不知有道者窃笑于后焉。呜呼！汤武之征诛、孔孟之道德，皆所以救民济世，范文正谓："不为良相，即为良医。"盖有慨乎其言之际，此国步艰危，苟有人起而医之，亦何来病夫国之诮哉？今同增亦以医鸣于时，绳其祖武，后先辉映，信乎家学渊源，其来有自矣。予于医虽未得其道，及观脉诀诸作，其于古也能好而不背、法而不泥，不徒济世兼可以传世焉。此非天资学力兼到者不克臻此，安得以小道目之质之？当世知医者，以为何如？

是为序。

丁巳首夏

樗园恽彦彬时年政八十

① 弈：原作"奕"，据文义改。
② 卓：原作"桌"，据原书末校勘表改。

朱序

吾常之以善医名于古者有唐之许胤宗，惜未有著述，然其“医者，意也”一语，后世之为医者卒莫能外。近代医学益著，吾邑百年以来，则以钱心荣先生为巨擘。先生年长于余，相交有素，而又谊关姻娅，惜余饥驰四方，里居日少，未能访其遗著，读之颇以为憾。比年谬[1]董[2]医局，与文孙同增过从日密，日者出示先生所著《医津》一书，乃知先生学之精邃，名实足以副之，而益叹同增之善继善述，渊源有自焉。是书详论脉法，附以病情治法，盖深得本末先后之旨者，即证诸许胤宗“病与脉俱，药与病值”之论，亦适相吻合。其篇中六经形证脉治一章，于标本阴阳之分，辨之明、论之确，尤为精辟贯彻，言人之所未能言，骊珠在握，度尽金针已。《难经》云：“脉而知之谓之巧。”韩子云：“善医者，不视人之肥瘠，亦察其脉治病而已矣。”先生有焉，然则是书之必传也，更无疑矣。因缀数语归之，并趣同增，亟付诸梓，以饷后学云。

壬戌七月

八十五叟朱承先拜序

① 谬：自谦词。
② 董：主持，主管。

薛序

《曲礼》曰：医不三世，不服其药。吾寻绎其医必三世一语，而知医理精深，非有家学渊源者，不能培其根柢也。东坡先生题张寺丞益斋诗中有句云：“张子作斋舍，而以益为名。譬如学医人，识病由饱更。风雨晦明淫，跛躄痞聋盲。虚实在其脉，静躁在其情。荣枯在其色，寿夭在其形。苟能阅千人，望见知死生。”吾研究其“识病由饱更”一语而叹病情之变幻。非饱有经验者，不能奏其功效也。然则医敢云小道乎哉？吾常为声明文物之邦，前清康雍乾嘉以来，经学、史学、诗学、词章学代有名人，即以医学论，其卓有声誉者，亦历历可考。余束发受书，弱冠即游庠，家贫橐笔，游燕赵齐鲁间，幸捷京兆试，终年所揣摩者，天崇耶，国初耶，三山稿耶，江浙四名家稿耶，推而至于墨选、观止、重辨堂、求是斋、还读轩诸选本，而于医学一门，真一门外汉也。鼎革后，解组归田，杜门不出，抱定厌世主义不复与闻当世事。每与友人谈及，谓读经史费脑力，读小说又荒唐。有友劝余何不读医书，谓能有益身心。余乃购各种医书读之，若涉大川，茫无津涯，因念花甲以外之人，何可再劳精疲神？况读书而不临证，终觉徒然，故亦旋得而旋失。今春，余老友钱君祝唐命其哲嗣同增、同高将乃翁心荣先生手辑《医津》一编请序于余，余忆髫龄时习闻心荣先生与心坦、心广先生同称为“钱氏三凤”者也。亟取是书读之，觉简而明，详而括，洵乎远则追踪仲景、丹溪，近则步武灵胎、天士，此真不愧以医学世其家矣！此真有合乎“识病由饱更”矣！而岂悬壶市上一知半解者所能望其项背哉？后之学者，日手一编，将此《医津》熟思而审处之，庶几问津有自，而得迷津之宝筏也夫。

民国十二年岁次癸亥清和月谷旦

同里后学薛念祖怀远氏谨识时年六十有七

沈序

吾邑自有清三百年来，学艺甲天下。盖士多世业，深造益精。如庄氏之于经、恽氏之于画、钱氏之于医，皆是也。画无论矣，经则尚焉，然修齐治平，道不尽于训诂章句，至于群众讬命，砭膏肓，起废疾，生死而肉骨，则医之术为尤切而尤尊。其术之神者，可以赞天地之化育，而庸妄者流卤莽从事，亦几等人命于草菅。此心荣钱先生所以有《医津》之作也。钱氏自清时先生以还，代有振奇之杰，至心荣先生已历六世，非所谓世业而深造者耶？故其为书，奥窔一开，表里尽澈，指示简切，心手了然。可为问业之南针，可为寿人之宝筏。信乎其有功于医学矣。近代医书日出，庞杂弥多，惟此书与费伯雄氏所著《医醇賸义》可以并垂不朽，费氏亦吾邑世医也。贤孙同增能传先生之家学，袖出此编，问序于予。予不知医，谨就所见所闻述之于左。

癸亥春，钱同增先生持其祖心荣君手著[①]《医津》一编嘱保宜为序，先生于丁巳二月为小孙克豫治痘疾危甚，卒能转危为安，至今感佩不忘。先生固妙手成春，而益见家学渊源其来有自时。保宜适一病经月，衰老颓唐，翁君佩孚来问疾，保宜以此转求翁君成之。因识其颠末于后。

祉臻沈保宜

① 著：原作“着”，据原书末校勘表改。

褚序

中国医学大要有四，望闻问切是也。望闻问皆失传，独切脉之法，历代名医精究潜研各有心得。然至今日则支离纰缪，绝少师承，求其墨守一家之言，和平审慎，不以人试药者已不可多得。噫！何其难也。夫医之为物，切脉干也，辨证枝也，用药叶也，未有切脉未真而用药对证者。昔人有言“不为良相，则为良医”。诚以医者可以疗疾，可以杀人，生死之际，间不容发，可不慎欤？予友武进钱子同增以医鸣于时，盖三折肱而九折臂者。悬壶有年，求治者应手奏效。日者出其尊王父心荣先生所著《医津》一书相示，书之体例以脉法冠其首，病情治法次之，持之有故，言之成理，而六经形证脉治一章剖析入微，戛戛独造。其精到处，虽巢元方、孙思邈辈亦无以过之。然后叹同增之得为名医异乎庸俗之流者，有自来矣。他日付之剞劂，学者熟读深思，心知其意以济世而寿民，则先生津逮后学之功岂浅鲜哉？予少嗜医学，惜心力浮泛，少深湛之思，一知半解皆皮傅而未能深入。今读先生是书，益信名山事业有非僿[1]陋小儒所能及者。爰述所见，以为之序并志，冀仰之私云尔。

壬戌夏五

余杭褚德勤拜撰

---

① 僿（sài，音赛）：虚浮闭塞意。

过序

《礼》有之曰：为人子者，不可不知医。医之义大矣哉！自神农辨性味而体始备，雷公讲炮制而用益精，我国医学由来尚矣。研求医学者，上古苗父俞拊，中世卢扁和缓，实为医学之鼻祖。汉长沙太守张仲景宗之，著《伤寒》《金匮》，为后世法。自汉而降，名医接踵代不乏人，著作如林，殆难指数。然舍丹溪河间东垣元素辈前后四大家外，皆各执一偏之见，学者憾焉。夫“医者意也”，又曰“医者理也”，天为一大天，人为一小天，人处天地中，外而寒暑燥湿之相侵，内而七情六欲之感触而病生矣。病则不能不藉医以补其偏而救其弊。此良医所以功同良相也。设非事理通达、经术宏深之士，盖未易语于此矣。失之毫厘，缪以千里，孟浪从事，未有不草菅人命者。故古今来儒而不医者有之，未有医而不儒者也。钱子同增，家学渊源，悬壶问世，声誉卓著，日者，出其祖庭心荣先生《医津》藏本示余。余愧不知医，披读一过，首脉诀，次病情，终治法，觉至理名言悉趋正轨，裨益后学，宁有涯涘[1]？然后知医学一道，学识与经验并重，有学识而无经验则涉猎不精，有经验而无学识则治疗失当。先生竭数十年精力，每有心得笔之于书，诚学识经验兼之者也。篇幅无多，而吉光片羽弥觉宝贵。洵初学之津梁，医家之宝筏也。

是为序。

壬戌仲冬

同里后学过镜涵

① 涘（sì，音四）：水边，岸边，引申为界限，止境。

卷上

武进钱雄万心荣甫辑

男宗尧祝唐

孙男鑑同高　钧同增　铨同琦校订

◉ 脉法

李士材云：脉之提纲，当以浮沉迟数四项为统领。如以浮脉为提纲，取洪虚散芤濡微革，七脉皆统属于浮也。如以沉脉为提纲，取伏牢实弱细，五脉皆统属于沉也。如以迟脉为提纲，取缓涩结代，四脉皆统属于迟也。如以数脉为提纲，取滑紧促动，四脉皆统属于数也。惟长短与弦，三脉非浮沉迟数可括，又当仔细推寻。卢子由曰：脉状多端，全凭十则为提纲；如举形体之则，大小为提纲；如举至数之则，迟数为提纲；如举往来之则，清涩为提纲；如举部位之则，长短为提纲；如以举按之则，浮沉为提纲。

浮脉法天，轻清在上，轻按即见，与分肉相应，如木之漂于水面也。浮而盛大为洪，浮而软大为虚，浮而无根为散，浮而中空为芤，浮而柔细为濡，浮而弦芤为革。

洪脉者，如洪水之洪，有波涛汹涌之象，浮而有力，来盛去衰，即大脉也。《内经》所谓钩脉也。根脚阔大，却非坚硬。洪脉如循琅玕，不似实脉之举按指下逼逼，洪而有力为实，实而无力为洪。

虚脉者，浮而无力，大而且迟也，中取重按皆弱耳。散脉者，浮而无力，按之如无，来去不明，漫无根蒂，如吹毛，如散叶，如羹上肥是已。虚脉如循鸡羽，不似芤脉之豁然中空。虚合四形，浮大迟软，寻按几不可见。

芤脉者，有如葱管，浮沉两候易见，中候豁然难见。正如以指着葱，浮取得上面之葱皮，中取正是空处，沉取又着下面之葱皮也。然中候非绝无，但比浮沉两候难见耳。若泥为绝无，是无胃气矣。

濡脉者，浮而小且软也。应指虚细如絮浮水面，轻手乍来，重手乍去。不似虚脉之虚大无力，濡脉之濡，细如丝，弱脉之沉细软弱也。

微脉者，浮而极小极软，欲绝非绝，似有若无，此八字可为微脉传神。浮细如绵曰濡，浮而极细如绝曰微。

革脉者，浮而弦且芤，浮多沉少，外急内虚，如按鼓皮。仲景云：弦则为寒，芤则为虚，虚寒相搏，此名曰革。革与牢脉皆大而弦，革则浮取而得，牢则沉候而见也。革脉取强直，重按中空。弦而兼芤，即是革。

沉脉法地，重浊在下，重按乃得。与筋骨相应，如石之坠于水底也。

伏脉者，沉之极也，三按俱无，推筋而取。沉脉在筋骨之间，伏则推筋[①]着骨然后可见也。

---

① 筋：原作“䈥”（音助），据原书末校勘表改。

牢脉者，沉而有力，实大弦长，浮中两候了不可得，才重按之，便满指有力，动而不移也。牢脉举之减小，按之实强，不似实脉之滑实流利、伏脉之匿伏涩难。

实脉者，浮中沉三候皆有力，举按指下鼓击急数往来，动而能移也。牢与实脉皆沉而有力，皆有动象，只争移与不移，而主病悬殊。

弱脉者，细软而柔，见于沉分，举之则无，按之乃得。不似微脉之按之欲绝、濡脉之按之则无、细脉之浮沉皆细也。浮而柔细曰濡，沉而柔细曰弱。

细脉者，《素问》谓之小，往来如发，指下显明，不似微脉之微弱模糊也。沉细如绵曰弱，沉而极细不断曰细。

迟脉以至数言，一息三至，去来极慢。举按皆迟，为不及之象。三至为迟，二至为败，迟而不流利为涩，迟而有歇止为结，迟而且缓为虚。

缓脉者，一息四至，往来和匀，不疾不徐，从容和缓，不大不小，不浮不沉，意气欣欣，悠悠扬扬，难以名状者，真胃气脉也。仲景云：阳脉浮大而濡，阴脉浮大而濡，阴脉与阳脉同等者，名曰缓也。寸关为阳脉，尺中为阴脉，此言濡即是软也。

涩脉者，指下迟滞不利，往来迟难，有类乎止而实非止也。长沙所谓如泻漆之欲绝是已。

结脉者，指下迟缓，中频见歇止而少顷复来，不似代脉之动止不能自还也。缓而一止为结，数而一止为促，其至或二动，或三动，至乃不等。

代脉者，动而中止，不能自还，因而复动，名曰代。阴结促脉之止，止无常数，代脉之止，止有定期。而代则迟而中止有定数也。

数脉为阳，呼吸定息六至以上，往来急数，为太过之象；一息七至为极，八至为脱，九至为阳气已绝，不可救也。数而弦急为紧，数而流利为滑，数见一部为动。数而流利则为滑脉，数而有力则为实脉，数而绞转为紧脉。

滑脉者，紧之浮名也。举之浮紧，按之滑石，忽浮忽沉，往来流利，又如盘珠荷露也。滑则如珠，数则六至。

紧脉者，状如转索，譬如以二股三股纠合为绳，为必旋绞而转始得紧，而成绳紧之为象，较之于弦更加挺劲矣。

促脉者，数而时有一止，如疾行而蹶也。

动脉者，厥厥动摇，急数有力，两头俯下，中间突起，短如豆粒。但短脉为阴，不数不硬不滑也。动脉为阳，且数且硬且滑也。王宇泰云：阳升阴降，二气交通上下往来于尺寸之内，冲和安静焉睹所谓动者哉。惟夫阳欲降而阴逆之，阴欲升而阳逆之，阴阳相搏不得上下，鼓击之势陇然高气，而动脉之形著矣。

弦脉者，指下挺然，端直以长，举之应指，按之不移，不似紧脉之状如转索。而紧者言其力也，弦者言其象也。

长脉者，指下迢迢如循长竿，直上直下，首尾相应，三部举按皆然。非若他脉之上下参差，首尾不匀者也。凡实、牢、弦、紧四脉，皆兼长脉。

短脉者，小而涩，两头俯而沉下，中间突而浮起，有类乎动脉，但指下涩小无力也。

◉ 诊脉主病

滑伯仁曰：提纲之要，不出浮沉迟数滑涩之六脉。夫所谓不出于六者，为其足统表里阴阳、虚实冷热、风寒燥湿、脏腑气血之病也。浮为阳，为表、为风、为虚，沉为阴、为里、为湿、为实，迟为在脏、为寒、为冷，数为在腑、为热、为燥，滑为血有余，涩为气独滞。先以六脉为纲领，而病变定矣。

浮脉主表，为喘、为满、为痞、为不食。张路玉曰：浮为经络肌表之应，邪袭三阳经中，鼓激脉气为浮。然必人迎浮盛于气口，乃为确候。有始病不浮，病久而脉反浮者，此中气亏乏，不能内守，反见虚痞之兆也。

诗曰：

寸浮头痛眩生风，或有风痰聚在中。关上土衰兼木旺，尺中溲便不流通。

沉脉主里，为阴病、为气、为水蓄。张路玉曰：阳气衰弱，不能统运营气于表，脉沉而按久衰小无力者，为虚、为寒、为厥逆、为洞泄、为少气、为痼冷也。若阳气郁伏，不能浮应卫气于外，脉沉而按久有力不衰者，为实、为水、为气、为停饮、为癥癖、为胁胀、为瘀积也。阴阳寒热之机，在于纤微旨辨。

诗曰：

寸沉痰郁水停胸，关主中寒脘[1]痛凶。尺部浊遗并泄痢，肾虚腰膝病邪从。

迟脉主脏，为寒、为不足。人迎主寒湿外袭，气口主积冷内滞，浮迟为表寒，沉迟为里寒，迟涩为血病，迟滑为气病。迟脉主病与沉脉大约相同，但沉脉主病为阴逆而阳郁，迟脉主病为阴盛而阳亏。沉则或须攻散，迟则未有不大行温补者也。表寒脉必紧，浮脉似难统迟，迟脉恐亦无滑候参。

诗曰：

寸迟必是上焦寒，关主中寒痛不安。尺是肾虚腰脚重，溲便不禁疝牵丸。

数脉主腑，其病为热，浮数为表热，沉数为里热。数为阳盛阴亏，热邪流薄于经络之象。张路玉曰：凡乍病，脉数而按之缓者，为邪退，久病脉数而按之大者，为病进。瘦人多火，其阴本虚，故多脉数。若形充色泽之人，脉数皆痰湿郁滞经络，而蕴热其可责之阴乎？惟无故脉数，必生痈疽。

诗曰：

寸数咽喉口舌疮，吐红咳嗽肺生疡。当关胃火并肝火，尺属肠风溲便黄。

滑脉为阳，其主病为痰饮、为吐逆、为伤食。上中二焦之病居多，故先哲论脉以人迎浮滑为风痰，缓滑为中风，气口脉滑为热，关中滑数为宿食，尺中弦滑为下焦蓄血，呕吐而寸口迟滑为胸中实，下利而关上迟滑为下未尽，厥逆而脉滑为里有实，则滑为血实气壅之脉，悉属有

---

① 脘：原作“腕”，据原书末校勘表改。

余。妇人身有病而脉和滑者为孕，临产脉疾滑者曰离经。

诗曰：

寸滑膈痰呕吐先，吞酸咳嗽满胸前。当关宿食肝脾热，渴痢癞淋看尺边。

涩脉为阴、为寒、为湿、为血虚、为气滞。张路玉曰：津血亏少，不能濡润经络，是以脉来涩涩不调，故经有脉涩曰痺。寸口诸涩，亡血。涩则心痛，尺热脉涩为懈㑊，种种皆阴血消亡阳气有余，而为身热无汗之病，妇人因胎疾而脉涩者有之，若平人无故脉涩，为贫窘之兆。尺中蹇涩为精气清冷，则艰于嗣。盖肺脏气多血少，故右寸脉涩为合度，肾脏专司精血，若右尺脉涩为虚残也。

诗曰：

寸涩心虚痛与攻，胃虚胁胀察关中。尺为精血俱伤候，肠结溲淋或下红。

弦为肝脉，主春令，非其时则弦。为血气收敛、为阳中伏阴之象，或寒袭经络，为痛、为虚、为拘急、为寒热、为血虚盗汗、为寒凝气结、为疝、为饮、为劳倦。总由中气少权，土败木贼，但以和缓有神为胃气，若弦而劲细如循刀[①]刃，弦而强直如新张弓弦，皆但弦无胃气也。所以虚劳之病，寸口脉多数大，尺中弦细搏指者，皆为损脉不治。

诗曰：

寸弦头痛膈痰顽，寒热癥瘕察右关。关右胃寒心腹痛，尺中阴疝脚恫瘝[②]。

洪为心脉，主夏令，非其时则洪，为火气燔灼之候。《金匮》以脉洪为温病为热病，即杂病脉洪皆火气亢甚之兆。又云：洪为阳气满溢，阴气垂绝之脉。故蔼蔼如车盖者为阳结，脉浮而洪，身汗如油为肺绝。凡虚劳、失血、泄痢、脱元及病后久虚而见洪脉，尤非所宜也。

诗曰：

寸洪心肺火炎炎，泄痢阴虚病必添。肝火胃虚关内察，肾虚阴火尺中拈。

虚为肺脉，主秋令，非其时则虚，为营血不调之候。然仲景为脉虚身热得之伤暑，东垣谓气口脉大而虚者为内伤于气，慎斋谓脉洪大而虚者防作泻，可知虚脉亦多气分病矣。仲景有脉虚者不可吐，腹满脉虚复厥者不可下，脉阴阳俱虚，热不止者死。可见病实脉虚者不易治，盖虚即是毛，毛为肺之平脉。若极虚而微，如风吹毛之状，极虚而数，瞥瞥如羹上肥者，皆为肺绝之兆也。

诗曰：

血不荣心寸口虚，关中腹胀食难舒。骨蒸痹痿伤精血，却在神门两部居。

实为肾脉，主冬令，非其时则实，为中外壅满之象。经云：邪气盛则脉实，非正气本充之谓，大而实者，热由中发，细而实者，积自内生。盖实即是石，石为肾之平脉，若石坚太过，劈劈如弹石状，为肾绝之兆矣。其消瘅、鼓胀、坚积等病，皆以脉实为可治。倘泄而脱血、新产骤虚及久病虚羸而得实大之脉，良不易治也。

---

① 刀：原作“力”，据原书末校勘表改。

② 瘝（guān，音关）：恫瘝，同“恫瘝”。病痛义。

诗曰：

寸实应知面热风，咽疼舌强贼邪雄。当关脾实中宫满，尺实腰肠痛不通。

缓为脾家本脉，主四季，然必和缓有神为脾气之充。若缓而弱者，为脾气不足，缓而滑者为胃气冲和。昔人以浮缓为伤风，沉缓为寒湿，缓大为风虚，缓细为痹湿，又以浮缓为风中于阳，沉缓为湿中于阴也。

诗曰：

寸缓风邪项背拘，关中眩晕胃无虚。神门濡泄或风秘，又主蹒跚足力迂。

芤为阳中之阴，为失血之本脉、为吐衄、为溲血、为便血、为积瘀胁痛、为女人经病。凡血脱脉芤，指下柔和，是知尚有胃气。若弦强搏大，为真阴槁[1]竭不治。经云：脉至如搏，血温身热者死也。

诗曰：

寸芤衄血及痰红，肠胃痈脓关芤逢。尺部芤分多下血，赤淋经漏或崩中。

革脉为阴、为中风、为寒湿、为失血亡精之候。《金匮》言革脉为病，妇人则半产漏下，男子则亡精失血。半产漏下主以旋覆花汤，得非血室伤惫，中有瘀结未尽之治乎？其亡血失精，无主治云歧补以十全大补，得非极劳伤精填补其空之谓乎？故长沙直以虚寒相搏例之也。

诗曰：

气血交伤寸革持，当关脉革作虚医。尺为半产因崩漏，男子亡精或梦遗。

濡脉为阴、为少气、为泄泻、为眩晕、为痰、为渴、为胃气不充之象。盖濡脉之浮软与虚脉相类，但虚则浮大，而濡则小弱也。濡脉之细小与弱脉相类，但弱在沉分而濡在浮分也。濡脉之软弱与微脉相类，但微则欲绝，而濡则力微也。濡脉之无根与散脉相类，但散则从大而按之则无，濡则从小而渐至无力也。夫从小而渐至无力，气虽不充，血犹未败。从大而按之即无，则气无所统，血已伤残，阴阳离散，将何所恃乎？则濡之与散不啻霄壤矣。

诗曰：

寸主阳微自汗多，关中濡主气虚疴。尺伤精亡虚寒甚，不补真阴可奈何。

微脉为阴，为阳气衰微之象。见证在上则为恶寒多汗少气之患，见证在下则有失精脱泻之虞。长病得之则死，谓其正气将次绝也。猝病得之则生，谓其邪气不至深重也。

诗曰：

寸微气促或惊心，关主中虚寒气侵。尺部微兮精血弱，阳衰泄痢痛呻吟。

弱为阴脉，病为痿痓、为厥逆、为血虚气少、为伤精损血、为耳闭、为眩晕，总属阳衰气馁之征。李士材云：浮以候阳。今浮取之如无，是阳微之明验也。

诗曰：

寸弱阳虚病可知，当关土败早医治。欲求阳陷入阴证，须把神门两部推。

---

① 槁：原作“稿”，稿为其异体字，今据文义及整理说明改。

细为阴脉、为胃气少食、为冷涎泛逆、为便泄腹痛、为湿痹脚软、为自汗失精，都属血冷气虚之候。《内经》言细脉诸条，细则少气，细而附骨者，积也。凡寒脉，细谓之后泄，头痛，脉细而缓为中湿。种种皆阴邪之证验也。

诗曰：

寸细诸虚病入深，胃虚腹胀在关寻。尺中脉细丹田冷，泄痢遗精号脱阴。

紧为阴中之阳脉，为诸寒收引之象，又为热因寒束之脉。如得人迎脉紧，为表证之确候。若气口脉紧，为内伤饮食之征。《金匮》所谓脉紧头疼，风寒，腹中有宿食也。

诗曰：

嗽痰寸紧上焦寒，胸腹疼兮关内看。诸疝奔豚阴冷病，须凭尺部紧来观。

动为阳脉、为虚劳体痛、为亡精失血、为惊、为痛、为泻、为崩、为阴阳相搏之候。仲景云：阴阳相搏则虚者动。阳虚则阳脉动，故汗出也。阴虚则阴脉动，阴动故发热也。妇人尺脉动甚，为有子。《内经》云：阴搏阳别则谓之有子。又云：手少阴脉动甚者，妊子也。

诗曰：

动主汗惊把守凭，拘挛关内动为征。尺中男子亡精病，女子非胎即是崩。

促为阳脉、为阳邪内陷之候、为温热发斑、为瘀血发狂、为痰食凝滞、为暴怒气逆、为喘满、为痈肿，都是脏气乖违，稽留凝涩，阻其运行之机也。

诗曰：

寸促痰壅气火炎，当关食滞血瘀兼。尺中阳极亡阴候，促不减兮病日添。

结为阴脉，为阴邪固结之象。浮结为寒邪凝滞，沉结为积聚在内，总之气血痰饮食五者一有留结则为脉结。故寒饮、死血、吐痢、腹痛、癫痫、痿躄、虫积、疝瘕，凡气郁不调之病多有结脉。越人云：结甚则积甚，结微则气微是已。

诗曰：

寸结虚寒气血凝，当关痰积结如冰。痿痹阳弱宜推尺，疝瘕阴强亦可凭。

牢为阴中之阳脉，主寒实之病。为湿痉拘急、为寒疝暴逆、为坚积内着、为劳伤痿极、为痰实气结，牢而数为积热，牢而迟为痼冷，大抵牢脉近乎无胃气，故诸家指为危脉也。

诗曰：

息奔气促寸形牢，关主肝家血积膏。尺内得牢为宿疾，疝癞癥瘕痛啼号。

伏为阴脉、为阴阳潜伏、关格闭塞之象。凡气郁血结久痛及留饮宿食、霍乱吐泻、积聚疝瘕，经脉阻滞营卫不通之候，每多沉伏，惟关前得之为阳伏，关后得之为阴伏耳。

诗曰：

寸伏胸中食郁停，或为吐痢苦难宁。当关积冷虚寒痛，关后阴邪入肾经。

长为阳脉、为阳盛有余之象。《伤寒》以尺寸俱长为阳明受病，《内经》以寸口脉中手长者曰足胫痛，为阴气不充而脉反上盛也。又云长则气治，为胃家之平脉。然必长而和缓，方为无病之脉。若长而浮盛，又为经邪方盛之征也。

诗曰：

寸口脉长火有余，关长木郁土难舒。尺非相火奔豚积，即是偏阳阴早虚。

短为阴脉、为阳气伏郁不伸之象、为阴中伏阳、为三焦气壅、为宿食不消。《内经》谓短则气病，为胃气扼塞不能条畅百脉，或因痰气食积阻碍气道也。又曰：寸口脉中，手短者曰头痛，为阳气郁而不充也。

诗曰：

寸短应知心肺虚，当关胸膈食难舒。尺为腹痛阳伤候，劳损病深岂易除。

代为阴脉、为元气不续之象。《内经》以代脉为脏器衰微，脾气脱绝，真死脉也。惟妊娠恶阻，恒见代脉，缘食入即吐，谷既少入，血气尽并于胎息，是以脉气不能接续。然在二三月时有之矣。

诗曰：

代脉从无部位分，平人见代就离群。为其根底真元脱，惟妊无妨恶阻云。

散为阴脉、为元气离散之象。古人以代散为必死者，盖散为肾败之应，代为脾绝之兆。故二脉独见均为危亡之候，二脉交见尤为必死之征也。

诗曰：

散为根底早伤残，正不胜邪医药难。惟有病除增胃气，元虚脉散可冀安。

仲景立脉法，只在脉之体用上推求，不在脉之名目上分疏。故以阴阳为体，则以浮大动滑数为阳之用，沉涩弱弦迟为阴之用。以表里为体，则以浮为表用，沉为里用。以脏腑为体，则以数为腑用，迟为脏用。体用之间，见脉之变化而病情病机于此可见，脉理大纲不外乎名阳名阴之拾脉配偶也。夫浮沉是脉体，大弱是脉势，滑涩是脉气，动弦是脉形，迟数是脉息，不得概以脉象视之。脉有对看法，有平看法，有变看法。

如浮为在表，沉为在里，大为有余，弱为不足，滑为血多，涩为气少，动为搏阳，弦为搏阴，数为在腑，迟为在脏，此对看法也。

如浮而更兼大动滑数之阳脉，是为纯阳，必阳盛阴虚之病矣。沉而更兼弱涩弦迟之阴脉，是为纯阴，必阴盛阳虚之病矣，此平看法也。

如浮而兼阴脉，此阳中有阴，其人阳虚而阴气伏于阳中也，自后必有亡阳之变，当以扶阳为急务矣。沉而兼阳脉，此阴中有阳，其人阴虚而阳邪陷于阴中也，将有阴竭之患，当以存阴为深虑矣，此变看法也。

凡脉之不浮不沉而在中，不迟不数而五至者，谓之平脉。是有胃气，可以神求，不可以象求也。若一见浮沉迟数之象，斯为病脉矣。十脉中无紧脉，紧即弦之转旋也，按之不移是静，为弦脉阴之体也。转旋无常是动，为紧脉阳之用也。紧与数相似，紧以气来之长，为阴中有阳之实脉，数以气来之短，为阳中有阴之虚脉矣。

◉ 六经形证脉治

足太阳膀胱经乃诸阳之首，为四通八达之衢。故多传变，受病为先。其经起于目内眦睛明穴，从头下项连风府，行身之背络，于足小指至阴穴也。询之头项痛、腰脊强、恶心、拘急、体痛、骨节疼、恶寒发热，则知是太阳经表证标病也。若加热盛烦渴、小便不利，则知是太阳经传里证本病也。无汗为伤寒，有汗为伤风。脉浮紧有力为伤寒，浮缓无力为伤风。总之脉来尺寸俱浮者，太阳受病也，其要在脉静为不传，脉躁盛为欲传也。恶风有汗因表虚，乃风伤卫之太阳标病，宜实表散邪，桂枝汤主之。恶寒无汗因表实，乃寒伤营之太阳标病，宜发其汗，麻黄汤主之。热盛烦渴、小便不利是热结膀胱之太阳本病，宜分利其水，五苓散主之。此其大略耳。亦是举一隅要以三隅反矣。果得证脉相同，药无不应。

足阳明胃经乃十二经脉之长，为表之中。其脉起于鼻络，于目循于面，行身之前络，于足大指隐白穴也。症见目痛、鼻干、不得卧、头额痛、身热、微恶寒，则知是阳明经表证标病也。若热甚烦渴欲饮水、汗出恶热者，则知是阳明经传里证本病也。至潮热自汗、谵语渴烦、恶热而揭去衣被，扬手掷足，或发斑发黄狂乱、大便燥实不通、手足乍温乍冷、腹满硬痛喘急等因，则知是阳明胃腑实病也。脉洪为标，洪数为本，沉数为实，总之脉来尺寸俱长者，阳明受病也。病在标宜解肌葛根汤主之，病在本宜清解白虎汤主之。如胃腑实病急下之，调胃承气汤主之。阳明之为病胃家实也，身热汗自出，不恶寒反发热。

足少阳胆经前有阳明后有太阳，两阳交中为表之里。其脉起于目锐眦瞳子髎穴，上头角络耳中，循胸胁行身之侧，络于足大指爪甲之后三毛也。症见头角痛而目眩、胸胁痛而满闷、寒热呕逆、口苦耳聋，则知是少阳经病也。少阳在半表半里，胆无出入，故治有三禁，汗吐下也。脉来弦数须用和解，小柴胡汤主之。少阳之为病，口苦咽干目眩也，盖少阳为枢，职司开阖，而转运其枢者，全赖胃气充满则开阖有权，其邪不敢内犯，胃气不振则关钥废弛，邪得出入无禁矣。

足太阴脾经乃三阴之首，为里之表。其脉起于大指隐白穴，上行至腹，布胸中，络于嗌，连舌本，行身之前也。症见身热、手足温、腹满嗌干，或自利不渴，则知是阳经热邪传太阴经标病也。若无热而燥渴、腹满而身目黄、小便赤、大便不通，则知是太阴经传本病也。如初病而无热不渴、恶寒手足冷、脘腹痛满、吐泻，则知是太阴经直中本病也。其脉沉缓为标，沉实为本，沉细为直中。总之脉来尺寸俱沉者，太阴受病也。热传标病宜平其热，柴胡桂枝汤主之。热传本病宜下之，桂枝大黄汤主之。身目黄者，茵陈汤亦主之。虚寒直中宜温其里，理中汤主之。太阴之为病，腹满而吐，食不下，自利益甚，时腹痛，若下之必胸下结硬。

足少阴肾经乃人身之根蒂，虽为里之中，然详究太阴篇与少阴篇，中邪入三阴先犯少阴者居多，盖少阴与太阳为表里，故易犯也。其脉起于足小指，趋足心涌泉穴，上行贯脊，循喉咙，挟舌本，下注心胸，行身之前也。症见引衣倦卧、恶寒，或舌干口燥、谵语、发渴、大便不通，则知是阳经热邪传少阴标病也。更加烦躁欲坐卧泥水井中，虽欲饮而不受，面赤足冷，则知是少阴传本病也。假使初无头疼恶寒，但见身热而赤，足冷烦躁欲饮，揭去衣被者，则知是少阴自受寒邪，标与本俱病也。若初无头疼身热口渴，就是怕寒厥冷倦卧，或脐腹痛而吐泻，面色青而昏沉，甚且舌卷囊缩，手足甲青，心下胀满，则知是少阴直中寒邪本病也。其脉沉实有力者属热，沉细无力者为寒。总之脉来尺寸俱微细者，少阴受病也。如阳经传来热病宜下之，用大承气汤。阴极发燥少阴本病，宜退阴回阳，四逆合生脉散主之。自受寒邪标本俱病，宜温经散寒，麻黄附子细辛汤主之，或温解表里，加减五积散主之。中寒本病宜温补，人参四逆汤主之。六经之中惟此经难辨，难拘定法大要，分别传经与自受为准则耳。少阴病得之一二日，口中和①，其背恶寒者，此条即是邪人太阳未作，郁热便入少阴也。少阴之为病，脉微细，但欲寐也。

足厥阴肝经三阴交尽，乃六经之尾。凡邪至厥阴，病势已极，阴阳错杂，辨证殊难。大率阳证阳脉，当从三阳经治法；阴证阴脉，合用少阴经治法。厥阴见阳为易解，见阴为难愈也。其经始于足大指大敦穴，上环阴器，抵少腹，循胁上口唇，与肾脉会于颠顶，行身前之侧也。其症发热恶寒似疟状，烦满而渴，脉微缓，则知是阳经热邪传厥阴标病也。如烦满消渴、舌卷谵妄、大便不通、手足乍温乍冷、脉沉实有力，则知是热邪传厥阴本病也。若初无身热、口渴、头痛等症，就是怕寒、四肢厥冷，或少腹至阴疼痛，或吐泻体痛、呕哕涎沫，甚且手足指甲面唇皆青、舌卷囊缩、脉微细欲绝，则知是厥阴自受真寒本病也，热邪传经标病②宜和缓之，用柴胡桂枝麻黄各半汤。热邪传经本病谵妄者，胃有燥粪也，微下之，用小承气汤。厥阴自受真寒本病，急温之，用吴茱萸四逆汤。厥阴经原无下法，因胃有燥粪，微攻其胃，非攻厥阴也。

太阳之头项强痛，阳明之胃实，少阳之口苦咽干目眩，太阴之腹满吐利，少阴之欲寐，厥阴之消渴、气上冲心、心中疼热等症，是六经之为病。不是六经之伤寒，乃六经分司诸病之提纲，非专为伤寒一症立法也。夫仲景之治法悉本《内经》《伤寒论》，所称“发热恶寒发于阳，无热恶寒发于阴者”。《内经》所设必别阴阳也，阳病用白虎承气以存阴，阴病用附子吴萸以扶阳。外者用麻桂以治表，内者用硝黄以治里，《内经》所设阳病治阴，阴病治阳，定其中外，各守其乡也。太阳阳明并病小发汗，太阳阳明合病用麻黄汤，《内经》所谓从外之内者，治其外也。阳明病发热汗出不恶寒反发热用栀子豉汤，《内经》所谓从内之外者，调其内也。发汗不解蒸蒸发热者，用调胃承气汤，《内经》所谓从内之外而盛于外，先调其内后治其外也。表未解而心下痞者，当先解表乃可攻里，《内经》所谓从外之内而盛于内，先治其外后调其内也。病在半表半里者用大小柴胡汤，《内经》所谓中外不相及，则治主病也。《内经》所谓微者调之，其次平之，用白虎栀豉、小承气之类。《内经》所谓盛者夺之，用大承气、陷胸、抵当之类。仲景所云观其脉症，知犯何逆，以法治之，即《内经》云寒热温凉衰之以属随其攸利也。

◉ 中风

风为百病之长，其症有真中、类中及中经络血脉脏腑之分，其治有攻风劫痰、养血润燥、补气培元之法。盖真中一症，虽风从外来，究属内虚，邪得乘虚而入，北方风气刚劲，故多真中也。类中之症河间谓烦劳则五志过动，热郁生风。东垣谓元气不足，则邪凑之。丹溪则曰东南气温多湿，湿生痰，痰生热，热生风。此三子所辨类中之由也。至叶氏发明，皆属内风，乃

① 口中和：原作“中和”，据原书末校勘表补。
② 标病：原作“标”，据原书末校勘表补。

身中阳气之变化。因精血衰耗，水不涵木，木少滋荣则肝阳偏亢，阳化内风陡起。治以虎潜、固本、复脉等法。滋液息风，濡养营络，补阴以潜其阳。若阴阳并损，火风痰湿为殃，营卫脉络失和而致半身不遂，肢体拘急，口眼㖞斜，舌强言謇，二便不爽。治以地黄饮子、还少丹等法。通补兼投，温柔濡润也。如风木过动，土受木戕，不能御其所胜而致。不寐不食，卫疏汗泄，水谷之湿蒸变为痰，又必以六君、玉屏风、茯苓饮、酸枣仁汤之属，理心脾以柔风木也，或风阳上僭，痰火阻窍，神识不清，用辛凉清理痰火，须佐至宝丹芳香宣窍也。至于身体缓纵不收，耳聋目瞀，口开眼合，撒手遗尿，失音鼾睡，此根本先拨阴阳枢纽不交，非外中之风，乃纯虚之症。大剂参附回阳，舍此应无别法。

◉ 肝风

肝为风脏，相火内寄，体阴用阳。其性刚，主动主升，全赖肾水以涵之，血液以濡之，肺行肃降之令以平之，土得敦阜之气以培之，刚劲之质转为柔和之体，遂其条达畅茂之性何疾之有？倘精血有亏，肝阴不足，血燥生热，热则风阳上升，窍络阻塞，头目不清，眩晕跌仆，甚则瘛疭痉厥。治以虎潜、候氏黑散、地黄饮子、滋肾丸、复脉等法，缓肝之急以息风，滋肾之液以驱热也。若思虑烦劳，身心过动，风阳内扰而致营热，心悸、惊怖、不寐、胁下动跃如梭。治以酸枣仁汤、补心丹、枕中丹之属，清营热以敛摄神志也。若因郁怒伤肝，痰火风交炽，治以二陈、龙荟之属，虚实参半，先理其实也。

◉ 眩晕

经云“诸风掉眩，皆属于肝”。头为六阳之首，耳目口鼻悉系清空之窍，所患眩晕者，非外感之邪，乃肝胆之风阳上冒耳。其症有夹痰、夹火、中虚、下虚之别。其治有从肝胆从胃之分，眩晕而头额闷胀者，风旋夹痰。治以涤痰汤、六安煎、《外台》茯苓饮之属，通腑以降胃也。眩晕而舌干心翻嘈杂者，火逞风威。治以温胆、左金、化肝之属，清降以和胆也。眩晕而心悸能食者，中下虚而风阳上冒，治以固本、大补阴丸、都气等法，育阴潜阳以柔肝也。

◉ 头风

头风一症有偏正之分，偏者主乎少阳，风淫火郁居多，正者伤及肝阴，水虚火亢[①]，阳化内风日炽。若头风偏痛牵掣牙龈，鼻窍流涕，火风上冒清窍，治以川芎茶调、加味逍遥之属。火郁发之，使郁遏之邪倏然而解也。若头风痛掣巅顶，远及脑后，惊惕肉瞤，目赤而赭，治以复脉法、还少丹之属。息风和阳，使刚亢[②]之阳可以顿熄也。

◉ 虚损劳

久虚不复谓之损，损极不复为之劳，此虚损劳三者相继而成也。越人有“上损从阳，下损从阴”之议。其于针砭所莫治者，调以甘药。《金匮》遵之，而立建中汤。先建其中气，俾胃气旺而饮食增，以冀充血生精，遂复真元之不足。然此但能治上焦阳分之损，不足以理下焦阴分之损也。《金匮》又云：“男子脉大为劳，极虚亦为劳。”夫脉大者为气分泄越，思虑郁结心

---

① 亢：原作“元”，据原书末校勘表改。

② 亢：原作“元”，据前文改。

脾，营损于上，是归脾、建中、养营、四君、五味、异功等汤之所宜也。脉极虚者，为精血内夺，奇脉空虚，肝肾阴损于下，是六味、八味、天真、大造、三才、固本、复脉等汤之所宜也。丹溪于损不肯复者，每以参术为主，有用至数斤。其意为有形之精血难生，而无形之元气易复，亦由建中而扩充者也。景岳于命门阴分不足为阴中之阴虚，立左归饮、左归丸为治。命门阳分不足为阴中之阳虚，立右归饮、右归丸为治。此即平补足三阴，调摄下损法也。

◉ 咳嗽

咳为气逆，嗽为痰升。虽有内伤外感之因，然不离乎肺脏也。咳嗽而鼻塞音低，风伤肺也，治以苦辛。咳嗽而头痛恶寒，寒伤肺也，治以辛温。咳嗽而头胀闷、口渴无痰，暑伤肺也，治以轻清化导。咳嗽而声重浊、舌白、多痰，湿伤肺也，治以苦降淡渗。咳嗽而舌干，喉间先痒，燥伤肺也，治以甘凉清润。咳嗽痰黄，咽喉不利，火伤肺也，治以清凉透发。此外因六淫之邪，所当分别也。至于内因为病，咳吐涎沫，气塞上冲，胁下拘急，是肝逆犯胃射肺，木叩而金鸣，当清金降胃，佐以柔肝。久咳神疲，饮食减少，大便不实，此土不生金，真气无以禀受，以甘温益气为定法矣。咳吐痰涎[①]，行动气促，吸气息音，此肾虚水泛，元海竭而诸气上冲者，惟有滋填镇摄，保固先天之元气耳。

◉ 吐血

吐血一症，有外因，有内因，有不内外因[②]，此三因来路宜详也。夫外因致病，阳邪为多，必其人阴分先虚，而天之风暑燥火乘虚易犯，或伤肺卫，或伤心营，治法总以手三阴为要领。咳嗽痰血，不时寒热，脉小涩，欲凉饮，此阳邪阻郁肺卫也，治以甘凉肃降。咳呛血溢，喉中燥痒，舌绛，脉小数，此阳邪侵入心营也，治以轻清滋养。若内因为病，不外乎嗔[③]怒郁勃伤肝，劳形苦志伤脾，恣情纵欲伤肾，治法总以足三阴为要领。咳呛血随气逆耳，目昏蒙脘有积气，仍能纳食，脉弦搏，此肝胆相火扰动阳络也，利气柔肝为主。咳恶痰血而面赤，脉如数，知饥不欲食，大便溏薄，此脾伤失统，络血随阳上溢也，甘温培土为主。吸短唾中有血，腰脊酸痛，寐泄魄汗，此精竭海空，冲气上逆。经谓阴精不主上奉，阳气独自升降也，治以甘温厚味，急养阴中之阳。至于坠堕仆伤血瘀，火郁努力劳伤，阳动血溢。烟辛泄肺，酒热戕胃，皆能助火动血，导瘀、通补、清和等法都与虚损有间，惟取循经入络，即是不内外因之治法矣。

◉ 肺痿

肺痿者，肺热干痿如草木之萎而不荣，为津亡而气竭也。肺既病痿，则清肃之令不行，脾虽散津液上归于肺，而肺不得承受自滋，又安能内洒陈于六腑，外输[④]精于皮毛也，则脾所行之津液留积胸中，得热煎熬变为涎沫，侵肺作咳，唾之不已。故症见咳嗽作恶，频吐涎沫，食物不下，并不渴饮，二便日少，色夺声嘶，脉细，即是肺痿矣。治法大意生胃津润肺燥，《金

---

① 涎：原书作“盐”，有“咸”义，肾虚水泛，故多口咸，常州方言中，涎、盐音同，故原书用“盐”字。
② 不内外因：原作“不内不外因”，据原书末校勘表改。
③ 嗔：原作“填”，据原书末校勘表改。
④ 输：原作“踰”，据原书末校勘表改。

匮》用甘药理胃，甘缓理虚，《外台》用炙甘草汤益肺气以润肺燥，《千金》用甘草汤生津化热。无非补真气以通肺之小管，清火热复肺之清肃而已。

◉ 失音

声音出于五脏，凡脏实则声宏，脏虚则声怯，故五脏之病皆能为瘖，则要辨明内伤与外感也。外感之邪闭窍，而瘖者其病在标，其症属实。内伤之因夺气，而瘖者其病在本，其症属虚。窍闭者有风寒之闭，有气火之闭，有痰热之闭。所谓金实无声，此实邪易治者也。内夺者有色欲过度之夺，有忧思惊恐之夺，有忍饥劳瘁之夺。所谓金破碎无声，此虚邪之难治者也。咳嗽寒热而失音，喉痹痰壅而失音，舌黄口燥而失音，皆是邪闭窍，会厌不发为病。治以苦辛寒开泄手太阴，如三拗、竹叶石膏、柴胡清脾等汤是已。若劳损气喘失音，阴火咽痛失音，血后久咳失音，是虚邪内夺移槁于肺为病，当以甘酸凉滋补足三阴，如人参固本、麦门冬、六味、八味之类是已。至娠妇无故而瘖者，胞之络脉阻绝也，无治，当产后复。

◉ 遗精

夫遗精之病无不始由乎心也。心为君火，肾为相火。心有所动，肾必应之。虽精之藏制在肾，而精之主宰在心。故精之蓄与泄无非听命于心，所以心有妄思或外有妄遇，则君火摇①于上，遂相火炽于下，精随遗矣。然遗精之症不一，或有所注恋而遗者，或因欲事不遂而遗者，或值劳作神倦而遗者，或因用心思索过度而遗者，或因湿热下流留伏阴中而遗者。其因种种而欲，凭症知因，究不越乎有梦、无梦、湿热三者之范围也。古人以有梦为心病，无梦为肾病，湿热为小肠膀胱病，其治亦不出乎宁心益肾，清热利湿而已。如有梦而遗，烦劳过度，脾胃受伤，心肾不交者，治以归脾、妙香、参术膏、补心丹等法，从心脾肾三经调摄。如无梦而遗，肾脏不固，精窍滑脱者，治以桑螵蛸散、三才封髓之类填阴固脱。若阴虚湿热下注而遗，头昏、少腹气胀者，治以猪肚丸、知柏八味、萆薢分清之类，苦泄阴中郁热，兼通腑气为主。

◉ 淋浊

淋有五淋之名，浊有精浊便浊之别。究从何来，当察其气分与血分，精道及水道耳。夫淋之为病，小便涩而常有余沥者，气淋也；溺如砂石，茎中痛而不易出者，石淋也；溺出如膏液者，膏淋也；溺出而痛引气街，遇劳即发者，劳淋也；溺难而出血，遇热即发者，血淋也。此五淋虽有气血之殊，总不外乎湿热郁蒸，阻闭隧道。治以苦辛寒，清利火腑，如导赤、八正、五苓之属是已。

夫浊由精道而来者，为精浊，溺管必窒痛，清浊并至。此因相火妄动，情欲逆精，精离其位，淫溢而下，凝阻溺窍，流者出而源者复瘀，靡有底止。先投朱南阳法，用韭白、鼠矢、川楝、归须、茴香、穿山之类，宣窍通腑，更进补精充髓，庶有功成。若浊由水道而来者，为便浊，其色白如泔浆、如乳汁。此因肥甘酒醴之湿热蒸迫下注，劫腑液为浊，清为浊混而溲便为

---

① 摇：原作“遥”，据原书末校勘表改。

之变。治当苦味坚阴，盖苦以胜湿，苦能降火也。龙胆泻肝、黄连解毒、知柏八味、猪肚丸之类。

◉ 溺血

溺血之因其出有三，从溺孔出者二，精孔出者一也。如溺时管中涩痛，溺出不利，此系近血，来自膀胱，缘酒色无度，摇动下焦之火。《内经》谓“胞移热于膀胱，则癃而溺血”。大小分清饮、八正、五苓之类清利膀胱。如溺时管中不痛，血如溲出，此属远血，来自小肠。或者痛隐脐腹，缘心力焦劳，火从下郁，必由小肠以达膀胱。心小肠表里相应也，导赤、猪苓汤、萆薢分清饮之类，清心以分清浊。若溺时小腹痛刺海底，血从精出，自精宫血海而来，多因房劳阴损，相火内燔，扰动冲脉，迫血妄行也。左归饮、补心丹、固本、妙香之类养血补阴为主。

◉ 便血

便血一症，古有肠风、脏毒、脉痔之分，其旨不外乎风淫肠胃、湿热伤脾二义，不若《金匮》言“先便后血”“先血后便”为简括也。先血后便为近血，下焦血室之间，在大肠以下，热迫妄行，渗在广肠，故欲便而先也。先便后血为远血，上焦肝胁之间，在大肠以上，血虚络空，气虚滑脱，故随便而下也。远血之下，心肝血分受伤者深；近血之下，下焦血室受伤者浅，故远血兼以温补，黄土汤、寿脾煎、归脾汤等法[①]，以治其滑脱；近血专事清疏，赤小豆当归散、约营煎、地榆槐花散等法，以消其瘀热。至《内经》言：“结阴者便血一升，再结二升，三结三升。”此泻血如漏，危非峻补玉堂关元，升固奇脉，焉能奏绩？青囊斑龙丸、天真丸、虎潜丸之类是已。

◉ 肿胀

肿胀之病，虽有风寒暑湿血气水饮之辨，而肿本乎水，胀由乎气，气主乎肺，水主乎肾，究不外乎水气二义。夫水之为病，其色明润，其皮光薄，其肿自下而上渐次浮肿者，水病之征也。气之为病，其色苍黄，按肉如泥，其胀或连胸胁，自上及下肿胀迅速者，气病之征也。经言：“三阴结，谓之水。”三阴者，手足太阴，脾肺二脏也。二[②]脏气结不行，脾不足以转输水精于上，肺不足以通调水道而下，则胃中之水日蓄，渐渍表里，遂成水肿也。肿分阴阳虚实，阳水属实，其脉浮数，身肿烦渴，小便赤涩，大便多结，疏凿、禹功、濬川、神芎等法俱可选用。阴水为虚，其脉沉迟，身肿不渴，大便自调，或尔溏泄，小便虽少而不赤涩。实脾、济生肾气等皆主之。

经言胀满之因不一，有云病心腹胀满，旦食不能暮食，名为“鼓胀”，治之以鸡矢醴。则知胀皆因脾胃气弱，不能运化精微，致水谷聚而不散。或由饮食不节，不能调养冲和，致清气下降，浊气填满胸腹，湿热相迫，遂成胀满也。先胀于内，后胀于外，小便赤涩，大便秘结，气色红亮，声音高爽者属实，治以四磨、神香、排气解肝煎之类。先胀于外，后甚于内，小便

---

① 法：原无此字，据原书末校勘表改。
② 二：原作“三”，据原书末校勘表改。

淡黄，大便不实，气色枯白，语言低怯者为虚，治以参苓白术、理中、理阴之类。妇人经水先断，后至肿胀，小便不通者，此血化为水，名曰“血分”。若先小便不利，后至肿胀，经水不通者，此血为水败，名曰“水分”。此二症皆以归脾汤为主，血分佐椒仁丸，水分佐葶苈丸。至鼓胀与蛊胀分殊，鼓胀者，中空无物，腹皮绷急如鼓，多属于气；蛊胀者，中实有物，胀形充大，非蛊毒即是血也。如是而知胀不必兼乎肿，而肿必兼乎胀矣。

◉ 积聚

仲景云：积者，脏病也，着而不移；聚者，腑病也，发作有时。诸积大法，脉来细而附骨者，乃积也。肝之积曰肥气，在左胁下，如覆杯，久不愈令人发咳，痎疟缠绵；心之积曰伏梁，起脐上，大如臂，或环脐而痛，上至心下，久不愈令人病烦心；脾之积曰痞气，在胃脘，覆大如盘，久不愈令人四肢不收，发黄疸，饮食不为肌肤；肺之积曰息贲，在右胁下，覆大如杯，久不已令人洒淅寒热，喘咳，发肺痈；肾之积曰奔豚，发于少腹，上至心下，若豚状，上下无时，久不已令人喘逆骨痿少气。

癥者，按之应手；瘕者，假物成形；痃者，皮厚也，在肌肉之间而可见者也；癖者，僻也，内结于隐僻，外不得见者也。是故有形者为积，或饮食之滞，或脓血之留，凡汁沫凝结旋成者，皆积之类也，其病多在血分。无形者为聚，或胀痛，或不胀痛，凡随触随发，时来时往者，皆聚之类也，其病多在气分。治无形气聚，排气饮、神香散、指迷七气汤、十香丸、四磨饮之属俱可选用也。治有形坚积，三棱丸、胜红丸、助气丸、红丸子、温白丸及叶氏虫蚁蠕动通络法亦可选用也。大凡积聚之治，总不外乎攻消散补四法而已。

◉ 痞满

痞者，痞塞不开之谓；满者，胀满不行之谓。盖满则近胀，而痞则不必胀也，所以痞满有区别，满可兼虚实，而痞则终属虚矣。其在《伤寒论》中谓阳病下之早者乃为结胸，阴病下之早者因成痞气。则实满而痛者，为结胸，虚满而不痛者，为痞气。凡抑郁忧思过度，或饥饱劳役失时，或病后胃纳失和，或寒凉克削太过，最多痞病。其证自觉胸中满闷，不知饥，不欲食，其形则色萎[①]气怯，精神倦怠，其脉则缓弱无神，或弦多胃少，此即杂病中之痞满也。东垣云：伤寒痞者，从血中来，从外之内，本无形；杂病痞者，从血中来，从内之外，亦无形。然古称痞闷都属气分之郁，何东垣独以血病言之？意谓下多则亡阴，脾伤则损血耳。倘治痞用气药不应，当于血分推求。治法大指六淫外侵为痞，以苦辛为泄，脾胃内伤为痞，用辛甘为散。苦辛如诸泻心法，辛甘如诸理中之类是已。

① 萎：原作“委”，据原书末校勘表改。

卷下

武进钱雄万心荣甫辑

男宗尧祝唐

孙男鑑同高　钧同增　铨同琦校订

◉ 疸

疸者身黄、目黄、溺黄也。名虽有五，总是湿热初起，宜化疸汤、渗湿汤，以清渗之在上宜汗，在下宜利小便。伤食为谷疸，白术、山楂、麦芽、神曲及平胃散之属。伤饮为酒疸，干葛、葛花、山栀、豆豉、五苓汤之类。房劳过度为色疸，宜补元气，四君、四物、黄芪、白扁豆之属。此症多因血虚不能营养而发黄，脾虚不能运化而成疸，所以参术补脾，芪归补血，不可缺也。如额黑、足热、膀胱急、小便利，甚则周身渐黑，大便亦黑。腹胀如水者，为土败水湿。黑疸难治，亟用黑疸汤，间得生者。有瘀血发黄，宜桃仁承气汤下之。又有黄胖者，乃脾胃不和，湿乘而作，宜平胃散加白术、神曲、麦或胃苓汤。

◉ 消

消渴之由，或因饮食失节，肠胃涸而气液不得宣平；或耗乱精神，过违其度；或大病阴气损而血液衰虚；或久嗜盐物，恣食炙煿，饮酒过度；亦有年少服金丸石散以致湿寒之阴气极虚，燥热之阳气太盛，水涸火炎，故成渴消，此河间之论也。三消者，上消于心，移热于肺而为上消，其症舌上赤裂，善饮易消，宜补肺生津。中消于脾，移热于胃而为中消，其症善食易饥，自汗而瘦，小便黄赤，大便燥坚，宜调中益胃。下消于肾，移热于膀胱而为下消，其症烦渴引饮，耳轮焦枯，大便艰，小便如膏，宜滋肾强阴。上消宜五汁饮、黄连、花粉、天麦冬、知柏、竹叶、乌梅等品；中消宜白虎汤、竹叶石膏汤，有食已即饥者，脾热善消谷也，用四君子加竹茹、枳壳以调之；下消宜丹溪消渴方及生地、麦味、知母、当归、麻仁之类，或用升麻以提之，俾小便可少，大便可通。又有心肾不交，水火不济，方用人参、丹参、菖蒲补心气，枣仁、柏子仁、茯神、远志安心神，当归、地黄滋阴血，天冬、五味滋水源，清三焦之邪热而消肾之患自愈矣。又有肾水枯竭，心火上炎，心烦燥渴，小便频数及白浊，阴痿，肌肉渐削，用八味肾气丸。又有服五石过度之人，真气尽虚，石气独留，而肾为之虚，热阳过与强，不交精自泄，此为难治，急与降火生水之剂以冀万一。

◉ 癫狂痫怔忡惊悸

癫者，异于常也。平日能言，癫则沉默，平日不言，癫则呻吟，甚至僵仆直视，心常不乐。此阴虚血少，心火不宁，痰塞灵窍也。狂者，凶狂。轻则自高自是，好歌好舞，甚则弃衣而走，踰墙上屋，其尤甚者，披头大叫，不避水火，且好杀人。此心火独狂，阳气有余，神不守舍，痰火壅盛也。痫者，阴虚火升，痰壅经络。发则头旋卒倒，手足搐搦，口眼相引，胸背强直，叫吼，吐涎食，已而醒。病先身热，脉浮，在表者，阳痫也，易治；病先身冷，脉沉，在里者，阴痫也，难治。若神恍目瞪，如愚痴者，不治。按癫狂痫皆是痰火为患，治法寻火寻痰，分多分少，宜以星半、芩连为主。热甚者，宜凉膈散加川连、麦冬以泄之；痰多者用三圣散以吐之；惊者，用安神丸以平之；可下者，用承气汤以下之，然后用安神平肝之剂，如当归、生地、牛黄、朱砂、青黛、柴胡、川芎之属。惟五志之火，因七情而起，郁而成痰，为癫痫狂妄之症。有非药石所能治者，宜以人事制之，须诊察其由以平之。怒伤于肝而病者，以忧胜之，以恐解之；喜伤于心而病者，以恐胜之，以怒解之；忧伤于肺而病者，以喜胜之，以怒解之；思伤于脾而病者，以怒胜之，以喜解之；恐伤于肾而病者，以思胜之，以忧解之；惊伤于胆而病者，以恐解之；悲伤于心包者，以恐胜之，以怒解之。此法惟贤者能之耳。

怔忡悸者，心胸筑筑然振动也。惊者恐怖之谓，皆系心虚血少，宜养心汤滋养心血，心气旺则惊悸自定。有痰而悸者，导痰汤加枣仁；脐下悸者，肾气上凌也，温胆汤加辰砂；有惊入心络而不能语者，用密陀僧研极细末，茶汤调服。

◉ 虚烦

虚烦者，心中扰乱，郁遏不宁也。良由津液去多，五内枯燥，或营血不足，阳盛阴微，或肾水下竭，心火上炎，故虚而烦甚至于躁。治法若精液枯燥而烦者，八珍加麦冬、枣仁、竹叶；阴血不足而烦者，宜四物汤加人参、麦冬、茯神、竹叶；肾虚火炎而烦者，竹叶石膏汤下滋肾丸；病后虚烦者，温胆汤或远志汤；烦而小便不利者，五苓散；心中蕴热而烦者，清心莲子饮；烦而呕，不喜食者，橘皮汤；烦而睡不宁者，温胆汤加枣仁。

◉ 健忘不寐

健忘者，因思虑过度，病在心脾，宜归脾汤。有精神短少者，有痰迷心窍者，用小定志丸、导痰汤辈随症治之。

不寐有二种，有病后虚弱及年高人阳衰而不寐者，有痰在胆经，神不归舍而不寐者。虚则四君子汤加枣仁、黄芪，痰者宜温胆汤加南星、枣仁，亦有心血不足而然者，宜益营汤。

◉ 嘈杂嗳气

胃为水谷之海，无物不受，若夫豆面鱼腥、生冷水果以及烹饪黏滑难化等物恣食无节，朝伤暮损而成清痰稠饮，滞于中宫，遂成嘈杂嗳气。吞酸痞满，久而不愈，渐涉反胃噎膈矣。夫嘈杂之为症也，似饥非饥，似痛非痛，而有懊侬不宁之状，其症或兼嗳气，或兼痞满，或兼恶心，渐至胃脘作痛，痰火为病也。治法以南星、半夏、橘红之类消其痰，芩连、栀子、石膏、知母之属降其火，苍术、白术、芍药之类以健脾行湿壮其本原。又当忌口节欲，则无有不安者矣。

治嘈杂用清理痰火药不愈者，须从治之。于前剂中加豆蔻、姜炒川连。

◉ 吞酸

吞酸与吐酸不同，吞酸刺心，吐酸吐出皆系饮食入胃，脾虚不能运化，郁积已久，湿中生热，湿热相蒸而作酸。犹之食物在器，覆盖则发热而酸也。《内经》云：诸呕吐酸，皆属于热。

然有寒者，此症必夹肝邪。治法当平肝和胃，宜用吴萸顺其性而折之；因痰吐酸者，二陈加竹茹；食郁吞酸者，加味平胃散；吐清水者，宜苍术、茯苓、滑石、白术、陈皮之类；因郁火而吞酸者，宜连理汤、佐金丸之属。凡吞酸吐酸，最忌黏滑油腻，宜食疏淡之物使气通利。

◉ 呕吐

呕吐之症，皆属于胃。盖胃司纳食，主乎通降，一旦有故，则失降下而上逆呕吐也。可分胃火、胃寒、痰食、气滞，宜用二陈汤为主剂。胃火作吐者，加苏连、芩栀、生姜、竹茹之类。胃寒而吐者，加姜桂、砂仁、藿香、豆蔻之属。因痰食气滞而吐者，宜青皮、香附、白芍、枳实、神曲等品。有肝邪扰胃而呕吐者，仲景乌梅丸及佐金丸等法治之。有吐清水恶心，胃脘作痛，得食暂止者，此胃中有蚘[①]也，宜六君子汤加苦楝根、使君子。又有治呕吐不止，用人参、菖蒲二味，或用御米煎汤服之而愈，一法以双套酱油[②]蘸点舌心即止。

◉ 反胃噎膈

反胃者，食入复吐出也。膈者，结于咽喉，时觉有碍，吐不得出，咽不下也。噎者，乃饮食之际，气卒阻滞，饮食不下也。皆由忧思悲恚致脾胃受伤，血液枯槁，土弱木强，火炎金困，胃中多是痰火。治法生津养血，顺气清痰，降火开结。宜用二陈汤加姜汁、竹沥、童便、韭汁之类，以二陈能理脾胃，顺痰气，姜汁能开胃通窍，竹沥能养血清痰，童便能降胃火，韭汁下膈间瘀血。如胸中觉有热闷，本方加土炒黄连、黄芩、瓜子仁、桔梗之属，瘦弱者，本方合四物汤以补血。如朝食暮吐，暮食朝吐，或食下须臾即吐者，此胃可容受而脾不能运化也，宜大半夏汤。因七情郁结而成噎膈者，宜七气汤。凡噎膈反胃大便燥结者，可用大黄、桃仁、真麻油、白沙蜜以润之，常服牛乳为妙。卒噎，以舂米杵头细糠煎汤呷。

◉ 呃逆

诸逆冲上，皆属于火。丹溪曰：呃病，气逆也。以其气自脐下直冲上，出于口之名也。东垣[③]云：火与元气不相并。又谓火为元气之贼，古方悉以胃弱言之，而不及火，且以丁香、柿蒂、竹茹、陈皮等剂治之，未审孰为降火，孰为补虚。人之阴气藉胃为养，胃土损伤，则木挟相火之势而来侮土，故其气直冲清道而上。病者见此已为危症，依正法治之尚不能保其一二，况误医者乎？虽然，亦有因实而致者，不可不审。或因饮食太过而气不得升降者，或有痰闭于上、火起于下而气不得升越者，有为伤寒热病，阳明内实，过期不下，清气不得升、浊气不得降，以致气不宣通而呃者，皆实也。医者宜细审虚实而调治之，不可妄为处治。

伤寒发呃有四证，宜详辨之。脉虚微，气不相续而发呃者，宜用补中益气合生脉散，加黄柏以降阴火，或加附子。有阳明内实失下而发呃者，宜大承气汤下之，或渴而饮水太过，结于胸而发呃者，宜小陷胸汤或小青龙汤，去麻黄加附子，治水寒相搏而呃，大有奇效。有传经伤寒热证，医者误用姜桂等品助起火邪，痰火相搏而为呃逆者，宜用黄连解毒、白虎汤、竹沥之类。

---

① 蚘：即蛔。

② 双套酱油：即酱油。

③ 垣：原作“桓”。

◉ 痉

痉，有刚有柔。其症身背强直，反张如弓，因发汗过多或风病下之，或疮家汗之，或去血太多，或怒气伤肝，或湿热太甚，或痰壅经络，皆能为痉。痉，劲强也。有虚实之不同，要当究其所因而分治之。刚痉属外感，宜解散，柔痉属内伤，宜补虚。《千金方》谓：温病热入肾中，小儿痫症热甚，皆欲成痉。治当清邪退热，其有汗之过多及气虚者，黄芪汤；血之去多及风病下伤者，当归散；伤于七情者，理气平肝饮；痰遏经络者，清痰汤；湿热者，去湿清热散。

◉ 厥

《内经》论厥，谓阳衰于上则为寒厥，阴衰于下则为热厥。《原病式》论：阳厥者，原病脉候皆为阳证，烦满谵妄身热而脉数也。阴厥者，原病脉候皆为阴证，身凉不渴，脉沉细而微也。厥证轻则四肢寒冷，重则不省人事，有六淫、七情、痰涎、鬼怪之异最难辨识。宜察脉审症，不可妄投汤药，未辨之先且以苏合香丸姜汤化下，醒后随所因而治之。厥而有涎，喉中声如曳锯，痰厥也，宜吐。吐后用导痰汤加姜汁竹沥。暴怒气逆而昏晕者为气厥，宜八味顺气或调气散。手足搐搦为风厥，宜小续命汤。因酒而得为酒厥，宜二陈加干葛、青皮。又有脏气相刑或与外邪相忤，则气遏不行闭于经络。诸脉伏匿，昏不知人，此为尸厥，当随其脏气而通之。寒则热之，热则寒之，闭则通之，虚则补之。

◉ 疟疾

经云：夏伤于暑，秋必痎疟。因伤暑感湿挟食触邪，阴阳相争，寒热乃作，宜用小柴胡汤为主剂。有一日一发，发于午前者，邪在阳分也。用黄芩、茯苓、半夏以和其阳，热甚头痛加川芎、石膏，口渴加知母、花粉以润之。有间日或三日一发，午后并夜发者，邪入阴分也。用四物加知母以滋阴，或用红花、酒柏、升麻，提起阳分而截之。又有间一日连发，二日或日夜各发者，为气血俱伤，用八珍以补气血。凡疟症有汗要无汗扶正为主，无汗要有汗散邪为主，宜分阴阳。如阳疟多汗，用参芪、白术以敛之；无汗用柴胡、二术、羌葛以发之。阴疟多汗用归芍、参芪、黄柏补而收之，无汗用升麻、苍术、川芎、红花升而散之。疟病必挟痰与食积，食用麦芽、神曲、白术、枳实以消之，痰用半夏、橘红、贝母、竹茹、姜皮以化之。如久发，宜槟榔、草果、常山、乌梅、青皮，燥痰降气以截之。有日久虚疟寒热不多，或无寒而但微热者，邪气已无，可用八珍加柴芩、黄芪、陈皮以补气血。若疟久不愈，胁下痞满，腹中结块，名曰“疟母”，宜用鳖甲饮以消除之。又此症当分六经主治，连日或闲日而作，恶寒发热、腰背头项俱痛，太阳也，二陈加羌活、防风、麻黄。连日或闲日发作，先寒后热，或寒少热多，或但热不寒，目痛鼻干，阳明也，本方加升麻、葛根、石膏、知母、白芷。如连日或间日作，或先寒后热，或寒热间作，胁痛口苦，或呕吐恶心，少阳也，本方加柴胡、黄芩、人参、青皮。作于子午卯酉日，寒热呕吐、舌干口燥，少阴也，加芎归、芩连、柴胡。作于辰戌丑未，寒热呕吐、不嗜食，或腹痛自利，太阴也，加苍术、白术、芍药、柴胡。作于寅申巳亥，恶寒发热，寒少热多，或腹中痛引阴如淋状，善恐，厥阴也，加桂枝、姜附。大抵疟，三阳宜汗宜吐，麻黄、柴胡、葛根、常山、草果、乌梅之属。三阴宜下宜温宜和，大柴胡汤、柴芩汤、柴胡姜桂汤、柴胡四物汤、附子理中汤选而用之。又治疟初起，知截而不知散，则邪必郁于中，久发知散而不知补，则正气渐虚矣，均不得其法者也。

◉ 痢

痢者滞下之症也，有赤白之分，总是湿热伤暑积滞而成。初起须分表里治之，在表者必恶寒发热、身首俱痛，宜疏散之人参败毒、小柴胡汤、葛根黄芩黄连汤之类；在里者必后重窘迫腹痛，宜推荡之小承气汤、黄芩汤、木香槟榔丸之属。痢下色白者，湿热伤气分也，白术、陈皮、茯苓、滑石、麦芽以理之。若白痢已久，为胃弱气虚，宜四君子加黄芩。痢下色赤者，湿热伤血分也，芎归、赤芍、川连、地榆、桃仁以清之。若赤痢至久，为胃弱血虚，宜四物加阿胶。若赤白相杂，气血俱伤矣，宜四君加陈皮以理气，四物加桃仁以理血。小溲赤涩者，小肠湿热胜也，木通、泽泻、栀子、茯苓以利之。大便燥涩者，大肠湿热胜也，苍术、槐花、条芩以清之。又有久痢后重不除，此大肠下坠，气虚下陷也，宜用升麻、黄芪提其气，而活血行气之剂不可用矣。有寒痢者，宜理中姜桂之类，如日久不愈防虚寒滑脱，可于温寒补虚之中加龙骨、赤石脂、粟壳、乌梅、肉蔻、诃子兜涩之。噤口痢者，不欲食而痢也，乃胃气虚败，急宜养胃和中，如山药、白芍、石莲子之属。大抵此症系湿热阻滞曲肠，郁积日久遂成，初起元气未虚，必推荡之，推荡不愈则脾胃元气已虚，方宜分气[①]血而调养之，调养不愈宜固肠存胃之剂而收涩之，治痢之法尽于此矣。

◉ 泄泻

泄泻本属湿，多因饮食不节致伤脾胃而作，有湿痰食火气虚之分。凡泻水腹不痛者，湿也；饮食入胃不运、完谷不化者，气虚也；腹痛泻如水、肠鸣，痛一阵泻一阵者，火也；或泻或不泻，或多或少者，痰也；腹痛甚而泻，泻后痛减者，食积也。须看时令，分寒热新久而治，治法补脾、消食、燥湿、利小便。火宜伐火，五苓散加滑石、黄连、栀子、木通之类；痰宜伐痰，二陈加神曲、海石、黄芩之属；食者消导之，湿则渗利之，气陷者升提之。如腹中酒积湿热暴下者，宜苍术、川连、干葛、葛花以燥湿解酒。冷泻作痛者，用砂仁、干姜、谷芽以调气温中。有泄泻用利水之剂不效者，宜羌防、藁芷以助风胜湿。昔东垣多用之，盖能升阳除湿也。久泻者，宜参芪、升麻、柴胡补气而挈之。有脾虚而泄，宜补土和中，白术、神曲、淮药、白芍之属。有肾虚而泄，宜培养命肾，故纸、茴香、肉蔻等品。昔丹溪治脾胃泄泻，专以五味煎饮，取其酸能收敛故也。凡暑令泄泻多为湿，五苓加减最妙，以其能利水[②]渗湿，合平胃散名“胃苓汤”[③]。治伤暑脾胃不和之泄泻加香薷、川朴、黄连，名“薷苓汤”，治暑月阴阳不分之泄泻。大抵初泻补脾，久泻补气。虽湿热之邪固宜渗利，而渗利之后亦以补气为要。

---

① 分气：原作“气分”，据原书末校勘表改。
② 利：原作“利比”，据原书末校勘表删。
③ 胃苓汤：原作“胃散苓汤”，据原书末校勘表删。

◉ 霍乱

霍乱者，心腹卒痛，上吐下泻之症也。暑湿热三气为患者多，盖夏秋之交，天之热气下降，地之湿气上腾，人在气交之中感而受之。清浊浑淆，阴阳错乱，以致挥霍撩乱，吐泻交作，治法宜分清浊，调阴阳，清暑渗湿，和中理脾，以正其气，而定其乱。如湿热内伏，外冒凉风而霍乱者，治以六和汤、平胃散。内停生冷，外感风寒而霍乱者，治以藿香正气散。挟暑热者，六一散、黄连、香薷、左金丸之类。如暑火炽甚之霍乱，宜白虎汤、竹叶石膏汤、阴阳水、地浆之属。腹痛转筋者，宜蚕矢汤、木瓜汤。若霍乱四肢厥冷不渴，舌白者，为纯寒之证，急与四逆理中辈以温中回阳。又有干霍乱者，上不得吐，下不得泻，邪气郁结，转筋入腹即死，俗名“绞肠痧”，不可妄投汤药，亟用盐汤数碗饮尽，毛羽扫喉令大吐自愈。大抵霍乱多由内伤饮食，外感风寒暑湿之邪以致，交错阴阳，故暴吐暴泻。邪在上则吐，邪在下则泻，在中焦则吐且泻，切莫以米汤饮之，饮之即死。盖胃中邪物吐泻不尽，若新食入胃不能传化则毙矣。

◉ 心胃痛

心痛胃痛虽是二病，然心痛绝少，胃痛极多，亦有因胃痛而及心痛者。不必分两项，只要辨其轻重也。凡初痛在经，久痛入络，初痛宜辛香理气，久痛宜通络和血。丹溪云：凡痛必用温散温利之药，以痛者必是滞而不通之故，纯寒之品不能行邪滞也。又曰：初得之时，固宜温散温利之药，若久则成郁矣，郁则成热，《原病式》中已备言之。如复温散温利宁无助火添病耶？是以用寒凉药必用辛热之品为引导，用辛热药必用凉味为监，佐古方以栀子、附子二味加盐少许。治诸痛即此意也，按此症宜分气血虚实寒热而治。如气滞结痛者，宜行气开郁，乌药顺气，厚朴温中，东垣草蔻丸辈主之。如心腹刺痛者，血瘀气滞也，宜三棱、莪术、延胡、桂心、红花、桃仁之属。若手按住而痛止者，虚也，以二陈加干姜和之。若实热燥结、大便不通而痛者，硝黄下之。因热而痛者，茱连、栀子等品。因寒而痛者，理中、砂蔻、川椒之类。因积食滞于胃脘，脾土不能运行而痛者，宜健脾消食为主，用四君子加曲芽、山楂、枳实。有蚘痛之症，饮则痛甚，甚则闻食即吐，蛔在胃口也，宜理中汤加乌梅、川椒，或二陈加苦楝根。有仆损而痛者，宜归，稍散以行之。又有心膈大痛攻走腰背，发厥而吐者，以鹅羽探之出，痰积使尽而痛自止。脉坚实不大便者，下之亦可，诸痛不可补气，然正气虚不能运行，邪滞而痛者，参术芪草又当用矣，不可执一而不变也。此症虽日久不食，不死何则，食积与痰虽能生病，胃气亦赖所养，卒不致虚故也，若痛方止而食物者，必复作，勿归咎于医也。

一方治胃痛，用大山栀七枚或九枚，炒焦黄，用水一杯，煎七分，入姜汁一蛤壳，乘热饮之，用山栀劫止之后复发者，煎药必不效，用元明粉一钱七分，白汤送下。又方以海粉、香附、川芎、山栀等分煎汤，入姜汁调服。穷乡僻壤无药肆，以盐放刀上烧红，淬入水中，乘热饮之，吐痰自愈。又方治湿痰作痛，白螺蛳壳去泥尖，煅为细末，每服少许，温酒调下。

◉ 腹痛附腹中鸣、小腹痛

其症所感有寒、热、暑、湿、食、痰，有虫，有气，有死血，由邪客于腹中，气不运行，故作痛耳。绵绵痛而无增减，欲得热手按及，喜热食者，寒也，宜香砂理中汤或五积散。时作时止，热手按而不散者，热也，宜平胃散加芩连或四顺清凉饮。若腹中常觉有热而痛，此积热，宜调味承气汤。感暑而痛，或泄痢并作，其脉必虚，宜十味香薷饮或六和汤。感湿而痛，小便不利，大便溏泄，其脉必细，宜胃苓汤。食积而痛，其脉必弦，常欲大便，便后痛减，宜温药消导，或木香槟榔丸。有痰为患作痛者，脉必滑，小便不利，宜二陈加行气之品。气滞而痛，其脉必沉，痛则腹胀，宜木香顺气散。死血而痛，痛有常处，其脉必涩，宜桃仁承气汤。虫痛者，集效丸。腹痛而手可重按者，是虚，宜参术、姜桂之类。不可重按，是实，宜硝黄以下之，腹痛之症已。上论之详矣，然亦有因别病而痛者，不可不察。如疝症而痛，必睾丸肿疼，牵引挛痛，或边有一条冲气攻腹而痛。霍乱腹痛呕吐并作，甚有不呕吐，四肢厥冷，痛极者，名“绞肠痧”，急用盐汤探吐。酒积腹痛必因酒伤，泄去其积，疼自止也。内生肠痈，身甲错，腹皮急，按之濡，如肿状，腹常痛，或绕脐生疮，宜急下之。凡此数症，大宜详审。

小腹痛，有实、有虚、有寒、有死血、有溺道不利。实者，按之愈痛，宜青皮、香附以行其气。虚者，常欲手按，宜温补之。寒者，宜肉桂、吴茱萸、川楝之类。死血者，小便反利，兼以胀，急用桃仁、红花、归尾、赤芍、生地、青皮、香附。小水不利者，五苓散加木通。脐下卒然大痛，人中黑者，死。腹中雷鸣有三：有火击其水而鸣者，宜二陈加栀连；有肠胃空虚而鸣者，宜参术补之；有脏寒，有水泊泊而鸣者，宜桂姜温散之。又当视其部分，中脘太阴，脐腹少阴，小腹厥阴，随脏用药可也。

◉ 腰痛

腰者，肾之府。腰痛，肾病也。有内因、外因、不内外因之别。内因者，阳虚肾亏，以致腰难挽抑，治法宜培补肾阳，滋益肾阴，如六味地黄、虎潜丸、杜仲、破故纸、牛膝、枸杞、续断、猪骨髓之类。外因者，风湿、寒湿、湿热流入经络，《内经》云：“伤于湿，下先受之。”其症肩背沉重酸痛，肢节腰胁胸膈不利，治法宜苦辛通气胜湿，如舒筋汤、当归拈痛汤、川芎、白芷、泽泻之属。不内外因者，劳役堕坠、挫闪跌仆，当察其伤之轻重，瘀之有无，治法或通或补，如四物汤、桃仁、红花、人参、三七、苏木、活络丹之类。

◉ 胁痛

胁痛之证，当辨左右，有谓左为肝火，或气，右为脾火，或痰与食。丹溪则谓左属瘀血，右为痰，有谓左属肝，右为肝移邪于肺。大抵此证左属厥阴，以肝舍胠胁肋间也。右胁痛者，为肝木克土，土虚不能生金，然追本究源，仍责在肝，曰脾曰肺，固一以贯之矣。小柴胡汤润肝气、抑肝火、和痛燥痰，此为主剂，随症加减可也。性急多怒之人则常患，此由木盛也，亦前方下当归龙荟丸，盖有川归和血，木香利肝气，龙胆、芩连、栀子、大黄泻肝火，芦荟、青黛伐肝木，服之木平火熄，症自愈矣。实者宜之，虚者慎之。右胁引痛者，亦推气散、旋覆花汤之属。若内伤胁痛，须补中益气汤。凡胁下多有湿痰流注作痛，宜以小柴胡汤合二陈或加二术、茯苓以燥湿，加南星、川芎、香附以开痰郁，或用白芥子，盖痰在胁下，非此不除。又有瘀血流于胁下作痛者，小柴胡汤合四物汤以养血，加桃仁、红花以活血，乳香、没药以行血。

或痛甚而元气壮实者，桃仁承气不妨用也。又有因肝经中风，在胁偏痛者，宜小柴胡汤加防风、桂枝之类。又有肝经中寒，胁下挛急者，宜小柴胡汤加紫苏、麻黄之类。大抵胁痛多实，不脱泻肝之剂也。

◉ 臂痛

臂为风寒湿所搏，或痰流气滞，或因提挈重物，故成此症。有肿者，有不肿者。因风寒宜五积散加羌活。因湿者，蠲湿汤。因痰者，导痰汤。因气者，乌药顺气散。因提重伤筋，用劫劳散，或和气饮加姜黄，以姜黄能入臂故也。有因坐卧为风湿所袭，但遇外有寒邪所侵即痛者，宜羌活散。有饮酒太过，湿痰流注者，二陈加南星、苍术、桔梗、枳壳、桂枝、酒芩。有血不荣筋者，用四物加姜黄、秦艽、羌活。有气凝滞经络不行挛急而痛者，宜舒筋汤。

◉ 肩背痛

肩背痛不可回顾者，此太阳气郁而不行。或脊痛项强，腰似折、项似拔者，此亦太阳经气不运也，俱宜通气防风汤。有因湿热肩背沉重而痛者，宜当归拈痛汤辛苦燥湿。有汗出小便数而肩背痛者，风热乘脾，当疏风热则愈，宜升麻柴胡汤。有痰饮流注而痛者，宜星香散或导痰汤。有肾气不循，故道气逆挟背而上，肩背作痛者，宜和气饮加盐炒小茴香。有因劳力或看书久坐而致肩背疼者，宜补中益气汤或八珍汤加黄芪。

◉ 痛风

此症大率因血受热，热血沸腾，或再涉冷，热血得冷，冷热相搏，污浊凝涩，所以作痛。夜痛甚，行于阴也，治以辛热之味，流散寒湿，开发腠理，则血行气和而愈。然有数种治法亦当稍异也，因痰者二陈加酒芩、羌活、苍术；因湿者周身走痛或关节间痛，遇阴雨则发者，用除湿蠲痛汤，佐以姜汁、竹沥；因风者加减小续命，或乌药顺气散去干姜，加羌活、防风；血虚者用四物加桃仁、红花，下部加牛膝、黄柏；肝肾虚者独活寄生汤。肥人多是湿痰，其脉必滑；瘦人多是血虚与热，其脉必涩，羌活、桂枝、桔梗、灵仙，在上之药也，牛膝、防己、木通、黄柏，在下之药也。肢节肿痛，痛属火肿，属热兼受风寒而发动于经络之间，流注于节肢之内，用麻黄、赤芍、荆芥、防风、独活、白芷、苍术、灵仙、片芩、枳实、桔梗、芎归。下焦加黄柏，肿多加槟榔、大腹皮，并加没药以定痛。按此症痰湿与血虚而热者多，因风者少。古人以风立名，盖风为百病之长，而此症流注作痛，与风相似，故总名“风”也。倘不审病机，因名失实，一遇此症即呼为风，而用风药治之，或以艾火灸之，果系于风，幸而得效。若血虚而有火者，不惟无益而反剧矣，慎之。

◉ 脚气

脚气多是伤湿所致，湿郁成热，湿热相搏而后作壅疾也，当用宣通之剂使气不能成壅。其症有干湿二种，肿者名“湿”脚气，筋脉弛长而软，或浮肿，或生臁疮之类是也，宜利湿疏风。不肿者名“干”脚气，干即热也，筋脉蜷缩而痛，或左右枯细是也，宜润血清燥。然而证之虚实、寒热、表里、轻重尤当分别治之，黄柏、苍术乃湿热必用之药，防己下行去血中湿热，木瓜治脚气湿痹，入肝益筋血。病腰肾无力，俱不可缺苦参除湿兼去风热，黄芩凉血化湿热，又白术、赤茯、猪苓、泽泻、肉桂、茵陈、木通俱渗利湿热之品。有湿兼风者，则防风、羌活、独活、白芷、细辛可用；有寒湿者，柴胡、麻黄、紫苏、葛根可施。若虚寒者可用乌附、肉桂辛温以逐之，气滞者须木香、槟榔、枳壳、香附、乌药顺行气道之药，气虚用人参、黄芪、白术。血不营者四物汤，血凝宜桃仁、红花以行之，消其肿则腹皮、桑皮、乳没之类，壮筋骨则牛膝、杜仲、萆薢、虎骨之属，合宜用之皆可奏功。凡脚气之症惟散风清热、调血行气、利关节、消肿满为要也。

◉ 疝

疝症虽因房欲，然亦由远行辛苦、涉水履霜，热血得寒而凝于膀胱，或湿热成虚而流于厥阴。古方以为寒，丹溪以为湿热，大抵湿热郁于中寒，邪束于外，故成疝也。凡新疝属寒，久疝属热，治法宜温通厥阴，苦辛泄浊。一方用五苓散加槟榔、木通、小茴香、金铃子、橘核，盖猪苓、泽泻分阴阳以和心，心与小肠为表里，心和则小肠气亦通矣。白术利腰脐间血，茯苓利膀胱水，肉桂伐肝邪，小茴香治小肠之气，橘核去膀胱肾气，槟榔坠下，少加木通以引出小肠之火。凡治疝多以热药而效者，即从治之法也，宜以凉味盐之。古方以乌头、栀子作汤甚效。盖栀子降湿热，乌头破寒郁，况二味皆下焦之药，余常用之，随症加减，无有不效，又须分湿热多少而治也。盖肿多为湿癞却有水气，而肿以五苓散加川楝肉、苍术渗而消之，亦有挟虚者，参术为君，疏导佐之，脉甚沉紧而豁大无力是也。其痛亦轻但重縋、牵引，切勿执于宜通勿塞之语，正虚邪甚不可补乎？食积与瘀血亦能作痛，食积用立效。散瘀血用当归、桃仁汤，治宜各随所因耳。小肠气、膀胱气有寒有热，寒宜蟠葱散，热宜葵子汤之类。阳明受湿热传入小肠，恶寒发热，小腹连毛际结核闪痛不可忍，用山栀、桃仁、枳实、山楂等分煎入姜汁服，或偏坠，或俱肿，或一核缩入小腹，痛不可忍，用手按捺，方得还旧，是为癞气，宜蟠葱散。此寒湿所致，有大如升斗，不痒不痛，顽痹结硬如石，名曰“木肾”，亦癞也。俱宜温散以逐其邪，邪气内消，营卫流转，如寒谷回春，有不疾而速，不行而至之妙矣。丹溪曰：六脉沉细，手足厥冷者，二陈加姜桂、附子之类以佐之。睾丸痛甚者加荔枝核、乳没之属，肿大如升斗者，本方去甘草加海藻、昆布、荔枝核、茴香、川楝，或末或丸皆可。

◉ 痿痹

痿者乃血气不充，筋骨失营，似风非风，虚软之症也。《内经》有五脏之分，皆言为热，又独重肺与脾胃者，何也？以肺金体燥居上，主气而畏火，脾胃居中，主四肢而畏木。若嗜欲无节，则水失所养，火寡于畏而侮所胜，土受戕矣。火性炎上，金为克矣，肺热则肾绝，化源精气不能流通以管摄一身。阳明主润宗经，束筋骨而利关节。脾与胃相表里，脾病则不能为胃行其津液以濡四肢，四肢失濡则不用，而诸痿作矣。其症肢体痿软，百节缓纵，肌肉不仁，毛发脱落。治法宜清热利湿，培补血液，湿养肺金，使火邪无干于气血之中，俾水液得以流利机关，则痿自振矣。四物为培养营血之剂，麦冬、五味、黄柏、知母乃补金生水之品，芩连降心肺火，参术芪峻补脾胃，腰足软者必用杜仲、牛膝、虎骨、龟板壮筋骨之物。如痿痛者由湿热，非黄柏、苍术不能除，又灵仙、羌活、防风、防己皆能燥湿，然不由于湿者，不可用也。

气虚者，四君加芪以补之。脾虚者，四君加砂曲以培之，有湿痰者宜二陈加二术、芩柏、竹沥、姜汁。治痿无一定之法，用方无独执之见，合宜用之为当，若作风治误矣。

痹者，闭而不通之谓也，皆由气血亏损，腠理疏豁，邪气乘入凝阻。《内经》云：风寒湿三气杂至，合而为痹。其风气胜者为行痹，阳受之故，走注痛而旦剧；寒气胜者为痛痹，阴受之故，疼痛苦楚而夜剧；湿气胜者为着痹，肌肉筋脉重着麻木而痛也。治之之法：行痹者散风为主，祛寒利湿仍不可废，大抵参以治血之药，血行风自灭也。痛痹者散寒为主，疏风燥湿仍不可缺，大抵参以补火之剂，非大辛大温不能释其凝寒为害也。着痹者利湿为主，却风解寒仍不可少，参以补脾补气之剂，盖土强可以制湿，而气自足自无顽麻也。《局方》有三痹汤甚当，方用参芪苓草补气，白芍、川芎、归地补血，防风、独活、秦艽、细辛、桂心以去寒湿，杜仲、牛膝以壮筋骨，治痹之法不外是矣。

◉ 眼

经云：五脏六腑之精气皆上注于目而为之睛。睛之窠为眼，骨之精为瞳子，筋之精为黑睛，血之精为络。其窠气之精为白眼，肌肉之精为约束裹撷筋骨，血气之精而与脉并为系上，属于脑后，出于项中。是故瞳子黑①眼法于阴，白眼赤脉法于阳，阴阳合傅②，而精明也。适有蕴积风热或七情之气，郁结不散，上攻于目，各随五脏所属。或肿赤而痛，怕日羞明，隐涩难开，或云翳内障，白膜遮睛，治之须究其所因，风则祛散之，热则清凉之，气结则调顺之，翳障则点退之，肿痛则消止之。此治之大略耳，切不可用刀针，且不可过用凉药，冰其面目致气血不流畅，而成痼疾。又肾虚者则令人眼目昏花，当补煖下元以益肾水。然有南北之分，北方患眼甚多，皆是日冒风沙，夜卧热炕，二气交蒸使然，治宜凉药，与南方不同也。东垣谓：目能远视而不能近视，火盛水亏也，法当补肾六味地黄丸主之；目能近视不能远视，有水而无火也，法当补心定志丸加茯苓主之。

凡目暴发赤肿宜用羌活、防柴、升芷、酒芩、连草、归地，白睛红少加白蔻。又曰暴发赤肿须以防风、黄芩为君，归地、黄连和血泻火药为臣使。

凡目久痛或内障昏暗，须以归地为君，羌活、防风、荆菊、生甘草为使佐，尤当博考专书，庶不致于误事也。

◉ 耳

心肾俱窍于耳，心主君火，肾为水脏，因嗜欲不节、劳役过度，或中年之后大病之余，肾水枯涸，则阴火上炎，耳鸣耳痒之症作矣。或如蝉噪之声，或如钟鼓之响渐至龙钟，良可叹也，宜用六味地黄、大补阴、磁珠丸、虎潜法壮水之主以制阳光。钱仲阳曰：肾有补而无泻，旨哉言乎。然耳为清空之窍，清阳交会流行之所。故肝热风火上乘者有之，胃湿因肝火上冲而湿烂者有之，更有肺受风火，窍络为闭而耳鸣耳聋者，以手太阴之络会于耳中。又肺经之结穴，名曰“聋葱”，亦在耳中，专主乎听也。治法肝热者，宜辛凉以清少阳郁热，如黄菊、丹

① 黑：原作“里”，据原书末校勘表改。
② 傅：原作“抟”，据原书末校勘表改。

栀、荷叶、蔓荆之属。胃湿者，宜轻清泄降，如薄荷、桑叶、滑石、银翘之类。肺火者，宜清通肺气，自然安宁。

一方治耳聋以朱萸、乌头尖、大黄三味为末，津调贴涌泉穴以引火下行。诸虫入耳，用香油滴入即出。

◉ 鼻

经云：肺开窍于鼻，肺气通于鼻，肺和则鼻能知臭香矣。又曰：胆移热于脑，令人辛頞鼻渊，鼻中浊涕如涌泉，不渗而下，久而不已，则为鼻蔑[①]衄血、寒肉鼻痣鼻痈等症。盖初受风寒，久则化热，热郁则气痹而塞，塞则湿热留滞，而诸患作矣。治宜开上宣郁，如通圣散、防风汤、薄荷、黄连、菊花之类。如鼻流浊涕且多，河间所谓肺热则出涕也，宜桑菊饮轻清风热。若鼻流清水，此外寒束内热郁也，宜辛夷散。酒齄鼻乃肺有风热，多饮酒人，亦有不能饮而自生者，非尽饮酒也，宜用硫黄入大蒜头内煨研涂之，数日即白。有面鼻紫黑者，面为阳中之阳，血至面鼻，至清至精。若酒气熏蒸，血皆热矣，热血得寒凝结而不行，故紫黑也，宜化滞血生新血，四物加酒片芩、酒红花、茯苓、陈皮、甘姜、生姜煎调五灵脂末服之。齆[②]鼻息肉亦肺热也，用枯矾末脂绵裹塞鼻内，数日自消。

◉ 口

河间曰：肝热则口酸，心热则口苦，脾热则口甜，肺热则口辛，肾热则口盐，口淡者胃热也，口臭亦然。

口疮服凉味不愈，乃中气不足，虚火泛上无制也，用理中汤，甚加附子。实热生疮者，凉膈散。

口舌生疮，皆上焦壅热所致，宜甘桔加芩连，外以柳花散渗之。

经云：膀胱移热于小肠，膈肠不便，上为口糜。心胃壅热，水谷不转，下传小肠，以导赤散去小肠热，五苓散去膀胱热，相合之外以胡黄散渗之。

丹溪曰：肝胆有热，令人口酸而苦，小柴胡汤加甘草、龙胆之类，甚者当归龙荟丸。若谋虑不决，肝胆虚而苦者，人参、远志、茯神、甘草为君，柴胡、龙胆为佐，甚者钱氏地黄丸。心热口苦，或口舌生疮，用黄连泻心汤、牛黄清心丸或凉膈散。脾热口甘者，三黄丸或平胃散之类。肺热口辛者，甘桔汤、泻白散、金沸草散。肾热口盐[③]者，滋肾丸、大补阴丸之类。

◉ 舌

心肝之脉络舌本，脾脉络舌旁。风寒所中则蜷缩不言，七情所郁，则肿满不消，肝壅则血上涌，心热则裂而成疮，脾热则强而胎滑。治法风者散之，寒者温之，热者清之，痰者开之，郁者解之。又有舌无故而痹者，不可作风治，由心虚血不足，用理中合四物。有痰气所致者，顺气豁痰汤，有火加芩连。舌疮久蚀成穴，凉药不愈，后用黑锡丹得渐愈者，亦下虚上盛

---

① 蔑：《说文解字·血部》："蔑，污血也。"
② 齆（wèng，音瓮）：因鼻孔堵塞而发音不清。
③ 口盐：即口中咸。

故也。

◉ 唇

脾脏应唇，通口气，脾与胃为合。足阳明胃之经脉挟口环唇，故脾胃受邪则唇病，风则动、寒则紧、燥则干、热则裂、气壅则生疮、血少则无血色。治法内理脾胃，外敷以药，则自愈矣。

唇燥裂生疮，用橄榄或青皮烧灰，猪油调涂。

◉ 齿

齿者，骨之余，肾之标。寄养于龈，上龈属手阳明胃，下龈属足阳明大肠。如摇动脱落者，肾虚也。虫蛀出血浮肿者，肠胃湿热盛也，臭腐者，胃火壅也。虚则补之，湿热泻之，火者清之，外以末药擦之。果因风寒外束者，须解散之。

◉ 咽喉

经云：一阴一阳结为之喉痹，一阴手少阴君火也，一阳手少阳相火也。二经之脉皆络于喉，故气热则内结，结则肿胀，胀甚则痹，痹甚则不通而死矣。今之喉蛾、缠喉、喉癣，即此类也，治宜却风痰、解热毒，玉钥匙、透关散、普济消毒之类，急治其标或用吐法。有肾虚、肝阳上越而咽痛者，宜六味汤。咽喉干痛者，宜甘桔四物加知柏。咽喉生疮宜宗仲圣半夏汤法。又有烂喉之症，比年以来最为盛行，初起恶寒发热，喉有白点渐而粘连成片，慎不可误认为白喉，便投养阴清肺等汤，宜辛凉解表，如前蒡、连翘、贝母、勃蝉、薄荷、山豆根之属。盖仅为外感风温，只要清透温邪，疏远毛窍，使邪从腠理而出，或由汗解，或由痧达咽喉之围，不治自解。以咽喉为肺胃之门户，毛窍亦肺胃之篱藩。毛窍闭则卫外之阳郁，而上熏之热炽；毛窍通则卫外之阳疏，而上熏之热衰也。大致喉症无不由君相两火，清心清肝之药亦不可少。然亦有因阴盛于下，逼阳于上，宜用桂、附以引火下行而愈，但此症百不得一耳。

◉ 结核附梅核证

或项，或臂，或身，或耳后忽生如肿毒，不红、不痛、不作脓者，是痰注气滞，宜二陈加连翘、贝母、枳①桔、柴胡、胆星、夏枯草之属。流气清热化痰热，加酒芩②、大黄，若在缺盆之分，不早治成瘰疬矣。一方以海带清水漂净，照患处大小敷贴即消。

梅核之症，皆七情③郁结，或食时触怒而成，妇人女子最多。治法宜开郁顺气，利膈化痰，清肺平肝为主。

---

① 枳：原作“桔”，据原书末校勘表改。
② 芩：原作“苓”，据原书末校勘表改。
③ 七情：原作“七”，据原书末校勘表补。

钱心坦医案

原著　清・钱心坦
点校　薛昊　顾珂溢

◉ 风寒

◎ 感受风寒，体弱虽化，恶寒发热，咳痰色青。脉濡细，舌苔淡黄，口苦力倦。疏和营卫，宜兼顾气血之虚。

白薇　炙草　杏仁　鹿角霜　姜皮　桂枝　猪苓　橘络白

川断肉　豆卷　白芍　归身　防风　粉丹皮　稆豆　红枣

◉ 暑湿

◎ 寒热屡作，汗多溺赤，脉弱，右微弦，舌红苔黏。暑气伏于三焦，当宜疏泄。

香薷一钱　薄荷七分　茯苓三钱　六一散二钱　青蒿一钱半　豆卷二钱

秦艽一钱半　生苡米五钱　白薇二钱　猪苓二钱　姜皮五分　稆豆皮四钱

寒热骤止，邪郁未清，身常微热，汗亦不渍。头昏顿咳，脉微弦。兼湿温表达之未尽，继以和解，便无大过之弊。

白薇一钱半　青蒿一钱半　香薷一钱　制半夏一钱半　荷梗一尺　豆卷二钱　陈皮一钱

秦艽一钱半　六一散二钱，包　姜皮四分　薄荷八分　茯苓三钱　炙草五分

◎ 气弱不能耐暑困苦，致头昏神疲，力倦足酸，口中微腻，脉濡舌淡。是须助气，以伐暑湿。

潞党参　制半夏　广皮　升麻　生姜　大有芪　云茯苓

泽泻　麦芽　红枣　苍白术　酒炒川连　神曲　炙草

◎ 寒湿下注，而外感暑邪。

秦艽　炙草　吴萸　猪苓　木香　豆卷　川桂

青皮　茯苓　炒橘核　茅术　白芍　茴香　泽泻

膏滋方

高丽参一两五钱　云茯苓三两　小茴香一两五钱　白归身三两　潞党参四两　淮山药三两

菟丝子三两　广木香六钱　野於术一两五钱　甜广皮一两　甘枸杞三两　上沉香三钱

炒干姜四钱　上桂心三钱　益智仁一两五钱　制半夏一两　大白芍一两五钱　煅牡蛎二两

上药加大枣四两、荔枝二两，煎至味尽，去渣，用砂糖四两收膏。

◉ 暑风

◎ 暑风郁结肺胃，咳嗽鼻塞，发热无汗，脉右弦。

蜜炙麻黄五分　防风一钱半　桔梗一钱　白薇一钱半　六一散一钱半，包　苏薄荷八分　葛根一钱半

大贝去心，二钱　豆卷四钱　稆豆皮二钱　净蝉衣八分　杏仁打，三钱　前胡一钱半　茅根五钱

◎ 阴火上浮，感暑风窒闭，舌绛，宜防伤络衄血。

石决明　赤芍　二泉胶　连翘　黑山栀　蔓荆子　防风

条芩　粉丹皮　白薇　荆芥　冬桑叶　荷叶

◎ 疟伤未复，感暑风，脾胃升降失宜。

上川连　当归　制半夏　香附　淡干姜　赤芍　大腹皮　楂炭　金铃子　广皮

◉ 秋温

◎ 秋温旬日，仍是时寒时热，头身俱痛，脉不畅。气机窒闭，还防转剧。

柴胡　制半夏　丹参　苏梗　酒芩　小川朴　楂炭　藿香　葛根　大腹皮　赤芍　大枣

◎ 秋温三日，即作惊风，伏气被凉所遏，三焦壅闭，肝胆风火弛张，今已屆候，仍是热炽，有风旋昏痉之变。

羚羊角　射干　酒芩　黑山栀　南沙参　升麻　元参　粉丹皮　青陈皮　枳实　竹茹　太乙丹

◎ 秋温三日，邪势方刚，先宣胃气。

藿香　制半夏　广皮　神曲　苏梗　小川朴　枳实　茯苓　白芷　大腹皮　竹茹　茅根

◎ 秋温已发三日，表里气壅，当先和解。

藿香　小川朴　川桂枝　枳实　苏梗　大腹皮　猪赤苓　白术　白芷　制半夏　生姜　大枣

秋温屆候，未有汗解，脉不畅，舌腻。表里气壅，还当宣解。

藿香　小川朴　枳实　川桂枝　苏梗　大腹皮　猪赤苓

泽泻　白芷　白茯苓　广皮　茅根　鸡内金

◉ 湿温

◎ 发热微恶寒，肩髆酸疼尤甚。脉弦大带数，苔腻。温邪挟湿，不随汗疏泄，而欲转变，急宜宣透，使从表泄。

柴胡　豆卷　薄荷　酒芩　绿豆皮　葛根　茅术　苏梗

甘草　骨碎补　白薇　秦艽　羌独活　川断　姜皮

恶寒已罢，缘汗透而热亦轻，腻苔已化，肢节疼痛略减，头痛口苦。化湿清热之法，顿损前意。

秦艽　枳壳　防风　猪茯苓　骨碎补　豆卷　薄荷　川断

青陈皮　稆豆皮　柴胡　茅术　黄芩　甘通草　姜皮

◉ 湿热

◎ 热散而湿未除，舌苔尚腻，足酸体倦，食入中脘气满，小溲未清。宜中以润气机，湿乃可化。

藿香一钱半　赤苓三钱　白术一钱半　六一散三钱，包　炒谷芽三钱　川朴炒，一钱　神曲二钱

砂仁八分　瓜蒌皮三钱　生姜一片　杏仁去皮尖，二钱　党参炒，二钱　半夏制，二钱　宣木瓜一钱半

◉ 秽浊

◎ 粉腻之苔已化，根尚微黏。前见寒热秽气大甚，连次进[①]扶正清热之剂，寒热得不复作。秽气渐微，然形益觉困顿，药饵调剂，切宜加意。

蜜炙桑叶　潞党参　白芍　巴戟　莲肉　南北沙参　甜川贝　桔梗

赭石　合欢　天麦门冬　熟石膏　生草　川石斛　枇杷叶露

秽气虽未大减，而胃纳已增，脉之动息亦缓。是生浊化之地，就可望有生机。

潞党参五钱　甜川贝去心，三钱　佩兰叶一钱半　淮山药炒，一钱半　南北沙参各三钱

甜杏仁去皮尖，三钱　苦桔梗一钱　生巴戟五钱　天门冬去心，三钱　生蛤壳五钱

代赭石三钱　合欢皮五钱　生甘草六分　生桑皮一钱半　生白芍一钱半　苇茎去节，卅寸　莲肉五钱

◉ 疟邪

◎ 本系大疟，而两日亦有小寒热。脉弱而数，右弦滑。劳作之躯，气血两亏，既未少劫截，惟当滋益中下气化，以达伏邪。

潞党三钱　茯苓三钱　首乌三钱　鳖柴胡七分　稆豆皮三钱　冬术一钱半　广皮一钱　鹿角霜二钱

川断肉三钱　红枣三枚　炙草五分　白芍炒，一钱半　白归身一钱半　青蒿梗二钱

◎ 温疟旬余，热甚时烦渴痞闷燥扰，里热无畅汗，气机窒闭。伏气蕴结不化，脉小弦，还当从三焦分解。

黑山栀　广皮　藿香　赤茯苓　炒香豉　小川朴　苏梗　大腹皮　制半夏　葛根

泽泻　磨太乙丹一粒　枳实二钱　川郁金二钱　母丁香二钱　姜竹茹　鸡内金

改方

去黑山栀、炒香豉、藿香、鸡内金，加川桂枝、猪苓、生白术、生姜、大枣。

◎ 瘅疟旬余，热有起伏，痞满，舌黄腻，脉弦数。衰年营液暗耗，阳气弛张，最易风动发痉。

黑山栀　青蒿梗　广皮　葛根　炒香豉　左金丸　枳实

酒芩　法半夏　小川朴　茯苓　竹茹　太乙丹

◎ 三疟，寒微热甚，未得畅汗，邪蕴防发黄肿。

黑山栀　当归　柴胡　生首乌　粉丹皮　赤芍　薄荷　炙甘草　淡吴萸　茯苓　生姜　鸡内金

◎ 疟邪余蕴，太阴受病，久成黄肿。

制半夏　猪苓　川桂枝　神曲　陈佛手　左金丸　泽泻

---

① 进：原无“进”字，据文义补。

生白术　楂炭　煨姜　小川朴　茯苓　青陈皮

◉ 惊悸

◎ 有所触动曰惊，无所触动而动曰悸，此心血虚也。起于肾水不足，不能上升，以致心火无以下降，拟大剂归脾汤、都气丸合用。

大熟地四钱　丹皮一钱半　五味子五分　枸杞子一钱半　紫石英三钱

怀山药三钱　茯苓三钱　远志肉七分　合欢皮三钱

◎ 风阳挟痰火上扰清位，心神被其摇宕，神不入舍，则神舍空虚，惶惑嘈杂，都是肝虚木失滋涵也。木郁必犯胃，先和胃气。

西洋参　广皮　制半夏　黑山栀　上川连　茯苓

炙甘草　粉丹皮　白蒺藜　枳实　生竹茹　黑料豆

◉ 不寐

◎ 心与肾交则睡，今睡中多觉不适，醒则无他。夫既矣，何知适与不适？想系睡不酣，热由心肾之交媾不浃[①]，由劳神而神光激宕故也。神光激宕不能无火，清润滋津，可以期效，然凝神息虑实属至要。

西洋参三钱　云茯苓三钱　生白芍一钱半　天麦门冬各二钱　潞党参四钱

柏子仁二钱　潼沙苑土炒，四钱　广郁金八分　生地黄五钱　甜川贝三钱

煅牡蛎四钱　石决明二钱　淮小麦五钱　南枣擘，三枚

◉ 咳逆

◎ 寒气未止，脉尚空松，右弦，尺部浮露，咳声结而不爽，痰浓多吐。虚损之体而加新感，咳入阴分，理宜开合之法导之使之。倘迁延脉不收束，恐其成怯。

生熟首乌　生甘草　炒苏子　淮牛膝　当归身　甜杏仁

苦桔梗　蜜炙橡片　炒白芍　炙桑皮　炒玉竹　枇杷叶

◎ 咳逆未平，舌光微有苔。当和营卫。

麦门冬　白芍　桂枝　炙款花　潞党参　炙草　淮药

煅牡蛎　法半夏　茯苓　饴糖　生姜　大枣

◎ 咳而呕，属胃咳。火伤及阳明，必将咯血。

黑山栀　大贝　泽泻　左金丸　粉丹皮　赤芍　广皮　苏梗子　石决明　茯苓　镑沉香

◎ 肝风挟饮上扰清位。咳逆气升塞胀，胸不能平卧，久必成喘肿。

---

① 浃（jiā，音加）：通彻、融洽。

苏梗子　制半夏　当归　前胡　旋覆花　小川朴　广皮
杏仁　代赭石　熟石膏　丹参　沉香　功劳子

◎ 痰饮挟肝阳上扰清位。咳逆平明为甚，势成哮喘。
苏梗子　归身　川桂枝　炙草　南沙参　前胡　熟石膏
杏仁　法半夏　广皮　小川朴　蜜炙生姜　功劳子

◉ 喘咳

◎ 去秋感燥作咳，延至冬尽春来，咳吐咸痰，动则气喘，脉沉涩涩，恶风。不食亦不饥，胃有积饮。水虚上泛，先行开降。
射干　制半夏　五味子　旋覆花　紫菀　炙款花　淡干姜
代赭石　细辛　白茯苓　石决明　功劳子　镑沉香

◎ 宿哮有年，根底本亏，因痛疡成漏。虚气因火上逆致喘咳弥甚，痰黄，脉细弱。非滋养得宜，将入怯矣。
大熟地三钱　杏仁去皮尖，三钱　桑皮蜜炙，二钱　蜜炙苏子二钱
蜜炙橼片三钱　淮山药三钱　丹皮一钱　女贞八钱　旋覆花一钱半，包
款冬花蜜炙，三钱　云茯苓三钱　泽泻一钱　百合四钱　炙黄精八钱

◎ 思深虑远，曲运神机，精血暗伤，清阳日薄，是以未免先衰也。六旬年纪，阳明脉空，水谷之精微大半为饮，不充精血，甚则胃纳仍减，嗽痰愈甚矣。刻诊脉小弦数，潮热往来，是伏气新病，挟饮而发，兼之便溏溺少，气不化行。宜防喘厥，先立中气以缓变迁。
潞党参　茯苓　法半夏　射干　饴糖　川桂枝　赤芍　炙款花
细辛　生姜　炙甘草　白术　紫菀茸　五味　大枣

◉ 哮症

◎ 痰饮宿哮，愈发愈甚，痞闷肠怯。
苏梗子　炙草　制半夏　五味子　白芥子　桂枝　熟石膏　淡干姜　葶苈子　白芍

◉ 痞满

◎ 脘痛已止，而仍是痞满。清阳未振，渴饮未降也。
潞党参　酒芩　小川朴　藿香　制半夏　炙草
肥知母　藿梗　草果仁　槟榔　生姜　陈香橼皮

◎ 痞满硬噎，欲呕不出。木郁土宫，脾胃不行升降也。
上川连　旋覆花　丹参　赤芍　淡吴萸　代赭石　炙草
广皮　金铃子　制半夏　杏仁　生姜　陈佛手

◎ 胃中不和，咳痰挟血，胸满，苔微腻。

细枝苏叶一钱半　广郁金一钱　生苡米三钱　淮膝三钱　旱莲草一钱半

旋覆花一钱半，包　橘白络各一钱　生甘草五分　川贝去心，三钱　丹参三钱

大杏仁去皮尖，三钱　云茯苓三钱　代赭石煅，三钱　茴香一钱半　藕一两

◉ 脘腹痛

◎ 先腹痛泄泻，而后脘胀痛，饥不能食，食即痛甚。木火郁胃，积食阻脾，防发黄肿。

上川连　广皮　大腹皮　丁香　淡吴萸　藿香　范志曲　姜皮　制半夏　苏枝　鸡内金

◉ 呕吐

◎ 由呕至噫，时时不辍，食后有时作吐，舌淡白少华。迁延数月，正气之虚可知。

潞党参三钱　制半夏二钱　云苓三钱　淡竹茹姜汁炒，一钱　淡干姜五分

甜广皮一钱　蔻仁四分　淡吴萸盐炒，一钱　炙甘草五分　沉香四分

◎ 冲气上逆而欲呕，当以苦辛通降。

金铃子　当归　紫石英　大腹皮　延胡索　赤芍　制半夏　竹茹　左金丸　广皮　陈香橼片

◉ 噎膈

◎ 噎膈已延一载，舌苔厚腻，食少吐多，便难积饮。肠枯胃槁，难治。

制半夏　桂枝　麻黄　淡干姜　炙甘草　赤芍　细辛　五味子　生白术　茯苓　蚌壳

◎ 胃痛，食饮哽咽，知饥不能食，便溏。清阳虚，渴饮上扰清位，渐延成隔。

茯苓　潞党参　枳实　大腹皮　桂枝　淡干姜　丁香　益智仁　广皮　生白术　佛手　姜竹茹

◉ 积滞

◎ 积食伤脾，伏气内发，肠鸣腹饱泄泻，潮热往来。

苏梗　茯苓　生茅术　太乙丹一锭　藿香　枳实　小川朴　桑皮　泽泻　炙草　制半夏

积食伤脾，潮热腹饱。宜防转痢。

青蒿根　葛根　茯苓　大腹皮　制半夏　酒芩　神曲　楂炭　川石斛　青皮　姜皮　五谷虫

◉ 泄痢

◎ 热虽未和，干燥之舌津液微生，绛色转淡，阴已能资化。便溏未固，尤虑热陷而为痢，此不可不防也。

米炒东洋参二钱　淮山药二钱　川石斛四钱　绿豆皮一钱半　米炒麦冬去心，一钱　胡黄连三分

生扁豆四钱　青蒿梗一钱半　制於术二钱　生甘草五分　大白芍炒，一钱半

生苡米三钱　荷叶一张　生谷芽一钱半　鲜藕去皮，一两

◎ 伏气发温，疟热甚，时连次饮瓜水遏邪内逼，已经溏泄数次，仍是腹痛潮热，痞满不饥。

脉神亦不畅，气机窒滞，势成休息痢。

葛根　猪赤苓　广皮　黑山栀　桂枝　生白术　川朴　炒豆豉

泽泻　大腹皮　楂炭　制半夏　太乙丹　鸡内金

◎ 伏气下薄肠胃，易感噤口。

藿香　制半夏　槟榔　乌药　葛根　小川朴　泽泻　楂炭　苏梗　煨木香　鸡内金

◎ 中虚气滞，腹痛便溏，心下亦有作痛，知饥希纳，经水淋沥。温运脾元，兼和血分为宜。

潞党参　炙甘草　拣砂仁　茯苓　荷叶　焦白术　煨木香

广陈皮　白芍　谷芽　炮姜炭　炒归身　藿香梗　泽泻

◎ 湿泻转痢，心腹皆痛，脉弱，舌微黄而干。

藿香一钱半　制小朴一钱　广木香七分　小川连三分　肉蔻七分　广皮一钱　潞党参二钱

大白芍一钱半　苦桔梗一钱　煨姜二片　吴萸四分　白茯苓三钱　炒枳壳一钱

◎ 腹中转动辄下痢，滞而不爽且白色，脉濡滑。此感暑停滞，将成痢症，急宜导之宣之。

香薷五分　煨葛根一钱　扁豆三钱　枳壳炒，一钱　荷叶一张　小朴炒，一钱　半夏曲炒，二钱

焦楂二钱　砂仁连壳，七分　麦芽炒，三钱　藿香一钱半　青陈皮各，八分　木香七分

◎ 脾泄屡经反复，清阳郁陷脾胃，升降失宜。

潞党参　天麻　广皮　炙熟地　炙绵芪　柴胡　五味

焦茅术　生白术　黄柏　炮姜炭　大枣　鸡内金

◎ 洞泄减而未已，潮热已和，晨昏咳甚。中气未足，郁火未舒，脉小数，经水未至，尚难许吉利。

猪苓　块滑石　五味子　黄柏　焦谷芽　泽泻　二泉胶

淡干姜　丹参　金橘饼　茯苓　炙熟地　焦白术

案前

醋炒当归　炙生地　茅术　射干　鸡内金　酒炒川连

炙熟地　黄柏　紫菀　姜皮　酒炒条芩　炙绵芪　细辛

◉ 肝阳

◎ 舌糙无苔。营液暗耗，风阳鼓旋，当先条达木郁。

酒川连　当归　白术　炙草　淡吴萸　白芍　茯苓　楂炭　白夕藜　柴胡　生姜　玫瑰花

◎ 经停载有余，瘕聚腹痛，不时窃发。近增脘痛，左偏头风，痛掣牙床，不能安寐。风阳鼓眩，伤及阳明也。

炙甘草　炙生地　上安桂　女贞子　米炒洋参　火麻仁

白夕藜　金铃子　大麦冬　二泉胶　炙桑叶　大枣

◉ 胸胁痛

◎ 昨日服后，精亏之体，左尺独大，病根固在肝肾。但今胃纳减少，胸胁吊痛似却又偏重于上，吐痰不多。胃家津液虽凝滞生痰，就未至积食饮阻，气咳既不甚，亦不至虚伤络脉，则胸胁之痛由肺胃真气不足，脉络空虚矣。于前法中加入补气生津，服后加法①附载方末。

潞党参三钱　潼白蒺藜炒，各一钱　淮牛膝三钱　云苓三钱　莲肉五钱　淮山药三钱　女贞子五钱

紫菀一钱半　橘络八分　香橼片蜜炙，三钱　川大贝二钱　甘枸杞二钱　黄精五钱　郁金一钱

◉ 厥闭

◎ 大势如昨，语言模糊似乎较清，稍有事绪烦心，肝火易动，每至面赤，唇绛而燥，苔微白而干。邪恋脾胃，欲泄无由。一面泄邪火之蕴郁，一面凝神气之动摇，守持不变，当有生机。

米炒西洋参一钱半　陈胆星五分　甜川贝二钱　法半夏一钱半　吴萸炒，三分　川连四分

甜广皮一钱　广郁金一钱　炒枳实五分　云茯苓神各三钱　炒丹参二钱

生枣仁三钱　炙黑草五分　淡竹茹炒，一钱半　上沉香三分　濂珠粉二分

◉ 风水

◎ 寒热交争，未得汗解，邪蕴肤浮，防发肿胀。

炙麻黄　生白术　五加皮　广皮　熟石膏　大腹皮　小川朴　楂炭　炙甘草　生姜

◉ 肿满

◎ 痛痢延至腹肿。脾伤邪蕴，气化不行，防喘变。

炙麻黄　炙甘草　煨木香　冬瓜皮　熟石膏　大腹皮

猪赤苓　鸡内金　生白术　茯苓皮　建泽泻

◎ 发热，腹饱泄泻。伏气弥漫三焦，哺食伤脾，最易转痢。

藿香　制半夏　小川朴　泽泻　苏梗　左金丸　大腹皮　神曲　葛根　煨木香　姜皮

改方

去左金丸、姜皮，加块滑石、茅术、太乙丹。

◎ 痛痢，津液未复，忽作寒热。余蕴感虚邪触发也。

藿香　小川朴　防风　楂炭　苏梗　大腹皮　酒芩　乌药　葛根　太乙丹

---

① 本案原书即仅此一诊，亦未见“服后加法”。

◉ 淋浊

◎ 疮后湿热未尽，脾气肾阴俱亏，小溲淋沥，溺已甚痛，脉虚数右弦，谷食不贪，口淡无味。病既错杂，治法亦宜有应之。

潞党参三钱　生熟苡米各三钱　萆薢三钱　泽泻一钱半　车前五钱　大生地三钱　云茯苓三钱
牛膝三钱　牡蛎生，五钱　女贞六钱　淮山药炒，三钱　杜芡实五钱　丹皮一钱半　莲肉五钱

◉ 郁病

◎ 闷郁伤怀，肝气屈而不伸，以致肝胃气化窒塞不降，脘中如有所隔。大便五六日始行，通身四肢筋脉牵掣，喉下气结如有梗阻，非但饮食减少，惟烟瘾不思吸纳。所谓肝病多变，能反常性者也，姑为调其屈甚之性，以致其顺降。药性忌燥热，无速效也。

刺蒺藜　云茯苓　生枣仁　细枝苏梗　石决明　生蛤壳
全瓜蒌　枳实炭　老钩藤　法半夏　甜川贝　橘饼　沉香

◉ 癥瘕

◎ 瘕气颇散，胃纳未强。

西洋参一钱半　炒淮药三钱　当归身一钱半　杞子三钱　红枣三枚　炒於术一钱半　云茯苓三钱
广皮一钱　砂仁八分　谷芽炒，三钱　炒白芍三钱　制半夏一钱半　桂枝八分　木香六分

◉ 失血

◎ 失血方

熟地一两　荆芥一钱　三七三两　生地一两　当归一两　黄芪一两

◎ 血涌已后，未经调理，今又不得安眠，眠则血涌。脉左部细弱而数，右寸关滑而微浮，食入运迟。肝肾不克镇摄，中流砥柱无权，兼须平气怡神，以助药力，否则有血脱之险。

潞党参三钱　女贞子盐炒，六钱　甜川贝二钱　云茯苓三钱　代赭石煅，二钱
法半夏一钱半　甜橘白盐炒，一钱　茜草根二钱　潼刺蒺藜各盐炒，四钱
紫白石英各三钱　炒白芍一钱半　青铅磁石各五钱，悬煎

◎ 先天肾水不足，水衰则龙雷之火上升，以致烦热不宁，必为咳嗽吐血，脉应之浮虚而数。治法忌用辛热，固不待言，然苦寒之品在所切戒，拟用甘润至净气分之剂，始可引其归经，谷中之水似无沸腾之患矣。宗归脾汤去木香加味。

炙绵芪三钱　北沙参四钱　远志八分　当归身一钱　大麦冬一钱半　酸枣仁四钱　炙草八分
大白芍一钱半　云茯神三钱　五味子六分　龟板炙，四钱　茜草根二钱　龙齿三枚

◎ 前吐紫兼瘀血甚多，咳痰仍秽，脉绵软沉外，微有动象。正气益虚，渐浊化火，熏蒸正气，无生生机。当此节令，仍恐各节变生。

南北沙参　生苡米　生甘草　佩兰叶　潞党参　天门冬　川百合　代赭石

云茯苓　甜川贝　苦桔梗　巴戟肉　大白芍　甜杏仁　合欢皮　苇茎　莲肉

近日咳吐痰血甚多，脉又转动，心腹空虚，啜粥若不易饱，多食则又心泛欲呕。饥时急欲得食，少迟反不输化，亦有欲吐情状。即此证之明系脏真告竭，故秽浊之气凝聚虽泄，良由药力间断，正气不得所养，故有此变化也。大约柔养就虑，鞭长莫及矣。

高丽参三钱　大生地炙，五钱　甜川贝去心，二钱　淮牛膝三钱　东洋参二钱

女贞子五钱　生甘草五分　苦桔梗一钱　潞党参五钱　天门冬三钱　代赭石煅，三钱

佩兰叶一钱半　蛤壳五钱　巴戟五钱　郁金一钱半　苇茎　莲肉

动脉又能转柔，胃增痰少，均是转机之象。然形神委顿，全依药力支持，旬日之间，服药仅四五剂，精神何从资化？精神不恰，秽浊难消，得有小效，亦玉幸矣！回春之生已属至难，病者宜自知之。

高丽参三钱　天麦冬各二钱　代赭石煅，三钱　桔梗一钱　东洋参二钱

云茯苓三钱　川石斛四钱　川贝二钱　潞党参五钱　生苡米五钱

大白芍一钱半　莲肉一两　大生地炙，五钱　陈阿胶二钱　巴戟肉五钱

◎ 本有宿伤，背脊恒痛，今因久咳劳动，遂至吐血，仍难平卧，脉仍空豁。既形损情见证，自当降纳为主，和血柔络兼之。

炙桑叶　淮牛膝　广郁金　参三七　甜杏仁　代赭石　茜草根　五味子

天门冬　川百合　甜川贝　女贞子　生黄精　杜仲　蜜香橼

血虽止，脉未涵敛，黏涎时吐。泄风火柔养，增投前意。

蜜炙桑叶一钱半　旋覆花一钱半，包　粉丹皮去心，一钱半　凌霄花一钱　香白薇一钱半

苦桔梗一钱　生甘草五分　二泉胶一钱半　甜杏仁去皮尖，三钱　大贝母一钱

生蛤壳四钱　生薏米蒲黄炒，三钱　红梅花五分　旱莲草一钱半

◎ 涌泉火燔已久，因感冒作吐血甚多，发热口干，痰微黄。当清疏肺火，兼柔肾阴。

白薇一钱半　南沙参三钱　象贝三钱　骨碎补五钱　霜桑叶一钱半　玉竹三钱　大生地二钱

生草五分　淮牛膝三钱　茅花一钱　茅根一钱半　薄荷七分　旱莲草一钱半　丹皮一钱半

◎ 风火恋肺，常鼻血，或挟浓涕，咳嗽声微，脉形细滑。以轻扬疏解之。

白薇一钱半　桔梗一钱　杏仁打，三钱　蜜炙桑叶一钱半　茅花一钱半　薄荷七分　大贝去心，三钱

郁金一钱　大力子炒，三钱　藕节一枚　蝉衣七分　生草五分　丹参炒，三钱

◎ 血将止而火未尽，仍以养肺为重。

蜜炙桑叶一钱　甜川贝去心，二钱　甜杏仁去皮尖，三钱　云茯苓三钱

南北沙参各三钱　女贞子四钱　生甘草五分　生苡米三钱　天麦门冬各一钱

淮牛膝二钱　净蝉衣五分　枇杷叶刷去毛，蜜炙，三张

◎ 血吐减少，咳声结涩不扬，脉虚滑浮，大便溏不固。肝肺不调，中气制化无权，久必入怯。

炒玉竹三钱　蜜炙款冬二钱　云茯苓三钱　生甘草五分　甜杏仁二钱　炙天冬一钱半

旱莲草一钱半　大白芍一钱半　二泉胶蛤粉炒，一钱　甜川贝二钱　生苡米三钱

淮牛膝盐炒，三钱　女贞子盐炒，一钱　侧柏叶炙成灰，二钱　莲肉五钱　藕一两

◎ 咳血。

南沙参　当归　蛤黛散　川郁金　苏梗子　广皮　川石斛

粉丹皮　法半夏　前胡　黑山栀　紫降香　茅根

◎ 脑漏有年，近加鼻衄，虽系阳络之血，屡发不已，必致损削脏真。劳动则身体浮热，脏真伤矣！是两症治法，当偏重血液一面。

蝉衣　薄荷　熟石膏　稆皮　牡蛎　黑栀　生甘草　凌霄　霜叶　北沙参　丹参　茅花

旬日来，鼻衄又作，脑漏之气机亦减。非必因乎药力，实因安神之功，然药力调剂，仍须两面兼到。

杭菊　蜜炙桑叶　粉丹皮　黄精　甘草　蝉衣　大生地　蔓荆子　淮膝　白芍　茅术　稆皮

◉ 痰饮

◎ 脉沉弦滑，阳已薄，渴饮上泛也。

茯苓　潞党参　归须　丁香　桂枝　淡干姜　红花　蓬术　广皮　生白术　陈佛手

◎ 心下气满作吐，已延数载，今渐有痛意，偏于右脾，脉左虚滑，右弦涩，舌苔满布，根腻。自系痰饮阻滞为患，治以温化，资益中阳，痛可轻减。其中欲图全效，非用丸剂不可。

潞党参三钱　云茯苓三钱　桂术一钱　淡干姜七分

制半夏二钱　广皮一钱　炙甘草五分　白芥子一钱

药后吊吐溺涎，口味颇黏，是痰饮被劫而上出也。然气不平，腻苔不化，则积痰之窠臼依然。转法流通气机，引使开泄。

旋覆花一钱半，包　淡吴萸一钱　潞党参三钱　白芥子二钱　淡干姜七分　广陈皮一钱

制半夏一钱半　沉香四分　云茯苓三钱　代赭石一钱半　制小朴一钱

◉ 虚损

◎ 热退舌淡，苔根未布。胃气犹未能生化，转当助气运动。

潞党参四钱　米炒麦冬去心，二钱　白扁豆三钱　炒苡米三钱　炒淮药二钱　甜川贝去心，八分

冬瓜皮二钱　炒谷芽二钱　佩兰叶一钱　川石斛四钱　拣砂壳二分　莲子肉四钱　橘饼二钱

◎ 详示病情，已经默会，但舌苔灰黑而润，足见中宫湿浊未消；不嗜食，既食反似饥，中气虚矣；二便如常，热邪无几，寒热不大作，就持湿化之力，然未能霍然者，气未振，余蕴未尽也。用法当其力之所长可耳，一元未复，非半月不可达。识当自知之，总之静养为贵。

藿香一钱半　潞党参炒，三钱　茯苓三钱　桂枝一钱　淡竹茹姜汁炒，一钱半　川连五分　制半夏二钱

广皮一钱　白芍炒，一钱半　佩兰叶一钱半　吴萸五分　拣砂仁八分　通甘草各四分

◎ 霍乱后，热久不退，津气皆伤，舌干燥木硬，得饮稍软。胸空如盂，两目露神。脉软大而空，便泄略止未固，仅啜米饮，不能多纳。气虚不能化津，宜于邪热深陷延久而不化也。生津益气，神气发生，方有生理。

米炒东洋参　制於术　佩兰叶　炙草炭　米炒麦冬

青蒿梗　鲜石斛　莲肉　云茯苓　炒白芍　白扁豆

荷叶、粳米、鲜藕煎汤代水。

◎ 每逢冬令，体倦神疲，届春渐有气色。现今脉弦舌白，当以补阳剂之。

潞党参三钱　潼沙苑四钱　淮山药三钱　炒白芍一钱半　云茯苓三钱　菟丝子四钱

川桂枝八分　炙甘草五分　巴戟肉三钱　鹿角霜三钱　龙眼肉五钱

服温润，气力少可劳动，又觉微热，以酒后脉形大而数，舌转淡黄。与归脾、六君调补肝脾气血。

潞党参三钱　云茯苓三钱　当归身炒，一钱半　炒白芍一钱半　炙甘草五分　炒白术一钱半

甜广皮一钱　煅牡蛎四钱　巴戟肉三钱　菟丝子四钱　龙眼肉五钱

◎ 咯红维近，而遗泄频作，当此营阴大伤，而精又未见，因心悸较甚，咳亦未止。五脏齐损，维未至于束手，竟有鞭长莫及之势。

生地八钱　黄芪四钱　茯神三钱　龙骨炒，三钱　辰砂一两　山药四钱

党参四钱　芡实五钱　牡蛎一两　枣仁四钱　螵蛸二分　丹皮三钱

萸肉二钱　金樱四钱　鱼泉胶四钱　川贝炒，三钱　石莲三钱

◎ 咯红已止，遗泄亦疏，昼则尚宽，心悸，黎明稍有激咳。此系血液枯损，不能涵养心阳，肺气尚未收肃，清金柔肝壮水之剂较前当能缓其力。

生地四钱　枣仁三钱　牡蛎六钱　沙参四钱　知母二钱　丹皮二钱

云苓辰砂拌，三钱　沙苑炒，四钱　百合四钱　灯心二尺

◎ 久咳久热，阴消耗渐，渐伤及根底，不得平卧，吐痰浓黄味咸，脉浮大虚弦。已有由损入

怯之势，不易治也。

白薇　苡仁　南北沙参　五味子　淮牛膝　桑皮枝　云茯　天麦门冬　海浮石

瓜子　杏仁　女贞　生蛤壳　甜川贝　蜜炙橼片　枇杷叶露冲

◉ 干血劳

◎ 去冬感风温作咳，延至春令咳甚，痰血经停四月，脉细数，渐成干血。

射干　制半夏　炙麻黄　丹参　紫菀　炙款花　五味子

楂炭　细辛　生白术　肥玉竹　藕　茅根

◉ 湿痹

◎ 伏湿未清，肩背肢节尚不舒畅，不时作咳，舌苔微黄，脉濡。气质本亏，补而带宣为治。

潞党参三钱　羌独活各七分　防风一钱　茯苓三钱　姜皮七分

大有芪三钱　川断肉三钱　大贝去心，二钱　广皮一钱　红枣三枚

苍白术各一钱半　生苡米三钱　杏仁去皮尖，三钱　骨碎补五钱

◎ 痰哮有年，遇劳为甚，近数月陡发左肩臑酸麻刺痛，掣引手指，哮逆顿减。显见脉道虚风挟饮流走脉道也，与经络无涉，故提举屈伸如常耳。

苏梗子　莱菔子　杏仁　白薇　白芥子　熟石膏　炙草　竹茹　川桂枝　功劳子　磨参七

案前方

苏梗子　当归　小川朴　广皮　南沙参　前胡　煨天麻

炙草　法半夏　茯苓　宣木瓜　片子姜黄　荸荠

◉ 痿痹

◎ 热已退，而两膝犹当酸疼，齿浮，艰于咀嚼。风热虽未全清，而肾阴之不足于斯有证。

杭菊　桔梗　秦艽　黄精　桑枝酒炒　蒺藜　甘草　木瓜

川断肉　脊骨　蝉衣炒　大贝　淮膝　红梅花　骨碎补

膝痛虽减，而未全除，齿浮仅在咀嚼之间，冷热皆在所。此非风火为患，直是肝肾之虚，转法当着重滋养。

九制首乌　木瓜　怀牛膝　骨碎补　菟丝　川续断　制黄精　蒺藜　狗脊肉　荔枝肉

连进柔养，膝痛虽缓，即齿浮未平，龈颊且肿。则非特少阴不足，阳明经脉抑或有伏邪郁而生热，当兼治之。

细生地三钱　真杭菊一钱半　连翘一钱半　蝉衣一钱　骨碎补五钱　粉丹皮一钱半　炙僵蚕一钱半

大贝三钱　生草五分　合欢皮二钱　白蒺藜三钱　怀牛膝三钱　射干一钱　桔梗五分

早晨连有微汗，龈肿略减而未大平，更为宣泄郁火之沉于脏腑间者。远行则腹中结痛，屈体则稍舒，是中金不足，亦当兼顾。

蜜炙桑叶　天门冬　红梅花　淮牛膝　杭甘菊　南北沙参　石决明

女贞子　净蝉衣　苏薄荷　凌霄花　生甘草　钩藤　骨碎补

另用冰硼散吹之。

◉ 杂病

◎ 气滞热蕴。肢酸胸满，饮食减少，脉滑数。

薄荷七分　秦艽一钱半　佩兰一钱　青陈皮各八分　荷叶一张　桑皮一钱　独活七分　丹参三钱

狗脊骨四钱　稆豆皮二钱　通草五分　泽泻一钱半　藿香一钱半　骨碎补五钱

◉ 调经

◎ 经水两旬即行，多而色黑，腹甚痛，每至头昏作痛，辄欲呕吐。肝络不调，冲任气化枯涩不达，病久则伤中气。

川芎一钱　茜草一钱　党参三钱　广皮一钱　当归酒炒，一钱半　白芍酒炒，一钱半

乌贼[1]二钱　丹参三钱　木香四分　艾绒一钱半　炙草五分　乌药八分　山药一钱半

经行未止，少腹之痛乍轻乍甚，脉转细弱，舌淡少华，偶时心泛欲吐。是皆中气亏虚，血中之阳无以资化，因致不能调畅。转从根本推求，寓温化于调血之中，庶免崩漏之变。

潞党参四钱　川桂枝八分　川芎一钱　炙甘草五分　淡吴萸四分　大白芍一钱半

归身二钱　制半夏二钱　大麦冬一钱半　粉丹皮一钱半　阿胶二钱　橘饼三钱

◎ 经停二月乃行，小腹作痛，胸次不舒，脉弦滑数。日前曾经发热，因感冒而触动凝瘀。宜调血和中气，以助其流通。

川芎八分　泽兰一钱半　青皮炒，一钱　五灵脂酒炒，一钱　血余一钱半　归身二钱　延胡一钱半

川断二钱　黑荆芥一钱　丹参炒，二钱　白芍酒炒，一钱半　桃仁去皮，一钱半　乌药八分　炒丹皮一钱

◎ 血亏气弱，劳则子宫下注，舌见光红。本当补摄，缘小腹瘀痛，经水久停，欲行不遂，姑先导之。

川芎　桃仁　川断　红花　藕节　全归　丹皮　乌药　甘草　佩兰　青皮　蒲黄　灵脂

◎ 经事失调，腹痛肢冷。木郁土宫，脾胃升降失宜也。

淡吴萸　当归　川桂枝　粉丹皮　金铃子　抚芎

制半夏　大腹皮　延胡索　赤芍　煨姜　大枣

◎ 经停半载，少腹攻痛，有形带下甚。冲脉瘀痹也。

淡吴萸　当归　白术　金铃子　黑山栀　赤芍　茯苓　延胡索　粉丹皮　柴胡　炙草　泽兰

◎ 经停四月，腹不痛，亦不满。冲脉瘀痹也。

---

① 乌贼：指乌贼骨，即海螵蛸。

淡干姜　当归　制半夏　大腹皮　南沙参　赤芍　粉丹皮　川桂枝　大麦冬　抚芎　冬瓜皮

◉ 遗泄

◎ 遗精方

黄芪一两　山药一两　莲子五钱　茯神二钱　枣仁炒，三钱　人参一钱

◎ 素患遗泄，近复溺有余沥，下坠精浊。当此湿热令行，不能无所感动，利湿之中，兼顾肾阴，最为相得。

中生地五钱　川黄柏二钱　山栀一钱半　赤猪苓各三钱　萆薢二钱半

粉丹皮三钱　杜芡实五钱　山药三钱　泽泻一钱　草梢五分

◎ 无梦而遗者，心肾之虚也，或用心过度，心不司主。今而相火用事者，盖肝主疏泄，相火鼓之，则肾虽有闭藏之权，亦拱手授之矣。

炙枯生地五钱　龟板五钱　珍珠母三钱　沙苑四钱　生黄芪二钱　白芍二钱

生蛤壳三钱　石莲三钱　白茯苓三钱　黄实四钱　女贞子四钱　夜交藤四钱

◎ 体气柔弱，劳动则精流不禁，受热则遗。每每作咳吐痰，甚则心腹吊痛，舌微黄而干。柔养金水，兼和络脉，最为相得。

大生地炙，四钱　丹皮一钱半　北沙参二钱　甜杏仁三钱　枇杷叶刷毛，蜜炙，三张　淮山药三钱

泽泻一钱半　女贞子五钱　煅牡蛎五钱　云茯苓三钱　天冬一钱半　川百合三钱　杜芡实四钱

◎ 阴气素亏，精道不固，高年气衰，相火之持转亦缓。遗精已疏，渐之生痰作咳，脉络掣痛，舌微黄。即于煎剂，当和通中上，养胃摄上佐之。

九制首乌　甜橘络　女贞子　川贝　潼白蒺藜　云茯苓

广郁金　莲肉　甜杏仁　淮牛膝　香橼片　枇杷叶

◎ 阴遗有梦属心，舌无苔，阴气已伤，脉细数。相火内郁，当先条达木郁。

黑山栀　丹参　茯苓　左牡蛎　粉丹皮　白芍

炙草　女贞子　左金丸　柴胡　石莲子　活磁石

◎ 阴遗无梦，肾虚开行失守也。水虚则火亢，风阳鼓旋，阳明先受病，当理阳明。

南沙参　炙熟地　广皮　枳实　天麦冬　白夕藜

茯神　炙草　炙生地　法半夏　竹茹　冬桑叶

阴虚木郁，风阳鼓旋，先犯阳明，当降胃气。

南沙参　茯神　丹参　酸枣仁　左金丸　广皮　炙草　制半夏　白夕藜　枳实　竹茹　黑料豆

◎ 其他医书三种

孟河黄体仁医案

时贤方案

桐影书屋脉学

校记

《孟河黄体仁医案》

《孟河黄体仁医案》由1919—1922年前后的黄体仁门诊处方集整理而成，原始抄录者为其学生蔡载之。黄汝梅，字体仁，武进县孟河镇南门人，民国上海中医学会会员，生平不详。1916年，孟河丁甘仁在上海筹建上海中医专门学校，黄汝梅名列六位教员之一。其学生中名医辈出，章次公曾回忆“曩年负笈中医专校，恒见孟河黄体仁先生于夏日以通脉四逆汤加吴萸、黄连，疗治吐泻交作、肢冷脉伏之霍乱，时机未失者，多具奇效。以是称黄师为“黄一帖”，以其能于死生顷刻之间一药而愈也。”川沙张伯臾1924年曾由丁甘仁介绍至仁济堂出诊，其间曾随黄体仁学习，自述“收获颇丰”。常州张元凯师从杨博良，取孟河各家之长，其于“舌干囊缩，用温药守方不易，学黄体仁”。

黄体仁一生著述鲜见，据裘沛然《中国医籍大辞典》，有《黄体仁医案》存世。载黄氏治疗咯血、鼻衄、寒呃、寒泻医案四则，辨证精当，说理详实，疗效显著。据述藏于苏州大学图书馆，惜未尝见到此书。除此以外，黄氏未见有著述或其他临床资料存世。

今见蔡载之抄录黄体仁医案十四册，不分卷，为私人收藏。据书中多次出现“录方于上海广益中医院孟河黄体仁先生之诊察所”及具体内容判断，应是蔡载之于1919—1922年前后抄录的黄体仁在上海广益医院出诊时的门诊存方。蔡德厚，字载之，浙江湖州双林镇人，曾于1921年《中医杂志》第一期发表《痧证论》一文。其生平不详，与黄体仁同为民国上海中医学会会员，民间散见的黄体仁方笺上常可见其作为侍诊者的署名，可为其抄录该十四册医案之佐证。

该书的各册书衣各自题有“杏林春满”“春满江南”“录方”“临诊簿”“录方”等字样，部分有“壬戌年”“癸亥年”纪年以及数字编号，每册皆有“载之氏”署名。经排列研究发现，该十四册并不完全接续，若完整的文献规模应远不止此。现存材料中，壬戌年(1922年)四月至十月的诊案记录较全，序列相对完整，占现存总量的一半以上。另有部分据其日期排列将“闰月”排于“八月”前，可推知应是1919年(本年闰七月)。但仍有少数医案年份无法判断，因该部分文献为一段时间内的门诊存方，且尚非完璧，故部分医案首尾诊次不全，殊为可惜。

黄体仁作为孟河医派在上海传播发展过程中的重要医家，生平、临床资料甚少。今吉光片羽，凤毛麟角，得之实为不易，不忍使其束之高阁或再遭散佚，乃以该十四册门诊存案为底本整理点校。将同一患者的诊次位置进行了调整，使之连缀，并按病种将各年医案进行了重排，以便阅读研究。整理者水平有限，错漏在所难免，谨候读者高政。

《时贤方案》

《时贤方案》一册，不分卷，民初抄本，抄录者不详。本书汇辑清末民初武进地区钱心坦、朱紫蘅、余伯初、费伯雄、屠士初五位名家医案，裒为一册，故称“时贤”。

钱心坦，名屏万，后改育万，号三山，为常州钱氏世医。天资卓越，有“神童”之誉。好读书，工词翰，长攻家学，融汇古今，于诸科疑难无不得心应手，左右逢源。尤擅幼科及湿温时症，其方规则，群医皆奉楷模。薛逸山尝叹曰：“旅沪三十年，阅海内医家多矣，求其处方能合乎规矩而泛应曲当着，其维吾常钱氏乎!”

朱紫蘅，生平未详。

余伯初，与钱心坦、恽毓鼎相善，其余生平未详。

费伯雄(1800—1879年)，字晋卿，号砚云子，武进县孟河镇人。孟河医派代表性医家，《清史稿》评曰：“清末江南诸医，以伯雄最著。”道光年间曾两度应召入宫廷治病，先后治愈皇太后肺痈和道光皇帝失音证，均取得显效。因此获赐匾额“是活国手”及联幅“著手成春万家生佛，婆心济世一路福星”。至咸丰时，费氏以医术闻名于大江南北，患疑难杂症登门求治者络绎不绝。著作《医醇》毁于兵燹，后复著《医醇賸义》，另有《医方论》《怪疾奇方》《食鉴本草》等。

屠士初(1878—?)，武进县人，常州屠氏世医。若从学脉而言，屠氏应属孟河费氏一脉，其父屠厚之尝从费伯雄习医，士初继承家学，施诊于大北门斗巷。1922年联合同道常州儿科世医钱同增等人创立武进医学研究会，是常州中医团体之始。士初一支，有屠厚之、屠士初、屠揆先、屠婷等家传数代至今；屠氏另一支中，有屠博渊、屠济宽、屠执中等家传三代。据屠执中回忆，屠士初与屠博渊，一居城北青山桥，一住城南西庙沟，北有屠士初、南有屠博渊，故有“南屠”“北屠”之称。士初先生用药面面求熨帖，久久为功，常能力扶危殆，博渊先生处处含机锋，每每一两帖便能救拯于顷刻，老一辈常言“剿不嫌狠请博渊、扶不嫌稳求士初”。屠士初有《慎斋医案》存世，未见刊行，其案仅见以抄本形式流传民间。本册《时贤方案》中的屠士初医案部分，据书末记载，为丙寅间(1926年)诊案，乃由其弟子顾鹤生抄送。

《时贤方案》为南京中医药大学中医药文献研究院教职工旧藏，今以此为底本点校整理，原书中不接续之复诊案已连缀调整，以便阅读。

《桐影书屋脉学》

《桐影书屋脉学》一册，不分卷，张敬敷编纂。张敬敷，字惠宽，常州府武进县人，生卒不详，据其孙张振声所作序言可知其活跃时期约在晚清道光咸丰时前后。

《桐影书屋脉学》，卷端作《桐影书屋遗稿》，题为张敬敷编纂，其孙张振声誊录整理，全文依次为脉有对举、脉有兼至、五脏平脉、十二经平脉、真脏脉见、死脉、浮、沉、迟、数、滑、涩、虚、实、长、短、洪、微、紧、缓、芤、弦、革、牢、濡、弱、散、细、伏、动、促、结、代、大、小、疾，共三十六篇，凡万余言。浙江魏治平评价其：“文字简洁，叙述精要，辨证决病，明了切用。”据孙振声序的内容显示，张敬敷兄弟三人皆行医于乡，名闻遐迩。彼时孟河医学最盛，张敬敷遂与诸先哲“上下其议论，深思力索，著作甚多”，故其可称私淑孟河医家的典型。

但就其具体内容而言，整理者经过比较发现，该书与丁甘仁《脉学辑要》的“李濒湖、蒋趾真论脉篇”相似颇多。据丁甘仁所言，其中注释当是皆出自蒋趾真。另据《脉学辑要·自序》，孟河医派费伯雄“诊脉之神，出类拔萃”，乃是“深得蒋趾真知秘传脉诀者也”。而丁甘仁之兄丁松溪早年从学于费伯雄，得到其所珍藏的趾真先生秘传脉诀抄本，故丁甘仁才有机会接触到，进而厘定校正，成为《脉学辑要》的组成部分之一。如此则《桐影书屋脉学》的原型或即费伯雄所珍藏的趾真先生秘传脉诀抄本，那么按张振声所言的时间推测张敬敷活跃的道咸之时，正当孟河诸家之中费、马声名大噪，巢、丁尚未成名，也颇为合理。

该书现有工具书未见著录，民国《中医杂志》曾分四期连载全本，民国浙江魏治平前辈曾在1947年从其姐夫徐钰卿处得到徐氏自友人处借来的该书抄本，转借誊录后，于1985年由浙江中医杂志刊出，此二种流传不广，今较难见。近新见上海张菊人抄本一册，为常州地区私人收藏。较之魏治平本，多张振声序一篇，部分文字略有出入，故收录刊出，以广流传，亦张振声“私以为藏之一家，不如公诸同好”“昌明国学，而显幽光”之愿。魏治平本跋文一并附于书后。

孟河黄体仁医案

原著　民国·黄体仁
点校　范崇峰　林囿廷　徐远阳　杨蕙菡　王心愉

己未年（1919年）案

◉ 闰七月案①

闰月初九日方

◎ **蒋孩**正家桥

脉象微细，神疲欲寐，少阴病也。便泄黑色，肾阳亦衰。发热夜重，为阳不入阴也。症势甚重，姑拟附子理中汤加味。

熟附片八分　炒吴萸五分　炒泽泻二钱　炮姜炭四分　仙半夏一钱半
台乌药一钱半　炒苍术一钱半　广藿香二钱　鲜佩兰三钱　干荷叶一角

◎ **蔡左**虹桥

脉象细缓，正气已虚，神疲力乏，脾不为胃行其津液。咽喉干痛，胸脘不舒，饮食不多，脾虚生湿，湿流关节，筋骨酸疼，苔白而滑。宜温补脾土，通络化湿。

炒苍术一钱半　生苡米四钱　鲜佩兰二钱　大砂仁八分　炒党参一钱半　炙甘草五分　鲜藿香二钱
云苓三钱　新会皮一钱半　白桔梗一钱半　海风藤三钱　炒谷芽四钱　荷叶一角

◎ **钱右**东街

湿浊不化，时寒时热，胸闷泛恶，脉象细滑。宜正气散加减。

鲜藿香二两　炒苍术一钱半　生苡米四钱　鲜佩兰三钱　新会皮一钱半
姜竹茹一钱半　大腹皮二钱　中川朴八分　炒枳实一钱　鲜荷叶一角

◎ **陆左**庙东

身热脉数大退，余邪未清，头昏胸闷，饮食不贪。当前法②加减。

炒苍术一钱半　鲜佩兰二钱　光杏仁三钱　中川朴一钱　生苡米四钱
净蝉衣一钱半　鲜藿香一钱半　大豆卷二钱　象贝母二钱　枇杷叶二钱

◎ **朱左**董家渡

前进清上温下，咽喉疼痛已愈，内疝腹痛，睾丸坠胀亦减，脉象濡滑。宜前法再进。

淮山药三钱　金铃子炒，二钱　制香附三钱　生甘草五分　金橘核三钱　炒延胡一钱半
栝蒌皮二钱　小茴香一钱半　炒泽泻三钱　荔枝核炒，打，四枚

◎ **甘左**

清化痰热，久咳肺寒，内热梦遗，均已渐愈，脉象濡数亦平，饮食、精神渐起。仍宜前法进治。

北沙参米炒，三钱　生苡米三钱　冬桑叶三钱　光杏仁三钱　生熟麦芽三钱

---

① 标题据目录加，下同。
② 原书本案未载前方，下同。

炒白术一钱半　冬瓜子打，四钱　象川贝各一钱半　炙甘草五分　夜交藤三钱

◎ 许右东辕门

寒湿生痰，痰阻肺络。久咳痰多，胸闷肋痛，脉象沉细，形寒畏冷。宜苓桂术甘汤加减。

川桂枝五分　姜半夏二钱　象贝母二钱　云苓三钱　新会皮一钱半　炒枳壳一钱半

炒苍术二钱　光杏仁三钱　苏藿梗各三钱　炒谷芽三钱　生姜四片　红枣三枚

◎ 李左西门

风湿相搏，湿随风行，遍体浮肿，湿困中土。腹鸣泄泻，痰阻肺络，咳嗽声嘶，脉象濡细，舌苔白腻。表里同病，先拟温中治里，里病不退，再宜疏风化湿。

熟附片二钱　广藿香二钱　连皮苓四钱　大腹皮二钱　炮姜炭五分　佩兰叶二钱　生苡米四钱

中川朴二钱　苍白术各二钱　姜半夏二钱　防风已各二钱　大砂仁八分　干荷叶一角

闰月十日方

◎ 朱孩

前进附子理中汤温化寒浊，舌苔中灰亦化，脉象沉细。脾阳中虚，仍宜前法加减。

炒党参二钱　大砂仁研，八分　生熟薏米各四钱　苍白术各一钱　煨草果五分

连皮苓三钱　广藿香一钱半　生泽泻三钱　熟附片一钱　干荷叶一角

◎ 王左

调养脾胃，才纳冲任，满口咯血已止。复感外邪，时寒时热，左肋引痛，胸闷食少，舌苔淡白，脉弦带滑。湿热未化，宜清湿化湿。

生苡米四钱　白通草八分　炒白术二钱　鲜藿香三钱　淡豆卷四钱

西路参三钱　鲜佩兰三钱　香青蒿一钱半　生甘草五分　鲜荷叶一角

◎ 郑左

心胆气虚，无所主持，恐慌筋惕，神识模糊。经治以来，诸恙大退，宜前法再进。

炒吴萸八分　仙半夏三钱　广郁金一钱半　柏子仁一钱半　苍白术各一钱半　陈胆星八分

广橘络一钱　朱茯神四钱　生石决研，四钱　石菖蒲一钱半　朱灯心十尺

◎ 王左文庙路

湿困中土。胸闷不饥，身痛神疲，浊气不化，少腹急胀，脉象沉细。宜理中汤加减。

炮姜炭五分　大砂仁八分　台乌药一钱半　炒苍术一钱半　新会皮一钱半

煨木香五分　熟附片八分　广藿香二钱　炒吴萸七分　荷梗一尺　生苡米四钱

◎ 陈孩

食滞不化，脘腹闷胀，脉象迟细。宜温中化滞。

熟附片八分　大砂仁八分　焦神曲二钱　炮姜炭五分　焦麦芽二钱

大腹皮二钱　苍白术各一钱半　炙内金二钱　新会皮一钱半　荷梗一尺

◎ 宦左上海小西门

寒湿不化。胸闷不饥，神疲身乏，脉象沉细。宜温中化湿。

广藿香二钱　中川朴一钱　补骨脂一钱半　鲜佩兰三钱　炒吴萸八分　新会皮一钱半
细苍术二钱　益智仁炒，一钱　大砂仁一钱半　焦麦芽四钱

◎ 李右大马路

冲为血海，肝脉主之，脾所统之，肝脾两亏，冲脉不固。经漏日久，少腹胀痛，手足酸疼，脉象迟细，神疲身乏。宜调养肝脾，温经利血而固冲脉。

炮姜炭八分　炒党参三钱　炒杜仲三钱　炙黄芪四钱　艾绒炭一钱半　炒当归二钱　制香附三钱
红枣五枚　炒白术三钱　菟丝饼炒，三钱　炒延胡一钱半　炒丹参二钱　女贞子炒，三钱

◎ 徐右老西门

积湿生痰，久咳不愈，脉象沉细，神疲身乏。宜和脾化湿。

生熟薏米四钱　仙半夏二钱　苏藿梗一钱半　大砂仁八分　光杏仁三钱
佩兰梗二钱　新会皮一钱半　象贝母二钱　云苓三钱　荷梗一尺

◎ 李左西门石皮弄

温邪挟湿。寒热身痛，胸闷胀痛，脉象弦滑。宜清湿化浊。

鲜藿香二钱　扁豆衣二钱　生苡米四钱　鲜佩兰三钱　净蝉衣一钱半
云苓三钱　大豆卷四钱　冬桑叶三钱　新会皮一钱半　荷叶一角

◎ 余妇三马路

脾肾虚寒，浊气不化。经事不调，少腹痛，胸闷肢酸，脉象沉细。宜调养脾肾，温经化浊。

炒白术一钱半　炒菟丝三钱　炒元胡一钱半　炒党参一钱半　炒杜仲三钱
炮姜炭五分　炒当归二钱　制香附三钱　炒吴萸八分　艾绒炭一钱半

◎ 肝脾两郁，脾郁生湿，肝郁气滞。

广藿香二钱　鲜佩兰三钱　炒谷芽三钱　降香八分　广郁金一钱半　生苡米四钱
大腹皮二钱　荷梗一尺　炒枳壳一钱半　大砂仁八分　陈佛手一钱

◎ 朱姑小西门

肝燥血虚，风阳上扰。头痛胸闷，纳食泛恶，脉象濡滑。宜养血柔肝。

白归身二钱　西潞参一钱　姜竹茹一钱半　生白芍三钱　炒白术三钱　炒枳壳一钱半
炒黄芩一钱半　炒丹皮一钱半　生谷芽四钱　大砂仁研，三分　夜交藤三钱

◎ 赵左西门

寒湿不化。脘腹闷胀，午后脚肿，脉象濡细。宜温中化湿。

熟附片二钱　新会皮一钱半　防风已一钱半　苍白术各一钱半　大腹皮三钱
炒吴萸一钱　中川朴一钱　连皮苓五钱　大砂仁八分　苏梗叶二钱　炒川椒五分

◎ 陈右九亩地

温邪伏于少阳。寒热头痛，胸闷纳胀，脉弦带数。宜清解达邪。

香青蒿二钱　炒薄荷一钱　姜竹茹二钱　冬桑叶二钱　甘菊花二钱

炒枳实八分　炒丹皮一钱半　净连翘三钱　广郁金一钱半　夜交藤三钱

闰月十一日方

◎ **蔡左**西门

操劳伤脾。神疲身乏，中气不足，溲溺多，色变浑浊不清，脉象微细。宜温补脾土。

苍白术各一钱半　熟附片一钱　佩兰叶二钱　炒党参三钱　云苓三钱

大砂仁研，八分　绵茵陈一钱半　五加皮二钱　焦麦芽四钱　干荷叶一角

◎ **张左**小桃园

右脉弦滑，肝胃不和，日晡寒热，胸肋气闷。宜理气畅中。

广郁金一钱半　佩兰叶二钱　生苡米四钱　炒枳壳一钱半　广藿香二钱

炒谷芽三钱　白夕利炒，一钱半　大腹皮二钱　大砂仁研，八分　荷梗一尺

◎ **陆孩**老北门

脉象沉细，湿热不化，胸闷泛恶，大便清溏。宜正气散加减。

鲜藿香二钱　焦麦芽三钱　仙半夏一钱半　鲜佩兰二钱　炙内金一钱半

炒神曲三钱　大腹皮一钱半　姜竹茹一钱半　大砂仁研，六分　荷叶一角

◎ **李右**大马路

肝肾虚寒。经事不调，淋漓日久，少腹胀痛，脉象沉细。宜温调脾肾。

炒当归二钱　炮姜炭五分　制香附三钱　炒白芍一钱半　炒白术二钱　炒元胡一钱半

艾绒炭一钱半　西潞参三钱　炒杜仲四钱　荔枝核炒，打，四枚

◎ 脉象细涩，脾气壅滞，大便不行，两脚麻木。宜运脾畅中。

大砂仁打，一钱　广藿香二钱　炒枳实一钱　新会皮一钱半　台乌药二钱

炒吴萸五分　生苡米四钱　云苓三钱　益智仁炒，五分　荷梗一尺

◎ **沈左**王家弄

头晕耳鸣。宜养血柔肝。

炒当归二钱　甘菊花二钱　灵磁石煅，研，三钱　炒白芍一钱半　生泽泻三钱

淮山药三钱　冬桑叶二钱　生石决研，四钱　煅牡蛎三钱　红枣五枚

◎ **张奇**

奇经虚寒，胸闷腹胀。温和气血。

炮姜炭五钱　炒元胡一钱半　炒枳壳一钱半　艾绒炭一钱半　炒吴萸八分

陈佛手一钱　制香附三钱　沉香片五分　苏藿梗各一钱半　降香八分

◎ **李左**李家弄

脾虚湿困。两足浮肿，清阳不升，面目虚浮，脉象沉细，胸闷泛恶。宜和中化湿。

大砂仁一钱　生苡米一钱　川牛膝一钱半　姜竹茹一钱半　苍白术一钱半　陈木瓜二钱

五加皮二钱　姜半夏二钱　新会皮一钱半　防风己各二钱　连皮苓四钱　荷梗一尺

◎ **杨左**姚医马路

浊阴上逆。胸痹疼痛。宜薤白瓜蒌汤加味。

老薤白二钱　川桂枝五钱　云苓三钱　瓜蒌皮三钱　仙半夏二钱　佩兰梗一钱半

炒枳实一钱　广郁金一钱半　炒谷芽三钱　白酒露一匙，冲服

闰月十二日方

◎ **吴左**西门

寒湿伤脾。胸闷不食，大便溏泄，肩背酸痛，脉象沉细，形寒畏冷。太阴太阳为病，先宜温中化湿。

熟附片一钱半　中川朴一钱半　炒吴萸八分　法半夏八分　新会皮一钱半

广藿香三钱　炒苍术二钱　大砂仁一钱　大腹皮二钱　焦麦芽四钱

◎ **郭左**西门

肝经寒浊上升。头痛偏左，脉象迟细。宜温肝降浊。

炒吴萸八分　生苡米四钱　生石决研，四钱　姜半夏二钱　防风己各一钱半

炒枳实八分　生泽泻四钱　荆芥穗八分　姜竹茹二钱　净蝉蜕八分

◎ **王左**登云桥

脉象湿滑，风热上升，发热鼻衄。宜清解达邪。

淡豆豉三钱　净连翘三钱　冬桑叶二钱　黑山栀二钱　茜草炭二钱

甘菊花一钱半　净银花二钱　炒丹皮一钱半　净蝉衣一钱半　鲜藕两片

◎ **刘右**九亩地

湿热上升。头昏耳鸣，时流脓水。宜清湿热。

生泽泻四钱　通天草三钱　白桔梗一钱半　生苡米四钱　白通草一钱半　净蝉衣一钱半

光杏仁三钱　梗通草二钱　冬桑叶二钱　甘菊花二钱　车前子三钱

◎ **石右**金家牌楼

积湿生痰。胸闷久咳，脉象沉细。宜温化痰湿。

川桂枝五分　光杏仁三钱　炒枳壳一钱半　云苓三钱　生苡米四钱　象贝母二钱

苍白术各一钱半　淡干姜五味子八分拌，七分　炒吴萸五分　姜汁四五滴，冲服

◎ **赵左**淘沙场

心位于上，肾位于下，心肾水火不能交济，中土大地闭塞，心阳不舒。胸闷气塞，浊阴不化，大便不行，病延日久，脉象沉细。宜桂枝薤白汤合附子理中汤加味。

川桂枝五分　姜半夏二钱　熟附片一钱　川椒炒，四分　老薤白三钱

炒枳实一钱　炮姜炭五分　栝蒌皮三钱　炒吴萸五分　苍白术各一钱半

◎ **谢左**安仁桥

脉滑而弦，心肾不交；阴虚阳浮，头昏耳鸣；遗精色黄，脾虚挟湿。宜交济心肾，和中

化湿。

柏子仁三钱　炙远志一钱半　淮山药三钱　炒枣仁二钱　炒丹皮一钱半　苍白术各一钱半

朱茯神四钱　生苡米一钱半　山萸肉一钱半　莲须八分　梗通草二钱

闰月十七日方

◎ 外风引动肝阳。头昏疼痛，痛连眉骨，脉象弦滑，舌苔白腻，形寒内热。宜清解外风而平肝阳，兼化痰热。

淡豆豉三钱　甘菊花三钱　炒枳实一钱　净蝉衣一钱半　冬桑叶三钱　连翘壳三钱

南薄荷一钱半　姜竹茹二钱　炙姜蚕三钱　生苡米四钱　荷梗一尺　炙橘络一钱半

◎ **耿左**

乳为肝部，肝郁气滞，痰伏肝络，不能流行。右乳硬肿，按之不痛日久，荣卫不和，防成乳岩，症势属重，非易速效。姑拟开郁理气，通络化痰。

姜半夏三钱　炙乳没各四分　广郁金一钱半　白夕利炒，三钱　炙橘络一钱半　香白芷一钱半

沉香片五分　猩绛九分　云苓三钱　炒当归二钱　陈佛手一钱　瓜蒌皮二钱　降真香八分

◎ **马右**东街

肝脾两郁，脾气不舒，不能为胃行其津液。胸腔满闷，腹渐涨大，脉象沉细。二便不利，舌苔淡白。宜开郁理气，舒脾化湿。

沉香片五分　五加皮二钱　大砂仁研，一钱　炒枳实一钱　广郁金一钱半　新会皮一钱半

连皮苓四钱　汉防己二钱　苏藿梗各一钱半　大腹皮二钱　陈木瓜二钱　炒泽泻二钱　姜衣五分

◎ 湿郁热蒸，热重湿轻。发热头昏，脉象滑数，胸闷泛恶，通体酸痛，二便不利，舌苔黄腻。宜清温化湿。

大豆卷四钱　冬桑叶二钱　南薄荷一钱　鲜荷叶一角　净连翘三钱　鲜藿香三钱　飞滑石三钱，包

扁豆衣四钱　鲜佩兰三钱　白通草八分　生苡米四钱　姜竹茹一钱半　炒枳实一钱

◎ 食后胸闷，呕吐酸苦，发热头汗，脉象濡数而滑。症势重险，宜化邪畅中。

枳实炭一钱　炒黄芩一钱半　鲜佩兰三钱　姜竹茹二钱　焦谷芽三钱

大淡豉三钱　仙半夏一钱半　鲜藿香二钱　净连翘三钱　鲜荷梗一尺

◎ **陈右**毛家弄

外感暑湿。寒热头昏，脉象濡数，胸闷肢酸。宜清暑化湿。

大豆卷四钱　鲜藿香三钱　甘菊花二钱　扁豆衣二钱　鲜佩兰三钱

生苡米四钱　南薄荷一钱　冬桑叶二钱　白通草八分　鲜荷叶一角

◎ **徐小**张家弄

病失调治，脾土已虚。面目虚浮，足手发肿，形质消瘦，脉象濡数。病势属重，姑拟调养脾胃。

北沙参米炒，二钱　佩兰梗一钱半　连皮苓三钱　炒於术一钱半　炙甘草一钱
汉防己二钱　生熟谷芽各一钱半　淮山药三钱　陈木瓜一钱半　夜交藤三钱

闰月二十日方

◎ **王左**大东门

胃寒停饮，胸闷纳胀，嗝吐酸水。木乘土位，脾不为胃行其津液，大便燥难，脉象迟细。宜温中化饮而和肝胃。

大砂仁研，八分　新会皮一钱半　炒白术二钱　姜半夏二钱　云苓三钱　川桂枝五分
淡干姜四分　炒吴萸七分　广藿梗二钱　陈佛手一钱　焦谷芽三钱

◎ **薛左**三德里

寒伤脾阳，湿滞不化。胸闷不食，大便溏泄，脉象沉细。当正气散加减。

广藿香二钱　中川朴八分　台乌药一钱半　大腹皮二钱　新会皮一钱半
炮姜炭七分　炒苍术一钱半　焦麦芽三钱　炒泽泻二钱　干荷叶一角

◎ **陈左**

脾虚生湿，湿热不化。遍体湿疮，胸闷食少，舌苔黄腻，小便浑浊，精神疲倦，脉象濡细。宜健脾化湿。

炒苍术一钱半　净蝉衣一钱半　鲜佩兰三钱　紫甘蔗皮四钱　生苡米四钱　连皮苓二钱　炒谷芽三钱
连翘壳三钱　鲜藿香二钱　白通草八分　炒薄荷八分　赤小豆四钱　西秦艽一钱半

◎ **端木右**西门

肝郁脾虚，湿滞不化。吐泻之后，脘腹胀大，饮食不贪，脉象沉细。宜理气畅中，温脾化湿。

广藿香二钱　五加皮二钱　炮姜炭五分　大腹皮二钱　川桂枝五分　大砂仁研，八分
新会皮一钱半　连皮苓四钱　沉香片二钱　焦麦芽四钱　降真香八分　陈佛手一钱

◎ **张孩**张家弄

泄泻脾虚，脘腹闷胀，饮食不贪，脉象濡细。宜运脾畅中。

大砂仁八分　广藿香二钱　佩兰叶二钱　新会皮一钱半　生谷芽三钱
云苓三钱　炒白术二钱　生苡米四钱　大腹皮二钱　荷梗一尺

闰月廿一日方

◎ **顾右**盘鱼弄

正气不足，感受秽浊之气，清浊混淆。脘腹攻痛，欲吐不吐，欲泻不泻，手足酸麻，脉象▨，头昏神疲。宜芳香化浊。

鲜藿香三钱　大砂仁八分　大腹皮二钱　鲜佩兰三钱　新会皮一钱半
煨木香八分　广郁金一钱半　炒苍术一钱半　炒吴萸五分　鲜荷梗一尺

◎ **洪右**石皮弄

脾肾两亏，气血亦虚，不能养胎。腹痛见红，小便频数，面黄神疲，脉虚无力。胎坠之兆，姑拟调养脾胃而补正气。

炒白术三钱　炙黄芪三钱　炒丹参二钱　西潞参三钱　川断肉二钱

大砂仁八分　炒杜仲四钱　炒白芍二钱　新会皮一钱半　麻根四钱

◎ **杨右**登云桥

开郁理气，通络化痰，左右胁肋牵引疼痛，肩背酸疼，均已尽愈。舌苔淡黄，脉象濡滑，发热未楚。宜前法进治。

炙橘络一钱半　海风藤三钱　姜半夏二钱　炙乳没各五分　沉香片五分

云苓三钱　络石藤三钱　陈佛手一钱　炒枳实一钱　焦谷芽三钱　沉香八分

◎ **杨右**登云桥

肝胃不和。胸闷纳胀，脉象沉细。宜理气畅中。

广郁金一钱半　炒枳壳一钱半　炒谷芽三钱　白夕利炒，三钱　仙半夏二钱

沉香片一钱半　苏藿梗各一钱半　佩兰叶二钱　陈佛手一钱　降香八分

◎ **方右**西门

脾虚湿困，不能运化。两足浮肿，脘腹闷胀，面黄神疲，脉象濡细。宜温中化湿。

炒苍术一钱半　新会皮一钱半　连皮苓四钱　大砂仁一钱　五加皮三钱

木防己三钱　炮姜炭五分　大腹皮三钱　炒吴萸五分　生苡米四钱

◎ **王右**新北门

寒伤脾阳则泻，胃阳伤则呕。阴盛格阳，心烦胸闷，汗多肢冷，目陷色青，惟脉象细数。上热下寒，阴阳挟寒，舌苔黄腻。症势重险，姑拟半夏泻心汤合四逆加减。

姜汁炒川连四分　炒枳实一钱半　炮姜炭八分　姜半夏三钱　熟附块一钱半　中川朴一钱半

姜汁炒竹茹一钱半　炒吴萸一钱　广藿香三钱　童便半杯，冲服　猪胆汁四滴，冲服

◎ **钱右**淘沙场

肝胃不和，虚阳上升。咽喉疼痛，胸闷纳胀，脉象弦滑。宜甘桔汤加减。

生甘草六分　瓜蒌皮三钱　佩兰叶二钱　苦桔梗一钱　炒枳实一钱

炒丹皮一钱半　鲜竹茹二钱　广郁金一钱半　黑山栀一钱半　鲜芦根一尺

◎ **陈右**九亩地

肝热血虚。胸闷背痛，内热头昏，脉象弦数。当养血清肝。

炒丹皮一钱半　炒薄荷一钱　陈佛手一钱　黑山栀一钱半　广郁金一钱半

沉香片五分　炒赤芍二钱　白夕利炒，三钱　生谷芽三钱　甘菊花一钱

复诊

养血清肝，经事已行。胸闷不舒，头昏腹痛，脉象滑数。仍宜前法进治。

炒当归二钱　白蒺藜炒，三钱　炒白芍二钱　炒丹参三钱　陈佛手一钱　生熟谷芽各三钱

广郁金一钱半　沉香片七分　佩泽兰各一钱半　夜交藤三钱　红月季花一钱半

◎ **周右**法来西

泻泄脾虚。胸脘闷胀。宜运脾畅中。

广藿香二钱　中川朴一钱　炒白芍桂枝四分拌，一钱　炒苍术一钱半　炮姜炭五分

熟附片八分　炒吴萸五分　大砂仁研，八分　大腹皮二钱　荷梗一尺

◎ **孔右**大南门

肝胃不和。胸闷纳胀，经事不行，脉象濡细。宜和肝胃，理气畅中。

广郁金一钱半　沉香片五分　生熟谷芽各四钱　炒当归二钱　广藿梗一钱半

炒丹参二钱　白夕利炒，三钱　佩兰叶一钱半　陈佛手一钱　红月季花一钱半

◎ **沙右**老北门

肝郁气滞。宜理气畅中。

沉香片五分　炒当归二钱　炒元胡一钱半　广郁金一钱半　炒白芍一钱半

艾绒炭一钱半　炒枳壳一钱半　制香附三钱　广藿梗各一钱半　夜交藤二钱

◎ **甘左**

脉象虚数，汗多内热，形质渐瘦。肺虚咳嗽，宜清肺化痰。

光杏仁三钱　冬桑叶二钱　生谷芽四钱　鲜竹茹二钱　甘菊花一钱半　象川贝各一钱半

瓜蒌皮三钱　炒丹皮一钱半　佩兰梗一钱半　枇杷叶二钱，包　夜交藤三钱

◎ **张小**孤儿院

和中化湿。身热已退，胸闷食少，脉象濡滑。宜前法加减。

鲜藿香二钱　扁豆衣二钱　焦麦芽三钱　鲜佩兰二钱　中川朴一钱

炙内金二钱　炒苍术一钱半　新会皮一钱半　台乌药一钱半　荷梗一尺

◎ **李左**陈市安桥

正气不足。头昏神疲。宜调养脾胃。

炒白术三钱　新会皮一钱半　生熟谷芽四钱　云苓三钱　西潞参三钱

冬桑叶二钱　大砂仁八分　佩兰叶一钱半　生石决研，四钱　荷梗一尺

◎ **叶右**旧桥场

产后气血不和。脘腹闷胀，经行淋漓。宜和气血。

艾绒炭一钱半　炒阿胶二钱　炒元胡一钱半　炒当归二钱　菟丝饼炒，三钱

广郁金六钱　炒白芍一钱半　制香附三钱　白夕利炒，三钱　红枣五枚

◎ **顾右**川心河桥

脉象细涩，湿固中都，清阳不能上达。头重面浮，胸闷不饥。宜化湿畅中而宣肺气。

连皮杏仁三钱　苏枝叶一钱半　炒苍术一钱半　白桂枝一钱半　防风已一钱半

中川朴八分　生苡仁四钱　炙橘络一钱半　新会皮一钱半　连皮苓四钱　荷梗一尺

◎ 姚左

暑风挟湿，湿热化痰，胸闷痰多。风入筋络，口眼歪斜，不能语言，神识昏迷。脉象滑数，症势危险，勉拟清暑化湿，通络祛风。

净银花三钱　天竺黄一钱半　海风藤三钱　净连翘三钱　太菖蒲①一钱半

冬桑叶三钱　扁豆衣三钱　络石藤三钱　炙橘络一钱半　丝瓜络三钱

◎ 冯右方板桥

冲为血海，上攘阳明，阳明之脉，上通于口，久咳肺虚而盗母气，脾胃中土亦虚，虚则不能统血，咯血满口所由来也。脉象虚细，手足酸麻，少腹结胀，筋脉拘急，腰背酸痛，慎防气逆血涌之变。古人云：血证以胃药收功。即宜调养脾胃，培土生金而固冲脉。

西潞参三钱　炒牡蛎四钱　炒当归一钱半　全佛花②包，一钱半　炒白术三钱　五味子八分　炒白芍二钱

白茅花一钱半　甜杏仁三钱　仙半夏一钱　海蛤粉三钱　炒菟丝二钱　云苓三钱

◎ 朱左

头为诸阳之位，正气不足，清阳不能上达，湿浊上逆，闭塞清窍。鼻塞不闻香臭，时流黄涕，头目晕眩，湿浊化痰，咳嗽痰黏，脉象细涩。宜宣肺化痰，升清化湿。

苦桔梗一钱半　生泽泻四钱　藁本一钱　通天草一钱半　苏梗叶一钱半　生苡米四钱　苦杏仁三钱

炙橘络一钱半　辛夷一钱　象贝母二钱　仙半夏一钱半　云苓三钱　大砂仁研，八分

闰月廿六日方

◎ 李右九亩地

肝脾两虚，气血不和。经事不行，头昏心怔，脉象沉细，寒凝奇经，少腹作胀，胀及胸脘，神疲力乏。宜调养肝脾，温经化湿。

炒当归二钱　制香附三钱　炒菟丝三钱　酒炒丹参二钱　炒元胡一钱半　广郁金一钱半

艾绒炭一钱半　炒杜仲四钱　白夕利炒，三钱　红月季花一钱半　荔枝核炒，打，四枚　沉香曲一钱半

◎ 费小

冒雨而行，湿注皮毛而入于肺，化为痰饮。咳嗽声嘶，已经载余，心悸头汗，脉象濡滑。此系水气射肺同一理也，宜射干麻黄汤合半夏茯苓汤。

嫩射干一钱　云苓三钱　光杏仁三钱　炙麻黄五分　新会皮一钱半　牵牛子炒，一钱

姜半夏三钱　生苡米四钱　象贝母三钱　姜汁四五滴，冲服

◎ 张右老西门

暑风入肺。咳嗽头昏，夜则寒热，脉象濡滑。宜清暑。

大豆卷三钱　净蝉衣一钱半　南薄荷一钱　扁豆衣二钱　光杏仁三钱

瓜蒌皮三钱　净连翘三钱　象贝母二钱　生苡米四钱　枇杷叶二钱

① 太菖蒲：即太原菖蒲。

② 全佛花：即旋覆花。

◎ **周左**浦东

湿伏筋络，气血不和。手足酸麻，举动不利，舌苔白滑。宜通络化痰而和气血。

生苡米四钱　汉防己二钱　忍冬藤三钱　连皮苓四钱　桑寄生二钱　酒炒当归二钱

陈木瓜二钱　络石藤三钱　金毛脊三钱　酒炒丝瓜络三钱

◎ **汪右**

湿困中都，胸脘闷胀，大便溏泄；清阳不升，面目虚浮；浊阴下注，两足浮肿，脉象濡细。宜温中化湿，升清降浊。

熟附片一钱半　大腹皮三钱　防风己各一钱半　炮姜炭五分　新会皮一钱半

生泽泻四钱　炒苍术一钱半　大砂仁研，一钱　连皮苓四钱　荷梗一尺

◉ 八月案

八月初二日方

◎ **戴小**陆家浜

热伏少阳，湿困中都。胸闷呕吐，发热夜重，大便溏泄，饮食不进，舌红苔黄，脉滑带数，痰火上逆，喉痒咳嗽。宜清和少阳，化湿畅中。

鲜竹茹二钱　仙半夏一钱半　赤猪苓各三钱　炒枳实一钱　炒丹皮一钱半

白通草八分　冬桑叶三钱　淡豆豉三钱　飞滑石三钱，包　鲜荷叶一角

◎ **陆左**大东门

化湿通络，头昏肢酸均已尽愈。脾虚湿困，手足微肿，脉象微细。宜前法加减。

生苡米四钱　新会皮一钱半　陈木瓜一钱　连皮苓四钱　炒泽泻三钱

汉防己二钱　五加皮二钱　仙半夏二钱　络石藤三钱　嫩桑枝四钱

◎ **王左**

病初气郁生痰，痰郁发厥，不省人事。刻诊脉象弦滑，为肝脉，滑则为痰，痰阻肝络，胸闷气逆，左肋疼痛。宜理气化痰而通肝络。

沉香片七分　炙橘络一钱半　全佛花包，一钱半　炒枳实一钱　云苓三钱　代赭石煅，研，三钱

姜半夏二钱　炒吴萸四分　广郁金一钱半　新绛六分　青葱管五根

◎ **曹妇**西门

心脾两虚，脾不统血。赤白带多，血不养心，心悸怔忡，头眩目花，脉象虚细。宜归脾汤加减。

西潞参二钱　炒白芍二钱　川断肉二钱　炒白术三钱　炒枣仁二钱

菟丝饼炒，三钱　炒当归二钱　炙黄芪二钱　炒杜仲三钱　银杏肉打，五枚

◎ 发热咳嗽，热久阴耗，形质消瘦，饮食不贪。症势属重，姑拟清肺和胃。

甜杏仁三钱　冬桑叶三钱　冬瓜子包，四钱　象贝母二钱　生谷芽三钱

生甘草六分　北沙参三钱　干芦根四钱　甘菊花二钱　荸荠三枚

◎ **沈小**东马桥

邪伏少阳。寒热日久，目赤疼痛。宜青蒿鳖甲汤加减。

香青蒿二钱　冬桑叶二钱　炒薄荷八分　炙鳖甲四钱　甘菊花三钱

生谷芽三钱　炒丹皮一钱半　净蝉衣一钱半　谷精珠三钱　夏枯草一钱半

八月初三日方

◎ **金左**方板桥

温邪挟湿。寒热头痛，手足酸疼，脉象濡滑。宜清温化湿。

南薄荷一钱　淡豆豉三钱　生苡米四钱　连翘壳三钱　大力子炒，研，三钱

广藿香二钱　净蝉衣一钱半　赤猪苓各三钱　佩兰叶二钱　荷梗一尺

◎ **马妇**川心河桥

泄泻已愈，肝胃不和。胸闷纳胀，嗳气吐酸，肝乏疏泄，腰痛带多，脉象沉细。宜理气畅中。

沉香片七分　白夕利三钱　生谷芽三钱　炒枳壳一钱半　陈佛手一钱

云苓三钱　广郁金一钱半　佩兰叶二钱　广藿香二钱　降香八分

◎ **汤妇**石皮弄

肝气而挟寒浊。少腹胀痛，胸闷纳胀，腰痛带多，脉象沉细。宜理气畅中，温化寒浊。

沉香片七分　制香附三钱　广郁金一钱半　炒枳壳一钱半　炒元胡一钱半

白夕利炒，三钱　陈佛手一钱　炒吴萸五分　炮姜炭五分　降香八分

◎ **萧左**杨家坊

温邪挟湿，湿浊不化。寒热头痛，胸闷腹胀，大便不行，脉象细滑。宜正气散加减。

广藿香二钱　大砂仁研，八分　淡豆豉三钱　大腹皮二钱　新会皮一钱半

连翘壳三钱　中川朴一钱　焦麦芽三钱　南薄荷一钱　荷叶一角

◎ **朱**

养血柔肝，血虚头痛已退，面目虚浮亦消，脉象濡细，饮食不贪。宜前法加减。

白归身二钱　柏子仁二钱　广郁金一钱半　炒白芍二钱　冬桑叶三钱

生谷芽三钱　炒枣仁二钱　生石决四钱　佩兰梗一钱半　夜交藤三钱

◎ **金左**快竹弄

风温挟湿。发热头痛，遍体酸疼，舌苔白腻，脉象细滑。宜疏风化湿。

防风己各一钱半　苏藿梗各一钱半　淡豆豉三钱　生苡米四钱　炒苍术一钱半

海风藤三钱　西秦艽一钱半　连皮苓四钱　炒泽泻二钱　酒炒桑枝四钱

◎ **胡妇**杀猪弄

痰阻肺络，肺失降令。气急咳嗽，胸闷痰多，脉象沉细。宜苓桂术甘汤加减。

云苓三钱　姜半夏二钱　大砂仁研，八分　川桂枝七分　新会皮一钱半

光杏仁三钱　炒苍术一钱半　炒枳壳一钱半　淡干姜七分　降香八分

◎ **李妇**九亩地

脾肾虚寒，大肠阴结。少腹急胀，胀及胸脘，大便不利，脉象迟细，舌苔白腻。宜温化寒浊。

熟附片一钱　炒吴萸七分　台乌药八分　炒白术一钱半　制香附三钱　云苓三钱

炮姜炭七分　新会皮一钱半　炒泽泻二钱　半硫丸一钱半，两次吞服

◎ **陶左**老北门

脾主四肢而为诸阳之本，脾虚生湿，湿浊下注。两足浮肿渐及于手，头重腰痛，脉象沉细，气急咳嗽。宜温运中土而化湿浊。

熟附片八分　炒苍术一钱半　川桂枝五分　连皮苓四钱　陈木瓜三钱　木防己三钱　生苡米四钱

连皮杏仁四钱　炒泽泻三钱　新会皮一钱半　川牛膝二钱　车前子盐炒，三钱

◎ **唐左**庐家弄

湿困中都，脾阳不运。脘腹闷胀，饮食不贪，神疲肢酸，脉象濡细。宜温中化湿。

炒苍术一钱　中川朴二钱　新会皮一钱半　大砂仁八分　淡干姜七分

广藿香二钱　大腹皮二钱　焦麦芽三钱　生苡米四钱　荷梗一尺

◎ **周左**红栏杆桥

痰热伏肺。喉痒咳嗽，两足酸疼，内热脉滑。宜清肺化痰。

光杏仁三钱　鲜竹茹二钱　瓜蒌皮三钱　冬桑叶三钱　甘菊花二钱

干芦根四钱　冬瓜子四钱　白桔梗一钱半　轻马勃八分　枇杷叶一钱半

桂月初九日方

◎ **朱左**三牌楼

风邪痰热郁肺。内热咳嗽，脉象细数。宜清肺化痰。

光杏仁三钱　净蝉衣一钱半　荆芥梗八分　大力子研，三钱　瓜蒌皮三钱　南薄荷一钱

象贝母二钱　炒枳壳一钱半　苦桔梗一钱半　枇杷叶去毛，二钱，包

◎ **朱右**小西门

头痛面肿已愈，心脾两虚。神疲力乏，夜不成寐，脉象濡滑。宜调养心脾。

白归身三钱　炒枣仁研，二钱　柏子仁二钱　生白芍二钱　炒白术三钱

炒丹皮一钱半　北沙参米炒，二钱　生甘草六分　朱茯神四钱　夜交藤三钱

◎ 痢下白垢，里急后重。宜苓芍汤加减。

赤白芍一钱半　炒黄芩一钱半　川桂枝七分　赤猪苓各三钱　炒泽泻三钱

广藿香二钱　煨木香八分　炙内金二钱　大腹皮二钱　荷叶一角

◎ **谈小**张家弄

湿滞不化，脾阳不运。脘腹闷胀，舌苔白腻，脉象细滑。宜化滞畅中。

广藿香二钱　大砂仁八分　新会皮一钱半　炮姜炭七分　焦麦芽三钱

云苓三钱　炒枳壳一钱半　炙内金二钱　大腹皮二钱　荷梗一尺

◎ **汤孩**蓬莱路

咳嗽泛恶。宜二陈汤加味。

仙半夏二钱　枳实炭一钱　象贝母三钱　云苓三钱　姜竹茹一钱半

苏梗叶一钱半　新会皮一钱半　光杏仁三钱　大砂仁研，八分　生姜一片

◎ **陈孩**小桃园

痰浊不化，咳嗽呕吐。宜宣肺化痰。

姜半夏二钱　新会皮一钱半　光杏仁三钱　生苡米四钱　云苓三钱

象贝母二钱　炒枳实一钱　姜竹茹一钱半　大砂仁研，八分　荷梗一尺

◎ **吴**

肝郁气滞。胸闷呕吐，脉象弦滑，两足酸疼。宜化痰化湿。

苏藿梗一钱半　生苡米四钱　连皮苓三钱　炒泽泻二钱　姜半夏二钱

新会皮一钱半　广郁金一钱半　枳实炭一钱　姜竹茹二钱

姜汁四五滴冲服。

八月廿二日方

◎ **吴孩**石皮弄

胸为阳明之表，胃为水谷之海，湿热郁于阳明。胸闷脘胀，饮食不贪，夜则郁热，舌绛苔黄，脉象弦数。拟清温化湿。

生葛根一钱半　净连翘三钱　鲜竹茹二钱　枳实炭一钱　生苡米三钱　白通草八分

赤苓三钱　佩兰叶一钱半　生谷芽四钱　荷叶一角　大腹绒一钱半

◎ **沈左**川心河桥

前进青蒿鳖甲汤清和少阳，胸闷呕吐，头痛腰酸，均已渐退。伏邪未清，寒热咳嗽，脉象滑数，舌苔淡黄。仍宜前法，兼以宣肺。

香青蒿三钱　炙鳖甲四钱　净连翘三钱　冬桑叶三钱　炒丹皮一钱半　炒黄芩一钱半

鲜竹茹二钱　炒枳实一钱　光杏仁三钱　瓜蒌皮三钱　荷叶一角

◎ **曹左**小南门

和解少阳，寒热渐退。疟母已成，左肋块痛，胸闷口苦，纳食作胀，脉象弦滑。少阳太阴同痛，宜宗前法，兼以运脾化湿。

炒苍术一钱半　中川朴一钱　新会皮一钱半　仙半夏二钱　炒黄芩一钱半　炒柴胡一钱半

炙鳖甲四钱　生苡米四钱　炒谷芽四钱　生姜两片　荷叶一角　佩兰梗一钱半

◎ **翁左**九亩地

脾虚生湿，痰阻肺络，肺失清肃，咳嗽气急。脾湿下注，两足浮肿，脉象弦滑。宜宣肺化痰，运脾化湿。

光杏仁三钱　苏梗叶一钱半　白桔梗一钱半　生苡米四钱　象贝母三钱　连皮苓四钱

防风己各一钱半　陈木瓜二钱　仙半夏一钱半　新会皮一钱半　荷梗一尺

◎ **朱右**小西门

养血清肝，和胃安神，内热脉数渐退，心神渐安，夜得成寐。仍宜前法进治。

北沙参三钱　生谷芽四钱　白归身二钱　生白芍三钱　炒枣仁二钱　柏子仁三钱

炒丹皮一钱半　朱茯神三钱　黑山栀一钱半　红枣五枚　夜交藤三钱

◎ **汤孩**蓬莱路

鼻通于肺，肺热痰郁，内热咳嗽，鼻血甚多，脉象滑数，舌苔淡黄。宜清肺化痰。

光杏仁三钱　银花炭三钱　冬瓜子打，四钱　鲜竹茹二钱　炒丹皮一钱半　瓜蒌皮三钱

冬桑叶三钱　干芦根六钱　大力子炒，研，三钱　茜草炭二钱　鲜藕三两，切片

复诊

清肺化痰，鼻衄渐愈，咳嗽已平。脉象滑数，痰热未楚。宜前法进治。

光杏仁三钱　银花炭二钱　炒丹皮一钱半　干芦根六钱　冬桑叶三钱　瓜蒌皮三钱

茜草炭二钱　象贝母三钱　甘菊花二钱　鲜竹茹二钱　鲜藕切片，三两

◎ **杨右**川心河桥

妇人以血为主，血者生于心，藏于脾，气以血为主宰。脾虚，虚则气陷，气不摄血，经行淋漓。肝虚，虚则疏泄，赤白带多，腰痛背酸，心悸头眩，少腹急胀，脉沉细无力。宜调养肝脾，引血归经。

炒党参三钱　炒白术三钱　炒当归二钱　炒白芍三钱　炙黄芪四钱　煨木香八分

菟丝饼盐水炒，三钱　炒杜仲三钱　艾绒炭一钱半　龙眼肉三枚

◎ **刘孩**方板桥

久泻脾虚，不能运化，脘腹闷胀。土不生金，积湿生痰。痰阻肺络，咳嗽痰多，脉象细滑。宜温脾化湿，宣肺化痰。

炒白术三钱　熟附片五分　炒党参二钱　炒谷芽四钱　云苓三钱　新会皮一钱半　炙内金二钱

佩兰梗二钱　光杏仁三钱　象贝母三钱　苏藿梗各一钱半　荷叶三角　仙半夏一钱半

八月廿三日抄

◎ **周左**西门

寒束于表，湿困于里。形寒身痛，胸闷纳胀，头昏胀痛，脉象细滑，舌苔白腻。宜辛温解表，运脾化湿。

苏梗叶一钱半　防风己各一钱半　荆芥梗一钱半　西秦艽二钱　大砂仁八分

新会皮一钱半　广藿梗一钱半　炒苍术一钱半　中川朴八分　生姜两片　红枣三枚

◎ **彭左**上海

湿热郁于中焦，腑气不畅。脘腹闷胀，大便不行，欲吐不吐，脉象细滑，舌绛苔黄。宜畅中焦而化湿热。

广藿梗一钱半　佩兰叶二钱　枳实炭一钱　鲜竹茹二钱　大腹皮二钱　中川朴八分

赤猪苓各三钱　瓜蒌仁三钱　生谷芽三钱　番泻叶八分　荷梗三尺

◎ **杨右**石皮弄

少阳太阴同病。寒热间日，胸闷呕吐，胸脘痞闷，饮食不贪，舌苔薄白，脉象滑数。仍和解少阳而化脾湿。

香青蒿二钱　炙鳖甲三钱　冬桑叶三钱　广藿香一钱半　佩兰叶二钱　姜半夏一钱半

姜竹茹二钱　炒枳实一钱　炒苍术一钱　生姜两片　红枣三枚

◎ **王小**[1]石皮弄

温邪挟湿。寒热头痛，胸闷呕吐。

◎ **左**姚家弄

湿困中都。胸闷呕吐，饮食不迫，脉象濡细。宜理气化湿，运脾畅中。

广藿梗二钱　佩兰梗二钱　炒枳壳一钱半　白夕利炒，三钱　陈佛手一钱　沉香片五分

生苡米四钱　云苓三钱　炒苍术一钱半　姜半夏一钱半　降香八分　荷梗三尺

◎ 脾虚而生痰湿。痰多胸闷，脉象沉细。宜香砂六君子加味。

西潞参二钱　炒白术三钱　大砂仁一钱　炒藿香一钱半　云苓三钱

炙甘草七分　佩兰叶二钱　新会皮一钱半　生苡仁三钱　荷叶一角

◎ **张左**方板桥

清温化湿，寒热渐退。余邪未清，胸闷苔少，脉象细滑。宜前法进治。

淡豆豉　净连翘炒　炙甘草　香青蒿　净蝉衣　炒丹皮　赤猪苓　生苡米　炒藿香　荷叶一角

壬戌年（1922年）案

◉ 二月（杏月）案

壬戌杏月

◎ **华左**沉香阁

培土生金，平肝清肺而化痰热，咳嗽气急，大便溏泄，均已大退。脉象弦数，内热形瘦，饮食不多，阴虚阳盛可想见矣。仍宜前法进治。

北沙参三钱　川贝母二钱　炒丹皮一钱半　淮山药四钱　炙甘草六分　瓜蒌皮三钱

甜杏仁三钱　炒白术二钱　鲜竹茹一钱半　大荸荠淡，打，三枚

◎ **王右**石皮弄成春坊

痰郁肝络，寒伏于肾，浊气上逆。胸闷胀痛，呕吐痰食，脉象细滑，遍体酸痛。宜温肾化浊，清肝化痰。

炒吴萸八分　炒芡实三钱　沉香片七分　制香附三钱　姜竹茹二钱　陈佛手一钱

① 原书本案方缺。

炒延胡一钱半　姜半夏二钱　广郁金一钱半　白夕利炒，三钱　降香八分
姜汁冲服。

◎ **彭右**石皮弄

肝胃不和。胸闷纳胀，头晕泛恶，脉象细滑。宜理气畅中而和肝胃。

广郁金一钱半　炒枳壳一钱半　仙半夏二钱　佩兰叶二钱　新会皮一钱半
云苓三钱　大砂仁八分　陈佛手一钱　姜竹茹一钱半　降香八分

◎ **周右**金家牌楼

心脾两虚。头晕耳鸣，神疲肢酸，脉象沉细。宜八珍汤，调养心脾。

炒当归二钱　炒白芍一钱半　炙甘草七分　炒白术二钱　炒党参二钱
柏子仁二钱　炒枣仁三钱　云苓三钱　炒杜仲三钱　红枣三枚

◎ **陆右**上海县

肝胃不和。胸闷纳胀，心悸头晕，脉象弦细，腹痛带多。宜和肝胃。

广郁金一钱半　佩兰叶二钱　炒枣仁二钱　白夕利炒，三钱　生熟谷芽各三钱
柏子仁二钱　炒枳壳一钱半　沉香片七分　朱茯神三钱　夜交藤三钱

杏月十八日方

◎ **王左**

脾为养身之本，肾为作强之官，操劳伤脾，中阳失运。脘腹闷胀，肾阳失微，小便清长，神疲力乏，脉象细缓，面黄形瘦。宜理中温脾，安神温肾。

炒党参三钱　炙甘草六分　鹿角胶一钱半　荷叶一角　炒白术二钱　补骨脂炒，一钱半　炒杜仲三钱
炮姜炭七分　益智仁炒，八分　炒吴萸四分　大砂仁研，八分　炒谷芽四钱　佩兰叶二钱

◎ **朱小**清吉堂

痧后冒风，发热咳嗽，脘腹闷胀，饮食不进，舌绛苔黄，脉象细数。宜疏风宣肺，和胃畅中。

光杏仁三钱　甘菊花二钱　佩兰梗二钱　冬桑叶三钱　瓜蒌皮二钱　炙内金二钱
净蝉衣一钱半　枳实炭八分　生谷芽三钱　淡豆豉二钱　鲜竹茹一钱半

◎ **沈左**石皮弄

肝肾虚寒，浊气不化。少腹胀痛，痛引左肋，此谓内疝，脉象弦细。宜温理肝肾而化寒浊。

金铃子炒，三钱　台乌药二钱　炒元胡一钱半　小茴香炒，二钱　金橘核炒，三钱
制香附三钱　炒吴萸七分　炒泽泻三钱　云苓三钱　荔枝核炒，打，四枚

◎ **徐右**九亩地

肝胃不和。胸闷纳胀，头晕肢酸，咳嗽气急，脉象细滑。宜理气畅中而化痰浊。

炒枳实八分　云苓三钱　广郁金一钱半　瓜蒌皮三钱　光杏仁三钱　白夕利炒，三钱
仙半夏二钱　象贝母二钱　沉香片七分　炒谷芽三钱　陈佛手一钱

◎ **张左**南昌街

脉象濡缓，肝肾两虚，虚则气陷，湿滞不化。小便淋痛，溲中挟浊。宜补肝肾兼以化湿。

於白术炒，各一钱半　巴戟肉二钱　白通草八分　西潞参三钱　怀山药四钱　炒泽泻三钱

生草梢八分　萹蓄草一钱半　炙升麻四分　车前子盐水炒，三钱　荷叶一角

◎ **张右**狮子弄

胸闷咳嗽已退，少腹胀痛，脉弦细，腰痛带多。宜温和气血。

炒杜仲三钱　炒延胡一钱半　云苓三钱　菟丝饼炒，三钱　制香附二钱

象贝母二钱　补骨脂炒，一钱半　仙半夏一钱半　光杏仁三钱　荷梗三尺

杏月十九日方

◎ **王左**川心街

外感引动伏邪。发热头晕，苔黄口干，脉象滑数，小便不多。热耗阴津，宜清温达邪。

天花粉二钱　净银花三钱　蔓荆子二钱　净连翘三钱　淡豆豉三钱

黑山栀三钱　肥知母三钱　大力子三钱　冬桑叶三钱　鲜芦根三尺

◎ **刘右**马力师

余邪未清，痰郁肝络。发热咳嗽，咳则头痛，脉象滑数。宜温胆汤加味。

炒枳实一钱　瓜蒌皮三钱　净蝉衣一钱半　姜竹茹二钱　光杏仁三钱　冬桑叶二钱

仙半夏一钱半　象贝母三钱　大力子炒，研，三钱　轻马勃八分　南薄荷一钱半　荸荠三枚

◎ **顾小**

风邪入肺。寒热咳嗽，痰多胸闷。宜疏风化痰。

荆防风各八分　光杏仁三钱　新会皮一钱半　苏梗叶一钱半　炒枳壳八分

佩兰梗二钱　象贝母二钱　仙半夏二钱　炙内金一钱半　荷梗三尺

◎ **朱左**

泻肝清肺，养阴化痰，痰热咳嗽渐平。水不涵木，肝胆气火升腾，胸闷气急，脉象弦数，舌绛苔黄。春分在迩，气候更换，慎防变端，宜宗前法而平气火。

怀山药　甘菊花二钱　栝蒌皮三钱　冬桑叶一钱　炒丹皮一钱半　生石决研，四钱

甜杏仁三钱　黑山栀一钱半　海蛤粉四钱　鲜竹茹二钱　川贝母二钱　鲜藕切片，二两

二月十九日方

◎ **顾右**大南门

吐血之后，脾肺两虚。咳嗽气急，心悸头晕，足肿暮重，神疲力乏，脉象濡细，舌苔淡白。宜温补脾土，土旺而生金，肺气肃降，通调水道，足肿可以退矣。

西潞参三钱　光杏仁三钱　连皮苓四钱　佩兰叶钱半　炒白术一钱半　大砂仁炒，研，八分

补骨脂炒，钱半　生苡米四钱　淮山药三钱　仙半夏一钱半　炮姜炭七分　木防己一钱半　荷叶一角

◎ **曹幼**筱桃园

温邪郁于肺络。发热咳嗽，红痧未能透发，胸闷泛恶，脉象濡数，舌绛苔黄。宜清解

宣肺。

冬桑叶二钱　大力子炒，研，三钱　象贝母二钱　净蝉衣钱半　光杏仁三钱

瓜蒌皮三钱　淡豆豉三钱　连翘壳三钱　鲜竹茹一钱半　鲜芦根二尺

杏月二十日方

◎ 陈右

劳力伤肝，肝不化津，血无生化之源，肝血不足，天癸不行。内热咳嗽，脉象虚数，两足浮肿，面黄肌瘦，干血痨症已瘥。宜加味逍遥散清肝理脾。

炒丹皮一钱半　赤白芍各一钱半　柏子仁二钱　青蒿梗一钱半　黑山栀一钱半　炒薄荷八分

朱茯神三钱　生谷芽三钱　白归身二钱　炒白术二钱　炙甘草七分　佩兰叶二钱　红月季花一钱半

◎ 马先生

操劳动阳，肝胃风火升腾。牙龈肿痛，痛引头角，脉象濡滑，舌苔白腻，口鼻歪斜，饮食言语舌强不利。中风之兆已著，姑拟天麻二陈汤合温胆加味。

明天麻一钱　新会皮一钱半　西秦艽二钱　仙半夏一钱半　姜竹茹二钱

生石决四钱　云苓四钱　炒枳实一钱　冬桑叶二钱　甘菊花三钱

◎ 毛右淘沙场

心肝两虚。头眩耳鸣，心悸怔忡，筋惕肉瞤，经行淋漓，胸闷食少，脉象弦细，神疲力乏。宜归脾汤加减。

西潞参二钱　炒白芍一钱半　柏子仁二钱　炒白术二钱　菟丝饼炒，三钱

炙黄芪三钱　炒当归二钱　炒枣仁二钱　新会皮一钱半　龙眼肉四枚

◎ 陈右古东桥

肝肾两亏，血虚生热，木火刑金。咳嗽盗汗，经事不调，脉象细数。宜养血柔肝，清肺和胃。

甜杏仁三钱　炒丹皮一钱半　黑山栀一钱半　甘菊花二钱　白归身二钱　瓜蒌皮三钱

冬桑叶二钱　赤白芍各一钱半　柏子仁三钱　象川贝各一钱半　生谷芽四钱　红月季花一钱半

◎ 曹小小桃园

温邪郁于肺络。红痧见而未透，发热咳嗽已经一日，胸闷泛恶，昨夜便泄两次。此系肺热下移出肠，邪热已出络也，宜清解宣肺。

淡豆豉三钱　姜竹茹二钱　光杏仁三钱　冬桑叶二钱　炒枳实一钱

净蝉衣一钱半　熟牛蒡三钱　瓜蒌皮三钱　赤苓三钱　枇杷叶二钱

杏月二十二日方

◎ 丁小安仁桥

室女经闭，形寒内热，咳嗽气急，形质消瘦，脉象细数，阳浮颧赤。防成干血痨症，宜加味逍遥散。

白归身二钱　黑山栀三钱　炙甘草六分　赤白芍炒，各一钱半　炒薄荷一钱　象贝母二钱　炒丹皮三钱

香青蒿一钱半　炒白术二钱　光杏仁三钱　炒柴胡一钱半　鲜竹茹二钱　月季花一钱半

◎ **郁左**吴家宅

脾虚生湿，积湿生痰，痰阻肺络。咳嗽痰多，胸闷不舒，左肋引痛，足肿无力，朝轻暮重。宜苓桂术甘汤加减。

云苓三钱　仙半夏三钱　象贝母三钱　川桂枝七分　新会皮一钱半

枳实炭一钱　炒白术二钱　光杏仁三钱　苏藿梗一钱半　荷叶一角

姜汁冲服。

◎ **陈小**元东

外感风寒，寒热日作，头晕疼痛，脉象浮缓，舌苔薄滑。宜辛温解表。

苏梗叶一钱半　淡豆豉三钱　炒枳壳一钱半　防风己一钱半　广郁金一钱半

大砂仁八分　川桂枝七分　佩兰梗二钱　新会皮一钱半　荷叶一角

◎ **张右**翁家弄

年近五十，阴气自半，经事反多，淋漓不尽，腰背酸痛，痛引少腹，脉象沉细，神疲力乏。宜调补肝肾而和气血。

炒党参二钱　炮姜炭七分　艾绒炭一钱半　炒白术二钱　制香附三钱　炒当归二钱

菟丝饼三钱　炒元胡一钱半　炒杜仲三钱　荔枝核炒，研，四枚

◎ **陈右**老西门

经行之际，伤感风邪，寒热头痛，咳嗽无痰，舌苔白腻，脉象芤滑，胸闷泛恶。宜疏风化痰。

苏梗叶二钱　象贝母三钱　姜竹茹三钱　荆防风一钱半　仙半夏一钱半

淡豆豉三钱　光杏仁三钱　炒枳实一钱　净蝉衣一钱半　枇杷叶二钱

◎ **吴右**西门

经行淋漓，少腹胀痛，痛引腹背，胸闷不舒，形寒畏冷，脉象迟细。宜温经化浊而调肝肾。

炒当归二钱　炮姜炭七分　炒元胡一钱半　艾绒炭钱半　炒杜仲三钱　大砂仁研，八分

制香附三钱　炒菟丝三钱　炒吴萸七分　荔枝核炒，研，四枚

◎ **徐右**九亩地

温中化痰，运脾化湿，咳嗽痰多、脘腹闷胀均已大退。脉象沉细，正气亦虚，头昏心悸。仍宜苓桂术甘合二陈加味。

云苓三钱　仙半夏二钱　焦麦芽三钱　川桂枝七分　新会皮一钱半

佩兰叶二钱　炒白术二钱　大腹皮二钱　苏藿梗一钱半　煨姜二片

◎ **张左**

温中化痰，胸闷纳胀已退。脉象沉细，正气亦虚，咳嗽气急。宜前法加减。

炒党参二钱　炙草七分　光杏仁三钱　炒白术二钱　仙半夏二钱　象贝母二钱

云苓三钱　新会皮一钱半　焦麦芽三钱　煨姜两片　荷叶一角

◎ **张左**南昌街

脾肾两虚，精气不固，湿浊不化。小溲淋痛，夜卧滑精，腹痛肢酸，脉象虚细，舌苔薄白。宜调养脾肾，兼化湿浊。

炒党参三钱　巴戟肉二钱　朱茯神三钱　炒白术三钱　山萸肉二钱

生草梢六分　淮山药四钱　炙远志一钱半　炒泽泻三钱　莲须八分

◎ **袁左**侯家浜

脾肺两虚，土不生金。久咳无痰，胸闷气急，脉象弦滑。肝有郁热而乘土位，舌苔淡黄，宜平肝清肺，培土生金。

姜竹茹二钱　光杏仁三钱　生谷芽四钱　炒枳实一钱　象川贝各一钱半

北沙参二钱　冬桑叶三钱　瓜蒌皮三钱　淮山药三钱　大荸荠五枚

◎ **李右**老北门

痰阻肺络，胸闷久咳，脉象弦细，少腹作胀。宜温肺化痰而和气血。

仙半夏二钱　川桂枝七分　艾绒炭一钱半　云苓三钱　光杏仁三钱

制香附三钱　新会皮一钱半　象贝母二钱　炒元胡一钱半　生姜两片

◎ **张右**金家坊

胸闷气急，纳食作胀，形寒身痛。宜理气畅中。

广郁金一钱半　白夕利三钱　佩兰叶二钱　炒枳壳一钱半　陈佛手一钱

炒谷芽三钱　沉香片七分　苏藿香二钱　新会皮一钱半　降香八分

杏月二十三日方

◎ **陈右**西门

疏风化痰，寒热咳嗽已愈。但胸闷不舒，痰浊未楚，舌苔薄白，脉象濡滑。宜前法加减。

苏梗叶一钱半　炒竹茹二钱　象贝母二钱　光杏仁三钱　云苓三钱

陈佛手一钱　炒枳壳一钱半　新会皮一钱半　佩兰梗二钱　荷梗一尺

◎ **彭右**西

肝郁气滞。胸脘闷痛，不饥不食，形寒畏冷，脉象濡细，舌苔白腻。宜温中理气。

大砂仁研，八分　炒枳实一钱半　苏藿梗各一钱半　仙半夏二钱　白夕利炒，三钱

陈佛手一钱　新会皮一钱半　沉香片七分　炮姜炭七分　番降香八分

◎ **徐左**桂元弄

脾肾虚寒，精气不固。小便挟精，浊气不化，内疝腹痛，脉象迟细。宜温理脾肾而化寒浊。

炒白术三钱　炒杜仲二钱　炒吴萸七分　炒党参三钱　巴戟肉二钱　制香附三钱

菟丝饼三钱　小茴香炒，二钱　炒元胡一钱半　金橘核炒，研，三钱

◎ **张左**新闸路

温邪痰热郁于阳明。咽喉红痛，大便不行，形寒内热。宜釜底抽薪而清痰火。

净银花三钱　瓜蒌皮三钱　生大黄二钱　净连翘三钱　鲜竹茹二钱

生甘草六分　大力子研，三钱　肥知母二钱　生枳实一钱　鲜芦根二尺

◎ 吴小西门

红痧未能尽透，邪热伏肺，发热咳嗽，胸闷烦躁，舌绛苔黄。症势重险，慎防惊厥，宜清解逆邪。

淡豆豉三钱　南薄荷一钱　光杏仁三钱　大力子炒，研，三钱　冬桑叶三钱　黑山栀二钱

白桔梗一钱半　净蝉衣一钱半　净银花二钱　连翘壳三钱　白茅根去心，三钱

杏月二十五日方

◎ 王小同安坊

外感风邪。寒热身痛，脉象滑数，胸闷不食。宜疏风化邪，和畅中焦。

荆芥穗八分　南薄荷一钱　佩兰梗二钱　淡豆豉三钱　大力子炒，研，三钱

炒枳实八分　净蝉衣一钱半　净连翘三钱　炒谷芽三钱　荷梗一尺

◎ 顾妇大南门

掺操伤脾，土不生金。咳嗽已久，痰中挟血，头眩神疲，脉象濡细。宜培土生金。

炒冬术一钱半　淮山药四钱　茜草炭二钱　北沙参二钱　金沸花[①]二钱，包　瓜蒌皮三钱

象川贝各钱半　代赭石研，三钱　佩兰梗二钱　海蛤粉四钱　荷叶一角

◎ 张左广福寺

肝热肺寒，阴虚而挟痰饮。咳嗽有年，每遇节令，痰中挟血，舌绛苔白，脉象弦细而数，神疲力乏，形质消瘦。宜泄肝热而化痰浊。

姜竹茹一钱半　炒丹皮一钱半　新会皮一钱半　枳实炭八分　茜草炭一钱半　光杏仁三钱

仙半夏二钱　云苓三钱　瓜蒌皮二钱　象贝母三钱　清炙枇杷叶二钱

◎ 唐叟六马路

脾肾虚寒，寒浊不化。腹鸣泄泻，水气奔迫，命亦衰，脘腹闷胀，脉象沉细。宜附子理中汤加味。

熟附片一钱半　炒党参三钱　焦神曲三钱　炮姜炭六分　炒吴萸七分

大砂仁研，八分　炒白术三钱　焦麦芽三钱　广藿香二钱　荷叶一角

◎ 顾叟张家弄

痰郁肝络，肺气不宣。咳吐白沫，两肋引动，脉象弦细。宜温胆汤加味。

炒枳实一钱　炙橘络一钱　光杏仁三钱　姜竹茹二钱　云苓三钱

象贝母二钱　仙半夏二钱　沉香片七分　苏藿梗各一钱半

生姜汁冲服。

◎ 陈孩九亩地

风邪入肺。寒热咳嗽，舌苔白腻。宜疏风化邪。

---

① 金沸花：为旋覆花别名。

苏梗叶一钱半　象贝母二钱　云苓二钱　光杏仁三钱　淡豆豉三钱　新会皮一钱半

荆防风各一钱半　净蝉衣一钱半　大砂仁研，六分　荷叶一角

◎ **陈妇**九亩地

脉象迟细，寒凝不化，咳嗽痰多，胸闷不舒，纳食胀痛，舌苔淡白。宜温肺化痰，温脾畅中。

川桂枝七分　新会皮一钱半　象贝母三钱　云苓三钱　大砂仁研，八分　焦麦芽三钱

仙半夏二钱　光杏仁三钱　苏藿梗各一钱半　煨姜两片　荷叶一角

杏月二十六日方

◎ **陆太太**

湿热未清。脉象弦滑，小溲频数，内热口干，饮食不贪，左肋下块痛，胸闷泛恶。宜清化湿热，理气和胃。

广郁金一钱半　佩兰梗二钱　白通草八分　白夕利炒，三钱　生谷芽三钱　生苡米四钱

陈佛手一钱　赤猪苓各三钱　生草梢六分　黑山栀一钱　车前子盐水炒，三钱

◎ **余妪**大南门

肝气犯胃，胃失和降。胸闷泛恶，纳食作胀，形寒畏冷，左脉沉细，右脉弦滑，动则气急，头晕神疲。宜理气畅中而和肝胃。

姜竹茹二钱　新会皮一钱半　佩兰叶一钱半　炒枳实八分　广郁金一钱半

炒谷芽三钱　仙半夏二钱　大砂仁研，八分　沉香片七分　降香八分

◎ **袁右**侯家浜

痰饮久咳，复感风邪。形寒畏冷，咳嗽气急，胸闷不舒，纳食作胀，脉象弦滑。宜疏风化痰。

苏梗叶一钱半　冬桑叶二钱　仙半夏二钱　光杏仁二钱　瓜蒌皮三钱

新会皮一钱半　净蝉衣一钱半　荆防风各钱半　云苓三钱　荷梗三尺

◎ **顾妪**大南

培土生金而化痰浊，咳嗽气急、痰中挟血均已尽愈。但头晕目眩，脉象沉细，正气不足。宜前法加减。

炒党参三钱　象川贝各一钱半　全佛花一钱半，包　炒白术二钱　新会皮钱半

海蛤粉四钱　淮山药三钱　光杏仁三钱　茜草炭一钱半　荷叶一角

◎ **陈妇**古东桥

肝乃藏血而为风木之主，血虚肝热，风阳上扰。头痛偏右，血不养心，心悸虚烦，夜卧盗汗，肝主疏泄，腹痛带多，内热脉数。宜加味逍遥散，养血清肝。

炒丹皮一钱半　冬桑叶二钱　炒枣仁二钱　黑山栀二钱　甘菊花三钱　朱茯神四钱　炒薄荷八分

柏子仁三钱　赤白芍炒，各一钱半　广郁金一钱半　夜交藤三钱　生谷芽四钱　生石决研，四钱

◎ 侯妇

养血清肝而安心神，头晕疼痛、胸闷心悸、夜不成寐均已大退。但脉象弦数，数则内热，血分甚虚，宜前法加减。

白归身二钱　黑山栀一钱半　生石决四钱　朱茯神四钱　赤白芍炒，各一钱半　炒薄荷八分
冬桑叶二钱　炒丹皮一钱半　柏子仁二钱　炒枣仁研，二钱　北沙参一钱半　淮山药三钱　夜交藤三钱

◎ 朱左

养阴清肝，培土生金，咳嗽气急、胸闷内热、脉象弦数均已大退。饮食亦增，水谷化生津液，充养肌肉，诸恙可以收功。但病延日久，宜缓缓图治。

炒阿胶一钱半　川贝母三钱　煅牡蛎四钱　马兜铃二钱　北沙参三钱　炙甘草六分　甜杏仁三钱
生谷芽四钱　炒丹皮一钱半　淮山药四钱　海蛤粉四钱　鲜竹茹二钱　藕汁二两

◎ 江君

久咳阴虚，木火刑金，肺失清肃，胸闷气急。所谓喉痛声嘶者，痰火郁于肺络，阴虚阳亢而为病也。刻诊左脉濡数，右脉带弦，木乘土位，火燥肺阴，可想见矣。舌绛苔黄，午后面赤，夜不安卧，虚阳欲动矣。急宜尽心安养，宗前法加减。

炒薄荷一钱　炒丹皮二钱　冬瓜子四钱　赤白芍炒，各一钱半　黑山栀二钱
光杏仁三钱　柏子仁三钱　淡竹叶二钱　川贝母二钱　生甘草一钱
白桔梗一钱　川石斛四钱　鲜藕二两，冲服　陈海蛰四钱，浸淡

杏月二十七日方

◎ 罗妇南码头

去冬产后，大便挟血转轻，心悸怔忡，面黄神疲，脉象微细，气血两虚。调养肝脾，引血归经。

炒党参三钱　白归身炒，二钱　槐角炭三钱　炒白术三钱　炙黄芪三钱
川断肉三钱　炒白芍三钱　地榆炭二钱　炒杜仲三钱　荷蒂三枚

◎ 吴妇西门

肝主疏泄，脾失统藏，血不归经。经行淋漓，胸闷纳胀，腰痛带多，脉象濡细。宜柔肝理气，和胃畅中。

炒当归二钱　制香附三钱　西潞参三钱　炒白芍二钱　艾绒炭一钱半　炒白术二钱
白夕利三钱　炒元胡一钱半　菟丝饼炒，三钱　夜交藤三钱

◎ 王妇新县前

肝郁胃寒，心阳亦衰，胸中似冷，纳食作胀。火不下交于肾，肾经虚寒，少腹胀痛，脉象迟细，形寒畏冷。宜开郁理气，通阳和胃。

广郁金一钱半　川桂枝五分　制香附三钱　陈佛手一钱　大砂仁八分　艾绒炭一钱半
沉香片五分　新会皮一钱半　炒元胡一钱半　煨姜两片　降香八分

◎ **吴妇**大世界

疟邪内伏，借血依痰而为疟母。左肋下胀闷疼痛，寒热间日，纳食泛恶，口吐白沫，脉象弦滑。宜青蒿鳖甲汤合温胆汤加减。

香青蒿二钱　炒丹皮一钱　姜竹茹一钱半　炙鳖甲四钱　姜半夏三钱　炒枳实一钱　冬桑叶三钱

新会皮一钱半　焦谷麦芽各三钱　佩兰叶二钱　生姜两片　红枣三枚　云苓三钱

◎ **虞君**

清解外邪而化余毒，寒热已退，骨节酸痛、喉痛内热、脉象虚数亦愈。但余邪未清，宜龙胆泻肝汤加减。

龙胆草二钱　生甘草一钱　京赤芍一钱半　净银花三钱　土茯苓六钱

生蒡子炒，研，三钱　净蝉衣二钱　连翘壳三钱　白通草八分　通天草二钱

◎ **郑妇**

脾为养生之本，肾为作强之官，脾肾两虚。心悸怔忡，头晕耳鸣，筋惕肉瞤，经行甚多，血分更虚，腰痛神疲，脉象沉细，舌苔薄白。宜温补脾肾而和气血。

炒党参八钱　煅牡蛎八钱　炒於术三钱　炙黄芪四钱　炒杜仲一两　炒枣仁三钱　煅龙齿骨各四钱

炒阿胶二钱　柏子仁三钱　补骨脂炒，二钱　菟丝饼盐水炒，三钱　炒当归三钱　龙眼肉五枚

◎ **冷左**

劳力伤脾，脾阳不运。胸闷泛恶，头晕疼痛，脉象细缓。前曾鼻衄，上气不足也，宜四君子汤加减。

西潞参二钱　炙黄芪三钱　川断肉二钱　炒白术二钱　大砂仁研，八分

金毛脊三钱　炙甘草八分　新会皮一钱半　仙半夏一钱半　荷叶一角

杏月二十九日方

◎ **罗妇**大街

年高血虚，血不养心，心悸怔忡。肝阳上浮，头晕疼痛，腰背酸痛。脾湿下注，两脚酸疼，脉象微细。宜养血柔肝而和气血。

白归身二钱　柏子仁三钱　生苡米四钱　炒白芍二钱　朱茯神三钱

川牛膝二钱　炒枣仁二钱　炒白术二钱　炒泽泻一钱半　荷叶一角

◎ **吴孩**张家弄

前进附子理中汤温补肝肾，泄泻已止，饮食已增。面青目陷，肾阳未伤，脉象虚细。宜前法加减。

熟附片六分　炙甘草一钱　炒谷芽三钱　西潞参三钱　炮姜炭四分　佩兰叶一钱半

炒白术三钱　补骨脂炒，一钱　大芡实炒，三钱　荷叶一角

◎ **侯妇**

养血清肝而安心神，胸闷心悸、夜不成寐均已大退。肝郁生火，头眩疼痛，脉象滑数。宜前法进治。

炒丹皮一钱半　冬桑叶二钱　赤白芍各一钱半　生石决研，六钱　煅牡蛎六钱　柏子仁研，三钱
甘菊花二钱　白归身三钱　炒枣仁二钱　黑山栀二钱　生谷芽四钱　夜交藤二钱

◎ **徐妇**九亩地

肝胃不和，痰浊不化。胸脘不舒，咳嗽痰多，形寒畏冷，脉象沉细。宜苓桂术甘汤加减。

云苓二钱　新会皮一钱半　苏藿梗一钱半　川桂枝七分　仙半夏三钱　广郁金一钱半
炒白术二钱　大砂仁研，八分　沉香片七分　生姜两片　荷叶一角

◎ **郑妇**

脾胃正气已虚，不能运动药力。胸闷心悸，头晕耳鸣，筋惕肉瞤，腰痛带多，脉象虚细。宜温补气血。

炮姜炭七分　炒当归三钱　炒党参三钱　炒吴萸四分　炒杜仲三钱　炒白术二钱　制香附三钱
菟丝饼盐水炒，三钱　生熟谷芽各三钱　佩兰叶二钱　柏子仁三钱　朱茯神四钱　夜交藤四钱

◉ 三月（桃月）案

桃月朔日方

◎ **余左**小东门

邪伏阳明。内热口干，舌苔黄腻，胸闷不食，咳嗽头痛，脉象细数。宜清解达邪。

光杏仁三钱　白桔梗一钱半　淡豆豉三钱　象贝母二钱　天花粉三钱
净连翘三钱　冬桑叶三钱　粉葛根一钱半　瓜蒌皮二钱　鲜竹茹二钱

◎ **吴叟**

余邪未清，形寒内热，遍体酸痛，痰多咳嗽，苔黄脉数而滑。宜清化痰热。

净连翘三钱　南薄荷一钱　瓜蒌皮三钱　净银花三钱　淡豆豉三钱　西秦艽三钱
大力子炒，研，二钱　鲜竹茹二钱　炒枳实八分　鲜芦根二尺

◎ **吴壮**小东门

劳力伤脾，脾胃不和。胸闷食少，神疲力乏，头晕疼痛，脉象濡缓。宜香砂六君子加减。

广藿香二钱　炙甘草六分　佩兰叶二钱　大砂仁八分　炒党参三钱
生谷芽三钱　炒白术三钱　新会皮一钱半　金毛脊三钱　荷叶一角

◎ **陈妇**龙华

脉象濡细，奇经虚寒，少腹胀痛，胀及胸脘，经事不调，正气亦虚。宜温经化浊而补脾胃。

炮姜炭七分　制香附三钱　炒白术二钱　艾绒炭一钱半　炒元胡一钱半　大砂仁研，八分
炒吴萸六分　补骨脂炒，七钱半　炒当归二钱　荔枝核炒，研，四枚

◎ **吕少**王医马路

肝肾虚寒，肾不纳气。脐下跳动，冲气上逆，呃逆频频，已经二载，脉象濡细。宜温养肝肾而平冲逆。

炮姜炭六分　大砂仁一钱　金沸花一钱半，包　炒白术三钱　新会皮一钱半

代赭石煅，研，四钱　炒党参三钱　公丁香八分　姜半夏三钱　柿蒂五枚　刀豆子四钱

◎ 陈女孩

前进加味逍遥散清肝理脾，脾能运化津液，脚肿已退，内热脉数渐平。但血枯经闭，面黄，形质症势已入损途，宜前法加减。

炒白术三钱　北沙参一钱半　黑山栀一钱半　炙甘草八分　炒丹皮一钱半　青蒿梗一钱半

朱茯神四钱　白归身二钱　赤白芍炒，各钱半　红月季花一两　生谷芽四钱

桃月既朔日方

◎ 赵妇

湿困中土，脾津不摄。带脉不固，黄带甚多，腰痛神疲，脉象沉细。前进运脾化湿而固带脉，诸恙渐愈，但正气已虚，头眩目花。宜宗前法，兼以温补。

炒党参二钱　广藿香一钱半　生苡米四钱　大芡实三钱　炒白术二钱　大砂仁研，八分　赤茯苓各三钱

白扁豆炒，四钱　炒杜仲三钱　补骨脂炒，一钱半　益智仁八分　炙甘草六分　炒泽泻二钱

◎ 王少虹江

前进苓桂术甘汤温化痰饮，咳嗽痰多均已大退。脉象弦滑，浊饮未楚，仍宜前法进治。

川桂枝七分　淡干姜一钱　象贝母三钱　炒白术二钱　新会皮一钱半

大砂仁研，八分　云苓三钱　金沸花一钱半，包

生姜汁冲服。

◎ 余壮小东门

阳盛阴虚，木火刑金。内热久咳，形肉消瘦，前进清化痰火，清肝泄热，咳嗽渐平。宜前法进治。

光杏仁三钱　炒丹皮一钱半　瓜蒌皮三钱　象川贝各一钱半　生谷芽四钱

鲜竹茹三钱　川石斛三钱　冬桑叶三钱　甘菊花三钱　鲜芦根一两

桃月二十一日方

◎ 风邪挟湿。寒热头痛，胸闷腹胀，面黄咳嗽，脉象浮滑。宜疏风化邪。

淡豆豉三钱　象贝母二钱　净蝉衣一钱半　苏梗叶一钱半　生苡米四钱　大力子炒，研，三钱

光杏仁三钱　净连翘三钱　西秦艽三钱　荷梗一尺　焦麦芽三钱

◎ 周叟

积湿生痰，痰阻肺络。咳嗽胸闷，两肋引痛，苔白脉滑。宜二陈汤加味。

仙半夏二钱　炒枳壳一钱半　光杏仁三钱　云苓三钱　苏藿梗各一钱半

生苡米四钱　新会皮一钱半　象贝母二钱　佩兰叶二钱　荷梗一尺

◎ 余妇

肝气犯胃，胃失和降。胸脘闷胀，大便燥难，夜不成寐。宜理气畅中。

沉香片八分　陈佛手一钱　苏藿梗各一钱半　炒枳壳一钱半　白夕利炒，三钱

金沸花包，一钱半　广郁金一钱半　佩兰叶二钱　炒谷芽三钱　降香八分

◎ 寒热咳嗽，胸闷头痛，脉象微数。宜清解风温。

淡豆豉三钱　甘菊花二钱　象贝母二钱　净连翘三钱　净蝉衣一钱半

瓜蒌皮三钱　冬桑叶三钱　光杏仁三钱　南薄荷一钱　鲜竹茹一钱半

◎ **高左**

温邪伏肺，化为痰热。发热咳嗽，胸闷不舒，神疲力乏。宜清肺化痰。

鲜竹茹二钱　冬桑叶三钱　甘菊花二钱　瓜蒌皮三钱　净蝉衣一钱半　象贝母二钱

光杏仁三钱　大力子炒，研，一钱半　天花粉三钱　枇杷叶二钱

◎ **吴妇**关帝庙

余邪未清，肝胃不和。胸闷纳胀，脉象弦数。宜和中化邪。

炒枳实一钱　净蝉衣一钱半　淡豆豉二钱　鲜竹茹二钱　甘菊花二钱

广郁金一钱半　瓜蒌皮二钱　冬桑叶三钱　白夕利炒，三钱　夜交藤三钱

◎ **吴妇**

肝脾两郁，气血不和。经行淋漓，胸闷纳胀，大便燥难，脉象细数。宜理气畅中而调肝脾。

沉香片七分　苏藿梗一钱半　炒吴萸八分　广郁金一钱半　佩兰叶一钱半

菟丝饼炒，三钱　白夕利三钱　炒元胡一钱半　炒当归二钱　降香八分

◎ **张妇**亡夫

温调肝肾而化寒浊，胸闷腹痛、大便溏泄均已大退。脉象沉细，正气未复，仍宜附子理中汤。

熟附片二钱　补骨脂一钱半　新会皮一钱半　炒党参三钱　益智仁五分

炒杜仲三钱　炒白术三钱　大砂仁八分　炒谷芽三钱　荷叶一角

◎ **王左**梅家弄

积湿生痰，肺胃不和。咳嗽气急。

姜半夏二钱　炒枳壳一钱半　大腹皮二钱　云苓三钱　苏藿梗一钱半

焦麦芽三钱　新会皮一钱半　象贝母二钱　光杏仁三钱　荷梗三尺

桃月二十二日方

◎ **盛半叟**

温运脾阳而化寒，少腹急胀、肠鸣水气均已大退。但积湿生，咳嗽气急，脉象虚细。宜前法进治。

炒白术三钱　仙半夏二钱　小茴香炒，八分　苏藿梗各一钱半　新会皮一钱半　云苓三钱

台乌药二钱　光杏仁三钱　炒吴萸八分　制香附三钱　煨木香八分　象贝母二钱　荷叶一角

◎ **陆左**王家码头

胃为燥土，温为阳邪，邪伏阳明。内热口干，舌苔黄腻，心烦不寐，遍体酸痛，左脉滑数。宜葛根黄芩汤加减。

粉葛根一钱半　连翘心三钱　朱茯神四钱　炒黄芩一钱半　淡豆豉三钱

天花粉二钱　黑山栀一钱半　净银花三钱　生谷芽四钱　鲜芦根二尺

◎ **杨左**杨家坊

痰风郁于肝络，肝阳上升。头晕耳鸣，胸闷内热，脉象滑数。宜温胆汤。

鲜竹茹二钱　黑山栀一钱半　明天麻一钱　炒枳实一钱　生泽泻四钱

细川连四分　仙半夏一钱半　冬桑叶二钱　云苓三钱　甘菊花二钱

◎ **王左**南码头

温邪挟湿，痰浊不化。胸闷泛恶，心烦内热，头晕肢酸，脉象细数，舌苔白滑。宜清温化湿，和畅中焦。

淡豆豉三钱　生苡米四钱　姜竹茹二钱　净蝉衣三钱　赤猪苓各三钱

炒枳实一钱　净连翘三钱　生泽泻三钱　仙半夏三钱　荷梗一尺

◎ **顾小**翁家弄

风温伏肺。发热咳嗽，痰多气急。宜清解宣肺。

光杏仁三钱　净蝉衣一钱半　象贝母二钱　淡豆豉三钱　冬桑叶三钱

瓜蒌皮三钱　大力子炒，研，三钱　净连翘三钱　甘菊花二钱　鲜竹茹二钱

◎ **陈左**孔家弄

温邪挟湿，伏于阳明。日晡发热，头晕泄赤，大便溏薄，舌苔薄滑，脉弦数。宜清温化湿。

粉葛根一钱半　生苡米四钱　生谷芽三钱　净连翘三钱　赤猪苓各三钱

佩兰叶二钱　净银花三钱　白通草八分　鲜竹茹二钱　荷叶一角

◎ **沈左**斜桥

肝之阳强则精不藏，肾之阴虚则精不固。精泄日久，阴虚于下，两足无力；阳浮于上，头晕疼痛，胸闷心悸；脉象虚浮。宜知柏八味汤进治。

炒黄柏二钱　山萸肉四钱　云苓三钱　大生地四钱　炒丹皮一钱半　金樱子三钱　淮山药四钱

煅牡蛎六钱　川断肉三钱　金毛脊三钱　柏子仁二钱　炙远志二钱　莲须八分

◎ **张女孩**

余邪未清，内热头晕；邪热伤阴，夜卧盗汗，脉象濡数。宜养阴清热。

炒丹皮一钱半　冬桑叶三钱　天花粉四钱　黑山栀三钱　南薄荷一钱

瓜蒌皮三钱　连翘心四钱　川石斛三钱　生谷芽四钱　生甘草　大荸荠五枚

◎ 前进温通气血，养筋健骨，药服十六剂，阴精阳气渐能通行，营卫亦和，肌肤筋骨畏冷均

已尽愈，右手足渐觉胀大，举动较前有力矣。惟脉象濡细，气血两虚，未能恢复。久病宜缓图，易汤以为丸，宗十全大补汤治之。

◎ **孙左**

据述病情，意欲戒烟而服西药下之，以涤脏腑宿垢。连服两日，始而日夜泄泻七八次，继而十余次，日渐加多，食减神疲，欲止而不能止。小便亦因之而频数，于是口渴引饮，饮亦不能解渴，愈渴愈饮，愈饮愈渴，每日夜茶饮廿余壶之多。凡饮入于胃，肠鸣漉漉，水声曲折，下趋自知。趋于前则小便不禁，趋于后则大便溏泄，甚则谷食挟下，形肉日见瘦削。如此病状将匝月矣。刻诊脉象濡细，真阳已衰，细心研究西药下之必犹大苦大寒而伤脾肾之阳。《伤寒》云“太阴之为病，若下之则利不止”，即此例也。小便不禁，此肾阳已伤，火不生土则中气虚陷，胃关大开而无摄纳之权，职是故也。口渴引饮，此亦系命门大衰，不能蒸水化气，津液不得上承也。症势危笃，颇为棘手，姑拟附子理中汤，温补脾肾之阳，而固守胃关以观其幸。

复诊

前进附子理中汤，温补脾肾之阳而固胃关，连服两剂，大便溏泄十减其半，小便仍旧不禁，宗《金匮》男子消渴，小便反多，饮一溲一之例。原方去花粉，加肾气丸三钱吞服。

◉ 四月（余月）案

余月方[①]

◎ 脾气下陷，肾气不固，经行淋漓，少腹疼痛，脉象沉细。宜温补脾肾而化寒浊。

炒白术三钱　炒元胡一钱半　菟丝饼炒，三钱　炒党参三钱　炒吴萸六分

制香附三钱　炮姜炭六分　炒杜仲三钱　艾绒炭一钱半　月季花一钱半

◎ **徐右**西仓桥

肝肾虚寒，少腹两旁筋脉拘急；浊气上逆，脾失运化，胸脘闷胀，脉象细迟。宜温理肝肾，运脾降浊。

炒白术三钱　仙半夏三钱　制香附三钱　炮姜炭六分　新会皮一钱半　炒元胡一钱半

大砂仁八钱　炒吴萸八分　金铃子三钱　小茴香一钱半　金橘核二钱

◎ **王左**张家弄

热伏于内，寒束于表。发热无汗，头痛胸闷，咳嗽气急，脉象弦滑而数，舌苔薄滑。宜外疏风寒而清伏热。

荆防穗炒，一钱　光杏仁三钱　大力子炒，研，三钱　苏梗叶二钱　淡豆豉三钱

象贝母二钱　青防风一钱半　净蝉衣一钱半　净连翘三钱　生姜一片

◎ **吴右**西仓桥

血不养肝，头昏疼痛；血不养心，心悸怔忡，脉系弦滑。宜四物汤。

炒当归二钱　炒枣仁三钱　炒丹皮一钱半　炒白芍一钱半　柏子仁三钱

---

① 原书日期不详，应在余月十四日前。

炒薄荷一钱　大川芎八分　朱茯神三钱　广郁金二钱　夜交藤

◎ 余右老北门

肝脾两虚，虚风上扰。头痛偏右，胸闷心悸，遍体疼痛，脉象弦细。宜养血柔肝，运脾畅中。

炒当归一钱　甘菊花二钱　西潞参二钱　生白芍一钱　炒丹皮一钱半　炒白术一钱半

生石决研，四钱　炒薄荷一钱　西秦艽一钱半　嫩桑枝三钱

余月十四日方

◎ 陆男董家渡

湿从下受，脚气肿胀；浊阴上逆，腹胀胸闷，神疲力乏，有入腹冲心之险；舌苔白腻，脉濡而迟。浊湿深重，故拟鸡鸣散。

紫苏叶　炙橘络　川牛膝　苦桔梗　连皮苓　炒苍术　光杏仁

炒泽泻　汉防己　花槟榔　陈木瓜　炒吴萸　姜衣五分

◎ 许妇西仓桥

肾为作强之官，脾为养生之本，脾肾虚寒，命门火衰，火不生土，运化失司。胸脘闷胀，肾气不固，小便不禁，大便时溏，脉象濡细。宜理中温脾、四神温肾。

炒白术三钱　补骨脂炒，一钱　炒杜仲三钱　炮姜炭五分　益智仁炒，一钱半

台乌药一钱半　炒党参三钱　炒吴萸五分　制香附三钱　川椒炒，四分

◎ 王左复[1]四马路

头为诸阳之位，脚为少阳之本，阳气失权，浊阴上逆则头重，且浊阴下注则足肿暮重，神疲力乏，脉象濡缓。前进温运中阳，头重脚肿已退。但正气不足，宜前法进治。

炒党参三钱　炮姜炭五分　苏藿梗一钱半　炒白术二钱　大砂仁研，八分　生苡米四钱

新会皮一钱半　生泽泻四钱　汉防己三钱　姜衣五分　荷叶一角

◎ 陆右兰吉里

脾乃统血，冲为血海，劳碌伤脾，中气亦虚，虚则气逆，血随气行，诸经之血，随冲气而上行。屡次咯血，胸闷气急，神疲力乏，脉象濡细。宜温补脾土，潜纳冲气。

西潞参三钱　代赭石煅，研，三钱　茜草炭二钱　炒於术二钱　五味子八分　煅龙骨三钱

全佛花一钱半，包　煅牡蛎六钱　生熟谷芽三钱　炙甘草五分　荷叶一角

◎ 高右虹桥

劳碌伤脾，中气亦虚，土不生金，肺虚气逆，肃降无权。胸闷咳嗽，头昏心悸，神疲力乏，脉象濡细。病已数载，劳动即发，宜补中益气，培土生金。

炒党参三钱　新会皮一钱半　代赭石煅，研，三钱　炒白术三钱　大砂仁研，八分

光杏仁三钱　炙黄芪三钱　全佛花一钱半　象贝母三钱　炒姜三片

---

① 复：此“复”指复诊案，但因原书不全，故无法找到连续记录的前案，亦无法连缀。特此注明，后同。

◎ **陈右复**淘沙场

胎前受寒，产后复发寒热，头昏疼痛，继而寒乘虚入，寒伤脾阳。腹鸣泄泻，胸闷心烦，脉象浮而芤，前进调养脾胃，兼以化邪，诸恙大退。宜前法进治。

炒党参三钱　炙甘草六分　生熟谷芽三钱　炒白术三钱　大砂仁八分　炒荆芥六分

炮附片八分　新会皮一钱半　炒当归二钱　青防风一钱　煨姜二片　红枣五枚

复诊　余月廿一日

调补脾土，兼以化邪，寒热头痛、胸闷心烦、腹鸣泄泻均已大退。惟产血虚寒乘虚入，余邪未清，白痦将发，脉浮而芤。宜宗前法，兼以化邪。

炒荆芥一钱　生苡米四钱　西潞参三钱　淡豆豉三钱　炒苍术一钱半　大砂仁研，八分

净蝉衣一钱半　炒白术二钱　熟附片八分　生姜二片　红枣三枚

◎ **曹左**川心街

正气不足，脾虚湿困，中都运化失权，胸脘闷胀，纳食泛恶，一身重着；湿胜阳微，浊阴上逆，头重面浮，脉象迟细。宜调畅中都，温运脾而化湿浊。

炒苍术二钱　新会皮一钱半　中川朴一钱　淡干姜八分　姜半夏二钱　防风己各一钱半

大砂仁研，一钱半　苏藿梗一钱半　焦谷麦芽各三钱　川椒五分　炒泽泻四钱

余月十七日方

◎ **朱右**小西门

饮食失调，劳碌伤食，食停中焦。胸脘痞闷，按则疼痛，纳食呕吐，舌苔白腻，发热头痛，遍体酸疼，脉象弦滑，大便不行。宜小承气汤加味。

生川军一钱半　姜竹茹二钱　中川朴八分　炒枳实八分　苏藿梗各一钱半

大腹皮二钱　仙半夏二钱　焦麦芽三钱　佩兰叶一钱半　荷叶一角

复诊　余月十八日方

病后食复。胸脘痞满，按则疼痛，内挟痰饮，纳食呕吐，舌苔白腻。此系食滞，痰浊郁于中焦，化为腐气，逆而上冲，头额疼痛，以阳之脉上行面额。脉象弦滑，遍体酸疼。前进小承气汤，便泄二次，胀痛全退而呕吐未止。宜宗前法。

生大黄一钱半　炒吴萸川连六分拌，八分　老薤白一钱　焦谷麦芽三钱　炒枳实一钱　新会皮一钱半

瓜蒌皮三钱　苏藿梗一钱半　姜半夏三钱　大砂仁研，一钱　淡干姜六分　中川朴一钱

生姜汁四五滴，冲服。

◎ **王左**四马路

脾虚湿困，湿浊下注。两足浮肿，早轻暮重，神疲力乏，头重昏痛，舌苔薄滑，脉象濡浮。宜温运脾阳，行气化湿。

炒苍术一钱半　苏藿梗各一钱半　光杏仁三钱　新会皮一钱半　大腹皮二钱　生苡米四钱　大砂仁研，八分　生泽泻四钱　汉防己二钱　川牛膝二钱　姜衣五分

◎ **梅右复**天马山

冲为血海，任为胞脉，寒客胞门，胞脉闭塞，血海亦塞，血瘀经停一载有余。《金匮》云“经脉不通，血积胞门，其瘕不传”，即此意也。夫经瘀不行，血变为水，少腹胀大，新血不生，面黄形瘦，诸疡所由来也。脉弦而急，弦急相搏，是名为紧，紧则阴寒凝结，气滞血瘀，荣卫不和而紧也。前进和血化瘀，大便溏泄多次，腹胀尽退。但病已日久，正气亦虚，宜宗前，攻补兼施，缓缓调治。

西潞参二钱　炙甘草六分　炒丹参一钱　炒白术三钱　新红花六分　五灵脂一钱半，包　生谷芽四钱

炒当归二钱　两头尖二钱，包　炒丹皮一钱半　佩泽兰二钱　炒延胡一钱半　红月季花一钱半

◎ **王小**打铁浜

风温郁肺，化为痰热。发热头痛，舌绛苔黄。宜清解宣肺而化痰热。

淡豆豉三钱　桑叶三钱　瓜蒌皮三钱　黑山栀三钱　大力子炒，研，三钱

蝉衣一钱半　净连翘三钱　竹茹二钱　枳壳一钱半　半夏二钱　活芦根一尺

◎ **宣左**三牌楼

脉象弦细而迟，迟为胃寒，弦为阴邪。胸脘闷痛，痛则呕吐，吐则头昏，饮食不贪，神疲力乏。宜温化饮，苓桂术甘汤主之。

云苓三钱　仙半夏二钱　炒谷芽三钱　川桂枝五分　新会皮一钱半

炮姜炭五分　炒白术三钱　大砂仁八分　佩兰叶一钱半　荷叶一角

复诊　余月廿一日

温中运脾而化痰饮，心悸呕吐均已大退。但浊阴上逆而占阳位，清阳不舒，胸痞疼痛，脉象迟细。宜薤白瓜蒌桂枝汤加减。

炒枳实八分　川桂枝八分　云苓三钱　瓜蒌皮三钱　淡干姜八分

新会皮一钱半　老薤白二钱　仙半夏三钱　炒白术三钱

复诊　余月廿七日

胸痹疼痛，胸闷气塞，饮食不多，脉象沉细。前进枳实瓜蒌桂枝汤，通阳化浊，诸恙大退。惟旧病屡发数十余载，根深蒂固，宜缓缓调治。

◎ **王左**梅溪弄

脾胃虚寒，化生痰饮。胸脘闷胀，呕吐痰食，脉象弦滑，面黄神疲，舌苔白腻。宜温中化饮。

川桂枝五分　仙半夏三钱　炮姜炭五分　云苓三钱　新会皮一钱半

炒谷芽三钱　炒白术三钱　大砂仁研，一钱　炒吴萸二分　姜汁四五滴

余月十八日方

◎ **王小**打铁浜

肺为清金，风为阳邪，风性上扰，肺气不得肃降，痰热郁于胸膈。发热咳嗽，胸肋引痛，呕吐痰食，苔黄舌绛，脉急弦数。宜清解宣肺而化痰热。

淡豆豉三钱　炒枳实一钱　嫩前胡一钱半　细川连四分　黑山栀三钱　仙半夏一钱半

瓜蒌皮三钱　鲜芦根一尺　姜竹茹三钱　大力子炒，研，三钱　冬桑叶三钱　枇杷叶二钱

◎ **傅右**九亩地

风邪而挟痰饮。寒热头痛，咳嗽气急，胸闷纳胀，脉象弦滑而数。宜疏风宣肺而化痰饮。

苏梗叶一钱半　象贝母三钱　川桂枝五分　荆防风一钱半　仙半夏三钱

云苓三钱　光杏仁三钱　新会皮一钱半　炒枳壳一钱半　姜汁四五滴

◎ **林叟**哈同路

肝气上逆，心阳不舒。胸闷气逆，咽喉作哽，吞吐不利，脉象弦滑，形寒背冷。宜枳实薤白瓜蒌汤主之。

炒枳实一钱　广郁金一钱半　陈佛手一钱　老薤白三钱　全佛花一钱半，包

仙半夏一钱半　瓜蒌皮三钱　炒吴萸五分　青葱管五根

◎ **李左**方板桥

膀胱为州都之官，津液藏焉，气则能出焉。脾胃湿浊下注，关门不利。小溲热赤，少腹急胀，脉象弦滑而数。宜八正散加减。

萹蓄草一钱　潼木通一钱半　天花粉二钱　飞滑石二钱，包　赤猪苓各三钱　光杏仁三钱

海金沙一钱半，包　瞿麦二钱　嫩前胡一钱半　白桔梗一钱半　通天草一钱半

◎ **夏右**小西门

经行之后，风冷乘虚而入。少腹攻痛，经事不调已经数载，脉象迟细。宜温经化浊。

炮姜炭五分　制香附三钱　煨木香八分　艾绒炭一钱半　炒元胡一钱半　炒当归二钱

炒吴萸六分　台乌药一钱半　酒炒丹参三钱　荔枝核炒，打，四枚

复诊　余月廿八日

寒凝奇经，气血不和。经事不调，少腹胀痛，脉象沉细。宜温经化浊而和气血。

炒当归二钱　菟丝饼炒，三钱　炒元胡一钱半　炒白芍一钱半　艾绒炭一钱半

制香附三钱　炒丹参三钱　炒杜仲三钱　炒吴萸五分　荔枝核炒，打，四枚

◎ **林左**小白栅

脾肺两虚，虚则生痰，痰饮不化，咳嗽气急；脾失运化，胸脘闷胀，脉象迟细。宜苓桂甘汤加减。

云苓三钱　大砂仁研，八分　淡干姜五分　川桂枝六分　新会皮一钱半

光杏仁三钱　炒白术二钱　仙半夏二钱　象贝母三钱　姜汁四五滴

◎ **陈左**西门

清气下陷，浊气不化。少腹急胀，动则气急，脉象弦细。宜升清降浊，温理肝肾。

炒吴萸六分　益智仁炒，一钱半　西潞参三钱　小茴香炒，一钱半　补骨脂一钱　炙升麻五分

炒元胡一钱半　炒白术一钱半　新会皮一钱半　炒泽泻三钱　金橘核炒，二钱

◎ **杨右**六安里

脉象迟细，迟则为寒，细则血虚，气血不和；经行腹痛，少腹急胀。前进温和，气血诸恙已退。但神疲力乏，宜宗前法兼以温补。

炒白术二钱　炒当归二钱　制香附三钱　炒党参二钱　炒元胡一钱半

艾绒炭三钱　炮姜炭五分　炙甘草六分　炒丹参三钱　红枣五枚

◎ **程右**淘沙场

胎前感冒风寒，寒热二日即行生产，产后气血两虚，寒乘虚入。腹鸣泄泻，头昏疼痛，胸闷心烦，脉浮而芤，症势甚重。先拟调养脾胃而和气血，兼以化邪。

炒白术二钱　生熟谷芽三钱　青防风一钱　大砂仁研，六分　佩兰叶二钱

大腹皮二钱　新会皮一钱半　炒荆芥八分　炒当归二钱　荷叶一角

四月十九日方

◎ **朱右**四牌楼

脉象沉细，气血虚寒，寒乘虚入，荣卫不和，湿流关节。左手足骨节酸痛，举动不利，肌肤麻木。宜黄芪五物汤加减。

生黄芪三钱　炒白芍二钱　炒苍术一钱半　川桂枝八分　西秦艽一钱半

威灵仙一钱半　炒当归二钱　络石藤三钱　川芎一钱　红枣五枚　生姜二片

◎ **沈左复**和尚浜

悬饮日久，两肋胀痛，痛则腋下，胸闷呕吐。前进甘遂半夏汤逐水化饮，合苓桂术甘汤，温中运脾而助气化水，水气下行，小便甚多，胁痛呕吐大退。但脉象弦细，伏邪未楚，宜前法进治。

甘遂一钱　川桂枝六分　木防己二钱　姜半夏三钱　云苓三钱　淡干姜五分

炒芫花一钱　炒白术三钱　炒吴萸八分　新会皮一钱半　川椒炒，四分

◎ **余左**斜桥

正气不足，营卫不和。形寒畏冷，头额疼痛，项背酸疼，神疲力乏，脉象迟细。宜荣养。

生熟黄芪各三钱　新会皮一钱半　荆芥穗一钱　川桂枝八分　大砂仁一钱　炒谷芽三钱

炒白芍二钱　炒白术二钱　佩兰叶二钱　生姜二片　饴糖一匙，入煎　红枣三枚

余月二十日方

◎ **徐右复**太平街

寒热胸闷已退，但经停，脉象滑，少腹疼痛。宜调养肝胃而和气血。

西潞参三钱　炒当归二钱　炒吴萸五分　炒白术二钱　菟丝饼炒，三钱

艾绒炭一钱　大砂仁八分　炒丹参三钱　炒白芍一钱　荷叶一角

◎ **陈右**九亩地

理气畅中，胸闷纳胀、呕吐泛恶均已大退。但肝肾虚寒，浊气不化，经停不行，少腹疼

痛，脉象迟细。宜宗前法，兼以温经。

沉香片五分　新会皮一钱半　炒吴萸五分　广郁金一钱半　炒谷芽一钱半　炒元胡一钱半

大砂仁八分　制香附三钱　艾绒炭一钱半　荔枝核炒，打，四枚

◎ **陈右**小吉祥

理气畅中，温经化浊，胸腹闷胀、少腹胀痛均已大退。但胃气不和，上逆作嗳，脉象弦滑。宜金沸代赭石。

金沸花一钱半　炒枳壳一钱半　制香附三钱　代赭石三钱　沉香片五分

炒元胡一钱半　炒吴萸六分　广郁金一钱半　艾绒炭一钱半　降香五分

◎ **严叟复**西门

肝膜上通于膈，水停膈膜，旁溢肝络，成为悬饮。左肋挛痛，痛则上逆，逆则呕吐，病已二十余载。前法甘遂半夏，逐水化饮，合以苓桂术甘温中健脾而助气化，水气下行，小便通行，呕吐肋痛大退，脉象弦滑，舌苔白腻。浊饮未楚，宜前法进步。

甘遂一钱　川桂枝八分　淡干姜六分　姜半夏三钱　云苓四钱　牵牛子炒，一钱半　炒芫花一钱

新会皮一钱半　大砂仁研，一钱　炒白术三钱　白芥子一钱半　炒谷芽三钱　姜汁四五滴

◎ **李左**登云桥

脾土虚寒，运化失司，胸闷纳胀。肾阳亦衰，气化无权，水谷不化，大便溏泄，已经日久。神疲力乏，脉象濡细。宜附子理中。

熟附片一钱半　西潞参二钱　炒泽泻三钱　炮姜炭六分　益智仁炒，一钱

仙半夏一钱半　炒白术三钱　补骨脂二钱　新会皮一钱半　川椒炒，五分

◎ **吴小**金家牌楼

肠胃虚寒，寒则蛔动，动则疼痛，时发时愈，日经数次。前进追虫丸、乌梅丸，得苦则降，因酸伏虫，痛大退。但饮食不多，面黄形瘦，脉象细滑。宜前法进治。

炒白术三钱　炒川连四分　炒川椒四分　炮姜炭五分　炒乌梅一钱半

白雷丸二钱　使君子三钱　炒吴萸五分　鹤虱一钱半　荷叶一角

复诊　榴月初一日

前进追虫安蛔丸，得苦则降，得酸则伏虫，痛大退。但饮食不多，面黄形瘦。宜前法进治。

炒白术二钱　炒川连四分　鹤虱一钱半　使君子炒，二钱　炒吴萸五分

西潞参三钱　炒乌梅一钱半　白雷丸二钱　生熟谷芽三钱

◎ 产后气血两虚，营卫不和，不能荣养经络，两足经络拘痛。血不养心，心悸怔忡，脉象虚细。宜八珍汤调补气血。

酒炒当归二钱　炒杏仁二钱　炙甘草五分　酒白芍一钱半　西潞参三钱　川断肉二钱

大熟地砂仁末拌，二钱　炒白术二钱　淮牛膝二钱　金毛脊二钱　酒炒桑枝三钱

余月廿一日方

◎ **刘右**老元前

痰饮伏，胸闷气急，咳嗽痰多。久咳络伤，卫气上逆，血随气而上行，痰中夹血，脉象弦细。宜温化痰饮而纳卫气。

仙半夏二钱　淡干姜四分，五味子八分拌　灵磁石煅，研，三钱　云苓三钱　光杏仁三钱

全佛花一钱半，包　川桂枝四分　象贝母三钱　代赭石煅，研，三钱　姜汁三四滴，冲服

◎ **蒋右**清节堂

外感风邪，化为痰浊。咳嗽气急，胸闷痰多，纳食泛恶，脉象弦滑。宜疏风化痰。

苏梗叶一钱半　荆防风八分　新会皮一钱半　光杏仁三钱　仙半夏一钱半

净蝉衣一钱半　象贝母三钱　云苓三钱　冬桑叶三钱　淡豆豉三钱　枇杷叶二钱

◎ **赵小**马力师

阴黄疸已经日久，胸闷泄泻，遍体发黄，咳嗽痰多，舌苔白腻，脉象细滑。宜茵陈术附汤加减。

绵茵陈一钱半　熟附片一钱　香青蒿一钱半　炒苍术一钱半　连皮苓三钱　仙半夏一钱半

炒白术一钱半　炒泽泻三钱　新会皮一钱半　佩兰叶二钱　大砂仁研，八分　荷叶一角

◎ **刘右**孔家弄

胎气上逆，胃失和降。纳食呕吐，脉象滑数。宜调养脾胃，化痰降逆。

北沙参三钱　姜竹茹一钱半　生谷芽四钱　炒白术三钱　炒枳壳八分

佩兰叶一钱半　炒黄芩一钱半　炒丹皮一钱半　黑苏子一钱　夜交藤三钱

◎ **瞿右**淘沙场

心脾两虚，脾经不收。腰疼带多，心液受伤，动则怔忡，内热口干，脉象滑数。宜调养心脾。

炒阿胶一钱半　朱茯神三钱　炒当归二钱　炒枣仁盐炒，一钱半　北沙参三钱

白扁豆炒，四钱　柏子仁三钱　炒於术二钱　生谷芽三钱　鸡子黄两枚，入煎

◎ **王左**虹桥

脉象浮滑，痰风郁肺，咳嗽气急，不能安卧。宜疏风化痰。

光杏仁三钱　象贝母三钱　姜竹茹二钱　苏梗叶一钱半　冬桑叶三钱　炒枳壳一钱半

净蝉衣一钱半　瓜蒌皮三钱　大力子炒，研，三钱　枇杷叶三钱

◎ **谢左**张家弄

脾胃两虚，阴火外越。手足发热，面黄神疲，饮食不多。宜温补脾土，土厚则阴火自伏，宜香砂六君子汤加减。

西潞参三钱　大砂仁研，八分　益智仁炒，八分　炒白术二钱　新会皮一钱半

补骨脂炒，一钱半　云苓三钱　炒谷芽三钱　佩兰叶二钱　夜交藤三钱　嫩桑枝三钱

◎ **王右**东马桥

寒凝奇经，少腹冷痛，痛则急胀，脉象迟细。宜温经化浊。

紫肉桂四分　艾绒炭一钱半　小茴香炒，一钱半　炮姜炭八分　制香附三钱　煨木香八分

炒吴萸八分　炒元胡一钱半　台乌药一钱半　炒当归二钱　荔枝核炒，打，四枚

◎ **简妇**

肝肾虚寒，浊气上逆。两肋胀痛，经事不调，腰腹胀痛，下注两肢，脉象迟细。宜温调肾而化寒浊。

紫肉桂四分　炒吴萸八分　小茴香炒，一钱半　炒当归二钱　制香附三钱　煨木香八分

炒丹参三钱　艾绒炭一钱半　炮姜炭五分　青陈皮各一钱　荔枝核炒，打，四枚

余月廿五日方

◎ 肺主皮毛，胃主肌肉，温邪上受，首先犯肺，邪不能逆，渐入阳明，郁于阴络，燥热相合，邪郁热蒸。红斑遍体，头面密布，胸背两部斑点稀少，邪未透达，正气不足，夜则神昏，咳嗽肋痛，胸闷气急，舌苔黄腻。证属上实下虚，大便溏泄，深防内陷之变，姑拟清解达邪而化温毒。

连翘壳三钱　净蝉衣二钱　冬桑叶三钱　鲜芦根一两　净银花五钱

淡豆豉四钱　甘菊花三钱　苦杏仁三钱　天花粉三钱　鲜竹茹三钱

◎ **徐左**虹桥

疏风化邪，寒热咳嗽均已全退，脉象浮数。余未清，宜清解肃肺。

冬桑叶三钱　光杏仁三钱　大力子炒，研，三钱　净蝉衣一钱半　象贝母二钱

南薄荷一钱　甘菊花二钱　淡豆豉三钱　净连翘二钱　鲜竹茹二钱

◎ **蒋右**如意里

牛痘一月尚未结痂。气血不足，宜当归补血汤主之。

炙黄芪三钱　炒白芍一钱　红枣五枚　炒当归二钱　紫肉桂五分　炒白术三钱　西潞参二钱

◎ **王右复**马弄

岁运辛酉二之气，寒水主令，湿气大行。风寒扶湿，外伤肌表，则一身重着，骨节酸痛；内伤肝肾，阳气失权，浊阴上逆，脘腹闷胀，心泛呕吐，头重昏痛；脉象沉细，舌苔淡白。宜辛温解表，运中化湿。

苏梗叶二钱　荆芥穗二钱　姜半夏三钱　焦麦芽三钱　川桂枝五分　炒苍术一钱半

新会皮一钱半　防风己一钱半　广藿梗二钱　中川朴一钱半　佩兰叶二钱　生姜二片

复诊

寒湿未化，身重酸痛，形寒畏冷；寒伤脾阳，湿困中土，胸脘闷胀，心烦呕吐，少腹疼痛，脉象沉细。宜白术附子汤加减。

炒白术一钱半　炒吴萸六分　新会皮一钱半　熟附片一钱　焦熟谷芽各　川桂枝五分

炮姜炭七分　姜半夏三钱　防风己一钱半　生苡米四钱　荷叶一角

◎ **浦小**石皮弄

温邪夹湿，湿困中土，运化失司。胸脘闷胀，渴不欲饮，脉象细数。宜平胃散。

炒苍术　苏藿梗一钱半　佩兰叶二钱　新会皮一钱半　大腹皮二钱　淡豆豉三钱

中川朴一钱　炒谷芽三钱　净连翘三钱　姜竹茹二钱　荷梗一尺

复诊　余月廿七日

温邪挟湿，湿困中土。胸脘闷胀，渴不欲饮，寒热头昏，脉象沉数。前进平胃散加减，诸恙大退。宜前法加减。

炒苍术一钱半　大腹皮一钱　炒谷芽三钱　新会皮一钱半　佩兰叶二钱

云苓二钱　中川朴八分　广藿香二钱　生苡米三钱　荷梗一尺

◎ **曹左**上海县

脉象浮滑，浮则为风，滑则为滞，食滞不化，脘腹闷胀，饮食不贪。风邪外感，寒热头痛，遍体酸痛。宜疏风化温，和畅中焦。

荆防风一钱　净蝉衣一钱半　炒枳实一钱　淡豆豉三钱　净连翘二钱

炒苍术二钱　西秦艽二钱　佩兰叶三钱　中川朴一钱　荷叶一角

◎ **林左**哈日路

前进枳实瓜蒌薤白汤，形寒背冷、胸痹疼痛、咽喉作哽均已大退。但脉象浮滑，胀气未平。宜前法进治。

炒枳实一钱　姜竹茹一钱半　白夕利炒，三钱　瓜蒌皮二钱　仙半夏一钱半

全佛花一钱半　老薤白二钱　沉香片五分　代赭石煅，研，四钱　青葱管二根

◎ **朱子**

肝气犯胃，胃失和畅。胸脘闷胀，纳食作胀，头昏疼痛，脉象弦滑。宜理气畅中而和肝胃。

广郁金三钱　沉香片五分　生熟谷芽三钱　炒枳壳一钱半　炒丹皮一钱半

苏藿梗一钱半　陈佛手一钱　佩兰叶一钱半　全佛花一钱半，包　夜交藤三钱

余月廿七日方

◎ **刘复**

脾胃两虚，营卫不和，阴血下陷，脾精不收。赤白痢下，已经日久，神疲力乏，脉象濡缓。此系湿热下注者，可比前进调养脾胃而和营卫，诸恙大退，惟脉中营阴不能营养筋络，牙关紧拘。宜宗前法，兼以养血和络。

西潞参三钱　炒白术三钱　川断肉三钱　炒当归二钱　炙黄芪三钱　川桂枝五分

赤猪苓各三钱　荷蒂三枚　赤白芍各一钱半　煨葛根二钱　赤小豆四钱

◎ **刘小**孔家弄

余邪未清。发热脉数，胸闷泛恶。宜清解逆邪。

淡豆豉三钱　冬桑叶二钱　仙半夏一钱半　黑山栀一钱半　炒枳实八分

佩兰梗二钱　净连翘二钱　姜竹茹一钱半　生谷芽四钱　荷梗一尺

◎ **李右**富润里

血虚不能养筋，筋脉酸痛，肌肤麻木，左手举动不利，脉象微细。宜养血和络。

酒炒当归二钱　川桂枝五分　络石藤三钱　酒炒白芍二钱　金毛脊三钱

寻骨风二钱　西秦艽一钱半　桑寄生三钱　海风藤三钱　酒炒桑枝四钱

◎ **丁小**花园里

脾虚湿困，湿滞不化。大便久泄，胸闷腹胀，复外邪，寒热咳嗽，面黄神疲，脉象细数。宜疏风化邪，和胃畅中。

苏梗叶三钱　光杏仁三钱　新会皮一钱半　荆防风各一钱半　象贝母二钱　大砂仁八分　净蝉衣一钱半

炒苍术一钱半　大腹皮二钱　荷叶一角　焦麦芽四钱　云苓三钱　炒泽泻三钱

◎ **宋右**花园里

肝郁神疲，脾气不舒。胸闷纳胀，脉弦细。宜开郁理气，运脾化湿。

炒枳壳一钱半　苏藿梗一钱半　五加皮二钱　沉香片五分　新会皮一钱半

连皮苓二钱　陈佛手一钱　大腹皮二钱　川桂枝五分　炒泽泻三钱　姜衣五分

◎ **宋右**花园里

脾胃不和。胸闷腹痛。宜理气畅中。

广藿梗一钱半　炒当归二钱　生熟谷芽三钱　广郁金一钱半　煨木香八分

陈佛手一钱　台乌药一钱半　佩兰梗一钱半　白夕利炒，三钱　夜交藤三钱

◎ **王复**登云桥

胸痞疼痛，通阳化浊，大便溏泄，浊阴渐化。宜前法加减。

老薤白三钱　川桂枝五分　大砂仁八分　瓜蒌皮三钱　仙半夏二钱

炒谷芽三钱　炒枳实一钱半　云苓三钱　佩兰叶二钱　荷叶一角

◎ **姚右**孔家弄

血崩之后，肝脾两虚，虚则生热。心悸怔忡，头昏目眩，胸闷纳胀，脉象细数。宜调养。

炒当归二钱　炒枣仁一钱半　炒白术三钱　炒白芍二钱　柏子仁一钱半

炙甘草五分　炒丹皮一钱半　西潞参三钱　川断肉三钱　红枣五枚

◎ **郑右**[①]

清温化湿，湿热未退。遍体酸痛，头痛发热，脉象滑数，胸脘闷胀，舌苔黄腻。宜前法进治。

余月廿八日方

◎ **李左**登云桥

温邪上受，湿困中焦，夜热身痛，胸闷泛恶。脾气下陷，湿浊不化，腹鸣泄泻。舌苔白

① 原书本案方缺。

腻，脉象细数。宜正气散加减。

广藿香一钱半　炒苍术二钱　益智仁炒，八分　新会皮一钱半　炒吴萸川连三分拌，六分

茯猪苓各三钱　大砂仁研，八分　仙半夏三钱　熟附片六分　荷叶一角

◎ 王左石皮弄

肝主筋，肾主骨，肝肾两虚，筋骨不能坚强，手足无力。气血不和，不能荣养肌肤，右手足渐觉形瘦。此谓偏枯之兆，宜调养肝肾而和气血。

大熟地三钱　女贞子炒，三钱　西潞参三钱　丝瓜络二钱　炙虎骨四钱　炒当归二钱　炒白术四钱

川断肉三钱　炒白芍桂枝四分，二钱　生黄芪三钱　青防风二钱　桑寄生三钱　酒炒桑枝四钱

◎ 沈左大吉路

心脾阳虚，湿浊不化。胸脘满闷，纳食作胀，脉象沉细，手足无力。宜通阳化浊，调养脾胃。

荷叶一角　川桂枝八分　新会皮五钱　炒白术三钱　炒枳实五钱　大砂仁一钱

云苓三钱　老薤白三钱　瓜蒌皮三钱　淡干姜五分　葱白三根

◎ 刘右和尚浜

脾胃正气不足，阳被阴遏，清阳不能上达。头目昏眩，胸闷泛恶，脉象濡细。宜香砂六君子汤加味。

西潞参三钱　生泽泻三钱　广藿香五钱　炒白术二钱　大砂仁八分　佩兰叶五钱

云苓二钱　新会皮五钱　清炙黄芪三钱　生熟谷芽各一钱半

◎ 祝婴小南门

病后失调，肝胃不和。胸闷胁痛，内热脉滑，时常咯血。宜加味逍遥散，清肝理脾。

茜草炭二钱　荸荠三枚　炒丹皮五钱　赤白芍炒，各五钱　北沙参三钱　炒薄荷八分

白归身二钱　生谷芽三钱　黑山栀五钱　炒於术二钱　佩兰叶五钱

复诊　榴月初一日

前进加味逍遥清肝理脾，内热脉数、胸闷胁痛、时常咯血均已大退。但饮食不贪，面黄形瘦。宜前法加减。

炒丹皮一钱半　炒当归二钱　佩兰梗一钱半　黑山栀一钱半　北沙参三钱　炒白术二钱

炒赤芍一钱半　生谷芽三钱　广郁金一钱半　荸荠三枚　夜交藤三钱

◎ 祝右小南门

肝胃不和，胸闷肋胀；奇经虚寒，少腹疼痛，两股酸疼，脉象迟细。宜温经化浊而和肝胃。

炮姜炭六分　炒延胡五钱　广郁金五钱　艾绒炭五钱　炒吴萸五分　苏藿梗各五钱

制香附三钱　白夕利炒，去刺，三钱　炒谷芽三钱　陈佛手一钱

◉ 五月（榴月）案

榴月初一日方

◎ 病后冒风。发热不退，脉象濡数，夜则虚，咳嗽气急。宜清解宣肺。

冬桑叶二钱　光杏仁三钱　佩兰叶一钱半　甘菊花二钱　大力子炒，研，二钱
枳实炭五分　净蝉衣一钱半　生谷芽四钱　瓜蒌皮二钱　甘蔗皮

◎ **王复**川心河桥

胃寒挟饮，饮邪上逆。胸痹疼痛，痛则背酸，呕吐清水，脉象弦紧。宜甘遂半夏汤加减。

甘遂八分　云苓四钱　淡干姜五分　仙半夏三钱　炒白术三钱　全佛花一钱半
川桂枝五分　炒吴萸五分　新会皮一钱半　姜汁五六滴，冲服

◎ **谢左**张家弄

饮邪伏肺，肺胃不和。胸闷咳嗽，前曾咯血，脉象迟细。宜苓桂术甘汤温药和之。

云苓四钱　仙半夏二钱　象贝母三钱　川桂枝五分　新会皮一钱半　苏藿梗一钱半
炒白术三钱　光杏仁三钱　炒谷芽三钱　生姜汁四五滴，冲服

榴月初三日方

◎ **夏小**金家牌楼

风温郁肺。发热咳嗽，胸闷不舒，脉象浮滑。宜清解宣肺。

光杏仁三钱　净蝉衣一钱半　冬桑叶三钱　象贝母二钱　大力子炒，研，三钱
苦桔梗三钱　淡豆豉三钱　净连翘三钱　瓜蒌皮三钱　鲜竹茹一钱

◎ **王左**西马桥

声出于肺而为清，轻虚之症，阴虚久咳，痰热郁肺，喉痛声嘶。古人云：金破不鸣，金实亦不鸣。此症久咳，虽属阴虚，亦系滋阴生痰，痰塞肺窍，而为金实不鸣。刻诊脉弦细而数，内热盗汗，饮食不多，形瘦渐瘦。病已由肺入胃，深防遏中不治之变，故拟清宣肺气而化痰火。

炒杏仁二钱　瓜蒌仁三钱　轻马勃八分　鲜芦根四钱　苦桔梗一钱半　炒丹皮三钱　生甘草六分
鲜竹茹三钱　冬桑叶三钱　净蝉衣一钱半　大力子炒，研，三钱　生谷芽三钱　冬瓜子三钱

◎ **陶左**大坝

脾土临风，肤窍闭塞，津液水湿流入肺经，阻塞清窍，咳嗽声嘶。古人云“金实不鸣”，即此意也。脉象迟细，心悸头昏。此系水气为患之证，宜小青龙汤加减。

炙麻黄五分　姜半夏三钱　生苡米四钱　川桂枝四分　新会皮一钱半
老薤白三钱　云苓四钱　葶苈子炒，一钱半　瓜蒌皮三钱　生姜汁

◎ **许左**四牌楼

久咳中虚，痰热瘀阻，胸闷不舒，饮食不多，脉象滑数。宜茯苓导水汤主治。

云苓三钱　白芍花二钱　生苡米三钱　赤猪苓各三钱　生蛤壳四钱
生熟谷芽三钱　生泽泻四钱　瓜蒌皮三钱　佩兰叶一钱半　淡茶叶四钱

◎ **马右复**土地堂

经行淋漓，气血两虚，气不摄血；血块紫黑，少腹胀痛，手足酸麻，脉象沉细。病已日久，宜补中益气汤加减。

西潞参三钱　炒柴胡八分　炒白芍一钱半　炒白术三钱　炙黄芪三钱　制香附三钱　炙升麻四分
炒当归二钱　炮姜炭五分　紫肉桂四分　菟丝饼炒，二钱　艾绒炭一钱半　红枣五枚

五月廿三日方

◎ **潘右**老西门

理气畅中，胸脘闷痛、纳食作胀均已大退。但脉象弦滑，饮食不贪，少腹急胀。经行之兆，宜前法进治。

沉香片五分　白夕利炒，三钱　炒吴萸五分　炒枳壳一钱半　制香附三钱　炒当归二钱
广郁金一钱半　炒延胡一钱半　全佛花一钱半　代赭石四钱　降香八分

◎ **王小**小木桥

食滞不化，胸闷腹痛，脉象细滑。宜消滞畅中。

广藿香一钱半　炒枳壳三钱　炒谷芽四钱　大腹皮二钱　鲜佩兰三钱
云苓三钱　炙内金二钱　台乌药二钱　五加皮二钱　荷梗一尺

◎ **山右**淘沙场

脾肾虚寒，带脉不固。少腹急胀，腹痛带多，脉象濡细。宜温阳脾肾而固带脉。

炒白术二钱　生苡米四钱　金铃子炒，二钱　赤猪苓各三钱　制香附三钱
炒丹参三钱　炒泽泻三钱　炒元胡一钱半　艾绒炭一钱半　白扁豆炒，四钱

◎ **陈右**淘沙场

湿热下注。两足湿疮，溃漏黄水，或痒或痛，脉象细滑。宜清利湿热。

赤猪苓各三钱　潼木通一钱　黑山栀一钱半　生泽泻三钱　川牛膝二钱
生甘草六分　生苡米三钱　汉防己二钱　连翘壳三钱　车前子炒，四钱

五月廿四日方

◎ **刘左**南昌街

湿热未清。胸闷不饥，内热苔黄，大便夹血，脉象弦滑。宜前法加减。

白头翁炒，一钱半　飞滑石三钱，包　炒泽泻三钱　炒黄芩一钱半　赤猪苓各三钱
鲜佩兰二钱　炒黄柏一钱半　炒赤芍二钱　鲜藿香二钱　鲜荷叶一角

◎ **徐右**石皮弄

脉象弦大，气血不和，胸背两部筋骨疼痛已□年。宜调养脾胃而和气血。

炒当归二钱　自然铜煅，研，三钱　金毛脊三钱　炒丹参二钱　西秦艽一钱半
络石藤三钱　炙乳没五分　川断肉三钱　落得打三钱　煨木香五分　新绛五分

复诊　荷月十四日

通络化瘀而和气血，胸肋疼痛、痛引于背均已大退。脉象弦滑，气血未和，咽喉疼痛。宜前法进服。

炒丹皮一钱半　炙乳没各五分　桑寄生三钱　炒赤芍二钱　西秦艽一钱半
广郁金一钱半　酒炒当归一钱半　自然铜煅，研，三钱　炒丹参二钱　新绛五分

◎ **周左**安仁桥

肝气上逆，心阳不舒。胸闷气塞，头昏目花，脉象弦滑。宜全佛花汤加减。

全佛花一钱半　老薤白三钱　姜竹茹二钱　新绛五分　炒枳实五分

通天草一钱半　瓜蒌皮三钱　广郁金一钱半　新会皮一钱　葱白五根

◎ **刘右**如意里

奇经虚寒，浊气不化。少腹急胀，胀则攻痛，脉象细滑。宜温调奇经而和气血。

炒当归二钱　菟丝饼三钱　炒元胡一钱半　炒白芍二钱　艾绒炭三钱　炒丹参三钱

炒杜仲三钱　制香附三钱　生熟谷芽各三钱　红月季花一钱半

◎ **马左**九亩地

清温化湿，寒热已退。湿热上蒙。头脑晕痛，鼻流黄涕，脉象细滑。宜苇茎汤。

生苡米四钱　冬瓜子四钱　甘菊花二钱　干芦根六钱　光杏仁三钱　冬桑叶三钱

生泽泻四钱　净银花一钱半　苏梗叶一钱半　通天草二钱　淡茶叶三钱

◎ **孟左**五马路

温补肝肾，神疲力乏、脉象濡浮均已大退。头目昏眩，腰背酸痛。阴虚于下，阳浮于上，宜附桂八味。

熟附片一钱　炒丹皮一钱半　川断肉三钱　荷叶一角　怀山药四钱　云苓三钱

补骨脂一钱半　嫩桑叶四钱　山萸肉三钱　炒泽泻三钱　炒白术二钱　干地黄三钱

◎ **张右**九亩地

肝藏血，脾统血，而气为血之主宰，命门火衰，下焦虚寒，少火不能生气，气虚下陷，不能摄血。崩漏日久，屡发不愈，少腹急胀，心悸怔忡，头昏目眩，脉象微细，面黄神疲。宜黑归脾汤加减。

西潞参三钱　炒当归一钱半　炮姜炭六分　炒枣仁三钱　炒白芍二钱　炙黄芪三钱　艾绒炭一钱半

柏子仁二钱　大熟地三钱　菟丝饼炒，三钱　制香附三钱　补骨脂一钱半　龙眼肉三枚

◎ **沈左**新北门

痰饮伏肺。胸闷气急，咳嗽痰多，脉象沉细。宜温肺化痰。

仙半夏二钱　川桂枝五分　象贝母二钱　云苓三钱　炒白术二钱　苏梗叶一钱半

新会皮一钱半　光杏仁三钱　白芥子炒，三钱　生姜汁四五滴

◎ **刘小**登云桥

风邪引动痰饮。身热久咳，胸闷痰多，脉象浮滑。宜疏风化痰。

荆防风一钱　象贝母三钱　云苓三钱　苏梗叶一钱半　生苡米四钱

新会皮一钱半　光杏仁三钱　仙半夏二钱　炒枳壳一钱半　姜汁冲服

◎ **刘小**登云桥

脾虚生湿。大便溏泄，舌苔薄腻，胸闷咳嗽。宜温中化湿。

熟附片八分　大腹皮二钱　仙半夏二钱　炒白术二钱　炒谷芽四钱

云苓三钱　广藿香一钱半　炙内金二钱　新会皮一钱　干荷叶一角

◎ **张右**登云桥

脾阳不运，寒动于中。胸脘闷胀，右肋疼痛，脉象迟细，神疲力乏。宜理中汤加味。

炮姜炭五分　新会皮一钱半　炒吴萸五分　炒白术二钱　大砂仁研，八分

制香附三钱　炒当归二钱　炒谷芽三钱　炒元胡一钱半　干荷叶一角

五月廿五日方

◎ **费右**大马路

肝有郁热，奇经虚寒，经事不调，少腹胀痛。肝气犯胃，胸闷纳胀，舌苔白薄。宜养清肝，温调奇经。

炒当归二钱　制香附三钱　艾绒炭一钱半　炒白芍一钱半　金铃子炒，一钱半　炮姜炭五分

炒丹参三钱　炒元胡一钱半　炒枳壳一钱半　荔枝核四枚　炒丹皮一钱

◎ **沈左**浦东

脾寒生湿，湿困中土。胸闷食少，湿流关节，遍体疼痛，脉象沉细，神疲力乏。宜温中运脾，化湿畅中。

炮姜炭五分　炙橘络八分　桑寄生炒，三钱　炒苍术三钱　西秦艽一钱半

络石藤三钱　生苡米四钱　威灵仙一钱半　赤猪苓三钱　酒炒桑枝四钱

复诊　榴月廿七日

温中运脾，通络化湿，胸闷纳胀、腰肋疼痛、痛引背俞均已大退。但脉象沉细，正气不足，神疲力乏。宜前加减。

炒苍术一钱半　西秦艽一钱半　新会皮一钱半　生苡米三钱　炮姜炭五分　炒谷芽四钱

威灵仙一钱半　大砂仁一钱　佩兰叶三钱　酒炒桑枝三钱　荷叶一角

◎ **张左**金家牌楼

湿侵于外，郁遏阳气，形寒发热，遍体疼痛。湿困中土，纳食泛恶，中阳不运，舌苔黄腻，脉象濡数。症势甚重，宜三仁汤加减。

生苡仁四钱　中川朴一钱　鲜藿香三钱　大砂仁研，一钱　赤猪苓各三钱　鲜佩兰三钱

飞滑石四钱，包　炒泽泻三钱　淡豆豉三钱　姜竹茹二钱　荷叶一角

◎ **周小**小北门

温邪夹湿。发热胸闷，脉象濡数。宜清温化湿。

鲜藿香二钱　大腹皮一钱半　净连翘三钱　鲜佩兰二钱　炙内金二钱

净蝉衣一钱半　赤猪苓三钱　淡豆豉三钱　焦麦芽三钱　荷叶一角

◎ **姚左**大东门

湿困中土，胸脘痞满。浊阴下注，少腹胀大，头昏神疲，脉象细滑。宜通阳化浊，运脾畅中。

熟附片一钱半　五加皮二钱　苏藿梗各一钱半　益智仁炒，八分　新会皮一钱半

大砂仁研，八分　大腹皮二钱　炒泽泻三钱　焦谷芽三钱　荷叶一角　炮姜炭四分

◎ **张左**大东门

前进苓桂术甘汤温化痰饮，咳嗽气急、左肋挛痛均已大退。形寒头昏，脉象弦滑。宜前法进治。

金铃子四钱　仙半夏三钱　光杏仁三钱　川桂枝五分　新会皮一钱半

象贝母三钱　炒白术一钱半　制甘遂八分　炒枳实一钱　姜汁冲服

◎ **王右**西马桥

怀妊一月，寒热之后，胸脘痞闷，不饥不食，食则呕吐，脉象沉细，面黄神疲，气血亦虚，胎气不动。深防胎息，姑拟调养脾胃，和中理气。

大砂仁研，八分　炒谷芽三钱　炒当归一钱半　新会皮一钱半　佩兰叶二钱

云苓二钱　炒白术三钱　炒丹参二钱　炒枳壳一钱　干荷叶一角

榴月廿六日方

◎ **马右**登云桥

气血两亏，奇经虚寒。少腹疼痛，经少色淡，面黄神疲，胸闷不舒。

炒党参　炒当归二钱　炒元胡一钱半　炒白术　酒炒白芍一钱半

菟丝饼炒，三钱　炮姜炭八分　制香附三钱　艾绒炭一钱半　红枣五枚

◎ **庐小**庐家弄

咽喉疼痛，吞吐不利。宜清化痰热。

黑元参三钱　炙姜炭二钱　光杏仁三钱　生甘草六分　轻马勃六分　瓜蒌皮二钱

白桔梗一钱半　大力子炒，研，三钱　鲜竹茹一钱半　荸荠三枚

◎ **唐左**唐家弄

头为诸阳之位，湿为阴浊之邪，湿浊上蒙，清窍闭塞。耳聋不闻，时流脓水，头重昏眩，神疲力乏，脉象虚浮。宜香砂六君子。

炒党参三钱　云苓三钱　生泽泻六钱　通天草三钱　炒白术二钱　大砂仁八分

光杏仁三钱　干荷叶一角　炒苍术一钱半　鲜藿香三钱　生苡米四钱

◎ **夏左**西仓桥

脾胃虚寒，浊气不化，脘腹疼痛。湿浊上蒙，头胀眩晕，脉象弦细。宜温调脾肾，通阳化浊。

炒白术二钱　新会皮一钱半　生苡米四钱　炒苍术一钱半　炒吴萸八分

生泽泻四钱　大砂仁研，八分　炮姜炭八分　云苓三钱　荷叶一角

◎ **马小**薛弄底

脾肺虚寒，痰湿不化。胸闷呕吐，大便溏薄，身热咳嗽，苔白而腻。宜苓桂术甘汤加减。

云苓三钱　仙半夏二钱　鲜藿香二钱　川桂枝四分　新会皮一钱半

鲜佩兰二钱　炒白术一钱半　炒枳实八分　炙内金二钱　炒谷芽三钱

◎ **赵小**季家弄

右脉滑数，邪郁肺胃。发热咳嗽，胸闷口干，舌苔淡黄。宜清解化邪。

光杏仁三钱　淡豆豉三钱　大力子炒，研，三钱　象贝母三钱　甘菊花二钱

生谷芽三钱　冬桑叶三钱　净蝉衣一钱半　鲜佩兰二钱　荷叶一角

◎ **陆左**梅家弄

呕吐已愈，肝胃不和。胸脘闷痛，纳食作胀，脉象弦细。宜理气畅中。

炒枳壳一钱半　新会皮一钱半　白夕利炒，一钱半　广郁金一钱半　仙半夏二钱

苏藿梗二钱　大砂仁八分　沉香片八分　全佛花一钱半，包　降香八分

◎ **宋小**石皮弄

余邪未清。发热胸闷，舌苔黄，脉滑。清温化湿。

淡豆豉三钱　净蝉衣一钱半　生苡米三钱　净连翘三钱　大力子研，三钱

赤猪苓各三钱　南薄荷一钱　冬桑叶三钱　中川朴六分　荷梗一尺

◎ **王左**唐家湾

湿困中土，中阳不运。胸闷纳胀，神疲力乏，脉象濡缓。宜正气散加减。

鲜藿香二钱　炮姜炭六分　大腹皮二钱　鲜佩兰二钱　生熟苡米四钱　煨木香八分

炒苍术一钱半　焦麦芽三钱　炒泽泻三钱　云苓三钱　荷梗一尺

◎ **庄左**三马路

余邪湿热未楚。咳嗽发热，胸闷食少。宜清解宣肺。

光杏仁三钱　淡豆豉三钱　冬瓜子四钱　象贝母三钱　生苡米四钱

云苓三钱　净蝉衣一钱半　干芦根六钱　枇杷叶二钱

◎ **张左**金家牌楼

湿遏表阳，邪不外达。形寒发热，今有鼻衄，邪从衄解，发热脉数已退，惟湿热郁，胸闷泛恶，大便泄黄。宜清化湿热。

飞滑石四钱　白通草八分　淡豆豉三钱　生苡米三钱　鲜藿香二钱　生泽泻四钱

赤猪苓三钱　鲜佩兰三钱　大腹皮三钱　枳实炭一钱　姜竹茹二钱

榴月廿七日方

◎ **张叟**大东门

前进苓桂术甘合甘遂半夏汤温化痰饮，左肋挛痛、咳嗽胸闷均已大退。脉象弦滑，伏饮未楚。宜前法进治。

仙半夏三钱　云苓四钱　光杏仁三钱　制甘遂一钱　炒白术三钱　老薤白二钱

川桂枝五分　新会皮一钱半　瓜蒌皮三钱　炒枳实一钱　姜汁冲服

◎ **余孩**石皮弄

风温挟湿。发热头痛，脉象浮数，胸闷食少。宜清解风温，和中化湿。

光杏仁三钱　淡豆豉三钱　生苡米四钱　苏梗叶一钱半　甘菊花二钱　赤猪苓各三钱

净蝉衣三钱　象贝母三钱　大腹皮二钱　炒谷芽四钱　荷叶一角

复诊　榴月廿九

发热已退，湿滞未化。胸闷腹痛，大便泄泻，脉象濡细。宜正气散加减。

鲜藿香三钱　焦麦芽三钱　炙内金二钱　鲜佩兰三钱　赤猪苓三钱

大砂仁八分　大腹皮二钱　炒泽泻三钱　台乌药一钱半　干荷叶一角

◎ **沈右**虹桥

肝郁气滞，气血不和，两乳块痛。肝气犯胃，脘腹胀痛，腰痛带多，脉象弦滑。宜开郁理气，和胃畅中。

沉香片五分　炙乳没各五分　苏藿梗各一钱半　炒枳壳一钱半　当归尾一钱半

白夕利炒，三钱　广郁金一钱半　炒赤芍一钱半　陈佛花[1]一钱　降香五分

◎ **陈右**虹桥

痰热郁于肝络，肝阳上升。头脑晕痛，鼻流黄涕，是为鼻渊。宜清肝泄热。

炒丹皮一钱半　鲜竹茹一钱半　炒白术三钱　炒薄荷八分　炒赤芍一钱半

北沙参米炒，三钱　炒枳实八分　净银花三钱　生泽泻三钱　淡茶叶三钱

◎ **张左**金家牌楼

清温化湿，胸闷泛恶、发热咳嗽均已大退。脉象弦滑，余邪未清，饮食不贪。宜宗前法，兼以温中。

淡豆豉三钱　炒枳实八分　生苡米三钱　黑山栀一钱半　净蝉衣一钱半

生熟谷芽三钱　姜竹茹一钱半　鲜佩兰三钱　鲜藿香二钱　荷叶一角

◎ **杨右**广佛寺

产伤膀胱，正气已虚。小便不禁，少腹坠痛，脉象沉细。宜温补脾肾。

西潞参三钱　菟丝饼炒，三钱　益智仁炒，一钱　炒白术三钱　炒元胡一钱半

炒吴萸五分　炒杜仲三钱　补骨脂一钱半　制香附三钱

猪脬一具，煎汤代水。

按：此方服五剂而愈。

◎ **尼师**姚家巷

肝肾两亏，八脉空虚，阴不敛阳，腰背疼痛，痛引头额。肝气横逆，胸闷纳胀，脉象弦滑。宜养阴敛阳，柔肝和胃。

生白芍二钱　生地黄三钱　广郁金三钱　生谷芽四钱　炒当归二钱　炒丹皮一钱半

白夕利炒，三钱　生石决研，四钱　怀山药四钱　川断肉二钱　瓜蒌皮三钱

◎ **周夫人**

肝郁生热，胃失和降。胸闷不舒，纳食作胀，内热虚烦，夜卧不安，脉象虚数，腰痛带

① 陈佛花：即陈佛手花。

多。宜温胆汤加减。

姜竹茹一钱半　炒丹皮一钱半　柏子仁研，三钱　炒枳实一钱　炒薄荷八分　沉香片五分　仙半夏三钱

生白芍三钱　广郁金一钱半　炒枣仁研，三钱　朱茯神四钱　夜合藤一钱半　夜交藤三钱

复诊　荷月十一日

前进温胆汤清肝泄热，宣肺化痰，内热咳嗽、左肋刺痛均已大退，脉象弦数已平。痰阻肺络，胸闷气急，饮食不多。宜前法加减。

姜竹茹二钱　净蝉衣一钱半　苦桔梗一钱半　瓜蒌皮三钱　苦杏仁三钱　蜜炙橘络五钱　炒枳实二分

仙半夏一钱半　沉香片五分　广郁金一钱半　黑山栀一钱半　炒丹皮一钱半　大荸荠三枚

◎ **罗小**

脾肾虚寒。食滞不化，脘腹膨胀，大便泄泻，舌苔薄白。

熟附片八分　新会皮一钱半　炙内金二钱　炒白术一钱半　大砂仁研，八分

焦麦芽三钱　炮姜炭四分　大腹皮二钱　云苓三钱　干荷叶一角

榴月廿九日方

◎ **陈右**虹桥

脉象弦滑，弦为肝脉，滑为胎气。郁气伤肝，肝气疏泄，气不摄血，腰痛见红，少腹坠胀。气血不和，慎防胎堕，宜调养脾胃而和气血。

炒白术三钱　炒当归二钱　炒菟丝三钱　新会皮三钱　炒白芍三钱　炒丹参三钱

大砂仁一钱　炒杜仲三钱　生熟谷芽三钱　荷叶一角　红枣五枚

◎ **朱右**川心河桥

产后脾虚，土不生金，肺失清肃。咳嗽无痰，脉象濡细，正气亦虚。宜培土生金。

炒党参三钱　象贝母三钱　代赭石三钱　炒白术三钱　怀山药三钱　炒当归二钱

光杏仁三钱　全佛花一钱半，包　炒白芍一钱半　干荷叶一角　大砂仁五分

◎ **顾左**花草浜

湿热郁于中焦。胸闷腹痛，饮食不贪，神疲力乏，遍体疼痛，脉象弦滑。宜清化湿热。

鲜藿香三钱　生苡米四钱　连皮苓三钱　鲜佩兰三钱　西秦艽三钱

炒泽泻三钱　大腹皮二钱　炒谷芽三钱　新会皮一钱半　酒炒桑枝三钱

◎ **高右**西马桥

湿浊未楚。胸闷纳胀，脉象沉细。宜和中化湿。

广藿香一钱半　大砂仁八分　新会皮一钱半　大腹皮二钱　台乌药一钱半

云苓三钱　炮姜炭五分　焦麦芽三钱　炒枳壳一钱半　干荷叶一角

◎ **陈右**马弄

脉象细滑，经事不调，少腹胀痛，胸闷食少，头昏目眩，神疲畏冷。宜调养脾胃，温和气血。

炒白术二钱　炮姜炭五分　炒谷芽三钱　大砂仁八分　艾绒炭一钱半　佩兰叶二钱

新会皮一钱半　炒吴萸五分　台乌药一钱半　炒当归三钱　荔枝核炒，打，四枚

◎ **陆小**林杏路

脾虚湿困，湿浊下注。内疝腹胀，睾丸坠肿，脉象沉细。宜温补脾土而化湿浊。

炒白术三钱　炙升麻五分　炒吴萸八分　大砂仁八分　小茴香一钱半　煨木香八分

新会皮一钱半　炒元胡三钱　佩兰叶二钱　炒泽泻二钱　炮姜炭五分　荔枝核炒，打，四枚

◎ **孟左**浦东

湿困中土，脾阳不运。胸闷腹痛，大便溏泄，脉象沉细。宜温中化湿。

鲜藿香三钱　大砂仁研，八分　熟附片一钱半　鲜佩兰二钱　中川朴八分

生苡米四钱　大腹皮二钱　台乌药一钱半　云苓三钱　荷叶一角

◎ **刘右**九亩地

肝郁生热。心烦不寐，胸脘闷胀，脉象细数。宜泄肝清热，和中安神。

炒丹皮一钱半　柏子仁三钱　炒枳壳三钱　黑山栀一钱　广郁金一钱半

白夕利三钱　炒当归二钱　赤白芍一钱半　生谷芽三钱　夜交藤三钱

◉ 六月（荷月）案

荷月朔日方

◎ **徐右**小木桥

温经化浊而和气血，少腹胀痛已退。肝气犯胃，胸闷疼痛，痛引腰背，脉象沉细。宜前法加减。

制香附三钱　炙乳没各二钱　陈佛手一钱　炒延胡一钱半　炒当归二钱　广郁金一钱半

炮姜炭五分　艾绒炭一钱半　苏藿梗各一钱半　酒炒桑枝四钱　降香五分

荷月初二日方

◎ **陈右**望花楼

温邪夹湿，湿困中焦，胸脘闷痛，不饥不食。湿郁表阳，寒热身痛，腹痛便溏，脉象濡滑。宜清温化湿而畅中焦。

鲜藿香三钱　淡豆豉二钱　焦麦芽三钱　鲜佩兰三钱　生苡米三钱

中川朴八分　扁豆衣二钱　赤猪苓四钱　大腹皮二钱　鲜荷叶一角

◎ **马左**九亩地

前进苇茎汤清宣湿热，鼻流黄涕、头脑晕胀、脉象弦滑已平。宜前法进治。

生苡米四钱　净蝉衣六钱　甘菊花二钱　干芦根四钱　白通草六分

通天草三钱　冬瓜子四钱　冬桑叶二钱　生泽泻三钱

◎ **姚右**孔家弄

产后元气未复，气血两虚，心悸怔忡，头晕目眩，面黄形瘦。肝胃不和，胸闷纳胀，形寒内热，脉象细数。宜调养心脾而和肝胃。

炒当归一钱半　柏子仁研，三钱　春砂壳三钱　炒白芍二钱　炒丹皮一钱半　广郁金一钱半

炒枣仁一钱半　北沙参米炒，三钱　佩兰叶一钱半　红枣五枚　夜交藤三钱

◎ **王右**三在里

经停脉滑，已经数月。寒湿伤脾，胸闷腹痛，大便溏薄，舌苔淡白。宜和脾化湿。

广藿香一钱半　新会皮一钱半　台乌药一钱半　鲜佩兰二钱　炒白术一钱半

云苓三钱　大砂仁研，八分　生熟谷芽三钱　炒泽泻二钱　干荷叶一角

◎ **陈右**九亩地

余邪未清，发热咳嗽。肝胃不和，胸脘闷痛，脉象滑数。宜清解宣肺，理气畅中。

淡豆豉三钱　光杏仁三钱　炒枳壳一钱半　净蝉衣一钱半　象贝母二钱

广郁金一钱半　冬桑叶三钱　甘菊花二钱　白夕利炒，三钱　干芦根一尺

◎ **稼翁**

温为阳邪，湿为阴邪，先寒后热，热则有汗。此为温邪夹湿，郁于肌表，荣卫不和而为寒热也。湿留关节，遍体筋骨疼痛，湿困中土，胸闷不舒。湿热上蒸，舌苔黄腻。湿热下注，二便不利。湿温之症，最患缠绵，即拟运脾化湿，宜正气散合三仁汤加减。

鲜藿香三钱　扁豆衣二钱　淡豆豉炒，三钱　鲜荷叶一角　鲜佩兰三钱　西秦艽二钱

炒谷芽四钱　大砂仁研，八分　生苡米三钱　中川朴八分　大腹皮二钱

复诊　荷月初三日

前进清温化湿，骨节疼痛已愈，寒热渐退，舌苔黄腻渐化。但余邪未清，小便热赤，头胀晕痛，胸闷不舒，目珠微黄。宜和中化湿。

鲜藿香二钱　扁豆衣二钱　生熟谷芽各三钱　鲜佩兰三钱　淡豆豉三钱　益元散三钱，包

生苡米三钱　赤苓三钱　大腹皮二钱　中川朴五分　鲜荷叶一角

复诊　荷月初九日

余邪未清。舌苔淡黄，咳嗽痰多，腹部时胀时减，大便不畅，饮食无味，四肢无力。此湿困中土，正气不足，宜调养脾胃，化湿畅中。

炒白术二钱　鲜佩兰二钱　鲜藿香一钱半　生苡米三钱　大腹皮三钱　生熟谷芽四钱

赤苓二钱　新会皮三钱　光杏仁三钱　象贝母五钱　干荷叶一角

复诊　荷月十九日

肺为乾金而主卫气，卫气者，所以外护皮毛而为因也；脾为坤土而主正气，正气者，由水谷精微之所化，能维持精神者也。经治以来，诸恙尽退，惟久咳伤气，痰多伤精，精气两伤，脾肺两虚，精神时旺时衰，饮食时增时减，职是故也。近来咳剧汗多，又易感风邪，亦系脾肺两虚，外邪易入，精不内守，一切病情细心研究，宜大补正气，培土生金，以冀土能生金，则咳嗽汗多可愈，外邪亦不得入矣，□□多服，缓缓调治。

西潞参二钱　生熟黄芪三钱　甜杏仁三钱　炒於术三钱　云苓二钱　象贝母二钱　新会皮一钱半

仙半夏一钱半　淮山药四钱　五味子八分　补骨脂一钱　生熟谷芽各三钱　桃肉去皮，二两

或有外感，去五味子、补骨脂；寒加青皮八分、苏梗叶一钱半；热，桑叶二钱、桔梗一钱半。

复诊　荷月廿五日

肺为乾金，而主卫气，脾为坤土，而恶湿浊。自春入夏，湿令久行，现交大暑，湿郁热蒸。人在气交之中，脾肺虚者，易感暑湿。始为微寒，继则胸闷腹痛，大便溏薄，少腹之间，气自上冲，心泛作恶。所谓头重而晕，面目色黄，舌苔黄腻，头汗亦多，亦系湿热上蒸之故。咳嗽痰多，或黏或稀，此系积生痰，痰阻肺络也。昨进清暑化湿，运脾化痰，诸恙大退。但小便热赤，口淡无味，右脉沉细，余邪未清也。宜宗前法加减。

生苡米四钱　冬瓜子四钱　白通草八分　鲜藿香二钱　生熟谷芽各二钱　光杏仁三钱　象贝母三钱　赤猪苓各三钱　鲜佩兰三钱　荷叶一角　汉防己一钱半　绵茵陈一钱半　炒泽泻四钱　台乌药八分

复诊　六月卅日方

脾为湿土而主正气，正气者，水谷津微之所化，所以维持精神者也。经治以来，精神时起时伏，湿痰或多或少，此系湿令久得，脾土受困，正气未能恢复。维调之间，温燥则助火，滋阴则生痰，细心研究，宜以甘平心补脾而扶正气，兼以和中化湿，但交秋令，再行调治。

西潞参三钱　生熟黄芪各一钱半　生白芍一钱半　佩兰叶一钱半　炒於术二钱　云苓三钱　生熟谷芽各三钱　清炙橘络一钱半　怀山药三钱　柏子仁三钱　生苡米三钱　象贝母二钱　荷叶一角

◎ 曾右九亩地

经停恶阻，营卫不和。形寒头晕，胸闷泛恶，脉象滑动。宜调养脾而和营卫。

炒当归二钱　北沙参三钱　炒白术二钱　炒白芍一钱半　生熟谷芽二钱　大砂仁研，六分　新会皮一钱半　佩兰叶一钱半　炒黄芩一钱　生姜二片　荷叶一角　红枣三枚

荷月初三日方

◎ 雷太太

吐泻之后，湿滞未楚，胸闷不舒，食少无味，舌苔淡黄。宜化湿滞，和畅中焦。

广藿香一钱半　赤猪苓各三钱　生苡米三钱　大腹皮二钱　炒泽泻三钱　广郁金一钱半　生熟谷芽各三钱　佩兰叶三钱　扁豆衣二钱　枳实炭八分　鲜荷叶一角

荷月初四日方

◎ 李左季家弄

湿郁中焦，脾胃不和。胸脘闷胀，面目色黄，脉象弦细。宜茵陈青蒿汤加减。

绵茵陈一钱半　赤猪苓各三钱　大腹皮三钱　香青蒿一钱半　生苡米四钱　生熟谷芽四钱　鲜佩兰三钱　白通草八分　五加皮二钱　荷叶一角

◎ 王右方板桥

风郁于肺，热遏于荣，化为痰火。咳吐脓血，脉象滑数。防成肺痈，宜《千金》苇茎汤加减。

生苡米四钱　光杏仁三钱　炒丹皮一钱半　干芦根六钱　冬瓜子四钱　苦桔梗一钱半　桃仁泥一钱半　瓜蒌皮三钱　象贝母三钱　鲜竹茹二钱　枇杷叶三钱

◎ 周太太

清解暑温，寒热已退，脉象滑数已平。但余邪未清，痰热郁肺，咳嗽气急，胸脘闷痛，虚

烦不寐。仍宜前法加减。

光杏仁三钱　鲜竹茹二钱　大力子炒，研，三钱　净连翘二钱　净蝉衣一钱半

淡豆豉三钱　冬桑叶三钱　扁豆衣二钱　黑山栀一钱半　象贝母三钱　枇杷叶二钱

◎ **陈右**马弄

温养脾胃而化寒浊，胸闷已退，腹胀微愈。带多腰酸，经事不调，脉象沉细。宜前法进治。

炒当归二钱　炒吴萸六分　炒延胡一钱半　炒杜仲三钱　炮姜炭五分　白扁豆炒，四钱

女贞子炒，三钱　制香附三钱　炒白术二钱　荔枝核炒，打，四枚

◎ **奚小**老西门

汗出外风，风乘虚入，面目浮肿。脾阳不运阴，腰腹胀大，脉象沉细。宜外疏风邪，内运脾土。

荆芥穗八分　炒白术二钱　新会皮一钱半　生苡米三钱　炒苍术一钱半

炙内金二钱　防风己一钱　大砂仁研，八分　炒麦谷芽各三钱　煨姜二片

◎ **周小**狮子弄

湿困中土。胸闷不饥，饮食不进，脉象沉细。宜运中化湿。

鲜藿香二钱　中川朴八分　炒苍术一钱半　鲜佩兰三钱　新会皮一钱半

焦麦芽三钱　大腹皮二钱　大砂仁研，八分　云苓三钱　荷叶一角

◎ **沈右**虹桥

乳通肝脾，肝郁气滞，气血不和，两乳块痛；肝气犯胃，胸闷纳胀，腰痛带多。前进理气和血，诸恙大退。木强克土，脾湿下注，两足暮肿。宜前法加减。

炒赤芍二钱　炒枳壳一钱半　苏藿梗各一钱半　炙乳没各五分　广郁金一钱半

连皮苓四钱　当归尾一钱半　沉香片五分　汉防己三钱　降香五分

◎ **周右**陈市安桥

肝郁生热，气火升腾，面痛偏左，心烦内热。肝气犯胃，胸闷纳胀，大便燥难，脉象濡滑。宜温胆汤加味。

姜竹茹二钱　炒薄荷一钱　甘菊花二钱　炒枳实一钱　仙半夏一钱半

生谷芽四钱　炒丹皮一钱半　生石决研，四钱　广郁金一钱半　夜交藤三钱

◎ **顾右**元桥

补正化邪，发热汗多大退。咳嗽痰多，脉象细滑，病重，产后气血已虚，腰痛带多。宜调养脾肾而化痰浊。

北沙参米炒，三钱　象贝母二钱　炒杜仲三钱　炒白术二钱　炒当归二钱　生谷芽三钱

光杏仁三钱　炒白芍一钱半　佩兰叶二钱　红枣五枚　夜交藤三钱

◎ **马右**候家浜

外感暑温，暑必夹湿，湿困中土。胸闷不食，舌苔白腻，寒热身痛，脉象濡数。宜清暑化湿。

嫩香薷六分　生苡米四钱　炒苍术一钱半　扁豆衣二钱　赤猪苓各三钱

鲜藿香三钱　连翘一钱　中川朴一钱　鲜佩兰二钱　荷叶一角

荷月初七日方

◎ **王左**庙东

痰饮伏肺，复感外邪。久咳痰多，胸闷气急，脉象细滑。宜苇茎汤加味。

生苡米四钱　象贝母三钱　炒枳实一钱　冬瓜子四钱　瓜蒌皮二钱

苦桔梗一钱半　光杏仁三钱　姜竹茹二钱　云苓三钱　干芦根去节，六钱

复诊　荷月十四日

前进苇茎汤清化湿毒，胸闷气急、咳嗽痰多均已大退。仍立前法加减。

生苡米四钱　仙半夏二钱　白桔梗一钱半　冬瓜子四钱　云苓三钱

瓜蒌皮三钱　光杏仁三钱　新会皮一钱半　炒枳壳一钱半　干芦根六钱

◎ **胡左**孔家弄

阴虚之体，木火刑金。咳嗽咯血，前进平肝泄热，咯血已愈，脉数未平。宜前法，兼以清肺。

炒丹皮一钱半　甜杏仁三钱　冬桑叶三钱　炒赤芍二钱　象贝母三钱　茜草炭三钱

黑山栀二钱　瓜蒌皮三钱　甘菊花二钱　芦根一尺　鲜竹茹一钱

◎ **徐右**唐家湾

肝郁气滞，气血不和，左肋块痛。肝热下注，小便频数。肝气犯胃，胃失和降，大便燥难，胸闷不舒，少腹结胀，脉象弦滑。宜开郁理气而和肝胃。

炒赤芍二钱　广郁金一钱半　萹蓄草一钱半　降香五分　炒丹皮一钱半　白夕利三钱

生草梢六分　夜交藤三钱　炒丹参三钱　沉香片五分　赤猪苓各三钱

复诊　荷月初八日

清肝理气而化湿热，大便通行，少腹急胀已减。肝热下注，小便频数。肝气犯胃，胸闷肋胀，脉象弦细。宜前法加减。

炒丹皮一钱半　萹蓄草一钱半　白夕利炒，二钱　炒赤芍一钱半　生草梢六分　沉香片五分

赤猪苓各三钱　广郁金一钱半　炒枳壳一钱半　生谷芽四钱　降香五分

复诊　荷月初九日

少腹急胀、小便频数均已全退。但肝胃不和，胸闷纳胀，大便燥难，脉象浮细。宜前法加减。

炒丹皮一钱半　萹蓄草二钱　沉香片五分　炒薄荷一钱　赤猪苓各三钱

白夕利炒，三钱　炒赤芍二钱　生草梢六分　炒枳实一钱半　降香一分

◎ **曹小**马力师

痰浊未楚，肺胃不和。咳嗽呕吐，舌苔薄白。宜和中化痰。

仙半夏二钱　新会皮一钱半　佩兰叶二钱　云苓三钱　炒枳实八分

广藿香一钱半　大砂仁研，八分　炒谷芽三钱　大腹皮二钱　干荷叶一角

◎ **徐右**小木桥

脉象沉细，脾胃虚寒，湿浊不化。胸闷腹痛，纳食作胀，头昏肢酸，舌苔淡白。宜调养脾胃，温化湿浊。

广藿香一钱半　新会皮一钱半　佩兰叶二钱　炒苍术一钱半　大砂仁八分

台乌药一钱半　中川朴八分　焦麦芽三钱　云苓三钱　煨姜二片　荷叶一角

◎ **徐右**小木桥

肝郁气滞，脾胃虚寒，肾虚生浊，脾虚生湿，湿浊不化，少腹急胀。上占阳位，面目虚浮，阳不下逆，两足暮肿，脉象沉细，神疲力乏，胸闷纳胀。宜开郁理气，通阳化浊。

沉香片五分　大砂仁研，八分　熟附片一钱　连皮苓四钱　陈佛手一钱　新会皮一钱半　制香附三钱

木防己三钱　广郁金一钱半　炮姜片六分　炒延胡一钱半　炒谷芽三钱　姜衣五分

荷月初八日方

◎ **张右**张家弄

心脾两虚，气血不和。心悸怔忡，头晕目眩，面黄神疲，胸闷纳胀，脉象濡细。宜调养心脾而和气血。

北沙参米炒，二钱　炒白术一钱半　炒当归一钱半　生熟谷芽四钱　佩兰叶二钱

炒枣仁研，二钱　广郁金一钱半　苏藿梗一钱半　柏子仁三钱

合欢花一钱半　陈佛手一钱　白夕利炒，三钱　夜交藤炒，三钱

◎ **徐右**红栏杆桥

湿郁脾困，肝胃不和。胸闷泛恶，纳食作胀，头昏神疲，舌苔黄腻，脉象沉细。宜和脾化湿，理气畅中。

生苡米四钱　鲜佩兰三钱　广郁金一钱半　赤猪苓三钱　姜竹茹一钱半　沉香片七分

鲜藿香二钱　炒枳壳一钱半　苏藿梗一钱半　降香七分　干叶一角

◎ **张右**小南门

暑气通心，湿困中土，暑湿内伏。心烦内热，大便溏泄，胸闷泛恶，脉象濡数。宜清暑化湿，和畅中焦。

扁豆衣二钱　淡豆豉三钱　鲜藿香二钱　连翘壳二钱　生苡米四钱　大腹皮二钱

鲜佩兰三钱　赤猪苓三钱　生熟谷芽各三钱　姜竹茹一钱半　荷叶一角

◎ **张小**小南门

发热咳嗽，呕吐痰食。宜桑菊饮加减。

冬桑叶三钱　象贝母二钱　云苓三钱　甘菊花二钱　姜竹茹一钱半

炒谷芽三钱　光杏仁三钱　炒枳实八分　鲜佩兰二钱　荷梗一尺

◎ **周右**小东门

肝主筋，肾主骨，产后血虚，肝肾两亏。筋骨不能坚强，手足痿软，举动不利，气血不

和，肌肤麻木，脉象沉细。病延日久，宜虎潜汤加减。

炙虎骨四钱　酒炒当归二钱　金毛脊三钱　炙龟板四钱　酒炒白芍桂枝三分拌，一钱半

生黄芪三钱　干地黄三钱　川断肉三钱　络石藤三钱　酒炒桑枝四钱　桑寄生三钱

◎ **周左**大街

寒伤脾阳，湿困中土。胸闷不饥，腹痛畏冷，脉象迟细。宜附子理中汤加减。

炒苍术一钱半　广藿香二钱　焦麦芽四钱　熟附片一钱　台乌药三钱

中川朴一钱　炮姜炭四分　大腹皮三钱　炒吴萸七分　干荷叶一角

◎ **陈右**古东桥

发热已退，湿浊未楚。胸闷腹胀，脉象细滑。宜和中化湿。

生苡米四钱　鲜佩兰三钱　炒谷芽三钱　赤猪苓三钱　鲜藿香三钱

炒枳实一钱　大腹皮三钱　白通草八分　扁豆衣二钱　鲜荷叶一角

◎ **魏右**西门

肝脾两郁，肝郁气滞，脾郁生湿，气不流畅。胸闷腹胀，湿留筋遂，脉象细涩，舌苔边白中黄。宜和脾化湿，理气畅中。

炒苍术一钱半　生苡米四钱　沉香片五分　新会皮一钱半　连皮苓四钱

广郁金一钱半　大砂仁研，八分　络石藤三钱　苏藿梗一钱半

木防己二钱　炒谷芽三钱　酒炒桑枝四钱　佩兰叶二钱

◎ **陈右**望花楼

湿热未清。胸闷腹胀，饮食不贪，舌苔中黄，脉象细滑，头晕神疲。宜清化湿热。

鲜藿香二钱　生苡米四钱　大腹皮二钱　鲜佩兰三钱　中川朴八分

扁豆衣四钱　炒苍术二钱　赤猪苓三钱　生熟谷芽四钱　荷叶一角

◎ **陆右**淘沙场

湿热不化。胸闷泛恶，形寒微热，舌苔中黄，脉象滑数。宜和畅中焦，清化湿热。

鲜藿香二钱　扁豆衣二钱　生苡米四钱　鲜佩兰三钱　姜竹茹一钱半

赤猪苓三钱　淡豆豉三钱　炒枳实八分　大腹皮二钱　鲜荷叶一角

◎ **朱右**九亩地

理气畅中，温化寒浊，胸闷纳胀、少腹疼痛均已大退。脉象沉细，气血不和，宜前法进治。

沉香片七分　大川芎八分　制香附三钱　广郁金一钱半　炮姜炭七分

艾绒炭一钱半　炒当归二钱　炒延胡一钱半　白夕利三钱　降香七分

荷月初九日方

◎ **王右**方板桥

时成肺痈，咳吐脓血，两肋疼痛。前进《千金》苇茎汤，诸恙大退。但脉象弦滑，痰火未楚，咳嗽气急。宜前法加减。

生苡米四钱　冬瓜子四钱　苦杏仁三钱　干芦根六钱　瓜蒌皮三钱　苦桔梗一钱半

桃仁泥一钱半　净蝉衣一钱半　轻马勃一分　鲜竹茹二钱　枇杷叶三钱

◎ **江右**桂元弄

心脾两虚，脾阳不运。胸闷纳胀，心悸怔忡，面黄神疲，脉象沉细。宜调养心脾而补气血。

西潞参二钱　大砂仁六分　炒枣仁二钱　炒白术一钱半　炒当归二钱　柏子仁三钱

炙甘草五分　炒白芍一钱半　朱茯神三钱　夜交藤三钱　红枣五枚

◎ **洪右**老孙前

脉象细数，数为肝热。肝气犯胃，胸闷纳胀，大便燥难。肝阳上扰，内热头晕，肩背酸痛。宜养血清肝，理气和胃。

生白芍二钱　炒薄荷一钱　广郁金一钱半　全当归炒，一钱半　黑山栀一钱半　白夕利炒，三钱

炒丹皮一钱半　沉香片五分　苏藿梗一钱半　生谷芽三钱　夜交藤三钱

◎ **徐右**小木桥

胸闷腹痛已退，温毒伏于少阳。颊本肿胀，牙关不利。宜普济消毒饮加减。

净连翘三钱　炙僵蚕三钱　中川朴八分　轻马勃八分　大力子炒，研，三钱

生苡米四钱　净银花三钱　淡豆豉三钱　鲜佩兰三钱　鲜荷叶一角

◎ **朱左**三川寺

温邪夹湿，湿困中土，胸闷不食。湿郁化热，心烦不寐，舌绛苔黄。湿留关节，遍体疼痛。湿热蒸腾，汗多阳虚。血气大伤，声嘶不扬，气血不和，形色灰紫，脉象沉细而数。症势重险，勉宜三仁汤加减。

生苡仁四钱　中川朴八分　鲜佩兰四钱　鲜荷叶一角　杏仁四钱　飞滑石四钱

广郁金二钱　白蔻仁一钱　鲜藿香三钱　姜竹茹一钱半　炒苍术一钱半

◎ **王右**川心河桥

外感风湿。遍体浮肿，舌苔白腻，胸闷纳胀，脉象沉细。宜疏风化湿。

生苡米四钱　嫩香薷六分　荆防风各一钱　光杏仁三钱　木防己三钱

炒苍术一钱半　苏梗叶一钱半　连皮苓三钱　鲜佩兰二钱　鲜荷叶一角

◎ **裘右**莫行桥

心闷腹胀，小便频数，淋漓疼痛。寒凝湿阻，气化无权，舌苔白腻，脉象沉细。宜和脾化湿，温肾化气。

炒苍术一钱半　川桂枝四分　生苡米四钱　中川朴八分　茯赤苓三钱

白通草八分　新会皮一钱半　炒泽泻三钱　生草梢六分　车前子盐水炒，三钱

◎ **潘右**候家浜

产后血虚，血不养筋。遍体酸痛，头晕目眩，面色萎黄，脉象微细。宜四物汤加减。

炒当归二钱　川断肉三钱　五加皮三钱　炒白芍二钱　金毛脊三钱　海风藤三钱

炒阿胶一钱　络石藤三钱　西秦艽一钱半　红枣五枚　酒炒桑枝三钱

复诊　荷月十四日

产后血虚，血不养筋，通体疼痛。血不养气，面黄神疲，头昏目花，脉象沉细。前进四物汤，诸恙渐退。宜宗前法而和气血。

炒当归二钱　炒白术二钱　炒枣仁研，二钱　炒白芍二钱　炙甘草五分　炒阿胶一钱半

西潞参二钱　柏子仁三钱　络石藤三钱　酒炒桑枝三钱　红枣五枚

◎ **姚左**西马桥

内热咳嗽，痰中夹血，热已大退。但痰火未清，宜前法加减。

光杏仁三钱　瓜蒌皮三钱　黑山栀三钱　象贝母三钱　炒丹皮一钱半

生谷芽三钱　鲜竹茹一钱半　桑叶三钱　北沙参二钱　鲜藕一两

◎ **孙国季**

肾为胃关，开窍于二便，关门不固，腹鸣漉漉，大便泄泻，小便频数，舌苔白腻，脉象濡细。此乃火衰于下，水不化气，关门大开，泄泻无度，所由来也。下焦虚寒，虚阳上浮，消渴引饮，时常发热，阳不敛也。症势重险，勉拟附子理中汤加减。

熟附片一钱半　生炙草各八分　炙粟壳四钱　炒白术三钱　炮姜炭四分　天花粉二钱

荷蒂三枚　西潞参二钱　五味子炒，一钱　怀山药四钱　肾气丸二钱，淡盐水二次吞服

复诊

阳衰于下，关门不固，气化无权。腹鸣漉漉，大便泄泻，小便不禁。前服附子理中汤合肾气丸，肾气固守，便数均利，均已尽愈。惟阴火上浮，上腭疼痛。古人云：土厚则阴火自伏。宜守前法而补脾土。

西潞参二钱　炙甘草八分　炙粟壳四钱　肾气丸二钱，淡盐水吞服二次　炒於白术各一钱半

五味子炒，一钱　生熟谷芽三钱　荷蒂三枚　熟附片一钱半　怀山药四钱　大砂仁研，八分

◎ **王左**

肝主筋，肾主骨，筋骨之间，阴精阳气所往来也。《金匮》云：阳气不通则身冷，阴气不通则骨酸。阴阳并虚，荣卫不利，右手足日渐枯细，肌肤筋骨时常畏冷。症属偏枯已久，脉象濡缓，宜温通阳气而和气血，宗附桂八味汤法。

熟附片一钱半　益智仁炒，一钱　五加皮二钱　油松节三枚　巴戟肉三钱

破故纸二钱　炒白术三钱　干地黄三钱　炙虎骨四钱　生黄芪四钱

炒当归二钱　炒白芍桂枝八分拌，一钱半　合桃肉去皮，三钱

复诊

前进附桂八味汤，服药六剂，诸恙渐退。继以丸方缓缓调之。

炒党参二两　炒白芍桂枝五钱拌炒去之，一两五钱　川断肉四钱　五加皮二两

生黄芪三两　炒当归一两五钱　炙虎骨二两　炒於术二两　熟附片一两五钱

补骨脂二两　上桂心三钱　金毛脊一两五钱　巴戟肉三两　益智仁炒，一两

干地黄三两　合桃肉去皮，五两　鹿角胶二两　陈酒一斤

将鹿角胶炖化，代水煎而泛为丸，每日早晚开水送下二三钱为度。忌鱼腥面食、生冷等物。

◎ **钱青**

湿热挟滞。脘腹闷胀，大便不行，内热心烦，胸闷不饥，舌苔黄腻，脉象濡滑。宜清化湿热，通腑调滞。

淡豆豉三钱　鲜藿香一钱半　赤猪苓各三钱　连翘三钱　鲜佩兰三钱　飞滑石四钱

扁豆衣二钱　川朴一钱　生大黄二钱　生苡米四钱　姜竹茹二钱　炒枳实八分　荷叶一角

复诊

服前药，诸恙稍减。惟湿郁热蒸，阳浊之气上壅，胸闷汗多，舌苔黄腻，不饥不食。经云：地气上升为云，天气下降为雨。为胸中阳部乃得，旷若只有光天化日之象，姑拟川连苦寒以泄之，合猪苓、泽泻而清湿热。藿香、佩兰芳香化湿，合川朴、炒枳实[1]而畅中都。杏仁、桔梗、苡米宣通肺气，助滑石、通草下达膀胱而通水道，以观动静。

姜川连四分　鲜藿香三钱　炒枳壳八分　鲜荷叶一钱　赤猪苓各三钱　鲜佩兰三钱　生苡米四钱

炒泽泻一钱半　川朴八分　光杏仁四钱　飞滑石四钱，包　白桔梗一钱半　白通草八分

复诊　荷月十二日

清化湿热，通腑调滞，大便通行一次，脘腹闷胀、舌苔黄腻、头热汗多均已大退，饮食亦能渐进。但素有肝郁，郁则胸闷嗳气，气不流畅，湿困之而瘀阻，脉濡细，右脉濡滑。仍宜前法，兼以开郁理气。

苏藿梗各一钱半　鲜佩兰三钱　赤猪苓各三钱　焦谷麦芽各三钱　沉香片五分　大腹皮三钱

苦桔梗一钱半　炒苍术一钱半　白夕利炒，三钱　生苡米四钱　光杏仁三钱　炒枳壳一钱半　荷叶一角

复诊　荷月既望日

运脾化湿，理气畅中，胸闷腹胀均已大退。但湿困中土，饮食无味，舌苔淡白，神疲力乏，脉象迟细。宜前法加减。

炒苍术一钱半　大砂仁八分　佩兰叶二钱　炒苡米四钱　炒谷芽三钱　苏藿梗一钱半

新会皮一钱半　广郁金一钱半　沉香片五分　陈佛手一钱　降香一分

◎ **周右**四马路

湿热下注膀胱，累及胞宫，胎气下逼。小便频数，淋漓坠痛，脉象滑数。宜益气举胎，清化湿热。

炒白术三钱　炒柴胡一钱　炒丹皮一钱半　西潞参三钱　赤猪苓各三钱　黑山栀一钱半

炙升麻四分　炒泽泻三钱　白通草八分　生草梢六分　淡竹叶二钱

◎ **张右**西门

经停脉滑，胸闷食少，头昏心悸。宜调养脾肾。

---

① 炒枳实：虽此处言炒枳实，然实际据后方及复诊方，所用为炒枳壳。

北沙参米炒，二钱　大砂仁研，八分　苏藿梗各一钱半　生熟谷芽二钱　新会皮一钱半

白夕利炒，三钱　佩兰叶一钱半　炒枳壳一钱半　广郁金一钱半　夜交藤三钱

◎ **张右**小木桥

外感暑温，暑必挟湿。寒热头晕，四肢酸痛，胸闷不舒，舌苔边白中黄，脉象濡滑。宜清暑化湿，和畅中焦。

嫩香薷六分　冬桑叶一钱　赤猪苓各二钱　扁豆衣二钱　连翘壳三钱

白通草八分　淡豆豉三钱　生苡米四钱　鲜佩兰一钱半　鲜荷叶一角

◎ **杨右**李家弄

痰饮阻气，肺失清肃。胸闷咳嗽，纳食作胀，脉象沉细。宜温肺化饮，理气畅中。

仙半夏二钱　苏梗叶二钱　炒枳壳一钱半　云苓三钱　光杏仁三钱

象贝母三钱　新会皮一钱半　川桂枝八分　全佛花一钱半　姜汁冲服

◎ **徐妇**方板桥

左脉滑动，经乃不行。气血不和，胸闷纳胀，腰背酸疼。宜调养脾胃。

大砂仁八分　炒白术二钱　广郁金一钱半　新会皮一钱半　北沙参二钱

炒当归二钱　生熟谷芽三钱　云苓三钱　夜交藤三钱

◎ **陈妇**红栏杆桥

和脾化湿，理气畅中，胸闷泛恶、纳食作胀均已渐退。舌苔中黄，湿浊未楚，脉象沉细。宜前法加减。

炒苍术一钱半　鲜藿香三钱　仙半夏一钱半　生苡米四钱　鲜佩兰三钱　炒枳实一钱

赤猪苓三钱　姜竹茹二钱　焦麦芽三钱　沉香片五分　荷叶一角

◎ **曹左**新北门

湿困脾土，胸闷纳胀。湿流经络，遍体疼痛，面色萎黄，舌苔白腻，脉象弦细。宜运中化湿。

炒苍术四钱　西秦艽一钱半　焦谷麦芽各三钱　生熟苡仁四钱　木防己三钱

鲜藿香三钱　中川朴八分　连皮苓四钱　鲜佩兰三钱　酒炒桑枝四钱

◎ **孟君**白壳路

肥人多湿，积湿生痰，痰阻肺络。咳嗽气急，胸闷不舒，舌苔淡黄，小溲浑浊，脉象弦滑。宜宣肺化痰，和脾化湿。

光杏仁三钱　冬瓜子四钱　炒泽泻三钱　白桔梗一钱半　姜竹茹一钱半　象贝母三钱

生苡仁四钱　瓜蒌皮三钱　炒枳壳一钱半　枇杷叶二钱　鲜佩兰三钱

◎ **陈子**和尚浜

温邪挟湿，湿困中土。胸闷不饥，舌苔灰黄，午后寒热，遍体酸疼，脉象滑数。宜三仁汤加减。

生苡仁四钱　飞滑石四钱，包　鲜藿香二钱　光杏仁四钱　中川朴八分　鲜佩兰三钱

大砂仁一钱　赤猪苓各三钱　大腹皮二钱　白通草八分　淡豆豉二钱　鲜荷叶一角

◎ **潘女**候家浜

湿困中土。胸闷食少。宜和中化湿。

大砂仁八分　新会皮一钱半　广藿香二钱　焦麦芽三钱　云苓三钱

生苡米四钱　大腹皮二钱　炒泽泻三钱　焦神曲三钱　荷梗三分

◎ **陶妇**品吉里

湿滞不化。腹痛便溏，脉象沉细。宜和中化滞。

广藿香一钱半　生苡米四钱　鲜藿香三钱　大腹皮二钱　赤猪苓各三钱

鲜佩兰三钱　台乌药一钱半　炒泽泻三钱　大砂仁研，八分　鲜荷叶一角

◎ **夫人**

湿郁脾困，肝胃不和。胸脘不舒，纳食作胀，二便不利，口中味苦。宜运脾化湿，理气和胃。

炒枳壳三钱　白夕利炒，三钱　广藿香一钱半　广郁金一钱半　生苡米二钱　大腹皮二钱

苏藿梗二钱　赤猪苓各三钱　生熟谷芽三钱　鲜佩兰二钱　荷梗去刺，一尺

◎ **尤日凡**

悬饮数载，左肋下引痛硬胀，呕吐酸水。肝气犯胃，胸闷不舒，饮食甚少，舌苔薄白，脉弦滑。宜甘遂半夏汤加减。

仙半夏二钱　新会皮一钱半　广郁金三钱　甘遂二分　云苓三钱

沉香片四分　炒枳壳一钱半　苏藿梗各一钱半　生谷芽四钱

复诊

前方加赤小豆四钱、炒谷芽四钱、炒泽泻二钱、荷梗一尺。

复诊　荷月十七日

痰饮已久，肝肾虚寒，阴络受伤。左肋下及少腹瘕块隐痛，痛则上为吐酸，下为便血，脉象沉细而迟，舌苔白滑，胸闷食少。病延数载，屡发不愈，殊难奏功，姑拟温脾化饮，温肾化浊。

仙半夏二钱　炒白术二钱　煨木香六分　云苓三钱　炒吴萸五分　炒阿胶一钱

新会皮一钱半　熟附片八分　炒杜仲三钱　灶心土一两，包，煎汤代水

荷月十一日方

◎ **陈左**

湿郁热伏，而挟食滞。午后身热，舌苔中黄边白，渴不多饮，胸闷不舒，不饥不食，大便多日不行，脉象濡滑而数。此系邪阻气机，里气不通，表邪不达。姑拟川连苦寒，苦以泄之，合猪苓、泽泻而清湿热。藿香、佩兰芳香化浊，合朴实、大黄畅中通腑而调食滞。杏仁、桔梗宣通肺气，合滑石、通草下达膀胱而通水道。种种病情，以冀湿热食滞，邪有去路，庶几里气通而表邪达，诸恙乃能渐退。是否有当？候显翁道兄明政。

姜川连四分　鲜佩兰三钱　炒枳实八分　赤猪苓各三钱　鲜藿香一钱　生大黄一钱半　炒泽泻二钱
川朴八分　苦杏仁四钱　苦桔梗一钱半　飞滑石四钱，包　白通草八分　生熟谷芽三钱　鲜荷叶一角

复诊

前进畅中通腑，兼宣肺气而清湿热，大便仍未通行，矢气宣泄，热浊渐减，腹胀稍松。惟湿热郁于肌表，胸脘腹部续发白㾦，下部无汗，午后热重，暮则更甚，右脉浮滑带数，胸闷不饥。姑拟香薷、豆豉、蝉衣清解肌表，茵陈、青蒿以达湿热之郁蒸，杏仁、桔梗、川通草、赤苓宣通肺气，气行而湿自化。但病属湿温，最为患缠绵，以湿性黏腻，热被湿遏攻也。是否有当？望显翁道兄明政。

嫩香薷六分　绵茵陈一钱半　苦桔梗一钱半　淡豆豉三钱　香青蒿二钱　生苡米四钱　净蝉衣一钱半
苦杏仁二钱　通草一分　赤猪苓各三钱　鲜佩兰二钱　鲜荷一角　鲜薄荷八分

◎ 张君

脾为湿土，而操运化之权，操劳伤脾，脾虚湿困，胸闷食少，神疲力乏。湿留关节，手足酸痛，痛引腰背，面色萎黄，脉象濡缓。气不摄精，时常滑泄。宜运脾化湿，和畅中焦。

炒苍术一钱半　新会皮一钱半　炒吴萸六分　生熟苡米三钱，包
光杏仁三钱　小茴香炒，三钱　大砂仁研，一钱　苏藿梗一钱半
台乌药一钱半　云苓四钱　炒谷麦芽三钱　佩兰叶二钱　酒炒桑枝四钱

◎ 王小老北门

久泄脾虚，土不生金。胸闷咳嗽，脘腹胀大，面黄形瘦。宜培土生金，而化痰浊。

北沙参米炒，一钱半　象贝母二钱　佩兰叶二钱　怀山药三钱　冬桑叶四钱
大腹皮一钱半　炒於术三钱　生谷芽四钱　五加皮二钱　干荷叶一角

◎ 王右老北门

心脾两虚。面黄神疲，心悸头眩，脉象濡滑。宜调养心脾。

炒白芍二钱　炒枣仁一钱半　广郁金一钱半　炒当归一钱半　北沙参米炒，三钱　白夕利炒，三钱
柏子仁三钱　生熟谷芽四钱　佩兰叶一钱半　炒白术一钱半　夜交藤三钱

◎ 戴小陆家浜

外感暑湿。虚热脉数，下迫肠胃，痢下赤白，里急后重。宜清化暑湿而和荣卫。

淡豆豉三钱　鲜藿香二钱　赤白芍炒，各一钱半　扁豆衣二钱　赤猪苓各三钱
北秦皮二钱　鲜佩兰三钱　炒泽泻三钱　炒黄芩一钱半　鲜荷叶一角

◎ 陈右虹桥

理气和血，两乳块痛已消，和中化湿，脚肿渐退，胸闷纳胀已舒，脉象弦细。宜前法加减。

炒赤芍二钱　炒枳壳一钱半　连皮苓四钱　当归尾一钱半　沉香片五分　汉防己三钱
炙乳没各五分　生熟谷芽各三钱　川牛膝三钱　降香五分　夜交藤三钱

◎ 李右虹桥

肝郁气滞，气血不和，两乳块痛。肝气犯胃，胸闷纳胀，脉象沉细。宜理气和血。

炒赤芍二钱　炙橘络八分　陈佛手一角　炒枳壳一钱半　广郁金一钱半

沉香片五分　当归尾一钱半　炙乳没各五分　苏藿梗一钱半　夜交藤三钱

◎ **钱左**花园里

湿令甚行，脾土受困，运化失司。胸闷不舒，身寒肢酸，脉象迟细，神疲力乏，舌苔白腻。宜运脾化湿。

广藿香一钱　新会皮一钱半　生熟苡米四钱　炒苍术一钱半　中川朴一钱　炒泽泻三钱

五加皮二钱　鲜佩兰二钱　大腹皮二钱　焦谷麦芽三钱　荷叶一角　酒炒桑枝四钱

◎ **汪右**

滑泄渐止，脾土尚虚，形已消瘦，饮食不多，脉象虚浮而滑。症势危险，始拟调养脾土而扶正气。

西潞参三钱　炙甘草一钱　炙粟壳二钱　炒於术三钱　生熟谷芽三钱，包

禹余粮四钱　怀山药三钱　佩兰叶一钱半　新会皮一角　荷叶一角

荷月十二日方

◎ **张小**小桃园

寒湿伤脾，脾阳不运。腹鸣泄泻，脉象沉细。宜附子理中加减。

熟附片八分　大砂仁研，六分　焦麦芽三钱　炒白术二钱　新会皮一钱半

云苓二钱　炮姜炭四分　广藿香二钱　台乌药一钱　干荷叶一角

◎ **吴小**西仓桥

寒湿伤脾。胸闷泛恶，脉象沉细，舌苔薄滑。宜温中化湿。

广藿香二钱　大砂仁研，八分　台乌药一钱半　炒吴萸四分　新会皮一钱半

中川朴二分　炮姜炭四分　焦麦芽二钱　佩兰叶二钱　荷叶一角

◎ **叶左**三马路

内疝腹痛、睾丸坠胀均已大退。但脾郁湿困，津不上输，口渴咳嗽，舌苔薄腻。宜和中化湿。

金铃子炒，一钱半　台乌药一钱半　赤猪苓三钱　小茴香炒，三钱　生熟苡米四钱

光杏仁三钱　炒吴萸五分　炒苍术一钱半　象贝母三钱　荷梗二尺

◎ **顾左**小东门

痰咳已久，近停湿滞。腹痛便泄，舌苔淡黄，脉象弦滑。宜宣肺化痰，和脾化湿。

生苡米四钱　云苓三钱　广藿香二钱　冬瓜子四钱　仙半夏二钱

焦麦芽三钱　象贝母二钱　新会皮一钱半　大腹皮二钱　荷叶一角

◎ **马右**老北门

和脾已湿，泄泻渐退。但肝胃不和，胸闷脘胀，纳食作胀，痰吐清水，脉象虚滑，舌苔白腻。宜苓桂术甘汤加减。

川桂枝五分　炒吴萸六分　大砂仁研，八分　云苓四钱　仙半夏一钱　炒枳壳一钱半

炒苍术一钱半　新会皮一钱半　炒泽泻三钱　姜汁四五滴，冲服

◎ 马右东马桥

血生于心，而藏于肝，肝脉下络阴器。阴疼血崩，漏血甚多，已经两次。此系赤急不遂，肝郁气滞，气血相搏激而行之，故成血崩，脉象弦滑。宜养怡神，柔肝理气而和气血。

白归身二钱　朱茯神四钱　生白芍三钱　柏子仁三钱　炒丹皮三钱　生甘草五分

合欢花一钱半　黛蛤散四钱，包　炙远志一钱半　夜交藤二钱

荷月十四日方

◎ 李右八仙桥

肝胃两亏，气血亦虚。心悸怔忡，头晕耳鸣，手足酸疼，面黄神疲，脾胃亦虚，胸闷纳胀，脉象濡缓。宜人参养营汤加减。

西潞参三钱　炒当归二钱　煅龙齿四钱　炒白芍一钱半　柏子仁研，三钱　煅牡蛎四钱

炙甘草五分　炒枣仁研，三钱　炒白术二钱　红枣五枚　金毛脊三钱

◎ 陈右天官牌楼

外感暑湿，化为痰热。气呛咳嗽，头昏形寒，脉象弦滑，舌苔淡黄。宜清暑化湿，宣肺化痰。

嫩香薷五分　净蝉衣一钱半　瓜蒌皮三钱　扁豆衣二钱　光杏仁三钱

生苡米四钱　冬桑叶三钱　象贝母一钱半　冬瓜子四钱　鲜竹茹一钱半

◎ 张小小桃园

虚热已退，脾胃不和，湿浊痰阻。二便不利，舌苔淡黄。宜和中化湿。

生苡米四钱　苦桔梗一钱半　鲜佩兰三钱　赤猪苓各一钱半　焦麦芽三钱

鲜藿香二钱　苦杏仁二钱　中川朴一分　白通草一分　鲜荷叶一角

◎ 王左元记路

纳食腹痛，脾气壅滞，不能运化，脉象弦滑，已经数日。宜理中汤加味。

炮姜炭五分　炒党参二钱　炒谷芽三钱　炒白术二钱　大砂仁研，一分

大腹皮二钱　炒苍术一钱半　新会皮一钱半　炒吴萸五分　干荷叶一角

◎ 严左如意桥

痰湿阻气，胃失和降。胸闷气急，饮食不贪，脉象弦滑，舌苔薄白。宜理气化痰，和畅中焦。

广藿香一钱半　广郁金一钱半　生谷芽二钱　鲜佩兰二钱　白夕利炒，三钱　全佛花一钱半，包

姜竹茹一钱半　陈佛手一钱　炒枳壳一钱半　降香六分　夜交藤三钱

◎ 张左金家牌楼

外感暑湿。形寒头痛，脉象弦滑，舌苔淡黄。宜清暑化湿。

嫩香薷五分　净连翘三钱　赤猪苓各三钱　香青蒿三钱　净蝉衣一钱半

鲜佩兰三钱　淡豆豉三钱　南薄荷一分　炒谷芽三钱　荷叶一角

◎ 清暑化湿，荣卫不和、脉象滑数已平。

鲜藿香二钱　大腹皮二钱　炙内金二钱　鲜佩兰三钱　焦麦芽三钱

生苡米四钱　赤猪苓四钱　炒泽泻三钱　中川朴一分　荷叶一角

◎ **徐右**和尚浜

经停脉滑，形寒头昏，饮食不贪。宜调养脾胃。

北沙参米炒，二钱　大砂仁研，八分　炒当归二钱　生熟谷芽三钱　新会皮一钱半

炒白术二钱　佩兰叶二钱　炒黄芩一钱半　姜竹茹二钱　荷叶一角

◎ **顾右**石皮弄

奇经虚寒。经事不调，脉象滑弦。宜温经化浊。

制香附三钱　炒丹参三钱　菟丝饼炒，三钱　炒当归二钱　艾绒炭二钱

广郁金一钱半　炒元胡一钱半　炮姜炭四钱　苏藿梗一钱半　红枣五枚

荷月十五日方

◎ **潘左**老西门

心脾两虚。头晕心悸，神疲力乏，面色萎黄，脉象迟细。宜调养心脾。

西潞参二钱　朱茯神三钱　炒当归二钱　炒白术二钱　炒枣仁三钱

炒白芍一钱半　炙甘草六分　柏子仁二钱　新会皮一钱半　龙眼肉三枚

◎ **姚右**石皮弄

寒凝奇经。经行腹痛，痛则急胀，浊气上逆，胸脘痞满，舌苔白腻，脉象迟细，腰痛带多。宜温调奇经而化寒浊。

炮姜炭五分　炒元胡一钱半　菟丝饼炒，三钱　制香附一钱半　艾绒炭一钱半

炒当归二钱　紫肉桂四分　炒吴萸六分　炒丹参三钱　荔枝核炒，打，四枚

◎ **倪小**东马桥

外感暑温。午后虚热，胸闷不舒，舌苔薄黄。宜清暑达邪。

扁豆衣四钱　生苡米四钱　净蝉衣一钱半　淡豆豉三钱　大腹皮二钱

冬桑叶三钱　鲜佩兰二钱　焦麦芽三钱　赤猪苓各三钱　荷叶一角

◎ **陈左**

湿热不化。胸闷不舒，舌苔中黄，大便溏薄，少腹疼痛，脉象弦滑，形质消瘦。宜清化湿热。

生苡米四钱　大腹皮三钱　中川朴八分　赤猪苓三钱　鲜佩兰三钱　飞滑石三钱，包

白通草八分　生熟谷芽四钱　西秦艽一钱半　鲜荷叶一角

◎ **钱左**元桥

风温夹湿。脉浮而数，发热夜重，头昏身重，胸闷不舒，饮食不贪。宜清解风温而化湿热。

淡豆豉二钱　连翘壳一钱半　大腹皮二钱　黑山栀一钱半　绵茵陈三钱

鲜佩兰三钱　香青蒿一钱半　连皮苓四钱　南薄荷一钱　鲜荷叶一角

◎ **曹右**马弄

肝脾两郁，气血不和。经事不行，胸闷不舒，脉象弦细。宜调养肝脾。

炒当归二钱　新会皮一钱半　苏藿梗一钱半　炒丹参三钱　大砂仁研，八分

炒谷芽三钱　大川芎八分　广郁金一钱半　佩兰叶一钱半　红月季花一钱半

◎ **周右**三牌楼

气血两虚。心悸怔忡，面黄神疲，湿困中土，胸闷泛恶，脉象微细，舌苔淡黄。先宜化湿畅中。

鲜藿香二钱　大腹皮二钱　炒谷芽二钱　鲜佩兰三钱　广郁金一钱半

新会皮一钱半　生苡米四钱　大砂仁研，八分　姜竹茹二钱　鲜荷叶一角

◎ **林小**搭水桥

寒湿伤脾。腹痛泄泻，胸闷不舒，脉象沉细。宜理中加味。

熟附片四分　鲜佩兰二钱　赤猪苓各三钱　炒苍术八分　大腹皮二钱

炒泽泻三钱　鲜藿香一钱半　焦谷芽二钱　荷叶一角

◎ **陈右**候家浜

心脾两虚。面黄神疲，心悸怔忡，脉象微细。宜八味汤加减。

西潞参二钱　云苓三钱　炒枣仁研，三钱　炒白术二钱　炒当归二钱

柏子仁三钱　炙甘草五分　炒白芍一钱半　川断肉三钱　红枣五枚

◎ **曹右**方板桥

脾虚生湿，湿浊不化，腹胀脚肿。上气不足，湿浊上蒙，面目虚浮，脉象沉细。宜温中化湿，通阳化浊。

熟附片八分　大腹皮二钱　防风已一钱半　炒苍术一钱半　新会皮一钱半

大砂仁研，一钱　连皮苓四钱　五加皮三钱　炒吴萸五分　姜衣五分

◎ **王右**小西门

湿郁热伏。脉象细数，胸闷腹痛，痢下红垢，里急后重，头晕汗多，舌苔淡黄。宜清理湿热。

炒黄芩一钱半　北秦皮二钱　煨木香川连四分拌，六分　炒赤芍二钱　赤猪苓各三钱

鲜藿香二钱　白头翁炒，一钱半　炒泽泻三钱　鲜佩兰三钱　鲜荷叶一角

荷月既望日方

◎ **姚右**石皮弄

湿困脾土，胸闷纳胀，头晕泛恶。寒凝奇经，少腹急胀，胀则疼痛。脉象沉细，腰痛带多。宜运脾化湿，温经化浊。

炒苍术一钱半　新会皮一钱半　制香附三钱　大砂仁研，八分　仙半夏一钱半　炮姜炭五分

炒苡米四钱　炒吴萸五分　艾绒炭一钱半　炒麦谷芽各三钱　干荷叶一角

◎ **夏右**老西门

寒浊未清。少腹疼痛，痛引腰背，脉象沉细，舌苔薄滑。宜温化寒浊。

制香附三钱　新会皮一钱半　炮姜炭五分　台乌药一钱半　炒吴萸五分

炒当归一钱半　煨木香八分　艾绒炭一钱半　炒麦芽三钱　荔枝核炒，打，四枚

◎ **宗右**花草浜

气血素虚，脾虚生湿。胸闷腹痛，大便溏泄，脉象迟细。宜运脾化湿。

广藿香一钱半　炒苍术一钱半　煨木香八分　大腹皮二钱　炒苡米四钱　赤猪苓三钱

新会皮一钱半　台乌药一钱半　炒泽泻三钱　干荷叶一角　煨姜三片

◎ **叶右**新法路

肝乃藏血，而为妇人之先天，肝郁生热，阴血耗伤。内热脉数，胸闷纳胀，夜不成寐，经行不多。宜加味逍遥散加减。

炒丹皮三钱　黑山栀三钱　炒枣仁二钱　炒薄荷八分　生白芍一钱半　柏子仁三钱

香青蒿一钱半　全当归一钱半　广郁金一钱半　白夕利炒，三钱　合欢花一钱半　降香五分

◎ **王左**望花楼

清暑化湿，发热脉数已退。但头晕若眩，胸闷纳胀。宜调养脾胃。

生苡米四钱　佩兰叶三钱　焦麦芽三钱　赤猪苓三钱　广藿香二钱

广郁金一钱半　白通草八分　大腹皮二钱　大砂仁研，八分　干荷叶一角

荷月十七日方

◎ **崔右**庚家弄

痰热郁肺。喉痒咳嗽，胸肋引痛，脉象濡数，内热苔黄。宜苇茎汤加减。

生苡米三钱　瓜蒌皮三钱　净蝉衣一钱半　瓜子四钱　光杏仁三钱　冬桑叶三钱

干芦根四钱　象贝母二钱　甘菊花二钱　鲜竹茹一钱半　枇杷叶二钱

◎ **王右**三牌楼

通络化湿，遍体痛疼渐退。但湿困中土，胸闷不饥，舌苔白腻，津不上承，咽喉疼痛，脉象微细。宜运脾化湿。

炒苍术一钱半　连皮苓四钱　新会皮一钱半　生熟苡米各三钱　五加皮二钱

炒泽泻三钱　西秦艽一钱半　大腹皮二钱　络石藤三钱　丝瓜络三角

◎ **王右**方板桥

肝胃不和，胸闷纳胀。湿郁不化，小便不便，脉象沉细。宜和中化湿。

广郁金一钱半　陈佛手一钱　大腹皮二钱　炒枳壳一钱半　沉香片五分

炒泽泻三钱　苏藿梗各一钱半　赤猪苓各三钱　白通草八分　荷梗一尺

◎ **倪右**西局

暑湿留伏。胸脘痞闷，心烦呕吐，遍体疼痛，舌苔边白中黄。症势甚重，宜三仁汤加减。

光杏仁三钱　中川朴一钱半　仙半夏一钱半　生苡米四钱　飞滑石三钱　姜川连四分

白蔻仁六分　炒苍术一钱半　赤猪苓三钱　焦麦芽四钱　鲜佩兰二钱　鲜荷叶一角

◎ **马小**望花楼

外感暑湿。发热呕吐，舌苔白薄。宜清暑化湿。

鲜佩兰二钱　姜竹茹一钱半　炙内金二钱　鲜藿香二钱　仙半夏一钱半

扁豆衣三钱　淡豆豉三钱　炒谷芽三钱　香青蒿一钱半　鲜荷叶一角

◎ **潘右**老西门

气血两虚，头昏神疲。脾湿下注，两足暮肿，脉象微细。宜四君子汤加减。

西潞参三钱　连皮苓三钱　炒当归二钱　炒白术二钱　汉防己二钱

新会皮一钱半　炙甘草六分　陈木瓜一钱半　川牛膝二钱　荷叶一角

◎ **刘右**马弄

暑湿夹湿，湿郁热蒸。头昏汗多，胸闷泛恶，脉象浮滑，经事不行。宜清化暑湿。

淡豆豉三钱　姜竹茹一钱半　鲜佩兰二钱　黑山栀二钱　炒枳实八分

生谷芽四钱　扁豆衣二钱　净连翘三钱　炒黄芩一钱半　鲜荷叶一角

◎ **沈左**淘沙场

外感暑湿。发热头痛，脉象浮滑。宜清暑达邪。

淡豆豉三钱　扁豆衣四钱　冬桑叶三钱　净蝉衣一钱半　净连翘三钱

鲜佩兰三钱　南薄荷一钱　大力子炒，研，二钱　鲜藿香二钱　荷梗一尺

复诊

暑湿头痛、脉象滑数均已大退。但咳嗽肋痛，余邪未清。宜前法加减。

光杏仁三钱　瓜蒌皮三钱　冬瓜子四钱　姜竹茹一钱半　冬桑叶三钱

净蝉衣一钱半　炒枳实八分　象贝母二钱　炙橘络一钱　枇杷叶二钱

◎ **朱马氏**

芳香化浊，和畅中焦，胸闷呕吐、腹鸣泄泻均已尽愈。饮食已进，四肢无力，神疲力乏，正气未复也。宜前法加减。

广藿香一钱半　佩兰叶二钱　云苓三钱　炒白术一钱半　新会皮三钱

焦楂炭三钱　炒谷芽三钱　大砂仁研，八分　广郁金五分　荷叶一角

荷月十八日方

◎ **张君**

湿困中土，寒注筋络，气血不和。胸闷纳胀，手足酸疼。前进运脾化湿，和通筋络，诸恙大退。但腰疼肋痛，痛引背俞，脉象迟滑。宜宗前法而和气血。

西秦艽二钱　清炙橘络四钱半　炒苍术一钱半　炙乳没各五分　桑寄生三钱

生熟苡米各三钱　大川芎八分　五加皮三钱　广藿香一钱半　络石藤三钱

焦谷麦芽各三钱　省头草一钱半　酒炒丝瓜络二钱

◎ **任右**小桥

肝气犯胃，痰饮不化。胸闷纳胀，心悸头晕，腰痛带多，脉象沉细。宜理气和胃而化痰饮。

炒枳实一钱　云苓三钱　沉香片五分　姜竹茹一钱半　新会皮一钱半

炒吴萸五分，川连三分，拌　仙半夏二钱　白夕利炒，三钱　苏藿梗一钱半　降香八分

和中化湿，胸闷纳胀、两足酸疼均已大退。脉象迟细，湿浊未楚。宜前法加减。

炒白术二钱　大砂仁研，八分　苏藿梗一钱半　新会皮一钱半　生熟谷芽三钱

汉防己一钱半　炒党参二钱　佩兰叶一钱半　五加皮二钱　干荷叶一角

◎ **丁右**陆家浜

正气不足，神疲力乏，湿浊上蒙，头重昏眩，脉象濡滑，腰足酸疼。宜香砂六君子汤。

炒党参二钱　广藿香一钱半　西秦艽三钱　炒苍术一钱半　云苓三钱　生苡米四钱

大砂仁研，八分　生泽泻四钱　五加皮二钱　汉防己二钱　炒谷芽四钱　荷叶一角

◎ **周右**陆家浜

积湿生痰，痰阻肺络，胸闷咳嗽。湿困脾土，腹痛便溏，脉象沉细，舌苔淡白。宜运脾化湿，温肺化痰。

炒苍术一钱半　淡干姜五分　大腹皮二钱　新会皮一钱半　大砂仁研，八分

台乌药一钱半　仙半夏二钱　云苓三钱　炒泽泻三钱　干荷叶一角

◎ **徐右**花草浜

暑温夹湿，湿郁热蒸。发热头痛，胸闷干呕，舌苔白滑，脉象滑数。暑湿伤脾，清暑化湿，和畅中焦。

淡豆豉三钱　净连翘三钱　炒枳实八分　扁豆衣二钱　鲜佩兰三钱　赤猪苓各三钱

嫩香薷六分　姜竹茹二钱　大腹皮二钱　中川朴六分　鲜荷叶一角

荷月十九日方

◎ **宣小**新北门

暑湿未清。发热腹胀，大便泄泻，脉象濡滑。宜清暑化湿。

鲜藿香二钱　炒苍术一钱半　大腹皮二钱　鲜佩兰三钱　赤猪苓各三钱

淡豆豉三钱　中川朴八分　炒泽泻二钱　鲜竹茹一钱半　荷叶一角

◎ **姚小**四牌楼

暑湿秽浊，属犯少阳，颊车不利。脉象细滑，舌苔白腻，头重晕痛。宜清暑化湿，芳香化浊。

淡豆豉三钱　防风已二钱　净连翘二钱　轻马勃八分　广郁金一钱半

净银花二钱　炙姜炭三钱　鲜佩兰二钱　生苡米四钱　鲜荷叶一角

◎ **吴右**关爷庙

理气化痰，胸闷气急、咳嗽痰多均已大退。脉象沉细，饮邪未楚，少腹疼痛。宜前法进治。

光杏仁三钱　新会皮一钱半　代赭石煅，研，三钱　象贝母二钱　炒枳壳一钱半
台乌药二钱　仙半夏二钱　全佛花一钱半，包　云苓三钱　苏梗叶一钱半　生姜三片

◎ **马右**登云桥

湿困中土，积湿生痰。胸闷气急，咳嗽面浮，脉象沉细。宜杏苏散加减。

光杏仁三钱　炒苍术一钱半　云苓三钱　苏梗叶一钱半　仙半夏二钱
炒枳壳一钱半　象贝母二钱　新会皮一钱半　焦谷麦芽各三钱　生姜二片

◎ **徐小**西门

脾虚湿困，正气不足。面黄头昏，胸闷纳胀，脉象迟细。宜理中汤加减。

炮姜炭五分　新会皮一钱半　焦谷麦芽各三钱　炒白术二钱　大腹皮二钱
佩兰叶二钱　炒党参二钱　五加皮二钱　炙内金二钱　干荷叶一角

◎ **张右**西门

肝郁生热，头昏目眩，内热脉数，经事不行。肝气犯胃，胸闷纳胀，面黄神疲。宜加味逍遥散。

炒丹皮一钱半　生白芍一钱半　白夕利炒，三钱　黑山栀三钱　炒当归二钱
沉香片五分　炒薄荷一钱　广郁金一钱半　生谷芽三钱　夜交藤三钱

◎ **沈小**川心河桥

湿滞不化。胸闷不食，腹鸣泄泻。宜运中化滞。

炮姜炭五分　炒苍术一钱半　大砂仁研，八分　广藿香一钱半　炙内金二钱
新会皮一钱半　大腹皮二钱　仙半夏二钱　台乌药一钱半　干荷叶一角

◎ **朱右**三牌楼

暑湿未清，脾胃不和。寒热头痛，胸闷脚肿，脉象沉细。宜平胃散加味。

炒苍术一钱半　淡豆豉三钱　鲜佩兰三钱　中川朴八分　鲜藿香二钱
生苡米四钱　新会皮一钱半　扁豆衣二钱　嫩香薷六分　鲜荷叶一角

◎ **陆右**大通路

痰阻气络，肺胃不和。咳嗽肋痛，脉象沉细。宜化痰理气。

炒枳壳一钱半　象贝母二钱　新会皮一钱半　苏梗叶一钱半　仙半夏二钱
广郁金三钱　光杏仁三钱　云苓三钱　沉香片五分　生姜两片

◎ **朱右**医元弄

脾肾虚。赤白带下，少腹疼痛，痛则经□□，脉象沉细。宜温经化浊和气血。

炮姜炭五分　炒吴萸五分　炒丹参三钱　制香附三钱　炒当归二钱　炒杜仲三钱
艾绒炭一钱半　煨木香八分　菟丝饼炒，三钱　荔枝核炒，打，四枚

◎ **周右**三牌楼

气血两虚，肝胃不和。眩，头昏神疲，两足暮肿，脉象迟滑。宜八珍汤加减。

炒当归二钱　炒枣仁三钱　新会皮一钱半　炒白芍一钱半　西潞参二钱

朱茯神二钱　柏子仁三钱　炒白术三钱　川断肉三钱　荷叶一角

◎ **陈小**张家弄

泄泻之后，脾胃两虚，荣卫不和。日发寒热，脘闷食，舌苔薄白。宜调养脾胃，而和荣卫。

炒白术二钱　炙内金二钱　仙半夏二钱　大砂仁研，八分　炒谷芽三钱　云苓三钱

新会皮一钱半　炒白芍桂枝三分，一钱半　炒柴胡一钱半　红枣三枚　煨姜三片

◎ **毕小**淘沙场

温邪夹湿，发热头痛。湿浊下注，脚肿酸麻，少腹急肿，有脚气入腹冲心之险。宜□散行气逐湿。

紫苏叶一钱半　光杏仁三钱　陈木瓜二钱　苦桔梗一钱半　汉防己二钱

淡豆豉三钱　炙橘络一钱　花槟榔二钱　连翘壳三钱　鲜荷叶一角

◎ **姚左**三牌楼

阴虚久咳，痰火郁肺。胸闷气急，脉象弦数，纳食作胀，舌苔薄滑。宜清肺化痰。

鲜竹茹一钱半　炒枳实一钱　象贝母二钱　瓜蒌皮三钱　冬桑叶三钱　冬瓜子四钱

净蝉衣一钱半　光杏仁三钱　生苡米四钱　干芦根去节，六钱

◎ **马右**登云桥

温补脾肾，少腹疼胀、腰疼带多均已大退。脉象濡细，气血两虚，宜前法进治。

西潞参二钱　炒当归二钱　川断肉三钱　炒白术二钱　炒杜仲二钱　制香附三钱

白扁豆炒，四钱　金毛脊三钱　菟丝饼盐水炒，三钱　大芡实四钱

◎ **戴右**陆家浜

气血两虚。心悸怔忡，头昏目眩，腰痛带下，脉象迟细。宜温补气血。

炒党参二钱　炒枣仁三钱　川断肉三钱　炒白术二钱　炙黄芪三钱

金毛脊三钱　炒当归二钱　柏子仁二钱　白扁豆炒，四钱　红枣五枚

复诊　十月既朔

木为肝窍，五脏六腑之精华皆藏之于木。气血两虚，精不上充，血不养肝，目视羞明。古人云“血脱者视歧，气脱者目盲”，即此意也。前进八珍汤，气血两补，目力渐充。宜前法进治。

西潞参三钱　白归身二钱　甘菊花二钱　炒白术二钱　大熟地二钱

谷精珠三钱　炙黄芪三钱　淮山药四钱　冬桑叶三钱　夏枯草三钱

◎ **朱右**登云桥

湿困脾土，中气不行。胸闷腹胀，脉象沉细。宜运中化湿。

炒苍术三钱　大腹皮二钱　焦麦芽三钱　川朴八分　五加皮二钱　佩兰叶二钱

新会皮三钱　苏藿梗一钱半　仙半夏二钱　云苓三钱　干荷叶一角

◎ **赵左**太平弄

暑温夹湿，湿留关节，通体疼痛，寒热头昏。湿困中土，不饥不食，舌苔白滑，脉象濡

数。宜清化湿热，和畅中焦。

嫩香薷八分　鲜佩兰二钱　赤猪苓各三钱　香豆豉三钱　西秦艽二钱
中川朴八分　扁豆衣一钱半　生苡米四钱　炒苍术一钱半　鲜荷叶一角

◎ **李左**老北门

暑湿未清。头痛胸闷，小便热痛，脉象虚滑，舌苔白腻。宜平胃散加减。

炒苍术一钱半　生苡米四钱　大腹皮二钱　中川朴八分　赤猪苓三钱
生草梢六分　新会皮一钱半　淡豆豉三钱　鲜佩兰三钱　荷梗一尺

荷月廿一日方

◎ **林维新**

肝为风木之主，水不涵木，肝火升腾。头痛偏右，痛极牙宣流血，舌绛内热，脉象滑数。宜平肝泄热，壮水涵木以制阳光。

炒丹皮二钱　炒赤芍三钱　肥知母三钱　黑山栀三钱　苦桔梗三钱　大生地六钱
生石决研，一两，先煎　炒薄荷一钱半　淮牛膝二钱　冬桑叶三钱

◎ **孟小**白洋桥

暑邪夹湿。发热头痛，胸闷作胀，脉象濡滑，舌苔白薄。宜清暑化湿。

淡豆豉三钱　嫩香薷六分　鲜藿香二钱　净蝉衣一钱半　中川朴八分
煨木香八分　扁豆衣二钱　鲜佩兰三钱　大腹皮二钱　荷梗一尺

◎ **陆夫人**

虚寒之体，肝肾素亏，经行日久，淋漓不断，腰背酸痛。近感暑邪夹湿，湿热郁肺，胸闷咳嗽，日晡微有寒热，舌苔薄滑，头昏疼痛，脉象濡滑。宜《千金》苇茎汤合桑菊饮加减。

生苡仁四钱　苦杏仁三钱　扁豆衣二钱　冬瓜子四钱　冬桑叶二钱　南薄荷一钱　干芦根四钱
甘菊花二钱　淡豆豉三钱　净蝉衣一钱半　轻马勃八分　苦桔梗一钱半　鲜荷叶一角

◎ **张右**白洋桥

脾主四肢，而为诸阳之本，湿困脾土，脾湿不运。胸闷纳胀，始为脚肿，朝轻暮重，继者遍虚浮，脉象沉细。宜五苓、五皮加减。

川桂枝四分　五加皮二钱　防风已各一钱半　连皮苓四钱　大腹皮二钱　生苡米四钱
炒泽泻三钱　新会皮一钱半　炒苍术一钱半　干荷叶一角　姜衣五分

◎ **王右**庙东

前进苇茎汤，宣肺气而化湿痰，咳嗽气急、胸闷痰多均已大退。宜前法进治。

生苡米四钱　瓜蒌皮三钱　仙半夏二钱　冬瓜子四钱　炒枳实一钱半
云苓三钱　光杏仁三钱　白桔梗一钱半　新会皮一钱半　干芦根六钱

◎ **叶小**西门

温邪夹湿。脉象滑数，发热咳嗽，舌苔淡黄。宜清解宣肺。

光杏仁三钱　生苡米三钱　南薄荷八分　冬桑叶二钱　净连翘三钱

淡豆豉三钱　净蝉衣一钱半　嫩香薷四分　赤猪苓各二钱　鲜荷叶一角

◎ **姚小**石皮弄

邪伏少阳。午后发热，已经日久，胸闷腹胀，面黄形疲，脉象滑数。宜青蒿鳖甲汤加减。

香青蒿一钱半　冬桑叶三钱　炙内金二钱　炙鳖甲四钱　炒丹皮一钱半

大腹皮二钱　净连翘三钱　鲜佩兰三钱　生熟谷芽三钱　鲜荷叶一角

◎ 理气畅中，温经化浊，胸闷纳胀、少腹疼痛均已大退。腰痛带多，脉象迟细。

艾绒炭一钱半　炮姜炭五分　苏藿梗各一钱半　菟丝饼三钱　台乌药一钱半

陈佛手一钱　制香附三钱　煨木香八分　炒延胡一钱半　降香五分

◎ **汪小**土地堂

湿热郁肺。咳嗽痰多，寒热胸闷，脉象滑数。宜清解宣肺化痰而化湿热。

光杏仁三钱　净蝉衣一钱半　鲜竹茹三钱　象贝母二钱　冬桑叶二钱

瓜蒌皮二钱　生苡米三钱　淡豆豉二钱　净连翘二钱　枇杷叶二钱

◎ **金右**红栏杆桥

脉象弦滑，经事不行，胸闷泛恶，头晕神疲。宜调养脾胃。

北沙参二钱　广郁金一钱半　佩兰叶二钱　生谷芽三钱　炒丹皮一钱半

炒白术一钱半　炒黄芩一钱半　炒当归二钱　炒丹参二钱　荷叶一角

◎ **元右**九亩地

肝气犯胃，肺胃不和。胸闷咳嗽，内热形寒，神疲头晕，脉象细滑。宜理气畅中而和脾胃。

广郁金一钱半　光杏仁三钱　鲜竹茹一钱半　炒枳壳一钱半　象贝母二钱　生谷芽三钱

白夕利炒，三钱　瓜蒌皮三钱　佩兰叶二钱　云苓三钱　枇杷叶二钱

◎ **周右**方板桥

暑湿夹湿，湿困中土。胸闷食少，寒热头痛，脉象细滑，舌苔淡白。宜清暑化湿。

鲜藿香二钱　生苡米四钱　扁豆衣二钱　鲜佩兰三钱　赤猪苓三钱

净连翘三钱　大腹皮二钱　淡豆豉三钱　香青蒿二钱　荷梗一尺

◎ **□左**候家浜

暑邪夹湿，暑湿不化。午后寒热，胸闷食少，脉象滑数。宜清暑化湿。

鲜藿香三钱　赤猪苓三钱　中川朴一钱半　鲜佩兰三钱　大腹皮二钱

淡豆豉一钱半　生苡米四钱　焦麦芽三钱　黑山栀三钱　荷叶一角

◎ **丁左**[①]陆家浜

清暑化湿，泄已愈。但成衣操作[②]，俯首曲躬，脑后风府，风邪易入。

---

① 原书本案方缺。

② 成衣操作：指该患者为制作成衣的裁缝工匠。

荷月廿三日方

◎ **单右**草鞋湾

肺胃不和。内热咳嗽，脉象细数，神疲力乏，经事不调。宜清肺和胃。

光杏仁三钱　炒枳实一钱半　广郁金一钱半　象贝母二钱　生苡米四钱　生熟谷芽三钱

冬桑叶三钱　冬瓜子四钱　佩兰叶二钱　枇杷叶二钱　干芦根四钱

◎ **张右**赵家桥

产后半月，气血两虚，暑温夹湿，邪乘虚入。遍体疼痛，形寒发热，胸闷呕吐，头昏疼痛，脉象濡数，舌苔白腻，渴不多饮。宜清暑化湿。

淡豆豉三钱　姜竹茹一钱半　冬桑叶二钱　扁豆衣二钱　炒枳实八分　鲜佩兰三钱

黑山栀一钱半　仙半夏二钱　生苡米四钱　西秦艽一钱半　焦麦芽三钱　荷叶一角

◎ **吴右**

胸闷气急、咳嗽痰多均已大退，少腹疼痛已愈。但腰痛带多，肝胃不和，宜前法进治。

炒枳壳一钱半　新会皮一钱半　光杏仁三钱　仙半夏二钱　大砂仁研，八分

象贝母二钱　云苓三钱　广郁金一钱半　焦麦芽三钱　生姜三片

◎ **王右**任康里

外感暑湿，化为痰热。胸闷咳嗽，舌苔淡黄，脉象滑数。宜苇茎汤加减。

生苡米四钱　光杏仁三钱　白桔梗一钱半　冬瓜子四钱　象贝母二钱　淡豆豉三钱

干芦根四钱　净蝉衣一钱半　冬桑叶三钱　荷叶一角　姜竹茹二钱

◎ **右**石北岸

肝脾两郁，湿困中土。胸闷不饥，神疲力乏，脉象沉细。宜化湿畅中。

广藿香二钱　大砂仁研，八分　生苡米四钱　大腹皮二钱　焦麦芽三钱

云苓三钱　新会皮一钱半　鲜佩兰二钱　白夕利炒，三钱　降香八分

◎ **王左**虹桥

湿郁气闭。胸闷不饥，大便不利，头昏神疲，脉象迟细。宜运脾化湿，理气畅中。

生苡米四钱　中川朴一钱半　赤猪苓各三钱　大腹绒一钱半　苏藿梗一钱半　煨木香八分

炒枳壳一钱半　大砂仁研，八分　台乌药一钱半　焦麦芽三钱　荷梗一尺

◎ **陈左**西门

湿困脾土，留居筋络。左脚酸痛，步履不便，脉象滑细。宜通络化湿。

炒苍术一钱半　川牛膝炒，三钱　络石藤三钱　生苡米四钱　五加皮二钱

炒泽泻三钱　连皮苓四钱　汉防己一钱半　丝瓜络三钱　陈木瓜一钱

◎ **王右**薛弄底

暑温夹湿。寒热头痛，发热头痛，遍体酸疼，脉象濡数，舌苔白滑。宜清暑化湿，和畅中焦。

嫩香薷六分　淡豆豉三钱　炒枳实六分　净连翘三钱　鲜佩兰二钱

仙半夏二钱　扁豆衣二钱　姜竹茹二钱　生苡米四钱　鲜荷叶一角

◎ **金右**淘沙场

暑温夹湿。汗多头昏，形寒发热，胸闷便溏，舌苔白薄，脉象濡数。宜清暑化湿。

淡豆豉三钱　净连翘三钱　大腹皮三钱　扁豆衣二钱　南薄荷八分

炒泽泻三钱　生苡米四钱　赤猪苓各三钱　中川朴八分　荷叶一角

◎ **权小**金家牌楼

湿滞不化。大便泄泻。宜和中化湿。

鲜藿梗一钱半　大腹绒一钱半　炮姜炭四分　鲜佩兰二钱　赤猪苓二钱

大砂仁研，六分　炙内金二钱　焦麦芽三钱　台乌药八分　荷叶一角

◎ **吴小**候家浜

温邪夹湿。寒热胸闷，痰多气急。宜清温化湿。

淡豆豉二钱　扁豆衣一钱半　鲜藿香二钱　姜竹茹一钱　净连翘二钱

炙内金二钱　炒枳实八分　鲜佩兰二钱　大腹皮二钱　荷梗一尺

◎ **姚右**三牌楼

肝胃不和，心血亦虚。饮食不贪，夜不成寐。宜养血安神而和肝胃。

北沙参二钱　柏子仁二钱　新会皮一钱半　生熟谷芽各三钱　广郁金一钱半

仙半夏二钱　炒枣仁三钱　苏藿梗一钱半　佩兰叶二钱　夜交藤三钱

◎ **姚左**三牌楼

痰热郁肺。胸闷气急，咳嗽痰黏，脉数。宜清化痰火。

鲜竹茹一钱半　大力子炒，研，三钱　冬桑叶三钱　苦杏仁三钱　冬瓜子四钱

净蝉衣一钱半　黑山栀三钱　瓜蒌皮三钱　苦桔梗一钱半　鲜藕二两

荷月廿五日方

◎ **蔡右**张家弄

脾肾虚寒。少腹冷痛。宜温理脾肾。

炒元胡一钱半　炒吴萸五分　炒当归一钱　艾绒炭一钱半　益智仁炒，八分　焦麦芽三钱

炮姜炭五分　补骨脂一钱　佩兰叶一钱半　制香附三钱　红月季花一钱半

◎ **唐左**四牌楼

寒伤脾阳，积湿生痰。胸闷泛恶，咳嗽痰黏，饮食不多，腹痛便溏，脉象濡细，神疲力乏。宜理中汤加味。

炮姜炭五分　新会皮一钱半　广藿香一钱半　炒苍术一钱半　炒党参二钱　佩兰叶二钱

炒白术二钱　大砂仁研，八分　赤猪苓各三钱　台乌药一钱半　焦麦芽三钱　干荷叶一角

◎ **李小**季家弄

脾肾虚寒，泄泻已久，目眩上视。肾阳已亏，脉象沉细，纳食泛吐。症势甚重，宜附子理中汤加减。

熟附片五分　广藿香二钱　生熟谷芽各三钱　炒白术二钱　佩兰叶三钱　云苓三钱

炒苍术一钱半　大腹绒二钱　炮姜炭五分　西潞参一钱半　干荷叶一角

复诊　断桥日①方

前进理中汤，温养脾肾而化寒浊，腹鸣泄泻、发热汗多均已大退。宜前法进治。

炒党参三钱　白扁豆炒二钱　佩兰叶二钱　炒白术二钱　炒谷芽三钱　大腹皮二钱

炮姜炭一分　炙内金二钱　益智仁炒，六分　熟附片六分　干荷叶一角

◎ **林右**哈同路

胸痞疼痛，咽喉作哽，舌苔淡黄。湿浊上阻，脉象沉细。脾阳已虚，宜三仁汤加减。

生苡米四钱　中川朴一钱半　瓜蒌皮三钱　光杏仁三钱　赤猪苓各三钱

仙半夏二钱　大砂仁研，一钱　老薤白三钱　姜竹茹一钱半　荷梗一尺

◎ **张左**三马路

暑湿留伏。胸闷呕吐，头晕身痛，舌苔淡黄，日晡寒热，脉象细滑。宜栀豉汤加减。

淡豆豉三钱　鲜佩兰三钱　炒枳实一钱　黑山栀三钱　鲜藿香二钱

仙半夏二钱　扁豆衣二钱　姜竹茹一钱半　净连翘三钱　荷叶一角

◎ **王左**张家弄

外感暑湿。胸闷泛恶，寒热头晕，脉象细滑，舌苔淡黄。宜清暑化湿。

嫩香薷六分　淡豆豉三钱　鲜佩兰三钱　扁豆衣二钱　赤猪苓各三钱　鲜藿香三钱

净连翘三钱　白通草一分　焦麦芽三钱　姜竹茹三钱　荷叶一角

◎ **孙左**四牌楼

余邪未清。胸闷咳嗽，右脉滑数，舌苔淡黄。宜清化痰热。

光杏仁三钱　鲜竹茹一钱半　冬桑叶三钱　生苡米四钱　瓜蒌皮三钱

苦桔梗一钱半　冬瓜子四钱　象贝母二钱　扁豆衣二钱　鲜藕一两

◎ **马小**季家弄

胃火肝阳上升。满口牙痛。宜玉女煎加减。

生石膏三钱　炒丹皮一钱半　姜竹茹八分　肥知母一钱半　细生地二钱

生熟谷芽四钱　淮牛膝二钱　黑山栀一钱半　云苓三钱　干荷叶一角

◎ **陈左**金家牌楼

脾胃虚寒，寒浊不化。脘肋块痛，已经有年，脉象弦紧。宜温化寒浊。

炒吴萸五分　仙半夏二钱　炒元胡三钱　新会皮一钱半　云苓三钱

当归尾二钱　炙橘络一钱　炙乳没各五分　新绛四分

荷月廿六日方

◎ **刘小**和尚浜

脾胃虚寒。胸闷作恶，大便溏薄，舌苔白薄。宜和中化浊。

① 断桥日：指农历七月初八。

仙半夏一钱半　炒枳实八分　鲜佩兰三钱　云苓二钱　姜竹茹二钱
焦麦芽三钱　大砂仁研，五分　鲜藿香二钱　川朴五分　鲜荷叶一角

复诊　六月卅日

湿滞不化。腹痛泄泻，胸闷泛恶，舌苔白腻，脉象沉细。宜正气散加减。

广藿香二钱　焦麦芽三钱　炒泽泻二钱　大腹皮二钱　台乌药二钱
炮姜炭四分　炙内金二钱　赤猪苓各三钱　鲜佩兰三钱　荷叶一角

◎ **陆小**登云桥

脉象滑数，寒热胸闷。宜清暑达邪。

淡豆豉三钱　扁豆衣二钱　大力子研，一钱半　净连翘一钱半　冬桑叶三钱
鲜佩兰二钱　净银花一钱半　南薄荷一钱　生谷芽三钱　荷叶一角

◎ **张左**金家牌楼

寒热脉数已退，胸闷泛恶。宜运脾化湿。

炒苍术一钱半　大砂仁研，八分　广藿香二钱　中川朴八分　焦麦芽三钱
佩兰叶二钱　新会皮一钱半　广郁金一钱半　炒枳实八分　姜一钱半

◎ **朱左**望江塘

病后食复。纳食呕吐，脉象弦硬而数，形质消瘦，虚汗甚多。正气已败，勉拟和中而扶正气。

北沙参二钱　炒枳实八分　仙半夏一钱半　生谷芽四钱　鲜佩兰二钱　黑山栀一钱半
姜竹茹一钱半　炒白术一钱　扁豆衣二钱　夜交藤三钱　鲜荷叶一角

◎ **马右**

暑气通于心，湿遏暑伏。胸闷心烦，头晕神疲，舌苔白薄，脉象濡细。宜正气散加减。

鲜藿香二钱　扁豆衣二钱　赤猪苓各三钱　鲜佩兰三钱　嫩香薷六分　炒泽泻三钱
连翘心一钱半　焦麦芽三钱　大腹皮二钱　鲜荷叶一角　姜竹茹一钱

荷月廿八日方

◎ **金小**老北门

暑风入络。发热不退，时常筋惕，脉数苔黄。防筋厥之变，宜辛凉清解。

净连翘二钱　甘菊花二钱　净蝉衣一钱半　净银花二钱　冬桑叶三钱
海风藤二钱　扁豆衣二钱　西秦艽一钱半　黑山栀一钱半　嫩桑枝三钱

◎ **陈左**

前进甘遂半夏汤合苓桂术甘，胸闷喘咳渐平。痰多气腥，湿浊未楚，宜前法加减。

仙半夏三钱　生苡米四钱　葶苈子炒，一钱半　甘遂炒，一钱　云苓四钱　川桂枝五分　炒苍术二钱
牵牛子一钱半　淡干姜五味子八分拌，五分　新会皮一钱半　瓜蒌皮三钱　荷梗一尺　生姜汁

◎ **陆左**小西门

泄泻间痢、腹痛后重均已尽愈，但脾胃受伤，正气不足，神疲力乏，脉象濡缓。宜调补脾胃。

西潞参三钱　大砂仁研，八分　大腹皮三钱　炒白术三钱　云苓三钱
炒谷芽四钱　新会皮一钱半　广藿香一钱半　炒泽泻二钱　干荷叶一角

◎ 王左庙东

咳嗽气急、胸闷痰多均已大退。仍宜苇茎汤加减。

生苡米四钱　光杏仁三钱　炒枳实一钱　冬瓜子三钱　白桔梗一钱半
象贝母三钱　瓜蒌皮三钱　鲜竹茹二钱　云苓四钱　干芦根六钱

◎ 顾左上海县

湿困中土，胸闷泛恶，脉象濡细，头昏神疲。荣卫两虚，昨发寒热。宜补中化湿。

炒白术二钱　新会皮一钱半　云苓二钱　西潞参三钱　广藿香二钱
仙半夏二钱　大砂仁一钱　鲜佩兰三钱　姜竹茹二钱　荷叶一角

◎ 王左①淘沙场

清暑化湿，腹痛泄泻已退。但饮食不贪。

◎ 方左四牌楼

暑热伤气。头晕肉瞤，神疲力乏，脉象濡缓。宜清暑益气汤主治。

香青蒿三钱　鲜佩兰三钱　生黄芪二钱　扁豆衣二钱　炒白术二钱
生苡米四钱　净连翘三钱　炒苍术一钱半　云苓三钱　荷叶一角

◎ 李左庙前

暑热伤气。头昏神疲，不时寒热，脉象濡数。宜清暑益气。

扁豆衣二钱　淡豆豉二钱　生黄芪三钱　净连翘三钱　生苡米四钱
生谷芽三钱　香青蒿一钱半　南薄荷一钱　六一散四钱，包　鲜荷叶一角

◎ 小

伏暑变疟。午后寒热，食少神疲，脉象滑数，舌苔白腻。宜青蒿鳖甲汤加减。

香青蒿一钱半　净连翘三钱　生苡米三钱　炙鳖甲三钱　扁豆衣二钱
六一散三钱，包　冬桑叶三钱　光杏仁三钱　鲜佩兰三钱　荷叶一角

◎ 陈女浦东

气血两虚。心悸怔忡，面黄神疲，脉象濡细。宜八珍汤加减。

西潞参三钱　炒当归二钱　炒枣仁二钱　炒白术三钱　炒白芍二钱
柏子仁三钱　炙甘草六分　大熟地三钱　菟丝饼炒，三钱　红枣五枚

◎ 罗左万生桥

湿困中土。胸闷不饥，大便不利，寒热头晕，脉象细滑。宜化湿畅中。

鲜藿香三钱　中川朴八分　香青蒿一钱半　鲜佩兰三钱　赤猪苓各三钱
淡豆豉三钱　大腹绒一钱半　生苡米四钱　焦麦芽三钱　鲜荷叶一角

① 原书本案方缺。

◎ **高左**登云桥

脉象滑数，痰热郁肺，寒热咳嗽，舌苔淡黄。宜清解宣肺而化痰热。

光杏仁三钱　冬桑叶三钱　扁豆衣二钱　象贝母二钱　净连翘三钱

赤猪苓各三钱　白桔梗一钱半　淡豆豉三钱　六一散包，四钱　荷叶一角

◎ **杨左**季家弄

湿热郁于中土，中气不运，胸闷不饥。遍体浮肿，舌苔边白中黄，脉象滑数，面黄神疲。前进和脾化湿，诸恙渐退。宜前法进治。

光杏仁三钱　炙橘络一钱　陈木瓜二钱　生苡仁四钱　防风己各一钱半　五加皮二钱

苏梗叶一钱半　花槟榔二钱　冬瓜皮三钱　荷梗二尺　炒苍术一钱半

◎ **朱左**浦东

来函云，服药之后，寒热已退。惟咳嗽痰黄，继而白痰，舌苔黄腻，小便浑浊，此乃暑湿，余邪未清。东天晓时，头足两部汗多而冷，□由湿胜阳微，阳气不能充达也。宜运脾宣肺，清化湿热。

光杏仁三钱　飞滑石包，二钱　干芦根去节，四钱　白桔梗一钱　生苡米三钱　象贝母三钱

生谷芽三钱　嫩前胡一钱半　白通草八分　鲜佩兰三钱　冬桑叶四钱　鲜藕一两　荷叶一角

荷月廿九日方

◎ **唐左**东马桥

痰湿郁于肝络，肝郁气滞。胸闷泛恶，颈项牵强，脉象细缓，舌苔边白中黄，神疲力乏。宜天麻二陈汤。

明天麻一钱　炙橘络一钱　老薤白一钱　仙半夏三钱　炒枳实一钱　瓜蒌皮三钱

云苓三钱　姜竹茹二钱　苏藿梗各一钱半　生姜二片　陈佛手一钱

◎ **沈右**庙前

理气化痰，咳嗽已退。寒浊不化，少腹疼痛；心脾两虚，头昏目眩，面黄神疲，脉迟而芤。宜温调脾肾而和气血。

制香附二钱　菟丝饼炒，三钱　炒枣仁研，二钱　艾绒炭一钱半　炮姜炭七分

炒白术三钱　炒吴萸七分　炒当归二钱　柏子仁三钱　红枣五枚

◎ **夏右**西门

温调奇经而化寒浊，少腹胀痛、痛引腰背均已尽愈。但脉象濡细，细为血虚，心悸怔忡。宜宗前法兼以养血。

炒当归二钱　炒党参二钱　制香附三钱　赤白芍一钱半　炮姜炭七分　炒元胡一钱半

炒枣仁三钱　艾绒炭一钱半　柏子仁三钱　荔枝核炒，打，四枚　红枣二枚

◎ **朱右**画锦牌楼

血虚内热，木火刑金。胸闷咳嗽，形质消瘦，脉象虚数，饮食不多，舌绛苔黄。宜养血清肝。

炒丹皮一钱半　炒丹参二钱　赤白芍炒，各一钱半　黑山栀一钱半　炒薄荷八分　光杏仁三钱
青蒿梗三钱　炒当归二钱　冬桑叶三钱　甘菊花二钱　广郁金一钱半　鲜竹茹三钱　夜交藤三钱

◎ **张右**道前街

脉象迟细，肝脾两郁，气不流畅，胸闷泛恶，纳食作胀。宜开郁理气，和脾畅中。

沉香片七分　白夕利炒，三钱　佩兰叶二钱　广郁金一钱半　苏藿梗一钱半
炒谷芽三钱　炒枳实一钱半　陈佛手一钱　合欢花一钱半　降香八分

◎ **毛左**大东门

痢下日久，胸闷，复感暑湿，发热咳嗽，脉象滑数。宜清解暑邪而化湿热。

淡豆豉一钱半　净连翘三钱　赤猪苓各三钱　扁豆衣二钱　净银花二钱
炒泽泻三钱　香青蒿一钱半　飞滑石包，三钱　大腹皮二钱　荷叶一角

◎ **张左**太平街

外感暑湿，湿阻经络。胸闷头痛，寒热不食，脉象细滑，舌苔淡黄。宜清暑化湿，和中通络。

香青蒿一钱半　白桔梗一钱半　橘络一钱　鲜藿香三钱　扁豆衣二钱
竹茹二钱　鲜佩兰三钱　秦艽二钱　枳实一钱　荷叶一角

六月卅日方

◎ **吴右**淘沙场

心脾两虚，已经日久。头眩心悸，神疲乏力，手足酸麻，脉象濡细。宜调养心脾，和中化湿。

炒党参二钱　炒当归二钱　广郁金一钱半　炒白术一钱半　柏子仁三钱　生苡米三钱
新会皮一钱半　生熟谷芽三钱　云苓二钱　干荷叶一角　酒炒桑枝三钱

◎ **鲍右**侯家浜

肝气犯胃，胃失和畅。胸闷纳胀，头昏心悸，经事不调，腰痛带多，脉象沉细。宜理气畅中而和肝胃。

广郁金一钱半　炒当归二钱　佩兰叶二钱　白夕利炒，三钱　炒白芍一钱半　生熟谷芽三钱
沉香片七分　柏子仁三钱　炒枳壳一钱半　炒丹参　降香七分　红月季花一钱半

◎ **王右**古东桥

气郁生痰，痰湿留于关节，遍体疼痛。肝气犯胃，胸闷纳胀，脉象迟细，舌苔白腻。宜理气化湿，和胃畅中。

广郁金一钱半　大砂仁研，八分　仙半夏二钱　炒谷芽三钱　苏藿梗一钱半　新会皮一钱半
生苡米四钱　沉香片七分　连皮苓三钱　炒苍术一钱半　酒炒桑枝三钱

◎ **张左**小木桥

脉象迟细，寒湿不温，胸闷腹痛，心泛作吐。宜温中化湿。

广藿香二钱　炒苍术三钱　煨木香八分　大砂仁一钱　新会皮一钱半　炒泽泻三钱

中川朴三钱　台乌药一钱半　大腹皮二钱　降香八分　荷梗三尺

◎ **杨左**季家弄

劳则张阳浮于外，湿动于中，寒动于下。下焦虚寒，则二便不利，中焦湿浊，则胸闷不饮。舌苔白腻，遍体浮肿，面色萎黄，诸恙所由来也。前进附子理中，通阳化浊，以冀阳气潜藏，湿浊渐化，诸恙可以渐愈，否则难以奏功。

熟附片一钱半　大砂仁研，八分　仙半夏二钱　炒泽泻三钱　炮姜炭五分　炒苍术一钱半　云苓四钱

益智仁炒，八分　炒党参三钱　新会皮一钱半　木防己二钱　花槟榔一钱半　干荷叶一角

复诊　巧月初三日

通阳化浊，阴得阳化，大便通利，湿浊下有去路，胸闷渐退，脚肿已退，舌中灰黄亦化。病势转机，宜前法进治。

熟附片一钱半　炒白术二钱　新会皮一钱半　川椒炒，四钱　炮姜炭三钱　炒苍术一钱半

仙半夏一钱半　炒党参三钱　大砂仁一钱　木防己二钱　花槟榔二钱　连皮苓三钱　补骨脂一钱半

复诊　巧月初五日

前进附子理中汤通阳化浊，阴得阳和，大便畅行，胸闷渐舒，脚肿渐退，舌苔中灰，右脉浮滑。阴火未伏，仍宜前法而厚脾土。

熟附片一钱半　炮姜炭四分　木防己三钱　炒白术三钱　炒吴萸六分　花槟榔二钱　炒党参三钱

益智仁炒，一钱　连皮苓四钱　焦麦芽二钱　佩兰叶一钱　炙橘络一钱　川椒炒，一分　荷叶一角

复诊　巧月初六日

通阳化浊，阴瘀渐消，面足浮肿、胸闷纳胀均已大退，舌苔中灰渐化。脉象浮大，阴火不敛，仍宜附子理中汤，温中厚土。

熟附片一钱半　炮姜炭六分　五加皮二钱　苍白术炒，各一钱半　炒吴萸八分

大腹皮三钱　炒党参三钱　木防己二钱　新会皮一钱半　大砂仁研，八分

连皮苓四钱　花槟榔一钱半　川椒炒，五分

复诊　巧月卅日

温养脾肾，通阳化浊，浊阴渐消，面浮足肿、胸闷纳胀均已渐退。但舌白中灰，脉象浮大，此系湿胜阳浮，仍宜附子理中汤加减。

熟附片一钱半　炒党参三钱　连皮苓四钱　苍白术炒，各一钱半　益智仁炒，八分　木防己三钱

炮姜炭一分　补骨脂炒，一钱　花槟榔二钱　炒吴萸四分　干荷叶一角　焦谷芽三钱

◉ 七月（巧月）案

巧月初一日方

◎ **蒋小**庙前

痢下赤白，腹痛后重，脉象滑数，舌苔黄腻。此系湿热下迫，宜白头翁汤加减。

白头翁炒，一钱半　炒黄芩一钱半　大腹绒二钱　北秦皮二钱　赤猪苓各一钱半　中川朴一钱

赤白芍各一钱半　炒泽泻三钱　广藿香两钱　煨木香川连四分拌，八分　焦麦芽三钱　鲜荷叶一角

◎ **徐小**三在里

暑湿不化。胸闷食少，大便泄泻，内热口干，脉象细滑，舌苔淡黄。宜清暑化湿，和畅中都。

鲜藿香二钱　赤猪苓各三钱　扁豆衣二钱　鲜佩兰三钱　通草八分　净连翘二钱

大腹绒二钱　炒泽泻三钱　鲜竹茹二钱　鲜荷叶一角　六一散四钱，包

◎ **伍左**二区

暑温内伏。内热口干，头昏疼痛，脉象滑数。宜辛凉清解。

南薄荷五钱半　黑山栀三钱　鲜佩兰三钱　净连翘三钱　六一散四钱，包　生谷芽三钱

净银花二钱　白通草八分　淡豆豉三钱　鲜竹茹二钱　鲜荷叶一角

◎ **徐左**提篮桥

腰为肾府，肾主骨节，骨髓不充，筋不坚强。腰背酸痛，已经日久，阴虚阳浮，头昏脚轻，脉濡而数，舌绛苔白。宜知柏八味汤加减。

炒黄柏一钱　山萸肉一钱半　云苓三钱　淮山药三钱　川断肉二钱　生苡米四钱　炒丹皮一钱半

炒泽泻三钱　金毛脊二钱　潼沙苑三钱　鲜佩兰三钱　六一散四钱，包　生谷芽四钱

复诊　断桥日方

前进知柏八味汤养阴壮水而坚筋骨，腰背酸痛均已大退。但头晕目眩，脉象虚细。宜前法进治。

怀山药四钱　川断肉三钱　潼沙苑三钱　炒丹皮一钱半　金毛脊三钱

五加皮一钱　山萸肉三钱　炒杜仲三钱　炒黄柏一钱半　嫩桑枝四钱

◎ **蒋左**新北门

脾虚湿困，积湿生痰。胸闷乏恶，不饥不食，头重昏睡，舌苔薄滑，脉象沉细。宜温中运脾而化痰湿。

仙半夏三钱　中川朴八分　鲜藿香两钱　云苓三钱　炒苍术一钱半　鲜佩兰三钱

新会皮一钱半　大砂仁研，八分　炒吴萸二分　煨姜二斤　干荷叶一角

◎ **周左**陆家浜

心脾两虚，头昏心悸，神疲力乏，脉象沉细。宜八珍汤加减。

炒当归二钱　炒枣仁三钱　炒白术二钱　炒白芍一钱半　柏子仁三钱

生熟谷芽各三钱　大川芎一分　西潞参二钱　云苓三钱　红枣五枚　荷叶一角

◎ **孙左**西仓桥

温运脾阳，消滞畅中，胸闷纳胀已退。神疲头昏，脉象沉细。宜前法加减。

炒白术二钱　大砂仁研，八分　广藿香一钱半　炮姜炭四分　新白皮一钱半

佩兰叶二钱　炒党参二钱　云苓三钱　炒谷芽三钱　生苡米三钱　荷叶一角

◎ **陈童**虹桥

湿热不化，小便赤痛；浊阴上逆，面目浮肿，脉象滑数。宜清宣肺气而化湿热。

苦杏仁三钱　象贝母三钱　白通草八分　白桔梗一钱半　生苡米四钱　木防己五钱
炙橘络四钱　赤猪苓各三钱　炒泽泻三钱　荷梗一尺　通天草二钱

◎ 陈左西门

湿热挟滞，下迫肠胃。痢下白垢，腹痛里急，脉象滑数，舌苔淡黄。宜芩芍汤加减。

炒黄芩一钱半　大腹绒一钱半　炒泽泻三钱　炒白芍二钱　煨木香八分
中川朴八分　广藿香一钱半　赤猪苓各三钱　焦麦芽三钱　荷叶一角

◎ 马幼老北门

发热咳嗽。宜清化湿热。

光杏仁去皮尖，三钱　净蝉衣一钱半　大力子炒，研，三钱　冬桑叶三钱　瓜蒌皮三钱
六一散四钱，包　净连翘三钱　鲜竹茹二钱　象贝母二钱　鲜荷叶一角

◎ 蔡右西门

清解暑温，外邪寒热已退。但肝胃不和，胸闷纳胀，头晕神疲，脉象沉细。宜理气和胃。

广郁金一钱半　苏藿梗各二钱　象贝母二钱　沉香片钱半　白夕利炒，三钱
生熟谷芽三钱　炒枳壳一钱半　光杏仁三钱　佩兰梗二钱　降香八分

◎ 马妇老北门

湿热下注。小便淋沥，脉象滑数。宜清宣肺气而通水道。

苦杏仁三钱　赤猪苓各三钱　飞滑石包三钱　白桔梗一钱半　萹蓄草二钱　生泽泻四钱
生苡米四钱　潼木通二钱　瞿麦穗二钱　枇杷叶二钱　车前子盐水炒，二钱

◎ 蔡文姬王医马弄

余邪未清。胸闷乏恶，大便不爽，腹痛后重，势欲转痢，舌苔黄腻，脉象细滑。宜清化湿热。

生苡米四钱　炒黄芩二钱　台乌药二钱　赤猪苓各三钱　大腹绒一钱半
广藿香一钱半　炒泽泻三钱　煨木香八分　鲜佩兰三钱　鲜荷叶一角

◎ 顾孩死人街

久泄脾虚。形疲消瘦。宜和解化湿。

炒党参二钱　佩兰叶二钱　生熟谷芽三钱　炒白术二钱　赤猪苓各三钱
大腹绒二钱　广藿香一钱半　炒泽泻二钱　白扁豆三钱　干荷叶一角

◎ 符先生王家园

外感暑温。发热胸闷，脉象滑数。宜清暑化湿。

淡豆豉三钱　净连翘三钱　赤猪苓三钱　扁豆衣二钱　净银花三钱　鲜佩兰三钱
南薄荷四钱　飞滑石四钱　鲜藿香三钱　中川朴八分　鲜荷叶一角

◎ 余邪未清。胸闷内热，脉象濡数，舌苔中黄。宜清暑化湿。

淡豆豉　香青蒿　大腹皮　净连翘　六一散包　广郁金　扁豆衣　鲜佩兰　炒枳壳　荷梗一尺

巧月初二日方

◎ **周小**石皮弄

暑温夹湿。发热有汗，发热不解，舌苔中黄，脉象濡数。宜清暑化湿。

淡豆豉三钱　净连翘一钱　炙内金一钱半　黑山栀一钱半　冬桑叶一钱半

炒谷芽三钱　扁豆衣二钱　大力子炒，研，三钱　生苡米三钱　鲜荷叶一角

◎ **陈右**老北门

清暑化湿，身热已退，芳香化湿，呕吐已愈。但胸闷不饥，舌苔淡黄，脉象濡细。余邪未清，宜前法加减。

鲜藿香二钱　大腹绒二钱　生谷芽三钱　鲜佩兰一钱半　炒枳实一钱半

广郁金一钱半　扁豆衣二钱　姜竹茹四钱　中川朴八分　鲜荷叶一角

◎ **沈左**画锦牌楼

湿困中土。胸闷不饥，遍体酸痛，头重眩晕，脉象沉细。宜运脾化湿方。

鲜藿香二钱　香青蒿二钱　焦麦芽三钱　鲜佩兰二钱　大腹皮二钱

赤猪苓各三钱　广郁金一钱半　中川朴八分　西秦艽三钱　荷梗一尺

◎ **沈左**登云楼

外感风邪。喉痒咳嗽，脉象浮缓。宜疏风解表。

光杏仁三钱　冬桑叶二钱　南薄荷一钱　苏梗叶三钱　象贝母一钱半

大力子炒，研，一钱半　净蝉衣三钱　甘菊花一钱　姜竹茹一钱半　瓜蒌皮

◎ **王左**二区

湿热暑湿未化。发热脉数，脘腹作□。宜和中化湿。

淡豆豉三钱　鲜佩兰三钱　大腹皮二钱　黑山栀二钱　鲜藿香二钱　赤猪苓各三钱

净连翘三钱　中川朴八分　飞滑石包，四钱　炒枳实八分　鲜荷叶一角

复诊　巧月初三日

暑邪未清，发热脉数；脾胃不和，脘腹闷胀，舌苔淡黄。宜清暑达邪，和中化湿。

淡豆豉三钱　净银花二钱　大腹皮三钱　黑山栀三钱　炒枳实一钱半

飞滑石四钱，包　净连翘三钱　鲜竹茹二钱　赤猪苓各三钱　荷叶一角

◎ **顾左**小东门

暑温夹湿，湿浊不化。发热泄泻，胸闷泛恶，脉象弦滑，苔白头昏。宜正气散加减。

鲜藿香二钱　赤猪苓各三钱　中川朴八分　鲜佩兰三钱　炒泽泻二钱

淡豆豉三钱　大腹皮二钱　焦麦芽三钱　净连翘三钱　荷叶一角

◎ **徐右**小九舞

脾胃不和，胸脘闷痛；湿滞不化，腹胀泄泻，脉象弦滑，舌苔淡黄。宜理气畅中而化湿滞。

炒枳壳一钱半　白夕利炒，三钱　焦麦芽三钱　广郁金一钱半　陈佛手一钱　中川朴八分

苏藿梗各二钱　大腹皮一钱半　煨木香八分　赤猪苓各三钱　炒泽泻三钱　荷梗一尺

◎ **陈左**老学前

湿困中土，运化失司。胸闷不饥，纳食泛恶，脉象沉细，舌苔薄滑。宜和中化湿。

炒苍术一钱半　广藿香一钱半　大腹皮二钱　中川朴一钱　佩兰叶二钱

焦麦芽三钱　新会皮一钱半　炒枳壳一钱半　赤猪苓各三钱　荷梗一尺

◎ **沈小**桂元弄

发热已退，湿滞未化。胸闷便泄，脉象滑数。宜化湿畅中。

广藿香二钱　炒泽泻三钱　佩兰叶二钱　大腹皮二钱　焦麦芽三钱

飞滑石三钱，包　赤猪苓各三钱　中川朴八分　炒枳壳一钱半　荷叶一角

◎ **周右**杨家坊

湿热蕴中。胸闷不饥，神疲力乏，微寒微热，舌苔淡黄，脉象濡滑。宜和中化湿。

生苡仁四钱　飞滑石三钱，包　扁豆衣二钱　赤猪苓各三钱　大腹皮二钱

淡豆豉三钱　白通草八分　焦麦芽三钱　香青蒿二钱　鲜佩兰三钱

◎ **吴妇**杨家坊

暑湿夹滞。始为寒热，泄则腹痛，大便溏薄，脉象弦滑，胸闷纳胀。宜清化湿滞。

鲜藿香二钱　扁豆衣二钱　炒枳实八分　鲜佩兰三钱　淡豆豉三钱

中川朴八分　大腹皮二钱　赤猪苓各三钱　焦麦芽三钱　荷梗二尺

◎ **周左**杨家坊

暑湿未清。胸闷咳嗽，神疲力乏，舌苔淡黄，脉象濡数。宜苇茎汤加减。

生苡米四钱　瓜蒌皮三钱　冬桑叶三钱　冬瓜子四钱　光杏仁三钱　赤猪苓各三钱

干芦根六钱　象贝母二钱　生泽泻三钱　白通草一钱　荷叶一角

◎ **张妇**

清解宣肺而泄荣热，游风赤块、通体红痒、脉象细数、内热咳嗽均已尽退。但舌苔淡黄，胸闷食少。湿热未清，宜和中化湿。

光杏仁三钱　炒赤芍一钱半　生熟谷芽各三钱　生苡米四钱　炒丹皮一钱半　鲜佩兰二钱

净蝉衣三钱　赤苓三钱　大腹皮二钱　炒枳壳八分　白通草八分　鲜荷叶一角

◎ **徐右**浦东

暑湿未清。头昏夜热，胸闷不饥，舌苔黄腻，脉象濡数。宜清暑化湿。

淡豆豉三钱　炒枳实一钱半　鲜佩兰三钱　扁豆衣二钱　瓜蒌皮三钱

赤猪苓各三钱　姜竹茹一钱半　净连翘三钱　六一散四钱　鲜荷叶一角

◎ **陈左**二区

留饮伏肺。喘咳疾多，胸闷食少。仍宜甘遂半夏汤加减进治。

姜半夏二钱　云苓四钱　淡干姜六分　制甘遂一钱　炒白术二钱　川桂枝五钱

炒芫花一钱　新会皮一钱半　葶苈子二钱　光杏仁三钱　象贝母三钱　姜汁冲服

◎ □小

咳嗽腹痛。宜化湿滞。

光杏仁一钱半　焦麦芽三钱　大砂仁研，八分　象贝母二钱　云苓三钱

佩兰叶二钱　大腹皮二钱　新会皮一钱半　荷梗一尺

巧月初三日方

◎ 陈

脾虚生湿，积湿生痰。痰阻肺络，胸闷咳嗽，纳食作胀，脉象沉细。宜清暑化湿，温肺化痰。

炒苍术一钱半　仙半夏三钱　生苡米四钱　中川朴一钱　云苓三钱　焦麦芽三钱

新会皮一钱半　光杏仁三钱　佩兰叶二钱　大腹皮三钱　煨姜二斤

◎ 年左和尚浜

脾胃虚寒，土不克水。水气奔迫，腹鸣泄泻，胸脘闷胀，头晕神疲，脉象沉细。宜附子理中汤合运脾汤。

炒党参二钱　炙甘草八分　焦麦芽三钱　炒白术二钱　益智仁炒，八分　佩兰叶三钱

熟附片一钱　补骨脂炒，一钱　大腹皮三钱　炒泽泻二钱　干荷叶一角　煨姜二片

◎ 孙左四牌楼

暑温夹湿，有汗，寒热不解；湿胜滞黏，热寓湿中，胸闷不饥，头昏身痛，脉象滑数。宜清暑化湿。

淡豆豉三钱　净连翘二钱　生苡米四钱　香青蒿一钱半　南薄荷一钱

赤猪苓各三钱　扁豆衣二钱　六一散四钱，包　鲜佩兰三钱　鲜荷叶一角

◎ 陈左望花楼

湿温于候。午后寒热，胸闷腹胀，头重晕痛，通体酸疼，脉象细滑，舌苔白腻。宜平胃散加减。

炒苍术一钱半　西秦艽一钱半　香青蒿一钱半　炒枳壳八分　川朴四钱　生苡米四钱

佩兰叶二钱　新会皮一钱半　大腹皮一钱　焦麦芽三钱　荷叶一角

◎ 王右

脾虚生湿，积湿生痰。痰阻肺络，胸闷咳嗽，饮食不贪，头晕神疲，脉象濡细。年高之体，宜缓缓调治。

炒白术二钱　生苡米四钱　生熟谷芽各三钱　广藿香一钱半　生泽泻三钱

大腹皮二钱　佩兰叶二钱　西秦艽二钱　大砂仁研，二钱　荷叶一角

◎ 蔡右张家弄

脾肾虚寒，胸闷腹痛；带脉不固，腰痛常多，头昏神疲，脉象沉细。宜温。

炒党参三钱　炒杜仲二钱　菟丝饼炒，三钱　炒白术二钱　补骨脂八分　大砂仁研，八分

白扁豆炒，四钱　益智仁八分　炒当归二钱　川断肉三钱　银杏肉去心，四枚

◎ 曹左大东门

伤力内亏。面黄神疲，头晕目花，脉虚而芤。宜温补脾肾。

炒白术一钱半　云苓三钱　炙甘草六分　炒苍术一钱半　大砂仁研，八分　佩兰叶四钱　新会皮一钱半

西潞参八分　益智仁炒，八分　补骨脂八分　五加皮三钱　绵茵陈二钱　荷叶一角

◎ 单右陆家浜

阴虚内热，木火刑金。咳嗽夹红，脉象沉数。宜泄肝清金。

炒丹皮一钱半　光杏仁三钱　冬桑叶三钱　黑山栀一钱半　鲜竹茹一钱半

净蝉衣一钱半　炒薄荷一钱　瓜蒌皮三钱　象贝母二钱　枇杷二钱

◎ 朱妇

暑邪伏肺，肺胃不和。胸闷气急，头昏目眩，内热咳嗽，痰中夹红，肺络受伤，脉象浮滑。宜清解宣肺，和胃畅中。

光杏仁三钱　冬桑叶三钱　茜草炭二钱　扁豆衣二钱　甘菊花二钱　炒薄荷八分

净蝉衣一钱半　炒丹皮一钱半　广郁金一钱半　川石斛二钱　生谷芽四钱　鲜藕一两

◎ 于左四牌楼

脾胃久虚，土不生金。面黄无力，咳嗽无痰，脉滑而芤。宜调养脾胃，培土生金。

北沙参三钱　光杏仁三钱　生熟谷芽三钱　炒白术二钱　象贝母二钱

佩兰叶一钱　怀山药四钱　瓜蒌皮三钱　炙甘草四分　荷叶一角

◎ 宁左西门

暑湿夹滞。大便泄泻，内热咳嗽，脉象濡滑。宜清解宣肺，化滞畅中。

冬桑叶三钱　淡豆豉三钱　大腹皮二钱　甘菊花二钱　鲜佩兰三钱

赤猪苓各三钱　光杏仁三钱　鲜藿香二钱　六一散四钱，包　荷叶一角

巧月初五日方

◎ 沈左登云楼

风邪夹湿，湿痰郁肺。舌苔淡黄，喉痒咳嗽，脉象浮滑。宜苇茎汤加减。

生苡米四钱　冬桑叶三钱　象贝母三钱　冬瓜子四钱　净蝉衣一钱半　大力子炒，研，三钱

干芦根四钱　光杏仁三钱　瓜蒌皮三钱　鲜竹茹二钱　荷梗一尺

◎ 时左民国路

头为诸阳之位，湿热上蒙，阳被阴遏。头重昏胀，鼻闭不通，脉象细缓。宜化湿热。

苦杏仁三钱　生泽泻三钱　通天草三钱　生苡米四钱　炒竹茹一钱半　白通草八分

苦桔梗一钱半　炒枳实一钱半　冬桑叶二钱　赤猪苓各三钱　净蝉衣八分　荷叶一角

◎ 宣左桂元弄

湿困中土，脾肾虚寒。腹痛泄泻，胸闷不饥，面黄无力，脉象沉细。宜温中化湿。

熟附片一钱　大腹皮二钱　煨木香八分　炒白术一钱半　赤猪苓各三钱

台乌药一钱半　广藿香二钱　炒泽泻三钱　川朴一钱　煨姜二片

◎ **杨左**小西门

重伤脾肾，命门火衰，浊阴不化，腹鸣泄泻；阴浊上逆，胸闷乏吐，面青目陷，手足发紫，惟脉滑数。虚阳浮越，症势危险，勉宜四逆汤加减。

熟附片一钱　炒吴萸一钱　煨木香一钱　淡豆豉一钱半　炒苍术一钱半

中川朴一钱半　姜川连八分　姜半夏三钱　焦麦芽三钱　大腹皮三钱

姜竹茹八分　炒枳实一钱　童便一杯，冲服　胆汁四五滴，冲服

复诊　巧月初六日

前进胆汁四逆汤温散寒浊，泄泻已止，手足厥冷、肌肤色紫、面青目陷均已大退。但浊阴上逆，胸膈痞痛，呕吐声嘶，舌苔薄滑，此系阴盛格阳。所虑者，此脉象滑数，阳浮不敛，有虚脱之患。宜前法加减。

熟附片二钱　姜半夏三钱　炒枳实一钱半　淡干姜一钱半　姜竹茹一钱半　中川朴一钱半

姜川连五分　炒吴萸八分　广藿香二钱　童便一杯，冲服　胆汁四五滴，冲服

◎ **张小**小桃园

食滞不化，胸闷腹胀，时常疼痛，大便溏泄，脉象细滑。宜正气散加减。

广藿香二钱　焦麦芽一钱　炒泽泻一钱　大腹皮二钱　炙内金二钱　枳实炭三钱　中川朴八分

赤猪苓三钱　大砂仁研，八分　佩兰叶三钱　台乌药一钱半　煨木香八分　煨姜二片

◎ **韩小**上海县

余邪未清。面目虚浮，舌苔白腻，脉象浮滑。宜前法加减。

淡豆豉三钱　甘菊花二钱　佩兰叶二钱　净蝉衣三钱　南薄荷一钱

生苡米四钱　冬桑叶三钱　连翘壳三钱　大腹皮二钱　荷叶一角

◎ **徐右**唐家湾

温经化浊，胸闷腹[①]均已大退。溺尾疼痛，此系肾胃虚寒。

西潞参三钱　炒柴胡八分　炒延胡一钱半　炒白术二钱　炙升麻四钱　炒吴萸五分

炙黄芪三钱　制香附八分　炮姜炭五分　云苓三钱　荷叶一角

◎ **夏左**淘沙场

痰饮伏肺。咳嗽气急，左肋引痛，脉象沉细。宜温肺化饮。

苏梗叶一钱半　云苓三钱　淡干姜四分　荆防风各一钱　新会皮一钱半　生苡米四钱

仙半夏二钱　光杏仁三钱　冬瓜子三钱　苦桔梗一钱半　生姜二斤

◎ **朱小女**上海县

清暑达邪，发热脉数。但湿滞下迫，大便泄泻，里急后重。宜秦芍汤加减。

赤白芍炒，各一钱半　赤猪苓三钱　大腹皮二钱　白头翁炒，三钱　炒泽泻三钱

广藿香一钱半　北秦皮八分　煨木香八分　中川朴八分　鲜荷叶一角

---

① “腹”字后疑有脱文。

◎ **戴小囡**狮子弄

痰郁肺络。咳嗽泛恶，舌苔淡白。宜宣肺化痰。

光杏仁三钱　瓜蒌皮三钱　云苓三钱　象贝母二钱　冬桑叶三钱

炙内金二钱　姜竹茹三钱　生苡米四钱　仙半夏一钱半　荷叶一角

◎ **方妪**小木桥

肝胃不和，胸闷纳胀；脾肾虚寒，少腹疼痛。宜温中理气。

制香附三钱　炒延胡一钱半　白夕利炒，三钱　淡干姜五分　广郁金一钱半

苏藿梗各一钱半　炒吴萸五分　陈佛手一钱　沉香片五分　降香八分

复诊　双星会日①

温经理气而和肝胃，胸闷已退，腹痛已减。脉象沉细，头昏目眩，正气不足。宜前法加减。

北沙参米炒，二钱　炒当归一钱　炒延胡一钱半　炒谷芽三钱　制香附二钱

广郁金一钱半　佩兰叶一钱半　炮姜炭六分　陈佛手一钱　降香八分

◎ **王右**卜邻里

积湿生痰，痰阻肺络，脾胃不和。咳嗽无痰，胸闷纳胀，脉象沉细。宜理气化痰而和肺胃。

光杏仁三钱　炒枳壳一钱半　新会皮一钱半　苏梗叶一钱半　广郁金一钱半

云苓三钱　象贝母二钱　仙半夏二钱　沉香片五分　生姜二片

◎ **朱右**九亩地

暑湿未清。胸闷心烦，头晕神疲，舌苔淡黄，脉象濡数。宜清暑化湿。

生苡米四钱　大腹皮二钱　净连翘二钱　赤猪苓三钱　鲜佩兰二钱

鲜藿香二钱　白通草八分　扁豆衣二钱　生谷芽三钱　鲜荷叶一角

◎ **王右**老北门

养血清肝，倒经逆行、内热咯血、脉象细滑均已大退。仍宜前法进治。

白归身三钱　炒丹皮一钱半　生谷芽三钱　赤白芍一钱半　柏子仁一钱半

炒薄荷一钱　炒丹参三钱　炒枣仁三钱　红月季花一钱半

复诊　七月初八

养血清肝，内热脉数、倒经逆行均已大退，脉象虚数已平。宜前法进治。

炒当归二钱　炒枣仁研，三钱　北沙参米炒，三钱　赤白芍炒，各一钱半　柏子仁二钱

生谷芽三钱　炒丹参三钱　炒丹皮一钱半　炒薄荷一钱　红月季花四钱

◎ **钱小孩**红栏杆桥

发热脉数。宜清暑化湿。

① 双星会日：即农历七月初七。牛郎、织女双星相会之日，故有此名，亦称“双星节”。

淡豆豉二钱　南薄荷六分　赤猪苓三钱　扁豆衣三钱　香青蒿三钱
白通草八分　净连桥二钱　冬桑叶二钱　六一散二钱　荷叶一角

◎ 马左和尚滨
痰热伏肺。久咳痰黄，内热脉数，胸闷气急，舌苔边白中黄。宜清解宣肺而化痰热。
光杏仁二钱　扁豆衣二钱　瓜蒌皮三钱　冬桑叶三钱　净蝉衣一钱半
大力子炒，研，一钱半　甘菊花二钱　鲜竹茹一钱半　生苡米四钱　鲜芦根一尺

◎ 冯右西马桥
湿热夹滞。腹痛便溏，胸闷食少。宜正气散加减。
鲜藿香二钱　佩兰叶二钱　香青蒿一钱半　扁豆衣二钱　赤猪苓各三钱
净连翘三钱　大腹皮二钱　炒泽泻二钱　焦麦芽三钱　荷叶一角

◎ 尼林杏路
湿困脾土，脾阳不运。两足浮肿，脉象沉细。宜运脾化湿。
苏藿梗一钱半　连皮苓三钱　陈木瓜一钱　大腹皮二钱　大防己二钱
炒泽泻二钱　五加皮二钱　川牛膝三钱　姜衣四分

巧月初六日方

◎ 王小和尚浜
暑湿夹滞。午后寒热，大便溏泄，脘腹胀，舌苔淡黄，脉象滑数。宜清暑化湿，消滞畅中。
广藿香一钱半　香青蒿一钱半　炙内金二钱　佩兰叶二钱　扁豆衣二钱　焦麦芽二钱
淡豆豉三钱　大腹皮三钱　赤猪苓各三钱　中川朴八分　鲜荷一角

◎ 滕小女石北岸
暑邪留伏。午后寒热，势头转疟，头昏胸闷，舌苔淡黄，脉象滑数。宜清暑达邪。
香青蒿一钱半　鲜佩兰三钱　赤猪苓各三钱　净连翘二钱　南薄荷一钱
白通草八分　扁豆衣二钱　飞滑石三钱，包　鲜荷叶一角

◎ 邵右张家弄
肝热肾寒。少腹酸疼，内热脉数。宜养血清肝，温肾化浊。
炒当归二钱　炒丹参二钱　制香附三钱　炒白芍一钱半　炒薄荷一钱　艾绒炭一钱半
炒丹皮一钱半　炒延胡一钱半　□□子炒，二钱　红月季花一钱半

◎ 蒯右新衖门
痰饮蕴中，肝胃不和。胸闷纳胀，呕吐痰水，脉象濡细。宜二陈加减。
仙半夏二钱　炒枳壳一钱半　苏藿梗三钱　云苓三钱　沉香片五分
白夕利炒，三钱　新会皮一钱半　广郁金一钱半　炒谷芽三钱　煨姜二片

◎ 赵妪长唐家弄
年高脾虚，两足浮肿，胸闷纳胀。正气已败，脉象沉细，头晕神疲。宜和脾化湿而扶正气。

炒白术二钱　广郁金一钱半　大腹皮二钱　大砂仁研，八分　炒枳壳一钱半
五加皮二钱　新会皮一钱半　佩兰叶一钱　冬瓜皮三钱　夜交藤三钱

◎ **陈左**姚厘台

温肺化饮，痰鸣喘咳、胸闷气急均已大退。仍宜前法进治。

熟附片一钱半　云苓四钱　制甘遂一钱　淡干姜五分　姜半夏四钱　炒芫花一钱　炒白术三钱
新会皮一钱半　光杏仁二钱　葶苈子一钱半　牵牛子炒，一钱半　生姜汁四五滴，冲服

◎ **全右**关帝庙

脾肾虚衰。经行淋沥，少腹酸痛，痛则急胀，头昏心悸，神疲力乏，脉象沉细。宜温补脾肾而和气血。

炒党参二钱　炒杜仲三钱　制香附三钱　炒白术一钱　艾绒炭一钱半　炒延胡一钱半
菟丝饼三钱　炒当归二钱　炮姜炭五分　红月季花五分　龙眼肉三枚

双星会日方

◎ **罗妇**张家楼

运脾化湿，胸闷纳胀已退。但正气不足，神疲，脉象微细。宜温补脾胃。

炒党参三钱　新会皮一钱半　云苓三钱　炒白术三钱　炮姜炭五分
炒谷芽二钱　大砂仁研，八分　佩兰叶二钱　炒泽泻二钱　干荷叶一角

◎ **周夫人**

下焦虚寒，腹鸣疼痛，大便滑泄，胸闷烦懊，心泛呕吐，此系上焦热伏。舌光无苔，脉象濡数，两足酸麻。症势犹轻，宜清上温下，以观动静。

鲜藿香二钱　姜川连四分　中川朴一钱半　炒枳实一钱　熟附片一钱　炒吴萸六分　赤猪苓各二钱
姜竹茹一钱半　煨木香八分　炮姜炭五分　台乌药一钱半　陈木瓜二钱　童便半两，冲服

◎ **王小**石皮弄

伏暑发热。宜清解达邪。

淡豆豉三钱　扁豆衣二钱　大腹皮二钱　香青蒿二钱　赤猪苓各二钱
焦麦芽二钱　净蝉衣一钱半　炒泽泻二钱　鲜藿香三钱　鲜荷叶一角

◎ **朱左**王家圈

伏暑变疟。脉象滑数。宜青蒿鳖甲汤加减。

香青蒿三钱　冬桑叶三钱　姜竹茹一钱半　炙鳖甲四钱　炒丹皮一钱半
炒枳实一钱　净银花二钱　扁豆衣二钱　荷叶一角

◎ **杨左**小南门

前进白通加猪胆汁汤温散寒浊，呕吐泄泻、手足厥冷、肌肤色紫均已尽退。但下焦虚寒难化，上焦伏热未楚，心烦口干，夜不安卧，脉象滑数。仍以温下清上。

熟附片八分　仙半夏二钱　炒吴萸六分　连翘心二钱　姜川连四分　姜竹茹一钱半
中川朴一钱　鲜荷叶一角　炮姜炭四分　炒枳壳一钱　淡豆豉三钱　童便半两，冲服

断桥日方

◎ **蔡妇**张家弄

脾主四肢而为诸阳之本，湿困脾，脾阳失运。四肢浮肿，胸闷食少，饮食不贪，脉象沉细。宜运脾化湿，和畅中焦。

炒苍术一钱半　连皮苓三钱　木防己二钱　新会皮一钱半　大腹皮三钱　陈木瓜二钱

生苡米四钱　五加皮二钱　炒泽泻三钱　炒吴萸五分　姜衣四钱　荷叶一角

◎ **王右**清吉堂

奇经虚寒，少腹胀痛，经事不调。肝胃不和，胸闷纳胀，头晕心悸，脉象沉细。宜温和气血。

炒当归二钱　制香附三钱　炒元胡一钱半　炒白芍一钱半　艾绒炭一钱半

炒吴萸五分　炒丹参三钱　广郁金一钱半　炒枳壳一钱半　降香五分

◎ **金左**县前

寒伤脾阳。胸闷腹痛，脉象微细。宜温中运脾。

炒苍术一钱半　台乌药一钱半　焦麦芽三钱　中川朴一钱半　煨木香八分　云苓三钱

新会皮一钱半　大腹皮二钱　炒泽泻三钱　广藿香一钱半　煨姜一片

◎ **马女**和尚浜

血虚生热，木火刑金。久咳痰多，胸闷气急，脉象濡数，内热舌绛。宜泄肝清肺。

炒丹皮一钱半　甜杏仁三钱　怀山药三钱　炒薄荷一钱　象川贝各一钱半

北沙参三钱　黑山栀一钱半　冬桑叶三钱　生谷芽四钱　煨姜一角

◎ **王左**八仙桥

痢下赤白，赤多白少，腹痛后重，脉象沉细。宜运脾化湿，和荣调气。

赤白芍各一钱半　煨葛根一钱半　大腹皮二钱　川桂枝七分　煨木香八分　赤猪苓三钱

中川朴一钱　台乌药一钱半　炒泽泻三钱　广藿香一钱半　煨姜二片　荷叶一角

◎ **范右**方板桥

肝胃不和，湿浊不化。胸闷纳胀，通体酸疼，脉象迟细，舌苔白滑。宜运脾化湿理气。

广藿香一钱半　生苡米四钱　木防己二钱　谷精草三钱　连皮苓三钱

炒泽泻三钱　炙橘络一钱　炒苍术一钱半　大腹皮二钱　煨姜二片

◉ 八月（桂月）案

八月廿九日方

◎ **王右**九亩地

左肋撞伤，血瘀在络。咳嗽刺痛，痰鸣气急，脉象细滑。年高气血两衰，难以调治，姑拟通络化瘀，理气化痰。

大川芎八分　自然铜煅，研，二钱　光杏仁三钱　广橘络八分　络石藤三钱　象贝母三钱

炙乳没各七分　炒枳壳一钱半　瓜蒌皮三钱　沉香片四分　广郁金一钱半　新绛七分

◎ **孟右**红栏杆桥

培土生金而补气血，咳嗽气急、心悸头眩均已大退。脉象虚细，气血两虚。宜前加减。

炒白术一钱半　炒白芍二钱　光杏仁三钱　炒党参三钱　炒枣仁一钱半

象贝母三钱　炒当归二钱　柏子仁三钱　炙甘草七分　红枣五枚

◎ **姚左**宝弄

湿热郁于肠胃，荣血受伤。痢下赤垢，里急后重，胸闷腹痛。宜和荣调气，清化湿热。

白头翁炒，二钱　炒赤芍二钱，桂枝三分炒　地榆炭二钱　炒秦皮二钱　赤猪苓各三钱

大腹皮二钱　煨木香八分，川连三分炒　炒泽泻三钱　广藿香一钱半　红鸡冠花三钱

◎ **王右**西门

肝郁气滞，气血不和，遍体疼痛。木乘土位，胃失和降，胸闷纳胀，脉象沉细，头目晕眩。宜开郁理气，平肝和胃。

沉香片七分　炒当归二钱　白夕利炒，三钱　广郁金一钱半　炒白芍二钱

陈佛手一钱　炒枳壳一钱半　大川芎五分　炒谷芽四钱　降香八分

◎ **庄妇**张家弄

寒凝气滞，气血不和。经停不行已经二月，少腹疼痛，脉象沉细。宜温和气血而化寒浊。

酒炒当归二钱　制香附三钱　新红花五分　酒炒丹参三钱　炒元胡一钱半

炮姜炭七分　艾绒炭一钱半　炒吴萸七分　广郁金一钱半　红月季花一钱半

◎ **赵左**小南门

疟后脾虚，脾胃不和。胸闷纳胀，脉象弦细。木强克土，宜温运脾阳，化湿畅中。

炒苍术一钱半　新会皮一钱半　炒谷芽四钱　大砂仁研，八分　苏藿梗各一钱半

赤猪苓各三钱　生苡米四钱　佩兰梗二钱　大腹皮二钱　荷梗一尺

◎ **王左**川心河桥

脉象弦数，邪伏少阳。日晡寒热，热重于寒，胸闷口苦，小便浑浊。宜香蒿鳖甲汤。

香青蒿三钱　净连翘三钱　淡豆豉三钱　炙鳖甲四钱　炒丹皮一钱半

鲜竹茹一钱半　冬桑叶三钱　炒黄芩一钱　炒枳实一钱　荷叶一角

◎ **沈孩**龙门师范

面黄多食积，脘腹闷胀，发热食少。宜和中化滞。

广藿香一钱半　炙内金一钱半　炒泽泻一钱半　大腹皮一钱半　枳实炭一钱

焦神曲一钱半　焦麦芽三钱　赤猪苓各三钱　佩兰梗一钱半　荷梗一尺

◎ **朱左**大南门

湿热伏于少阳。头痛形寒，脉象弦细。宜温胆汤加减。

鲜竹茹一钱半　甘菊花二钱　淡豆豉三钱　炒枳实一钱　炒丹皮一钱半

净连翘三钱　冬桑叶三钱　生石决研，四钱　炒薄荷一钱　生苡米四钱

◎ **洪右**长浜路

老年血崩之后，血分甚虚。心悸头眩，遍体萎黄，津液亦衰，肠胃耗燥，二便不利，脉象迟细，胸闷腹痛。痛已根属，势难调治，姑拟滋养气血。

白归身二钱　炒枣仁研，二钱　炒阿胶一钱半　生白芍三钱　炒白术一钱半　北沙参二钱

柏子仁三钱　西潞参三钱　炒元胡一钱半　红枣五枚　郁李仁二钱

◎ **沈小**方板桥

发热咳嗽。宜清肺化痰。

光杏仁三钱　甘菊花二钱　云苓三钱　象贝母二钱　淡豆豉二钱　佩兰梗一钱半

冬桑叶三钱　苏梗叶一钱半　生熟谷芽各二钱　荷梗一尺

◎ **严右**方板桥

肝郁生火，阴耗伤，血枯经闭已经数月。木火刑金，内热咳嗽，形质消瘦，胸闷食少，干血痨症已著。姑拟养血清肝①。

白归身二钱　黑山栀一钱半　甜杏仁三钱　赤白芍各一钱半　青蒿一钱半　鲜竹茹二钱

炒丹皮一钱半　炒薄荷八分　瓜蒌皮三钱　冬桑叶三钱　生谷芽四钱　鲜藕二两

◎ **李左**斜桥

脾肾阳虚，湿浊不化。清晨面浮，入晡脚肿，胸闷腹胀，脉象迟细，神疲力乏。宜通阳化浊。

熟附片一钱半　炒吴萸六分　防风己各一钱半　姜衣七分　川桂枝七分　炒元胡一钱半　苏梗叶一钱半

炮姜炭七分　连皮苓四钱　陈木瓜二钱　生泽泻四钱　大腹皮三钱　大砂仁研，一钱

◉ 九月（菊月）案

菊月初四方

◎ **沈右**陈家木桥

前进附子理中汤温补脾阳而化寒浊，脾虚泄泻，腹痛后重，但面黄无力，脉象沉细。宜前法进治。

熟附片一钱半　炮姜炭七分　广藿香一钱半　西潞参三钱　补骨脂炒，一钱半

佩兰叶二钱　炒白术三钱　炙甘草六分　炒谷芽四钱　荷叶一角

◎ **何左**

肝肾素亏，气火升腾，前曾咯血数次。刻诊脉象弦数，弦为肝脉，数则为热，热不□退，还防血热上行，饮食不为肌肉，津液暗耗。姑拟调养肝肾而清虚热。

炒丹皮一钱半　赤白芍各一钱半　淮山药四钱　冬桑叶三钱　黑山栀三钱

煅牡蛎四钱　生地炭三钱　甘菊花二钱　鲜竹茹二钱　鲜藕二两，切片

◎ **陈左**大东门

浸淫湿疮，疮痒流水均已尽愈。脉象沉细，湿浊未楚，宜前法进治。

---

① 原书“肝”后有“润”字，疑为衍文，今删。

生苡米四钱　白通草一钱　净蝉衣一钱半　生泽泻四钱　梗通草一钱半　连翘壳三钱

连皮苓四钱　海桐皮二钱　佩兰叶二钱　荷梗一尺　白龙衣一钱半

◎ **朱右**川心河桥

前进白头翁汤和荣调气而清湿热，痢下红垢、胸闷泛恶均已渐退。但脉象滑数，湿热未清，霜降节迩，慎防变端，宜前法进治。

白头翁炒，二钱　炒赤芍二钱　煨木香川连七分拌，八分　大腹皮二钱　炒秦皮二钱

赤猪苓各三钱　台乌药八分　红鸡冠花三钱　炒黄芩一钱半　炒泽泻二钱　生谷芽三钱

◎ **金右**

痢下赤白，腹痛后重，纳食呕吐，此系湿热郁于肠胃，胃气不能和降反而上逆，变为噤口痢症。内热脉数，舌苔黄腻。症势重险，姑拟芩芍汤合白头翁汤加减。

赤白芍各一钱半　白头翁炒，二钱　赤猪苓各三钱　大腹皮二钱

炒黄芩一钱半　北秦皮二钱　炒泽泻三钱　煨木香八分　川桂枝四钱

细川连七分　中川朴八分　荷叶一角　红鸡冠花三钱　赤小豆三钱

◎ **吴右**

血崩之后，心悸头眩，面黄神疲，脉象沉细。宜归脾汤加减。

西潞参三钱　炒当归二钱　炒杜仲四钱　炒白术三钱　赤白芍三钱

炒枣仁二钱　炙黄芪三钱　菟丝子炒，三钱　柏子仁三钱　红枣五枚

◎ **丁右**

经停脉滑，胸闷气急，心悸头昏。肝血已虚，宜养血柔肝。

生熟地各二钱　炒白术二钱　陈皮五分　白归身二钱　炒黄芩一钱半　大砂仁三分

生白芍三钱　北沙参二钱　生谷芽四钱　柏子仁三钱　夜交藤三钱

九月初五日抄

◎ **王左**

清化湿热而和肺胃，内热脉数，胸闷咳嗽，痰黏不爽，心神恍惚，头目昏眩。此系阴虚阳浮，水火不济之故，宜前法加减。

瓜蒌皮三钱　轻马勃八分　甘菊花二钱　象贝母二钱　鲜竹茹二钱　净蝉衣一钱半　光杏仁三钱

冬瓜子研，四钱　南薄荷八分　冬桑叶三钱　生泽泻三钱　净连翘三钱　鲜芦根二尺

◎ **龚左**

湿热不化，脾胃不和。午后脚肿，脉象细滑。宜清理湿热。

生苡仁四钱　连皮苓四钱　炒枳实一钱　光杏仁三钱　炒泽泻三钱　木防己二钱

苦桔梗一钱半　姜竹茹二钱　陈木瓜二钱　广藿梗一钱半　佩兰梗三钱　荷梗一尺

◎ **殷左**

真阴不足，筋骨不能坚强；气血两虚，肌肤麻木，举动无力，脉象虚细。宜和胃养阴，水谷化生津液，冲养肌肤，荣卫得和，病可渐退，不则难以奏功。

北沙参米炒，二钱　金毛脊一钱半　川断肉二钱　炒丹皮一钱半　正麦冬二钱　炙甘草一钱
生熟谷芽三钱　忍冬藤三钱　白归身二钱　炒白术三钱　佩兰叶二钱　络石藤三钱　嫩桑枝四钱

◎ 阴虚久咳，津液不能荣养筋骨。两足痿软，脉象弦滑。宜清养肺胃而化痰热。
光杏仁三钱　瓜蒌皮三钱　川断肉三钱　象贝母二钱　淮山药三钱
金毛脊三钱　鲜竹茹二钱　淮牛膝炒，二钱　陈木瓜二钱　丝瓜络三钱

◎ 清肝泄风，内热头痛、脉象细数均已大退。两足酸痛，营阴不足，宜前法进治。
光杏仁三钱　炒丹皮一钱半　川断肉三钱　冬桑叶三钱　黑山栀一钱半
金毛脊三钱　甘菊花二钱　京赤芍二钱　陈木瓜二钱　丝瓜络三钱

◎ **王左**
久痢脾虚，脾不统血。血痢日久，里急后重，神疲力乏，脉象无力。宜温脾汤加减。
西潞参三钱　炒赤芍桂枝五分拌，二钱　煨木香八分　炒白术二钱　云苓三钱　炙甘草七分
炒当归一钱半　炒泽泻三钱　地榆炭二钱　淮角炭二钱　藕节炭三枚　谷芽三钱

◎ 木火上升，前曾咯血。内热脉数，心悸头痛。宜清肝泄热。
炒丹皮一钱半　冬桑叶二钱　京赤芍二钱　黑山栀一钱半　甘菊花二钱
鲜竹茹二钱　炒薄荷八分　生石决研，四钱　炒枳实一钱　鲜藕两片

◎ **俞左**
湿困中都。身重疼痛，胸闷不饥，寒热咳嗽，脉象沉细。宜运中化湿。
炒苍术一钱半　生苡仁四钱　防风已各一钱半　中川朴八分　光杏仁三钱
荆芥穗八分　新会皮一钱半　象贝母三钱　淡豆豉三钱　荷梗一尺

重阳佳节

◎ **衣左**业衣街
清化痰火，吐血已止。肝阳痰火未楚，内热咳嗽，右肋引痛，左脉濡数。仍宜前法。
光杏仁三钱　鲜竹茹二钱　茜草炭二钱　炒丹皮一钱半　冬桑叶三钱　干芦根四钱
瓜蒌皮三钱　炒枳实一钱　冬瓜子打，四钱　鲜藕二两，切片

◎ **朱右**小西门
调养心脾，心悸怔忡、头眩目花、夜不安寐均已渐退。脉象濡细，气呛咳嗽，微感外邪，宜宗前法加减。
西潞参三钱　柏子仁二钱　光杏仁三钱　炒白术三钱　炒枣仁二钱　象贝母二钱
炒当归二钱　朱茯神四钱　荆芥穗八分　红枣三枚　生姜一片

◎ **秦妇**陆家浜
经行淋漓，少腹疼痛，脉象沉细，痰阻肺络，胸闷咳嗽。宜温肺化痰，温经和血。

川桂枝四分　仙半夏二钱　制香附三钱　炒白术二钱　苏藿梗各一钱半

炒吴萸七分　云苓三钱　光杏仁三钱　炒元胡一钱半　艾绒炭一钱半

◎ **李右**桂元弄

肝郁气滞，气血不和。胸脘闷胀，痛引少腹，形寒背冷，脉象沉细。宜开郁理气，温经和血。

沉香片五分　白夕利三钱　艾绒炭一钱半　炒枳壳一钱半　苏藿梗各一钱半

制香附三钱　陈佛手一钱　炮姜炭七分　炒元胡一钱半　降香八分

◎ **张左**旧桥场

理中化湿，脚肿胸闷已退。脉象细缓，神疲力乏。宜前法加减。

西潞参三钱　大砂仁八分　连皮苓四钱　炒白术三钱　五加皮二钱　炒泽泻二钱

新会皮一钱半　苏藿梗各一钱半　炒谷芽四钱　酒炒嫩桑枝四钱

◎ **顾左**淘沙场

脉象弦数，木火刑金，肺失清肃。咳嗽气急，内热形瘦。宜泻肝清肺而化痰热。

光杏仁三钱　鲜竹茹二钱　甘菊花二钱　炒丹皮一钱半　瓜蒌皮三钱

象贝母三钱　黑山栀二钱　冬桑叶三钱　冬瓜子四钱　鲜芦根一两

◎ **艾右**和尚浜

调养心脾而补气血，卫阳已固，汗多亦止。但心悸怔忡，头眩目花，脉象微细。宜前法进治。

西潞参三钱　炙甘草六分　川断肉三钱　炒白术三钱　白归身二钱　金毛脊二钱

云苓三钱　生白芍一钱半　炒杜仲四钱　红枣五枚　柏子仁三钱

◎ **殷左**业市街

肺胃不和，土不生金。久咳不愈，神疲力乏，舌中光绛，足手酸麻，脉象濡细而滑。宜培土生金，清养肺胃。

北沙参二钱　光杏仁三钱　仙半夏一钱　淮山药三钱　象贝母二钱　佩兰梗一钱半

冬桑叶三钱　炒白术二钱　络石藤二钱　忍冬藤三钱　白归身二钱　嫩桑枝四钱

◎ **吴左**长浜路

运脾化湿，胸闷腹痛大退。脉象沉细，正气亦虚，宜前法加减。

炒白术一钱半　大砂仁研，八分　炒泽泻二钱　中川朴八分　广藿香二钱　赤猪苓各三钱

新会皮一钱半　佩兰叶二钱　生苡米四钱　荷梗一尺　嫩桑枝四钱

九月十二日方

◎ **赵左**和尚浜

脉象弦数，寒热往来，头痛偏左。少阳为痛，宜青蒿鳖甲汤加减。

香青蒿二钱　甘菊花三钱　淡豆豉三钱　炙鳖甲三钱　炒丹皮一钱半　炒薄荷八分

冬桑叶三钱　净连翘三钱　大力子研，三钱　鲜竹茹一钱半

◎ **潘左**关帝庙

肝气上逆，肺气不降，胃气不和。胸闷气塞，纳食作胀，脉象细滑。宜平肝清肺，和中降逆。

全佛花包，一钱半　炒枳壳一钱半　瓜蒌皮三钱　炒丹皮一钱半　代赭石煅，研，三钱

广郁金一钱半　姜竹茹一两　生谷芽四钱　沉香片七分　光杏仁三钱　刀豆子四钱　降香八分

◎ **范左**三在里

湿热未清，中气不和，脾胃不和。胸闷纳少，时寒时热，脉象细滑。宜和中化湿。

苏藿梗各一钱半　大腹皮二钱　生谷芽三钱　佩兰叶一钱半　赤猪苓各三钱

枳实炭一钱　生苡米四钱　大砂仁八分　姜竹茹二钱　荷梗一尺

九月十四日方

◎ **许左**

痰饮伏肺。咳嗽气急胸闷，脉象沉细。宜苓桂术甘汤加减。

云苓三钱　新会皮一钱半　象贝母二钱　川桂枝七分　仙半夏二钱　葶苈子炒，一钱

白术二钱　光杏仁三钱　炒枳壳一钱半　生姜汁四五滴，冲服

◎ **金左**八仙桥

寒湿入络，荣卫不和。手足酸痛，举动不利，脉象沉细，胸闷食少。宜温经化湿，运脾畅中。

炒谷芽四钱　炒苍术二钱　生苡米四钱　络石藤三钱　西秦艽一钱半　威灵仙二钱　大砂仁一钱

川桂枝六分　片姜黄七分　新会皮一钱半　五加皮三钱　连皮苓四钱　酒炒桑枝四钱

◎ **朱孩**金家牌楼

脾肾虚寒，湿滞不化。胸闷呕吐，泄泻腹鸣，舌苔白滑，唇燥假渴，脉象沉细。宜附子理中汤加减。

熟附片八分　炒吴萸五分　姜半夏三钱　炙内金一钱半　炒白术一钱半　中川朴八分　枳实炭一钱

炒谷芽四钱　炮姜炭五分　广藿香一钱半　云苓三钱　佩兰叶一钱半　伏龙肝一两，煎汤代水

◎ **李左**斜桥

湿热不化。胸闷食少，夜则发热，头昏肢酸，脉象滑数。宜清温化湿。

净连翘三钱　南薄荷一钱　赤猪苓各三钱　大力子研，三钱　冬桑叶三钱

白通草八分　瓜蒌皮三钱　净银花二钱　生苡米四钱　鲜芦根二尺

◎ **张右**川心河桥

寒浊不化，少腹胀痛；浊气上逆，胸闷纳胀；积湿生痰，咳嗽痰多，右脉细滑。温化寒浊，运脾化湿。

制香附三钱　炒元胡一钱半　新会皮一钱半　艾绒炭一钱半　炒吴萸五分　光杏仁三钱

苏藿梗各一钱半　大砂仁研，八分　生熟苡米四钱　炒谷芽四钱

◎ **余左**老孙前

痰热郁于肝络，肝胃不和。胸闷食少，微寒微热，舌苔淡黄，脉弦数。宜温胆汤加减。

姜竹茹二钱　净连翘三钱　云苓三钱　炒枳实一钱半　佩兰梗一钱半　新会皮三钱
姜半夏二钱　生谷芽四钱　广郁金一钱半　生姜汁四五滴，冲服

◎ **汤左**大南门

运脾化湿，腹痛泄泻尚未大退。胸闷不舒，神疲力乏，脉象沉细。宜附子理中汤加减。

熟附片一钱　炮姜炭五分　广藿香一钱半　炒白术三钱　炙甘草六分　大腹皮二钱
炒党参三钱　白扁豆炒，四钱　焦麦芽四钱　煨木香八分　荷叶一角

◎ **瞿左**淘沙场

胃寒停饮。呕吐清水，咳嗽痰多，脉象沉细。宜苓桂术甘汤合二陈汤加减。

云苓三钱　姜半夏三钱　炒枳实八分　川桂枝五分　新会皮一钱半　淡干姜五分
炒白术三钱　炒吴萸八分　大砂仁研，一钱　炒川椒七分

◎ **江孩**天主堂

肺胃不和。久咳痰多，身热苔腻。宜清养肺胃而化痰浊。

光杏仁三钱　象贝母二钱　鲜竹茹姜汁炒，一钱半　冬桑叶二钱　生谷芽四钱
甘菊花一钱半　瓜蒌皮二钱　佩兰叶一钱半　枳实炭八分　夜交藤三钱　干芦根四钱

◎ **高妪**九亩地

肝气犯胃，胃失和降。胸闷纳胀，头昏目花，脉象沉细。宜理气和胃。

沉香片七分　陈佛手一钱　姜竹茹二钱　炒枳壳一钱半　白夕利炒，一钱
生谷芽二钱　广郁金一钱半　仙半夏二钱　佩兰叶一钱半　降香八分

◎ **潘右**关帝庙

平肝清肺，和胃降逆，胸闷气寒、纳食作胀均已大退。脉象细滑。仍宜前法加减。

全佛花一钱半，包　炒枳壳一钱半　刀豆子四钱　生谷芽四钱　代赭石煅，研，四钱　瓜蒌皮二钱
白蒺藜炒，三钱　佩兰梗二钱　沉香片五分　姜竹茹三钱　广郁金一钱半　降香八分

九月十五日方

◎ **陈左**小西门

外感引动伏邪。午后寒热，头昏疼痛，胸闷口渴，舌绛苔黄，脉象弦数。宜清和少阳。

香青蒿三钱　冬桑叶二钱　姜竹茹一钱半　炙鳖甲四钱　炒丹皮一钱半
淡豆豉三钱　净连翘三钱　炒黄芩一钱半　大力子研，三钱　鲜芦根

◎ **杨右**小南门

温化痰浊，咳嗽气急、胸闷肋痛均已渐退。舌苔薄白，脉象沉细。宜前法加减。

云苓三钱　光杏仁三钱　瓜蒌皮三钱　川桂枝五分　象贝母二钱　荆芥梗一钱
苏梗叶一钱半　炒枳壳一钱半　仙半夏二钱　苦桔梗一钱半　生姜一片

◎ **王左**赵家桥

风邪挟湿，湿郁经络。手足酸痛，痛则气走，腰重背痛，脉象濡缓，胸闷食少。宜疏风化湿而通经络。

防风己各一钱半　净蝉衣一钱半　海风藤三钱　荆芥穗一钱　连皮苓四钱

生苡米四钱　西秦艽二钱　络石藤三钱　寻骨风二钱　嫩桑枝四钱

九月十六日方

◎ **杨左**薛家弄

清化湿热，胸闷气急、发热咳嗽均已尽退，饮食亦进。舌苔淡黄，大便燥难，脉象濡滑。此系汗多津伤，不能滋养大肠，宜和胃畅中，兼以润肠。

北沙参三钱　赤猪苓各三钱　郁李仁三钱　北秫米四钱　白通草六分

全瓜蒌三钱　佩兰叶一钱半　生谷芽四钱　广藿梗一钱半　夜交藤三钱

◎ **王右**金家牌楼

鼻通于肺，肺热上蒸，消燥脑液，变为湿浊。涕流清黄，特腥特臭，头晕目眩，胸闷咳嗽，内热脉滑。宜清泻肺热。

苦杏仁三钱　冬桑叶三钱　生苡米四钱　鲜竹茹二钱　冬瓜子研，四钱　生泽泻七分

净银花三钱　干芦根六分　苦桔梗一钱半　通天草三钱　象贝母三钱

◎ **沈右**关帝庙

肝脾两郁，中气不和，胸脘闷痛。痰阻肺络，咳嗽气逆，头晕目眩，脉象细滑，舌苔淡黄。宜清肝理气，宣肺化痰。

光杏仁三钱　鲜竹茹一钱半　广郁金一钱半　象贝母二钱　瓜蒌皮三钱　白夕利炒，三钱

枳实炭一钱　沉香片五分　金福花[①]一钱半，包　代赭石煅，研，四钱　枇杷叶三钱，包

◎ **宗左**万生桥

前进芩芍合白头翁汤，痢下白赤、腹痛后重、内热脉数均已大退。但舌苔中黄，湿热未楚。宜宗前法进治。

炒黄芩一钱半　炒泽泻三钱　广藿香一钱半　赤白芍各一钱半　煨葛根一钱半

大腹皮二钱　赤猪苓各三钱　煨木香八分，川连三分拌　白头翁一钱半　地榆炭二钱

◎ **常妇**九亩地

湿热挟滞，郁于肠胃。痢下赤白，腹痛后重，纳食泛恶，胃气上逆，心悸头晕，脉象迟细，舌苔白滑。中都亦虚，宜和中化滞而清湿热。

苍白术炒，各一钱半　赤白芍桂枝四分拌炒，各一钱半　广藿香二钱　中川朴一钱

白头翁炒，一钱半　大腹皮二钱　焦麦芽三钱　炒黄芩一钱半　炒泽泻三钱

台乌药一钱半　煨木香一钱　赤猪苓各三钱　荷叶一角

◎ **殷左**业市街

培土生金，清养脾胃，咳嗽已平，舌绛亦退。但中虚脾弱，午后脚肿，肌肤酸麻，脉象濡细。宜前法加减。

---

① 金福花：“金福花”及后文“金佛花”皆为旋覆花异名。

炒白术三钱　木防己二钱　陈木瓜二钱　北沙参米炒，二钱　连皮苓四钱
白归身二钱　淮山药三钱　光杏仁三钱　金毛脊二钱　嫩桑叶四钱

九月廿日方

◎ **常妇**九亩地

补脾化湿，调气和荣，痢下赤白已愈，胸闷腹痛已退。但痢下日久，脾虚气陷，肾气不固，大便滑泄，饮食不贪，舌苔薄滑，脉象濡细。宜黄土汤加减。

熟附片八分　炒党参三钱　赤猪苓各三钱　炒泽泻三钱　炒白术三钱　大砂仁研，八分
煨木香八分　炙甘草五分　生熟苡米各三钱　补骨脂炒，八分　灶心土一两，煎汤代水

◎ **周妇**大南门

泄泻已愈，腹痛未退。仍宜和中化阳。

广藿香二钱　炒谷芽三钱　焦神曲三钱　新会皮一钱半　大腹皮二钱　佩兰梗一钱半
大砂仁炒，打，八分　台乌药一钱半　煨木香八分　荷叶一角

◎ **蒋左**

清温化湿，发热已退。胸闷咳嗽，身寒疼痛，头疼肢酸，舌苔白腻，脉象细滑。宜前法加减。

光杏仁三钱　白桔梗一钱半　赤猪苓各三钱　荷梗一尺　生苡米四钱
炒苍术一钱半　炒泽泻三钱　象贝母二钱　广藿香一钱半　佩兰梗二钱

◎ **辛妇**淘沙场

湿热郁肺，化为痰浊。内热咳嗽，胸闷泛恶，舌苔灰腻，右脉滑数，头晕肢酸。当清解宣肺而化湿热。

光杏仁三钱　姜竹茹二钱　冬桑叶三钱　枇杷叶包，一钱半　生苡仁四钱　炒枳实一钱　瓜蒌皮三钱
苦桔梗五钱　仙半夏二钱　赤猪苓各三钱　生泽泻三钱　象贝母二钱　大力子炒，研，三钱

◎ **稼翁**

前进桑菊饮清解宣肺而化湿热，咳嗽痰多已平。但舌苔中黄，脾胃湿热未清，下注筋络，肌肤发痒，左关脉旺于右。肝热郁于血络，宜通络化湿，兼以清热。

冬桑叶二钱　连翘壳一钱半　木防己一钱半　丝瓜络三钱　甘菊花二钱
冬瓜皮三钱　连皮苓三钱　银花炭一钱半　陈木瓜一钱半　川牛膝一钱

◎ **简翁**

肾为作强之官而主先天元阳，年高阴亏，肾不纳气。气逆喘咳，脉象濡而浮滑。宜纳气归宗，以观动静。

炒山药四钱　五味子炒，一钱半　熟地黄砂仁末拌，四钱　代赭石煅，研，四钱
巴戟肉三钱　淡干姜四分　煅龙骨五钱　全佛花包，五钱　山萸肉炒，五钱
灵磁石煅，研，四钱　炒於术三钱　煅牡蛎五钱　合桃肉去皮，四钱

复诊

阳生于子，阴生于午，先天真阴素亏，水不涵木。当子胆、丑肝之时，阳气升发，冲阳之

气随一阳初动而上逆。呛咳不已，甚则喘不能卧，左脉浮滑，右脉濡滑，阳盛阴虚，阴不欲伤，肾不纳气，可想见矣。调养肝肾，养阴纳气而平冲逆。

大熟地砂仁末拌，四钱　五味子干姜四分拌打，一钱　灵磁石煅，研，三钱

土炒白术二钱　合桃肉去皮，四钱　淮山药四钱　煅龙骨四钱　炒当归二钱

云苓三钱　山萸肉二钱　煅牡蛎五钱　巴戟肉一钱半　仙半夏一钱半

复诊

养阴纳气，气得归宗，痰鸣喘咳已平。但中气不足，或而气短，脉象濡滑。宗前法，兼以补中益气。

西潞参三两　怀山药四两　煅龙骨四两　於白术炒，各一两五钱　巴戟肉二两　煅牡蛎六两　云苓三两

淡干姜五味子捣，五钱　仙半夏二两　新会皮一两五钱　山萸肉去核炒，一两五钱　灵磁石研，三两

熟地黄砂仁拌，四两　金福花包，一两五钱　代赭石研，一两　合桃肉四两　白纹冰一斤收膏

菊月廿一日方

◎ **王左**薛弄底

脾肾虚寒，湿浊不化。便泄已久，胸闷不饥，饮食不进，脉象沉滑。宜附子理中汤加减。

熟附片八分　西潞参二钱　焦谷麦芽各三钱　炒白术二钱　广藿香二钱

佩兰叶二钱　炮姜炭五分　大腹皮二钱　赤苓四钱　干荷叶一角

复诊　九月廿六日

前进附子理中汤，久泄脾虚已愈。但胸闷不饥，饮食不贪，面黄形瘦，脉象沉细。脾胃已虚，宜前法进治。

炒党参三钱　熟附片一钱半　炒谷芽四钱　炒白术三钱　炮姜炭七分　佩兰叶二钱

炙甘草八分　大砂仁研，八分　白扁豆炒，四钱　干荷叶一角

◎ **吴右**金家牌楼

温和气血，调养心脾，心悸头昏、神疲力乏、形寒畏冷经已渐愈。脉象虚细，气血不足，宜前法进治。

西潞参三钱　炒白芍桂枝三分拌，一钱半　炒杜仲一钱半　炒白术二钱　炒枣仁二钱

川断肉二钱　炒当归二钱　柏子仁三钱　金毛脊三钱　煨姜二斤　红枣五枚

◎ **盛左**望花楼

劳碌伤脾，脾寒生湿，痰湿耽于中焦，运化失司。胸闷不饥，饮食不贪，神疲力乏，脉象濡缓，舌苔白腻。宜香砂六君子合二陈加减。

苍白术炒，各一钱半　广藿香二钱　云苓三钱　炒党参二钱　新会皮一钱半　淡干姜六分

大砂仁研，一钱　仙半夏二钱　焦麦芽四钱　干荷叶一角　川椒炒，九分

◎ **陆右**望花楼

脾寒生湿，肺寒生痰，痰湿阻气。咳嗽气急，胸脘闷痛，脉象沉细。宜苓桂术甘合二陈加味。

川桂枝五分　仙半夏三钱　淡干姜六分　苍白术炒，各一钱半　新会皮一钱半　光杏仁三钱

云苓三钱　炒枳壳一钱半　象贝母三钱　金佛花包，一钱半　姜汁四五滴，冲服

◎ 王右小南门

邪伏少阳，湿困太阴。午后虚热已经日久，胸闷不饥，饮食不贪，脉象细滑。宜和解少阳，化湿和中。

炒柴胡八分　香青蒿一钱半　大腹皮一钱　仙半夏一钱半　广藿香三钱　炒苍术一钱半

新会皮一钱半　佩兰叶一钱　生苡米三钱　生姜二片　红枣三枚

◎ 沈右和尚浜

肝胃不和，胸脘闷痛，纳食作胀；下焦虚寒，少腹疼痛，脉象沉细。宜理气畅中而寒泻。

沉香片五分　炒枳壳三钱　炒延胡一钱半　广郁金一钱半　陈佛手一钱

炒吴萸七分　苏藿梗一钱半　制香附三钱　焦麦芽三钱　降香七分

◎ 陈小元桥

外感引动伏邪。身热头痛，脉象滑数，舌苔黄腻。宜清解达邪。

净连翘三钱　大力子炒，研，三钱　苏藿梗各一钱半　南薄荷一钱　净蝉衣一钱半

佩兰梗一钱　淡豆豉三钱　冬桑叶三钱　甘菊花二钱　鲜竹茹一钱半

◎ 尤右老西门

温中化浊，胸闷腹痛、舌苔白腻、湿浊主楚。宜前法进治。

广藿香二钱　新会皮一钱半　炒吴萸七分　大腹皮二钱　中川朴一钱

台乌药一钱半　炒苍术一钱半　佩兰叶二钱　煨木香八分　干荷叶一角

◎ 张左大东门

痰饮久咳，复感风邪。形寒发热，胸闷气急，舌苔黄腻，脉象弦滑。宜疏风肃肺而化痰饮。

光杏仁三钱　大力子炒，研，三钱　仙半夏二钱　象贝母三钱　冬桑叶三钱

云苓三钱　苏梗叶一钱半　荆芥穗八分　生苡米四钱　枇杷叶二钱

◎ 沈左淘沙场

肝胃不和，湿浊不化。胸脘闷痛，少腹痛，脉象沉细。宜理气和胃，化湿畅中。

炒枳壳一钱半　沉香片七分　益智仁炒，八分　陈佛手一钱　炒姜炭五分

炒香附三钱　苏藿梗一钱半　炒吴萸七分　台乌药一钱半　降香八分

◎ 顾右小南门

肝脾两郁，浊阴上逆。胸脘闷痛，心泛作恶，头眩心悸，脉象弦细。宜理气化浊。

仙半夏一钱半　新会皮一钱半　广郁金一钱半　云苓一钱半　老薤白二钱

沉香片五分　明天麻一钱　瓜蒌皮二钱　炒吴萸六分　姜汁冲服

菊月廿二日方

◎ 丁左陆家浜

脾肾两虚，精气不固。时常精泄，泄即咳嗽，腰背酸痛，形质消瘦，脉象弦滑。宜金水六

君煎加减。

大生地二钱　山萸肉一钱半　五味子炒，八分　炒当归二钱　炒丹皮一钱半

甜杏仁一钱半　淮山药三钱　云苓三钱　象贝母一钱

复诊　菊月廿六日

肝肾两虚，不时精泄，泄则咳嗽，腰背酸痛。前进金水六君煎，诸恙大退。但脉象弦滑，形质消瘦。宜宗前法缓缓调治。

生熟地各二钱　山萸肉一钱半　云苓三钱　炒当归二钱　甜杏仁三钱　炒丹皮一钱半

怀山药四钱　五味子炒，八分　金樱子炒，三钱　陈海蜇四钱

◎ **陈右**望花楼

热郁营络。通体赤块，或痒或痛，入暮更甚，舌苔中黄，脉象浮滑。先宜清解营热。

连翘壳三钱　炒丹皮一钱半　光杏仁三钱　银花炭二钱　冬桑叶三钱

象贝母三钱　净蝉衣一钱半　炒薄荷八分　甘菊花一钱半　灯草二把

◎ **王右**杨家坊

寒湿留于经络，营卫不和。两手酸痛，举动不利，脉象沉细。宜温经化湿而和营卫。

酒炒当归一钱半　西秦艽一钱半　防风已一钱　酒炒白芍桂枝四分拌，一钱半　炒苍术一钱半

络石藤三钱　威灵仙一钱半　生苡米四钱　海风藤三钱　酒炒桑枝四钱

◎ **杨左**川心河桥

寒湿伤脾，脾气壅滞。胸闷腹痛，纳食作胀，脉象弦滑。宜温运脾阳，化滞畅中。

炒苍术一钱半　大腹皮二钱　煨木香八分　中川朴八分　五加皮二钱

焦麦芽三钱　新会皮一钱半　广藿香一钱半　大砂仁研，八分　荷叶一角

◎ **王小**石皮弄

久伤脾虚。面黄形瘦，脉象沉细，饮食不贪。宜温补脾土而化寒浊。

熟附片八分　炒吴萸七分　炒泽泻一钱　炒白术二钱　焦谷麦芽各三钱

诃子肉炒二钱　炮姜炭七分　佩兰叶二钱　炒党参二钱　荷叶一角

◎ **王小**关帝庙

腹痛泄泻，太阴为病，面目虚浮，两足微肿；脾阳不运，脉象沉细。宜附子理中汤加味。

熟附片五分　炮姜炭五分　佩兰叶二钱　炒党参二钱　广藿香一钱半　大砂仁研，八分

苍白术炒，各一钱　焦谷麦芽各三钱　炒泽泻三钱　大腹皮二钱　荷叶一角

◎ **夏左**侯家浜

脉象浮滑，滑为食滞，脘闷肋痛，大便溏泄，舌苔薄滑。宜正气散加减。

广藿香一钱半　焦麦芽二钱　煨木香八分　大腹皮二钱　佩兰叶一钱半

赤猪苓三钱　炒苍术一钱半　焦神曲二钱　台乌药一钱半　荷叶一角

◎ **王右**小东门

寒伤脾伤，营卫不和，湿困中土。胸闷肋痛，大便泄泻，脉象沉细，舌苔白腻。宜温运脾

阳而化湿滞。

炮姜炭五分　大砂仁八分　炒吴萸五分　熟附片一钱半　广藿香二钱　煨木香八分

炒苍术一钱半　大腹皮二钱　焦麦芽四钱　云苓三钱　荷叶一角

◎ **马右**西门

肝气犯胃，胃失和降。呕吐泄泻，形寒头昏，脉象弦滑。宜理气畅中而和肝胃。

沉香片五分　炒枳壳一钱半　新会皮一钱半　广郁金一钱半　白夕利炒，三钱

云苓三钱　苏藿梗一钱半　大砂仁研，八分　炒谷芽三钱　降香五分

◎ **宋小**狮子弄

脾胃虚寒，气不摄血。便血载余，脘腹疼痛，饮食不贪，面目虚浮，脉象沉细。宜温补脾土，引血归经。

炒党参三钱　炙甘草七分　禹余粮四钱　炒白术三钱　大砂仁研，八分

赤石脂一钱半　炒白芍桂枝四分拌，一钱半　炮姜炭九分　地榆炭二钱

生熟谷芽三钱　赤猪苓各三钱　炒泽泻三钱　荷叶一角

菊月廿四日方

◎ **曹右**火腿弄

温化寒浊，而和脾胃，少腹急胀、胸闷脚酸均已渐退。但夜卧虚汗，头昏疼痛，脉象濡细。宜宗前法而和气血。

白归身二钱　制香附二钱　广郁金一钱半　生白芍一钱半　炒元胡一钱半

佩兰梗二钱　炒丹参二钱　艾绒炭一钱半　炒谷芽三钱　荔枝核炒，打，四枚

◎ **王右**里桥

郁气伤肝，肝气犯胃。胸脘痞闷，不饥不食，呕吐酸浊，脉象沉细，时寒时热。宜开郁理气而和肝胃。

广郁金一钱半　炒枳壳三钱　新会皮一钱半　沉香片七分　云苓三钱

苏藿梗一钱半　陈佛手一钱　仙半夏二钱　白夕利炒，三钱　降香八分

◎ **周左**红栏杆桥

平肝泄热，清肺化痰，形寒发热、咳嗽肋痛均已大退，脉象弦滑已平。宜前法加减。

炒丹皮一钱半　甘菊花一钱　瓜蒌皮三钱　生石决研，四钱　黑山栀一钱半　鲜竹茹二钱

冬桑叶三钱　光杏仁三钱　冬瓜子三钱　海蛤粉四钱　陈海蜇浸淡，四钱　荸荠四枚

◎ **武右**孔家弄

年高血虚，血不养心，心悸怔忡，头昏目眩；肝肾两亏，腰背酸痛，脉象濡细。宜四物汤加味。

白归身二钱　大川芎八分　炒杜仲三钱　炒白芍一钱　炒枣仁三钱

金毛脊二钱　大熟地二钱　柏子仁三钱　川断肉三钱　红枣三枚

◎ **吴左**元桥

外感风邪。咳嗽气急，脉滑数。宜疏风肃肺而化痰浊。

苏梗叶一钱半　象贝母一钱半　苦桔梗一钱半　光杏仁二钱　瓜蒌皮二钱

云苓三钱　荆芥穗一钱　炒枳壳一钱半　仙半夏二钱　生姜二斤

◎ **王小**关帝庙

外感风寒，形寒咳嗽；内停湿滞，腹痛泄泻。宜疏风肃肺而化湿滞。

苏梗叶一钱半　光杏仁三钱　广藿香一钱半　象贝母二钱　仙半夏二钱

台乌药一钱半　荆防风八分　云苓三钱　焦麦芽一钱　煨姜二片

◎ **童右**九亩地

疏风化痰，寒热咳嗽均已大退。但余邪未楚，胸闷咳，呕吐酸水。宜前法加减。

荆防风八分　冬桑叶三钱　白桔梗三钱　苏梗叶二钱　光杏仁三钱

新会皮一钱半　净蝉衣一钱半　象贝母二钱　炒枳壳一钱半　枇杷叶二钱

复诊　九月廿五日

寒热脉数、胸闷肋痛均已大退。余邪未清，咳嗽气急。宜前法加减。

光杏仁三钱　冬桑叶三钱　轻马勃八分　净蝉衣一钱半　大力子炒，研，二钱

瓜蒌皮三钱　白桔梗一钱半　炒枳壳一钱半　象贝母二钱　枇杷叶一钱

◎ **张右**吴家弄

肺胃不和。咳嗽夹血，胸闷肋痛，脉象弦细。宜理气化痰而和肺胃。

甜杏仁三钱　炙橘络八分　炒枳壳一钱半　象贝母二钱　瓜蒌皮三钱　佩兰梗一钱半

茜草炭一钱半　冬瓜子三钱　生熟谷芽三钱　姜竹茹一钱半

复诊　三伏廿六日

理气化痰，清养肺胃，咳嗽挟血、胸闷纳胀均已大退。年高血虚，血不养心，头昏心悸，脉象濡细。宜前法加减。

北沙参一钱　光杏仁二钱　炒枣仁研，二钱　生熟谷芽各三钱　象贝母二钱　柏子仁三钱

佩兰叶一钱半　瓜蒌皮三钱　夜合花一钱半　鲜竹茹一钱半　夜交藤二钱

◎ **吴小**吴家弄

泄泻之后，面黄脾虚，营卫不和，脉象濡细，时发寒热。宜调养脾胃而和营卫。

炒白术一钱半　炒白芍桂枝四分拌，一钱半　新会皮一钱　广藿香一钱半　生熟谷芽三钱

大砂仁研，六分　佩兰叶一钱半　大腹皮一钱半　仙半夏一钱半　红枣三枚　煨姜二片

◎ **曹左**关帝庙

痰热伏肺，肺气不宣。时寒时热，咳嗽胸痛，脉象细数。宜清肺化痰。

瓜蒌皮三钱　净蝉衣三钱　炒枳壳一钱半　鲜竹茹一钱半　象贝母二钱

大力子炒，研，一钱半　光杏仁二钱　甘菊花二钱　冬桑叶三钱　枇杷叶二钱

复诊　菊月廿五日

清解宣肺而化痰热，寒热大退，脉数已平。但胸闷咳嗽，余邪未清。宜前加减。

鲜竹茹一钱半　净蝉衣一钱半　炒枳壳一钱半　冬桑叶三钱　光杏仁二钱

大力子炒，研，一钱半　瓜蒌皮三钱　象贝母二钱　苦桔梗一钱半　枇杷叶二钱

◎ **杨小**六安里

风邪郁肺。寒热咳嗽，头昏疼痛，脉象濡滑。宜疏风肃肺。

光杏仁三钱　净蝉衣一钱半　瓜蒌皮三钱　淡豆豉三钱　象贝母二钱

生苡米四钱　苏梗叶一钱半　冬桑叶三钱　冬瓜子三钱　枇杷叶二钱

◎ **杨右**六安里

经行腹痛已愈，胸闷腹胀未退，脉象沉细。宜理畅中而和肝胃。

广郁金一钱半　沉香片七分　佩兰叶二钱　炒枳壳一钱半　白夕利炒，三钱

炒吴萸七分　陈佛手一钱　苏藿梗一钱半　炒谷芽四钱　降香八分

◎ **朱右**张家弄

邪伏少阳。寒热日久，胸闷不饮，纳食作胀，脉象弦滑而数，经事不行。宜青蒿鳖甲汤加减。

香青蒿一钱半　净连翘三钱　苏藿梗一钱半　炙鳖甲三钱　炒丹皮一钱半

佩兰叶二钱　冬桑叶三钱　广郁金一钱半　生熟谷芽四钱　荷梗二尺

◎ **王右**马家昌

痰湿蕴于经络。手足酸痛，举动不利，脉象沉细。宜和通经络。

炒苍术一钱半　连皮苓三钱　仙半夏二钱　威灵仙二钱　炒泽泻二钱　新会皮一钱半

当归尾二钱　西秦艽一钱半　络石藤三钱　五加皮二钱　酒炒桑枝四钱

◎ **王右**南码头

经漏之后，血不养肝，头昏疼痛；血不养心，心悸怔忡，脉象虚细。宜养血柔肝。

白归身二钱　炒薄荷八分　生石决研，四钱　赤白芍炒，各一钱半　柏子仁三钱

甘菊花二钱　炒丹皮一钱半　炒枣仁二钱　朱茯神三钱　红枣五枚

◎ **张右**王家弄

血虚内热。经事不行，心悸头昏，脉象细数，形质消瘦。宜四物汤加味。

炒当归二钱　炒丹皮一钱半　北沙参米炒，二钱　炒白芍一钱半　柏子仁三钱

生谷芽四钱　大生地一钱半　炒枣仁三钱　川断肉三钱

◎ **奚小**关帝庙

泄泻呕吐。宜正气散加减。

广藿香二钱　焦麦芽三钱　仙半夏二钱　大腹皮二钱　炮姜炭四钱

云苓二钱　炙内金二钱　炒吴萸四钱　炒泽泻三钱　荷梗二尺

复诊　菊月廿五日

前进藿香正气散温脾畅中，呕吐已愈。但腹鸣泄泻，身热脉浮。此系阳浮于上，寒动于下，宜附子理中汤加减。

熟附片六分　广藿香一钱半　炙内金一钱半　炒白术一钱半　大腹皮二钱　仙半夏一钱半

炒吴萸九分　焦麦芽三钱　炒泽泻三钱　煨姜二斤　童便半匕，冲服

菊月廿五日方

◎ **王右**虹口

风温伏肺，化为痰热。久咳络伤，痰中挟血，胸闷气急，脉象浮滑，舌苔中黄。宜清解宣肺而化痰热。

光杏仁二钱　瓜蒌皮二钱　轻马勃八分　冬桑叶三钱　净连翘二钱

象贝母二钱　鲜竹茹三钱　净蝉衣一钱半　茜草炭二钱　芦根二尺

◎ **陈左**元桥

外感引动伏邪。日晡寒，脉象滑数，胸闷咳嗽。宜清解达邪。

香青蒿二钱　南薄荷一钱　净蝉衣一钱半　净连翘三钱　淡豆豉三钱　光杏仁三钱

冬桑叶三钱　大力子炒，研，三钱　象贝母二钱　鲜竹茹二钱

◎ **顾右**小桥

肾为胃关，开窍于二便，命门火衰，火不生土，土不克水，关门不固。大便久泄，两足浮肿，胸闷纳胀，面黄形瘦，心悸头晕，脉象虚细。宜附子理中汤加减。

炒党参二钱　熟附片一钱　炙甘草一钱　台乌药一钱半　炒白术三钱　益智仁炒，八分　煨木香八分

炮姜炭七分　炒吴萸九分　炒泽泻三钱　炒谷芽二钱　干荷叶一角　五味子八分

◎ **曹左**鱼浮桥

外感风温。胸闷咳嗽，日晡寒热，似疟非疟，脉象滑数，头昏疼痛，舌苔淡黄。宜清解达邪。

淡豆豉　冬桑叶　光杏仁　净连翘　香青蒿　象贝母　净银花　净蝉衣　瓜蒌皮　鲜竹茹二钱

◎ **陈右**东马桥

血分久亏。神烦不安，内热心烦，不能安寐，经事亦少，头晕目眩，脉象虚细而数。宜阿胶鸡子黄汤加减。

炒阿胶一钱　炒丹皮一钱半　夜合花一钱半　炒白芍二钱　炒枣仁一钱半

北沙参二钱　白归身一钱半　柏子仁二钱　生谷芽四钱　鸡子黄二枚，入煎

◎ **黄君**

肾为作强之官，脾为养身之本，脾肾两虚，精泄有年，腰腹酸痛。前进养阴涩精而补脾土，诸恙渐退，脉象弦滑亦平。但病久正虚，精气不足，宿疾时发。仍宜前法缓缓调治，以图收功。

虎筋骨四钱　大熟地二钱　淮山药四钱　炙乳没各九分　川断肉二钱　炒於术二钱　炒杜仲三钱

自然铜锻，研二钱　金毛脊一钱　西潞参三钱　桑寄生三钱　炒泽泻三钱　络石藤三钱

◎ **徐左**南桥

风邪挟湿，湿随风行。通体浮肿，脉缓而涩，舌苔淡白。前进五苓散，水道通利，浮肿渐退。宜前法进治。

川桂枝五分　苏梗叶一钱半　新会皮一钱半　连皮苓四钱　连皮杏三钱
陈木瓜二钱　防风己各一钱半　苍白术各一钱半　生熟苡米各三钱　姜衣五分

◎ **徐小**南桥

脾虚生湿，积湿生痰。咳嗽气急，大便溏薄，脉象细滑。宜苓桂术甘汤加减。

苍白术炒，各一钱半　仙半夏一钱半　大腹皮二钱　川桂枝九分　新会皮一钱半
焦麦芽三钱　云苓三钱　广藿香一钱半　炒泽泻三钱　荷叶一角

◎ **魏左**南桥

阳盛阴虚，精气不固。滑精日久，脉象滑数。宜六味汤加减。

怀山药四钱　云苓三钱　金铃子炒，一钱半　大生地三钱　炒泽泻三钱
女贞子炒二钱　山萸肉二钱　炒黄柏一钱半　炒丹皮一钱半　莲须八分

◎ **唐右**西门

肝肾虚寒，筋脉急痛，痛生脘肋；胃气不和，胸闷纳胀，脉象沉细。宜温和气血，调畅中都。

炮姜炭七分　炒白芍桂枝四分拌，一钱半　佩兰叶二钱　新会皮一钱半　广郁金一钱半
沉香片五分　炒当归二钱　苏藿梗一钱半　炒枳壳一钱半　降香八分

九月廿五日方

◎ **陈右**老西门

久咳络伤，咯血甚多，胸闷肋痛，内热口干，脉象细数。宜清肺和胃。

甜杏仁三两　鲜竹茹二钱　冬桑叶二两　茜草炭二两　象贝川各一钱半　甘菊花二两
炒丹皮一钱半　瓜蒌皮三钱　侧柏炭一钱　鲜藕汁二两，冲服

◎ **赵左**新北门

湿热挟滞，郁于肠胃。痢下赤白，里急后重，胸闷泛恶，舌苔黄腻，脉象弦滑。当化湿滞而和荣卫。

赤白芍炒，各一钱半　白头翁炒，一钱半　炒泽泻三钱　荷梗一尺　炒黄芩一钱半　北秦皮一钱半
中川朴一钱半　川桂枝五分　赤猪苓各三钱　煨木香八分　大腹皮二钱　广藿香二钱　焦麦芽三钱

◎ **沈右**淘沙场

痰热郁肺。胸闷咳嗽，舌苔黄腻，脉象滑数。宜清肺化痰。

光杏仁三钱　苦桔梗一钱半　冬桑叶二两　冬瓜子四钱　象贝母二钱
赤猪苓各三钱　生苡米四钱　瓜蒌皮三钱　干芦根五钱　枇杷叶二钱，包

◎ **王右**东街

调养心脾，心悸头眩、神疲力乏均已大退。脉象濡细，气血两虚。宜前法加减。

白归身二钱　金毛脊三钱　炙甘草九分　炒白芍二两　西潞参三钱
西秦艽二两　川断肉二钱　炒白术二钱　络石藤三钱　嫩桑枝四钱

◎ **顾左**盘鱼街

产后血虚，气血不和。脘腹闷胀，宿瘀未清，淋漓不止，脉象濡细，头昏目眩。宜温和气血。

炒姜炭五分　制香附二钱　炒杜仲三钱　制香附一钱　炒丹参二钱　炒白术二钱

酒炒当归二钱　菟丝饼炒，三钱　炒枣仁二钱　红枣三枚

◎ **张右**新北门

产后气血两虚，冲脉不固，时常漏血。腰背酸痛，心悸怔忡，头昏眩，神疲，脉象微细。宜归脾汤加减。

西潞参三钱　炒当归二钱　乌贼骨三钱　炙黄芪三钱　炒枣仁二钱　艾绒炭一钱半

炒白术一钱半　菟丝饼炒，三钱　炒杜仲三钱　川断肉二钱　龙眼肉三枚

◎ **顾右**新北门

肝郁气滞，气血不和。胸脘闷痛，痛引少腹，脉象弦滑。宜理气和血。

广郁金一钱半　炒枳壳一钱半　沉香片五分　广木香八分　制香附三钱　苏藿梗一钱半

炒当归二钱　炒元胡一钱半　白夕利炒，二钱半　陈佛手八分

◎ **元右**石皮弄

肝胃不和。胸脘闷胀，纳食作胀，嗝吐酸水，腰痛带下，脉象细滑。宜理气畅中而和肝胃。

广郁金一钱半　陈佛手一钱　白夕利炒，三钱　炒枳壳一钱半　炒当归二钱

姜竹茹一钱半　沉香片五分　炒白芍一钱半　仙半夏一钱半　降香八分

◎ **陈右**

痰饮伏肺。胸闷喘咳，脉象沉细。宜苓桂术甘汤加减。

川桂枝五分　姜半夏二钱　光杏仁三钱　云苓三钱　新会皮一钱半

象贝母二钱　炒白术二钱　炒枳壳一钱半　苏藿梗各一钱半　姜汁

菊月廿六日方

◎ **沈左**石皮弄

劳碌伤脾，湿浊下注。日晡足肿，神疲力乏，脉象弦大，阳气外张。宜温补脾土，而化湿浊。

西潞参三钱　连皮苓四钱　陈木瓜三钱　炒白术二钱　大防己三钱

生苡米二钱　炙甘草八分　川牛膝三钱　炒泽泻三钱　煨姜二斤

◎ **赵右**方板桥

湿困中土，脾阳不运，胸脘闷胀；浊阴上逆，面目虚浮；脾湿下注，两足浮肿，屡发不愈，脉象沉细。宜温运脾阳而化湿浊。

炒苍术一钱半　新会皮一钱半　防风己各一钱半　生苡米四钱　大砂仁研，一钱

白桔梗一钱半　生泽泻四钱　苏藿梗二钱　陈木瓜三钱　姜衣七分

◎ **尹小**虹桥

脾虚湿困。脘腹闷胀，饮食不贪，面黄神疲，脉象沉细。宜运脾畅中。

西潞参一钱半　五加皮二钱　炒谷芽四钱　苍白术炒，各一钱半　大腹皮二钱

佩兰梗二钱　生苡米四钱　新会皮一钱半　焦神曲二钱　干荷叶一角

◎ **张右**石皮弄

肝肾虚寒，浊气不化，少腹急胀，大便阴结；脾阳不运，胸脘痞闷，纳食作胀，谷不化津；血虚心悸，头昏目眩，脉象沉细，诸病所由来也。宜温调肝养，运脾畅中。

炒党参一钱　仙半夏一钱半　炒吴萸七分　补骨脂炒，一钱半　炒白术一钱　云苓三钱

益智仁炒，八分　炒谷芽三钱　炮姜炭六分　新会皮一钱半　制香附一钱半　佩兰梗二钱　荷叶一角

◎ **秦右**石皮弄

邪伏少阳，时发寒热，燥气刑金，喉痒咳嗽，脉象滑数。宜清和少阳而束肺气。

香青蒿一钱半　净连翘三钱　鲜竹茹二钱　炙鳖甲三钱　炒丹皮一钱半

净蝉衣一钱半　冬桑叶三钱　光杏仁三钱　瓜蒌皮三钱　枇杷叶二钱

◎ **谢左**石皮弄

运脾化湿，宣肺化痰，便泄已愈。咳嗽未平，痰多气急，脉象细滑。宜前法加减。

光杏仁三钱　新会皮一钱半　焦麦芽四钱　象贝母二钱　仙半夏二钱　佩兰叶一钱半

云苓三钱　炒白术二钱　生苡米四钱　枇杷叶二钱　荷叶一角

◎ **吴右**川心街

血崩之后，肝脾两虚。心悸怔忡，头眩耳鸣，神疲力乏，脉象细弱，面色萎黄。宜八珍汤加减。

大熟地砂仁末拌，三钱　大川芎八两　炙甘草三两　炒当归二钱　炒白术一钱半

朱茯神三钱　炒白芍二钱　西潞参一钱半　炒枣仁二钱　龙眼肉三枚

◎ **陈右**花草浜

肝气犯胃。胸脘闷胀，纳食作胀，嗳气吐酸，腰酸带多，面黄形瘦，经停不行，脉象细数。宜清肝养血，理气畅中。

白归身二钱　黑山栀一钱半　沉香片五分　赤白芍炒，各一钱半　薄荷炭八分　广郁金一钱半

炒丹皮一钱半　青蒿梗一钱半　白夕利炒，三钱　陈佛手八分　生谷芽四钱

◎ **范右**西门

心脾两虚。头眩心悸，神疲力乏，脉象濡细。仍宜八珍汤加减。

西潞参三钱　炒当归二钱　柏子仁二钱　炒白术二钱　炒白芍二钱

佩兰叶二钱　炙甘草八分　炒枣仁二钱　生熟谷芽四钱　荷叶一角

◎ **张左**上海县

食复停滞，痢下赤白，腹痛后重，内热脉数，胸闷泛恶。宜和中化滞而清湿热。

中川朴一钱　赤猪苓各三钱　北秦艽一钱半　枳实炭一钱　炒泽泻三钱　煨木香川连七分拌，八分

大腹皮二钱　白头翁炒，一钱半　炒赤芍三钱　焦神曲二钱　红鸡冠花三钱　炒黄芩一钱半

◎ **倪左**虹桥

湿热郁于经络。脚酸疼痛，内热脉滑。宜清化湿热，和通经筋。

生苡米四钱　忍冬藤三钱　川牛膝炒，二钱　连皮苓四钱　桑寄生二钱　木防己二钱

童木通一钱　炒丹皮一钱半　络石藤三钱　炒泽泻三钱　生丝络二钱

菊月二十七日方

◎ **王左**西门

肝主筋，肾主骨，肝肾两亏，水不涵木，血不养筋，手足酸疼，腰背亦痛，形寒内热。木来克土，胃失和降，胸闷食少，脉象弦滑而数，头眩耳鸣。宜六味汤壮水涵木，兼以养血和胃。

大生地二钱　白归身二钱　炒泽泻二钱　丝瓜络三钱　怀山药三钱　生白芍二钱　北沙参二钱

炒丹皮一钱半　金毛脊二钱　生谷芽四钱　忍冬藤三钱　桑寄生二钱　佩兰梗二钱

◎ **王左**方板桥

病久脾虚，阴火上乘。唇舌干燥，舌苔中黄，脉象弦滑，内热神疲，饮食不贪。宜清养脾胃而化湿热。

北沙参三钱　生苡米四钱　赤猪苓三钱　生谷芽四钱　炒丹皮一钱半　白通草七分

佩兰叶二钱　生甘草八分　黑料豆炒，四钱　夜交藤三钱　干芦根六钱

◎ **浦小**石皮弄

温邪未清，荣卫不和。形寒内热，脉象濡数，饮食不贪，大便燥难。宜清养肺胃而化余邪。

光杏仁二钱　鲜竹茹二钱　郁李仁四钱　冬桑叶二钱　甘菊花二钱

火麻仁二钱　全瓜蒌二钱　炒丹皮一钱半　生谷芽二钱　夜交藤三钱

◎ **张小**小桃园

内停食滞，脘腹闷痛，饮食不贪，脉象细滑。宜和中化滞。

广藿梗一钱半　炙内金二钱　新会皮一钱半　焦麦芽三钱　大腹皮一钱半

大砂仁研，八分　佩兰叶一钱半　枳实炭八分　云苓四钱　荷叶一角

◎ **施右**小桃园

肝气犯胃。胸脘闷痛，呕吐酸水，脉象沉细。宜温中理气而和肝胃。

沉香片五分　仙半夏二钱　陈佛手一钱　炒枳壳一钱半　苏藿梗一钱半　炒谷芽四钱

大砂仁研，八分　白夕利炒，三钱　新会皮一钱半　降香八分　煨姜二片

◎ **周左**

脉象弦滑，弦为肝脉，滑为痰浊，痰阻气滞。胸脘痞痛，纳食呃逆，噎膈之兆。宜理气化痰。

广郁金一钱半　白夕利炒，三钱　苏藿梗一钱半　炒丹皮一钱半　玫瑰花三朵

老薤白二钱　沉香片七分　夜合花一钱半　瓜蒌皮三钱　姜汁冲服

◎ **瞿右**梅利桥

痰阻气滞。胸闷气急，咳嗽痰多，饮食不贪，脉象沉细。宜温化痰饮而和肺胃。

光杏仁三钱　仙半夏二钱　苏藿梗一钱半　象贝母二钱　云苓三钱

佩兰梗二钱　炒枳壳一钱半　新会皮一钱半　全佛花一钱半　降香八分

◎ **林右**大东门

肝气上逆，胸闷嗳气；胃失和降，纳食作胀，腰痛带多，脉象弦细。宜平理气，和胃畅中。

金佛花一钱半　佩兰叶二钱　陈佛手一钱　代赭石三钱　沉香片七分　苏藿梗一钱半

炒枳壳一钱半　广郁金一钱半　生熟谷芽三钱　仙半夏二钱　降香八分

◎ **张左**新万生桥

中虚脾弱，积湿生痰，痰阻肺络。胸闷气急，咳嗽痰多，面目虚浮，脉象沉。宜和脾化湿，理气化痰。

炒白术二钱　新会皮一钱半　生苡米四钱　云苓三钱　仙半夏三钱　光杏仁三钱

川桂枝五分　防风已各一钱半　象贝母三钱　生姜汁四五滴，冲服

◎ **罗右**地中□

产后七朝，寒乘虚入，恶露未清，少腹胀痛；荣卫不和，日发寒热；血不养筋，遍体酸痛，舌苔白滑，脉象沉细。宜桂枝四物汤合生化汤加减。

酒炒当归二钱　炮姜炭五分　大川芎八分　酒炒丝瓜络一钱半　酒炒白芍桂枝三分拌，一钱半

制香附三钱　艾绒炭一钱　炒丹参一钱　炒元胡一钱半　菟丝饼炒，三钱　炒杜仲三钱　金毛脊一钱半

◎ **王右**石皮弄

温中化饮，理气化痰，胸肋痛均已痊愈。胃失和降，大便燥难，脉象滑数。仍宜前法。

淡干姜五分　新会皮一钱半　沉香片五分，后下　仙半夏二钱　炒吴萸八分

陈佛手一钱　云苓三钱　大砂仁研，八分　广藿梗一钱半　夜交藤三钱

◎ 痰饮伏肺。发热咳嗽，内热脉滑，舌绛苔黄。宜清肺化痰。

冬桑叶二钱　淡豆豉三钱　光杏仁三钱　甘菊花一钱半　净连翘三钱

大力子炒，研，三钱　净蝉衣一钱半　象贝母三钱　炒枳壳一钱半　枇杷叶二钱

◎ **古右**旧桥场

化痰化湿，咳嗽痰多、耳鸣鼻塞均已大退。脉象弦滑，舌苔淡黄，浊阴未楚。仍宜前法。

光杏仁三钱　云苓　苦桔梗　仙半夏三钱　生泽泻　炒枳壳　生苡米四钱　象贝母　冬瓜子打

◎ **朱右**

血虚内热，燥气伏肺。脉象细数，咳嗽无痰。宜清燥肃肺。

光杏仁三钱　甘菊花二钱　炒丹皮一钱半　冬桑叶三钱　瓜蒌皮三钱

黑山栀一钱半　苦桔梗一钱半　鲜竹茹二钱　白归身二钱　枇杷叶二钱，包

◎ **潘右**浦东

产后操劳伤脾，脾虚不能运转，血无生化之源，血愈虚，内热愈甚，木火刑金。久咳声嘶，形质渐瘦，舌绛苔黄，脉象细弱而数，正气亦虚。病势已入损途，姑拟培土生金，泄肝清肺。

甜杏仁三钱　淮山药四钱　炒丹皮一钱半　象川贝各四钱　鲜竹茹二钱　冬桑叶二钱

北沙参四钱　瓜蒌皮二钱　生谷芽四钱　甘菊花二钱　白归身二钱　生甘草八分　梨肉二片

◎ **潘右**浦东

产后血虚，木火刑金。久咳声嘶，内热脉数，前进养肝血、泄肝热、培土清肺，诸恙渐退。但面黄形瘦，夜卧盗汗。病势已入损途，仍宜前法加减。

白归身二钱　生甘草八分　炒丹皮一钱半　生熟谷芽各三钱　北沙参二钱　甜杏仁三钱　瓜蒌皮三钱

冬桑叶二钱　淮山药四钱　象川贝各一钱半　鲜竹茹一钱半　甘菊花二钱　梨肉二片

◎ **顾左**淘沙场

风阳于上，面目虚浮，痰阻肺络，咳嗽气急。前进疏风化痰，诸恙大退。但脉象浮滑，痰浊未楚，宜宗前法。

防风己各　荆介穗　苏藿梗　光杏仁　净蝉衣　瓜蒌皮

生苡米　冬桑叶　象贝母　枇杷叶二钱　冬瓜子打，四钱

◎ **陈右**老西门

发热郁肺，久咳咯血，满口咯血。前进清肺化痰，内热咯血已退，胸闷咯血亦退。但脉象细滑，宜前进法治。

甜杏仁三钱　茜草炭二钱　鲜竹茹一钱半　象川贝各一钱半　侧柏炭一钱半

冬桑叶二钱　瓜蒌皮三钱　炒丹皮一钱半　炙橘络八分　鲜藕二两，切片

◎ **孙志荣**

肾为先天之本，脾为养生之源，然阴久亏，内热咳嗽已经日久迄今。饮食日减，形质消瘦。脾土欲败，姑拟温养中土，土厚则阴火潜伏，未识能转机否？

西潞参二钱　淮山药三钱　干地黄二钱　甜杏仁二钱　蒸於术一钱　煅龙骨三钱

北秫米三钱　炙甘草八分　煅牡蛎四钱　川贝母一钱半　干芦根去节，四钱

九月廿八日方

◎ **张右**西马桥

邪伏少阳，虚热日作，胸闷纳胀，呕吐酸水。风温入肺，咳嗽无痰，脉象濡数。宜清和少阳而宣肺邪。

香青蒿一钱半　冬桑叶三钱　仙半夏二钱　炙鳖甲三钱　姜竹茹二钱　光杏仁三钱

炒黄芩一钱半　炒枳实八分　净连翘三钱　瓜蒌皮三钱　枇杷叶三钱　炒丹皮一钱半

◎ **杨右**六安里

奇经虚寒，少腹胀痛；肝胃不和，胸闷不舒，脉象沉细。宜温经化浊，理气畅中。

炮姜炭五分　炒元胡一钱半　广郁金一钱半　艾绒炭一钱半　炒吴萸七分　苏藿梗一钱半
制香附三钱　炒当归二钱　沉香片九分　降香八分　荔枝核炒，打，四枚

◎ **王左**石皮弄

外感引动伏邪。寒热往来，胸闷疼痛，脉象滑数，舌苔黄腻。宜清解达邪。

淡豆豉三钱　香青蒿三钱　老薤白二钱　黑山栀一钱半　冬桑叶三钱
炒枳实八分　净连翘三钱　瓜蒌皮三钱　广郁金一钱半　荷梗二尺

◎ **周右**大东门

痰阻肺络，咳嗽急；左肋跌伤，咳则刺痛，脉象弦细。宜理气化痰，和通筋络。

光杏仁三钱　云苓三钱　自然铜三钱　仙半夏二钱　川桂枝九分　广木香八分
炙橘络一钱　苏梗叶一钱半　炙乳没各七分　姜汁冲服

◎ **张左**太平桥

温邪郁于肺胃。苔黄口干，胸闷咳嗽，脉象弦滑而数。宜清解达邪。

净连翘　肥珠母三钱　象贝母二钱　净银花　冬桑叶三钱　净蝉衣一钱半
天花粉一钱半　淡豆豉三钱　鲜芦根二尺　光杏仁三钱

◎ **曹左**太平桥

邪伏少阳。寒热头痛，脉象细滑。宜清解达邪。

香青蒿二钱　冬桑叶三钱　荆防穗八分　炙鳖甲三钱　甘菊花二钱
生谷芽三钱　净蝉衣一钱半　淡豆豉三钱　佩兰梗二钱　荷梗二尺

◎ **赵右**方板桥

命门火衰，气化无权，小便不利；湿困中土，脾阳不运，脘腹胀大；浊阴上逆，面目虚浮；脾湿下注，两足浮肿，脉象沉细。宜化气理中化湿。

川桂枝四分　熟附片一钱半　防风己各一钱半　连皮苓三钱　炮姜炭七分　陈木瓜二钱
炒泽泻三钱　苍白术炒，各三钱　大腹皮三钱　五加皮三钱　炒吴萸七分　姜衣七分

◎ **裴左**

脾肾两虚，土不克水，水泛妄行。腹大如箕，两足浮肿，惟腰圆背平，脐凸气急，形肉消瘦，脾肾欲败之兆。左脉沉细，右脉弦滑，木乘土位，症势重险，非易调治。姑拟附子理中汤合五苓、五皮加减。

熟附片八分　炒党参一钱半　炒泽泻三钱　苍白术炒，各一钱半　连皮苓四钱　五加皮三钱
川桂枝七分　大腹皮三钱　新会皮一钱半　冬瓜皮四钱　木防己三钱　焦谷麦芽各三钱　姜衣七分

◎ **朱左**老北门

寒湿伤脾。寒热身痛，脉象沉细，大便溏薄，舌苔薄滑。

广藿香二钱　焦麦芽三钱　赤猪苓三钱　大腹皮二钱　中川朴一钱　炒泽泻三钱
新会皮一钱半　炒苍术一钱　台乌药一钱半　煨木香八分　干荷叶二钱　炒吴萸七分

◉ 十月（芙月、小春月）案

芙月朔日方

◎ **黄左**

肾虚于下，不能纳气，由冲上逆。作呃已久，朝轻暮重，脉象沉细，四肢发冷，舌苔白滑。仍宜二加龙骨汤加减。

熟附片二钱　煅牡蛎八钱　煅代赭一两　新会皮一钱半　炒姜炭一钱　煅磁石六钱

炒白术三钱　煅龙骨六钱　全佛花一钱半　姜半夏三钱　真坎炁漂，二条　云苓三钱

◎ **袁左**吉祥街

肝气久郁，木乘土位。胸脘闷胀，呕吐酸水，纳食作胀，大便燥难，脉象弦细。宜清泄肝热，理气畅中。

姜竹茹二钱　炒薄荷一钱　苏藿梗一钱半　炒枳实一钱　广郁金一钱半

炒吴萸六分　仙半夏三钱　沉香片七分　佩兰梗二钱　降香八分

◎ **陈左**大东门

寒凝肝肾，浊气不化。内疝腹痛，睾丸坠胀，脉象沉细。宜温化寒浊。

制香附八分　小茴香二钱　炒泽泻四钱　炒元胡一钱半　台乌药一钱半

五加皮二钱　炒吴萸七分　煨木香八分　赤茯苓各三钱　荔枝核炒，打，四枚

◎ **王左**宝山路

风温郁肺，消耗精液，化为痰火。咳嗽咯痰不爽，夜则发热，脉象濡数。宜清解风温而化痰火。

净连翘三钱　净蝉衣一钱半　鲜竹茹一钱半　净银花二钱　大力子炒，研，一钱半

瓜蒌皮三钱　冬桑叶三钱　黑山栀三钱　光杏仁三钱　鲜芦根二尺

◎ **赵右**方板桥

前进五苓化气，气行则水行，理中补土，土实则水治，水道通利，小便甚多，脘腹胀痛、面目虚浮均已大退。但脚肿肢冷，脉象沉细，湿浊未楚。宜前法加减。

熟附片一钱半　川桂枝三钱　防风己二钱　新会皮一钱半　炮姜炭六分　连皮苓四钱

五加皮二钱　炒吴萸七分　苍白术炒，各一钱半　炒泽泻四钱　大腹皮二钱　川椒炒，四钱

◎ 湿郁筋络。两手酸痛，举动不利，脉象沉细，胸闷咳嗽。复感外邪，宜和通经络。

炒白芍桂枝四分拌，一钱半　净蝉衣一钱半　生苡米四钱　防风己一钱半　苏梗叶一钱半　络石藤三钱

光杏仁三钱　西秦艽一钱半　海风藤三钱　寻骨风二钱　炙橘络一钱　酒炒桑枝四钱

◎ **张右**张家弄

痰阻肺络，胸闷咳嗽；肝胃不和，胸闷纳胀，脉象沉细，头晕心悸。宜理气化痰而和肝胃。

仙半夏二钱　光杏仁三钱　苏藿梗一钱半　新会皮一钱半　象贝母二钱

佩兰叶二钱　云苓三钱　广郁金一钱半　炒谷芽三钱　陈佛手八分

小春月既朔日[①]方

◎ **顾左**小西门

肝肾两亏，肾不纳气，冲气上逆，水坠气升，化为痰热。咳嗽痰咸，胸闷气急，已经有年，脉象弦大而数。阴虚阳盛，宜调养肝肾，潜纳冲气而化痰浊。

怀山药四钱　炒泽泻二钱　灵磁石煅，研，三钱　大生地三钱　山萸肉一钱半　五味子八分　云苓三钱

煅牡蛎四钱　光杏仁三钱　全佛花一钱半，包　代赭石煅，研，三钱　桃肉三钱　象贝母三钱

◎ **赵小**如意里

外感引动伏邪。日晡寒热，咳嗽痰多，面目虚浮，脉象浮滑。宜和解少阳，清宣肺气。

香青蒿三钱　炒丹皮一钱半　象贝母二钱　炙鳖甲三钱　净连翘三钱

淡豆豉三钱　冬桑叶三钱　光杏仁三钱　瓜蒌皮三钱　鲜竹茹三钱

◎ **徐右**张家弄

平肝泄热，清肺化痰，内热咳嗽、闷纳胀均已大退。但清肃之气不能肃降，大便燥难，脉象濡数。宜前法进治。

光杏仁三钱　鲜竹茹二钱　黑山栀二钱　象贝母二钱　全瓜蒌三钱

赤白芍炒，各二钱　冬桑叶三钱　炒丹皮一钱半　郁李仁三钱　鲜芦根一尺

◎ **蒋左**自来水楼

邪热伏肺，发热咳嗽，郁于大肠。大便泄泻，脉象滑数，舌苔黄腻。宜清解宣肺。

光杏仁三钱　鲜竹茹一钱半　净银花二钱　象贝母二钱　净连翘三钱

苦桔梗一钱半　冬桑叶三钱　淡豆豉三钱　甘菊花二钱　鲜芦根二尺

◎ **潘右**老西门

肝肾不和。胸闷纳胀，嗳气吐酸，脉象濡弱。宜理气和胃。

炒枳壳一钱半　云苓三钱　白夕利炒，三钱　姜半夏二钱　沉香片五分

苏藿梗各一钱半　新会皮一钱半　陈佛手一钱　焦麦芽三钱　降香八分

◎ **范小**老西门

风邪咳嗽，食滞腹胀。宜疏风化滞。

苏梗叶一钱半　炙内金一钱半　仙半夏二钱　光杏仁三钱　象贝母二钱

云苓三钱　青防风一钱　枳实炭八分　新会皮一钱半　焦麦芽三钱

◎ **王妇**西门

前进四物汤养血安神而正浮阳，心悸怔忡、耳鸣目花均已渐退，脉浮而芤亦平。宜前法进治。

大熟地三钱　煅龙骨四钱　朱茯神四钱　柏子仁二钱　炒白芍二钱　煅牡蛎五钱

灵磁石煅，研，三钱　夜合藤一钱半　白归身二钱　生石决研，四钱　炒枣仁研，二钱

---

① 既朔日：指每月的农历初二。

◎ **刘孩**新码头

咳嗽痰多，夜卧盗汗，舌苔薄滑，脉象濡细。宜二陈加减。

仙半夏三钱　炒枳实一钱　炒白芍桂枝七分拌，一钱半　云苓三钱　光杏仁三钱

苏藿梗各一钱半　新会皮一钱半　象贝母二钱　佩兰梗二钱　浮小麦四钱

◎ **刘妇**新码头

胃气不和，胸脘不舒，右肋疼痛，腹痛带多。血分亦虚，经事不调。宜和胃和气，养血调经。

炒当归二钱　菟丝饼炒，三钱　沉香片八分　炒白芍二钱　广郁金一钱半

生熟谷芽各三钱　炒丹参二钱　白夕利炒，三钱　佩兰叶二钱　红月季花一钱半

◎ **顾右**寿祥里

肝郁血虚，经事不调，木乘土位，胃气不和。胸脘闷痛，纳食作胀，心悸如饥，脉象濡细。宜养血调经，理气和胃。

酒炒当归二钱　菟丝饼盐水炒，三钱　陈佛手四钱　酒炒白芍二钱　广郁金一钱半　炒枳壳一钱半

炒丹参三钱　白夕利炒，三钱　生熟谷芽各三钱　沉香曲一钱　夜合藤一钱半　红月季花一钱半

◎ **华妇**法界

肝气上逆。咽液作哽，胃寒停饮，呕吐痰水，胸闷心悸，纳食作胀，脉象沉细舌苔微灰。宜平肝理气，温中化饮。

全佛花一钱半，包　枳实炭一钱　云苓三钱　代赭石煅，研，四钱　炒吴萸七分

新会皮一钱半　沉香片七分　姜半夏三钱　淡干姜七分　炒川椒四分

◎ **汪左**大南门

邪伏少阳，湿困太阴，病延日久，已成疟母，左肋闷胀。前进运脾化湿而和少阳，寒热已退，胸肋渐舒。但脉象弦滑，仍宜前法加减。

炒苍术一钱半　姜半夏二钱　炒柴胡一钱半　佩兰梗二钱　生苡米四钱　新会皮一钱半

炙鳖甲四钱　焦麦芽四钱　云苓三钱　大腹皮二钱　大砂仁一钱

◎ **王左**

前进青蒿鳖甲汤清和少阳，疟邪渐退，内热脉数，亦饮食亦增。宜前法加减。

炙鳖甲四钱　炒黄芩一钱半　冬桑叶三钱　净连翘三钱　净银花三钱　全瓜蒌三钱

香青蒿三钱　大力子炒，研，三钱　生谷芽四钱　鲜竹茹二钱　夜交藤三钱

◎ **姚妇**淘沙场

经停四月，脉象滑动，胸闷腹痛，纳食作胀。气血不和，宜调养肝脾。

白归身二钱　炒黄芩一钱半　大砂仁研，三钱　生白芍三钱　大生地三钱

新会皮一钱半　炒白术一钱半　北沙参二钱　炒丹参三钱　红枣五枚

◎ **浦左**方板桥

脾虚湿困，中阳不运。身重肢酸，胸闷食少，舌苔淡黄，脉象沉细。宜平胃散加减。

新会皮一钱半　中川朴一钱半　广藿香一钱半　大砂仁研，一钱　大腹皮二钱
连皮苓四钱　炒苍术一钱半　生苡米四钱　焦谷麦芽三钱　荷梗一尺

◎ 朱右

血虚内热，木火刑金。久咳泛恶，声嘶不鸣，经行甚少，有血枯经闭之患，脉象濡数，形质消瘦。症势已入虚途，宜养血清肝，和胃清肺。

白归身二钱　炒薄荷八分　冬桑叶二钱　瓜蒌皮三钱　赤白芍炒，各一钱半　青蒿根一钱半
鲜竹茹一钱半　炒丹皮一钱半　甜杏仁三钱　枳实炭八分　甘菊花二钱　生谷芽四钱　鲜藕二两入煎

小春月十九日方

◎ 康左

运脾化湿，理气平肝，面浮足肿、朝轻暮重均已尽退，饮食精神亦能渐增。但脉象右弦，肝脾不和，宜前法进治。

炒党参三钱　生苡米四钱　陈木瓜三钱　苍白术炒，各三钱　苏藿梗各一钱半
防风已各一钱半　连皮苓四钱　新会皮一钱半　川牛膝二钱　荷叶一角

◎ 李左老北门

前进附子理中汤温经养脾肾，阳气通行，浊阴已化，水气奔迫、腹鸣泄泻均已尽退。脾胃正气未复，运化无权，胸闷纳胀，神疲力乏，口苦作干，脉象细滑。宜前法进治。

熟附片一钱　炮姜炭七分　炒谷芽三钱　炒白术三钱　益智仁炒，八分
佩兰叶二钱　炒党参三钱　大砂仁八分　炒吴萸七分　荷叶一角

◎ 严右学宫

温经化浊，理气化痰，胸闷纳胀、少腹疼痛、痛引右肋均已大退。咳嗽痰多，脉象弦细而滑。痰阻肺络，宜前法进治。

制香附三钱　炒吴萸七分　仙半夏一钱半　炒延胡一钱半　艾绒炭一钱半　云苓三钱
台乌药一钱半　煨木香八分　沉香片四分，后下　炙橘络一钱　降香八分

◎ 陈妇学宫

前进桂枝汤温和气血而化寒湿，腰背酸痛、痛引两股、形寒畏冷均已大退。脉象沉细，寒湿未楚，胸闷纳胀。宜前法加减。

川桂枝七分　桑寄生二钱　陈木瓜二钱　炒白术一钱半　威灵仙一钱半　炒苍术一钱半
生苡米四钱　海风藤二钱　大砂仁研，八分　五加皮二钱　丝瓜络三钱

癸亥（1923年）仲夏案

◎ 许孩

疥疮湿毒闭于肌肤之间，遍体浮肿。湿困中土，脾阳不运，胸闷食少，积湿生痰，痰阻肺络，咳嗽气急，脉象沉细。宜麻杏苡汤，宣肺化痰，兼以运脾化湿。

炙麻黄五分　苦杏仁四钱　大腹皮二钱　新会皮一钱半　生苡米四钱　连皮苓四钱
五加皮二钱　姜衣五分　苦桔梗一钱半　防风已各一钱半　象贝母三钱

年份不明案

◉ 五月（午月、蒲月）案

五月初八日方

◎ **朱小**庙前

脾胃不和。胸脘闷胀，面黄神疲，右脉弦滑。宜□中理气。

苏藿梗各一钱半　新会皮一钱半　仙半夏二钱　炒枳壳一钱半　云苓三钱
焦麦芽三钱　佩兰[①]　大砂仁研，一分　大腹皮二钱　荷叶一角

◎ **吴叟**小西门

□□脾虚，运化失司。脘腹痛胀，饮食不多，脉象弦滑。症势属重，非易速□，宜温运脾阳，和中化湿。

川桂枝五分　大砂仁一钱　五加皮二钱　艾绒炭一钱半　炒苍术一钱半　新会皮一钱半
大腹皮二钱　炒吴萸五分　云苓三钱　炒枳壳一钱半　焦谷麦芽四钱

◎ **陈左**西仓桥

病后失调，气血不和。胸闷纳胀，神疲力乏，脉象弦滑。宜畅中焦。

广郁金一钱半　生苡米四钱　佩兰叶二钱　生谷芽三钱　云苓三钱
炒枳壳一钱半　大腹皮二钱　新会皮一钱半　五加皮二钱　荷梗一尺

◎ **陆妇**东马桥

形寒身热已退，咳嗽渐平。余邪未清，少腹胀痛，脉象弦滑。宜疏风化邪，兼以温经和血。

光杏仁三钱　净蝉衣一钱半　仙半夏二钱　炒元胡一钱半　荆芥穗一钱　甘菊花二钱　云苓三钱
艾绒炭一钱半　蔓荆子三钱　炙橘络一钱　象贝母二钱　制香附三钱　红月季花一钱半

◎ **赵右**郎家桥

新发热咳嗽。宜疏风化痰。

光杏仁三钱　苏梗叶一钱半　象贝母二钱　净蝉衣一钱半　瓜蒌皮三钱
仙半夏一钱半　荆芥穗八分　淡豆豉二钱　冬桑叶二钱　枇杷叶二钱

◎ **施左**关帝庙

肝主筋，肾主骨，劳力远行，筋骨受伤，夜则梦遗，真阴更虚。两足痿软，骨节畏冷，不能步履，已经日久。宜虎潜汤加减。

① 兰：原缺，据方义补。

虎胫骨炙，四钱　川断肉三钱　炒当归二钱　淮山药四钱　炙龟板四钱　金毛脊三钱　巴戟肉二钱

陈木瓜三钱　怀牛膝盐水炒，三钱　炒白芍桂枝五分拌，一钱半　锁阳屑二钱　油松节三枚

午月十八日方

◎ 发热咳嗽已退，饮食不贪。宜前法加减。

光杏仁二钱　生熟谷芽三钱　炙内金二钱　冬桑叶二钱　炒枳壳一钱半

大腹皮二钱　象贝母二钱　佩兰梗一钱半　云苓二钱　荷叶一角

◎ 费左筱南门

劳力伤脾，湿困中都。胸闷纳少[①]，神疲力乏，脉象濡细。宜理中加减。

炮姜炭七分　大砂仁研，八分　五加皮三钱　苍白术一钱半　新会皮一钱半

金毛脊三钱　炒党参三钱　焦麦芽四钱　云苓三钱　酒炒桑枝四钱　荷叶一角

◎ 陈小大南门

少阴之为病，脉微细，但欲寐，腹鸣泄泻，胸闷泛恶，舌苔薄白。宜附子理中汤加减。

熟附片五分　广藿香二钱　煨木香八分　炮姜炭七分　焦麦芽四钱

炒吴萸七分　炒白术三钱　姜半夏二钱　新会皮一钱半　荷叶

◎ 阴盛格阳。胸闷烦热，脉象细数，纳食呕吐。宜通阳降浊。

老薤白二钱　姜半夏二钱　新会皮一钱半　栝蒌皮三钱　广藿香一钱半　大砂仁研，八分

炒枳实一钱半　中川朴一钱　佩兰叶二钱　姜竹茹二钱　伏龙肝一两，煎汤冲水

◎ 叶右候家浜

肝郁气滞。左肋胀痛，经脉酸，脉象沉细。宜理气化痰。

沉香片五分　炙橘络一钱半　炒元胡一钱半　炒枳壳一钱半　炙乳没各一钱半

仙半夏二钱　白夕利炒，三钱　制香附三钱　云苓三钱　番降香八分　猩降五分

午月廿日方

◎ 王左斜桥

胸肋胀痛渐退，肝胃未和，不能多食，脉象弦细而滑。仍宜理气和胃。

炒枳实一钱半　沉香片五分　白夕利炒，三钱　仙半夏二钱　生熟谷芽三钱

广郁金三钱　姜竹茹二钱　佩兰梗一钱半　陈佛手一钱　夜交藤三钱

◎ 张右

积湿生痰，痰阻肺络。咳嗽多痰，心怔头晕，神疲力乏，脉象濡滑。宜和脾化湿，宣肺化痰。

生苡米四钱　光杏仁三钱　炒白术二钱　干芦根六钱　炙橘络一钱半　云苓三钱

冬瓜子四钱　象贝母二钱　冬桑叶二钱　净蝉衣一钱半　枇杷叶二钱

---

① 少：原缺，据文义补。

◎ **陈小**石皮弄

伤力内亏。面黄神疲，饮食不多，脉象虚细。宜香砂六君子加减。

广藿香一钱半　云苓三钱　川断肉二钱　大砂仁八分　西潞参二钱

金毛脊二钱　炒白术二钱　炙甘草八分　炒谷芽四钱　荷梗一尺

◎ **沈小**孔家弄

温邪挟湿。发热有汗而热不解，脉象濡数，口渴而不多饮，舌苔黄腻。清温化湿。

淡豆豉三钱　大力子三钱　赤猪苓各二钱　净连翘三钱　净蝉衣一钱半

白通草八分　净银花二钱　生苡米四钱　鲜佩兰二钱　荷梗一尺

◎ **陈右**淘沙场

理气和脾而化痰湿，胸闷咳嗽、腰痛带下、小便不利均已尽退。少腹结胀，经事欲行。宜和气血。

制香附三钱　台乌药二钱　佩泽兰各一钱半　炒元胡一钱半　艾绒炭一钱半

炒丹皮二钱　炒枳壳一钱半　炒当归二钱　炒谷芽三钱　红月季花一钱半

◎ **王右**关帝庙

脾主四肢而为诸阳之本，操劳伤脾，正气亦虚。胸闷神疲，两足酸麻，脉象微细。宜温补脾胃。

炒白术三钱　大砂仁八分　川断肉三钱　炒党参三钱　云苓三钱　酒炒白芍桂枝四钱拌，一钱半

炙甘草二分　金毛脊二钱　淮牛膝炒，二钱　络石藤三钱

◎ **许右**方板桥

温邪挟湿，湿热弥漫，三焦浑浊。胸闷腹胀，神疲贪眠，动则气喘，脉象濡滑。症势重险，姑拟化湿畅中，清温达邪。

光杏仁三钱　苦桔梗一钱半　赤猪苓各三钱　生薏仁四钱　嫩前胡一钱半

白通草八分　瓜蒌皮三钱　淡豆豉三钱　广郁金一钱半　鲜佩兰三钱

◎ **孔左**方板桥

湿热不化。发热泄泻，胸闷汗多，脉象濡滑。宜正气散加减。

鲜藿香三钱　炒苍术一钱半　赤猪苓各三钱　鲜佩兰三钱　生苡米四钱

熟附片一钱　大腹皮二钱　焦麦芽三钱　炮姜炭五分　荷叶一角

◎ **许左**斜桥

脾肾两虚，水火不济。精泄有年，劳碌则多泄，神疲力乏，脉象微细，手足酸疼。宜温补脾肾，交济水火。

炒党参三钱　金樱子炒，三钱　炙甘草六分　炒白术四钱　菟丝子盐炒，三钱　炙远志一钱半

白扁豆四钱　金毛脊二钱　朱茯神四钱　山萸肉蒸，一钱半　莲须八分　大芡实打，四钱

复诊

心藏神，肾藏精，交济于中土。劳碌脾虚，脾津不守，精泄有年。前进温补脾肾，交济水火，精泄已止。但脉象虚细，神疲力乏。宜前法加减。

西潞参三钱　炒白术二钱　金樱子炒，三钱　朱茯苓三钱　炙远志二钱　白扁豆四钱
炙甘草一钱半　炒杜仲三钱　山萸肉二钱　金毛脊三钱　女贞子炒，三钱　莲须八分

◎ **甘左**

前进苇茎汤清肺化痰，交济心肾，内热咳嗽、脉数虚汗均已大退。仍以前法加减。

甜杏仁三钱　苦桔梗一钱半　甘菊花二钱　川贝母二钱　鲜竹茹二钱　冬瓜子打，四钱
瓜蒌皮三钱　冬桑叶二钱　干芦根四钱　炒丹皮一钱半　生谷芽四钱　枇杷叶二钱

午月廿一日方

◎ **曹左**西门

温邪挟湿，湿困中焦。胸闷腹痛，发热头痛，右脉滑数，舌苔薄白。宜清温化湿。

淡豆豉三钱　生苡米四钱　炒苍术一钱半　净蝉衣一钱半　鲜佩兰三钱
中川朴八分　连翘壳三钱　鲜藿香三钱　新会皮一钱半　焦麦芽三钱

◎ **王右**登云桥

湿困中焦，脾阳不运。胸闷泛恶，发热有汗，少腹急胀，脉象濡滑，舌苔白腻，不时晕厥。症势重险，姑拟温中化湿。

苍白术炒，各一钱半　鲜佩兰四钱　炒吴萸八分　新会皮一钱半　鲜藿香三钱　姜半夏二钱
大砂仁一钱　生苡米四钱　中川朴一钱　赤苓三钱　焦麦芽四钱　荷叶一角　广郁金一钱半

复诊

岁逢壬戌，寒水司天，湿土在泉，现交三运，三气将终，寒湿大行，阴雨绵绵。《内经》云：在天为寒，在人为肾；在天为湿，在人为脾。脾肾两虚，寒浊不化。胸闷泛恶，发热头昏，头汗身痛，胸闷腹胀，脉象濡滑，舌苔白腻，昏厥一次。昨进平胃散温化寒浊，诸恙大退。仍宜前法进治。

苍白术各一钱半　姜半夏二钱　生苡米四钱　鲜佩兰三钱　中川朴一钱半　炒吴萸五分　鲜藿香二钱
大腹皮二钱　新会皮一钱半　大砂仁研，一钱　炒泽泻二钱　焦麦芽四钱　荷叶一角

◎ **马右**石皮弄

发热头晕，胸闷心烦，舌苔白腻，脉象濡细。宜清温化湿。

鲜藿香二钱　净连翘三钱　云苓三钱　鲜佩兰三钱　冬桑叶二钱
大砂仁八分　淡豆豉三钱　甘菊花二钱　炒枳壳一钱半　荷梗一尺

◎ **秦右**黑桥浜

温邪挟湿，湿困中都。寒热头晕，胸闷泛恶，大便溏泄，脉象细数，舌苔薄白。宜清温化湿。

淡豆豉三钱　鲜藿香三钱　大腹皮二钱　姜竹茹二钱　鲜佩兰三钱　炒苍术一钱半　炒枳实八分
净蝉衣一钱半　中川朴八分　新会皮一钱半　炒吴萸五分　焦谷芽三钱　荷叶一角

午月二十五日方

◎ **沈左**

温邪挟湿。身重疼痛，胸闷不食，头晕肢酸，脉象细弦而滑，舌苔白腻。宜正气散加减。

鲜藿香三钱　光杏仁三钱　炒苍术一钱半　鲜佩兰三钱　大砂仁八分　中川朴一钱

生苡米四钱　赤猪苓三钱　淡豆豉三钱　净连翘二钱　新会皮一钱半　荷梗一尺

◎ **朱左**王医马路

湿为阴邪，肿为壅疾。脚肿数日，渐渐移腹，腹胀麻木，再上及胸，胸闷气急，面目亦肿。此系脚气阴邪入腹冲心，实由阳光不治，不能照临下土，土衰湿胜，阴盛克阳，阳虚汗多，阴逆气喘之变。症势危险，姑拟行气逐湿[①]，通阳化浊。

紫苏叶一钱半　炒吴萸一钱　连皮苓四钱　川牛膝二钱　白桔梗一钱半　花槟榔三钱　陈木瓜三钱

熟附片一钱半　广橘络一钱半　木防己三钱　仙半夏二钱　苍白术各一钱半　川椒炒，四分

◎ **王左**关帝庙

外感风温。发热脉数，胸闷不食。宜清解达[②]。

淡豆豉三钱　南薄荷一钱　鲜竹茹一钱半　黑山栀一钱半　甘菊花二钱

鲜佩兰二钱　净连翘二钱　瓜蒌皮三钱　芦根二尺

◎ **杨左**大兴街

温邪挟湿，湿化为痰，温化为热，痰多郁肺。发热咳嗽，胸肋闷痛，舌苔黄腻，脉象濡数。宜清温化湿，宣肺化痰。

光杏仁三钱　冬瓜子四钱　淡豆豉三钱　象贝母二钱　冬桑叶二钱　大力子炒，研，三钱

生苡仁四钱　鲜竹茹二钱　炒枳壳一钱半　净蝉衣一钱半　轻马勃八分　枇杷叶二钱，包

◎ **王大**

心脾两虚。头昏心怔，神疲力乏，脉象沉细。宜八珍汤加减。

炒丹参三钱　朱茯神四钱　炮姜炭五分　炒白术三钱　炒枣仁二钱　新会皮一钱半

炙甘草八分　炒当归二钱　大砂仁八分　炒白芍一钱半　金毛脊二钱　红枣五枚

蒲月[③]廿七日方

◎ **蒋小**新马路

泄泻转痢。腹痛后重，胸闷食少，脉象细滑，舌苔薄腻。宜温中化滞。

川桂枝五分　中川朴一钱　大腹皮二钱　炒白术一钱半　赤猪苓三钱

炒泽泻二钱　煨木香八分　焦麦芽三钱　荷叶一角

◎ 温邪挟湿。午后寒热，筋骨酸痛，头痛咳嗽，胸闷食少，舌苔黄腻，脉象濡数。宜清温化湿。

淡豆豉三钱　大力子炒，研，三钱　生苡米四钱　净蝉衣一钱半　光杏仁三钱　赤猪苓四钱

冬桑叶三钱　象贝母二钱　炒泽泻三钱　鲜藿香三钱　鲜佩兰三钱　荷梗一尺

◎ **周右**西门

木乘土位。脘闷腹胀，已经数载，脉象沉细。宜理气运脾化湿浊。

---

① 湿：原缺，据文义补。

② 达：即达邪。

③ 蒲月：农历五月，因五月初五有挂菖蒲的习俗，故名。

沉香片五分　白夕利三钱　连皮苓四钱　炒枳壳一钱半　川桂枝五分　炒泽泻三钱

陈佛手一钱　大腹皮二钱　冬瓜皮四钱　五加皮四钱　姜衣八分

◎ **戴右**陆家浜

脾寒生湿，湿流关节，遍体疼痛。中阳不足，胸闷纳胀，神疲头晕，脉象沉细。宜温中化湿。

炒白术二钱　炒党参二钱　云苓二钱　炮姜炭五分　新会皮一钱半

广藿香二钱　大砂仁八分　生苡米四钱　佩兰叶二钱　荷叶一角

◎ **朱右**蓬莱路

肝脾两郁。胸脘闷胀，胀及少腹，脉象沉细。宜理气畅中而化寒浊。

沉香片五分　陈佛手一钱　制香附三钱　炒枳壳一钱半　白夕利三钱　炮姜炭五分

广郁金一钱半　炒元胡一钱半　艾绒炭一钱半　炒吴萸五分　降香八分

◎ **唐小**朱家桥

久咳络伤。痰中挟血，胸肋引痛，脉象濡滑。宜清肺化痰。

光杏仁三钱　鲜竹茹二钱　冬桑叶三钱　瓜蒌皮三钱　炒枳实一钱　炒丹皮一钱半

茜草炭二钱　象贝母三钱　净蝉衣一钱半　鲜藕汁一两，冲服

◎ **岳小**张家弄

寒湿伤脾。泄泻多日。宜附子理中加减。

熟附片八分　炒党参二钱　姜半夏一钱半　炮姜炭五分　焦麦芽三钱　炒吴萸五分

新会皮一钱半　鲜藿香二钱　大砂仁研，八分　炒白术　荷叶一角

◎ **季右**文庙路

阴虚久咳，复感外邪。寒热咳嗽，形质消瘦，面黄声嘶，脉象弦数。先宜清解。

光杏仁三钱　瓜蒌皮三钱　鲜竹茹二钱　象贝母二钱　净蝉衣一钱半

白桔梗一钱半　冬桑叶二钱　净连翘三钱　淡豆豉三钱　鲜芦根一尺

◎ **朱右**川心街

久郁生热，血枯经闭，已经载余。形质消瘦，内热咳嗽，前进泄肝清肺，养血和荣，诸恙大退。宜前法进治。

白归身二钱　青蒿梗一钱半　象川贝各一钱半　赤白芍一钱半　炒薄荷八分　瓜蒌皮二钱

炒丹皮一钱半　甜杏仁三钱　鲜竹茹一钱半　荸荠五枚　生谷芽四钱

◎ **王右**老北门

前进温胆汤清化痰热，呕吐已止。头昏疼痛，胸闷不舒，脉象细数。宜前法加减。

姜竹茹二钱　冬桑叶二钱　净连翘三钱　生谷芽四钱　炒枳实一钱　甘菊花二钱

大力子三钱　仙半夏一钱半　黑山栀一钱半　瓜蒌皮三钱　夜交藤三钱

◎ **王左**门诊

吐血已愈，正气未复，脉象濡细，前进调养脾胃而扶正气，饮食、精神渐增。仍宜前法缓缓调治。

炙黄芪三钱　淮山药三钱　川断肉一钱半　云茯苓三钱　炒白术三钱　炒党参三钱

金毛脊二钱　白归身一钱半　女贞子炒，二钱　炙甘草八分　煅牡蛎四钱　红枣五枚

◎ 温邪挟湿，湿困中土。胸闷泛恶，汗多淋漓，舌苔白滑，面色皓白，脉象濡细，有亡阳厥脱之险。症势至危，姑拟温中化湿。

广藿香二钱　炒苍术一钱半　新会皮一钱半　鲜佩兰三钱　生苡米四钱　熟附片八分

大砂仁八分　姜半夏二钱　大腹皮二钱　焦麦芽三钱　中川朴八分　炒泽泻三钱　荷叶一角

◎ **张左**庙前

湿温三日。身热胫冷，头重晕痛，胸闷不食，脉象濡数。宜清温化湿。

生苡米四钱　鲜佩兰三钱　中川朴八分　光杏仁三钱　鲜藿香二钱　新会皮一钱半

白桔梗一钱半　炒苍术一钱半　淡豆豉三钱　冬桑叶二钱　净蝉衣一钱半　鲜荷叶一角

◉ 闰月案

闰月

◎ **王孩**老西门

脾主运化，胃主和降，脾阳伤则泻，胃阳伤则呕。呕吐泄泻，舌苔白腻，脉象沉细。宜温中化湿。

炒苍术一钱　姜半夏一钱半　熟附片六分　中川朴六分　广藿香一钱半　炮姜炭三分

炒吴萸四分　大腹皮一钱半　焦谷芽三钱　大砂仁五分　荷叶

时贤方案

原著　清末民初·钱心坦　朱紫蘅　余伯初　费伯雄　屠士初
点校　常城　薛昊

钱心坦医案

◉ 痨咳

◎ 风温化燥，发为咳嗽，咽痛，脉小数。下损久不复还，当理中气，培植后天。

沙参　归身　炙草　桑皮　黄芪　桂枝　紫菀　炙冬花

川斗　白芍　阿胶　功劳子　饴糖　生姜

◉ 咳血

◎ 血逆已止，咳逆，睡中盗汗，营虚，营中野火未化也。还当降胃以平肝木。

川连　吴萸　山栀　茯神　柏子仁　丹皮　苏子

枣仁　赤芍　郁金　茜草　山茶花　白果　降香

◉ 类中虚风

◎ 类中屡经反复，皆缘中气不足，而无弹压之权，风阳挟浊饮上凌清位也。刻诊脉来弦缓，口涎常流。风犯廉泉，用甘庖氏法，先通阴阳脉道以镇其风。

池菊　细辛　酒芩　小胡麻　党参　桂枝　归身

干姜　生白术　桑叶　川芎　茯神　牡蛎　白金丸

◉ 噎嗝胃槁

◎ 彻夜不寐已有年岁，近且知饿欲食，食则哽噎，便艰，脉小数，渐成胃槁，为难治之症。

制夏　枳实　生地　炙草　枣仁　茯苓神　陈皮　龟板　柏子仁　竹茹　辰砂交神丸　白蜜五钱

◉ 咯血

◎ 脉数心惕，咯血阴虚，风火弛张，先犯阳明。络血不能宁静而上溢，还防喘血。

石决明　山楂　白薇　川郁金　阿胶　丹皮　花粉　沙参　荆芥炭　茜草　赤芍　茅根　降香

◉ 调经肝风

◎ 血虚木失涵养，胆火风阳煽越，先犯阳明。阳明为十二经之长，阳明逆则诸经之气皆逆，病绪从生，病及奇经，以致经候失调而不妊娠也。

沙参　丹参　枣仁　吴萸　麦冬　白芍　桂枝　炙草

牡蛎　川芎　半夏　阿胶　丹皮　黑料豆

◉ 眩晕

◎ 风阳挟痰火上扰清位，眩晕呕逆。童真得此，究属先天不足也。

沙参　陈皮　枳实　左金丸　茯苓　腹皮　刺夕利　姜夏　炙草　竹茹　佛手

◉ 风痰咳

◎ 感风邪而痰饮触发。咳嗽上气，舌绛苔白，脉数。宜先化痰。

苏梗子　当归　沙参　前胡　沉香　姜皮　陈皮　石决　炙草　荸荠　枇杷叶

◉ 胃逆风眩

◎ 木郁气火升腾。痰闷，咽喉有似物哽，心惕眩晕。当降胃气以通腑阳。

丹参　赤芍　石斛　丹皮　陈皮　茯苓　枳实　竹茹　归身　半夏　白蜜

◉ 痨热失音

◎ 劳损延至咽痛失音，龙雷火发，脉数无偏，阴已下竭。当此五阳甚时，殊为难治。

龙胆草　石决明　射干　紫菀　黑栀　牡蛎　元参　细辛　丹皮　阿胶　猪肤　元米

◉ 恶阻

◎ 怀妊三月，手少阴司胎之候，恶阻当平。今胃气加而腹中胀痛，肝胃未和，恶阻未平也。

生首乌　当归　茯苓　冬术　白芍　陈皮　香附　乌药　细辛

◉ 肝风痰火

◎ 养肝血，补肾精，引阴以和阳，阳得下潜，气火不升，胃加而易饥，膈有痰火，风气留胃中故也。脉来按之弦疾，四末无力而觉虚软。宗原意入介类潜阳，以息风气。

天麦冬　萸肉　怀膝　熟地　炙生地　龟板　池菊　附子　五味　牡蛎　杞子　忍冬藤

◉ 心荡

◎ 风阳挟痰火上扰膻中。心神荡漾如饥。当养心营。

南沙参　酒芩　黑栀　丹皮　阿胶　川连　炙草　白芍　丹参　鸡子黄

◉ 痨喘

◎ 营损延至六阳气候，阴气不能上承，肾不下吸，动则气促如喘，不能右卧。右降之气，胃不下行，候脉六七至，谓“夺精为难治之候”。勉从《内经》劳蕴之议治。

党参　桂枝　射干　生诃子　炙草　饴糖　绵芪　百药煎　白芍　紫菀　沉香　丹皮　大枣

◉ 病后风虚痰饮

◎ 胃和得安寐，头风亦平。惟清阳未振，饮邪不易化达，背俞憎寒，谷食不加，耳舌无华而脉小弦。病后营卫两虚，当与和中温化为治。

党参　桂枝　杏仁　川朴　生白术　赤芍　半夏

青皮　炮姜　炙草　白芥子　陈皮　佛手　大枣

◉ 湿痿

◎ 真火式微，不能上蒸坤土，则水谷之湿不化。脾胃为湿困，则转输无权，所以当暑而湿，不能从外达耳。两足痿弱，小筋弛长也。

西潞　生白术　上芪　茅术　干姜　熟地　川黄柏

鸡内金　防风己　炙草　川牛膝　附子　大枣

◉ 风虚痰饮

◎ 病减而饮蕴未化，营卫不和，虚风易于鼓动。清阳未振，痰饮易泛，故耳鸣而痞满，背益增寒耳。脉小弦，舌无华色。振清阳以逐饮邪。

西潞参　茯苓　川芎　黑料豆　生白术　桂枝　合欢花

神曲　干姜　陈皮　柏子仁　猪苓　泽泻　橘饼

◉ **痰血**

◎ 去血过多，胃气受损，而失下得之顺，故动则气逆，痰中带红耳。

苏梗子　茜草　乌贼骨　大贝　左金丸　黑栀　丹皮

阿胶　当归　陈皮　青皮　降香　佛手　白芍

◉ **风虚痰饮**

◎ 血虚风阳煽越，挟痰饮扰胃，胃主宗筋，胃病故病绪丛生。

沙参　法夏　枳实　黑荆芥　左金丸　陈皮　生草　丹皮　刺夕[1]　茯神　黑栀　竹茹

◉ **肾虚火**

◎ 玉女煎清滋兼到，泽回热化，脉数颇和，舌有微苔。虚未复而阴火未熄，当理少阴脏气。

沙参　怀药　丹皮　泽泻　麦冬　萸肉　黑栀　炙生地　沉香　五味　茯神　橘饼

◉ **耳鸣风咳**

◎ 风湿清窍，太阴脉道痹阻。耳鸣，有时失聪。近增咳逆，新邪郁肺。

沙参　姜夏　陈皮　菖蒲　前胡　茯苓　杏仁　薄荷　当归　炙草　磁朱丸

◉ **调经肝火**

◎ 年未及笄，天癸早至，是先天不足。肝血营气不固，故每至经行必眩晕目花也，厥阴之脉循咽喉，木火上逼，故咽喉发粒耳。

醋半夏　陈皮　生草　北沙参　枳实　阿胶　料豆　白夕利　云苓　丹皮　天麻　竹茹

◉ **牙龈血**

◎ 轻清理上，肺邪化达，故咳嗽爽而音亮，脉数亦和。牙龈舌血为衄，阳络伤，法宜宣化以清胃气。

桔梗　酒芩　黑栀　苏子梗　生草　丹皮　连翘　白薇　川芎　薄荷　竹叶　茅根

◉ **自汗阳虚**

◎ 胃虚，浊凌清位，胃为卫之本，胃虚故卫气不振而自汗身热耳。

生苏梗　生香附　法夏　川朴　广皮　炙草　天麻　川芎　福花　姜枣煎

◉ **阴虚咳**

◎ 节交夏至，阴阳变易，虚体而无迁变，虚将回矣。右脉弦甚于左，风阳郁胃，防变咳嗽。

沙参　茯苓　川贝　杞子　川斛　陈皮　桑叶　阿胶　大生地　甘菊　玉竹　苎麻　白薇

◉ **肾虚风煽**

◎ 时序不正，冬令反温，阳不潜脏，风阳内煽。两尺细，究属肾炁未复，阴不恋阳，当摄肾气。

熟地　淮药　泽泻　池菊　制附子　萸肉　茯苓　桑皮　五味　丹皮　杞子　核桃肉

① 刺夕：即刺蒺藜。

◉ 肝风虚咳

◎ 服葛根汤解肌以理阳明，经气颇和，头风内息，热渐解而脉数和。咳减未平，营液伤而胃不下行也。

炙生地　炙草　紫菀　细辛　沙参　麻仁　射干　阿胶　麦冬　谷芽　桂枝　姜夏　生姜

◉ 痰疟

◎ 寒热往来头不痛，脉不浮，非属外感，是湿与痰饮内泛也。脉沉弦小，清阳本虚，温中气，佐以分解。

茯苓　桂枝　白术　甘草　姜夏　葛根　腹皮　川朴　六曲　陈皮　生姜　红枣

◉ 干血痨

◎ 右

木郁土窒，久不条达，营液暗伤，带下甚多，经事失调。阴火上浮，咽痒作咳，甚则痰带血丝。舌无苔，脉小数，阴部反旺而疾，久则必成干血。

炙黑草　沙参　麦冬　阿胶　白芍　射干　元参　麻仁　生地　肉桂　蜜姜　南枣

◉ 肝风咳

◎ 血虚木失涵养，肝胆风阳煽越，侮肺为咳，犯胃则心悸不寐，高年脉小弦，当先降逆。

西潞　法夏　归身　炙草　苏梗子　左金丸　陈皮　枳实　前胡　小朴　茯神　夜合花　竹茹

◉ 伏温

◎ 右

伏温得及旬日，热甚痞闷，懊不成寐，左胁强痛，咳嗽呼吸不利。病发于经络，络虚瘀滞未行也。

豆豉　丹皮　赤芍　茯苓　黑栀　炙甲片　当归　白薇　射干　薄荷　柴胡　枇杷叶

◉ 痹湿

◎ 膈俞痛及膂背，湿流着肾，脉沉细带弦，寒湿阻痹，即属着痹，是真火式微。当问肾气，以逐湿痹。

鹿角霜　天麻　归身　淮膝　淡苁蓉　白术　附子　木瓜　萆薢　杜仲　茯苓　桃肉　生姜

复诊

温肾经以行奇脉，痹着尚未解开；舌苔大化，太阳之湿已有化机。清其源即化其陈，脉来尺弱，当参温煦命门，使肾着之湿速效。

生白术　茯苓　萆薢　附片　干姜　炙草　杜仲　苁蓉
巴戟肉　川膝　独活　甲片　核桃肉　玉壶丹

◉ 带下晕咯血

◎ 右

带下甚多，风阳上越而为眩晕咯血。

西潞　陈皮　茜草　黑料豆　赤芍　枳实　茯苓　竹茹　半夏　炙草

◉ 干咳虚火

◎ 连进甘缓柔降法，气火下熄，咳嗽爽，舌有微苔，营液将复。脉小数而不疾，当肃上焦痰火。

地骨皮　川斗　山栀　左金丸　阿胶　丹皮　大贝

生草　鲜生地　桑皮　白芍　粳米　红枣　竹茹

◉ 不寐

◎ 风阳挟痰火上扰脑中。心神荡漾，恍惚无以自主，神不入舍，不能成寐，舌布腻苔，脉弦。当降胃气，胃气降则火降，阳亦下交于阴矣。

沙参　广皮　黑栀　白芥子　左金丸　枳实　生草　茯苓

枣仁　法夏　丹皮　磁石　朱砂　安神丸　竹茹

◉ 惊风痰火

◎ 壮热口渴，喉间有痰，今日惊厥数次，热势仍未能退，兼之大便不实，脉数不和，风热挟痰火仍然弥漫。故以芳香开泄，宣化浊痰，乃能风定为本。

西洋参　枳实　半夏　川连　陈皮　水炙草　钩尖　茯神　太乙丹冲

◉ 肝胃气逆

◎ 泻心理脾，温胆降胃，二便通调，且有转矢气，湿邪有下达之机。脉数弦性不减，木乘土位，当培土以泄肝邪。

党参　吴萸　三棱　莪术　生白术　川连　金铃子　炙草

白芍　干姜　瓦楞子　内金　乌梅安胃丸　大枣

◉ 久疟

◎ 疟邪屡经反复，皆因劳力气竭，右旋之路壅遏，以致右脉坚强也。

苏梗子　前胡　新绛　桂枝　半夏　射干　旋覆花　山甲　川朴　白薇　归尾　陈皮　葱白

◉ 久痢

◎ 痢久腹不甚痛，但气坠后重，脉弦数，此伏气盘踞肠胃。舌腻如积粉，高年易成噤口。

醋半夏　白术　酒芩　泽泻　川连　柴胡　川黄柏　猪苓

炮姜　煨葛根　茅术　赤苓　槐米　银花　鸡内金

◉ 耳聋

◎ 肾开窍于耳，胆络亦附于耳，凡本虚失聪，治在肾，窍闭治在胆，乃定例也。今冲年易于失聪，显是先天禀本不足，肝血与肾精俱不充，稍遇辛劳，则风阳易于上犯，身中清静虚明之气，都为风气所蒙，不得上走真窍，遂致失聪。治当培补先天根本，参以盐味入阴，酸味敛阳，大体当如是议。

熟地　丹皮　龟板　桂心　首乌　黑栀　磁石　五味

淮山　枣仁　萸肉　茯神　夕利　白芍　菖蒲　阿胶

上研末水泛丸，每日不拘，早晚间水服三钱。

◉ **调经营虚咽痛**

◎ 右

身未发而天癸早通，下气不固，奇脉诸脉皆空，任脉不能担任，带脉不能约束，蹺维四脉亦不主纲维，背气上越，卫气下泄，以致三阴脏气皆虚，阴火易于僭上。咽喉不时肿痛，嘈而欲食。种种虚象，病绪从生。

西潞　夕利　炙草　川芎　麦冬　归身　射干　黑栀　西洋参

元参　丹皮　柴胡　茯苓　冬术　生地　阿胶　白芍　鱼线胶

◉ **肝风**

◎ 血虚肝脾风郁，胃失下行，故病虚百出。

沙参　陈皮　枳实　谷精珠　枣仁　半夏　茯苓　白芍　夕利　丹皮　炙草　竹茹

◉ **肝虚阳越**

◎ 屡进平肝扶土，湿热渐化，诸恙颇觉平复。今春令初至，虑木火虚阳上越，宜先益阴之本，俾阳有附，自将潜藏，余症亦可无虑矣。

首乌　白芍　赤苓　麦冬　柏仁　淮山　枣仁　炙草　丹皮

石决明　黄芪　党参　乌药　川斗　归身　冬术　砂仁

膏、丸亦不合。

◉ **风喘**

◎ 风水久延，近日气促为喘，水溢高原，风闭肺气。舌光莹，阴已伤，还防喘闭。

麻黄　茯苓　川朴　冬瓜皮　石膏　白术　五加皮　苏花

炙草　杏仁　小茴　苓皮　姜皮　肉果　大枣　灶心土

◉ **幼疝**

◎《内经》云：任脉为病，男子内结七疝，任脉系于肝，故疝不离于肝也。今冲年病疝，究属先天不足，少阴气馁，厥阴络弛，虚湿之邪得以乘虚流着至阴之地。少腹痛坠，阴囊睾丸胀大，寒热交争。盖邪之所凑，太阳先受，太阳寒水之经，故疝发必作寒热耳。

熟地　淮山　桂心　丹皮　萸肉　吴萸　白芍　归身　桂枝

菟丝　杞子　怀膝　杜仲　细辛　茯神　泽泻　龟胶　阿胶

收膏。

◉ **痿躄**

◎ 读书善思，多虑，曲运神机，身难静而心则动，本来耗气伤营，此精气神三者平素早已不充，况是多湿多痰。体本形伟，阳气不藏，则阴泽暗燥；脏阴下损，则风阳上引，痰振无形之火，火灼有形之痰，风火痰纠扰阳明，遂致痿躄。拟用丹溪法，清理阳明，佐以息风滋液，调治数月，始得向安。惟是年逾五旬，气血将衰，衰候不易复元，须酌膏丸常服，庶不致及复。至于潜心涤虑，保养自珍，是医药以外工夫，亦不可缺，情志中病，还以从情志中推求。

西洋参　白术　池菊　西潞　云苓　杞子　麦冬　泽泻　萸肉　丹皮　淮药

萆薢　夕利　桂枝　柏子霜　香附　紫河车　杜仲　熟地　牛膝　桑枝膏

以上研末，用无灰酒半打丸，每服三钱。

◉ 疟咳疸

◎ 疟伤余蕴，郁蒸成疸，交春复感而增，咳逆将成肿胀。

泽泻　内金　桂枝　杏仁　猪赤苓　前胡　熟石膏　白薇　白术　川朴　炙草　生姜

◉ 类中风

◎ 右偏枯皆属血虚，风阳挟痰火上扰清位，流入脉道，遂致陡然类中。舌本强，语言謇，手足痿弱，脉弦缓。法当扶元以清痰火。

川芎　竹茹　白金丸　西潞　细辛　黑姜　池菊

左牡蛎　银花　白术　酒芩　茯神　桂枝　当归

◉ 肠结

◎ 脉象弦紧而细，胃纳久疲，倦怠喜静，大便常结。脉症交参，乃属心脾营液不足，泽气不满三焦，胃虚则纳甚少，不及受盛于上，脾伤则不及转输于中，肠枯则不及滋化于下，阴主静，阳主动也。

西洋参　枣仁　白芍　淡苁蓉　淮山　远志　麦冬

炙生地　川斗　丹参　茯神　杞子　佩兰　玫瑰花

◉ 肝风胃逆

◎ 脉来神已敛，弦性亦和，右按来甚去衰，胃中痰火未化，胃气升多降少也。降胃逆，痰火下引。

石决明　广皮　炙草　沙参　云苓　牡蛎　黑料豆　左金丸　半夏　黑栀　竹茹

◉ 产后虚热

◎ 产后四朝，感冒新凉。头痛，寒热自汗，身疼，六脉虚缓。先和解少阳。

柴胡　白芍　丹参　防风　荆芥　焦楂　归尾　枳实　沙参　炙草　桂皮

◉ 风咳

◎ 风水屡经及复，皆因肺虚易感、脾虚不运也。近增咳嗽音腻，肺感虚邪，将发风水。

麻黄　茄皮　川朴　福花　熟石膏　炙草　焦术　冬辰皮　云苓　杏仁　陈皮　生姜

◉ 右胁痛

◎ 右肋旁强痛，掣引季胁腰俞，不能转侧，啬啬恶寒。盖肺主气化，肺气膹郁，则右于之路不通，全当开肺气。

麻黄　川朴　射干　陈皮　杏仁　甲片　桑皮　苏子　炙草　白薇　枇杷叶

◉ 上呛下泄

◎ 虚热已止，两季胁掣痛六年，无奈高年气馁，积食不化，遂致泄痢频频，浊凌清位，而为呃逆。下振上颤，为难治之候。

旋覆　炮姜　丁香　熟地　赭石　五味　柿蒂　醋夏　西潞　炙草　茅术

◉ **风虚**

◎ 夜热渐化，黄肿亦平。风阳未息，口眼㖞斜，项背强痛。养血以和风气。

葛根　桂枝　赤芍　炙麻黄　炙草　茵陈　炙熟地　龟板　知母　黄柏　姜　枣

◎ 风阳渐平，痰气未化，语言虽清，舌根尚不流利。用涤痰左金导化之。

党参　茯神　广皮　胆星　川连　吴萸　法夏　枳实　炙草　磁石　石菖蒲　竹茹

◉ **肝风血逆**

◎ 上升之气，自肝而出，郁火未舒，则营液暗伤。卫气易于上逆，则络血不宁也。

石决明　鳖甲　龟板　磁石　牡蛎　紫白石英　瓦楞子　蛤壳　元精石　炙草　小麦　大枣

◉ **湿风痱**

◎ 望六年岁，阳明脉衰，脉反弦大而旺。嗜酒伤中，湿热流饮，宗筋受病，倦怠能食而气力。风阳郁胃，必成痱中。

西潞　白术　池菊　云苓神　防风　桂枝　炮姜　沙参　当归　首乌

◉ **痹痛风淫**

◎ 肢痹而脘痛及肘，尺泽脉小弦，舌抽。心营液损耗，风湿脉道也。

炙芪　防风　白术　归身　桂枝　白芍　柏仁　枣仁　炙草　川断　细辛　片仔姜　桑枝

◉ **儿盘肠风**

◎ 生甫百日，盘肠气胀，不时痛发，觅乳烦啼，自汗。肝浊上凌清位也。

生白术　乳香　茴香　猪苓　云苓　泽泻　桂　葫芦巴　麦芽

◉ **舌强风痰**

◎ 风中廉泉，舌本不利，太阴之脉抵舌本，散舌下，太阴湿痰被火风激而上壅，故舌黄根腻耳。

潞党　云苓　白术　炙草　制夏　陈皮　制南星　枳实　石菖蒲　制首乌

◉ **痛经**

◎ 右

经事参差，将行先寒后热，腹中作痛，每至五更则气逆起坐。木郁气火升腾。

柴胡　赤芍　当归　左金丸　黑栀　丹皮　茺蔚子　沉香　猪苓　荷叶　炙草

◉ **下元虚寒**

◎ 六旬外，阳明脉衰，加以大疡后气血两亏，营卫循环易于失度。亟亟温血，命阳上蒸坤土，使后天之生气来复，庶免变迁。

首乌　於术　杜仲　补骨脂　杞子　巴戟　苁蓉　广皮　菟丝　鹿角胶

炙草　云苓　淮膝　淮山　归身　萆薢　制附子　生姜　桃肉

◉ **肝风火衄**

◎ 年高气血虚而失涵养，肝风肝火陡发，从阳上越。先不寐，而后继以鼻衄，必气短面赭。

今晚衄来，目睛吊白，肝虚血涩，将欲发痉之象。脉来三五不调，或结或涩，都是年高衰象。急进甘缓柔降，以冀缓变。

炙草　阿胶　黑栀　紫石英　西洋参　炙生地　丹皮

天麦冬　麻仁　参三七　灵磁石　安神丸

◉ 痹肿

◎ 大青龙汤开痹清液，涤化火风，痹痛暂缓，肢节骨骱之肿胀日减。脉来尚形弦数，血液未复，火风尚未尽化耳。

黑栀　茅术　川黄柏　木防己　桂枝　生地　熟石膏

川贝　丹皮　海桐皮　桑皮　猪苓　西潞参

◉ 吐血

◎ 宿有吐血之症，今因咳嗽气逆，遂倾盆而出。刻诊脉象细弦而不耐按，舌苔垢腻，时时气逆作喘，胸肋满闷，此乃下气不振，肝气逆上。当此秋燥金伤之候，当防动溢之险，急以柏叶汤抑之使降，柔和燥气，引血归经。

侧柏叶　艾叶　炮姜　炙黑草　白芍　白薇　冬虫草　阿胶

生地　紫石英　牡蛎　龙骨　当归　玉竹　参三七

◉ 腹痞寸白虫

◎ 积热食久而化湿生虫，胃挟寒而疲。现腹胀便带寸白虫，宜慎口味，先扶土和脾。

南沙参　蒿梗　姜夏　柴胡　花粉　青皮　芦荟　葛根　云苓　焦楂　左金丸　姜皮　沙参

◉ 产后风虚

◎ 产后久不复，谓之营损则木泛也。火风鼓旋口糜，心悸少寐，当先和胃。

西洋参　胡川连　法夏　陈皮　茯神　赤芍　炙草　枳实　黑栀　丹皮　炙桑叶

朱紫薇医案

◉ 虚风

◎ 湿热由肝入脾脏，营分病起。四肢筋急，握不能舒，两腿及手发有风痍，心中烦闷，入夜神昏，诊脉弦细无神，两目木视。经云：结满者肿四肢。症非轻小，宗《千金》法，以冀风安神清为要。

紫河车　蛤黛散　蝉衣　生牡蛎　阿胶　法夏　磁石　熟黄精　白芍　桃仁　荷叶炭　淮小麦

复诊

今诊脉来右弦数，火晕厥也，和上身两脘，现有红痍，舌根苔黄尖绛。昨日大作虚汗，再与宣其内外之风。

紫草　磁石　蝉衣　杭菊　元参　白芍　蛤黛散

侧柏叶　阿胶　细生地　蒲公英　荷叶炭　荷络

◉ 湿温

◎ 诊脉浮弦数大，壮热汗多，渴不多饮，舌布白苔面垢，痰多。素体多湿，法当清解。

炒香豉　黑山栀　生苡仁　法夏　沙参　白薇　花粉　赤芍　竹茹　茯神　广皮

◉ 寒热风湿

◎ 内风夹湿，肝脾交困。体乏纳少，舌白微黄，间日少有寒热，脉细弱无神。屡剂不效，再与宣理之剂。

炒茅术　夏曲　炮姜炭　陈皮　白芍　云苓　藿梗　通草　连壳砂仁　杏仁　炒苡仁　细菖蒲

复诊

脉左关右寸，尚见弦数，寒热未清，舌根未化，胃纳仍瘦。厥少两经蕴邪未楚，再与和化。

秦艽　陈皮　炒柴胡　炒茵陈　炒茅白术　白芍

连壳砂仁　赤苓　夏曲　炒苡仁　细菖蒲　炮姜炭

◉ 湿滞

◎ 左脉浮弦而数，外感内滞。适在恙后，身热无汗，先则便泄，后则便艰，小溲短数，舌白，急与和化内外。

炒香豉　秦艽　黑栀　采芸曲　谷芽　川大贝　炒柴胡　麻仁　陈皮　茵陈　酒药团　滋肾丸

◉ 溺血

◎ 大便得通，身热亦和。惟小溲尚觉急数，带有血瘀，左寸弦数。再仍原治，参以导赤法。

炒香豉　夏曲　南沙参　秦艽　陈皮　海金沙

赤苓　生地　炒谷芽　黑栀　茵陈　茅根　苎根

◉ 疟遗

◎ 大疟三日一作，延以旬月，近来寒热逐早，形瘘头眩，舌白纳少，六脉弦数。阴阳两虚，素有遗症，当治其本。

西潞　鹿角霜　白芍　姜半夏　连壳砂仁　桂枝　炙鳖甲　首乌　牡蛎　炙草　木贼草　姜枣

复诊

疟虽轻而未止，参用截法。

木贼草　鹿角霜　甜茶　姜　枣　西潞　姜夏　川大贝

白蔻仁　沙参　甜杏仁　乌梅肉　桂枝　槟榔

复诊

大疟已止，近因感邪，身微发热，遗症尚作，纳少，舌白脉弦。与和剂。

北沙参　荆芥　白芍　川大贝　生苡仁　陈皮　云苓　桑叶　淮小麦　莲须

复诊

大疟已止，涎沫上泛。与六君大意。

西潞　冬术　制夏　陈皮　益智　白蔻　云苓　炙草　桂枝　姜　枣

复诊

大疟又有作意，四末先冷，发于午后，脉浮大弦数，大便难。当除其根。

西潞　首乌　鳖甲　姜夏　鹿角霜　川大贝　牡蛎　桃仁　白芍　灵仙　淮麦

◉ 带下

◎ 右

心肝肾三脏俱亏。下则喘满不止，上则心悸头昏，形寒体乏，腰楚脘闷。再与柔养。

丹元参　白芍　夕利　阿胶　淮山　乌贼骨　柏仁　杞子　菟丝饼　制香附　黄精　青梅干

复诊

案引前方，诸症平减。再与原治。

二仙胶　白芍　杜仲　菟丝　枣仁　炙生地　乌贼骨　阿胶　白术　香附　淮麦　龙眼　灯心

◎ 右

诊脉细弱无神，带下甚多，经事一月三见，心懊内热。师奇经治。

丹参　菟丝饼　阿胶　醋归身　白芍　白薇　杜仲　鹿角霜　炙生地　香附　藕节

◉ 产后疟痢

◎ 右

产后四旬有余，后感邪滞，先作寒热，继以滞下。刻诊诸症逐平，脉象细弱，舌中抽，两旁浮苔，虚面居多。当与标本兼治。

西潞　柴胡　白芍　木香　乌贼　炙草　焦楂　炒苡仁　归身　沙参　姜　红茶叶　荷蒂

复诊

产后邪蕴营分，寒热延久，或轻或剧，口作甜味，舌中黄苔，脉细数，大便不实。昨作腹痛，总系邪蕴不达之象，及与搜化。

丹参　白蔻仁　沙参　秦艽　鳖甲酒、醋、童便炙脆　楂炭

地骨皮　苡仁　青蒿子　六曲　荆芥炭　红枣

◉ 血瘀

◎ 种切脉症，必有余瘀内阻，从此着热，或有一得。

丹参　元胡　乌贼骨　鳖甲　苏木屑　白芍　西潞　吴萸　白薇　茅根

◉ 溲痛

◎ 腹痛已和，小溲出时，尚觉酸痛。此营分郁热未楚，再与清和之治。

丹参　乌贼　黑丹皮　苏木屑　东白芍　归身　白薇　蒲公英　延胡　茅根　苎根　黄丝绵

◉ 类中

◎ 前年曾患类中，近因跌仆复作，舌謇言牵，遗溺便难，脉寸关弦，两尺细弱。年逾六旬，不可轻视。

羚羊角　丹元参　蛤黛散　远志肉　枣仁　川大贝　胆星　茯神　甜巴戟　白芍　荸荠　生姜

◉ **虚痢**

◎ 气虚停滞。便泄不爽，状为滞下，脉虚弦。与益气和中。

西潞　柴胡　升麻　白术　白芍　炙草　云苓　楂炭　制夏　槟榔　陈皮　内金

◉ **寒热**

◎ 寒热过午，便泄未止。再与原治。

太子参　柴胡　姜夏　六曲　云苓　前胡　楂炭　广皮　红枣　荷蒂　生姜

◉ **风痍**

◎ 风热入于肌部，发有风痍，面浮。先与清解。

大力子　生地　生草　丹皮炭　防风　荆芥　侧柏炭　苡仁　陈皮　荷络

◉ **肝风痰**

◎ 种切脉症，肝病居多。法当柔宣并进。

丹参　白芍　川斗　福花　香附　夏曲　归身　广皮　夕利　丝瓜络　黑料豆

◉ **淋浊**

◎ 脉象弦多胃少，浊症久延，间作梦遗，心懊头昏，各络矫动。再与清柔。

北沙参　枣仁　远志　淮山　牡蛎　川柏　法夏　广皮

砂仁　白芍　川百合　元武板　黑料豆　芡实

◉ **疹后**

◎ 身热退已过半，疹点亦回，舌苔半化。再与清理。

连翘　炒香豉　川大贝　花粉　生苡仁　法夏　广红　天水散　料豆衣　荷梗

余伯初医案

◉ **中暑霍乱**

◎ 道途暑湿热凉邪交感。吐泻肢麻，胃中烦疼，壮热脉混，口浊渴饮不纳。防其昏痉，急先疏泄。

香薷　制夏　益元散　枳实炭　豆豉　川朴　赤苓　白芷

藿香　川连姜汁炒　姜竹茹　伏龙肝　玉桂丹三分化服

阴阳水煎。

◉ **疟疹**

◎ 暑疟后湿热未清。内热不食，肠中结痞，形瘦，脉濡数。宜以疏化。

南沙参　淮山　川斗　豆卷　白薇　沙参　川朴　益元散　六曲　赤苓　鳖甲　骨碎补　荷络

◉ **暑湿**

◎ 劳伤暑湿交蕴。发热恶食，肢软无力。宜以宣和。

香薷　豆卷　冬术　法夏　条参　川朴　赤苓　六曲　鸡苏散　泽泻　骨碎补　生熟苡仁

◉ 痢

◎ 暑湿热交蕴。下痢为脓，身热肢麻，脉混，舌滑腻。当泄阳明暑湿，宣太阴之湿。

生熟葛根　羌活　赤苓　益元散　香薷　沙参　酒川连　槟榔　豆卷　川朴　楂炭　荷叶

◉ 浊带

◎ 崩后淋漓，缠绵两月，兼下浊带，腰腿酸痛，不任坐立，脉濡弱而空，舌苔厚腻。冲任空虚，湿热交攻使然也。

西潞　白芍　丹皮　杜仲　淮药　云苓　黄柏炭　炙生地

土炒归身　牡蛎　山萸　木香　莲房　左缠藤三钱

◉ 胀

◎ 劳伤寒湿下注厥络。少腹䐜胀而痛。宜以疏泄。

柴胡　桂木　冬术　川朴　猪赤苓　青陈皮　泽泻　赤芍　砂仁　金铃子　吴萸　橘核　苡仁

◉ 痨咳

◎ 前进培土养金，壮水潜阳，已进廿余。刻值暑热交蕴之际，未见吐红，肺气颇得濡润，晨间微咳，唾痰色黄，头晕，脉象左尺未静。当前意更进。

西洋参　川贝　生地　牡蛎　天麦冬　玉竹　元武板　知母

池菊　白芍　女贞子　云苓　白扁豆　鲜藕　益元散

◉ 疟母

◎ 大疟三载，至夏间暑湿交蒸，后为触发。左腹结母有形，攻痛，脉弦细数，昏昏不欲纳。营卫两伤，标本兼治。

西潞　法夏　沙参　鳖甲　柴胡　大贝　川朴　知母　桂枝

青皮　广皮　益元散　熟石膏　生姜　竹茹　威灵仙

◉ 肝胃痛

◎ 肝肾络伤，湿热乘之。自胸脘至睾丸，痛彻上下，胃不欲纳，脉弦细。姑转用苦辛宣泄，混化厥络。

福花　桂木　赤苓　乌药　柴胡　赤芍　泽泻　金铃子

吴萸炒川连　青皮　通草　茵陈　橘核　槟榔

◉ 暑热

◎ 昨进清暑逐热，幸得热退神清。脉象尚有数意，心中微烦。余热未清，还防覆辙，防慎之。

豆卷　半夏　熟石膏　通草　白薇　川连　云苓　元参　池菊　连翘　竹茹　贯众

◉ 咳红

◎ 肥人湿胜中虚，气浮于外而郁于内。因多服渗利之剂，浮气不降，木火燥金，咳痰而夹紫。现脉弦紧细，舌灰而干，急宜濡润肺金，清和营分。

南沙参　知川贝　女贞子　玉泉散　天麦冬　桑皮

旱莲草　川斗　玉竹　白扁豆　鲜藕　枇杷叶

◉ 暑湿

◎ 暑湿四日，日晡热甚，恶心肢麻，脉混数，舌浊腻。暑为凉遏，防剧。

香薷　豆豉　黑栀　法夏　川连　川朴　益元散　赤苓　藿香　茅根

◉ 疟痢

◎ 白痢七日，里急后重，身热有汗不解，恶风，哕恶，脉濡弦数，舌绛苔白。暑湿热挟积蕴结，是为温疟协热痢，缠绵可虑。

生熟葛根　豆卷　益元散　赤苓　沙参　法夏　赤芍

白头翁　姜川连　川朴　六曲　佩兰　荷叶　煨姜

◉ 吐红

◎ 宿伤阻络，暑热内逼。吐血色紫，脉沉细。当清泄阳明，推陈致新。

北沙参　天冬　覆花　归须　桃仁　赤芍　茜草　淮七　新绛　玉竹　广三七

◉ 带下

◎ 气血两亏，督任不固。头眩目花，不思谷食，腿足酸软，带下殊多。宜以培脾。

西潞　白芍　生地　茯苓　淮山　蔓荆子　川断　神曲

归身　池菊　骨碎补　木香　萸肉　荷叶边　红枣

◉ 哮喘

◎ 李秋高夫人

哮喘发于盛夏，元气外泄，浊痰内堵，肺不下降，肝肾不摄，入夜益剧。泛呕酸涎，脉象滑大数抟，舌苔浊布晦黄。上盛下虚，殊恐生变，慎之。

参须一钱半　茯苓三钱　十制半夏一钱半　五味五分　苏子一钱半　淮七二钱　川朴七分，煎汁服

野於术一钱半　橘白一钱　川贝二钱　白芍二钱　沙苑盐水炒，三钱　黑锡丹一钱　竹沥三钱，姜汁冲服

◉ 中脏

◎ 陡然神昏不语，上气促逆，目闭牙紧，形色指甲青黧紫晦，两关尺促数无偏。中脏为浊阳扰乱，蒙闭清灵，殊恐内闭外脱。拟清火实下，开豁中枢，以冀转幸。

台参二钱　霍斛五钱　羚羊角一钱半　半夏二钱　川贝二钱　十制陈皮八分

胆星一钱　枳实炭一钱　龙齿三钱　川连五分　制附子秋石水制，五分

潼白夕利各三钱　钩尖二钱　姜虫一钱半　竹沥五钱，姜汁冲

另用灵砂丹一钱、朱粉三分、枇杷叶、佛手露，分二次化服。

◉ 咳红

◎ 庄耀彩令媛赵姑奶奶

前进归脾加味，漏经已甚，肩胀酸痛亦舒，气血渐能融和，内风潜息，脉象细软，较前宽和。惟宿恙咳嗽吐红，发无常时，亦系肝阴不足，木无涵养，化火灼金，现为咳而溢血上沸也。现届盛暑，燥令在迩，治当兼顾。

炙绵芪　淮山　阿胶　炙生地　西洋参　川贝　归身

天冬　柏仁　女贞子　炙草　川百合　鲜藕

◉ 呕逆

◎ 积饮阻络，每纳谷食，泛呕清涎。胃伤暑湿内逼，呕逆益甚，脉弦混，舌灰黄。先为苦辛降逆。

福花　姜川连　泽泻　桂木　扁豆　广皮　乌药

枳实炭　制半夏　白苓　黑栀　广藿　竹茹　佩兰

◉ 产后内热

◎ 产后肝脾交伤。胸脘胀痞，腹痛便溏，脉濡弱，头昏目花，内热，亟宜疏和。

福花　刺夕　丹参　醋柴胡　吴萸川连[①]　制冬术　炒赤芍

乌药　半夏　归身　木香　陈皮　香橼皮　红枣

◉ 肝气泄泻

◎ 肝木乘中，肺胃不降，纳食梗噎。暑热交侵，腹鸣泄泻，泽气更枯，不克上济，防延成膈。

覆花　醋半夏　吴萸川连　泽泻　南沙参　川朴　赤苓

白芍　天冬　广皮　乌药　扁豆　炒竹茹　柿蒂　母丁香

◉ 关格

◎ 高年胃枯，上不得食，下不得出。两旬多日，未进谷食。关格已成，难治。

南沙参　醋半夏　乌药　黑草[②]　麦冬　川连　白芍

橘白　川石斛　老姜皮　川贝　玉蝴蝶　白蜜

急流水煎。

复诊

速进开痹润肠，胃渐能纳，腑渐通利。惟脉象细微不起，气血枯索，高年可虑。

南沙参　扁豆　枳壳　土归身　天冬　广杏仁　大白芍

乌药　法夏　炙草　川斛　香粳米　大枣　姜楂　白蜜

急流水煎。

◉ 崩后淋漓

◎ 不断此，百脉皆空，彻夜不寐，骨节烦疼，多汗，脉来细数。急以养营柔摄。

西洋参　枣仁　炙大生地　龟板　辰麦冬　丹参　煅牡蛎　二泉胶　川石斛

白芍　杜仲　辰砂安神丸一钱半　夜合丸　淮小麦　藕煎汤代水

◉ 疟母

◎ 大疟来期已轻，母块尚觉攻痛，脉濡弱，胃气稍□。转以融和营卫，以除根底。

---

① 吴萸川连：即吴萸炒川连。

② 黑草：即炙黑甘草。

西潞　大贝　土归身　炙鳖甲　淮山　青陈皮　赤芍
生首乌　法夏　生牡蛎　桂木　云苓　生姜　槟榔

◉ 倒经

◎ 郁木冲肺，每届经行，先见吐红，继唾白痰。血枯营舍空虚，头昏不寐，诸虚恙现。急以养营柔肝，引血下行。

西洋参　麦冬　淮山　枣仁　土归身　白芍　茜草　旱莲草
川贝　炙生地　淮七　郁金　垂杨柳叶　二泉胶　藕

◉ 单腹

◎ 本质劳伤，慎服凝滞之品。适在湿令，脾阳窒碍，遂成单腹。后又临服攻泻之剂，肾气乏援，二便不将司化，便溏溺闭，腹按紧绑，脉象濡弦，谷纳甚微。经云：塞因塞用。当滋肾化源，二便分利，庶几免成臌疾。

炙枯生地　上桂心　泽泻　车前　淮山　制附片　盐水川连
天冬　连皮苓　小朴　冬葵子　椒目　藕

◉ 燥咳

◎ 脾不转输，肾液不升，胃无膏泽。知饥能纳，但食粥耳，咳嗽不止，咽间介介，六脉较前稍柔。燥令在迩，还宜金水双培，滋养胃气。

潞参　淮山　知母　二泉胶　天麦冬　川贝　川斛
橘白　直生地　白芍　女贞子　鲜百合　香稻叶

◉ 酒咳

◎ 嗜酒伤肺。暑热烁金，咳嗽气急。宜润肃。

北沙参　天冬　桑皮　法夏　甜杏仁　荷叶　苏子
女贞子　池菊　酒芩　苡仁　竹茹　梨肉　益元散

◉ 脘胀

◎ 宿伤袭络。中脘胀痛，纳食尤甚，肌酸溺黄。宜气血益治。

丹参　苏梗　覆花　法夏　川朴　云苓　新会皮　茜草　藿香　蔻壳　香橼皮　姜川连

◉ 疟后

◎ 大疟已罢，惟来期昏昏倦卧，欲食不思，脉象软弱。惟有培补气血，振作脾阳。

西潞　法夏　归身　泽泻　制冬术　青陈皮　赤芍　沙苑
蔓荆子　白苓　牡蛎　龟鹿胶　煨姜　红枣　益元散

◉ 黄疸

◎ 脾为湿蕴，肾不收摄。晨间气急痰多，面指皆黄，脉濡不爽，舌白。刻宜培土崇化，兼与分纳并进。

西潞　法夏　白芍　沙苑　冬术　大贝　泽泻
淮膝　云苓　橘白　苏子　茵陈　竹茹　生熟　谷芽

◉ **酒咳**

◎ 空腹嗜酒，肺气劫耗。晨间呛咳痰多，脉弦滑，舌白腻。宜培土养金，兼与润化。

北沙参　法夏　云苓　归身　制冬术　大贝　苏子

白芍　天冬　甜杏仁　橘白　姜竹茹　生苡仁

◉ **疟肿**

◎ 长住舟次，木火与湿热交蒸，先生日疟，继成间发。延及四旬，疟来已微，遍体虚肿，形色萎黄，胸中痞满不食，口渴溺赤，脉弦混数，是三焦未能廓清也。

桂枝　知大贝　鲜石斛　飞滑石　豆卷　玉泉散　猪赤苓

寒水石　香薷　川朴　盐水川连　郁金　浮小麦　黑山栀

◉ **痛痢**

◎ 痛痢去冬及今，先红后白，气血渐耗，六脉细微。症已入损，不易奏效。

西潞　甜橘皮　土归身　木香　炒怀山　炮姜　炒白芍

白茯苓　炙黑草　煨肉果　谷芽　荷叶　红枣

◉ **酒客类中**

◎ 本系酒客湿痰之躯，去年夏初，陡然中风不语，肢体倔强。及今语言謇涩，右手麻木不仁，脉弦动不纯，舌苔光绛。此心脾阴液枯耗，络风未能融化，还防覆辙。

西洋参　川贝　橘白络　直大生地　制南星　法夏　天冬　珍珠母

白芍　麻杏仁　炙姜虫　丹参　川石斗　竹沥一杯，姜汁少许冲

◉ **下血**

◎ 宿伤积聚阳明之络，因酷热逼动血海。先为腹中绞痛，遂致肤血数年。近每痛气注即泄，腹痛不任行坐，百脉皆空，宜填摄。

炙芪　西潞　冬术　升麻　归身　白芍　川断　杜仲

炙草　牡蛎　制首乌　茯神　炮姜　制稆豆　大枣

◉ **暑厥**

◎ 病起于经后，本属营络空虚，暑热乘隙而入，致气血内燔，遂为壮热，胸腹尤甚，已越半月，依然不解，耳聋神识蒙昏，便下紫。现脉象弦细模糊，舌苔边红中灰腻。此浊阳熏蒸于上，营气下遏胃腑，阴络涸辙，势必内陷生变，勉方聊以救援。

鳖血柴胡　川贝　池菊　茯神　白薇　南沙参　白芍　人中黄　辰麦冬

干霍斛　大生地露　白荷花露各一两，冲　西瓜翠衣　荷叶络　绿豆衣

◉ **呃**

◎ 肺胃亦伤，暑热伤中。肺气上冗而为呃逆，数日不止，脉濡弦。急先润肺降胃。但呃非善症，慎防喘汗。

橘白　柿蒂　刀豆子　西洋参　法夏　桔梗　苏子　天冬　甜杏仁　枳实　扁豆　福花　川贝

◉ 癫

◎ 痰气阻络。神识呆顿已久，近又入暮微热，不知饮食，脉弦混。防为癫迷，姑为清窍心豁痰。

橘白络　蛤壳　六神曲　竹茹　菖蒲　丹参　法夏　柏仁

枳实痰　辰麦冬　川贝　酒川连　龙齿　甘菊　南星

◉ 痢疟

◎ 暑湿热凉挟滞交混。腹痛下利赤色，复作寒热，脉弦混，舌滑腻。宜用逆流挽舟法。

羌独活　柴胡　葛根　姜夏　酒川连　川朴　沙参

槟榔　赤苓　制军炭　乳姜　楂炭　荷叶　陈香薷

◉ 湿热

◎ 热经四旬，日无退时，日晡后甚，有汗不减，能纳不渴，形黄肌瘦，脉濡数。此太阴之湿与阳明之热交蕴于经络间，姑为透泄。

鳖血柴胡　白薇　沙参　盐水川连　南沙参　川斛

鳖甲　赤芍　玉泉散　赤苓　滑石　荷叶络　香稻叶

◉ 温疟咳

◎ 温疟经月，但热不寒，咳嗽气急，胸痞，脉濡数。劳伤暑热交混，及为育化。

北沙参　法夏　杏仁　玉竹　细生地　枳壳　竹茹

桑叶　白薇　酒芩　香蒿　苏子　玉泉散　知大贝母各

◉ 胸痞

◎ 二便通调，现无寒热，头昏胸脘痞窒，谷食不纳，脉弦迟。湿浊迷漫中枢，形为结胸。

广皮　佩兰　荷叶边　蔓荆子　池菊　姜夏

姜川连　蒌皮　川朴　吴萸　枳实　砂仁　赤苓

◉ 胎痢

◎ 怀孕八月，暑热挟胎火交蒸，上攻肺胃，痰热壅滞。咽喉痹痛，音腻，语言艰涩，胸膈胀满，下注泄痢不爽，脉弦，溢目无光，乍寒乍热。病属周折，殊虑变幻胎堕之虞。

羚羊角　鲜石斗　元参　川贝　醋夏　人中白　川连

白薇　白芍　川百合　直生地　甜葶苈　马勃　金登子[1]

更方

去元参、葶苈、金登子，加西洋参、糯米。

◉ 肺痿

◎ 脉来弦数，久咳声嘶，咽喉肿痛。阴亏木火袭金，肺失清肃。不宜思虑烦劳，清金保肾，乙癸同源，不致肺痿为幸。

---

① 金登子：疑为金樱子。

生地　云苓　杏仁　北沙参　怀山　怀七　桔梗　阿胶　炙草　陈荠汁

◉ 蓐劳咳

◎ 初产胃风，即发咳嗽，缠绵数月。肌肤如削，咳嗽秽痰，胸肋骨节皆疼，脉根弦细数，舌苔光绛。脏阴干涸，现临秋燥，蓐劳已成，不易挽援。

西洋参　麦冬　怀山　川贝　甜瓜子　女贞子　白芍

直生地　阿胶　法夏　炙草　苏子　鲜百合　梨肉　香稻叶

◉ 便血

◎ 连进升提宣泄法，便红已稀，每下先溏后硬，下红如水，胃纳颇□。脾气现能约束，血络渐能收敛也。

炙芪　西潞　炙冬术　煨升麻　桔梗　水炙草　赤白芍

当归　茜草炭　地榆炭　牡蛎　乌梅炭　槐花　红枣

◉ 咳膈

◎ 咳嗽多年，肺脾两伤，暑热交燥，致纳食作梗而痛。脉根弦细，舌光，势成噎膈。

南沙参　法半夏　覆花　苏子　天麦冬　甜杏仁　乌药

炒白芍　白扁豆　川贝　橘白　炙草　野蔷薇　枇杷叶

◉ 哮咳呕血

◎ 去夏之交，先感寒热而为哮咳，咳久络伤，暑热内逼，遂致呕血，盈碗及合痰红不尽，动辄气急，脉濡弦。及以养金润肺，兼于纳气。

潞参　天冬　玉竹　法夏　甜杏仁　福花　归身　白芍

苏子　川断　茜草　女贞子　广三七　梨肉　桑白皮

◉ 疟痢疝

◎ 本有大疟疝气，又兼大疟休息痢，经年不止，脉濡弦，心中易饥。宜以培中提气，兼和营卫。

炙绵芪　法夏　升麻　归身　西潞　川桂木　白芍

炙鳖甲　丹参　广皮　牡蛎　益元散　生姜　红枣

◉ 肝风

◎ 水亏风阳上旋，头颈昏昏不清，行动则胸次觉闷。素善走泄，六脉细弱，晨唾浓痰。当先升清宣泄，兼与培中摄下。

西洋参炒　炒杭菊　川贝　橘白　菟丝饼　女贞子　竹茹

蔓荆子　茯神　潼夕利　白芍　黑丹皮　桑叶　半夏

◉ 痰郁

◎ 抑郁伤中。心宕神呆，不思谷食，倦乏无力。宜开郁化痰。

丹参　麦冬　大贝　茯神　郁金　南星　枳壳　石决明

法半夏　炙草　黑栀　浮石　竹茹　蛤壳

◉ 结喉肿膈

◎ 诸气膹郁，皆属于肺。抑肝亢肺，肺气窒碍，致颈项漫肿。每觉咽中作梗，自脘至膈，介介不纾。脉象迟涩，形色不泽，虑成结喉肿膈之患。亟以疏肝润肺，开痹降逆。

北沙参　天冬　福花　川贝　百合　紫白石英　郁金

吴萸川连[1]　鲜石斗　乌药　橘白络　玉蝴蝶　毛姜　柿蒂

◉ 断瘾寒热

◎ 断瘾元伤，虚邪混入。寒热后体软无力，痰多恶食，六脉濡弱。治当培本。

丹参　法夏　茯苓　苏叶子炙　制冬术　甜杏仁　归身

泽泻　天冬　橘白　白芍　沙苑　谷芽　竹茹　红枣

◉ 臌胀痰多

◎ 脾病传肾，肝肾同病，真阳式微。五液酿成痰饮，唾痰无底，膏泽皆枯。今遍体浮肿，腹大如鼓，仍然谷少痰多，六脉细微不续。真阳萎废，阴泽亦竭，势成痼疾，恐不能为计也。

潞参　野於术制川朴同炒　连皮苓　姜夏　上桂心　制附子　砂仁拌生地

泽泻　炙麻黄　鹿角胶　白芍　车前　干蟾　姜渣

◉ 胎前咽痹气泄

◎ 胸中略宽，咽间痹痛如故，音尚不扬，气注欲泄。究系湿火内攻，肺系灼耗下逼大肠，欲泄不爽，胎元殊难保全。姑再为滋化以观动静。

南北沙参　鲜生地　马兜铃　制军炭　天麦冬　醋半夏

大力子　黄柏炭　鲜石斗　川贝　人中黄白

绿豆两合，泡汤代水。

◉ 霍乱呃逆

◎ 霍乱救后之治，伏暑后萌。胸中烦热，大便反结，口渴呃逆，脉濡数。阳困阴耗，当防传变。

豆卷　鲜石斗　益元散　黑栀　香白薇　法半夏　肥知母

连翘　香薷　盐水川连　熟石膏　黄郁金　竹叶　芦根

◉ 伏梁

◎ 高年中虚，伏梁气上攻心胸，饥则作痛，脉濡弦滑。拟以建中加意。

潞参　归身　桂木　炙黑草　丹参　云苓　广皮　乌药　覆花　炒白芍　煨姜　大枣

◉ 霍乱

◎ 霍乱吐泄后内蕴之邪未能宣达。头昏，心中烦热，哕恶，脉混数。暑温重候，当防传变。

豆卷　盐水川连　益元散　黑栀　白薇　法夏　赤苓

川朴　熟石膏　鲜石斗　炒池菊　连翘　茅芦根　竹茹

◎ 霍乱后，阴阳两竭，中脏皆伤。上为呃逆，下泄不止，欲饮冷自救，脉微弦，舌光绛。当

---

[1] 吴萸川连：即用吴茱萸汁炮制的黄连。

交通阴阳以固中脏。

西洋参　北五味　麦冬　白芍　石斛　直生地　盐水川连

醋半夏　炙黑草　秋石拌附子　川通草　童便

◎ 霍乱虽定，诸危未平。干哕烦懊，但欲饮水，洞泄不止，脉微形皖。防复。

西潞　於术　云苓　制附　盐水川连　水炙草

泽泻　白芍　半夏　牡蛎　木瓜　通草　伏龙肝

◉ 阳痿

◎ 真火不足，则阳气萎弛，倦怠不振，脉软神疲。当培补真阳，鼓舞精神。

炙绵芪　西潞　於术　法夏　制附子　天冬　炮姜　白芍

炙黑草　炙熟地　鹿角霜　补骨脂　广皮　大枣

◉ 子痈

◎ 湿热下注，屡作寒热，右睾丸红肿下坠，脉弦数。防成子痈，宜疏厥络以化结。

水炒柴胡　茅术　川朴　黄柏炭　泽泻　槟榔　橘核

萆薢　桂木　半夏　姜川连　赤苓　滑石　茵陈　海藻

◉ 虚劳遗咳

◎ 水枯气火交迫，元龙不潜。始为小溲结泄淋浊，致精气不密。刻下小溲畅通，又苦梦遗，胃为肾关，纳谷亦减，虚气上逆为咳，寐则心阳下交于肾，迫精动气，而致遗滑，其故然也。拟以滋养心脾，摄纳关闸，以静制动，即奉明识正是。

西洋参　鱼线胶　萸肉　怀山　麦冬　川贝　茯神

川连　生地　白芍　潼沙苑　元武板　莲肉　夜交藤

◉ 疟后

◎ 疟后脾虚，湿热交困。形色萎黄，谷食不贪，倦乏神疲，脉濡弱。宜以宣养。

西潞参　怀山　云苓　法夏　沙参　赤芍　神曲　益元散　生姜　谷芽

◉ 疟

◎ 疟作间一日两至，热甚，呕逆酸涎，谷食不纳，口甜，舌黄腻，胸闷，唾暧不爽。脉濡弦，尚作吐泄。浊阳犯胃，姑为和转平胃。

柴胡　白薇　西潞　吴萸川连　川斛　醋半夏　白芍

白蔻　覆花　川朴　橘白　大贝　竹茹　伏龙肝

◉ 痢

◎ 秋燥束暑湿热成积。腹中痛剧，赤白下痢，后重不爽，身热，脉弦数，舌绛苔黄无津。本质素亏，当防转剧。

柴胡　酒川连　广木香　炒赤芍　制军炭　生熟葛根　川朴

白头翁　扁豆　炒防风　槟榔片　黄柏炭　煨姜　荷叶

◉ 泄泻

◎ 泄后脾虚，能食无力。宜健养之。

丹参　冬术　云苓　法夏　广皮　茵陈　归身　川断　秦艽　泽泻　骨碎补　生熟苡仁

费伯雄医案

◉ 肝风

◎ 胃之大络，名曰虚里，入于脾而布于咽。肝气太胜，上犯虚里，中脘不畅作哕，舌灰腻，是故也。至于肢节流窜作痛，甚则发厥，则肝风所致。宜养血柔肝，和胃通络。

白夕利　归身　砂仁　白芍　佛手　川断　丹参　独活

牛膝　橘红　玫瑰花　甜瓜子　半夏　川朴　秦艽　蚕沙

◉ 痛经

◎ 男以肾为先天，女以肝为先天，盖缘肝为血海，又当冲脉，故尤女科所重也。营血大亏，肝气偏胜，冲脉受伤，每遇行经，尻胯作痛，抱恙日久，不易速瘳。急宜养血柔肝，和中解郁。

当归　郁金　茺蔚　香附　白芍　乌药　冬术　怀七　合欢皮　艾绒　玫瑰　降香　橘饼

◉ 肝风疟咳

◎ 肝营不足，肝气太强，上犯肺胃，咳呛日久，经治已解获效。旋因疟后先于调养，肝营更亏。急宜调营柔肝，益治肺胃。

归身　川贝　桑皮　柏仁　沙苑　杏仁　石决明

丹参　菊花　橘红　云苓　怀山　合欢　莲子肉

◉ 风痹

◎ 风门有四，首重偏枯，就偏枯一门，又有中络、中经、中腑、中脏之别。恙起于右体不化，大筋短缩，手肢屈而不伸。风痰流窜经络，急宜养血息风，化痰利节。

生地　归身　虎骨　川断　甜瓜子　橘红　半夏　生七　独活　木防己　生姜　红枣　桑枝

◉ 热结胸

◎ 邪滞结胸。壮热神昏谵语，舌焦起刺，面目红赤。此热已入危络，滞于胃中所致，症极沉重。故拟清神导滞，以望转机。

荸荠　丹参　琥珀　川连　蒌仁　枳实　黑栀　川朴　连翘　青皮　灯心

◉ 咳红

◎ 一水能泻五火，肾是也；一金能行诸气，肺是也。肾为下渎，肺为上源，金水相涵，方能滋长。今诊脉象，二尺虚细，左关独弦，右部浮芤，水不滋木，肝阳上升，肺金交克，呛咳漫热，甚则咯红。势成怯损，姑拟壮水柔肝，清养肺胃。

天麦冬　鲜首乌　石斛　姜皮　牛膝　南北沙参　茜草根

川贝　女贞　杏仁　沙苑　毛燕窝代水　藕二两，煎汤代水

◎ 水不涵木，肝火克金。咳呛咯血，势将成损。宜介类潜阳。

元武板　左牡蛎　海蛤粉　毛燕窝　天麦冬　南沙参

女贞子　桑皮　大贝　沙苑　蒌皮　杏仁　怀膝　茜根

◉ 痛风

◎ 人之一身大俞十有二，孙络三百五十三谿，全赖营血灌输，方能展运。操劳太过，营分大亏，外风乘虚袭入内络，以致四肢作痛，不能屈伸。积湿在脾，故两腿大重着，痛风大症，不易速瘳。急宜养血去风，化痰通络，渐望肿减。

独活　半夏　甜瓜子　川断　橘红　金毛脊　蚕沙　木香　白芍　淮膝　生地

◉ 不寐

◎ 人卧则魂藏于肝，魄藏于肺，肝阳鼓动则肺气不清，夜寐不安，心神烦扰，乃肝肺不相浃洽，非山泽不交之例。拟柔肝肃肺，安养心神，渐冀痊可。

珍珠母　花龙齿　云苓　柏子仁　川石斗　川贝　生地

夜合花　沉香　薄荷　瓜蒌皮　丹参　红枣　橘饼　藕

◎ 肝营大亏，肝阳鼓动，风火上升。心神烦扰，夜寐不安。盖人卧则魂藏于肝，肝之阳不平，则不寐不安也。拟珍珠母丸加减，渐望安适。

石决明　龙齿　丹参　生地　柏仁　夜合　夕利　云神

柴胡　薄荷　橘白　佩兰　沉香　乌药　橘饼　藕　毛燕

◉ 风湿身痒

◎ 风湿相浮，通体发痒。宜养血去风利湿。

当归　五加皮　细生地　南沙参　赤苓　白芍　地肤子

梧桐花　生熟苡仁　牛膝　红枣　桑枝　生白术

◉ 解颅

◎ 两天不足，风阳上升，致成解颅，筋节酸软。宜调营中，益以息风通络。

当归　白芍　云苓　焦术　牛膝　金毛脊　川断　独活

秦艽　杜仲　红枣　生姜　桑皮　甘菊　甜瓜子

◉ 肝阳怔忡

◎ 肝为将军之官，其体阴，其用阳，故为刚脏。水不滋木，肝阳上升，头眩心悸，有时怔忡，实为肝病。宜滋肾柔肝、息风化痰之品。

炙生地　归身　白芍　石决明　半夏　潼夕利　云神

柏仁　橘红　杭菊　龙齿　丹参　橘饼　红枣　桑枝

◉ 石淋

◎ 营血不足，肝木太强，上犯肺胃，下克脾土，积湿下注，致成石淋。宜养阴运脾兼分利。

红枣　当归　丹参　怀七　天冬　生地　萆薢　车前　女贞　云苓　冬术　苡仁　柏仁　通草

◉ 痿痹

◎ 虚体夹风，下部瘫痿。宜培肝肾，兼利筋节。

归身　白芍　炙地　苁蓉　防己　续断　独活　狗脊

虎骨　淮膝　木香　杜仲　桑皮　橘饼　红枣

◉ 子宫虚

◎ 调营理气，益暖子宫。

归身　白芍　刺蒺　小胡麻　丹参　乌药　广皮　云苓

木香　广艾绒　香附　川抚芎　覆盆子　降香　橘饼

◉ 虚损

◎ 清滋太过，胃气反伤。拟培土生金，益和营卫。

南沙参　杏仁　合欢花　苡仁　橘红　女贞　沙苑

川贝　桑皮　怀七　云苓　冬术　归身　大莲子

◎ 两天不足，心肾失交。夜寐不宁，动则头汗，甚则作咳，脉右旺左弱，或时五至，似数非数。久虚之候，峻补不受，偏胜亦忌，当以调养精神，参理开合之法，煎丸并进，渐可安康，久服延年，良非诬也。

天冬　炙生地　南党参　归身　陈皮　砂仁　焦白术　生牡蛎　龙齿　丹参　云苓神　夜合花

红枣、橘饼二味煎汤泛丸。

◉ 咳泻

◎ 呛咳泄泻，脉滑而数。肺脾同病，滋燥两难，姑拟培土生金之治。

炒北沙参　云苓　生冬术　女贞子　沙苑　杏仁

桑皮　橘红　归身　合欢皮　大贝　莲子　陈仓米

◉ 龟背

◎ 两天不足，致成龟板背。宜调营卫，益利节络。

党参　云苓　冬术　川断　羌独活　陈皮　砂仁

归身　白芍　秦艽　狗脊　料豆　桑枝　橘饼

◉ 肺痈

◎ 小儿肺痈。症势甚重，姑拟清肃。

百部　合欢　生苡仁　大贝　桑皮　蒌皮　石决　麦冬　杏仁　淮七　南沙参　淡竹叶

◉ 腹痛

◎ 胸腹作痛，为时已久。常药罔效，权用古方椒梅丸加味主之。

白归身 白芍 安桂 荜拨 砂粒[①] 瓦楞子 青皮片

元胡索 木香 乌药 橘皮 夕利 烧焦乌梅 花椒目

◉ 目昏

◎ 正在妙龄，两天不足，目光昏散，睹物两歧。宜壮水柔肝，明目发光之治。

炙生地 丹皮 云苓神 黑料豆 牡蛎 全归 女贞子

蝉衣 谷精草 龙齿 川贝 怀山 南沙参

◉ 耳脓

◎ 耳为肾窍，肝阳上扰，肾穴受伤。聆音不聪，夹有脓血。先宜滋肾柔肝，参以清越主之。

生地 女贞 怀山 丹皮 云苓 菊花 冬桑叶 蝉衣

刺夕利 石决 泽泻 合欢皮 黑芝麻 红枣 橘饼

◉ 喘脱亡阳

◎ 肾气厥逆。气喘汗出，手足厥冷，舌白脉细，大有亡阳汗脱之势。姑拟全真一气汤，极力挽救。

西潞党 麦冬 五味 川郁金 制附子 淡干姜 上沉香 福花 杜仲 枸杞子 广皮白

◉ 咯血

◎ 肾水大亏，不滋肝木，肝阳上僭，肺胃先伤。不时咯血。宜从肾柔肝，清养肺胃。

南沙参 云苓 怀山 参三七 茜根 麦冬 女贞 黑料豆 沙苑 牡蛎 怀七 大贝 藕

◎ 肝阳上升，肺金受克。咯血渐止，积瘀未净。当宜除旧布新。

南沙参 云苓 苡仁 归身 茜根 麦冬 参三七 丹参 女贞 杏仁 怀七 大贝 藕

◉ 斑毒

◎ 通身发斑，大者如拳，小者如豆。时毒重症，姑拟清解。

川连 大力子 连翘 夏枯草 马勃 赤苓 薄荷 花粉 蒌皮 葛根 竹叶 茅根

居士初医案

丙寅顾鹤生抄送

◉ 湿温痞满

◎ 表邪较化，湿热未清。便难，胸痞，舌边腻苔，纳则腹饱，脉弦濡滑。再从宣中和化。

杜苏梗一钱半 法半夏一钱半 炒枳壳一钱 方通草五分 竹茹炒，一钱半

炒杭菊一钱半 橘白络各八分 生苡米四钱 建泽泻一钱半 炒谷芽三钱

① 砂粒：即砂仁粒。

广郁金一钱半　大贝母三钱　青砂仁八分　佩兰梗二钱

◉ **寒热便溏**

◎ 湿浊内蕴，凉邪外袭。形寒发热，大便滞溏，脉弦濡滑，舌根苔腻。当与宣中和化治之。

广藿梗一钱半　法半夏一钱半　云茯苓三钱　炒六曲三钱　炒谷芽三钱　新会皮一钱　大贝母三钱

大腹皮二钱　建泽泻一钱半　炒竹茹一钱半　制川朴一钱　炒枳壳一钱　方通草五分　佩兰叶二钱

◉ **风痰**

◎ 病后早劳，痰热未尽。午后心悸，不时发热，头中昏痛，脉弦濡滑，舌腻根黄。当与清理化痰平肝。

丹元参各二钱　大贝母三钱　大白芍二钱　蛤黛散四钱　枇杷叶刷，三钱

茯苓神各三钱　法半夏一钱半　广郁金一钱半　黑料豆三钱　生谷芽三钱

杭甘菊一钱半　瓜蒌皮三钱　炒枳壳一钱　白杏仁三钱

◉ **淋带**

◎ 经淋旬余，少腹作痛，腿部酸麻，脉象弦滑，舌腻根黄。与调营和肝，姑以化湿。

大丹参二钱　炒归身一钱半　大白芍二钱　广郁金一钱半　丝瓜络一钱半

杭甘菊一钱半　金铃子酒炒，一钱半　广木香八分　稆豆衣三钱

炒谷芽三钱　刺夕利三钱　茯苓神三钱　台乌药一钱　缩砂仁研，八分

◉ **红疹**

◎ 寒热较透，有红疹，形倦乏力，腰络酸楚，腿膝觉软，脉弦濡滑。营虚夹湿，肝脾不调，当与和养宣化。

南丹参二钱　象贝母三钱　大白芍二钱　生苡米四钱　生谷芽三钱　炒杭菊一钱半

橘白络各八分　黑山栀一钱半　粉丹皮一钱半　炒竹茹一钱半　茯苓神各三钱

广郁金一钱半　归身一钱半　建泽泻一钱半

◉ **肿胀**

◎ 发热较退，心懊不减，足肿面浮，小溲尚浑，咳逆频频，脉濡滑数，舌白未化。遂从宣理。

广藿梗一钱半　广郁金一钱半　吴萸二分　五加皮三钱　姜竹茹一钱半　焦白术一钱半

新会皮一钱　川楝子二钱　净车前三钱　姜皮二分　连皮苓四钱

厚朴花一钱　焦苡米四钱　白杏仁三钱　炒六曲三钱

◉ **鼻塞**

◎ 素有痰浊，肺气不清，鼻窍常窒。近觉饮食少思，脉弦关滑。与清肺和肝，佐以化痰。

池甘菊一钱半　法半夏一钱半　生蛤壳四钱　稆豆衣三钱　枇杷叶三钱　大白芍二钱　橘红络八分

炒枳壳一钱　佩兰梗三钱　生竹茹一钱半　瓜蒌皮三钱　茯苓神三钱　生苡米四钱　建泽泻一钱半

◉ **痰咳**

◎ 宣肺络以化饮邪，咳逆较减。喉息有音，脉弦濡滑。肺有风根与痰浊互阻，遂从宣理

化痰。

旋覆花一钱半　橘红络各八分　云茯苓三钱　广郁金一钱半　炒竹茹一钱半
保金丸一钱，入煎　法半夏一钱半　炙甘草五分　炒白术三钱
鹅管石研，八分　苦杏仁三钱　象贝母三钱　款冬花二钱　炒苡米四钱

◉ 胃脘痛

◎ 脘腹作痛，减而未止，脉象濡弦，舌腻苔腻。胃寒与厥气互阻，再从温中和化治之。

大丹参二钱　广郁金一钱半　炒当归二钱　紫官桂八分　炒谷芽三钱　制半夏一钱半　高良姜一钱
炒延胡一钱半　草蔻仁八分　云苓三钱　青陈皮一钱　制香附二钱　大白芍二钱　广木香八分

◉ 湿温

◎ 两焦宣泄表热，乍轻乍甚，口渴欲饮，舌腻中黄，脉濡滑数，小溲浑赤。湿温蕴郁中焦，邪从热化，再以宣中泄浊，和化进之。

炒香豉三钱　广郁金一钱半　吴萸二分　炒川连五分　黑山栀一钱半　炒杭菊一钱半
带心翘二钱　法半夏一钱半　淡黄芩一钱半　赤苓神三钱　炒竹茹一钱半
香白薇一钱半　广陈皮一钱　炒枳壳一钱　益元散三钱　生苡仁三钱

◉ 淋浊

◎ 淋浊月余，小溲时腿足酸软，脉象濡弦，关滑，舌微腻。拟与清化分利。

川萆薢三钱　甘草梢八分　生苡米四钱　方通草五分　淡竹叶廿张　细生地四钱
赤白苓各三钱　净车前三钱　络石藤三钱　青黛灯心百寸　粉丹皮一钱半
肥知母一钱半　西滑石三钱　川黄柏酒炒，一钱半

◉ 肝气

◎ 肝气较和，痰湿未清。脉弦濡滑，背络胸痞微痛，舌中腻苔。再与原意加减。

广藿梗一钱半　甜橘皮一钱　佩兰梗三钱　建泽泻一钱半　枇杷叶炙，三钱
厚朴花一钱　云茯苓三钱　刺夕利三钱　广郁金一钱半　炒谷芽三钱
法半夏一钱半　大贝母三钱　生苡仁四钱　炒枳壳一钱

◉ 湿温

◎ 湿邪内蕴，袭凉触发。恶寒发热，口渴，舌腻中黄。防延湿温。

炒香豉三钱　广陈皮一钱　云茯苓三钱　象贝母三钱　佩兰叶二钱　苏藿梗各一钱半
广郁金一钱半　黑山栀一钱半　六一散三钱，包　方通草五分
制半夏一钱半　制川朴一钱　黄芩一钱半　杭甘菊一钱半

◉ 咳红

◎ 咳嗽泛恶酸涎，痰有红色，肺来寸关弦滑，舌中苔腻。木火与痰浊相并，扰及胃络。再与宣降和肝。

旋覆花一钱半，包　茯苓神各三钱　炒枳壳一钱　海蛤散四钱，包　竹茹一钱半
炒杭菊一钱半　广郁金一钱半　大白芍二钱　制半夏一钱半　谷芽四钱

橘红络各八分　黑山栀一钱半　石决明四钱　稆豆衣三钱

◉ 喘咳淋带

◎ 咳逆气急如喘，淋带恒多，背络作楚，脉弦濡滑，小溲急泄。肝肾下虚，痰浊上凌。拟宜宣降肃纳。

炙苏子二钱　炒杭菊一钱半　炙甘草五分　潼沙苑三钱　炒竹茹一钱半

法半夏一钱半　广郁金一钱半　大白芍二钱　光杏仁三钱　枇杷叶炙，三钱

橘红络各八分　茯苓神各三钱　杜芡实四钱　冬瓜子三钱

◉ 呃逆下痢

◎ 湿邪挟滞，缠绵旬日，表热乍轻乍甚，自利不止。昨增呃逆频作，胸痞泛恶，脉濡，右滑数，舌腻微黄。中焦为邪浊所困，急宜安胃降逆，宣邪分化。

炒香豉三钱　细川连姜汁炒，五分　炒枳壳一钱　淡黄芩一钱半　姜竹茹一钱半

广藿梗一钱半　象贝母三钱　茯苓神各三钱　六一散三钱，包　六曲炭三钱

广郁金一钱半　橘皮络各一钱　大腹皮二钱　方通草五分　炙荷叶一角

复诊

今诊表热较和，呃逆乍甚乍作，泄痢未已，脉来右弦滑数，舌中白苔边绛，尔时呓语喃喃，小溲不清。热郁三焦，痰湿留恋，气机不宣，还防昏陷之变。

炒香豉三钱　法半夏一钱半　生枳壳一钱　益元散四钱，包　姜竹茹一钱半　香白薇一钱半

橘红络八分　淡黄芩一钱半　方通草五分　枇杷叶三钱　连翘壳二钱　广郁金一钱半

吴萸二分　炒川连五分　赤苓神三钱　上沉香四分，磨冲

复诊

苦泄宣中，呃逆减而未止，便泄较稀，脉来濡弦而数，舌腻未清，有时呓语。此痰湿扰及神志故也，还宜慎养为要。

炒香豉三钱　广郁金一钱半　枳实炭一钱　益元散四钱，包　姜竹茹一钱半

香白薇一钱半　橘白络八分　淡黄芩一钱半　赤苓神三钱　枇杷叶三钱

带心翘三钱　法半夏一钱半　酒川连五分　粉丹皮一钱半　淡竹叶廿张

◉ 便血

◎ 湿火迫于下焦。小溲不利，兼之肛门气坠，便夹脓血，脉弦兼滑。与和营分化治之。

川萆薢三钱　方通草五分　丹皮一钱半　络石藤一钱半　赤白苓各三钱　杭甘菊一钱半

生苡米四钱　路路通五粒　甘草梢八分　忍冬藤三钱　泽泻一钱半

◉ 风咳头痛

◎ 感受风邪。发热形寒口渴，呛咳频频，头中震痛。治宜理肺宣降。

炒杭菊一钱半　法半夏一钱半　炙冬花二钱　鸡苏散四分，包　炒竹茹一钱半

苏梗子各一钱半　广郁金一钱半　生苡米四分　茯苓神各三钱　茅根五分

象贝母三钱　橘红络各八分　炒枳壳一钱　方通草五分　姜皮二分

◉ 病后腰痛

◎ 病后营气失调。腿足酸软，肢络化楚，脉来濡弦右滑，舌根苔腻。当与养营。

南丹参四钱　清炙草五分　川杜仲三钱　怀牛膝三钱　佩兰叶二钱

大白芍二钱　橘白络各八分　炒苡米四分　台乌药一钱　生熟谷芽各三钱

茯苓神各三钱　法半夏一钱半　金铃子酒炒，二钱　宣木瓜二钱

◉ 阴虚口碎

◎ 阴虚木火内扰。口碎，便难，胸痞，脉象关弦兼数，舌绛苔微，饮食少思。当与和胃养阴，姑以清泄。

南元参三钱　甜川贝一钱半　大白芍二钱　黑料豆三钱　炒竹茹一钱半

大麦冬去心，二钱　橘白络各八分　广郁金一钱半　粉丹皮一钱半

生谷芽三钱　云苓神三钱　冬瓜子三钱　佩兰梗二钱　生苡米四钱

◉ 脾阴虚

◎ 脾虚未复，营阴内虚。面黄乏力，舌苔中绛，脉弦滑数。再与理脾和中泄化。

南丹参三钱　炒归身一钱半　象贝母三钱　缩砂仁八分　炒竹茹一钱半　炒冬术一钱半　广郁金一钱半

大白芍二钱　炒苡米四钱　炒谷芽三钱　法半夏一钱半　橘白络八分　广木香八分　佩兰梗二钱

◉ 痨咳

◎ 饮食少思，痰浊频多，身热形萎，脉来关弦滑数，寸部虚火，舌中苔腻。土不生金，木火上乘，急宜肃肺化痰，纳肾清肝治。

南北沙参三钱　大白芍二钱　广郁金一钱半　左牡蛎打，五钱　枇杷叶三钱　炙苏子二钱

瓜蒌皮三钱　粉丹皮一钱半　蜜炙冬花二钱　生谷芽三钱　橘红络各八分　甜川贝一钱半

冬瓜皮三钱　功劳子三钱　干莲子肉打，九粒　水泛八仙长寿丸每晨开水送下三钱

◉ 肝郁

◎ 痰浊未尽，肝胃气机不畅。胸闷嗳气不伸，脉象濡弦兼滑，舌根苔腻。再与和胃泄木治。

广郁金一钱半　土贝母三钱　厚朴花一钱　白杏仁一钱半　枇杷叶炙，三钱

法半夏一钱半　茯苓神三钱　刺夕利三钱　佛手花八分　炒竹茹一钱半

新会皮一钱　炒枳壳一钱　瓜蒌皮三钱　冬瓜子三钱

◉ 病后汗多溲嗝

◎ 病后早劳形倦，夜有汗泄，脉象濡弦滑，饮食少思，小溲带赤，大便溏薄。姑拟理脾泄浊。

炒杭菊一钱半　清炙草五分　大白芍二钱　方通草五分　生熟谷芽各三钱　焦术屑

象贝母　佩兰梗　建泽泻　炒竹茹　云茯苓　橘白络　广郁金　炒车前

◉ 疟咳

◎ 寒热较和，咳呛未已，胃纳不佳，舌根尚腻。再与泄浊和中分化。

炙苏子二钱　橘白络各八分　瓜蒌皮三钱　生苡米四钱　炒竹茹一钱半　冬霜叶[①]一钱半

---

① 冬霜叶：即霜桑叶。

大贝母三钱　云茯苓三钱　建泽泻一钱半　生谷芽三钱　香白薇一钱半
法半夏三钱　白杏仁三钱　炙紫菀一钱半　枇杷叶炙，三钱

◉ 肝风咳呛

◎ 肝阳较平，痰热未清。午后溺黄，胸次微闷，咳呛痰艰，脉左弦右滑数。再与清解肃肺治之。

南丹参三钱　象贝母三钱　大白芍二钱　稆豆衣三钱　枇杷叶炙，三钱　杭甘菊一钱半　瓜蒌皮三钱
生蛤壳四钱　方通草五分　炒竹茹一钱半　云苓神三钱　冬瓜子三钱　石决明四钱　京元参三钱

◉ 调经

◎ 和营理脾，诸症较减。足软行动乏力，经行殊多，脉弦濡滑。冲任不藏，肝虚风阳易动。再与养阴涵阳，佐以泄化。

南丹参三钱　橘白络各八分　炒归身一钱半　川续断酒炒，三钱　龙眼肉七粒
杭甘菊一钱半　柏子仁研，三钱　女贞子三钱　川杜仲三钱　炒竹茹一钱半
大白芍二钱　怀山药三钱　黑料豆三钱　炒丹皮一钱半

◎ 和营调畅，经事见补。惟肝脾营气未复，脉濡带数，舌微腻苔。再当培营阴，佐以理脾。

丹党参二钱　全当归二钱　炙生地砂仁炒拌，四钱　广郁金一钱半
生熟谷芽三钱　炒冬术一钱半　大白芍二钱　潼夕利三钱　佩兰叶二钱
红枣四钱　川抚芎八分　炙甘草四分　杭甘菊一钱半　怀牛膝三钱

复诊

养营和理，诸症较减。内热未清，脉象濡滑，舌腻渐绛。营阴内虚，湿邪未尽，再从原意加减。

南丹参三钱　清炙草四分　炒归身一钱半　怀牛膝三钱　生熟谷芽三钱
茯苓神三钱　法半夏一钱半　炒苡米四钱　金毛脊去毛，三钱　红枣三个
大白芍二钱　橘白络各八分　佩兰叶三钱　春砂仁八分

◉ 疟

◎ 伏邪夹湿。午后形寒继以发热，竟宵乃退，体络作楚，脉象濡弦，舌根腻苔，溺浑作痛。邪郁三焦，不得宣化，慎防转剧之虑。

蒿藿梗一钱半　法半夏一钱半　川桂枝五分　天花粉三钱　炒竹茹一钱半
香白薇一钱半　川厚朴一钱　块滑石四钱　建泽泻一钱半　生苡米四钱
连翘壳一钱半　淡黄芩一钱半　黑山栀一钱半　省头草二钱

◉ 肝气寒热

◎ 温邪夹有肝气。发热形寒，头重足痛，延已经月，胸痞泛呕，咳逆频频，脉濡滑数。拟从宣降和化为治。

苏梗子一钱半　象贝母三钱　黑山栀一钱半　生苡米四钱　炒竹茹一钱半

炙白薇一钱半　连翘壳二钱　云茯苓三钱　方通草五分　枇杷叶三钱
光杏仁三钱　广郁金一钱半　炒枳壳一钱　淡酒芩一钱半

◉ 病后虚咳

◎ 病后不复，肝脾两虚。形寒纳少，有时头昏咳呛胁痛，脉弦兼数。先从和肝肃肺理脾。

大丹参二钱　广郁金一钱半　刺夕利三钱　甜杏仁去皮尖，研，二钱　生熟谷芽三钱
茯苓神三钱　橘白络各八分　炒当归二钱　香砂仁研，八分　炒竹茹一钱半
旋覆花一钱半，包　大白芍二钱　象贝母三钱　佩兰叶二钱

◉ 湿温

◎ 温邪夹湿。胸痞泛呕，形寒发热，口渴，脉濡滑数，舌腻微灰。拟与宣解和化治之。

炒香豉三钱　法半夏一钱半　制川朴一钱　黑山栀一钱半　佩兰叶二钱
广藿梗一钱半　象贝母二钱　淡酒芩一钱半　益元散一钱半　炒竹茹一钱半
广郁金一钱半　连翘壳二钱　炒枳壳一钱　方通草五分

◉ 肝郁口秽

◎ 痰浊较化，肝胆郁阳未泄。口有秽味，夜卧多梦纷纭，大便不实。再与培脾和中，清肝泄热治之。

南丹参三钱　橘白络八分　炒枳壳一钱　蛤黛散四钱，包　生熟谷芽三钱
炒怀药三钱　广郁金一钱半　炙甘草四分　黑料豆三钱　炒竹茹一钱半
柏子仁三钱　大白芍二钱　川贝母一钱半　女贞子三钱

◉ 淋浊

◎ 淋浊未止，茎中作痒，脉象关尺见弦，舌微苔腻。水亏湿浊未清，再与传化和阴之治。

川萆薢三钱　橘白络各八分　黑山栀一钱半　肥知母一钱半　淡竹叶廿张　细生地四钱　象贝母三钱
方通草五分　净车前三钱　青黛灯心百寸　粉丹皮一钱半　川黄柏一钱半　络石藤三钱　杜芡实三钱

◉ 久咳失音

◎ 咳嗽日久，肺阴受戕，痰火上乘。显然音腻声不发亮，每遇烦劳咳剧，脉来寸关弦滑，尺部濡弦。姑拟清肺宣络，以潜浮阳。

京元参三钱　象贝母三钱　冬桑叶一钱半　青盐半夏一钱半　鸡子清一枚，冲服
诃子肉一钱半　桑白皮二钱　大白芍二钱　女贞子三钱　粳米五粒，打
川石斛三钱　甜杏仁三钱　肥玉竹三钱　肥知母一钱半

◉ 湿疟

◎ 寒热间作，胃痞泛呕，脉象弦，舌腻边绛。姑为宣解疏和。

苏蒿梗一钱半　广郁金一钱半　云茯苓三钱　方通草五分　白蔻壳八分
广藿梗一钱半　大贝母三钱　黑栀一钱半　方通草一钱半　建泽泻一钱半
法半夏一钱半　炒枳壳一钱　酒芩一钱　炒六曲一钱　炒麦芽三钱

◉ 肝咳

◎ 咳嗽渐至内热，腹部作痛，不能抚按，肌形渐瘦，脉来弦细，饮食少思。姑拟调营理脾之治。

南丹参三钱　大贝母二钱　大白芍二钱　刺夕利三钱　炒竹茹一钱半　广郁金一钱半　橘白络各八分

黑山栀一钱半　佩兰梗二钱　枇杷叶炙，三钱　茯苓神三钱　冬瓜子三钱　大腹皮二钱　炒枳壳一钱

◉ 肺萎失音

◎ 咳嗽痰秽，咽腻不扬，脉濡滑数，形萎神疲。内热不清，肺痿络热，金水两伤，拟与清肺肃化为先。

南沙参三钱　云茯苓三钱　京元参三钱　海蛤粉四钱，包　枇杷叶炙，三钱

冬桑叶一钱半　胡川贝一钱半　女贞子酒炒，三钱　肥知母一钱半

◉ 痞满

◎ 湿邪较化，痰浊未清，胸痞心烦，便解不爽，脉来濡滑数，舌腻根黄。再与宣中泄浊治之。

香白薇一钱半　橘白络各八分　淡酒芩一钱半　六一散三钱　枇杷叶炙，三钱

光杏仁三钱　大贝母三钱　生苡米四钱　方通草五分

◉ 臌胀

◎ 脾虚夹湿。腹满日著，形萎，胃纳不佳，脉来沉弦，势成臌症。姑拟运中和化之治。

大丹参二钱　大腹皮三钱　青陈皮各一钱　炒扁豆三钱　姜皮四分

连皮苓四分　五加皮三钱　制川朴一钱　建泽泻一钱半　枇杷叶炙，三钱

炙紫菀一钱半　大白芍二钱　黑山栀一钱半　方通草五分

◉ 痧后湿热

◎ 质本阴虚，发痧后湿热留恋不化。腹饱胸闷，近兼咽痛，脉来濡滑，舌中腻。与和化。

杭甘菊一钱半　象贝母三钱　冬瓜子三钱　方通草五分　生竹茹一钱半　香白薇一钱半

广郁金一钱半　佩兰叶二钱　瓜蒌仁研，三钱　枇杷叶炙，三钱

连翘壳二钱　橘白络各八分　大腹皮二钱　粉丹皮一钱半

◉ 热呕

◎ 湿邪夹浊。发热不解，口渴胸痞，泛呕黄水，脉弦滑数，大便或溏。慎防转剧。

淡豆豉三钱　连翘壳二钱　大贝母三钱　黑山栀一钱半　枇杷叶炙，三钱

香白薇一钱半　广郁金一钱半　淡酒芩一钱半　六一散三钱　炒竹茹一钱半

青蒿梗一钱半　橘白络各八分　炒枳壳一钱　方通草五分

◉ 带下

◎ 营阴未亏，有湿浊。午后心烦内热，有时形寒，带下恒多，脉弦兼数，舌腻苔。当与养阴理脾，清肝泄化。

南丹参三钱　怀山药三钱　大白芍二钱　潼刺夕利酒炒，各三钱　龙眼肉七粒

炒冬术一钱半　炒枣仁三钱　黑山栀一钱半　炒苡米四钱　红枣二个

冬瓜子三钱　茯苓神各三钱　杜芡实四钱　川续断酒炒，三钱

◉ 温疟

◎ 温疟延绵旬余，胸痞腹饱，身热不清，汤饮泛恶，脉濡数。姑拟宣中和化。

香蒿梗一钱半　象贝母三钱　炒枳壳一钱　建泽泻一钱半　炒竹茹一钱半

法半夏一钱半　橘红络各八分　生苡米四钱　方通草五分　枇杷叶炙，三钱

广郁金一钱半　淡酒芩一钱半　佩兰梗三钱　六一散三钱

◉ 酒膈

◎ 平素嗜饮，湿浊内蕴。胸痞泛呕，面黄，形倦乏力，小溲或清或浑。防延噎膈之虑。

炒茵陈二钱　广郁金二钱　佛手花八分　台乌药一钱　枇杷叶炙，三钱　象贝母三钱　新会皮一钱

淡酒芩一钱半　老苏梗一钱半　陈香橼一钱半　云茯苓三钱　炒枳壳一钱　春砂仁八分　鸡距子三钱

◉ 小肠痈

◎ 便脓已止，小溲未爽。再与清理膀胱，以化湿火。

川萆薢三钱　粉丹皮一钱半　瞿麦穗二钱　生苡米四钱　生竹茹一钱半　细生地　赤白苓各三钱

净车前三钱　地榆炭二钱　块滑石三钱　甘草梢八分　肥知母一钱半　杭甘菊一钱半

◉ 精浊

◎ 湿浊渐化，木火尚未全平。脉弦兼滑，舌苔根腻未清。再从清理和中，佐复肾阴。

北沙参三钱　青盐夏一钱半　左牡蛎打，五钱　女贞子酒炒，三钱　柏子仁三钱

大白芍二钱　炒山药三钱　京元参三钱　杜芡实四钱　生熟谷芽各三钱

橘白络各八分　清炙草八分　炒於术一钱半　黑料豆四钱　胡川贝去心，一钱半

◉ 疟咳

◎ 疟甚复作，咳嗽频频，夜卧有汗，脉濡滑数，舌苔根腻。当与和化宣理，以肃肺金。

炙苏子二钱　橘白络各八分　炒六曲三钱　佩兰叶二钱　枇杷叶炙，三钱　青蒿梗一钱半　大贝母三钱

生苡米四钱　炙紫菀一钱半　炒竹茹一钱半　法半夏一钱半　苦杏仁三钱　方通草五分

◉ 调经

◎ 脉不调达，脾胃失和。内热胸痞，便解不爽，经事错行，脉来沉弦兼数。拟与达木和中，以调营分。

大丹参二钱　橘白络各八分　大白芍二钱　炒归身一钱半　炒竹茹一钱半

茯苓神各三钱　大贝母三钱　淡炙草五分　黑山栀一钱半　杭菊炭一钱半

广郁金一钱半　左金丸五分，入煎　厚朴花一钱　瓜蒌皮三钱

◉ 疟咳

◎ 风邪引动伏气。午后寒热不清不得，汗解，脉濡滑数，呛咳头疼。与宣解和化为治。

淡豆豉三钱　淡黄芩一钱半　云茯苓三钱　鸡苏散三钱，包　生竹茹一钱半

杜苏叶一钱半　池甘菊一钱半　大贝母三钱　苦桔梗八分　茅根一钱半

软柴胡七分　连翘壳二钱　黑山栀一钱半　方通草五分

◉ 湿温

◎ 感邪夹湿。发热不解，脉濡滑数，舌有腻苔。当与宣解和化分消。

苏香梗各一钱半　法半夏一钱半　云茯苓三钱　方通草五分　炒竹茹一钱半

淡豆豉三钱　连翘壳二钱　生枳壳一钱　六一散四钱，包　枇杷叶炙，三钱

香白薇一钱半　广郁金一钱半　淡酒芩一钱半　建泽泻一钱半

◉ 肝气寒热

◎ 得汗寒热交和，肝气未平，胸痞心懊，脉濡滑数，舌腻中绛。姑再宣和。

大贝参二钱　广郁金一钱半　冬瓜子三钱　刺夕利酒炒，三钱　炒谷芽三钱

炒杭菊一钱半　青陈皮各二钱　大白芍二钱　炒扁豆三钱　佛手花八分

茯苓神各三钱　象贝母三钱　佩兰叶三钱　黑料豆三钱

◉ 风温咳嗽

◎ 风温后痰滞未能尽化。咳嗽痰鸣则泛呕，大便溏黄夹有黏质，舌腻根黄。姑为宣理和中。

炙苏子二钱　法半夏一钱半　广郁金一钱半　清炙草五分　炒谷芽三钱

香白薇一钱半　橘红络各八分　大腹皮二分　方通草五分　炒竹茹一钱半

薄荷梗八分　象贝母三钱　云茯苓三钱　金沸草一钱半

◉ 中风颠眩

◎ 风痰上升，骤然眩晕跌仆，遂致神志迷乱，口眼微斜，脉来左弦右滑，舌腻微黄。先拟清绛痰火，佐熄风阳。

制半夏一钱半　陈胆星一钱　冬桑叶一钱半　大白芍二钱　姜竹茹一钱半

丹元参各二钱　橘红络各八分　炒枳壳一钱　广郁金一钱半　黑料豆三钱

滁甘菊一钱半　茯苓神各三钱　制远志八分　川大贝各三钱

◉ 肿胀单腹

◎ 浮胀退后腹部微胀不消，引动腿足乏力。素有痰浊，脾胃气虚，再与运脾汤以化浊阴。

潞党参　连皮苓　炙升麻　怀牛膝　生熟谷芽　茅白术　象贝母

炒归身　菟丝子　生熟苡米　姜半夏　甜广皮　五加皮　大腹皮

◉ 鼻塞

◎ 肺胃痰浊未清。鼻窍不利，饮食少思，脉弦滑，舌中腻苔。再与化痰和降。

白杏仁三钱　橘红络各八分　瓜蒌皮三钱　生苡米三钱　枇杷叶炙，三钱

广郁金一钱半　清炙草五分　大白芍二钱　炒六曲三钱　炒竹茹一钱半

法半夏一钱半　云茯苓三钱　炒枳壳一钱　佩兰叶三钱

◉ 温热

◎ 温热化而未清。内热胸痞，腹饱，脉象濡滑数，舌腻根黄，大便不爽。再与宣中和化治之。

杭甘菊一钱半　象贝母三钱　冬瓜子三钱　建泽泻一钱半　炒谷芽三钱　橘白络各八分　云茯苓三钱
生苡米四钱　方通草五分　炒竹茹一钱半　广郁金一钱半　佩兰梗二钱　大腹皮二钱　炒六曲三钱

◉ 肺疡热咳

◎ 伏邪夹痰湿为患。咳嗽痰秽，发热不清，脉濡滑数，舌白腻苔，小溲赤色。防涉肺疡，姑拟宣泄疏邪。

苏梗子各一钱半　大贝母三钱　广郁金一钱半　生苡米四钱　枇杷叶炙，三钱
香白薇一钱半　橘白络各八分　法半夏一钱半　厚朴花一钱　炒竹茹一钱半
光杏仁三钱　炙紫菀一钱半　淡黄芩一钱半　黑山栀一钱半

复诊

清肝泄热化痰，咳痰未尽，尚有秽气，胃纳不佳，脉弦关滑，舌绛苔微。再与化痰清降和中。

南丹参三钱　柏子仁研，三钱　粉丹皮一钱半　甜杏仁去皮尖，研，三钱　炒竹茹一钱半
炒杭菊一钱半　橘白络各八分　云苓神各三钱　佩兰梗二钱　生熟谷芽各三钱
甜川贝去心，一钱半　冬瓜子三钱　生蛤壳打，四钱　黑山栀三钱

◉ 胎前寒热

◎ 怀孕六七月，伏邪夹痰湿内蕴。乍寒乍热，退而不清，汤饮泛恶，舌根腻苔。姑拟宣泄和化为治。

炒香豉三钱　广郁金一钱半　炒枳壳一钱　黑山栀一钱半　枇杷叶炙，三钱
香白薇一钱半　瓜蒌皮三钱　光杏仁一钱半　方通草五分　炒竹茹一钱半
大贝母三钱　淡酒芩一钱半　云茯苓三钱　建泽泻一钱半

◉ 调经

◎ 达木和营，夜寐较安，四肢乍冷乍热，脉象右弦兼滑。气机未宣，胸闷腰痛，经停两月余。先从和营调肝，佐以化痰。

大丹参一钱半　冬瓜子三钱　大白芍三钱　桑寄生三钱　杭甘菊八分　茯苓神各三钱
厚朴花一钱　大贝母三钱　川续断酒炒，二钱　炒竹茹一钱半
广郁金一钱半　炒归身一钱半　橘白络各八分　香砂仁研，八分

◉ 产后肠燥

◎ 产后三月，血虚肠燥，屡患便难，甚则带血，脉濡弦滑，带浊恒多。拟与养营清肝润降。

白归身一钱半　茯苓神各三钱　地榆炭二钱　炒枳壳一钱　炒竹茹一钱半
川抚芎五钱　瓜蒌仁研，一钱　郁李仁三钱　冬瓜子三钱　蛤黛散四钱，包
粉丹皮一钱半　大白芍二钱　杜芡实一钱半　细生地四钱

◉ 疰咳

◎ 风温与伏气，乍寒内热，咳嗽频频，脉来濡数，舌根苔腻。当与宣理肺脾，佐以肃化。

池甘菊一钱半　法半夏一钱半　广郁金一钱半　云茯苓三钱　枇杷叶炙，三钱

苏梗子各一钱半　橘白络各八分　炒枳壳一钱　白杏仁三钱　姜竹茹一钱半
香白薇一钱半　瓜蒌皮三钱　淡酒芩一钱半　黑山栀一钱半

◉ 疟咳带下

◎ 寒热较退，咳嗽较平，带下恒多，脉濡滑数。风痰未尽，冲带先调，再与和化清理。

炙苏子二钱　大贝母三钱　云茯苓三钱　杜芡实三钱　枇杷叶炙，三钱
炒丹参二钱　橘白络各八分　黑山栀一钱半　粉丹皮一钱半　炒竹茹一钱半
法半夏一钱半　瓜蒌皮三钱　炒归身一钱半　炒苡米四钱

◉ 疟后

◎ 疟后痰湿未清，脾胃不和。形倦纳少，脉象濡弦关滑，舌腻微黄。当与宣中和化为治。

大丹参二钱　广郁金一钱半　炒杭菊一钱半　炒苡米四钱　炒谷芽三钱　法半夏一钱半　新会皮二钱
佩兰梗二钱　建泽泻一钱半　炒竹茹一钱半　炒枳壳一钱　大贝母三钱　云茯苓三钱　香砂仁八分

◉ 寒热带下

◎ 伏邪夹湿，气机失和。胸闷形寒发热，头中带痛，脉弦滑数，兼有带下。姑拟化浊和中宣解之治。

广藿香一钱半　法半夏一钱半　佩兰叶二钱　建泽泻一钱半　姜竹茹一钱半
香白薇一钱半　大贝母三钱　云茯苓三钱　生苡米四钱　代代花七分
广郁金一钱半　制川朴一钱　黑山栀一钱半　白杏仁三钱

◉ 黄疸

◎ 湿邪夹温。发热汗多，午后形寒，胸痞口渴，眼白微黄。姑从气分宣化。

广藿梗一钱半　连翘壳二钱　广郁金一钱半　生苡米四钱　枇杷叶炙，三钱
炒香豉三钱　白蔻仁六分　淡黄芩一钱半　赤白苓各三钱　姜竹茹一钱半
炒茵陈二钱　佩兰叶二钱　方通草五分　炒枳壳一钱

◉ 热咳

◎ 发热暮分尚剧，咳逆痰多，大便不爽，脉弦滑。再与宣降肃化。

炙苏子二钱　法半夏一钱半　大贝母三钱　金沸草一钱半，包　枇杷叶炙，三钱
香白薇一钱半　橘白络各八分　炙紫菀一钱半　建泽泻一钱半　炒竹茹一钱半
青蒿梗一钱半　云茯苓三钱　生甘草五分　方通草五分

◉ 疟痰

◎ 痰滞交阻，寒热为疟，脉象弦滑，舌中腻苔。当与宣理疏和之治。

杜苏梗一钱半　橘白络各八分　大腹皮二钱　方通草五分　法半夏一钱半　大贝母三钱
炒枳壳一钱　淡酒芩一钱半　姜竹茹一钱半　广郁金一钱半　佩兰叶一钱半　姜皮二分

◉ 病后梦遗咳红

◎ 病后阴虚不复。屡患梦遗，咳呛偶有痰红，脉弦兼数，舌腻中绛。姑拟清养和中，以培肝肾。

南沙参三钱　淮山药三钱　大白芍二钱　金樱子三钱　枇杷叶炙，三钱　炙紫菀一钱半
甜川贝一钱半　杜芡实三钱　炒丹皮一钱半　生熟谷芽各三钱　茯苓神各三钱
甜橘络各八分　甜杏仁去皮尖，研，三钱　炙龟板四钱

◉ 肝风咳嗽

◎ 素有肝阳，近兼伤风咳嗽，头昏肢络酸楚，夜寒不宁，脉濡弦滑。当与标本同治。

霜桑叶　青陈皮各一钱　刺夕利酒炒，三钱　冬瓜子三钱　枇杷叶炙，三钱　苏梗子　川朴花一钱
炒归身一钱半　广郁金三钱　姜竹茹一钱半　炒杭菊　大贝母　甜杏仁去皮尖，研，三钱　柏子仁三钱

◉ 淋浊

◎ 淋浊未尽，小溲觉热，脉象关尺弦数，舌腻微绛。阴虚湿火未清，再与清和之治。

南元参三钱　茯苓神各三钱　杜芡实三钱　山萸肉酒炒，二钱　生竹茹一钱半
粉丹皮一钱半　甘草梢三钱　建泽泻一钱半　净车前三钱　青黛灯心百寸
黑山栀一钱半　大白芍八分　大贝母三钱　川萆薢三钱

◉ 湿痞

◎ 余湿未清，脾胃未和。纳后腹饱，胸次不舒，脉弦濡滑。再从化浊和中，佐以理脾之治。

大丹参二钱　象贝母三钱　佩兰梗三钱　春砂仁研，八分　生熟谷芽各三钱
法半夏一钱半　冬瓜子三钱　炒枳壳一钱　方通草五分　炒竹茹一钱半
甜橘皮一钱　茯苓神三钱　大腹皮二钱　厚朴花八分

◉ 冬温惊搐

◎ 冬温夹滞。发热不解，渴而泛恶，恙起惊搐，脉弦滑数，舌腻中黄边绛，尔后热甚，气急。还防喘惊之虑。

池甘菊一钱半　广郁金一钱半　炒枳壳一钱　黑山栀一钱半　炒竹茹一钱半
炒香豉三钱　大贝母三钱　赤茯神三钱　益元散三钱　枇杷叶炙，三钱
连翘壳一钱　淡黄芩一钱半　炒六曲三钱　香白薇一钱半　炒谷芽三钱

◉ 痨咳

◎ 清肺肃化，咳嗽痰秽未止，大便艰难，小溲赤色，音腻不扬，舌根黄腻。浊热熏蒸，清肃不行，延入怯途之虑。

南沙参三钱　甜瓜子一钱半　云茯苓三钱　天花粉三钱　枇杷叶炙，三钱
桑叶皮各一钱半　知贝母一钱半　合欢皮三钱　细生地四钱　旋覆花一钱半，包
炙苏子二钱　生甘草五分　淡黄芩一钱半　京元参三钱

◉ 晡热

◎ 便泄后屡屡发热，入暮为甚，脉象弦数，舌白中绛，饮食少。伏气未清，当与理脾和中宣化。

青藿梗一钱半　广郁金一钱半　淡酒芩一钱半　生苡米四钱　炒竹茹一钱半
香白薇一钱半　大贝母三钱　大腹皮二钱　六一散三钱，包　生谷芽三钱

法半夏一钱半　炒枳壳一钱　赤苓三钱　黑山栀一钱半

◉ 痰浊

◎ 痰浊未尽，兼有肺热。饮食不化，口泛馊味，大便或溏或干，脉濡弦滑。姑拟化浊宣中，以和脾胃。

炒杭菊一钱半　川大贝各一钱半　清炙草五分　广郁金一钱半　炒谷芽三钱

佩兰叶二钱　橘白络各一钱半　白扁豆三钱　建泽泻一钱半　绿萼梅七分

冬瓜子三钱　法半夏一钱半　生苡米四钱　砂仁壳八分

◉ 赤浊

◎ 湿热下迫。淋浊兼有红色，溺时作痛，脉弦滑数，舌绛根黄。治宜清利为先。

川萆薢三钱　肥知母一钱半　瞿麦穗二钱　黑山栀一钱半　淡竹叶廿张　川黄柏一钱半　净车前三钱

粉丹皮一钱半　块滑石三钱　黛灯心百寸　甘草梢八分　细川连五分　生苡米四钱　方通草五分

◉ 关格

◎ 劳乏伤中，痰凝气滞，纳入梗噎，不能下达。脉来濡滞，舌根黄腻，势成关格之虑。

甜冬术二钱　广郁金一钱半　制香附二钱　广木香八分　佩兰叶二钱　炒枳壳一钱　新会皮一钱

台乌药一钱　白蔻仁八分　厚朴花一钱　旋覆花一钱半，包　炒干姜八分　炒苡米四钱　鸡椇子二钱

◉ 肺疡咳秽

◎ 疏和宣化，热退未清，咳嗽痰黄而秽，脉濡弦滑。再与清肺化浊和中。

苏梗子各一钱半　橘白络各八分　云茯苓三钱　生苡米四钱　枇杷叶炙，三钱

旋覆花一钱半，包　香白薇一钱半　粉丹皮一钱半　川大贝一钱半

生竹茹一钱半　葶苈子一钱半　苦杏仁三钱　炒枳壳一钱　方通草五分

◉ 肝风鼻窒

◎ 素有气逆，兼之肝阳上亢。鼻窍窒塞，右眼赤色，颧颊作痛，脉象弦滑。姑拟清肺和肝，佐以泄化。

滁甘菊一钱半　象贝母三钱　刺夕利三钱　光杏仁三钱　生竹茹一钱半

明天冬八分　橘红络八分　冬桑叶一钱半　广郁金一钱半　苍耳子一钱半

云茯苓三钱　冬瓜子三钱　净藁本一钱半　台乌药一钱半

复诊

痰浊较化，肺气未清。鼻窍不宣，脉弦濡滑，舌腻中绛。再与清降泄化。

炒杭菊三钱　法半夏一钱半　蛤黛散三钱，包　扁豆衣三钱　枇杷叶炙，三钱　白杏仁三钱

云茯苓三钱　冬瓜子三钱　炒枳壳一钱　生谷芽一钱半　橘白络八分　象贝母三钱　生苡米四钱

◉ 黄疸

◎ 湿热未清，痰浊不化。卧则昏迷，面目熏黄。势成疸症，姑为宣化。

炒杭菊一钱半　制川朴一钱　佩兰叶三钱　方通草五分　生竹茹一钱半

绵茵陈二钱　川黄柏一钱半　橘红络八分　大砂仁八分　建泽泻一钱半

广郁金一钱半　生苡米四钱　象贝母三钱　淡黄芩一钱半　六一散三钱

◉ 寒热肝风

◎ 寒热后痰湿未清，厥气上乘。胸脘撑胀，头中昏痛，脉弦关滑。当与和肝泄化。

大丹参二钱　广郁金一钱半　大白芍二钱　佛手花八分　谷芽三钱　炒杭菊一钱半　厚朴花一钱
清炙草五分　刺夕利三钱　竹茹一钱半　法半夏一钱半　茯苓神三钱　炒苡米四钱　建泽泻一钱半

◉ 肝郁

◎ 病后脾湿不清，肝胆郁热易升。头昏形倦，午后颧红，脉弦滑。与和肝泄化。

大丹参二钱　橘白络八分　香砂仁八分　炒苡米四钱　方通草五分　广郁金一钱半　瓜蒌皮三钱
大白芍三钱　佩兰叶二钱　法半夏一钱半　川朴花一钱　云茯苓三钱　炒竹茹一钱半　炒谷芽三钱

◉ 肝风

◎ 肝脾不运，痰湿入络。头昏腿膝酸楚，背络不舒，脉弦关滑，舌根腻。与和肝泄化之治。

炒杭菊一钱半　大贝母三钱　瓜蒌皮三钱　左牡蛎打，五钱　丝瓜络一钱半
刺夕利一钱半　法半夏一钱半　冬瓜子一钱半　黑料豆三钱　炒竹茹一钱半
炒归身一钱半　橘红络八分　生苡米四钱　潼沙苑三钱

◉ 疟

◎ 风邪夹湿热为患。始发风块，继则寒热为疟，脉弦关滑，舌根腻苔。当与理脾化湿和营。

苏蒿梗一钱半　橘白络八分　淡酒芩一钱半　云茯苓三钱　姜竹茹一钱半　软柴胡七分
广郁金一钱半　大腹皮一钱半　方通草五分　姜皮二分　法半夏一钱半　大贝母三钱

◉ 疟咳

◎ 寒热早截，屡经反复，形倦乏力，饮食少思，脉弦濡滑，舌根腻，咳嗽头昏。与理脾和化，佐以肃肺。

炙苏子二钱　橘皮络一钱　炒苡米四钱　建泽泻一钱半　枇杷叶炙，三钱
青蒿梗一钱半　云茯苓三钱　佩兰叶二钱　黑山栀一钱半　姜皮二分
法半夏一钱半　象贝母三钱　苦杏仁去皮尖，研，三钱　香砂仁研，八分

◉ 鼻渊

◎ 素有鼻渊，近感风热。头中作痛，发热不清，舌腻尖绛，口渴，脉络作楚。姑拟宣和肃化。

炒池菊一钱半　辛夷头三钱　云茯苓三钱　瓜蒌皮三钱　枇杷叶炙，三钱
薄荷梗八分　大贝母三钱　黑山栀一钱半　广郁金一钱半　炒竹茹一钱半
霜桑叶一钱半　桑白皮一钱半　炒荆芥一钱　方通草五分　白杏仁三钱

◉ 臌胀

◎ 脾不健运，肝不中横，渐致腹部绷急，得矢气较舒，脉象沉弦，舌腻旁黄。臌症根萌，姑拟运中痹木以展气机。

土炒白术二钱　厚朴花一钱　金铃子二钱　大砂仁研，八分　干蟾皮炙，一具

连皮茯苓四钱　大白芍二钱　广木香八分　炒丹皮一钱半　生熟谷芽三钱
甜橘皮一钱　冬瓜皮三钱　台乌药一钱　炒枳壳一钱

◉ 热咳

◎ 表热较和，咳逆烦懊未已，脉象滑数，舌绛苔微。再从清理和中之治。

炙苏子二钱　法半夏一钱半　酒芩一钱半　黑山栀一钱半　炒竹茹一钱半
香白薇一钱半　橘白络八分　茯苓三钱　方通草五分　枇杷叶炙，三钱
连翘壳二钱　大贝母三钱　杏仁光，三钱　益元散四钱，包

◉ 痞嗳鼻衄

◎ 阴虚脾胃失和。纳入胸闷，噫嗳不伸，脉象关弦兼滑，劳动则鼻衄，舌绛根腻。姑拟育阴和胃，佐以清泄。

南丹参三钱　清炙草五分　蔻仁八分　左牡蛎四钱　枇杷叶炙，三钱
大麦冬二钱　橘白络八分　丹皮一钱半　瓜蒌皮三钱　生谷芽三钱
法半夏一钱半　大白芍二钱　杏仁去皮尖，研，三钱　旱莲草二钱

◉ 疸

◎ 面目黄色稍退，内热亦减，舌腻未清，脉弦关滑，形倦头昏。再与化湿分消。

绵茵陈二钱　制半夏一钱半　黑山栀一钱半　六一散三钱，包　生苡米四钱
炒杭菊一钱半　淡黄芩一钱半　川黄柏一钱半　广郁金一钱半　白杏仁三钱
连翘壳二钱　制川朴一钱　方通草五分　象贝母三钱

◉ 病后感冒

◎ 浴后微感风邪，以致寒热交作，脉象滑数，舌绛苔微。病后体虚未复，先为和脾宣化。

荆芥穗一钱　象贝母三钱　淡酒芩一钱半　泽泻一钱半　枇杷叶炙，三钱　炒杭菊一钱半　白杏仁三钱
炒枳壳一钱　苡米四钱　炒竹茹一钱半　杜苏梗一钱半　冬瓜子三钱　方通草五分　六一散三钱

◉ 咯血热咳

◎ 咯血后咳嗽延绵，劳动则内热，脉来关弦寸数，舌质绛。肺阴已伤，木火暗动，拟与清金泄木之治。

炙紫菀一钱半　生甘草五分　肥玉竹三钱　川石斛三钱　青蛤散四钱，包　炙桑叶一钱半　象贝母三钱
炙冬花二钱　女贞子三钱　藕节炭三个　桑白皮一钱半　大白芍二钱　粉丹皮一钱半　鲜梨皮三钱

◉ 寒热

◎ 感受凉邪，夹有痰浊。形寒发热，形倦，腰络作楚，脉弦濡滑，舌腻苔。当与化痰疏和之治。

杜苏梗　橘白络　法半夏　佩兰　姜竹茹　香白薇　大贝母
枳壳　乌药　姜皮　薄荷梗　瓜蒌皮　酒芩　通草

◉ 经漏

◎ 屡患经漏，淋漓月余不尽，腰络作楚，脉象濡弦兼滑，形寒微热，头昏，脉濡滑数。拟与

和营调肝，以理冲任。

大丹参一钱半　橘白络八分　炙草五分　炒归身一钱半　藕节炭二个　茯苓神三钱　大白芍一钱

砂仁八分　黑山栀一钱半　龙眼肉七粒　炒杭菊一钱半　广郁金一钱半　茜草炭一钱半　生苡米四钱

◉ 大疟

◎ 大疟延绵数月，寒轻热重，脉象弦滑兼数，胸次痞闷，舌腻罩黄。伏邪夹湿深蕴，不易速除。

鳖血柴胡八分　法半夏一钱半　肥知母一钱半　炒苡米四钱　姜竹茹一钱半

香白薇一钱半　橘白络八分　草果仁一钱　威灵仙一钱半　佩兰叶二钱

青蒿梗一钱半　大贝母三钱　淡黄芩一钱半　方通草五分

◉ 肝气

◎ 肝木乘中。脘痛胸痞，吞酸，形寒时作，脉象弦滑，舌腻微黄。当与和降。

杜苏梗一钱半　广郁金一钱半　云茯苓三钱　炒当归一钱半　炒谷芽三钱　制香附二钱　制半夏一钱半

香砂仁一分　木香八分　蔻仁八分　厚朴花一钱　青陈皮一钱　炒枳壳一钱　刺夕利酒炒，三钱

◉ 咳

◎ 咳嗽未止，痰滞未清，暮分微热，脉濡滑数，舌腻中黄。再与清理肃化。

炙苏子二钱　大贝母三钱　云茯苓三钱　枳壳一钱　枇杷叶炙，三钱　炙紫菀一钱半　橘白络八分

生苡米三钱　腹皮二钱　炒竹茹一钱半　青蒿梗一钱半　瓜蒌皮三钱　白杏仁三钱　通草五分

◉ 病后感冒

◎ 病后早劳，复感风邪。咳嗽头疼，溲赤，微微发热，脉滑数，舌腻尖绛。与疏泄和化。

炙苏子二钱　橘白络八分　大贝母三钱　瓜蒌皮三钱　枇杷叶炙，三钱

霜桑叶一钱半　香白薇一钱半　炒枳壳一钱　方通草五分　炒竹茹一钱半

光杏仁三钱　广郁金一钱半　法半夏一钱半　建泽泻一钱半

◉ 温疟

◎ 温疟后余邪不清。乍寒乍热，暮甚，平旦汗泄，四肢违和，脉来弦细。营阴已伤，姑为和化。

大丹参二钱　法半夏一钱半　生苡米四钱　飞滑石　炒竹茹一钱半

香白薇一钱半　广郁金一钱半　黑山栀一钱半　淡黄芩一钱半　野蔷薇八分

青蒿梗一钱半　象贝母三钱　白杏仁三钱　赤苓神三钱

◉ 湿热

◎ 湿热余气不尽，痰浊逗留。入暮微寒发热，腰络酸楚，舌滑腻苔，小溲带浑，头昏目酸，脉滑数。拟与清化和中分解。

香蒿梗　白杏仁　淡酒芩　方通草　生竹茹　法半夏　川大贝

茯苓神　六一散　枇杷叶　冬瓜子　橘红络　京元参　稆豆衣

◉ 伏邪

◎ 伏邪内化，余蕴未清。暮分微寒，饮食少思，脉濡滑数，舌腻中绛。再与宣化和理。

广藿梗一钱半　法夏一钱半　酒芩一钱半　生苡米四钱　炒竹茹一钱半　青蒿梗一钱半　大贝三钱

腹皮二钱　方通草五分　炒谷芽三钱　焦术屑一钱半　橘络八分　枳壳一钱　建泽泻一钱半

◉ 咳

◎ 痰秽较减，发热未清，脉象濡弦滑数，舌有白苔，咳嗽未止。再与肃肺宣化。

炙苏子二钱　川大贝三钱　云茯苓三钱　方通草五分　枇杷叶炙，三钱

旋覆花一钱半　肥知母一钱半　黑山栀一钱半　碧玉散四钱　炒竹茹一钱半

葶苈子三钱　广郁金一钱半　生苡米四钱　瓜蒌皮三钱

◉ 寒热呕痛

◎ 袭凉痰浊阻中。形寒微热，胸痞泛呕，腹中微痛，脉滑数，舌根腻。与宣化和理。

法半夏一钱半　炒枳壳一钱　香白薇一钱半　黑山栀一钱半　枇杷叶炙，三钱

广郁金一钱半　云茯苓三钱　苏梗子一钱半　建泽泻一钱半　炒竹茹一钱半

大贝母三钱　光杏仁三钱　杭甘菊一钱半　炒苡米四钱

◉ 肝风

◎ 外风引动内风，痰浊阻中。形寒头痛，腰络酸楚，四肢怯冷，脉滑数。与宣泄疏和。

苏梗子一钱半　法半夏一钱半　大白芍二钱　刺夕利三钱　姜竹茹一钱半

蔓荆子三钱　大贝母三钱　黑山栀一钱半　广郁金一钱半　双钩藤三钱，后入

荆芥穗一钱　池甘菊一钱半　粉丹皮一钱半　石决明四钱

◉ 咳红

◎ 眉风[①]引动肺热，咳嗽月余。鼻窍不利，痰中夹有红瘀，脉滑兼数，舌绛，苔微。与清肺宣降。

霜桑叶一钱半　冬瓜子三钱　瓜蒌皮三钱　粉丹皮一钱半　枇杷叶炙，三钱

苏梗子一钱半　黑山栀一钱半　淡酒芩一钱半　方通草五分　炒竹茹一钱半

大贝母三钱　苦桔梗八分　广郁金一钱半　荆芥炭一钱半

◉ 头昏

◎ 咳嗽渐止，头昏不减，形倦乏力，脉弦濡滑，舌绛苔微。再当清理和中之治。

炙苏子　炙甘草　广郁金　黑栀　枇杷叶炙，三钱　光杏仁三钱　橘白络八分　炒六曲三钱

炒苡米四钱　炒竹茹一钱半　冬桑叶一钱半　法半夏一钱半　炒枳壳一钱　建泽泻一钱半

◉ 鼻衄

◎ 寒热后营阴内虚，湿热不化。暮分内热，一时有鼻衄，脉濡滑数，舌腻中。与和营理脾治之。

---

① 眉风：病名，指眉风毒，生于眉间，属眉疽类。

青蒿梗一钱半　法半夏一钱半　黑山栀一钱半　建泽泻一钱半　炒谷芽三钱　炒丹参二钱　大贝母三钱
炒六曲三钱　大白芍二钱　竹茹一钱半　云茯苓三钱　炒归身一钱半　炒苡米四钱　广郁金一钱半

◉ 寒热盗汗

◎ 寒热延绵，脉象濡数，舌绛苔微，头中昏痛，夜有盗汗。当与和化。

苏蒿梗　橘白络　黑山栀　炒苡米　炒谷芽　炒丹参　广郁金
佩兰叶　方通草　红枣　法半夏　云茯苓　当归　炒六曲

◉ 热咳

◎ 肺胃郁热未清。口有秽味，咯痰爽，大便溏薄，脉弦濡滑，舌薄腻。再当和胃清热，肃肺化痰。

南元参三钱　橘白络　法半夏　大白芍　炒竹茹　杭甘菊　茯苓神　柏子仁
冬青子　炒谷芽　川大贝　瓜蒌皮　冬瓜子　炒扁豆　大麦冬

◉ 咳血

◎ 久患咳呛，痰不爽出，胸膺作痛，脉象左弦右濡而滑，舌绛苔微，曾见咯红。此肺阴不足，痰火蕴结肺络，拟以润肺化痰，和络清降。

南沙参三钱　炙冬花二钱　生甘草五分　生苡米五钱　制远志八分　炙苏子二钱
炙桑皮一钱半　云茯苓三钱　瓜蒌皮三钱　橘白络八分　川百合三钱
炙紫菀一钱半　甜杏仁去皮尖，研，三钱　法半夏一钱半

◉ 寒热痞满

◎ 劳乏感邪。发有寒热，胸次痞闷，腹旁作痛，脉濡滑数，舌白腻苔。治宜疏和宣化。

苏梗一钱半　法夏一钱半　腹皮二钱　泽泻一钱半　竹茹一钱半　白薇一钱半
杏仁三钱　枳壳一钱　大贝三钱　枇杷叶炙，三钱　郁金　制川朴　木香　通草

◉ 寒热咳呛

◎ 凉邪夹湿。体络作痛，微寒意热，不时咳呛，小溲带黄，脉濡滑数。与宣解疏和之治。

苏梗一钱半　郁金一钱半　藿梗一钱半　云苓三钱　枇杷叶炙，三钱　法夏一钱半　枳壳一钱
腹皮二钱　通草五分　丝瓜络一钱半　杏仁三钱　炒川朴一钱　前胡一钱半　苡米四钱

◉ 产后带下

◎ 素有淋带，小产后奇络受伤。少腹气坠作胀，带下如水且多，有时心懊，脉弦兼滑。治当养营固下。

全当归二钱　川抚芎八分　杜芡实四钱　川续断三钱　建莲肉九粒　炒白术一钱半　广陈皮一钱
香砂仁八分　粉丹皮一钱半　红枣三个　大白芍二钱　清炙草五分　炒苡米四钱　菟丝子三钱

◉ 肝气

◎ 和营调肝，诸症平减。咽喉觉干，心悸头昏，脉弦濡滑。再从原意进。

南丹参三钱　甜川贝一钱半　炒归身一钱半　香砂仁研，八分　炒竹茹一钱半
茯苓神三钱　广郁金一钱半　黑山栀一钱半　川续断三钱　生谷芽三钱

厚朴花八分　大白芍二钱　刺夕利三钱　冬瓜子三钱

◉ 热痞

◎ 年余七旬，邪滞阻中。身热不扬，胸痞，渴不多饮，脉濡滑数，舌腻中黄。急宜宣解和中。

杜苏梗一钱半　橘白络八分　炒枳壳一钱　黑山栀一钱半　炒竹茹一钱半

香白薇一钱半　广郁金一钱半　云茯苓三钱　方通草五分　炒六曲三钱

炒杭菊一钱　大贝母三钱　光杏仁三钱　生苡米三钱

◉ 肝风胁跳

◎ 寒热后左胁跳动不宁，遇劳益甚，脉象关弦兼滑，舌苔中绛。痰火引动肝阳所致。

南丹参三钱　茯苓神三钱　黑山栀一钱半　石决明五分　炒竹茹一钱半

法半夏一钱半　广郁金一钱半　炒枳壳一钱　细川连五分　丝瓜络一钱半

知贝母一钱半　橘白络八分　粉丹皮一钱半　黑料豆三钱　青黛灯心百寸

◉ 肝胃痛

◎ 肝木犯胃，痰浊阻中。胸痞泛呕，气噫若噎，脉来左弦右濡，内热，舌腻中绛。先拟泄木和中宣化。

制半夏一钱半　厚朴花一钱　炒枳壳一钱　金铃子酒炒，二钱　姜竹茹一钱半

左金丸五分，入煎　茯苓神三钱　大白芍二钱　建泽泻一钱半　陈香橼一钱半

青陈皮一钱　广郁金一钱半　黑山栀一钱半　刺夕利酒炒，三钱

◉ 肝风头痛

◎ 风阳上升，夹有痰浊。头中作痛，胸痞痰多，脉弦细滑，舌腻微黄。当与清泄和化为先。

大丹参二钱　茯苓神三钱　粉丹皮一钱半　建泽泻一钱半　炒竹茹一钱半

池甘菊一钱半　炒枳壳一钱　甜杏仁去皮尖，研，三钱　生苡米三钱

佩兰叶一钱半　广郁金一钱半　象贝母三钱　黑山栀一钱半　刺夕利三钱

◉ 肝气

◎ 肝气夹痰湿内阻。少腹偏左胀硬，有时泛恶清涎，脉弦关滑，舌根苔腻。法当和胃平肝泄浊。

制半夏一钱半　云茯苓三钱　大腹皮二钱　方通草五分　白檀香一钱

广郁金一钱半　制川朴一钱　益智仁一钱半　净车前三钱　炒麦芽三钱

甜橘皮一钱　白蔻壳八分　香砂仁八分　大白芍桂心二分拌，二钱

◉ 调经

◎ 经停数月，少腹作痛，头痛胸痞泛恶，脉象弦滑，舌根腻。与和肝调营泄化。

大丹参二钱　广郁金一钱半　川楝子二钱　全当归二钱　炒谷芽三钱　制香附二钱　云茯苓三钱

广木香八分　香砂仁八分　姜皮二分　川抚芎八分　甜橘皮一钱　台乌药一钱　佩兰叶二钱

◎ 厥气中横，脾胃受刺。经事参前，腹痛胸痞，泛恶清涎，脉弦濡滑。治宜和绛。

杜苏梗一钱半　青陈皮一钱　广木香三钱　苡米四钱　炒谷芽三钱

制香附二钱　厚朴花一钱　炒归身一钱半　枳壳一钱

◉ 痰红

◎ 久患腰腹作痛，气冲咳逆频频，四肢酸楚，不时痰中夹红，脉弦细滑。拟与养营调肝，肃肺化痰。

全福花一钱半　橘白络八分　大白芍二钱　制稆豆三钱　枇杷叶三钱　炙苏子二钱

当归二钱　广郁金一钱半　川续断三钱　甜杏仁去尖，研，三钱

炙紫菀一钱半　云茯苓三钱　广木香八分　炒苡米三钱

◎ 咳嗽气逆，痰中夹红，脉濡滑数，内热不清，舌腻尖绛。拟与肃肺和络化痰之治。

南丹参三钱　云茯苓三钱　炒苡米四钱　扁豆衣三钱　法半夏一钱半

炙冬花二钱　瓜蒌皮三钱　炒归身一钱半　旋覆花一钱半，包　砂仁壳八分

象贝母三钱　橘白络八分　大白芍二钱　黑山栀一钱半

◉ 调经

◎ 经停月余，厥气挟痰浊阻中，胸闷心懊，泛恶痰涎，有时形寒。当与和降为先。

炒杭菊一钱半　法半夏一钱半　广木香二钱　炒枳壳一钱　炒谷芽三钱　杜苏梗一钱半　橘白络八分

佩兰叶三钱　炙甘草五分　姜皮二分　广郁金一钱半　白蔻壳八分　白杏仁三钱　香砂仁八分

◉ 淋浊

◎ 淋浊减而未止，脉象濡弦兼数。肝肾阴虚，湿浊未清，再与和化清养之治。

南丹参三钱　茯苓神三钱　女贞子三钱　肥知母一钱半　杞子炭二钱　杭甘菊一钱半　橘白络八分

生苡米四钱　川黄柏一钱半　枇杷叶炙，三钱　大白芍二钱　象贝母三钱　潼沙苑三钱　炒竹茹一钱半

◉ 脚酸噫嗳

◎ 胃阴渐复，痰浊未清，引动腿足酸乏，噫嗳尚作，脉弦关滑。再从养胃理脾，和肝泄浊。

北沙参三钱　橘白络八分　炒於术一钱半　女贞子三钱　大麦冬一钱半　炒怀药三钱

甜川贝一钱半　左牡蛎打，五钱　怀牛膝三钱　生谷芽三钱　法半夏一钱半

炒大白芍二钱　黑料豆三钱　杜芡实三钱　炒扁豆三钱

◉ 痰痞

◎ 痰滞阻中，凉邪较化，胸次未舒，脉弦濡滑，舌中绛尚腻。再从宣运和理。

杜苏梗一钱半　广郁金一钱半　云茯苓三钱　建泽泻一钱半　炒竹茹一钱半

法半夏一钱半　炒枳壳一钱　生苡米四钱　川朴花一钱　炒谷芽三钱

白杏仁三钱　大贝母三钱　炒六曲三钱　方通草五分

◉ 风热发热

◎ 风痰尚未尽。咳嗽，身热不清，脉象右弦兼滑，舌糙微绛。再与清泄疏和之治。

霜桑叶一钱半　大贝母三钱　大腹皮二钱　青砂仁研，八分　枇杷叶炙，三钱
苏梗子一钱半　瓜蒌皮三钱　炒苡米四钱　淡酒芩一钱半　茅根五分
炒前胡一钱半　白杏仁三钱　炒六曲三钱　方通草五分

◉ 淋浊

◎ 淋浊渐止，遇劳常发，有时身热，脉濡滑数。再与养阴清化。

南元参三钱　粉丹皮一钱半　川黄柏一钱半　黑料豆三钱　炒竹茹一钱半　川萆薢三钱　杜芡实四钱
生苡米四钱　净莲须一钱半　生谷芽三钱　甘草梢八分　云茯苓三钱　黑山栀一钱半　炒枳壳一钱

◉ 痰红

◎ 风热未尽。痰中有红，鼻窍不宣，频觉痰多，脉弦濡滑，舌绛苔微。近见遗泄，郁热下迫所致。

香白薇一钱半　粉丹皮一钱半　茯苓神三钱　淡酒芩一钱半　侧柏叶三钱
霜桑叶一钱半　瓜蒌皮三钱　黑山栀一钱半　生苡米四钱　茅根炭四分
嫩前胡一钱半　白杏仁三钱　法半夏一钱半　旋覆花炭一钱半　生竹茹一钱半

◉ 咳

◎ 痰秽已减，咳嗽未平，身热尚作，脉濡滑数，舌腻尖绛。再从清宣肃化。

香白薇一钱半　瓜蒌皮三钱　炒香豉二钱　六一散三钱，包　枇杷叶炙，三钱
炙苏子二钱　广郁金一钱半　佛手花八分　炒枳壳一钱　炒竹茹一钱半
光杏仁三钱　黑山栀一钱半　厚朴花一钱　生苡米四钱

◎ 和营清肝润降，大便较润，腹痛无止，脉弦濡滑。再当和理肝脾。

南丹参三钱　大贝母三钱　大白芍二钱　台乌药一钱　炒谷芽三钱　茯苓神三钱　广郁金一钱半
炙甘草五分　佩兰叶三钱　红枣三个　橘白络各八分　炒枳壳一钱　炒归身一钱半　炒苡米四钱

◉ 肝风

◎ 肝风未平。背络作痛，形寒头昏，有时腹痛，脉弦濡滑。再与和肝泄化。

大丹参二钱　大贝母三钱　制香附二钱　刺夕利三钱　炒谷芽三钱　炒归身一钱半　瓜蒌皮三钱
大白芍二钱　佩兰叶三钱　丝瓜络一钱半　滁甘菊一钱半　法半夏一钱半　香砂仁八分　制稆豆三钱

◉ 寒热

◎ 凉邪外袭。发热形寒，头疼胸痞，脉象濡滑而数，舌白苔腻。当与宣中和化。

杜苏梗一钱半　广郁金一钱半　大贝母三钱　生苡米四钱　姜竹茹一钱半
香白薇一钱半　法半夏一钱半　炒枳壳一钱　方通草五分　姜皮二分
杭甘菊一钱半　橘白络八分　云茯苓三钱　佩兰叶三钱

◉ 泄浊

◎ 袭凉夹滞。腹痛便泄不爽，脉象弦滑，舌中较苔。拟与宣中和化为治。

杜苏子一钱半　香砂仁八分　大腹皮二钱　建泽泻一钱半　新会皮一钱　炒枳壳一钱

炒苡米四钱　炒谷芽三钱　云茯苓三钱　广木香八分　炒六曲三钱　净车前三钱

◉ 眩晕

◎ 风阳夹痰火上扰。咽噎胸梗，有时眩晕，脉象弦滑，舌绛苔微。当与泄风和肝，化痰通络。

杭甘菊一钱半　橘白络八分　刺夕利三钱　佩兰叶二钱　枇杷叶二钱　冬桑叶一钱半　大贝母三钱

生苡米四钱　厚朴花一钱　炒竹茹一钱半　广郁金一钱半　光杏仁三钱　云茯苓三钱　方通草五分

◉ 调经

◎ 经停数月，风阳厥气互患，头昏胸痞泛恶，脉象左弦右濡，舌绛苔微。姑拟和营调肝泄化。

炒丹参二钱　茯苓神三钱　炒归身一钱半　佩兰叶二钱　炒竹茹一钱半　炒杭菊一钱半　象贝母三钱

大白芍二钱　左金丸五分　生谷芽三钱　广郁金一钱半　台乌药一钱　黑山栀一钱半　稆豆衣三钱

◉ 肝郁调经

◎ 营虚肝木乘脾。腹中觉饱，大便带溏，脉弦濡滑，年逾五旬，经行尚多。拟与和营调肝泄化。

大丹参　青陈皮　大白芍　乌药　炒谷芽　炒冬术一钱半　广郁金一钱半　清炙草五分

当归身一钱半　红枣三个　炙香附二钱　茯苓神三钱　佩兰叶二钱　沉香曲一钱半

◉ 寒热

◎ 寒热后头昏胸痞，行动发热，小溲带浑，脉濡弦滑，舌根苔腻。当与运中化浊，以和营气。

南沙参三钱　广郁金一钱半　大白芍二钱　生苡米四钱　炒竹茹一钱半

炒冬术一钱半　法半夏一钱半　云茯苓三钱　佩兰叶二钱　枇杷叶炙，三钱

炒杭菊一钱半　甜橘络八分　炙甘草五分　春砂仁研，八分

◉ 疝

◎ 泄木运中宣化，胸脘较畅，气噫未平，脉象弦滑，舌绛傍腻苔，症气坠胀背。

制半夏一钱半　广郁金一钱半　大白芍二钱　刺夕利三钱　沉香曲一钱半

甜橘皮一钱　炒枳壳一钱　金铃子酒炒，二钱　黑山栀吴萸三分炒，一钱半

大贝母三钱　旋覆花一钱半，包　川朴花一钱　台乌药一钱　炒苡米四钱

◉ 痰热

◎ 发热较和，肺胃痰热尚未尽化，胸次不舒，脉弦关滑，舌质绛。再从宣中清泄治之。

香白薇一钱半　瓜蒌皮三钱　炒枳壳一钱　方通草五分　炒谷芽三钱

冬桑叶一钱半　法半夏一钱半　淡酒芩二钱　生苡米四钱　枇杷叶炙，三钱

白杏仁二钱　嫩前胡一钱半　佩兰叶二钱　建泽泻一钱半

◎ 湿热痰浊，化而不尽，阴液已伤。入夜少寐，腿络酸楚，有时舌干，苔腻未尽。再与和胃

化浊以复津。

大丹参二钱　川大贝一钱半　生苡仁四钱　黑料豆三钱　炒竹茹一钱半

茯苓神八分　广郁金一钱半　夜合花三钱　建泽泻一钱半　莲子心五分

半夏曲一钱半　冬瓜子三钱　京元参三钱　络石藤三钱　生谷芽三钱

◉ 痨咳遗精

◎ 咳嗽喉间尚痒，日来遗症屡发，有梦无梦不一，脉来关弦尺数，寸部微弦。肺热未尽，相火下迫，肾关失固，拟与上下益治。

池甘菊一钱半　川大贝一钱半　大白芍二钱　杜芡实四分　枇杷叶三钱　炙苏子二钱

茯苓神三钱　黑山栀一钱半　菟丝子三钱　茅根炭一钱半　瓜蒌皮三钱

甜杏仁去皮尖，研，三钱　京元参二钱　粉丹皮一钱半　生竹茹一钱半

◉ 疟

◎ 疟因截止，屡经反复，寒热相等，间日而作，脉弦滑，舌傍苔腻。伏邪痰浊，留恋未楚，拟与和化宣中之治。

南丹参三钱　姜半夏一钱半　肥知母一钱半　佩兰梗二钱　生姜两片　制川朴一钱　青陈皮一钱

草果仁一钱　建泽泻一钱半　姜竹茹一钱半　青蒿梗一钱半　大贝母三钱　云茯苓三钱　淡酒芩一钱半

◉ 咳

◎ 气冲咳逆，减而未平，腰腹作痛，时午后发热，脉象左濡右弦而数。厥阴气滞与肺胃痰浊相阻，再与通络和营泄化。

大丹参二钱　大白芍二钱　云茯苓三钱　甜杏仁去皮尖，研，三钱

白檀香三枝　炙苏子二钱　全当归二钱　生苡米四钱　川续断二钱

红枣三枚　旋覆花一钱半，包　大贝母三钱　佛手花八分　川杜仲三钱

◉ 酒咳

◎ 平素嗜饮，肺胃痰浊内蕴，驯致咳嗽气逆，晨起为甚，脉左弦右滑。与宣降肃化治之。

炙苏子二钱　法半夏一钱半　炒枳壳一钱　生苡米四钱　枇杷叶炙，三钱

炙紫菀一钱半　瓜蒌皮三钱　鸡距子三钱　扁豆衣三钱　炒竹茹一钱半

光杏仁三钱　云茯苓三钱　香砂仁研，八分　炒丹参二钱

◉ 疟咳

◎ 咳嗽气逆稍平，寒热间作，已有四次，脉濡弦滑，舌腻尖绛。再与标本兼治。

南沙参三钱　橘白络八分　炒当归二钱　方通草五分　枇杷叶炙，三钱

青蒿梗一钱半　广郁金一钱半　炒苡米四钱　建泽泻一钱半　姜竹茹一钱半

法半夏一钱半　大贝母三钱　甜杏仁去皮尖，研，三钱　淡酒芩一钱半

◉ 大疟

◎ 寒热缠绵，间日乃至，发时泛呕，延将两月。脉濡滑数，舌有腻苔，正虚邪恋，急宜和化。

南丹参三钱　法半夏一钱半　蔻壳八分　炙鳖甲三钱　姜皮二分
鳖血柴胡八分　川大贝一钱半　黑山栀一钱半　生首乌四钱　姜竹茹一钱半
淡酒芩一钱半　炙甘草五分一钱半　广郁金一钱半　粉丹皮一钱半

◉ 热咳

◎ 发热较退，咳未全平，痰尚带秽，脉象右弦滑数，肺胃湿热未能尽化也。还从清宣分化。

香白薇一钱半　广郁金一钱半　淡酒芩一钱半　方通草五分　枇杷叶炙，三钱
炙苏子二钱　法半夏一钱半　炒枳壳一钱　六一散三钱　炒竹茹一钱半
白杏仁三钱　黑山栀一钱半　生苡米四钱　香豉炭三钱

◉ 温疟

◎ 温疟延绵匝月，发热不解，唇燥口干，舌腻根黄，脉濡滑数。湿热痰浊互郁不化。拟以泄化分消。

香白薇一钱半　广郁金一钱半　黑山栀一钱半　六一散三钱，包　枇杷叶炙，三钱
青蒿梗一钱半　法半夏一钱半　生苡仁四钱　炒枳壳一钱　炒竹茹一钱半
淡酒芩一钱半　大贝母三钱　白杏仁二钱　方通草五分

◉ 肝气喘肿

◎ 年高气弱，脾胃两衰，向有肝气犯胃。近患喘急，夜不成寐，咳则痰多，腿足见肿，脉弦关滑尺弱。与运中理脾化湿，佐以温纳下元。

炒於术一钱半　炙甘草五分　厚朴花一钱　潼沙苑三钱　生熟谷芽各三钱
茯苓神三钱　制半夏一钱半　五加皮三钱　巴戟天三钱　还少丹研，四钱，包煎
川桂枝八分　北秫米四钱　炒枣仁三钱　怀牛膝三钱

◉ 肾泻

◎ 浮肿退后，脾肾两虚，不复。夜半溏泄，饮食少思，形萎乏力，舌根腻。拟与温养下焦以肝脾。

南沙参三钱　象贝母三钱　破故纸炙，二钱　煨肉果一钱半　炒谷芽三钱
炒白术一钱半　连皮苓三钱　五味子炙，八分　大砂仁八分　饭锅巴一块，入煎
益智仁一钱　法半夏一钱半　炒扁豆三钱　鹿角霜三钱

◉ 咳痞

◎ 脾肺未和，肠胃转输不利。纳少腹饱，有时咳呛，脉濡右滑数。再与和中宣运肃肺。

南沙参三钱　法半夏一钱半　清炙草五分　青砂仁八分　生熟谷芽各三钱
炙苏子二钱　橘白络八分　广郁金一钱半　大腹皮二钱　炒竹茹一钱半
冬瓜子三钱　大贝母三钱　云茯苓三钱　方通草五分

◉ 虚咳

◎ 痰浊较化，咳呛未平，呛则腹饱胸闷，脉象右弦兼滑，暮则更升，面热，喉间如有物阻。再拟清肺化痰和络，佐以调肝。

南丹参三钱　橘白络一钱半　法半夏三钱　生蛤壳打，一钱　枇杷叶炙，三钱

炙冬花二钱　冬瓜子三钱　生白芍二钱　炙百部一钱半　生竹茹一钱半

桑白皮二钱　云茯苓三钱　甜杏仁去尖，研，三钱　功劳子三钱

◉ 胎疟

◎ 怀孕六七月，时有心悸少寐，迫发寒热，后时吐涎沫，脉弦濡滑。治宜和营泄浊调肝。

炒丹参二钱　炒归身二钱　大白芍二钱　旋覆花一钱半　枇杷叶去毛炙，三张

云茯苓三钱　大贝母三钱　炙砂仁八分　川续断三钱　红枣三个

法半夏一钱半　柏子仁研，三钱　新会皮一钱　苏梗子一钱半

◉ 咳红失音

◎ 咳嗽数月，曾是咯红。近觉音绝，脉滑弦数，入夜少寐。营阴内虚，木火挟痰上升肺络，姑拟清金和络肃化。

炙苏子二钱　茯苓神各二钱　白芍二钱　二泉胶蛤粉炒，二钱　枇杷叶炙，三钱

霜桑叶一钱半　川大贝一钱半　紫菀炙，一钱半　马兜铃一钱　生竹茹一钱半

粉丹皮一钱半　广郁金一钱半　桑皮一钱半　牛蒡子研，二钱

◉ 肝乘脾

◎ 血不养肝，厥气扰中，脾胃受制。泛恶噫嗳，或则撑胀，时常发热，脉弦多滑。法当养阴调肝，运脾畅中之治。

左金丸另煎　当归身二钱　左秦艽一钱半　佩兰叶一钱　缩砂仁八分　佛手花

大白芍二钱　法半夏一钱半　刺夕利二钱　女贞子二钱　生谷芽三钱

茯苓神各三钱　炒杭菊一钱半　炒枣仁三钱　潼沙苑三钱　大腹皮二钱

◉ 咳痰

◎ 风邪已化，肺胃痰热未清。胸次觉闷，晨起微咳，脉右弦滑。再从宣降清理。

炙苏子二钱　云苓神各三钱　广郁金一钱半　建泽泻一钱半　炒竹茹一钱半

炙桑叶一钱半　炒枳壳一钱　白杏仁三钱　炙紫菀一钱半　枇杷叶三钱

瓜蒌皮三钱　大贝母三钱　法半夏一钱半　方通草五分

◉ 疟后阴亏

◎ 投以宣和之法，寒热见止。脉象濡弦，右滑，舌腻边绛。营阴已伤，脾湿未尽，还宜加慎口味。

南丹参三钱　粉丹皮一钱半　炙鳖甲三钱　佩兰叶二钱　生谷芽三钱

青蒿梗一钱半　法半夏一钱半　炒当归二钱　生首乌三钱　炒姜皮二分

炒柴胡七分　川大贝一钱半　云茯苓三钱　建泽泻一钱半

◉ 肝风

◎ 痰浊内蕴，兼感风邪。胸腹饱满，脉象濡滑，头中昏晕。拟以宣泄和中。

制半夏一钱半　广郁金一钱半　炒六曲三钱　建泽泻一钱半　炒谷芽三钱

杭甘菊一钱半　炒枳壳一钱　大腹皮一钱　方通草五分　炒竹茹一钱半

新会皮一钱　云茯苓三钱　生苡米四钱　杜藿梗一钱半

◉ 咳痰

◎ 痰湿阻中，气机不利。咳痰殊艰，不时气逆，脉弦濡滑，舌根腻苔。当与宣中和化治之。

制半夏一钱半　厚朴花一钱　广郁金一钱半　白杏仁三钱　枇杷叶炙，三钱

旋覆花一钱半，包　云苓神各三钱　生苡米四钱　方通草五分　姜竹茹一钱半

苏梗子一钱半　象贝母三钱　炒枳壳一钱　建泽泻一钱半

◉ 晡热

◎ 阴虚肝热上升。午后内热，面红，纳入泛恶，脉濡滑数，舌绛，苔微腻。与清肝泄化和理。

大丹参二钱　广郁金一钱半　黑山栀一钱半　瓜蒌皮三钱　炒竹茹一钱半

池甘菊一钱半　大贝母三钱　茯苓神各三钱　刺夕利三钱　生谷芽三钱

法半夏一钱半　左金丸五分　炒枳壳一钱　炙瓜子三钱

◉ 热咳

◎ 疏泄分消，里热未退，口渴不欲多饮，小溲赤色，饮食少思，咳嗽频频，脉濡滑数。湿热伏邪未化，再从宣降分化。

香白薇一钱半　广郁金一钱半　淡酒芩一钱半　益元散四钱，包　枇杷叶炙，三钱

光杏仁三钱　连翘壳二钱　生苡米四钱　方通草五分　生竹茹一钱半

象贝母三钱　黑山栀一钱半　杭甘菊一钱半　赤苓神三钱

◉ 精浊

◎ 淋浊延绵半月，内有微热，脉象濡滑而数，舌苔边腻。当与清化分理为治。

川黄柏一钱半　仙遗粮四钱　赤白苓各三钱　冬葵子三钱　淡竹茹一钱半

肥知母一钱半　忍冬花二钱　黑山栀一钱半　净车前三钱　青黛灯心百寸

川萆薢三钱　甘草梢八分　生苡米四钱　方通草五分

◉ 肝气痞胀

◎ 肝脾不能和洽。少腹偏左硬胀，脉弦关滑，舌根腻苔。再与辛温通络，以和肝木。

制半夏一钱半　大白芍二钱　云茯苓三钱　上桂心五分　炒竹茹三钱　旋覆花一钱半　厚朴花一钱

炒苡米四钱　鸡内金一钱半　方通草五分　金铃子二钱　大腹皮二钱　益智仁一钱　炒枳壳一钱

◉ 病后腹胀

◎ 病后肝脾不和，湿浊内蕴。腹饱作痛，经事不调，形寒内热，脉弦濡滑，舌中腻苔。当与泄浊畅中治之。

大丹参二钱　广郁金一钱半　广木香八分　泽泻一钱半　炒谷芽三钱　青陈皮各一钱　刺夕利三钱

台乌药一钱　枳壳一钱　代代花七分　金铃子二钱　大贝母三钱　生苡米四钱　黑栀一钱半

◉ 不寐

◎ 湿热渐化，营阴尚虚。卧寐未宁，俯仰背络作楚，脉弦濡滑。再当和营通络化湿。

大丹参二钱　象贝母三钱　夜交藤三钱　京元参三钱　丝瓜络一钱半

茯苓神各三钱　川石斛三钱　生苡米四钱　佩兰梗二钱　炒竹茹一钱半

制远志八分　法半夏一钱半　方通草五分　大白芍二钱

◉ 寒热神倦

◎ 劳乏伤营，脾有湿浊。形倦乏力，或则微寒内热，脉弦关滑，头目不清。与和营理脾宣化。

大丹参二钱　甜橘皮一钱　炒苡米四钱　大白芍二钱　炒竹茹一钱半

香蒿梗一钱半　清炙草五分　佩兰叶二钱　方通草五分　红枣　苏梗

法半夏一钱半　大贝母三钱　炒枳壳一钱　建泽泻一钱半

◉ 热咳津伤

◎ 痰邪向化，湿热余气不尽。咳嗽痰艰，意热未尽，口渴欲饮。肺胃津气已伤，遂宜加慎。

南沙参三钱　粉丹皮一钱半　炒知母一钱半　方通草五分　枇杷叶三钱

香白薇一钱半　茯苓神各三钱　生苡米四钱　酒芩炭一钱半　生竹茹一钱半

冬桑叶一钱半　橘白络八分　扁豆衣三钱　甜瓜子三钱

◉ 调经

◎ 中年产育过多，营血早衰，阳明脉虚。经来逐少，头晕泛恶痰涎，寐则肢麻，饮食少思，脉弦细滑。痰浊阻中，风阳不静，不时气逆。姑拟标本同治。

南丹参三钱　大贝母三钱　酸枣仁三钱　炒枳壳一钱　炒谷芽三钱　炒归身一钱半

法半夏一钱半　橘皮络一钱　黑料豆三钱　玫瑰花三钱　明天麻一钱

大白芍二钱　花龙齿三钱　广郁金一钱半　潼沙苑三钱

◉ 产后营虚

◎ 胎前手肿，产后半载未能尽消，头中昏痛，胸闷心懊，大便不实，脉弦濡滑，舌光少华。营血大伤，不可轻视。

南丹参三钱　川石斛三钱　广郁金一钱半　炒扁豆三钱　炒谷芽三钱　土炒冬术一钱半　橘白络八分

生苡米四钱　炒六曲三钱　佛手花八分　冬瓜子三钱　炒当归二钱　黑料豆三钱　煨木香八分

◉ 病后虚热

◎ 病后早劳，湿热余蕴不尽。屡屡寒热，头中作痛，脉弦濡滑，舌腻微黄。姑拟和化宣理。

大丹参二钱　云茯苓三钱　炒杭菊一钱半　方通草五分　炒竹茹一钱半

青蒿梗一钱半　甜橘皮一钱　生苡米四钱　建泽泻一钱半　枇杷叶炙，三钱

法半夏一钱半　佩兰叶二钱　大贝母三钱　炒枳壳一钱

◉ 燥咳

◎ 湿热留恋，化痰浊阻郁上焦。身热绵绵，咳嗽暮甚，咯痰不利，舌腻微黄，唇燥口不欲

饮。延有正不胜邪之累。

香白薇一钱半　连翘壳二钱　炒知母一钱半　建泽泻一钱半　枇杷叶炙，三钱

白杏仁三钱　炒枳壳一钱　云茯苓三钱　淡酒芩一钱半　鸡苏散四钱，包

瓜蒌皮三钱　象贝母三钱　黑山栀一钱半　广郁金一钱半

◉ 咯血

◎ 风燥上受，劫动木火犯络。骤然咳呛，咯红整口而出，脉象右弦滑数，气逆不平。慎防大溢，急宜清降宁络之治。

侧柏叶三钱　茯苓神各八分　茜草炭一钱半　细生地四钱　生竹茹一钱半　冬桑叶一钱半

广郁金一钱半　粉丹皮一钱半　京元参三钱　枇杷叶生用，刷，三钱　赤白苓各一钱半

黑山栀一钱半　石决明打，四钱　大贝母三钱　仙鹤草三钱

◉ 虚火不寐

◎ 逆火升。脉象濡弦滑数，舌中苔腻边绛。再从前意加减。

南丹参三钱　橘白络八分　炒归身一钱半　桑寄生三钱　生谷芽三钱

茯苓神各八分　甜川贝二钱　清炙草五分　黑山栀一钱半　炒竹茹一钱半

广郁金一钱半　大白芍二钱　春砂仁研，八分　川续断酒炒，三钱

◉ 肝风耳聋

◎ 内有肝风，痰浊阻中。头额作痛，易于泛呕，胸不舒，脉来濡弦滑数，左耳失聪。拟息风和胃化痰。

冬桑叶一钱半　广郁金一钱半　大白芍二钱　厚朴花一钱　姜竹茹一钱半

刺夕利三钱　橘白络八分　茯苓神各三钱　灵磁石三钱　生苡米四钱

法半夏一钱半　炒枳壳一钱　石决明打，四钱　炒归身一钱半

◉ 病后阴虚

◎ 病后失调，营气两伤。胸闷纳少，头昏，夜卧舌干，脉左弦右濡。法当和胃化浊，佐以养营之治。

大丹参二钱　广郁金一钱半　炒枳壳一钱　稆豆衣三钱　炒谷芽三钱

炒杭菊一钱半　新会皮一钱　佛手花八分　建泽泻一钱半　代代花七分

法半夏一钱半　大白芍二钱　春砂仁研，八分　扁豆衣三钱

◉ 寒热咳嗽

◎ 寒热屡发，营阴已伤。咳嗽口干，脉象濡数，舌质绛，大便或溏或干。姑拟清理肺脾，以化余氛。

炙苏子二钱　象贝母三钱　广郁金一钱半　大腹皮一钱　枇杷叶炙，三钱　炒丹参二钱

法半夏一钱半　橘白络八分　生苡米四钱　炒竹茹一钱半　青蒿梗一钱半

清炙草五分　炒枳壳一钱　甜杏仁去皮尖，研，三钱

◉ 疟

◎ 伏邪感风触发。寒热间日而作，胸闷心烦口渴，脉滑数，舌绛苔微。与疏化泄化治之。

苏蒿梗一钱半　广郁金一钱半　炒枳壳一钱　方通草五分　姜竹茹一钱半

香白薇一钱半　云茯苓三钱　酒芩一钱半　六一散三钱，包　白杏仁三钱

大贝母三钱　连翘壳二钱　佩兰叶二钱　黑山栀一钱半

◉ 疟胀

◎ 疟经早截，蕴邪未清。时常腹饱，纳少觉胀，脉弦濡滑，舌根腻苔。与和中理脾宣化。

炒丹参二钱　制川朴一钱　草果皮一钱半　赤茯苓三钱　姜竹茹一钱半

制半夏一钱半　大贝母三钱　广木香八分　方通草五分　姜皮二分

甜橘皮一钱　广郁金一钱半　六一散三钱，包　春砂仁研，八分

◉ 调经

◎ 肝脾不和，气机失职。时常脘闷胸痞，纳少不舒，脉弦滑，舌腻苔，经事参差，有时腹痛。姑拟宣畅理脾治之。

大丹参二钱　橘白络八分　台乌药一钱　炒苡米四钱　炒谷芽二钱　香附二钱　春砂仁八分

大白芍二钱　佩兰叶二钱　陈香橼一钱半　制半夏一钱半　炒枳壳一钱　广木香八分　建泽泻一钱半

◉ 疟后筋骨痛

◎ 疟后失调，兼以劳乏。肩部酸楚，腰络亦痛，脉象濡弦滑数，舌绛苔微。当与和养营阴，以调络脉。

南丹参三钱　半夏曲一钱半　冬瓜子三钱　甜杏仁去皮尖，研，三钱　炒谷芽三钱

炒苓术一钱半　清炙草五分　炒归身一钱半　肥玉竹三钱　红枣三个

云茯苓三钱　大贝母三钱　炒苡米四钱　建泽泻一钱半

◉ 喉痹痰咳

◎ 年届七旬，木火挟痰浊上升。先为喉痹作痛，继则咳逆痰多，脉弦濡滑。治宜清宣化痰，以顺气机。

南北沙参三钱　炙紫菀一钱半　甜川贝一钱半　生蛤壳打，四钱　枇杷叶炙，三钱

旋覆花一钱半，包　生甘草五分　广郁金一钱半　黑山栀一钱半　生竹茹一钱半

川石斛三钱　瓜蒌皮三钱　肥知母一钱半　冬瓜子三钱

◉ 热痞

◎ 发热延绵两旬，头昏胸痞口渴，脉象左濡右滑数，舌根苔腻中绛。拟与疏和清理治之。

香白薇一钱半　橘白络八分　淡酒芩一钱半　方通草五分　炒竹茹一钱半

香蒿梗一钱半　杭甘菊一钱半　生苡米四钱　建泽泻一钱半　炒谷芽三钱

大贝母三钱　云茯苓三钱　佩兰叶三钱　香砂仁研，八分

◉ 淋浊茎肿

◎ 湿热未尽。淋证未止，茎头虚肿，脉象左弦右濡数，舌根腻苔。再与清化分解。

京元参三钱　粉丹皮一钱半　净车前三钱　淡酒芩一钱半　生竹茹一钱半

甘草梢八分　川黄柏三钱　瞿麦穗三钱　绿豆壳三钱　块滑石三钱

细生地四钱　粉丹皮一钱半　龙胆草四分　方通草五分

◉ 风咳

◎ 劳乏感风。背络作楚，咳嗽频频，脉象濡弦数，舌苔中绛边腻。拟与清疏泄化为先。

炙苏子二钱　大贝母三钱　云茯苓三钱　炒枳壳一钱　枇杷叶炙，三钱

炒杭菊一钱半　冬桑叶一钱半　淡酒芩一钱半　方通草五分　炒竹茹一钱半

荆芥穗一钱半　瓜蒌皮三钱　嫩前胡一钱半　白杏仁三钱

◉ 咯血

◎ 阴虚未复。骤因劳动，咯血整口，色鲜，脉象濡数兼弦，舌尖微绛。急宜清金和络，引血归经。

丹元参三钱　大白芍二钱　生苏子二钱　乌贼骨三钱　枇杷叶炙，三钱

连心麦冬三钱　清炙草五分　茜草炭一钱半　炙生地四钱　生竹茹一钱半

云苓神各三钱　丹皮炭一钱半　制远志八分　旱莲草二钱

◉ 寒咳

◎ 咳痰较爽，有时头昏，形倦畏冷，脉象左弦右濡，舌腻苔。再与泄浊理脾和化。

大丹参二钱　广郁金一钱半　炒苡米四钱　广木香八分　炒竹茹一钱半

茯苓神各三钱　橘白络各三钱　佩兰梗二钱　白杏仁三钱　枇杷叶炙，三钱

法半夏一钱半　清炙草五分　厚朴花一钱　香砂仁八分

◉ 咳血遗精

◎ 遗泄较甚，咳嗽痰浊尚多，痰红未尽，脉象濡弦兼滑。再与肝肺肾同治。

京元参三钱　橘白络各八分　左牡蛎打，五钱　石决明打，四钱　炒竹茹一钱半

侧柏炭三钱　炙桑叶三钱　杭菊炭一钱半　炒枳壳一钱　功劳子三钱

甜杏仁去皮尖，研，三钱　象贝母三钱　云苓神各三钱　瓜蒌皮三钱

◉ 热咳

◎ 理肺化痰和肝，咳呛较减。惟咳时腹中尚饱，胸膺作痛，脉象弦细兼滑。火气挟痰浊未能尽降，再从前意加减主之。

南丹参二钱　橘白络各八分　法半夏一钱半　炙百部一钱半　枇杷叶三钱

炙冬花二钱　甜杏仁去皮尖，研，二钱　冬瓜子三钱　炒当归一钱半

功劳子三钱　苏子霜二钱　云苓神各三钱　生蛤壳打，四钱　炙桑皮一钱半

◉ 瘕痛肝厥

◎ 厥气凝瘕扰中。脘痛胸闷，时作泛恶，脉象左濡右弦，舌腻微黄，脉络不舒。法当和肝通络，以调气机。

大丹参二钱　左金丸五分，入煎　云苓神各三钱　法半夏一钱半　白蔻仁三钱

旋覆花一钱半，包　炒郁金一钱半　炒归身一钱半　炒枳壳一钱　炒谷芽三钱
青陈皮各一钱　刺夕利三钱　大白芍二钱　金铃子酒炒，二钱

◉ 脘痛作呕

◎ 积湿化热，肠胃络气失宣。脘腹作痛，不时举发，饮食少思，或而泛呕，脉弦濡滑，舌中腻苔。当与理脾泄浊和化。

炒丹参二钱　法半夏一钱半　厚朴花一钱　炒苡米四钱　炒竹茹一钱半
制香附一钱半　青陈皮各一钱　刺夕利三钱　佩兰叶二钱　玫瑰花三朵
炒冬术一钱半　黑山栀一钱半　炒枳壳一钱　香砂仁八分

◉ 寒热身痛

◎ 劳乏感邪，夹有湿浊。发热形寒，体络作痛，脉弦兼滑，舌腻微绛，小溲带浑。急宜疏和宣化。

杜苏梗一钱半　法半夏一钱半　广陈皮一钱　生苡米四钱　佩兰叶二钱
大豆卷三钱　广郁金一钱半　象贝母三钱　建泽泻一钱半　姜竹茹一钱半
香白薇一钱半　连翘壳二钱　炒枳壳一钱　黑山栀一钱半

◉ 咳血胁痛

◎ 阴分本亏，烦劳则木火易升。晨起每有痰红，喉间不爽，胁络作痛，脉弦滑。法当清金和络，佐以调肝。

南沙参三钱　云茯神各三钱　茜草炭一钱半　炙生地四钱　生苡米三钱
大丹参二钱　橘白络各八分　瓜蒌皮三钱　旱莲草二钱　怀山药三钱
川石斛三钱　知贝母三钱　赤白芍各一钱半　炙鳖甲三钱

◉ 久咳心悸

◎ 久患咳嗽，心悸时作，饮食少思，脉弦濡滑。治宜肃肺和中，佐以纳下。

炙苏子二钱　炙紫菀一钱半　大白芍二钱　清炙草五分　姜竹茹一钱半　炙冬花三钱
橘白络各部分　炒归身一钱半　甜杏仁去皮尖，研，三钱　枇杷叶炙，三钱
茯苓神各三钱　制远志八分　云茯苓三钱　桑白皮一钱半

◉ 趾烂

◎ 湿浊下注。足趾糜碎出脂，形寒头痛，脉象濡弦，舌腻夹绛。姑拟疏和分化。

杭甘菊一钱半　橘白络各八分　生苡米四钱　粉丹皮一钱半　晚蚕沙三钱，包
荆芥穗一钱半　广郁金一钱半　方通草五分　赤茯苓三钱　生竹茹一钱半
大豆卷三钱　川萆薢三钱　黑山栀一钱半　建泽泻一钱半

◉ 痞呕

◎ 凉邪夹湿。胸痞泛恶头疼，脉象濡弦兼数，舌微腻苔。法当疏和宣中，佐以化痰之治。

杜苏梗一钱半　法半夏一钱半　炒六曲三钱　生苡米四钱　姜竹茹一钱半
广藿梗一钱半　广郁金一钱半　炒枳壳一钱　建泽泻一钱半　方通草五分

制川朴一钱　新会皮一钱　云茯苓三钱　佩兰叶二钱

◉ 热咳

◎ 陆左季家村

表邪较化，痰浊未清，咳嗽气逆，脉象濡弦滑数，舌腻微黄。再与宣理分化。

苏梗子各一钱半　光杏仁三钱　杭甘菊一钱半　方通草五分　姜竹茹一钱半

旋覆花一钱半，包　橘白络各八分　淡酒芩一钱半　生苡米四钱

枇杷叶炙，三钱　大贝母三钱　广郁金一钱半　炒枳壳一钱　建泽泻一钱半

◉ 咳不寐

◎ 汪左三牌楼

卧寐渐安，痰浊未清，脉象濡弦兼滑，舌腻中绛，寐醒舌干。再与养阴和中化浊之治。

南元参三钱　甜川贝一钱半　粉丹皮一钱半　夜交藤三钱　枇杷叶炙，三钱

茯苓神各三钱　冬瓜子三钱　光杏仁三钱　生苡米四钱　红枣三枚

法半夏一钱半　清炙草五分　刺夕利三钱　建泽泻一钱半

◉ 咳血

◎ 方左溧阳

营阴久亏，肝阳上亢。始为咳嗽发热，继则痰中见红，驯致殷红不尽，胁肋时痛，脉来浮弦少涵，舌苔边绛。法当养阴清肝肃肺治之。

南沙参三钱　甜川贝一钱半　生鳖甲三钱　大熟地四钱　藕节炭三个　肥玉竹三钱

冬瓜子三钱　甜杏仁去皮尖，研，三钱　炙龟板五钱　冬虫夏草八分

川石斛三钱　瓜蒌皮三钱　生蛤壳打，四钱　粉丹皮一钱半

◉ 目疾

◎ 胡左兴隆巷

目赤较退，余肿未消，大便时气泣大爽，脉象左弦右濡滑数，舌腻根黄。肝阳未能下潜，再从泄浊和畅治之。

丹元参二钱、三钱　象贝母三钱　蕨蕤仁三钱　黑料豆三钱　谷精珠三钱

池甘菊一钱半　广郁金一钱半　石决明打，四钱　细生地四钱

双钩藤三钱，后入　茯苓神各三钱　黑山栀一钱半　瓜蒌皮三钱　女贞子三钱

◉ 湿疟

◎ 周左莫头桥

感邪夹有湿滞。四野形寒微热，大便带溏，胸腹不舒，脉濡弦滑，舌腻根黄，小溲不清。拟与和中疏化为先。

杜苏梗一钱半　广陈皮一钱　炒枳壳一钱　方通草五分　广木香八分

广郁金一钱半　云茯苓三钱　炒六曲三钱　大白芍二钱　生竹茹一钱半

法半夏一钱半　象贝母三钱　黑山栀一钱半　建泽泻一钱半

◉ 咳衄

◎ 朱左南通州

寒热后风燥伤兼咳嗽，音腻不扬，不时鼻衄。法当清宣肃化治之。

炙苏子二钱　牛蒡子三钱　黑山栀三钱　侧百部一钱半　茅针花一钱半

炙冬花二钱　苦桔梗一钱　大贝母三钱　霜桑叶一钱半　生竹茹一钱半

薄荷叶蜜炙，八分　桑白皮三钱　云茯苓三钱　淡酒芩一钱半

◉ 肝风头痛

◎ 张左东下塘

肝阳上亢。头痛牵及额部，夜不成寐，口燥黏腻，脉来关弦兼滑，舌腻根黄。拟以清泄肝胆，以和阳明。

杭甘菊一钱半　北秫米三钱　大白芍二钱　夜交藤三钱　炒竹茹一钱半

茯苓神辰砂拌，三钱　柏子仁三钱　清炙草五分　左牡蛎打，五钱

莲子心五分　法半夏一钱半　花龙齿三钱　刺夕利三钱　明天麻一钱

◉ 咯血

◎ 王左锁桥

咳嗽咯血整口，不时气逆，齿龈作痛，口苦，舌苔中剥边黄。肝胃气火上逆，肺失清肃之权。拟以清肝和胃泄化。

京元参三钱　广郁金一钱半　紫石英三钱　细生地四钱　藕节炭三个

黑山栀二钱　橘白络各八分　茜草炭一钱半　茯苓神各三钱　血余炭一钱半

连心翘三钱　川大贝一钱半　粉丹皮一钱半　淡酒芩一钱半

◉ 胃脘痛

◎ 朱左东仓桥

胃脘泛恶清涎，遇寒益甚，脉来沉弦关滑，肝胃气滞不宣。拟与温中理气，佐以泄木之治。

制半夏二钱　旋覆花一钱半　佩兰叶二钱　炒苡米四钱　炒谷芽三钱　高良姜一钱　青陈皮各一钱

全当归二钱　草蔻仁八分　玫瑰花三朵　制香附二钱　炒枳壳一钱　香砂仁八分　台乌药一钱半

◉ 膈气

◎ 刘左，五十五岁西横街

纳入胸痞梗噎，甚则泛呕，大便浃旬不解，脉来沉弦而涩。膈症根萌，姑拟和胃宣降。

大丹参二钱　法半夏一钱半　广郁金一钱半　公丁香五分　紫降香一钱　细苏梗一钱半

薤白头一钱半　大白芍二钱　全当归二钱　姜竹茹一钱半　旋覆花一钱半，包　全瓜蒌三钱

◉ 赤淋

◎ 杨右奔牛

木火夹湿下迫。小溲急泄，淋痛而有赤色，瘀凝大便不爽，脉象沉弦滑数。法当清化和阴。

赤白芍各一钱半　甘草梢八分　细生地四钱　川黄柏一钱半　大贝母三钱
小蓟炭一钱半　黑山栀一钱半　瞿麦穗二钱　赤白苓各三钱　稆豆衣三钱
粉丹皮一钱半　净车前三钱　女贞子三钱　建泽泻一钱半

◉ 湿痞

◎ 陈左天祥桥

风邪较化，湿邪未清。胃痞纳少，头中尚昏，脉象濡弦滑。再与和中泄化治之。

杜苏梗一钱半　新会皮一钱　大腹皮二钱　建泽泻一钱半　炒谷芽三钱
制半夏一钱半　云茯苓三钱　香砂仁八分　冬瓜子三钱　炒竹茹一钱半
炒杭菊一钱半　炒枳壳一钱　台乌药一钱　生苡米四钱

◉ 痞呕

◎ 黄左临江会馆

凉邪未解，营卫失和。恶寒时作，头昏胸痞，泛吐清涎，脉来濡弦兼滑。再与化痰疏和。

杜苏梗一钱半　橘白络各八分　云茯苓三钱　方通草五分　姜竹茹一钱半
川桂枝一钱半　法半夏一钱半　光杏仁三钱　建泽泻一钱半　姜皮二分
薄荷梗八分　炒枳壳一钱　白蔻壳八分　清炙草五分

◉ 腹痛

◎ 蔡左洪都会馆

和营通络，腹痛渐止。痰湿未尽，厥气易动，有时胸闷，小溲不清，脉弦濡滑，舌腻微黄。再与通络和肝理脾。

炒丹参二钱　制半夏一钱半　大白芍二钱　台乌药一钱　生谷芽三钱　广郁金一钱半
橘皮络各一钱　旋覆花一钱半，包　炒苡米四钱　姜竹茹一钱半　茯苓神各三钱
厚朴花一钱　川楝子酒炒，二钱　沉香曲一钱　红枣二个

◉ 湿热胸痞

◎ 夏左小河沿

温邪旬余，发热不清，胃痞脘痛，脉象左弦右濡而数，舌腻尖绛，小溲赤色。姑拟宣理疏和之治。

杜苏梗二钱　法半夏一钱半　淡酒芩一钱半　佩兰叶二钱　枇杷叶炙，三钱
香白薇一钱半　象贝母三钱　炒枳壳一钱　方通草五分　炒竹茹一钱半
广郁金一钱半　连翘壳三钱　云茯苓三钱　炒六曲三钱

◉ 疟母

◎ 齐右郑陆桥

肝脾本亏，伏邪化痰。三日一作，腹中觉饱，多纳则溏泄，脉弦右滑，左胁结痞。防成疟母，先拟通络和化为治。

大丹参二钱　姜半夏一钱半　香砂仁研，八分　炒苡米四钱　陈香橼一钱半

鳖血柴胡七分　新会皮一钱　大白芍二钱　建泽泻一钱半　炒谷芽三钱

焦白术一钱半　广郁金一钱半　大腹皮二钱　炒枳壳一钱

复诊

疟后脾虚，湿热不化。面黄带浮，纳后腹中觉饱，脉弦濡滑。治宜运中和化。

炒丹参二钱　法半夏三钱　连翘壳四分　大腹皮二钱　炒谷芽三钱　炒冬术一钱半　广郁金一钱半

炒归身一钱半　建泽泻一钱半　炒竹茹一钱半　炒枳壳一钱　大贝母三钱　炙苏子二钱　方通草五分

◉ 项背痛、盗汗

◎ 许左普济桥

素本体虚，夹有风湿窜络。先为项强，继则背络作痛，夜有盗汗，脉弦濡滑。姑拟和营调胃，通络化湿。

炒丹参二钱　炒枣仁三钱　金毛脊去毛，三钱　潼沙苑三钱　丝瓜络一钱半

炒归身一钱半　法半夏一钱半　佩兰叶二钱　柏子仁三钱　淮小麦五钱

炒杭菊一钱半　大白芍二钱　女贞子三钱　建泽泻一钱半　红枣三个

◉ 胃寒

◎ 陈左县前

营阴素亏，胃寒与厥气相并。恶寒发热，泛吐涎沫，头中作痛，脉象濡弦滑，舌腻根黄。姑拟和营宣理之治。

炒丹参二钱　左金丸五钱，入煎　佩兰叶二钱　炒苡米四钱　炒谷芽三钱

法半夏一钱半　青陈皮各一钱　炒归身一钱半　茯苓神各三钱　姜皮二分

广郁金一钱半　白蔻壳八分　炒枳壳一钱　广木香八分　红枣

◉ 吐血

◎ 方左西门

养阴清肝肃肺，晨起吐红较淡，有时头中作痛，胁部不舒，脉象左弦右濡而数。再与前意进之。

南沙参三钱　云苓神各三钱　生鳖血四钱　大熟地四钱　枇杷叶炙，三钱　肥玉竹三钱

甜川贝一钱半　甜杏仁去皮尖，研，三钱　生蛤壳打，四钱　生竹茹一钱半

川石斛三钱　柏子仁研，三钱　旱莲草二钱　炙龟板四钱　冬虫夏草八分

◉ 产后淋漓

◎ 毛右西头

产后三月，经事淋漓不尽，内热不清，腹中觉胀，舌绛苔微。当与和营调肝之治。

南丹参三钱　广郁金一钱半　大白芍二钱　乌贼骨炙，三钱　炒竹茹一钱半

全当归二钱　炒枳壳一钱　黑山栀一钱　炒丹皮一钱半　红枣三个

制香附二钱　甜橘皮一钱　香砂仁研，八分　法半夏一钱半

◉ 咳血、遗精

◎ 卜左卜恒顺

咳嗽已止，痰红未尽，痰浊尚多，脉濡滑。遗症虑发，再与清理肺胃，下益肝肾。

南沙参三钱　象贝母三钱　炙生地四钱　净莲须二钱　枇杷叶炙，三钱　川石斛三钱
茯苓神各三钱　粉丹皮一钱半　左牡蛎四钱　六味地黄丸每晨开水送下三钱
冬瓜子三钱　大白芍二钱　京元参二钱　瓜蒌皮三钱

◉ 痰咳

◎ 朱左润亭

咳呛已止，痰爽出，纳入腹饱。脉象濡弦关弱，胸络作痛。脾肺不调，痰凝气阻，再为肃肺和中，化痰理脾治之。

南沙参三钱　海浮石三钱　云茯苓三钱　法半夏一钱半　枇杷叶蜜炙，三钱
旋覆花一钱半，包　象贝母三钱　黑山栀一钱半　潼沙苑三钱
甜杏仁去皮尖，研，三钱　炙紫菀一钱半　炙苏子二钱　炙冬花二钱　淡天冬二钱

◉ 痰浊脾困

◎ 胡左史家弄

脾阳不宣，痰浊逗留。舌中苔腻灰润，脉来关弦兼滑，腰络作楚。再从理脾化痰，通阳泄浊之治。

南沙参三钱　清炙草五分　炮姜炭五钱　川桂木五分　姜竹茹一钱半
炒於术一钱半　橘白络各八分　姜川连四分　石决明四钱　红枣三个
大白芍二钱　香砂仁八分　刺夕利三钱　潼沙苑三钱　生谷芽三钱

◉ 风咳

◎ 蒋左下街

湿热夹有风邪。咳嗽，纳入泛呕，内热口干，脉濡滑数，舌微腻苔，头中作痛。拟与疏泄和化。

苏梗子各一钱半　法半夏一钱半　淡酒芩一钱半　方通草五分　枇杷叶炙，三钱
嫩前胡一钱半　甜橘皮一钱　炒六曲三钱　云茯苓二钱　姜竹茹一钱半
大豆卷三钱　厚朴花一钱　炒枳壳一钱　建泽泻一钱半

◉ 哮

◎ 王左上海

痰浊蕴肺，风邪外加。咳嗽气逆，喉间有音，舌绛微黄，脉弦滑数。劳成哮症，姑拟疏降化痰。

苏梗子各一钱半　瓜蒌皮三钱　桑白皮一钱半　象贝母三钱　白芥子二钱
白杏仁三钱　法半夏一钱半　云茯苓三钱　嫩射干一钱　枇杷叶炙，三钱
金沸草一钱半，包　保金丸入煎　炙冬花二钱　葶苈子一钱半

◉ 咳衄

◎ 徐幼西埠头

风温痰滞互阻。咳嗽发热，鼻孔衄红，脉象滑数，舌腻中黄。法当肃肺化痰清解。

炙苏子二钱　连翘壳二钱　云茯苓三钱　方通草五分　枇杷叶炙，三钱　薄荷叶八分　大贝母三钱

黑山栀一钱半　建泽泻一钱半　茅根花五分　嫩前胡一钱半　香白薇一钱半　生苡米三钱

◉ 寒热咳嗽

◎ 胡左宣家弄

素有咳嗽，近兼感邪。发热形寒，头中作痛，脉象浮弦兼数，舌微腻苔。拟与疏肝泄化。

苏梗子各三钱　荆芥穗一钱半　黑山栀一钱半　方通草五分　枇杷叶炙，三钱

光杏仁三钱　法半夏一钱半　云茯苓三钱　炙紫菀三钱　炒竹茹一钱半

香白薇一钱半　瓜蒌皮三钱　炒枳壳一钱　生苡米

◉ 咳血

◎ 王右销桥

咯血较甚，肺胃郁热未清。口唇尚燥，脉象濡弦滑数，舌绛微黄苔，有时咳呛。再当和营养心阴以清浮火。

丹元参各二钱　云苓神各三钱　甜川贝一钱半　黑山栀一钱半　粉丹皮一钱半

柏子仁研，三钱　橘白络各八分　川石斛三钱　乌贼骨三钱　枇杷叶炙，三钱

细生地四钱　冬瓜子三钱　紫石英三钱　侧柏叶三钱

◎ 闵右闵家头

病久营阴内虚，曾患咯血。近增发热咳嗽不已，脉濡滑数，舌光傍腻苔。姑拟肃肺和营之治。

大丹参二钱　瓜蒌皮三钱　茯苓神各三钱　佩兰叶二钱　枇杷叶炙，三钱

炙紫菀一钱半　橘白络各八分　生苡米四钱　炒归身一钱半　枇杷叶炙，三钱

炙苏子二钱　炒枣仁三钱　冬瓜子三钱　清炙草五分　生谷芽三钱

◉ 呕

◎ 黄左临口人

凉邪较化，湿浊未清。纳后泛恶，胸次不舒，微觉形寒，脉弦濡滑。再与宣中泄浊和化。

制半夏一钱半　制川朴一钱　香砂仁研，八分　炒六曲三钱　炒谷芽三钱　甜橘皮一钱　云茯苓三钱

炒枳壳一钱　建泽泻一钱半　姜竹茹一钱半　广郁金三钱　大贝母三钱　瓜蒌皮三钱　方通草五分

◉ 痨咳

◎ 谢左东横林

咳嗽延绵数月，屡见咯红，脉象左弦右濡而数，大便带溏。营阴既亏，脾土甚弱，土虚则不能生金，势非浅渺。姑拟肺脾兼培以和营阴。

南北沙参各三钱　茯苓神各三钱　大丹参二钱　炙冬花二钱　枇杷叶炙，三钱

炙紫菀一钱半　大白芍二钱　大麦冬二钱　粉丹皮一钱半　冬虫夏草八分

怀山药三钱　清炙草五分　女贞子三钱　生蛤壳打，四分

◎ 吴左马杭桥

肾气未充，考则气逆，脉左虚弦带数，右濡滑数。再当两天兼培，仍佐肃纳之法。

南北沙参　怀山药　大白芍　潼沙苑　枇杷叶炙　炙苏子　清炙草　菟丝子　左牡蛎

八仙长寿丸　橘红络　甜川贝　怀牛膝　功劳子　河车大造丸每晨开水送下三钱

◉ 带下

◎ 曾右三林头

肝虚营热，脾有痰浊。胸痞内热，腰痛带下，脉弦兼滑，舌腻边绛。姑拟化浊清肝，以和营阴。

南丹参三钱　橘白络各八分　杭甘菊一钱半　黑料豆三钱　生竹茹一钱半

广郁金一钱半　法半夏一钱半　炒归身一钱半　川杜仲三钱　炒谷芽三钱

茯苓神各三钱　黑山栀一钱半　象贝母三钱　粉丹皮一钱半

◉ 噎膈

◎ 朱左丫河

宣降化痰，胸膈梗噎稍平。夜卧痰多，脉象弦滑，舌绛根腻苔。肺胃均伤，痰气互郁，再从原意加减。

旋覆花一钱半，包　法半夏一钱半　苦桔梗八分　炒当归二钱　枇杷叶炙，二钱

细苏梗不切断，一钱半　厚朴花八分　台乌药一钱　白杏仁三钱　紫降香一钱

云茯苓三钱　瓜蒌皮三钱　大白芍二钱　广郁金一钱半

◉ 淋浊

◎ 丁左钱市巷

脾肾两亏，夹有湿热。浊下清淫不止，小溲或黄，形倦乏力，纳后觉脉左濡右弦滑。法当固肾化浊，佐以清涩。

右为常州屠士初诊案，其徒顾鹤生录时在门下也。

桐影书屋脉学

原著　清·张敬敷
点校　王畅

序

先祖惠宽公，兄弟三人皆行道于乡，名闻遐迩。清道咸时，孟河医学最盛，先祖与诸先哲，上下其议论，深思力索，著作甚多，传至今已五十余年。振声整理遗稿，散失过半矣！《脉诀》[1]一书，乃先祖所手自抄也，丹黄粲然，完整无缺，吉光片羽。为子孙者，宜如何而宝藏之？私以为藏之一家，不如公诸同好，上海中医学会征求海内未刊之孤本，载诸杂志，以昌明国学，而显幽光，爰特录登，未始非医林研究脉学之一助云。

壬戌夏至后九日

孙男振声谨识

① 《脉诀》：即指本书之原稿，又作《桐影书屋脉诀》。

◉ 脉有对举按指炤然

浮沉

升降也。以别阴阳表里，浮法天地之轻清，沉法天地之重浊。

迟数

至数之多寡，四至为平，五至必形气壮盛，或益太息，皆为无疴之象。不及为迟，太过为数，迟阴在脏，数阳在腑，数在上为阳中之阳，数在下为阴中之阳，迟在上为阳中之阴，迟在下为阴中阴。又性急脉急，性迟脉迟，各因人体而言也。

虚实

占内之有余不足也，以按而知。

长短

盈缩也。长脉见于尺寸，有通于三部，短脉见于尺寸，必质于中而知。过于中为长，不及中为短。又人长脉长，人短脉短。

滑涩

通滞也。涩者阳气有余，滑者阴气有余。《千金》曰：滑者血多气少，涩者血少气多脉者，血之府，荣行脉中，今血多故流利圆滑，气多则血少，故难涩而散。

结促

阳盛则促，如疾趋之蹶也；阴盛则结，如行远之疲也，徐而时止者也。

洪微

血热而盛，气随以溢，满指洪大，冲涌有余，故洪为盛。气虚而寒，血随以涩，应指微细，欲绝非绝，故微为衰。

紧缓

张弛也。紧为伤寒，寒伤营，营受寒邪，脉络激搏，若风起水涌，又如切绳索。缓为风结，皮肤不仁，营血不流，卫气独行，不能疾速，血虚顽痹，脉为缓滂。二者皆由营而见，不可不知。

动伏

出处也。出见于外，故数见关上，形如豆大，出类而异于三部者，动也。处藏于内，不见其形，脉在筋下者，伏也二者犹人物之出处也。

代牢弦革芤濡细弱

八脉虽不可以对举，而亦可以对醒也。弱与强对，细与粗对，濡与刚对，芤与中坚对，前大后小，前小后大，来疾去徐，来徐去疾，乍大乍小，乍短乍长，乍疏乍数，来盛去不盛，来不盛去盛。二脉皆为偶见，此亦对待之说也。

◉ 脉有兼至

有合众脉之形为一脉者。如似沉似伏，实大长弦之合为牢，极软浮细之合为濡者是也。

有合众脉之形为一症者。如浮缓为不仁，浮滑为饮，浮洪大而长为风癫眩晕之类是也有二脉合者，有三四脉合者。

有一脉独至，为病不一者。如浮为风，又为虚，又为气，此一风之症，合也，大抵脉独见为症者少，合众脉为病者多。

◉ 五脏平脉

平脉者，本部之常脉也，无疾勿妄药。

心脉浮大而散，肺脉浮涩而短，肝脉弦而长，脾脉缓而大，肾脉沉而软滑。

◉ 十二经平脉

手太阳小肠洪大而紧，足太阳膀胱洪滑而长少气多血。

手阳明大肠浮短而滑，足阳明胃浮长而滑多气多血。

手少阳三焦洪散而急，足少阳胆弦大而浮多气多血。

手太阴肺涩短而浮，足太阴脾沉软而缓多气少血。

手少阴心洪而微实，足少阴肾沉实而滑多气少血。

手厥阴心包络沉弦而散，足厥阴肝细弦而长少气多血。

◉ 真脏脉见

真肝脉至，中外急如循刀刃，责责然，如琴瑟弦，色青白不泽，毛折乃死。

真心脉至，坚而搏如循薏苡子，累累然，色赤黑不泽，毛折乃死。

真脾脉至，弱而乍疏乍数，色青黄不泽，毛折乃死。

真肺脉至，大而虚如以毛羽中人肤，色赤白不泽，毛折乃死。

真肾脉至，搏而绝如指弹石，辟辟然，色黄黑不泽，毛折乃死。

◉ 死脉

弹石：如指弹石，在筋肉间，劈之甚硬，寻即散者，肾绝也，四日死。

雀啄：如雀啄食，往往搏指，忽然止绝，良久复来，肝绝也，八日死。

屋漏：屋残满下，良久一滴者，胃绝也。

解索：如索之解，指下散乱无次序，乍疏乍数，脾绝也，十二日死。

鱼翔：如鱼之翔，本不动而末强摇，似有似无，心绝也，一日死。

虾游：如虾之游在于皮肤，始则冉冉不动，少为而去，久忽一跃，大肠绝也。

釜沸：如釜沸汤，在于皮肤，有出无入，涌如水波，肺绝也，三日死。

此七绝脉也，人以胃气为本，胃气之见于六部者，中候之际，应手中和，太过不及者病，但得真脏脉，不得胃气者死，不满十动一代者，五脏无气，亡在短期。

五十动不一代者，五脏皆受气；四十动一代者，一脏无气；三十动一代者，二脏无气，二十动一代者，三脏无气；十动一代者，四脏无气，不满十动一代者，五脏无气，亡在短期。[1]

病而脉断者，其病使然，无病而代，是为气衰。

---

① “五十动……亡在短期。”一节，张菊人本缺，据魏治平本补。

◉ **浮为阳**得此脉，或兼化脉，皆有脉无里，邪盛正衰，内虚外实

浮脉法天，有轻清上浮之象，轻按乃得，如三菽之重。指下如微风吹鸟背上毛，肥病肉厚，下指略略加重方得，此无病之和缓者，秋时得之为平脉，指下如水漂木者，病脉也。

左寸浮

有力则为外感头痛邪气在上，或为眩晕木生火，兼火化也。无力为心血不足而有火无力则正气衰，气衰则血亦衰也，为怔忡血虚，为虚烦有火。浮洪为燥怒木旺，或面赤火上升，浮滑为舌强，痰涎迷闷虚随火上。浮紧、浮弦，为心中隐痛，心悬血衰不能养心，故或痛或悬也，浮数口舌生疮火上升。浮芤失血之候，别有芤脉，浮大为心之本脉，浮数之脉应发热，今反恶寒，若有痛处，当发痈疽也。

左关浮

肝气不和，胁下气满邪在中焦。浮大有力，眼珠赤痛实火。浮弦为头眩头疼肝主风，或胁下痞痛左为肝气，若与右寸同浮弦有力，必主麻痹眩掉火助木，木火生风，久则致为中风、中气之症。浮数肝热吐血肝藏血，火盛则血妄行。

左尺浮

有力为小便赤涩邪火涸水，无力肾虚，为下部困之浮则肾气不固，况无力乎？肾主骨，故下部乏力。浮紧耳聋肾气通于耳，紧则气塞矣，浮弦腰痛，浮涩为伤精梦遗火炎则浮，水少则涩。

右寸浮

是肺之本脉，兼短涩亦肺之本脉五脏惟肺生最高，故其脉宜浮。浮大为伤风，或头眩或咳嗽火炼金，或耳鸣木反侮金，金不能生水矣，或鼻塞浊涕肺气不清。浮数为咽痛，或咽干火伤肺。浮紧为伤寒头疼表有邪。浮滑为吐逆有痰，为胸中不宽气逆，浮弦亦为头痛风邪，或风寒气促头眩。若同左关强硬有力，必主中风麻痹之症。

右关浮

浮大而濡，脾之本脉。浮实为痞胀，或胃痛实邪为患，或呕逆气滞。浮滑口臭胃火，或痰多或呕逆气衰，或吞酸木克土。浮弦为中焦痛土受克，或饮食难下，或恶心恶食，或痰饮窄痛木气有余则生痰火诸症。若浮滑无力，则脾虚不能运痰，亦主呕逆，当从虚治。

右尺浮

为命门病脉。脉弦腰痛，或为梦遗相火，或耳鸣、耳聋真火不固。浮滑为男子溺有余沥湿热下注，或小便赤涩火邪，为腹胀满，妇人有子，女子带下。浮大为小腹不宽真气不固上冲，或膈噎，或二便闭结。浮涩为房劳过度，或梦泄真水衰，或虚汗自出汗为肾液。浮数男女皆为房劳之后相火炽盛不宁，或远行方止，或下部无力真气上，下无力。尺脉宜沉，右尺尤宜，以命门相火贵收藏也。故浮在右尺，其病当剧，两尺俱不宜浮。

◉ **沉为阴**有里无表，热少寒多，证属于阴，清气不得上升

沉脉法地，有重浊在下之象，为阴阳郁滞之脉，及妇人多见之，三冬得之为平脉，为肾经本脉。痈疽得之为难治，咳嗽得之为难愈，诸病见之，为朝轻暮重。

左寸沉

为心气郁结，悒悒不乐，心气闭塞，精神不爽清气不上升也。沉软痰饮停于胸腑，气不能行。沉细心血衰少，梦寐不安因心血不足则邪火上升。沉弦心中结痛气滞。沉迟面无华色血滞，身寒心惕阳不足也。沉数烦渴血少内热。沉紧心中冷痛寒气凝结，寒伤头痛火为寒伏。

左关沉

肝气不舒，中气下陷木主生发，沉则木气不畅。沉强肝气胀痛木郁，或癥瘕气聚。沉数朝凉暮热阴虚火动，眼暗涩痛肝少血。沉滑肝热而有痰，或气逆吐血气不宁则血不顺。沉滞腰痛足冷阴气盛。

左尺沉

沉缓而滑，肾之本脉。沉散肾经气虚，腰酸尿难肾宜敛，散则真气不足而溺难。沉实膀胱热，小便不通气滞。沉弦小腹作痛气下涩，腰间腰重，腰间发热。

右寸沉

沉滑久嗽难痊，日轻夜重。沉弦为木反侮金，胸中闷痛浊气不降，气喘痰壅，饮食难进。沉细而滑，骨蒸劳热，皮毛干涩血衰阴火用事。沉数肺中郁热，小便迟难肺清则不能生肾水，咽中干燥内热刑肺，故干燥。

右关沉

中气郁滞，脾气不升，饮食停积清浊不分。沉滑脾热气粗，口臭胃热痰壅。沉实吞酸气痛浊气不降。沉迟寒痰冷积有力方为积，无力则为寒气凝滞。沉紧悬饮。

右尺沉

沉滑而缓，命门之本脉也，男子好淫，女为结孕，相火生旺，胃强能食，沉滑而长，寿高健强。正脉沉实而长，六脉秘结。沉数肠风时时下湿热下流。沉迟痼冷，火衰食绝真火衰弱，呕吐完谷，及吐涎沫。

◉ 迟为阴有里无表，为寒为虚

迟脉一息三至，阳气肃索之象，为寒为虚，可温可补。

左寸迟

心火气衰，精神困懑心主失令，心腹暴痛寒邪，或吐清涎大抵迟脉不宜于心君。

左关迟

肝胆气寒，如人将捕，手足冷，胁下痛，筋脉寒急，恶寒不食凡此症皆宜补养心血。

左尺迟

肾虚腰痛，不得俯仰，气寒手足厥冷，面黧腹痛，耳鸣头倾坎中有真阳，迟则阳气衰微，孤阴不能独生也，肾虚便浊，女人不月。

右寸迟

恶寒擅掉阳气不升，言语无力，喘嗽音嘶，鼻出清涕。

右关迟

饮食不化火不生土，见食则呕，或吐泻清谷，或四肢不举凡此症宜温补。

右尺迟

相火衰微，迟而有力，小腹引胁痛寒气郁，迟而无力，为下虚逆冷阳火衰。

◉ 数为阳有热无寒，有表有里，有虚有实

数脉一息六至，有力为火，无力为热。肺病见此，必殂于秋，虚损见之，必殂于夏；无病见此，主发痈疽，疮脓见此，主脓已成，小儿见此，号为平脉。

左寸数

为口舌生疮，或吐血狂烦，或不眠身热，或头目火痛皆君火有余之证也。

左关数

两胁胀满，木挟火邪或善怒目赤，或心下坠满，甚至吐血火盛伤母，弦数则头晕骨痛木旺血少，或寒热筋疼，或拘挛不便，或胁痛连小腹皆肝之部分，木旺则兼金化矣，木生火而炼金也，浮数头面生疮。

左尺数

阴血亏损，足心蒸热，阴虚喘咳，汗出舌燥咽干水不足火上升，浮数便赤。

右寸数

肺热喘咳，咽干胸满，或为鼻赤，又为咽肿喉痹凡肺脉，其病必深。

右关数

胸膈烦闷脾阴之火，沉数则胃热吞酸宜升阳散火，或为胀满。浮数齿龈肿烂胃火。

右尺数

浮数咽肿舌燥虚火上炎。沉数肠风，体重骨蒸是少血，足心热痛，不能久立，足跟酸痛，阴虚或舌根肿强，色白苔厚而滑火不归元。

◉ 滑为阳主痰滞有余，兼浮洪为火盛，沉细为郁积

滑脉往来流利，圆滑如珠。女子见之为有孕，平人见之为无病，弱而滑者为胃气。

左寸滑

五心烦热，喜笑恐悸痰火，浮滑风痰，舌强语滞，或为肺痈，或头重眩晕风火生痰。沉滑心经郁热，胃燥烦心。弦滑为心前隐痛痰气。

左关滑

浮滑血热妄行浮则上升，滑则易动。沉滑吞酸舌强痰，或为胸膈闷胀积为气遏，或寒热骨蒸内热。弦滑筋骨酸疼。细滑阴虚少食。

左尺滑

沉滑肾之本脉，女人有子。浮滑舌燥咽肿相火上冲，小腹胀满，溺黄骨蒸阴虚。细滑肾虚血热。弦滑腰脚重。

右寸滑

胃膈浮热，恶心畏食痰，滑数痰火，咳嗽喘急火伤肺，或咽喉肿痛。洪滑热痰，喘嗽眩晕热甚则生风生痰。短滑酒伤水逆火为水抑，故短滑。

右关滑

胃火痰热，胸中膜胀，或宿食。沉滑气郁。浮滑呕逆。

右尺滑

沉滑圆厚而和缓，命门本脉。浮滑虚火上炎，上为头眩口渴，下为泄痢淋涩俱宜引火归元，火上升则下衰，故泄泻。少年嗜色游思，相火，老人劳心思虑。

◉ **涩为阴**主气血不足，兼浮为气虚，兼沉为血少

涩脉缓而难，短为散，如雨沾沙，涩之浮者也，如病蚕食叶，涩之沉者也。平人见之为不足，女子见之为不孕，有妊见之主胎痛。

左寸涩

心血虚耗，或心痛，或畏恐，或情绪不宁心主血，血少则心失所养。沉涩心腹隐痛。涩而大，汗出咽燥，或汗多亡阳。

左关涩

肝胆血虚，关节不利，或目暗生花肝虚，或爪甲枯燥，或如人将捕胆虚。涩大骨蒸寒热，或两胁胀满肝藏血，血少则肝失所养，或作痹作痛。细涩筋骨疼痛血不营筋。

左尺涩

足筋酸弱阴虚亏损，呼吸短气，或两耳虚鸣，或肌肉枯涩，或小便迟难，肾气衰弱，或面黑。沉涩则体重骨蒸血不营养，或腰背拘急，或喘嗽虚汗阴火发越，或小便赤涩，或足心热痛。

右寸涩

浮涩而短，肺之本脉。涩而大，喘促咳嗽气虚，咽中不利，少气不足以息。

右关涩

膈噎吞酸，或食卒不下胃无津液，或心胸闷塞中气不足，或食少无力，或反胃吐食有虚火而中气弱，则浊气上升，故吐。

右尺涩

命门气弱阳痿真火不足，或饮食不化，小腹胀满，或两耳虚鸣虚火，或呼吸少气，大便闭结，或肠风下血，小便淋沥。女子为月水不通经云：脉滑者伤热，涩者中雾露金革。

◉ **虚为阴**有不足，有正气衰弱之候。无有余，浮而濡缓，无力者也。

虚脉缓大而濡，按之无力，应指豁然而空。又云：形大力薄，其虚可知。夏月得之伤暑，六部得之为汗自出，血虚劳热。

左寸虚

或心虚自汗，或怔忡、梦寐多惊血少，虚数失血虚火，心慌如捕。

左关虚

阴虚发热肝虚则血少而发热，中虚而怯，无力运动，不得太息。

左尺虚

骨蒸痿躄真水不足，男子伤精，女子带下。

右寸虚

少气不足以息气虚，意思不乐。虚数为喘嗽虚火燥金，为虚烦消渴。虚迟饮食难化中气弱。虚弦为中气虚痛。

右关虚

溏泄肠鸣脾胃气虚，或语言无力，或食少胸满，或肢体困乏。虚滑呕逆吞酸痰。虚弦血虚胃痛火。

右尺虚

丹田气少，阳气衰微。虚滑梦遗滑精相火动，女子带下崩中。虚弦精枯腰痛。虚浮则伤精。沉虚为气陷总之两尺不宜虚之脉，见之则为房劳过度。

◉ **实为阳**有有余，无不足，邪气盛也

实脉，浮中沉三候皆有力，大小匀平，幅幅应指。无病得此，为元气充实之象，然亦性燥多火。黑色之人多见此脉。

左寸实

火郁狂躁，面热身热，或口舌生疮，或咽痛头疼，舌强口臭，或口噤不省。胸膈胀痛，或烦躁不眠，或发热诂语君火太盛，可以逆折。

左关实

两肋胀痛，痛引小腹，或气逆善怒，或项直背强肝木不宜实，见之必损胃气。

左尺实

阳秘不通邪火使然，小腹胀痛，腰背拘急，或小便赤涩淋痛。

右寸实

咽痛火烁金，面赤，饮水过度，或肩背生疮。

右关实

善饥能实火甚，或心腹膨胀，或食入即吐有积，或伤食便闭，发热谵语，或畏食不眠皆可消积行滞。

右尺实

多欲阳强，太强便溺阻涩火烁水，宜滋阴。

◉ **长为阳**气有余而多火

长脉迢迢，过于本位。经曰：长则气治。若知平缓滑，人长脉长，皆为无病。心脉长，神全气旺；尺脉长，寿可期颐；兼见他脉，则为有病也。有三部通长，有一部独长，须细诊之。

左寸长

神全气旺，洪数而长，热甚癫狂，或气疼闷乱气有余即是火，烦郁壮热。

左关长

弦缓而长，肝之本脉，有力或弦，主胸胁急痛肝气太过，兼数为伤寒发热胃脉。

左尺长

男主疝痛，女结癥瘕，经候愆期。

右寸长

痰郁胸中，上气喘逆木反侮金。若上过鱼际，主气盛郁火火生痰，眩晕噎塞。

右关长

长而浮濡，脾胃气强胃气平和。兼弦为气痛木克土，痰积，或胀满少食。兼滑为食积。沉弦而长，痞气积聚木盛则土郁。若过关位，中风痰壅木挟火邪。

右尺长

寿高强健命门为根本，脉长则根深。兼数为二便闭结，腹痛引阴火也。浮洪而长，热极颠狂。

◉ 短为阴主不足，而气郁滞，则血凝矣

短脉不及本位，应指而远，不能满部，只见尺寸。不可见于两关，若关中见短，上下不贯，阴阳隔绝，死脉也。经云：短则气滞，主不及之病。短为气虚不充足也，短主胀痛，虚痛而吐，或气短不以息，或宿食壅滞，气郁不舒之症。

左寸短

为心气不足，见事多惊心血虚，志意不乐。弦短头疼清气不升。

右寸短

浮涩而短，肺之本脉也，宜于秋时，宜于肺病。沉短主痰厥头痛肺气壅塞。

两尺短

为小腹引阴而痛虚寒，足冷筋急。若沉滑而短，为元虚收敛之脉；细涩而短，则气血俱衰之极。

◉ 洪为阳火有余，水不足也

洪脉来盛去长之象，主阳盛阴虚之候。为胀满呕吐之病，若阴虚及肺病，失血久嗽，痰火痢疾，见之必危，更不宜于秋令。

左寸洪

洪缓而平，心之本脉。洪大有力，则为上焦火炎实火，心烦狂躁，头痛口渴，疮疡发毒而热。

左关洪

肝胆热甚子令母实，失血骨蒸火涸水，头目赤痛，或胁痛气胀，伤寒壮热，狂躁。

左尺洪

肾虚阴火咳嗽真水不足，邪火用事，水不胜火也，二便秘结火秘。

右寸洪

为火克肺金，咳嗽咯血，焦躁烦渴，面赤气粗，或咽喉噎塞。浮洪感风头疼木挟火以侮金，

气结浊涕稠黏。沉洪内热，日轻夜重金虚失化。

右关洪

脾胃有热，非呕即泻，或为痞结。

右尺洪

相火妄痰虚火，沉洪二便秘结。沉滑洪缓，为命门气旺，老人得之，期颐可快缓滑真火能生土也。

◉ **微为阴**浮极无力，似有似无，此阳气衰微之候，可以大补

微脉依稀轻细，指下极薄而濡，若有若无。《素问》曰：气少血微，则脉微，此微之小者也。仲景曰：脉瞥瞥如羹上肥者，阳气微，此微之大者也。久病得之，生，平人得之，多汗，表虚，阳微恶寒，阴微发热，男为劳损，女为崩带。

左寸微

惊悸盗汗，微数心烦多汗虚热，微弦血虚隐痛。

左关微

血虚发热，或胁胀或崩漏中气虚，弦微筋骨牵痛血少。

左尺微

败血不止，男子遗精阴汗，女人带下崩中。

右寸微

中寒少气，冷痰不化，困惫，恶寒虚喘，微喘而咳。

右关微

困怠少食胃火衰，面色萎黄气血两虚，饥瘦乏力脾主肌，四肢恶寒脾主四肢。

右尺微

精衰阳痿，脏寒泄泻，脐下冷痛气虚则真火不足。

◉ **紧为阳**有力而不缓也，取之甚者，寒热交并，不能发越，故搏动而不宁

紧脉往来有力，左右弹人手，如转索而无常之象。紧乃热为寒束，故急数如此，为风邪激搏，伏于营卫之间，为痛为寒。浮紧为伤寒身痛。沉紧为腹中有寒，为风痫为痛痹，为寒郁凡冬月正伤寒，无汗身疼拘急，必见此脉。

左寸紧

兼浮伤寒，无汗身疼寒在里。倒沉心中气逆寒痛。

左关紧

心腹满痛，胁痛肋急，紧而盛伤寒浑身痛，紧而实痃癖。倒浮筋疼，倒沉寒束。

左尺紧

阴冷疝痛，或奔豚攻痛。

右寸紧

兼浮伤风，恶风头痛风包火，或浊涕稠黏，鼻塞身重，或喘促膈壅。洪而紧，咽肿喉痹实

火。沉滑而紧，肺实咳嗽。

右关紧

胃脘切痛有火。沉紧停寒积食。

右尺紧

浮紧耳聋风火上冲。沉紧肑疼腹痛，或小便结涩。细紧小肠气痛寒郁则气不行。

◉ **缓为阴**气不健运，往来迂缓，呼吸迟迟，以风血相衰，故脉体为之徐缓，若四季得之，为平和脉

缓脉小驶于迟，一息四至，应指和平，往来甚匀，如微风轻飐[1]柳梢，四时俱称和平。又主风虚之病，为痹为痛，为弱，在上为项强，在下为脚弱，浮缓为风，沉缓血虚气弱。

左寸缓

浮缓风虚眩冒表虚，盗汗，或项背拘痛，或伤风自汗。沉缓多忘心气不足。

左关缓

风虚眩晕，沉缓郁结不舒，胸膈沉滞湿痰。

左尺缓

浮缓足痿风痰。沉缓频气虚下陷溺，女人经水暴下气下陷，故血气随之。

右寸缓

伤风自汗表虚，或为短气里虚。

右关缓

不浮不沉，从容和缓，脾胃本脉也。有力腹胀木克土，无力痰湿，沉缓不食脾虚。

右尺缓

沉缓而滑，命门本脉也。无力下寒脚弱，风气秘滞。浮缓肠风泄泻。沉缓小腹感冷，足痿无力真元不足。

◉ **芤为阳中阴**失血后见

芤脉浮大而软，又曰浮大而涌，按之两边有，中央空，按之中空旁实，旁有中空，诊在浮举重按之间，为失血之候。大抵气有余，血不足，血不能统气，故虚而大，若芤之状也。然而瘀血未去，不见芤脉者，瘀血在中犹实也。

左寸芤

心血妄行，为吐为衄心肺之血出之速。

左关芤

胁间气血痛，或腹中瘀血，亦为吐血目暗。

左尺芤

小便血，女人月事为病。

右寸芤

胸间积血，为衄为呕。

---

① 飐（zhǎn，音斩）：风吹物使其颤动之义。

右关芤

肠痈瘀血，及呕血不食脾胃之血出之难。

右尺芤

大便血经云，前大后细，脱血也，非芤而何？芤革相似，然芤濡革弦，芤濡主瘀虚，可以峻补；革弦则邪气未尽，正气又衰，难以措手，故革视芤为难治。

◉ 弦为阳中阴主有余，兼细数则为少血

弦脉举之应手，端直以长，如弓弦之应指。为阳中伏阴，或经脉间为寒所入，为痛为疟，为拘急，为寒热，为血虚盗汗，为寒凝气结，为冷痹，为痰饮，为疝气，为劳倦。弦数为劳疟，双弦为脚急痛。弦长为积。

左寸弦

主风邪头痛，风火心惕或劳伤，盗汗多痰，或痰饮迷闷木得火而炽，故风痰上升。

左关弦

主发寒热疟疾，胁肋痛，痃癖。弦紧为疝瘕。弦小为寒癖，或悬饮咳嗽，或背胁恶寒，痛引缺盆少阳经本病。

左尺弦

或疝痛，或挛急肝气太盛，或小腹引阴而痛。弦滑腰脚痛。弦细肾虚少血。弦数阴虚发热，或恶寒。

右寸弦

痰厥头痛清阳不升，或咳不得卧，或膈上多痰。浮弦支饮目肿木旺金衰。

右关弦

胃气撮痛，木克土脾胃伤冷，宿食不化，心腹冷痛，或伏饮，或呕吐，或久疟痞结弦脉见，不宜见于右关，见之中宫必虚。沉弦盗饮体重脾虚不化。

右尺弦

腰膝挛急血虚也，脐下急痛不安，下焦停水。

◉ 革为阴浮取而弦，与芤自异，外实内虚，多气少血，有上无下，危矣

革脉弦而浮，如按鼓皮，如捏葱管，为气盛血虚之脉。主虚寒胀满，下脱亡血之候。又曰气血虚寒，革易常度也，妇人则半产漏下，男子则亡精失血。又为中风寒湿。

两寸革

衄血咯血其脉上甚，火自妄行，此为无根之火。

两关革

虚痞中满脾虚则邪气愈甚，切不可作有余治。

两尺革

为崩漏其脉下空，故必崩中。

◉ **牢为阴中阳**专主里证，沉实弦长，与革相左

牢脉似沉似浮，实大而长。微弦牢者，坚牢之象，故著于骨肉之分，主心腹痛癥瘕疝之病。凡阴虚失血之证，见此脉必危，为虚证而见实脉也正虚邪盛，邪实脉气实也。

两寸牢

心肺气郁清气不升，胀闷气促，或饮食难下，或上焦气疼。

两关牢

腹胀胁疼肝胃气痛，或癥瘕积聚浊气填于中宫。

两尺牢

奔豚癞疝。

◉ **濡为阴**与微相似而尤甚，微之极虚之甚

濡脉软而浮，如帛在水中，轻手可得，重得无矣。为阴虚气弱之候，为疲损，为自汗盗汗，骨蒸劳热营卫俱虚，故自汗发热，为下冷，为痹。

左寸濡

心惊自汗，阳微短气气血虚也。

左关濡

荣卫不和，精神离散，体虚少力，目暗或发热盗汗肝血虚也。

左尺濡

自汗伤精，阴痿小便数，妇人血崩。

右寸濡

气微多汗。

右关濡

脾软不化物，胃虚不进食，或停饮或痰湿脾虚不能化痰。

右尺濡

下元冷惫，肠虚泄泻火衰。

◉ **弱为阴中阴**沉极无力，阳虚之至

弱脉极沉细而软，怏怏不前，按之欲绝未绝，举之似无。由精气不足，故脉息痿弱而不振也。为元气亏，为冷痛，为烦热，为泄精，为虚汗。《素问》曰：脉弱而滑，是为胃气。脉弱而涩，久病老弱见之顺，平人少壮得之逆，兼以他脉，寒热别矣。

左寸弱

阳虚恶寒表弱也，心悸自汗，健忘不寐心血虚也，或情绪不乐。兼数心神扰乱，五心烦热心君不主令，相火用事。弱迟时吐清涎虚寒。

左关弱

筋痿无力，烦闷。兼数爪枯筋挛，目暗生花肝血虚也，或热时作内伤，或妇人产后，客风面肿。

左尺弱

小便数肾气不固，肾虚，腰痛耳聋，骨肉疲疼，骨痿。兼数则阴汗耳鸣相火上冲，兼迟即腰痛膝寒下元虚。

右寸弱

气虚困乏，言语无力，或颤掉缓弱金衰不能平木，或咳嗽短气，皮毛焦枯肺衰。兼数咽干引饮虚火，兼迟鼻流清涕肺寒。

右关弱

四肢重者，肠鸣溏泄，或恶闻人声土为木制。兼数中焦郁热阴火，兼迟胃寒少食，兼滑痰湿火衰则脾胃虚，食不化而生痰，兼弦痰饮胃痛脾气不行。

右尺弱

阴痿下焦冷痛，大便滑，足疲，溺出虚努气衰。

◉ 散为阳浮而无力，且不齐，气血耗散之象

散脉涣散不收，至数不齐，如秋云易散，轻薄不能承指之状。为气血耗散，最忌独见，独见则危一脏见，是一脏将绝。若产妇得之得生血已去，孕妇得之胎堕血以养胎，无肾脉濡散则死。

左寸散

浮大而散者，心之本脉，然亦主怔忡心血虚。

左关散

气郁不舒，胸胁虚闷下元无火以随清气上升，或目暗生花，溢饮身重。

右寸散

虚汗倦乏。

右关散

脾虚胕肿。

两尺散

根本脱离，必见危殆。

◉ 细为阴左为血少，右为气血，若见弦数，则为危候

细脉如丝，应指细直而软。前细后大，气短；前大后细，血脱。大率见此脉，皆气血虚冷，不足以充故也。为诸虚劳损，七情伤感，或湿气腰疼，或伤精盗汗。

左寸细

心血衰少，健忘多惊。兼数则面热口疮浮游之火，虚火也，或五心烦热，血少呕吐少食心主弱，不能生土，而肝木反乘之。

左关细

筋脉挛缩，少血关节不利，胁下坠胀木失所养，时发寒热，或为癥瘕。兼细数爪枯发槁血枯则不能营血之余矣。

左尺细

手足厥冷气衰，腰背切痛，血少或恶风恶寒，或脱精或骨痿，或寒湿。兼数两耳虚鸣，肌肉如削，或骨节烦疼皆为虚损。

右寸细

元虚不足，无力以动，语言无神，呼吸短气，虚嗽无力阴火动。兼数咽干涩痛，烦渴引饮无度虚火上炎。

右关细

胃膈干槁，隐隐举痛津枯，或呕清涎，或泄脾虚。兼数胃火虚胀。

右尺细

命门火衰，精虚骨痿，或梦遗泄痢。

◉ **伏为阴**外阴内阳，肺多伏关膈闭塞不通之候也

伏脉轻手取之，绝不可见，重按着骨，指下才动。纯阴之脉，为积聚，为疝瘕，为霍乱，为水气，为停食、伤积、伤寒、伤饮，为营卫气闭而厥逆。关前得之为阳逆伏，关后得之为阴伏，或三阴伤寒，或伤寒将汗，或脐腹作痛，或痰饮积聚，或四肢厥冷。刘元宝曰：火邪内郁，阳不得发，故脉伏。必大汗乃解，然非可以药饵发散之，必俟阴阳将和，自然汗出而解，故脉伏不可发汗也。又阳极似阴，亦脉伏，不可概作阴证论。又云呕吐甚者脉伏。

左寸伏

心气不足，神不守常，沉忧抑郁，食伤胃脘清气不升。

左关伏

血冷腰脚痛，及胁下有寒气。

左尺伏

肾寒精虚，疝瘕寒痛。

右寸伏

胸中气滞，寒痰冷积。

右关伏

中脘积块作痛，脾有伤滞，腹痛作泄。

右尺伏

脐下冷痛，下焦虚寒，腹痼冷，疝瘕。

◉ **动为阳**有火而不宁静

动脉状如大豆，厥厥动摇，寻之有举之无，不往不来，不离其处，多于关部见之，为痛为惊，为虚劳体痛，为崩脱，为泄痢。脉诀云：数脉见于关，上下无头尾，似乎尺寸无动脉矣。仲景云：手少阴脉动甚者，妊子。又曰：阳动则汗出，阴动则发热，是尺寸皆有动脉矣。大抵动脉形圆如豆，见于一部，不与别部相同。

左寸动

心神不安，惊悸恐怖，自汗盗汗，或思虑过多。

左关动

谋虑过度，脱血虚劳，血不循经或拘挛掣痛。

左尺动

男子亡精，女人发热，阴虚火动或为血崩。

右寸动

表热自汗。

右关动

泄痢腹痛，湿热攻疰。

右尺动

火甚发热，小便赤淋。

◉ 促为阳火结聚而不散

促脉，数时一止复来曰促。如蹶者之趋，徐疾不常，为阳盛而阴不能相和也。或怒气逆上，或发痈疽，或郁火，或喘咳，或气涌，或狂闷，或瘀血发狂。又云，促者为气为血，为饮为食为痰。盖先以气热脉数，五者或有一留滞其间，则因之而为促，非恶脉也。虽然退即生，加即死，亦宜细审。

两寸促

狂躁闷乱，痰火喘弦见之，随呼吸而止心火刑金。

两关促

痰结中焦也火。

两尺促

极为危险。

◉ 结为阴

结脉，缓时一止复来曰结，为阴盛而阳不能相入也。或癥结，或积聚，或七情所郁，或老痰凝滞。又云，浮结为寒邪滞经，沉结为积气在内，又为气为血，为饮为痰。盖先以气寒非缓，而五者或有一留滞其间，则因之而为结，故结与伏皆为病脉。

两寸结

气血闭塞不和。

两关结

老痰蓄血，积聚痈疽。

两尺结

为疝瘕无此症则危候也。

◉ 代为阴

代脉动而中止，不能自远，良久方回，非若促结止而复来也。脏腑气衰，不能接续他脏之气，代至而复动，故云代脉元气败矣。诸病见之多不救，惟女子见之，孕成三月。又痰积盛者，亦有此脉，未可定为不治之症。又代者止有定数，非如促结之止而即来，而饮食起居如旧。此肾代肝，肝代心，心代脾，脾代肺，肺代肾，相生者也，犹本家烟火已绝，而依邻朝夕输养，有无病而代者，待其本脏行令，则卒然倒矣。而见代者，或风症、痰症，或伤寒症，有心悸症，或心腹痛结，涩症见代脉者，勿以为忧。盖九痛脉不可准也，惟痢疟症见之，多不救。妊妇见之，胎必三月。

◉ 大为阳

大脉浮取之，若洪而浮，沉取之，大而无力，为血虚气弱之证也。经曰：大则病进。

◉ 小为阴

小脉浮沉取之，悉皆损小。在阳为阳不足，在阴为阴不足，前大后小，则头疼目眩；前小后大，则胸满短气。

◉ 疾为阳极

疾脉快于数，为疾。呼吸之间，脉来七至，热极之至也。在阳犹可，在阴为逆。

附：魏治平本跋

古人诊脉察病之法，以寸关尺三部分候各脏腑：左寸[1]候心与小肠，左关候肝、胆，左尺候肾及膀胱；右寸候肺与大肠，右关候脾、胃，右尺候心包、命门及三焦。并以气口（右寸）、人迎（左寸）分别决病因之表里，以右关决新病之顺逆，左关、尺决宿病之安危。盖新病谷气犹存，胃脉自应和缓，即或因邪而鼓大、因虚而减小，亦须至数分明，按之有力，不至混乱。再参言语清爽，饮食知味，胃气无伤，虽剧可治。如脉至散乱，搏数不明，神昏语错，病气不安，外感秽浊已去之时，见之则危。久病而关、尺软弱，按之有神，见于左手，可卜精血未艾，他部虽危，治之可安。若尺中弦紧急数，按之搏指，或细小脱绝者，治难获愈。盖以病久胃气自衰，又当求其尺脉，为先天之根基也。凡外邪暴病，指下浮大，按之索然空而无力者，为体虚病重，治当标本并顾。内伤久病，下指浮大，按久索然无力者，为正气大虚之象。无论疾病新久，虽证见壮热烦躁，而脉初见浮大，久按无力，均属正气大虚、虚阳浮越之征。若下指濡软，久按搏指，则为虚中挟实、有积聚内伏之象。下指微弦，久按和缓，则属久病向安之兆。盖血液虽虚，五脏未败也。若变证多端，脉见渐小软弱和缓，似有向愈之机，此为正气日衰，不能抗御病邪，反现无病之象，非属脉小病退。若指下似和，按久微涩不应指，或及见弦硬者，均为难治。若初虽有力，或弦细不和，按至十余至而渐和者；或病虽久延，而饮食渐进，二便自调，此为胃气渐复之征，均可治之收效。唯人体禀赋有强弱，各人之脉象互有差异。因此凭脉以辨病，有可信、有不可信，此古人之所以有“舍脉从证”“舍证从脉”之说。医者于诊疗察病之时，必须与望、闻、问三者合参，方可作出确切诊断。而脉学为古人长期经验之结晶，为医必须熟谙其说，方能于临证之时运用自如，得心应手。年初，姊丈徐钰卿旋里，携有从友人处借来之清代武进张敷敬先生遗著《桐影书屋脉诀》抄本。阅读以后，喜其文字简洁，叙述精要，辨证决病，明了切用，乃商请转借誊录。临证施用，每多应验。因感其论述之精邃，对于后学深有教益，爰书数语，并附记本人在脉学中一得之见，跋之于后。

丁亥仲秋

魏治平谨识

① 左寸：原文乙倒，今据整理说明改。